2018 PHYSICAL ACTIVITY GUIDELINES ADVISORY COMMITTEE SCIENTIFIC REPORT

2018
美国身体活动指南
科学证据报告

原　著　2018美国身体活动指南顾问委员会
主　审　陈君石
主　译　赵文华　李可基
副主译　王玉英　陈晓荣
译　者　（按姓氏笔画排序）

丁彩翠　中国疾病预防控制中心营养与健康所
王　慧　新探健康发展研究中心
王玉英　中国疾病预防控制中心营养与健康所
冯连世　国家体育总局体育科学研究所
刘爱玲　中国疾病预防控制中心营养与健康所
李　然　国家体育总局体育科学研究所
李可基　北京大学公共卫生学院
杨　曦　中国疾病预防控制中心
张　媞　中国疾病预防控制中心营养与健康所
张　漓　国家体育总局体育科学研究所
陈晓荣　中国疾病预防控制中心慢病中心
赵文华　中国疾病预防控制中心营养与健康所
秘　书　王　慧　新探健康发展研究中心

人民卫生出版社

翻译文本的质量,以及与原英文文本的一致性,由翻译者独立承担责任。翻译的文本如与原英文文本出现任何偏差,以原英文文本为准。

最初英文文本名称及来源网址:2018 Physical Activity Guidelines Advisory Committee Scientific Report

https://health.gov/paguidelines/second-edition/report/pdf/PAG_Advisory_Committee_Report.pdf

图书在版编目(CIP)数据

2018 美国身体活动指南科学证据报告 / 2018 美国身体活动指南顾问委员会编著;赵文华,李可基主译 .—北京:人民卫生出版社,2020
书名原文:2018 Physical Activity Guidelines Advisory Committee Scientific Report
ISBN 978-7-117-29329-7

Ⅰ. ①2… Ⅱ. ① 2…②赵…③李… Ⅲ. ①健身运动
– 研究报告 – 美国 –2018 Ⅳ. ①G817.12

中国版本图书馆 CIP 数据核字(2020)第 026413 号

人卫智网	**www.ipmph.com**	医学教育、学术、考试、健康, 购书智慧智能综合服务平台
人卫官网	**www.pmph.com**	人卫官方资讯发布平台

2018 美国身体活动指南科学证据报告

主　　译:赵文华　李可基
出版发行:人民卫生出版社(中继线 010-59780011)
地　　址:北京市朝阳区潘家园南里 19 号
邮　　编:100021
E - mail:pmph @ pmph.com
购书热线:010-59787592　010-59787584　010-65264830
印　　刷:保定市中画美凯印刷有限公司
经　　销:新华书店
开　　本:787×1092　1/16　印张:33
字　　数:762 千字
版　　次:2020 年 4 月第 1 版　2020 年 4 月第 1 版第 1 次印刷
标准书号:ISBN 978-7-117-29329-7
定　　价:98.00 元
打击盗版举报电话:010-59787491　E-mail:WQ @ pmph.com
质量问题联系电话:010-59787234　E-mail:zhiliang @ pmph.com

本《报告》中研究成果的所有权均归 2018 美国身体活动指南顾问委员会所有。本《报告》并不代表美国公共卫生署的疾病预防和健康促进办公室或美国健康与人类服务部的观点。

　　建议引用格式:2018 Physical Activity Guidelines Advisory Committee. *2018 Physical Activity Guidelines Advisory Committee Scientific Report.* Washington,DC:U.S. Department of Health and Human Services,2018.

前　　言

身体活动（physical activity）是骨骼肌收缩并消耗能量引起的活动。身体活动这一概念，并不限定或暗示必须是特殊方面或性质的活动，而是包含所有类型、强度和范畴的活动。

在过去几十年间，身体活动与公共卫生领域迅速发展。身体活动与健康的关系越来越受到重视。早在1978年，《美国运动医学会立场声明》就针对身体活动提出了建议。身体活动指南或建议的提出需要基于身体活动促进健康的证据。作为较早提出身体活动建议的国家，美国从20世纪就开始收集全球范围内针对身体活动与健康关系的证据，并由美国健康与人类服务部专家委员会完成了第一版《2008美国身体活动指南科学证据报告》，该报告也成为许多国家制定本国指南的重要证据参考。2018年，美国身体活动指南顾问委员会，以第一版为基础，回顾了身体活动与健康的最新科学证据，更新、形成并发布了《2018美国身体活动指南科学证据报告》。

为积极响应健康中国建设的伟大号召，科学促进我国人群身体活动水平的提高，作为原国家卫生部疾控局发布的我国第一个《中国成人身体活动指南》主要起草团队，我们一直密切关注国际上关于人群身体活动与健康的工作进展。《2018美国身体活动指南科学证据报告》一经发布，我们立即正式启动了中文译著的翻译工作。在过去的2年时间里，本书的翻译过程经历了第一轮分组一对一翻译与责任人审读、第二轮互换式审读、第三轮按组再校译、第四轮通读把关等过程。期间，翻译组还就专业名词译法、书稿体现形式等进行过多次讨论及专家咨询。

本书正文共分为A~H八个部分。前五部分为总体概要、前言、背景与身体活动的主要概念、证据整合、文献检索及系统综述的方法学等；第六部分在定义身体活动中的新问题、身体活动与部分健康结局、特定人群的身体活动、身体活动促进等四个方面进行详细讲述，是全报告最核心的部分；第七部分概括了未来研究的需求；第八部分为附录。

为了翻译好这本非常专业的科学回顾报告，翻译组的成员们在长达2年的时间里非常辛苦，因为这份工作是大家日常工作之外的任务，但每个人都无怨无悔，才使得这本译著的出版成为可能。

特别强调的是，该译著的完成离不开陈君石院士及其团队的大力支持与无私帮助。

值此2020年开启之时，我们真诚地将此书献给我国健康及相关领域的政策制定者、专家和同行们。希望本书能够帮助人们科学地认识身体活动与健康的重要性，为中国人群身体活动指南的制定提供参考，为健康中国建设助力。

由于我们的能力有限，书中难免有翻译不当之处，恳请大家批评指正。

译者

2020年元月

尊敬的 Alex Azar
美国健康与人类服务部
华盛顿特区独立大道 200 号 20201

敬爱的 Azar 部长：

　　我代表 2018 年身体活动顾问委员会全体工作人员，向您提交《2018 美国身体活动指南科学证据报告》（以下简称《报告》）。

　　我们委员会负责回顾身体活动与健康关系的科学证据。《报告》的编写基于最新的科学证据，为建设一个更活跃的美国提供了疾病预防和健康促进益处关系的详细证据。本《报告》以第一版《2008 美国身体活动指南科学证据报告》为基础，并显著增加了科学证据。委员会认为《2008 美国身体活动指南科学证据报告》是一份很好的文件，所以将其作为本《报告》的基础文件。有些事情是很明确的，那就是过去 10 年增加的身体活动与健康关系的证据中涵盖了更多的健康益处，也证明了可通过更多方式获得健康益处，还表明可以通过一系列的方式创建更加活跃的美国。

　　本《报告》显示，对于所有年龄段人群，规律的身体活动能带来一系列健康益处，让我们感觉上更良好，能更好地处理日常工作。本《报告》还证明有些健康益处在进行身体活动后可立即出现：一次中等或高强度身体活动就能改善夜晚睡眠、减少焦虑症状、改善认知、降低血压以及改善对胰岛素敏感性。大多数症状能随着规律的中等强度或高强度身体活动出现更大程度的改善。

　　最新报告的健康益处还包括降低成人、儿童和孕妇体重增加的风险；改善认知功能，以及降低发生痴呆的风险；降低出现膀胱癌、子宫内膜癌、食管癌、肾癌、肺癌和胃癌的风险。本《报告》第一次证明了身体活动对 3~5 岁儿童的健康益处。此外，对于已经患有慢性疾病或症状的大多数成人，例如骨质疏松、高血压或 2 型糖尿病病人，身体活动能降低发生新的慢性病症状的风险，降低已有疾病继续发展的风险，改善其生命质量和身体功能。

　　考虑到美国人群参加身体活动的比例低，慢性病及与其相关的失能患病率高，这份《报告》来得很及时。它是美国政府部门修订《2008 美国人群身体活动指南》的必需基础。对美国人群来说，联邦推出的强有力的身体活动指南、政策和项目是任何大规模疾病预防和健康促进策略的必要组成部分。本《报告》包含的是基于证据的、能提高全美国人群身体活动水平的身体活动促进干预措施。

　　我们代表全体委员会成员，感谢健康与人类服务部支持此预防性文件制定的优先权。

在过去 20 个月,为了编写这部大型的科学回顾报告,委员会成员和顾问工作历时长,也很辛苦,才使得这份《报告》的完成变成可能。尽管这份工作是他们繁忙的日常工作之外的任务,他们也按时完成了,他们互相表达看法,也从中获得启发,无私地工作着,最终形成了本《报告》。因此,我们想感谢您组织了这个拥有许多位学识渊博的、无私的和高产的优秀专业人员的委员会。委员会成员已经承诺不会泄露这份《报告》以及接下来指南的内容。如果我们还能帮助做其他工作,请您随时联系我们或任何一位委员会成员。

有一点需要强调的是,这份《报告》的完成离不开健康与人类服务部所有工作人员全程帮助我们。我们非常感激他们在整个过程中提供的大量帮助。他们在所有方面提供的优秀的后勤和管理支持对我们十分重要。特别要感谢来自疾病预防和健康促进办公室的海军少校 Katrina Piercy 以及来自国家癌症中心的上尉 Richard Troiano 在这项工程的合作和完成过程中不知疲倦的辛苦付出。这份《报告》还得到了 Anne Brown Rodgers 的专业编辑,此前 ICF 的 Bonny Bloodgood 监督完成了一份证据回顾初稿,Anne Brown Rodgers 继续编辑,最终帮助我们将这些有用的、可读的信息展现出来。

诚挚地,

Abby C. King,博士
《2018 美国身体活动指南科学证据报告》共同主席
美国斯坦福大学医学院卫生研究与政策及医学系

Kenneth E. Powell,医学博士,公共卫生硕士
《2018 美国身体活动指南科学证据报告》共同主席
已退休,来自美国乔治亚州亚特兰大

目　录

英文编写人员名单

目录

身体活动指南顾问委员会

共同主席

Abby C. King,PhD,FACSM,FSBM
健康研究和政策系
斯坦福预防研究中心医学院医学系
医学院
斯坦福大学
美国加州斯坦福

Kenneth E. Powell,MD,MPH,FACSM,FACP Emeritus
佐治亚州人力资源部（退休）
疾病预防控制中心（退休）
美国佐治亚州亚特兰大

成员

David Buchner,MD,MPH,FACSM
人体运动学与社区卫生学系
伊利诺伊大学香槟分校
美国伊利诺伊州香槟

Wayne Campbell,PhD
营养科学系

健康与人体运动学系
普渡大学
美国印第安那州西拉法叶

Loretta DiPietro, PhD, MPH, FACSM
运动与营养科学系
米尔肯学院公共卫生学院
乔治·华盛顿大学
美国华盛顿特区

Kirk I. Erickson, PhD
心理学系
老年医学系
匹兹堡大学
美国宾夕法尼亚州匹兹堡

Charles H. Hillman, PhD
心理学系
物理治疗、运动和康复科学系
东北大学
美国马萨诸塞州波士顿

John M. Jakicic, PhD, FACSM, FTOS
健康及身体活动学系
身体活动与体重管理研究中心
匹兹堡大学
美国宾夕法尼亚州匹兹堡

Kathleen F. Janz, EdD, FACSM
健康与人类生理学系
部门的流行病学
爱荷华大学
美国艾奥瓦州爱荷华市

Peter T. Katzmarzyk, PhD, FACSM
彭宁顿生物医学研究中心
美国路易斯安那州巴吞鲁日

William E. Kraus, MD, FACSM, FACC, FAHA
医学系
医学院
杜克大学
美国北卡罗来纳州达勒姆

Richard F. Macko, MD
神经内科, 内科, 老年病学
医学院
马里兰大学
马里兰州巴尔的摩

David X. Marquez, PhD, FACSM, FSBM, FGSA
人体运动学与营养学系
伊利诺斯大学芝加哥分校
美国伊利诺伊州芝加哥

Anne McTiernan, MD, PhD, FACSM, FTOS, FACE
福瑞德·哈金森癌症研究中心
医学院
公共卫生学院
华盛顿大学
美国华盛顿州西雅图

Russell R. Pate, PhD, FACSM
运动科学系
公共卫生学院
南卡罗来纳大学
美国南卡罗来纳州哥伦比亚

Linda S. Pescatello, PhD, FACSM, FAHA
人体运动学系
农业、卫生与自然资源学院
康涅狄格大学
美国康涅狄格州斯托尔斯

Melicia C. Whitt-Glover, PhD, FACSM
格拉姆西研究组织
温斯顿塞勒姆州立大学
美国北卡罗来纳州温斯顿塞勒姆

分委会或工作组成员

在分委会或工作组工作过程中,这些人员在某一特定的主题或问题上提供了专业方面的支持。

脑健康分委会
David E. Conroy, PhD
宾夕法尼亚州立大学
美国宾夕法尼亚帕克分校

Steven J. Petruzzello, PhD
伊利诺伊大学香槟分校
美国伊利诺伊厄巴纳

癌症初级预防分委会
Christine M. Friedenreich, PhD
卡尔加里大学
加拿大艾伯塔省

心血管代谢健康和体重管理分委会
Ronald J. Sigal, MD, MPH
卡尔加里大学
加拿大艾伯塔省

暴露分委会
William L. Haskell, PhD
斯坦福大学
美国加州斯坦福

慢性病患者分委会

Virginia Byers Kraus,MD,PhD
杜克大学医学院
美国北卡罗来纳州达勒姆

Christine M. Friedenreich,PhD
卡尔加里大学
加拿大艾伯塔省

Ronald J. Sigal,MD,MPH
卡尔加里大学
加拿大艾伯塔省

Ronald J. Sigal,MD,MPH
卡尔加里大学
加拿大艾伯塔省

身体活动促进分委会

Matthew P. Buman,PhD
亚利桑那州立大学
美国亚利桑那州大学城菲尼克斯

Melissa A. Napolitano,PhD
乔治·华盛顿大学
美国华盛顿特区

身体素质工作组

William L. Haskell,PhD
斯坦福大学
美国加州斯坦福

孕期和产后期分委会

Kelly Evenson,PhD,MS
北卡罗来纳州大学教堂山分校
美国北卡罗来纳州教堂山

外部专家

这些人员为全体委员会、一个分委会或者一个工作组就某一特定的主题或问题提供了信息或介绍。

全体委员会
Janet E. Fulton, PhD
疾控中心
美国佐治亚州亚特兰大

William L. Haskell, PhD
斯坦福大学
美国加州斯坦福

Richard P. Troiano, PhD
美国国立卫生研究院
美国马里兰州贝塞斯达

暴露分委会
Wendy M. Kohrt, PhD
科罗拉多大学丹佛分校
美国科罗拉多州奥罗拉

Heather McKay, PhD
英属哥伦比亚大学
加拿大英属哥伦比亚省温哥华

Pedro F. Saint-Maurice, PhD
美国国家癌症中心
美国马里兰州贝塞斯达

慢性病患者分委会
Alison N. Cernich, Ph. D.
尤尼斯·肯尼迪·施赖弗国家儿童健康和人类发展研究所
美国马里兰州贝塞斯达

孟期和产后期分委会
James Pivarnik,PhD
密歇根州立大学
美国密歇根州东兰辛市

Lisa Chasan-Tabor,ScD
马萨诸塞大学
美国马萨诸塞州阿默斯特

青年人过渡时期工作组
Katherine Brooke-Wavell,BSc,MSc,PhD
拉夫堡大学
英国拉夫堡

Jonathan Tobias,BA,MBBS,PhD,MD
布里斯托大学
英国布里斯托

美国健康与人类服务部职员

共同执行秘书

Richard D. Olson,MD,MPH
主任,预防科学
疾病预防与健康促进办公室
身体活动指南顾问委员会指定联邦官员

Katrina L. Piercy,PhD,RD,ACSM-EP-C
海军少校,美国公共卫生服务
身体活动与营养顾问
疾病预防与健康促进办公室
身体活动指南顾问委员会候补指定联邦官员

Rachel M. Ballard,MD,MPH
主任,预防研究的协调
疾病预防办公室

美国国立卫生研究院

Janet E. Fulton, PhD
主任, 身体活动与健康机构
营养、身体活动与肥胖部门
美国疾控中心

Deborah A. Galuska, MPH, PhD
科学事务副主任
营养、身体活动与肥胖部门
美国疾控中心

Shellie Y. Pfohl, MS（2016 年 9 月）
执行主任
美国健康、运动与营养总统委员会

Richard P. Troiano, PhD
上尉, 美国公共卫生服务部门
项目主任, 癌症控制与人类科学部门
美国国家癌症中心
美国国立卫生研究院

领导管理人员

Stephanie M. George, PhD, MPH, MA
美国国家癌症中心
美国国立卫生研究院

Alison Vaux–Bjerke, MPH
美国疾病预防与健康促进办公室

管理支持人员

Emily Bhutiani, MS（2016 年 7 月 –2017 年 6 月）
美国国家癌症中心
美国国立卫生研究院

Eric Hyde, MPH（自 2017 年 7 月始）
营养、身体活动与肥胖部门

美国疾控中心

Kate Olscamp, MPH（自 2017 年 9 月始）
美国健康、运动与营养总统委员会

Sarah Prowitt, MPH（2016 年 7 月 –2017 年 6 月）
美国疾病预防与健康促进办公室

Julia Quam, MSPH, RDN（自 2017 年 8 月始）
美国疾病预防与健康促进办公室

Kyle Sprow, MPH, CSCS（自 2017 年 9 月始）
美国国家癌症中心
美国国立卫生研究院

数据支持人员

Susan A Carlson, PhD, MPH
营养、身体活动与肥胖部门
美国疾控中心

Geoffrey Whitfield, PhD, Med
营养、身体活动与肥胖部门
美国疾控中心

技术写作 / 编辑

Anne Brown Rodgers

文献筛选成员

ICF 领导小组

Audie Atienza, PhD
Bonny Bloodgood, MA
Sondra Dietz, MPH, MA
Isabela Lucas, PhD
Mary Schwarz

Bethany Tennant,PhD

Andrea Torres,PhD

文献管理

Michelle Cawley,MLS,MS(ICF)

Nicole Vetter,MLS(ICF)

Nancy Terry,MLS(NIH)

摘要

Matthew Beerse,MS

Natalie Eichner,MEd

Diego Ferreira,MS

Janice Hassett Vick,PhD

Akilah Heggs,MA

Evan Hilberg,MS,MPH

Afton Seeley,MS

Chelsea Smith,MS

Cheng Kun Wen,MPH

Christie Zunker,PhD

其他支持

Zoe Donnell,MA

Ashley Phillips

Jillian Pugatch,MPH

Revathi Muralidharan

Shweta Satyan,MS

Ashley Schaad,MA

Emily Reinas

分委会技术支持

老龄化分委会
Tim Hughes,乔治·华盛顿大学

脑健康分委会
George Grove Jr,匹兹堡大学

Jamie Cohen,匹兹堡大学

Chelsea Stillman,PhD,匹兹堡大学

心血管代谢和体重管理分委会
Katherine Collins,MS,匹兹堡大学

暴露分委会
David Bartlett,PhD,杜克大学医学院
Joyce Sizemore,杜克大学

慢性病患者分委会
Andrew Hua,PhD,伊利诺伊大学厄巴纳 – 香槟分校

身体活动促进分委会
Ben Chrisinger,PhD,斯坦福大学

青少年分委会
Janna Borden,南卡罗来纳大学
Michaela Schenkelberg,南卡罗来纳大学

其他支持
Darlyne Esparza,斯坦福大学
（Dr. Abby King 的助手）

Jessica Goyette–Blankenship,普渡大学
（Dr. Wayne Campbell 的助手）

Susanne DeSantis
（乔治·华盛顿大学）

A 部分　总体概要

目录

前言

　　《2018 美国身体活动指南科学证据报告》充分表明：身体活动对公众健康来说是一个"最佳产品"。这份报告基于最新科学证据，全面总结了美国公众身体活动水平提高带来的疾病预防和健康促进效益。它以第一版《2008 美国身体活动指南科学证据报告》为基础，并对其科学证据进行了充分扩展。委员会认为 2008 年科学报告是一部优秀论著，并以它作为此报告的基础。然而，在过去的 10 年间，身体活动与健康关系的深入研究取得了更多健康效益的证据，而且获得这些健康益处的方式更加灵活，美国公众可以通过多种方式来提高身体活动水平。

　　2016 年 6 月任命了 2018 年身体活动指南顾问委员会 17 个成员，2016 年 7 月宣誓履行职责。委员会负责科学文献检索，特别是自 2008 年科学报告后的 10 年间发表的文章，进一步对报告进行核准、补充和完善。委员会进行了详尽的科学文献检索，评估和探讨证据质量，基于整体证据得出结论。报告的数量和质量表明了这一严谨的科研过程。

主要结果

　　身体活动使人睡得更好，感觉更好，体能更好。2018 年科学报告表明，除了预防疾病，规律性的身体活动还提供了其他各种益处，帮助人们睡得更好，感觉更好，更轻松地完成日常任务。

- 强有力的证据表明，中等强度 - 高强度的身体活动提高了睡眠质量。身体活动可以减少入睡的时间，缩短入睡后和早晨起床前醒来的时间；还可以增加深度睡眠时间，降低白天嗜睡的发生。
- 单次的身体活动促进短期执行功能的快速改善。执行功能包括组织日常活动和规划未来的大脑过程，如计划和组织能力，自我监督、抑制或促进行为，任务启动和情绪控制，都是执行功能的范畴。身体活动也可改善认知的其他方面，包括记忆力、处理速

1

度,注意力和学习成绩。

- 规律性的身体活动不仅可以降低临床抑郁症的风险,也可缓解患有或未患有临床抑郁症者的抑郁症状。无论患者有几种或多种抑郁症状,身体活动均可以降低这些症状的严重程度。
- 规律性的身体活动可以减少焦虑的症状,包括慢性焦虑以及许多个体偶发的急性焦虑。
- 强有力的证据也表明规律性的身体活动提高了能感知的生命质量。
- 身体活动可改善各年龄人群的身体功能,使人们充满活力地进行日常生活而不出现过度疲劳。这也适用于老年人,身体活动可改善他们的身体功能,不仅降低跌倒及跌倒有关伤害的发生风险,而且有利于保持自我独立性。这也适用于年轻人和中年人,因为改善身体功能可以使他们更容易地完成日常的各种活动,如爬楼梯或提货物。

产生的短期益处。一次中等强度 - 高强度的身体活动在活动当天能降低血压,提高胰岛素敏感性,提升睡眠质量,减少焦虑症状,改善认知,规律性的中等强度 - 高强度的身体活动能使这些方面的获益更大。在新的身体活动习惯形成后的几天到几个星期内就可以获得其他健康益处,如降低疾病风险、提高身体功能等。

身体活动降低许多疾病的风险。近 10 年,身体活动降低疾病风险的种类显著增多,一些主要的结果如下:

- 强有力的证据表明,较多的中等强度、高强度身体活动与预防和减少成人过多的体重增加、维持健康体重范围、预防肥胖有关。由于减重很困难而且昂贵,所以这点非常重要。
- 强有力的证据表明,大量的身体活动可降低 3~17 岁儿童体重和体脂肪过度增加的风险。
- 强有力的证据表明,较多身体活动的女性在怀孕期间体重不太可能过度增加。与较低身体活动水平的女性相比,较高身体活动水平的女性更少患上妊娠糖尿病或产后抑郁症。孕产妇和儿童健康是美国世代优先的发展方向。这些结果表明身体活动是维护孕产妇健康的重要工具之一,对女性和儿童终身受益健康行为建立的关键时期有着重要影响。
- 强有力的证据表明,较多的身体活动可减少痴呆风险,提高认知功能。鉴于美国老年人口基数高且不断攀升、以及护理痴呆症带来的费用和心理负担问题,身体活动对预防痴呆的意义重大。
- 2018 年科学报告第一次提出,规律性的身体活动对 3~5 岁儿童也有健康益处。由于信息不足,2008 年委员会无法对这一人群得出结论。此后,大量证据快速涌现,2018 年委员会得出结论,规律性的身体活动除了可以降低体重和体脂肪额外增加的风险,还可以改善这一年龄组儿童的骨骼健康。这些结果强调了早期建立健康身体活动行为的重要性。
- 强有力的证据表明,身体活动可以降低老年人跌倒和跌倒损伤的发生风险。2008 年委员会总结出规律性的中等强度、高强度身体活动可降低乳腺癌和结肠癌的风险。

2018 委员会扩大了身体活动降低癌症风险的种类,包括降低膀胱癌、子宫内膜癌、食管癌、肾癌、肺癌、胃癌癌症风险。

- 大部分普通人群已经患有慢性疾病或相关状况。2018 年委员会得出结论,对于其中的大多数人来说,规律性的身体活动能降低患其他慢性病的风险,延缓已有疾病的进程并改善生命质量和身体功能。委员会总结了一些最常见的疾病,包括骨质疏松,高血压和 2 型糖尿病。

　　身体活动的益处可以通过多种方式实现。2008 年科学报告建议公众健康目标的身体活动总量范围为 500~1 000MET·min(梅脱·分钟)的中等强度、高强度身体活动(或每周 150~300 分钟的中等强度身体活动)。2018 年委员会赞同这个目标范围。很遗憾,一半的美国成人目前尚未达到这一身体活动水平。30% 的美国人没有进行中等强度 - 高强度的身体活动。因此,大部分人群可以通过适度增加规律性的身体活动来改善健康。

　　2008 年委员会提出,即使他们达不到目标范围,身体活动不足的个体也可以通过提高身体活动水平实现健康大幅度的改善。自 2008 年以来,大量的科学文献信息表明,即使达不到 150~300 分钟的目标范围,减少身体活动不足的价值依然存在。以下是主要结果的简要概括:

- 对于没有中等强度 - 高强度身体活动或很少的个体,将静态行为替换为低强度的身体活动能降低全死因死亡率的风险、心血管疾病发病率和死亡率、2 型糖尿病的发病率。在此之前,没有证据明确指出低强度的身体活动带来的健康益处。
- 对于没有中等强度 - 高强度身体活动或很少的个体,无论其静态时间多长,逐步增加少量或大量的中等强度身体活动可以降低健康危害风险。
- 对于当前身体活动低于 150~300 分钟的中等强度身体活动这个公共卫生目标范围的个体,即使少量增加中等强度的身体活动也能产生健康益处,这种益处的发生不设任何的阈值。
- 对于身体活动低于当前公众健康目标范围的个体,通过降低静态行为、提高中等强度的身体活动或者将两者结合可以获得更多的益处。
- 对于任何特定的中等强度、高强度身体活动的增加量,与身体活动水平在公众健康目标范围内的个体相比,低于目前公众健康目标范围的个体能获得更多的健康益处。对于低于公众健康目标范围的个体,相对少量的中等强度身体活动的增加能获得疾病风险的显著降低。
- 已经在身体活动目标范围内的个体,进行更多的中等强度 - 高强度的身体活动可获得更多的益处。在身体活动目标范围内的个体已从他们当前的身体活动总量中受益。
- 日常累计的身体活动总量包括单次、短暂的任意持续时间的中等强度 - 高强度的身体活动。2008 年美国身体活动指南推荐中等强度 - 高强度持续时间应为不足 10 分钟。目前研究表明,对于达到身体活动目标范围而言,应累计任意量的中等强度 - 高强度的身体活动。之前,没有充足的证据支持持续时间低于 10 分钟的活动的益处。2018 年委员会得出结论:持续任意时间的身体活动通过增加身体活动总量产生健康益处。

促进身体活动的有效措施。2008 年科学报告没有包括促进和推动健康身体活动的方式。2018 年科学报告总结了不同干预措施促进身体活动的大量科学文献的主要研究结果。

- 强有力的证据表明，针对个体的干预措施能增加青少年和成人的身体活动总量，特别是建立在行为改变理论和技术基础上的干预措施。
- 以学校为基础（特别是多因素干预项目）和社区范围内的身体活动项目也较为有效。
- 环境和政策改变是有效的，包括提高人群活动场地的可及性，改善建造环境更好地支持身体活动（包括交通性身体活动），给人们进行的身体活动提供更多便捷。
- 信息和通信技术，包括可穿戴活动监视器、智能手机程序和应用程序、计算机定制化干预、互联网，可以用来自我监控，传播信息并提供支持，有助于促进规律性的身体活动。

公众健康影响

身体活动不足带来的公众健康影响很重要，即使小范围人群身体活动水平增长所带来的潜在收益也很有意义。报告中的资料显示，除了降低死亡的风险，大量规律性的中等强度 - 高强度身体活动可降低许多美国最常见、花费高的疾病或状况的风险。在活跃或者转变为活跃的人群中，心脏病、脑卒中、高血压、2 型糖尿病、痴呆、抑郁、产后抑郁、过度的体重增加、老年人跌倒损伤、乳腺癌、结肠癌、子宫内膜癌、食管、肾脏、胃和肺癌都是不太常见的。此外，这份科学报告也提供了如下证据：与相同状况的同龄人相比，活跃的个体或变得更活跃的个体，死亡的风险降低，患其他慢性病或状况的风险降低，同时他们已经患有的疾病或症状进展的风险也降低。他们的身体功能和生命质量也有所改善。

仅这些疾病或相关症状中的每一个都大大增加了美国的年度直接和间接医疗费用。即使是少量增加规律性的中等强度 - 高强度身体活动，特别是最不活跃的个体，将明显降低国家的直接和间接的医疗费用。量化因身体活动不足导致的花费超出了委员会的研究领域。但是，基于任何标准，费用很明显地将大幅度降低。

同样重要，但更难以量化的是与个体每天的感受以及他们日常生活所具有的生机活力相关的益处。评估整个生命周期内认知能力的提高、生命质量的提升、抑郁和焦虑症状的减少、睡眠质量的提高以及身体功能的改善所带来的经济效益也是困难的。此外，货币化这些益处可能无法充分阐述从一个更快乐、更有活力的人群中获得的无形的社会效益。

展望

过去的 10 年里，身体活动与公共卫生领域已成熟壮大，并将继续快速发展。运用现有广泛的科研基础和最新的科学技术，提升了对身体活动与多种健康和生命质量结局关系的认知，且这种认知的提升将必然延续。委员会总结了最新的证据和最前沿的理念，但同时认识到在不久的将来,这一领域将产生更多的身体活动益处和提供这些益处的身体活动总量和类型的科学信息。此外,促进身体活动方面所取得的成绩快速增多。新知识转化为公众健康实践会将美国公众健康提升到前所未有的高度。

与此同时,委员会认识到知识方面的重大差距仍然存在。委员会编制了大量特定主题的研究建议。这里提出 6 项总体建议:

- 在青少年、成人和老年人中,确定身体活动和静态行为对多种健康结局相关的单独和交互的作用。
- 确定低强度身体活动对健康结局的独立作用,以及与中等强度 - 高强度身体活动相结合的作用。
- 制定针对青少年、成人和老年人的基于多场所的促进身体活动的有效干预策略。并确定这些干预措施在不同性别、年龄、人种 / 民族、社会经济状况和其他因素的效果。
- 加强青少年、成人和老年人的身体活动与各种健康结局之间的剂量 - 反应关系的研究,尤其是在生命不同阶段的过渡时期。
- 拓展人口学特征(性别、人种 / 民族)等对身体活动和健康结局关系影响的研究。
- 开发改善美国身体活动监测系统的工具和数据采集系统。

B 部分　前言

目录

背景

2008 年,美国健康与人类服务部(U.S. Department of Health and Human Services,HHS)发布了第一版的《2008 美国人群身体活动指南》[1],该指南提供了如何基于科学证据进行身体活动以促进健康和降低慢性疾病风险的建议。指南作为准则和基础,是联邦政府为美国国民提供身体活动、身体素质和健康科学指导的权威声音。它为针对美国国民(包括有慢性病风险的人)的身体活动干预项目提供了一个国家性的建议和指导标准。

该指南根据身体活动指南顾问委员会提供的信息所制定[2],类似为制定美国膳食指南组成的专家委员会[3]。这种委员会机制被认为是一种有效获得全面、系统的科学评价方法,有助于在全国成功实施,并且被公众广泛接受。

指南发布的 5 年后,2013 年美国健康与人类服务部撰写了《身体活动指南中期报告:增强青少年身体活动策略》[4]。该报告以 2008 年指南[1]为基础,重点关注帮助青少年在各种环境中实现建议的 60 分钟日常身体活动的策略,包括学校、学前机构和幼儿园所、社区、家庭以及初级保健机构。

制定 2008 年指南[1]的原因在于,强有力的证据表明规律性的身体活动可以促进健康并降低许多慢性病的风险,包括心脏病、糖尿病和几种癌症。科学证据持续增加,因此,2015 年 12 月,美国健康与人类服务部征集 2018 年身体活动指南顾问委员会的提名,启动制定第二版的身体活动指南。

身体活动指南顾问委员会

2018 身体活动指南顾问委员会(委员会)职责是,基于目前的科学证据,为联邦政府制定第二版《2018 美国人群身体活动指南》提供客观建议和推荐。

2015 年 12 月 18 日的《联邦公报》发表通知,从公众中提名全国公认的身体活动与健康领域的专家。委员会成员入选标准包括:了解当前人群身体活动的科学研究,熟悉国家身体活动指南的主旨、沟通和应用;热心致力于公众健康和福祉的研究和 / 或教育事业。专业领域为身体活动、健康促进和疾病预防相关方面,包括但不限于:健康促进和慢性疾病预防;骨骼、关节、肌肉健康和功能;肥胖和体重管理;身体活动和肌肉骨骼损伤的风险;身体活动和认知;在特定环境的身体活动,例如学前机构或托儿所、学校(如课间活动,体育课)、社区或小区环境;身体活动剂量 - 反应关系;静态行为;行为改变;系统综述;特殊人群包括儿童、老年人、残疾人、孕产妇等。

为确保委员会的建议适用于美国健康与人类服务部保障的不同群体的需要,考虑可实施性,提名的成员包括不同人种、民族、不同地域的男性和女性以及残疾人士。与美国健康与人类服务部政策一致,任命的所有委员会成员都有平等机会,不允许对年龄、人种 / 民族、性别、性取向、残疾、文化宗教或社会经济状况歧视。被任命的所有委员会成员观点均是对科学证据客观评价,而不是代表任何特定群体的观点。委员会成员在任命期间被归为特殊的政府雇员,并因此受到所有联邦雇员的道德行为准则约束。成员为无薪服务,并在联邦顾问委员会法的规定下工作,即 FACA[公法 92-463(事项 5,附录 2,1972 年的联邦咨询委员会法),修订后]。

2016 年 6 月,美国健康与人类服务部部长任命 17 名委员会成员。各位成员对身体活动与现行身体活动指南包含的所有健康领域之间关系的了解既有深度又有广度,因而受到同行的高度尊重。在 H 部分附录 3 列出了委员会成员的简历。

委员会职责

为完成对 2008 年美国身体活动指南的综述研究,并在提交给美国健康与人类服务部部长的科学报告中提出身体活动和健康建议这一时间紧迫的任务,委员会因此而成立。委员会章程描述如下:

- 评估第一版《2008 美国人群身体活动指南》,为核定、修改现行指南或建议新的指南提供新的科研证据并确定研究选题。
- 主要集中在上届委员会审议后发表的对证据的系统综述和分析。
- 重点聚焦在适用于美国公众的身体活动建议,以及针对公共卫生需求的特定人群。
- 准备有关身体活动建议的科学证据报告,并指出制定第二版美国身体活动指南的理由,提交给美国健康与人类服务部部长。委员会负责为这份科学报告提供权威证据,但责任不包括将建议转化为政策、撰写决策草案、提供实施建议政策交流和推广策略。

- 在向美国健康与人类服务部提交科学报告之时,委员会解散。
- 在两年内完成所有工作。

委员会的组织程序

2016 年 6 月 1 日会议提出的章程中指出,委员会遵循《联邦顾问委员会法案》的规章制度开展工作,确保以公开、公众共同参与的形式进行公正客观的审查。

委员会会议

委员会在 16 个月期间共举办了 5 次公开会议,分别在于 2016 年 7 月、10 月和 2017 年 3 月、7 月和 10 月,在美国马里兰州贝塞斯达国立卫生研究院召开会议,委员会成员进行面对面交流。所有的会议通过视频广播向公众公开。此外,委员会的前 2 次会议邀请了公众共同参与,所有的会议都通过《联邦公报》发布通知。会议总结、报告、所有会议的档案材料及委员会其他相关材料可从以下网站中获取:https://health.gov/paguidelines。

公众建议

第二次公开会议展示了公众口头建议,在整个委员会任期内都接收书面建议。书面建议接收后在委员会成员中共享。这些建议可在 https://health.gov/paguidelines 中阅览。公众建议流程在 H 部分的附录 4 "公众评论过程"中描述。

委员会的构成和工作流程

在第一次公开会议期间,委员会决定通过建立分委会来更好地完成科学证据评估工作,每个分委会将审查和解释有关特定健康结局和 / 或特定人口的文献,并综述其结果形成报告。委员会成员和咨询专家组成的分委会成员通过邮箱和电话会议进行交流,并在委员会公开会议上面谈。每一个分委会向全委会呈报每一个科研问题的文献综述过程、评级和结论以及研究建议。在公开会议期间,分委会进行答辩并按要求修改报告。整个报告的结论是全委员会的共识。

委员会设有 9 个分委员会:老龄化、脑健康、癌症的初级预防、心血管健康和体重增加预防、暴露、患有慢性病状态的个体、身体活动促进、静态行为,以及青少年分委会。第一次公开会议后,委员会考虑到其他的主题如身体素质、青少年向成人过渡期、孕产妇,又组建了 3 个工作组,见 H 部分的附录 2 指南顾问委员会"分委会和工作组成员"。每个委员会成员至少在两个分委员会任职,但两位共同主席除外,其中一名共同主席是分委会主席,另一任参加了所有其他分委会和工作组。

为了进一步促进审查进程,分委会主席选取咨询专家填充某个或多个特定领域的专业空白(详见成员列表中的"咨询专家列表")。咨询专家参与分委会的讨论和决策,但是他们不是委员会成员。与委员会成员一样,他们也接受伦理培训和遵循联邦综述和循证标准。此外,就某次会议的某个特定话题或问题,外部专家(详见成员列表)也向分委会或工作组提供信息和报告。

美国公共卫生署的疾病预防和健康促进办公室(Office of Disease Prevention and Health Promotion,ODPHP)特定联邦办公室(Designated Federal Officer,DFO)和临时联邦办公室(Alternate DFO)对委员会成员提供支持。疾病预防和健康促进办公室是本次项目的监督管理机构。特定和临时联邦办公室也是 7 个共同执行秘书中的 2 个,作为联邦身体活动政策和项目的各类负责机构的代表。这些机构包括疾病预防和健康促进办公室,美国疾病预防控制中心(Centers for Disease Control and Prevention,CDC),国立卫生研究院(National Institutes of Health,NIH),总统身体素质、运动、营养咨询委员会(President's Council on Fitness,Sports & Nutrition,PCFSN)。每一个分委会可以得到经《联邦顾问委员会法案》管理培训的一名联邦联络员和文献综述团队的一名系统综述联络员的支持。

审查证据的方法

委员会使用最新的研究方法 - 系统综述 - 来解决 38 个研究问题和 104 个子问题。这些综述可在 https://health.gov/paguidelines/second-edition/report/supplementary-material.aspx 获取。本科学报告的 E 部分"系统综述文献检索方法学"详细阐述了委员会评估科学证据的过程。这部分也描述了委员会为解答研究问题的证据进行等级评定的评分准则。每一个分委会撰写一章用以总结和提炼出审查结果,也包括证据评级和每一个问题的总结性陈述(详见 F 部分"科学基础")。分委会就如何填补目前研究空白提出研究建议,以便对某一问题提供更多的证据,以及指导今后国家身体活动指南及其他政策和项目的制定。这些内容在每一章节的最后部分和 G 部分"未来研究的需求"部分有所介绍。每个章节至少由两名既不是起草该章节的分委会成员也不是联邦联络员的委员会成员进行审查。

科学报告结构

为全面展示分委会和工作组的架构,本科学报告整体由 11 个章节组成,这些章节汇总了经委员会评估过的科学证据。10 个章节与 9 个分委会的工作相对应,暴露主题的分委会得出的结论分成了 2 个章节,其中 1 个章节涵盖了孕产妇工作组的研究结果。

除了综述身体活动与个体健康结局相关性的证据外,委员会的另一个主要任务是将身体活动与健康关系的科学信息进行整合,并予以总结提炼,以便支持美国健康与人类服务部有效的用以制定身体活动指南和相关声明。D 部分"证据整合"包含了这方面的信息。

科学报告的内容和结构

这份科学报告首先列出身体活动指南顾问委员会成员、咨询专家、联邦工作人员的名

单,并感谢他们为报告的形成所做的贡献。本报告由四大主要版块组成。第一版块介绍了主要的研究背景和综合信息,包括如下内容:

- A 部分:"总体概要"提供了整个报告的总体概要。
- B 部分:"前言"提供了美国身体活动指南更新的必要性以及委员会形成、结构和报告形成过程。
- C 部分:"背景与身体活动的主要概念"解释了包括关于身体活动、静态行为、身体活动维度、身体素质和身体活动测量的概念和术语,这些是此报告内容和框架的基础。
- D 部分:"证据整合"综述了委员会关于身体活动与一系列健康结局相关性的研究结果。
- E 部分:"文献检索及系统综述的方法学"阐述了对文献和研究问题进行系统审查的过程。

第二版块,F 部分"科学基础",包括了 4 个部分 11 个章节,审查和总结了关于身体活动与个体和群体相关健康结局的科学文献。

定义身体活动中的新问题
- 第 1 章　身体活动行为:步数、每次活动时长、高强度训练
- 第 2 章　静态行为

身体活动与部分健康结局
- 第 3 章　脑健康
- 第 4 章　癌症预防
- 第 5 章　心脏代谢健康和预防体重增加
- 第 6 章　全死因死亡率、心血管死亡率和心血管疾病事件

特定人群的身体活动
- 第 7 章　青少年
- 第 8 章　孕产妇
- 第 9 章　老年人
- 第 10 章　慢性病患者

身体活动促进
- 第 11 章　促进规律性身体活动

第三板块,G 部分"未来研究的需求"提供了委员会关于关键研究领域的建议,填补研究空白,进一步扩展身体活动和健康的科学证据。

第四板块,H 部分"附录",包括:①专业术语;②分委会和工作组成员;③委员会成员简介;④公众评论过程。

参考文献

1. U.S. Department of Health and Human Services. 2008 Physical Activity Guidelines for Americans. Washington,

DC：U.S. Department of Health and Human Services；2008. https：//health.gov/paguidelines/guidelines. Published 2008. Accessed September 22，2017.

2. Physical Activity Guidelines Advisory Committee. Physical Activity Guidelines Advisory CommitteeReport，2008. Washington，DC：U.S. Department of Health and Human Services；2008. https：//health.gov/paguidelines/guidelines/report.aspx. Published 2008. Accessed September 22，2017.

3. U.S. Department of Health and Human Services；U.S. Department of Agriculture. 2015-2020 DietaryGuidelines for Americans. 8th ed. http：//health.gov/dietaryguidelines/2015/guidelines. Published December 2015. Accessed January 11，2018.

4. Physical Activity Guidelines for Americans Midcourse Report Subcommittee of the President's Councilon Fitness，Sports & Nutrition. Physical Activity Guidelines for Americans Midcourse Report：Strategies toIncrease Physical Activity Among Youth. Washington，DC：U.S. Department of Health and HumanServices，2013. https：//health.gov/paguidelines/midcourse. Published 2013. Accessed September 22，2017.

C 部分　背景与身体活动的主要概念

目录

历史视角

在过去几十年间,身体活动和公共卫生领域迅速发展。20 世纪 50~60 年代期间,两大科学领域——运动科学与流行病学共同致力于破解和应对心脏病流行。18 世纪初期,美国心脏病死亡率为 8%~10%,到 1960 年已上升至略低于 40%。[1] 到 20 世纪 80 年代末,已有科学证据清楚表明经常进行中等强度 - 高强度身体活动可以降低患心脏疾病的风险[2]。其带来的其他健康效益也很快显现[3]。指南顾问委员会本书将对规律的身体活动不断增多的健康效益做进一步的补充。

运动科学和流行病学之外的第三领域的影响并不是那么广为人知。1974 年，加拿大政府发布了题为《健康加拿大人新展望》[4]（*A New Perspective on the Health of Canadians*）的报告，借用时任加拿大卫生与福利部部长的名字命名，通常更多称作"兰诺报告"（The Lalonde Report）。该报告对临床健康护理体系与疾病预防健康促进领域做了明确的界定。在疾病预防和健康促进方面，报告着重论述了"生活方式"的重要性，包括身体运动。加拿大的这份报告发布之后，美国发布《健康美国人：健康促进与疾病预防医学总监报告》，传达的信息基本一致[5]。这些文件呼吁人们注意生活方式对疾病风险的重要影响，现在这一观念已被广为接受。人们还普遍认识到，个人行为，包括个人身体活动行为，并非仅由个人选择决定，还与社会、文化因素、环境阻碍以及机遇有关系。

因此，虽然运动科学和流行病学在身体活动与公共卫生领域仍处于核心地位，但这一领域现在已经涵盖了一系列其他学科。行为学、临床学、休闲学、交通运输学，城市规划，政治学和其他学科在身体活动与公共卫生的研究和应用中已处于不可或缺的重要地位。

目前，有关这一话题的科学领域范围不断扩大，这表示人们已经认识到身体活动与日常生活的每个方面都息息相关。身体活动已不再被单纯描述成"较大强度的体育运动"[6]，而是被理解为一天中所有活动的总量积累，活动不分地点、类型和目的。这种对身体活动更广泛的视角，让探讨身体活动这一重要健康行为变得更为复杂。本章节将简要阐述身体活动相关术语和内容，帮助读者理解可能会在报告中其他部分出现的一系列概念、证据和结论。

《2008 美国身体活动指南科学证据报告》[7]和《2008 美国人群身体活动指南》[8]的发布表明身体活动和公共卫生的重要性和价值已经被政府放在了最优先的地位。2018 年度科学报告的发布更是进一步诠释了身体活动对国家利益的重要意义。

身体活动术语和维度

随着这一领域的发展成熟，身体活动的复杂理论逐渐明晰。因此，对相关概念和问题进行明确的定义和描述变得非常重要。在这份报告中，委员会尽量用最恰当的术语解释一系列身体活动行为和相关概念。

核心术语

身体活动（physical activity）是骨骼肌收缩并消耗能量引起的身体移动[9]。"身体活动"这一概念并不是限定或暗示必须是特殊方面或性质的活动，而是包含所有类型、强度和范畴的活动。尽管"身体活动"通常用于对中等强度 - 高强度身体活动的简短描述，考虑到目前对中等强度以下身体活动（<3METs，参见下文解释）的研究和探讨，身体活动的概念应包含所有强度类型。在讨论特定的强度范围时，应该使用更具体的描述，如静态行为，低强度、中

等强度、高强度或中等强度 - 高强度身体活动等。

锻炼（exercise）是指为改善或维持身体素质、运动能力或健康而进行的有计划、有组织、重复性的身体活动。锻炼同身体活动一样，也包括所有强度的活动。"锻炼"这个词跟"身体活动"一样，经常被用来指代中等强度 - 高强度的身体活动，但在讨论和描述中更倾向于特定的锻炼强度。

静态行为（sedentary behavior）是指在清醒状态下坐姿、斜靠或卧姿时，任何能量消耗小于或等于 1.5METs 的行为[10]。大多数办公室工作、开车、坐着看电视都属于静态行为。

非锻炼性身体活动（non-exercise physical activity）是指除锻炼之外的其他所有身体活动，用来表示各种类型和强度的身体活动，大部分是低强度身体活动。由于这一概念的模糊性，通常更倾向对所感兴趣的身体活动行为做更清晰地描述。

身体活动类型

特定活动类型

描述身体活动类型的常用方法是指要讨论的特定活动。步行、骑自行车、太极拳、地掷球、园艺、操作吸尘器打扫房间都是特定活动类型的例子。

主要生理效应的活动

有氧身体活动

有氧身体活动（aerobic physical activity）是指具有一定强度、持续较长时间，以维持或改善个体的心肺功能为目的的各种活动。有氧运动，如步行、篮球、足球或舞蹈，通常需要大肌肉群的参与。以上有氧身体活动与心肺功能的关联非常紧密，以至于术语"有氧能力"被认为等同于心肺功能。从技术层面上，有氧运动包括任何以有氧代谢供能，可持续几分钟以上的运动。然而，自从 1969 年出版的《有氧运动》[11] 在大众和专业领域的普及，"Aerobics（有氧运动）"已成为可维持或改善心肺功能或有氧代谢能力的身体活动的总称。

无氧身体活动

无氧身体活动（anaerobic physical activity）是指高强度活动，进行无氧身体活动时，人体通过依赖心肺系统向肌肉细胞供氧的常规有氧代谢途径无法满足此时的能量需求。无氧活动仅能维持 2~3 分钟。冲刺跑和举重都属于无氧身体活动。

肌肉力量活动

肌肉力量活动（muscle-strengthening activities）可以维持或改善肌肉力量（能抵抗多大阻力）、肌肉耐力（抵抗阻力的次数和时长）或爆发力（抵抗阻力的速度有多快）。强化肌肉力量活动包括搬重物、铲雪、抱孩子、爬楼梯等日常行为，也包括使用负重器械、力量训练器或弹力带等健身器械所做的练习。

骨骼强化活动

骨骼强化活动（bone-strengthening activities）是指对骨骼产生冲击力和肌肉负荷的运动。通过对骨骼施加压力，改变其结构（形状）或质量（矿物质含量）来产生适应，从而增强抗骨折的能力。跳远、跳跃、蹦跳和舞蹈都有利于增强骨骼强度,这些活动也是增强肌肉力量的活动。

平衡训练

平衡训练(balance training)是指安全地把控身体姿势能力的活动。有规律的平衡训练可以提高身体对内在或外部力量的抵抗能力,防止在行走、站立或坐下时跌倒。单腿站立、脚跟 - 脚尖走、平衡走、平衡板都属于平衡训练活动[12,13]。

柔韧性训练

柔韧性训练(flexibility training)也叫伸展性练习,可以提高关节活动范围和舒适程度。动态拉伸活动(太极、气功、瑜伽动作)和静态拉伸活动都属于柔韧性训练范畴。

瑜伽、太极与气功

瑜伽、太极与气功这几种活动起源于西方文化以外的地方,通常将肌肉力量、平衡训练、低强度有氧活动和柔韧性训练结合在一起。有些类型的瑜伽、太极和气功也强调放松、冥想或精神修行,因此有时候也称作"身心"活动。

身体活动范畴

如上所述,身体活动在一天中随时发生,出于不同的目的,在不同场所以不同的形式进行着。职业性身体活动曾是最初流行病学大多数关于身体活动和健康的研究关注的焦点[14,15],由于需要高强度身体活动的职业逐渐减少,研究重点转向闲暇或娱乐性身体活动[16,17]。本科学报告中的研究结果大部分都是来自于对闲暇身体活动研究。对许多人来说,闲暇身体活动比其他几种范畴的身体活动更容易发生变化,且包括了大多数中等强度 - 高强度活动。

无论如何,身体活动确实发生在一天中的所有时段,除了少数例外情况,身体活动改善健康的价值不受身体活动进行的动机所影响。因此,非闲暇的身体活动,如骑车上班这类交通相关身体活动,现在被认为是身体活动促进的有效方法。身体活动分类的方法很多,其中一个常用的方法是把身体活动分成以下四个范畴:

- **职业性身体活动**(occupational physical activity)是指人们工作时的活动,包括商品货架摆放、派送包裹、餐馆备菜上菜或搬运修车工具等。
- **交通性身体活动**(transportation physical activity)是指从一个地点移动到另外一个地点的活动,包括走路或骑车来往工作场所、学校、交通枢纽或购物中心等。
- **家务身体活动**(household physical activity)是指在家里或家周边进行的活动,包括烹饪、清扫、修理、院落整理或园艺等。
- **休闲时间身体活动**(leisure-time physical activity)是指在不工作、不出行、也不做家务的情况下主动所做的活动,包括运动或锻炼,散步,玩游戏("跳房子"游戏,篮球)等。

身体姿势

对低能量消耗活动的兴趣和对其重要性的认识提高了人们对身体活动中身体姿势的关注。在任何身体姿势下均会发生身体活动。有些姿势,特别是卧姿、斜靠、坐姿,比起站立或行走所发生的身体运动和消耗的能量都更少。最近开发的运动传感器能够更加精准地测量低水平的身体活动,从而使得这一领域的研究成为可能。由于白天大量的时间都是坐姿,因此大部分身体姿势研究集中在坐姿这个方面。为推广标准术语和促进沟通交流,研究者们共同提出了该领域的一系列定义[10]。静态行为定义为"在清醒状态下坐姿、斜靠或卧姿时,任何能量消耗小于或等于 1.5MET 的行为",该定义在本报告中通用。

绝对和相对强度

绝对强度

绝对强度(absolute intensity)是完成任何身体活动所需要的能量消耗水平,可以用梅脱(MET)、卡路里(cal)、焦耳(J)或耗氧量来测量。本报告中最常提到的单位是 MET。1MET 相当于人们坐着休息时的能量消耗水平,对于大多数人来说,这大约相当于每千克体重每分钟摄入 3.5ml 的氧。其他活动的能量消耗以 MET 的倍数表示,例如对于普通成人来说,坐着阅读约为 1.3METs,散步或慢走约为 2.0METs,以每小时 4.8km 的速度行走约为 3.3METs,以每小时 5km 的速度跑步约为 8.3METs。针对普通成人[18]和 6~18 岁儿童青少年[19],许多类型活动平均能量消耗水平已经发表在专业报告可供参考。

按能量消耗的绝对水平,身体活动可以分为以下四类:

- **高强度活动**(vigorous-intensity activity)为 MET 值在 6.0 或以上的活动,如快速行走(速度 4.5~5km/h)、跑步、搬用货物或负重爬楼、手工铲雪、使用手扶割草机修剪草坪或参加有氧运动课程。成人通常进行高强度活动的时间占清醒状态时长的比例小于 1%(图 C-1)[20]。
- **中等强度活动**(moderate-intensity activity)为 MET 值在 3.0 到 6.0 之间的活动,如快步走或有目的地行走(速度 4.8~6.4km/h)、拖地、使用吸尘器打扫房间、整理庭院。
- **低强度活动**(light-intensity activity)为 MET 值在 1.6~3.0 之间的活动,如慢速行走或散步(速度 3.2km/h 或更慢)、烹饪或收银员站立时对商品扫码。
- 活动强度在 1.0~1.5METs 之间的身体活动在过去称作"静态活动"。现在几乎所有此类身体活动都包含在"静态行为"的范畴中。"静态行为"在上面的文段中定义为清醒状态下坐着、斜靠或躺着时任何能量消耗≤1.5METs 的行为[10]。站立是一种能量消耗为 1.5METs 但并未列入静态行为中的常见活动,继续使用"静态行动"这个术语肯定会令人迷惑,特别是因为站立是唯一没有被静态行为所包括的行为。在本科学报告中,委员会仅仅在必要的时候使用"站立"这个词。因为这些低强度身体活动行为十分常见。加速度计监测数据显示,美国成人在清醒状态下 50% 时间所进行身体活动在 1.0~1.5METs 范围内(图 C-1)[21]。

相对强度

对于一般的青年和中年成人,用于描述能量消耗水平的术语(低强度,中等强度,高强度)足以代表完成某一活动的用力程度。老年人、具有某些身体障碍的人或不经常运动的人,

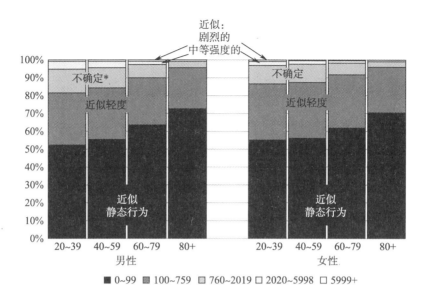

图 C-1　2003—2004 年,经过不同加速度计计数分为不同范畴后,不同性别、年龄美国成人清醒时的比例

注:* 有研究者把这个计数范围归为轻度,其他归为中等强度

来源:改编自 Matthew,2005,[22] 和 Troiano 等.,2008.[20] 的数据

由于自身有氧能力较低,可能会感觉到活动相对更难以完成[23],因此,能量消耗绝对水平并不能与个人自觉的用力程度相匹配。

相对强度(relative intensity)是指个人进行任何特定身体活动的难易程度。它具有生理学基础,可以使用生理参数来描述,例如最大摄氧量(VO_2max)或最大心率百分比。相对强度也可以使用工具来衡量,这些工具评估个人自我感知的完成活动的难易程度。已开发出许多工具用以帮助个人自我管理其有氧身体活动的相对强度。在非临床环境最方便简单的方法是歌唱——说话测试。在低强度活动中,大多数人可以歌唱;在中等强度下,人们能够说话但唱不了歌;在高强度下,连说话都变得很困难了[24]。10 分量表也是一种简单方法,这种方法设计原本是作为一种交流工具,其中 0 分代表坐着的状态,10 分表示最大用力状态[8]。中等强度身体活动位于中间层级(5 分或 6 分),高强度身体活动分数更高一些(7 分或 8 分)。一般情况下,个人对活动强度的主观评估与在实验室内进行的能力测评结果相关度很好。

绝对和相对强度的明显区别在于绝对强度关注活动本身,而相对强度则关心个人在活动中自身的用力程度。人群观察性研究通常基于个体做了什么活动,并估算出进行活动所需的能量,因此测量是绝对的。实验研究通常使用相对强度制定身体活动计划,以保证预期的活动强度适合个人的实际情况。

有氧身体活动的剂量、活动总量与剂量 - 反应

活动剂量

有氧身体活动剂量(dose)是指在报告或运动处方中涉及的身体活动的类型和数量。身

体活动会被用于改善健康、帮助康复、开展训练、进行研究。随着用于测量身体活动的设备在科学研究和大众使用中变得更加普遍,功能更多,对剂量的组分和综合描述的调整也随之而来。

有氧身体活动剂量包括:频率、持续时间和强度。

- **频率**(frequency)通常是指每周或每天进行中等强度或高强度运动的次数或组数。
- **持续时间**(duration)是每次/组活动所持续的时间。
- **强度**(intensity)是进行每次/组身体活动时所需要的能量消耗水平,通常用 MET 来表示。

剂量通常是计算某个特定时间段的活动,如每天或每周。就有氧运动而言,限指中等强度-高等强度的身体活动,因为众所周知只有这样的强度才对身体有益处。缩略词 FITT(频率 Frequency,强度 Intensity,持续时间 Time,类型 Type 的首字母)越来越被用于描述身体活动剂量[25]。

活动总量

活动总量(volume)是指在特定的时间范围内累积的活动剂量总数,通常用每天或每周的 MET·min 或 MET·h 来表示。计算方法是身体活动频率和持续时间乘以身体活动对应的MET 值。对于走路和跑步这类活动,在特定速度下能量消耗水平相对固定,其活动总量有时会用身体活动的分钟或小时数来简单表示,如每周步行的分钟数。每天/每周消耗的卡路里数已较少使用。

随着测量身体活动个人设备的使用增加,活动总量有时会用一段特定时间内活动计数或步数来表示。步数很容易测出,也很容易被个人和媒体理解,对医疗保健服务人员和训练员提供解决方案也非常实用。步数与公共卫生信息结合得非常好,这些信息鼓励人们使用楼梯不使用电梯,在机场走路而不搭乘摆渡车或巴士,或把汽车停在离目的地有段距离的地方后步行前往目的地。步数能够包含低强度、中等强度、高强度的身体活动,因此,来衡量每周进行 150~300 分钟中等强度-高强度身体活动的步数可能因人而异,有可能少于通常所建议的 1 万步[26,27]。无论如何,步数简单易用,可以按照个人需求定制,对于监测个人运动目标的实现有帮助[8]。

剂量-反应关系

剂量-反应关系(dose-response)是指身体活动的剂量或总量与健康结局或生理变化中的变化幅度(如果有的话)之间的关系。递增的反应可以证明这种关系的真实性:小剂量带来小的反应,大剂量带来大的反应。对于有序资料来说,剂量-反应关系至少需要有三个水平的暴露,也就是三个身体活动总量水平(图 C-2)。对于作为连续变量收集的数据,可以验证这种关系的曲线变化。剂量-反应曲线的变化对于理解身体活动与健康关系有重要意义。例如在图 C-2 中,曲线形状表示从"不运动"转变为"有一定的运动"可大幅度降低 2 型糖尿病患者死亡风险,身体活动达到指南推荐量则获得其他益处。

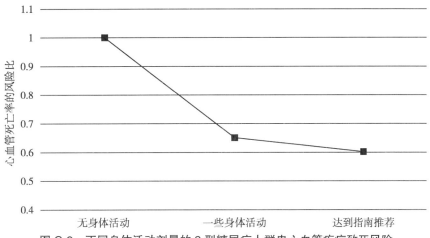

图 C-2　不同身体活动剂量的 2 型糖尿病人群患心血管疾病致死风险

来源:改编自 Sadarangani 等 . 2014[28]. 的数据

身体活动测量方法

以合理的准确度和可接受的成本来测量身体活动,对理解身体活动与健康之间的关系至关重要。由于身体活动的复杂性,测量身体活动也许是身体活动研究和促进中最难的部分。

随着时间的推移,测量身体活动行为的更好方法也逐渐发生改变。早期的流行病学研究通常依赖于职业类别来将工人分类为较高或较低水平的身体活动。由于机械化减少了需要大量身体活动工作的数量,使用问卷评估休闲时间身体活动成为主流方法。最近,技术进步使得用于测量身体活动的设备开发成为可能,精度的提高和成本的降低使之成为许多流行病学研究中的首选测量工具。

职业类别

对于不同工作类型所需能量的估算为将人群按照较高和较低的身体活动分类提供了简便易行的方法。该方法只针对职业人群,主要是男性,并且该方法假设同一类别的所有工人在工作中消耗大约相同的能量。比起 60 或 70 年前,如今需要大量体力的工作数量降低,这种职业类别方法的实用性也降低了。然而,此类方法提供了有说服力的证据,证明较活跃的个体心血管疾病发病率低于其工作时体力水平较低的同事。

问卷调查

问卷的信息通常来自于人们对自己身体活动行为的报告,也可能来自于有亲近关系的人如幼儿的父母,或观看他人进行身体活动的观察者。目前已有一些一般类别的问卷,每个类别中都有大量的具体问卷。整体问卷尽量使用一个或多个问题将个人的身体活动进行分类。定量历史问卷使用更多问题来询问参与特定活动或特定强度的活动,一般是针对中等

强度 - 高强度活动。身体活动日记则是另外一种问卷形式。最近许多调查问卷已经开始询问静态或坐着的行为,但大多数情况下,问卷调查集中在中等强度 - 高强度的身体活动,因为这些活动最容易被记住。调查问卷通常可以很好地按身体活动总量从高到低对个体排名,但在确定其所进行的中等到较大强度身体活动的实际总量方面,问卷无法给出精确的数据。问卷能够确定所进行活动的具体类型和活动所属的范畴。个人也可以报告自身活动的相对强度。使用互联网进行问卷调查和收集数据,减轻了受访者和研究者的负担。

设备

用于测量身体运动的设备类型和准确性已经迅速提高并且其成本稳步下降。以前,只有两种设备:计步器用来记录步数,加速度计用来测量躯干或四肢动作。借助当前科技,加速度计现在可用作智能手机应用程序和手表组件,在评估上半身和下半身运动方面变得更加准确。有些设备还能防水,可以测量水中活动。其中许多系统使用各种传感器和技术,被称为"多传感器系统"。测量步数的设备通常结合全球定位系统来估算速度和距离。有些设备能监测心率,可以估测相对或绝对能量消耗值。测量身体移动的进步,尤其是低强度身体活动,将会继续提高对身体活动与健康关系的认知和理解。

身体活动监测

监测特定的健康指标状况是公共卫生机构的重要职能,也是公共卫生资源分配的关键因素。目前,公共卫生机构监测的指标除了死因、疾病发病率和患病率以外,还有重要的健康相关行为的流行特征,如身体活动。公共卫生机构也认识到监测促进和阻碍身体活动因素的重要性,如政策和环境。正如前面章节所描述的那样,身体活动很难准确测量和监测。当前,公共卫生系统也仅能使用自报工具。设备测量身体活动的监测系统正变得越来越多,已经成为目前国家监测系统的有力补充。在不久的将来,身体活动测量设备的广泛使用和功能的不断提升,必将要求公共卫生领域的身体活动监测系统具有灵活性和进行变革,并使此成为可能。

本节提供了公共卫生监测系统提供的有用信息的示例。监测数据的一个简单而重要的用途是描述进行不同身体活动总量的个体比例(图 C-3)。大约一半的美国成人报告说他们每周闲暇中等强度身体活动累计时间不足 150~300 分钟或相当量的身体活动。近三分之一被归为"不活动",这意味着他们进行中等强度 - 高强度的身体活动不足 10 分钟。由于对几项重要健康结局的益处,如心血管疾病、2 型糖尿病和全死因死亡率等,都是在身体活动范围低限的时候迅速增加,因此,促使那些平时不运动的人多进行身体活动可以显著降低患病率和死亡率。

监测数据的另外一个重要用途是确定从增加身体活动水平中受益最多的人群亚群(图 C-4)。达到或高于目标区间的成人比例在不同年龄组、不同收入群体以及不同残疾状况的群体之间存在显著的、系统的差异。高中生也有类似的情况(图 C-5)。

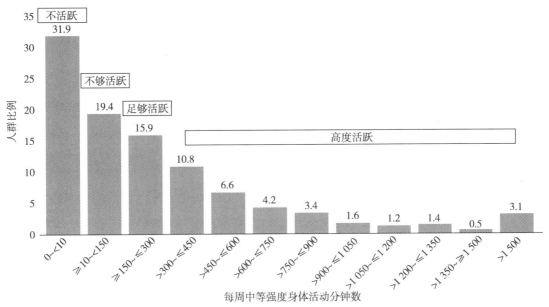

图 C-3　2015 年美国成人自报的中等强度 - 高强度身体活动量分布（组别划分以 150 分钟为梯度）
来源：改编自 2015 年美国健康访问调查[29] 的数据

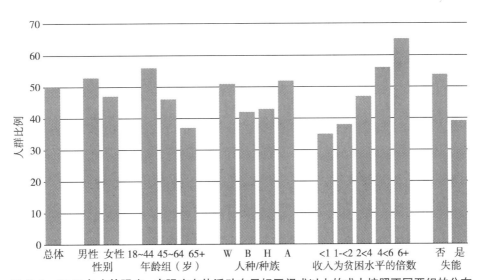

图 C-4　2015 年中等强度 - 高强度身体活动在目标区间或以上的成人按照不同亚组的分布

图例：W= 白种人，B= 黑种人，H= 拉丁裔，A= 亚裔

注：以上估算以 2000 年的标准人口进行了年龄调整

来源：改编自 2015 年美国健康访问调查[29] 的数据

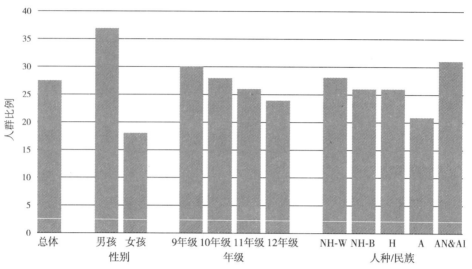

图 C-5　2013 年达到有氧身体活动目标区间的高中生分布

图例:NH-W= 非拉丁裔白种人,NH-B= 非拉丁裔黑人,H= 拉丁裔,A= 亚裔,AN&AI 阿拉斯加土著和美洲印第安人
来源:摘自 2013 年青少年风险行为调查数据[30]

　　除了提供当前整体和不同人群之间身体活动分布信息外,公共卫生监测系统还提供随着时间推移产生的变化趋势(图 C-6)。通过对全国流行情况随时间变化的估计,可以发现影响身体活动行为的多个因素的综合影响。来自国家健康访谈调查的数据显示,从 1998 年到 2015 年,闲暇时间未进行任何中等强度 - 高强度身体活动的人群比例从 40% 下降到了 30%[29],男女都有所下降[29]。

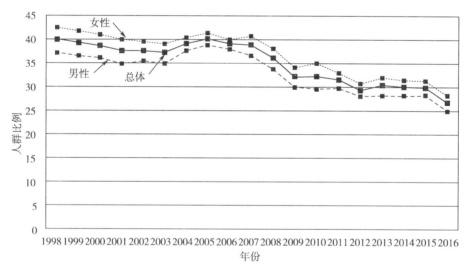

图 C-6　1998—2005 年间成人(按照性别和年度分类)闲暇时间未进行中等强度 - 高强度身体活动按照不同性别、年份的分布

注:以上估算以 2000 年的标准人口进行了年龄调整
来源:摘自 1998—2015 年美国健康访问调查[29] 的数据

　　除了监测不同人群身体活动分布情况及变化趋势,监视系统目前还开始监测促进规律

身体活动的政策和环境特征的情况。例如从 2006 年到 2012 年,在小学、初中、高中明确设立体育课程的州缓慢增加(图 C-7)[31]。

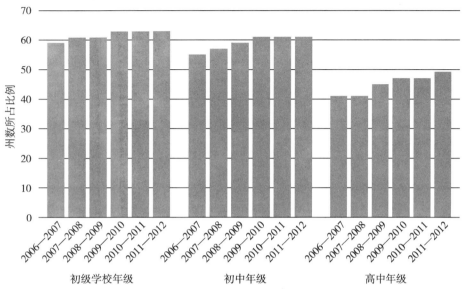

图 C-7　具有明确身体活动教育政策的州按照学校年级以及 2006—2007 年和 2011—2012 年两个时间段的分布

来源:摘自 2013 年国立卫生研究院的数据[31]

身体素质

身体素质(physical fitness)是决定一个人进行肌肉力量工作能力的生理特性。该特性的基本体现是移动能力,如行走、跑步、爬楼梯、搬运重物。因此,身体素质是决定人们进行日常活动能力的重要因素,也是公共卫生研究的重要内容。身体素质定义为"在从事日常任务时,有能力保持旺盛的精力和警觉,不会过度疲劳,且有足够的能量享受休闲活动乐趣和应对紧急情况"[32]。

身体素质是个综合概念,一般由多个部分组成,包括心肺耐力(有氧能力),肌肉骨骼功能,灵活性,平衡性,移动速度(表 C-1)。在本报告中"身体素质"是表示这个含义。

表 C-1　身体素质的组成部分

心肺耐力	大肌肉群参与、全身性的、持续进行中等强度 - 高强度运动的能力
肌肉骨骼素质	完成工作的包括肌肉力量、肌肉耐力和肌肉爆发力的综合能力
柔韧性	一个关节或多个关节进行活动的区间范围
平衡性	移动或静止状态下保持平衡的能力
速度	身体快速移动的能力

人们在身体活动与健康的关系方面进行的大量研究发现,进行更多身体活动带来多种身体健康效益,这些研究结果在本书中其他部分有所总结。另外,许多研究也分析了身体素质(心肺功能、有些是肌肉素质)与健康结局的关系,研究结果表明更高的身体素质水平与降低的全死因死亡率、心血管疾病死亡率和发生各种非传染性疾病的风险有关[33]。目前,大多数研究结果来自男性,但也有一些数据指出这些关系也存在于女性[33]。

因此,强有力的科学证据指出,身体活动与身体素质都能带来重要的健康效益。另外,身体活动和身体素质之间存在正相关关系也是显而易见的[34]。有充分证据表明,增加身体活动的总量和强度通常能够提升身体素质水平,特别是对于缺乏身体活动人群[35]。因此,有理由质疑身体活动与身体素质分别产生健康结局的独立性。在一些流行病学研究中,单独调查了身体活动和身体素质水平对疾病发病率的影响[36]。研究显示,身体活动行为只占身体素质对健康影响的一部分[37]。同样,身体活动对健康的影响也部分源于其对身体素质的影响[37]。

现有证据表明,身体活动和身体素质对各种健康结局的影响存在交互作用。鉴于身体活动和身体素质都是复杂的多组分概念,它们可能以各种方式相互作用以影响健康。图 C-8 是一个针对观察性研究的关系示意图,图 C-9 是一个针对干预性研究的关系示意图[38,39]。两个关系图意在激发针对身体活动和公共卫生领域最重要机制的思考、讨论和研究。以上模型有待于在未来的研究中加以完善。

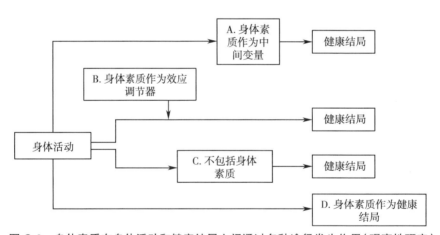

图 C-8　身体素质在身体活动和健康结局之间通过多种途径发生作用(观察性研究)

- 途径 A:身体素质可以作为身体活动与健康结局之间的中间变量。中间变量的同义说法包括偶然变量、干预变量和居间变量[40]。中间变量处于暴露与研究结果的中间途径。在这种情况下,身体活动使得身体素质发生了变化,身体素质又带来了健康结局的变化。
- 途径 B:身体素质可以作为效应修饰因子。效应修饰因子的同义说法包括调节变量或先行调节变量[40]。效应修饰因子在因果链以外运转,从而影响暴露变量对结果的作用。如果在观察性研究中,参与者根据身体素质的一个组分进行了分层,然后比较不同身体素质层级的身体活动多的人与身体活动少的人健康效益差别,身体素质就是效应修饰因子。

- **途径 C**:身体活动可能通过不涉及身体素质的途径与健康结局相关联。
- **途径 D**:身体素质可以被视为结局本身。身体素质水平高的人可以更好地"在从事日常任务时,有能力保持旺盛的精力和警觉,不会过度疲劳,且有足够的能量享受休闲活动乐趣和应对不可见的紧急情况"。符合上文对身体素质的定义。

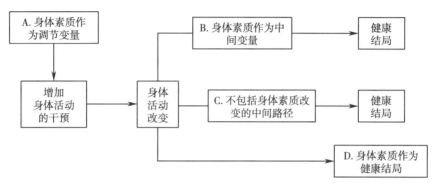

图 C-9　身体素质在身体活动和健康结局之间通过多种途径发生作用(干预性研究)

- **途径 A**:在此途径中,初始身体素质水平对增加身体活动的干预有潜在的调节影响。基线身体素质水平可以对旨在提高身体活动的干预行为的效果产生重要影响。例如基线低身体素质水平的人群在行为层面可能不像高身体素质水平人群那样对强调高强度身体活动的干预产生同样好的效果[41],或者可能需要逐渐增加更高身体活动强度来达到类似的效果。
- **途径 B**:在此途径中,身体素质变化对身体活动增加所产生的健康效益存在潜在的中介效应。随着身体活动的增加,身体素质的变化能够调节一些由此产生的健康效应,使得健康效果的产生直接与身体素质的增加相关。从理论上讲,就一些健康结局而言,只有当身体素质增加的情况下,增加身体活动才可能会引起健康结局的变化。
- **途径 C**:身体活动可能通过不涉及身体素质变化的途径与健康结局相关联。
- **途径 D**:身体素质的提高本身就代表了重要的健康结局。

尽管身体活动是公共卫生首要的关注焦点,但身体素质也是对公共卫生重要的健康结局清单的适当补充。多年来,身体素质被当做儿童和青少年的一个适宜的公共卫生评判指标,身体功能被认为是老年人的一个重要健康结局指标。但提高身体素质水平对年轻人和中年人日常生活的重要性尚未得到认可。随着身体活动的增加,身体素质水平可以快速地提高,这依赖于身体活动方案和人群特征[42]。因此,人们进行更高水平运动后,可以快速感受到身体素质的提高,这可以作为对采取较高水平身体活动的个体正向鼓励的重要来源。值得重点注意的是,与许多其他生理特性类似,人的身体素质水平受基因和行为两种因素的影响。因此,增加身体活动以提高身体素质所达到的程度因人而异。

生命各阶段的身体活动

身体活动能力、喜好和需求在整个生命历程中相差很大。这造成了矛盾:公共卫生指南既要简单易懂,又必须适当地阐述不同年龄组之间的差异。目前的做法是把人口分成三个主要年龄组:青少年、成人、老年人。其中,青少年组中有多个更细的分组(表 C-2)。青少年与成人的区分代表了从中学到大学或全职工作的过渡;成人与老年人的区分不是很明确,但一般集中在是否退休。这些区分代表影响身体活动参与度的社会和环境因素的显著变化,因此对于理解和设计有效的身体活动促进策略非常重要。这些区分也代表了与身体活动相关健康结局的变化。具体而言,青少年指南旨在确保其健康的生长发育,成人指南主要针对疾病预防,老年人指南则以减缓衰老导致的功能丧失为中心。这三种模型(生长发育、疾病预防、功能维持)的区别体现在整个生命过程中与健康相关的身体活动推荐总量和类型的差异上。

表 C-2 五个发达国家身体活动指南或建议中的年龄分组

年龄组	澳大利亚 (2014)[43]	加拿大 (2011)和 (2017)[44,45]	德国 (2016)[46]	英国 (2011)[47]	美国 (2008)[48]
儿童和青少年	0~5 岁 5~12 岁 13~17 岁	0~4 岁 5~11 岁 12~17 岁	0~3 岁 4~6 岁 6~11 岁 12~18 岁	<5 岁尚未学会走路 <5 岁可以走路 5~18 岁	6~17 岁
成人	18~64 岁	18~64 岁	18~65 岁	19~64 岁	18~64 岁
老年人	澳大利亚老年人	65 岁 +	65 岁 +	65 岁 +	65 岁 +

表例:< 代表少于,+ 代表超过

在生命周期内,最大有氧能力会随着年龄逐渐下降(图 C-10),这表明针对"平均"成人水平设定的指南对年轻人不具有挑战性,对于许多上了年纪的老年人又太具有挑战性。《2008 美国人群身体活动指南》承认老年人的这一问题,并调整了老年人的指南,强调采用相对而不是绝对的强度来控制运动强度[8]。2018 咨询委员会意识到类似的调整也适用于年轻人,即年轻人的活动强度应该与他们自身的有氧能力相匹配,这意味着需要比中年和老年人更高的绝对强度,也许还要更高的累计活动总量。另外,委员会也意识到年轻人进行身体活动带来的健康结局与青少年生长发育需求和中老年人疾病预防需求有关。例如直到 30 多岁大脑才充分发育,骨骼才充分矿化,并且维持正常血压和体重对于青少年和老年人同样重要。在讨论和初步研究年轻人的身体活动和健康结局后,委员会认为这一话题非常重要,但是鉴于现在缺乏有力的文献确认目前方式或支持目前方式的改变,只能先搁置待议。目前委员会使用的年龄分组与《2008 美国人群身体活动指南》[8]、以及其他国家指南(表 C-2)和健康人群数据中的年龄分组一样[48]。

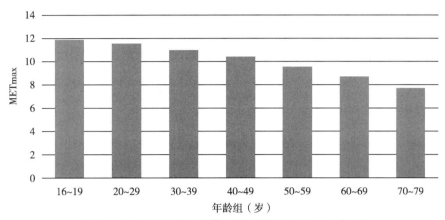

图 C-10　不同年龄组的最大摄氧量（以 METs 为单位）

图例：METmax 表示最大摄氧量

来源：16~19 岁人群数据改编自 Pate 等，2006[49] 的数据，其他年龄组数据改编自美国运动医学会（ACSM）[50] 的数据

身体活动中的安全问题

在审议开始时，委员会就认识到身体活动相关不良事件的重要性。尽管进行规律性的身体活动的益处超出不良事件的风险，不良事件仍可能会发生，虽然通常并不严重，但会阻碍人们持续和更广泛参与规律性的身体活动。委员会在《2008 美国身体活动指南科学证据报告》[7] 中关于不良事件的章节给出的基本原则和信息仍然适用于 2018 年版本报告。各小组委员会不再准备一个章节来复制之前报告的内容，而是检索之前未发现的不良事件相关信息，在恰当的时候增补进相关章节（可参考 F 部分第 9 章"老年人"）。这里将 2008 年版本科学报告中关于不良事件的相关材料进行简要概述[7]。

2008 年咨询报告[7] 的结论是身体活动的益处大于风险，报告承认存在多种与身体活动相关的不良事件，包括骨骼肌损伤、心血管事件、热损伤和感染性疾病。2008 年科学报告对所有类型的不良事件都提出了解决方法，但主要还是集中在如何预防骨骼肌损伤方面。2008 年科学报告[7] 指出，在身体活动时发生骨骼肌损伤与身体活动类型、总量以及身体活动总量变化进度这三方面有直接联系。

活动类型很重要，因为发生骨骼肌损伤的风险与接触／碰撞他人、地面或其他物体时的力和频率直接相关。活动一般可分为 4 种：碰撞（如橄榄球、冰球）、接触（如篮球、足球）、有限接触（如棒球、极限飞盘）和无接触（如跑步、游泳）。"很明显，与他人或物体接触较少且力度较小的活动比碰撞或接触类运动更不容易发生受伤事件。在美国广为普及的活动，如健步走、园艺或庭院工作、骑自行车或有氧单车、跳舞、游泳和打高尔夫球，都是受伤率最低的活动。"[7]

受伤风险与个人日常身体活动的剂量或总量有直接关系。运动量由活动频率、持续时间和强度决定（参见上文"有氧活动的剂量、总量和剂量反应"部分）。例如每周跑 64km 的人比每周跑 24km 的人更容易受伤。

受伤风险与身体活动进度或总量变化有直接联系[7]。例如新兵通常要经受特殊活动类型和特定活动总量的训练。随着时间推移运动类型可能会发生变化，活动总量会不断增加，但所有新兵都要进行同样活动类型、同等活动总量的锻炼。入伍前身体活动较少的新兵比起入伍前曾进行大量身体活动的新兵更有可能受伤。同样，在体育课和有氧舞蹈课上，上课前不经常活动的人比经常活动的人更容易在上课时受伤。一些实验性研究对基线身体活动水平相似的人群分配不同身体活动剂量，结果发现分配到高剂量的人群受伤概率更大。

"针对新兵、学生和跑步者的研究结果符合健身训练项目的两个主要原则：①超负荷与适应原则；②特异性原则。超负荷与适应原则指出，当组织（如肌肉）和器官（如心脏）处于超负荷刺激（即比通常更大的刺激）并且提供恢复和适应的时间时，功能得以改善。伴随重复的可耐受的超负荷刺激而来的是组织和器官适应新的负荷，能力和功能得以改善。然而，负荷过大或适应时间不足会导致受伤和功能障碍。特异性原则指出适应和功能改善仅限于超负荷刺激的组织和器官，例如训练腿部肌肉不会提高上肢和肩部力量[7]。"

2008 年报告[7]指出，尚未有研究可以明确不同习惯性身体活动水平的个体最安全的运动进阶，这一观点目前依然成立。但是，2008 年报告也得出结论"日常活动中增加少量适宜的步行时间，如每周 2~3 次，每次 5~15 分钟，发生骨骼肌损伤的风险较小，无突发严重心脏病风险。在有氧身体活动中，增加强度之前应该先提高有氧活动的频率和持续时间。青年人可以按周来提升活动水平，而对于老年人或亚健康成人来说，按月更为合适。要达到所期望的身体活动水平可能需要 1 年或更长时间，对于老年人、肥胖者或习惯性久坐人群更是如此"[7]。

如需了解更多身体活动不良事件，如突发不良心脏病事件、采用适当装备和环境安全的重要性，可查阅 2008 科学报告 G 部分第 10 章"不良事件"[7]。

身体活动的促进

从公共卫生层面，制定促进公众规律地参加中等强度、高强度身体活动的途径和方案具有重要意义，这是基于两方面的观察。首先是有证据显示规律性的身体活动可以降低心血管疾病的发病率和死亡率，该疾病是美国人口的首要死因。其次是认识到工作场所的机械化正在减少需要中等强度、高强度身体活动的工作。

在过去 30~35 年，健康教育和促进领域在了解身体活动行为背后的复杂因素以及最有可能增加大众身体活动水平的方法方面取得了相当大的进步。在这一过程中发挥重要作用的主要理论和概念框架包括健康信念模型[51]、社会认知理论[52]、跨理论模型[53]和社会生态框架的应用[54]。这些模型和概念框架应用到包括身体活动行为转变的健康行为变化研究中以后，形成了几条如下普遍性结论[55]：

- 身体或社会环境的影响是健康行为转变的重要决定因素。
- 行为转变是过程而不是结果,影响行为的因素随着时间一直在变化。
- 行为意图和行动之间存在差异。
- 首先改变行为,然后在较长时间内保持这种改变往往是两种不同的挑战,会受到不同因素的制约。

鉴于只有不到一半的美国成人和学龄青少年达到公共卫生目标区间所规定的中等强度 - 高强度身体活动(参见本章前文内容)。因此,身体活动的促进对于公众卫生十分重要。2018 年科学报告中首次加入了与身体活动促进相关的最新证据综述。鉴于身体活动促进相关的文献资料的复杂性和广度,这里使用社会生态框架来审查这一领域的相关证据(请参见 F 部分第 11 章"促进规律性身体活动")。相关文献被划分为以下干预和效果层次:个人、社区、环境与政策方法、信息与交流技术方法。这些不同层次会在报告章节中深入定义和阐释。此外,还针对减少静态行为而采取的干预行为进行了综述。

参考文献

1. Centers for Disease Control and Prevention. *Leading causes of death*, *1900-1998*. https://www.cdc.gov/nchs/data/dvs/lead1900_98.pdf. Accessed January 15, 2018.

2. Powell KE, Thompson PD, Caspersen CJ, Kendrick JS. Physical activity and the incidence of coronary heart disease. *Annu Rev Public Health*. 1987;8:253-287.doi.10.1146/annurev.pu.08.050187.001345.

3. U.S. Department of Health and Human Services. *Physical activity and health:a report of the SurgeonGeneral*. Atlanta,GA:U.S. Department of Health and Human Services,Centers for Disease Control andPrevention, National Center for Chronic Disease Prevention and Health Promotion;1996. https://www.cdc.gov/nccdphp/sgr/pdf/sgrfull.pdf. Accessed January 30,2018.

4. Lalonde M. A New Perspective On The Health Of Canadians. A Working Document. Ottawa:Government of Canada;1974. http://www.phac-aspc.gc.ca/ph-sp/pdf/perspect-eng.pdf. Accessed January 4,2018.

5. U.S. Department of Health,Education,and Welfare. *Healthy people:The Surgeon General's report onhealth promotion and disease prevention*. Washington,DC:U.S. Department of Health,Education,andWelfare;Public Health Service;1979. https://profiles.nlm.nih.gov/ps/access/NNBBGK.pdf. Accessed January 30,2018.

6. U.S. Department of Health and Human Services. *Promoting health/preventing disease:objectives forthe nation*. Washington,DC:U.S. Department of Health and Human Services,Public Health Service;1980.

7. Physical Activity Guidelines Advisory Committee. *Physical Activity Guidelines Advisory CommitteeReport*, *2008*. Washington,DC:U.S. Department of Health and Human Services;2008. https://health.gov/paguidelines/guidelines/report.aspx. Published 2008. Accessed January 4,2018.

8. U.S. Department of Health and Human Services. *2008 Physical Activity Guidelines for Americans*. Washington, DC:U.S. Department of Health and Human Services;2008.

9. Caspersen CJ,Powell KE,Christenson GM. Physical activity,exercise,and physical fitness:definitions and

distinctions for health-related research. *Public Health Rep.* 1985;100(2):126-131.

10. Tremblay MS, Aubert S, Barnes JD, et al. Sedentary Behavior Research Network(SBRN)-Terminology Consensus Project process and outcome. *Int J BehavNutr Phys Act.* 2017;14:75. doi:10.1186/s12966-017-0525-8.

11. Cooper KH.Aerobics. Philadelphia, PA:Bantam Books;1969.

12. National Institute on Aging. *Your everyday guide from the National Institute on Aging at NIH:exercise& physical activity*. Publication No.09-4258. 2009:64-69. https://go4life.nia.nih.gov/sites/default/files/nia_exercise_and_physical_activity.pdf. Accessed January 30, 2018.

13. Lesinski M, Hortobágyi T, Muehlbauer T, Gollhofer A, Granacher U. Effects of balance training on balance performance in healthy older adults:a systematic review and meta-analysis. *Sports Med.* 2015;45(12):1721-1738. doi:10.1007/s40279-015-0375-y.

14. Morris JN, Heady JA, Raffle PA, Roberts CG, Parks JW. Coronary heart-disease and physical activity of work. *Lancet.* 1953;265(6796):1111-1120.

15. Paffenbarger RS, Hale WE. Work activity and coronary heart mortality.*N Engl J Med.* 1975;292(11):545-550. doi:10. 1056/NEJM197503132921101.

16. Morris JN, Everitt MG, Pollard R, Chave SP, Semmence AM. Vigorous exercise in leisure-time:protection against coronary heart disease. *Lancet.* 1980;2(8206):1207-1210.

17. Paffenbarger RS Jr, Wing AL, Hyde RT. Physical activity as an index of heart attack risk in college alumni. *Am J Epidemiol.* 1978;108(3):161-175.

18. Ainsworth BE, Haskell WL, Herrmann SD, Meckes N, Bassett DR Jr, Tudor-Locke C. Compendium of physical activities:a second update of codes and MET values. *Med Sci Sports Exerc.* 2011;43(8):1575-1581. doi:10.1249/MSS.0b013e31821ece12.

19. Butte NF, Watson KB, Ridley K, et al. A youth compendium of physical activities:activity codes and metabolic intensities. *Med Sci Sports Exerc.* Sept 2017. doi:578 10.1249/MSS.0000000000001430.

20. Troiano RP, Berrigan D, Dodd KW, Mâsse LC, Tilert T, McDowell M. Physical activity in the United States measured by accelerometer. *Med Sci Sports Exerc.* 2008;40(1):181-188. doi:10.1249/mss.0b013e31815a51b3.

21. Matthews CE, Chen KY, Freedson PS, et al. Amount of time spent in sedentary behaviors in the United States, 2003-2004. *Am J Epidemiol.* 2008;167(7):875-881. doi:10.1093/aje/kwm390.

22. Matthews CE. Calibration of accelerometer output for adults. *Med Sci Sports Exerc.* 2005;37(suppl11):S512-S522.

23. American College of Sports Medicine. ACSM's Guidelines for Exercise Testing and Prescription. 9th ed. Baltimore, MD:Lippincott Williams & Wilkins;2014.

24. Persinger R, Foster C, Gibson M, Fater DC, Porcari JP. Consistency of the talk test for exercise prescription. *Med Sci Sports Exerc.* 2004;36(9):1632-1636.

25. American College of Sports Medicine. ACSM's Guidelines for Exercise Testing and Prescription. 8th ed. Baltimore, MD:Lippincott Williams & Wilkins;2009.

26. Harrington DM, Tudor-Locke C, Champagne CM, et al. Step-based translation of physical activity guidelines in

the Lower Mississippi Delta. *Appl PhysiolNutrMetab*. 2011;36（4）:583-585. doi:10. 1139/h11-053.

27. Tudor-Locke C,Leonardi C,Johnson WD,Katzmarzyk PT,Church TS. Accelerometer steps/day translation of moderate-to -vigorous activity. *Prev Med*. 2011;53（1-2）:31-33. doi:10.1016/j.ypmed. 2011.01.014.

28. Sadarangani KP,Hamer M,Mindell JS,Coombs NA,Stamatakis E. Physical activity and risk of all-cause and cardiovascular disease mortality in diabetic adults from Great Britain:pooled analysis of 10 population-based cohorts. *Diabetes Care*. 2014;37（4）:10.

29. Centers for Disease Control and Prevention,National Center for Health Statistics. National Health Interview Survey（NHIS）,1997-2015:2015 data release. https://www.cdc.gov/nchs/nhis/nhis_2015_data_release.htm. Updated November 3,2017. Accessed January 11,2018.

30. Kann L,Kinchen S,Shanklin SL,et al. Youth risk behavior surveillance—United States,2013. *MorbMortal Wkly Rep*. 2014;63（4）:1-47. https://www.cdc.gov/mmwr/pdf/ss/ss6304.pdf. *Accessed* January30,2018.

31. Institute of Medicine. *Educating the Student Body*:*Taking Physical Activity and Physical Education toSchool*. Kohl HW,Cook HD,eds. Washington,DC:The National Academies Press;2013:74. doi:10.17226/18314.

32. Centers for Disease Control and Prevention. Physical fitness. In *CDC Glossary of Terms*. https://www.cdc.gov/ physicalactivity/basics/glossary/index.htm. Accessed January 30,2018.

33. Ross R,Blair SN,Arena R,et al. Importance of assessing cardiorespiratory fitness in clinical practice:a case for fitness as a clinical vital sign:a scientific statement fom the American Heart Association. *Circulation*. 2016;134（24）:e653-e699. doi:10.1161/CIR.0000000000000461.

34. Jackson AS,Sui X,Hébert JR,Church TS,Blair SN. Role of lifestyle and aging on the longitudinal change in cardiorespiratory fitness. *Arch Intern Med*. 2009;169（19）:1781-1787. doi:10.1001/archinternmed. 2009.312.

35. Garber CE,Blissmer B,Deschenes MR,et al.;American College of Sports Medicine. American College of Sports Medicine position stand:Quantity and quality of exercise for developing and maintaining cardiorespiratory, musculoskeletal,and neuromotor fitness in apparently healthy adults:guidance for prescribing exercise. 2011; 43（7）:1334-1359. doi:10.1249/MSS.0b013e318213fefb.

36. Lee DC,Sui X,Artero EG,et al. Long-term effects of changes in cardiorespiratory fitness and body mass index on all-cause and cardiovascular disease mortality in men:the Aerobics Center Longitudinal Study. *Circulation*. 2011;124（23）:2483-2490. doi:10.1161/CIRCULATIONAHA.111.038422.

37. DeFina LF,Haskell WL,Willis BL,et al. Physical activity versus cardiorespiratory fitness:two（partly） distinct components of cardiovascular health? *Prog Cardiovasc Dis*. 2015;57（4）:324-329. doi:10.1016/ j.pcad.2014.09.008.

38. Kraemer HC,Kiernan M,Essex M,Kupfer DJ. How and why criteria defining moderators and mediators differ between the Baron & Kenny and MacArthur approaches. *Health Psychol*. 2008;27（2 suppl）:S101-S108. doi: 10.1037/0278-6133.27.2（Suppl.）. S101

39. Kraemer HC,Frank E,Kupfer DJ. Moderators of treatment outcomes:clinical,research,and policy importance. *JAMA*. 2006;296（10）:1286-1289. doi:10.1001/jama.296.10.1286.

40. Last JM,ed. *A Dictionary of Epidemiology*. 4th ed. New York,NY:Oxford University Press;2001.

41. King AC,Kiernan M,Oman RF,Kraemer HC,Hull M,Ahn D. Can we identify who will adhere to long-term

physical activity？Signal detection methodology as a potential aid to clinical decision making. *Health Psychol.* 1997；16（4）：380-389.

42. Hickson RC，Hagberg JM，Ehsani AA，Holloszy JO. Time course of the adaptive responses of aerobic power and heart rate to training. *Med Sci Sports Exerc.* 1981；13（1）：17-20.

43. Australia Department of Health. Australia's physical activity and sedentary behaviour guidelines；2014. www. health.gov.au/internet/main/publishing.nsf/content/health-pubhlth-strateg-phys-act-guidelines#npa05. Accessed January 10，2018.

44. Tremblay MS，Warburton D，Janssen I，et al. New Canadian physical activity guidelines. *Appl PhysiolNutrMetab.* Feb 2011；36.

45. Tremblay MS，Chaput JP，Adamo KB，et al. Canadian 24-hour movement guidelines for the early years（0-4 years）：an integration of physical activity，sedentary behavior，and sleep. *BMC Pub Health.* 2017；17（suppl 5）：874. doi：10.1186/s12889-017-4859-6.

46. Rutten A，Pfeifer K，eds. National recommendations for physical activity and physical activity promotion. Erlanger，GER：Florida Atlantic University Press；2016. https：//www.sport.fau.de/files/2015/05/National-Recommendations-for-Physical-Activity-and-Physical-Activity-Promotion.pdf. Accessed January 10，2018.

47. Department of Health，Physical Activity，Health Improvement and Protection（Scottish Government）. Start active，stay active. a report on physical activity for health from the four home countries' chief medical officers；2011. https：//www.sportengland.org/media/2928/dh_128210.pdf. Accessed January 10，2018.

48. U.S. Department of Health and Human Services，Office of Disease Prevention and Health Promotion. Healthy People. gov. https：//www.healthypeople.gov. Accessed January 26，2018.

49. Pate RR，Wang CY，Dowda M，Farrell SW，O'Neill JR. Cardiorespiratory fitness levels among U.S. youth 12 to 19 years of age：findings from the 1999-2002 National Health and Nutrition Examination Survey. *Arch PediatrAdolesc Med.* 2006；160（10）：1005-1012. doi：10.1001/archpedi.160.10.1005.

50. American College of Sports Medicine. ACSM's Guidelines for Exercise Testing and Prescription. 7th ed. Baltimore，MD：Lippincott Williams & Wilkins；2006.

51. Rosenstock IM，Strecher VJ，Becker MH. Social learning theory and the health belief model. *HealthEdu Q.* 1988；15（2）：175-183.

52. Bandura A. Social cognitive theory：an agentic perspective.*Ann Rev Psychol.* 2001；52：1-26. doi：10.1146/annurev.psych. 52.1.1.

53. Marcus BH，Simkin LR. The transtheoretical model：applications to exercise behavior. *Med Sci SportsExerc.* 1994；26（11）：1400-1404.

54. Sallis JF，Owen N. Ecological models of health behavior. In：Glanz K，Rimer BK，Lewis FM，eds. Health behavior and health education：theory，research，and practice，third edition. San Francisco，CA：Jossey-Bass；2002.

55. Glanz K，Bishop DB. The role of behavioral science theory in development and implementation of public health interventions. *Annu Rev Public Health.* 2010；31：399-418. doi：10.1146/annurev.publhealth. 012809.103604.

D 部分　证据整合

目录

前言

　　本部分"证据整合"是形成报告的最后一步。在 F 部分"科学基础"中，各分委会进行了文献综述，主题包括身体活动与特定健康结局或状况之间的关系、身体活动对特定年龄组或人群的意义、影响健康结局的身体活动类型和促进身体活动的措施。F 部分中的每个章节对一个或多个特定主题进行文献综述。每章形成的结论都已在委员会审议过程中召开的公开会议上经过讨论并获得认可。D 部分的目的在于总结 F 部分各章节中共同提到的一些发现，例如改善健康状况或降低疾病风险、常见人群分组（如青少年或老年人）、与观察到的效益相关的身体活动的类型和总量。本部分将使用问与答的形式解答公众、政策制定者和健康专业工作者通常会提出的一些问题。

总体效益

问题 1. 目前的科学证据提示中等强度 - 高强度身体活动与各种慢性疾病和其他状况发生风险之间有何种关系？

目前从大量同行评议科学论文中得到的证据拓展了曾报告过的身体活动多的人比身体活动少的人获得更多的健康效益的范围[1]（表 D-1）。值得注意的是，增加中等强度 - 高强度身体活动可以降低普通人群和怀孕女性增加多余体重的风险，规律性的中等强度 - 高强度身体活动也可以降低焦虑和抑郁，改善睡眠和生活质量。有单独的一节内容描述了短时间内认知功能获得改善。现有证据表明如果进行较多的身体活动，即使是 3~5 岁的儿童，也能强化骨骼发育和达到更健康的体重。老年人经常进行身体活动能够降低患痴呆的风险、改善身体功能（完成日常活动的能力）、降低跌倒和跌倒时受伤的风险。现有证据还表明多做身体活动能够降低患膀胱、乳腺、结肠、子宫内膜、食管（腺癌）、肾脏、胃、肺等部位癌变的风险。对于结直肠癌、女性乳腺癌、男性前列腺癌患者，增加身体活动总量可降低相关癌症的死亡风险。对于结直肠癌和女性乳腺癌患者，增加身体活动还能降低全死因死亡风险。身体活动相关益处也同样适用于大量已患有一种或多种慢性病的人群，疾病类型包括：骨关节炎、高血压、2 型糖尿病、痴呆、多发性硬化、脊髓损伤、脑卒中、帕金森综合征、精神分裂症、注意力缺乏多动症和近期髋部骨折。身体虚弱人群也能够从规律性的身体活动中获益。

表 D-1　2018 身体活动指南顾问委员会整理列出了在普通人群和特定人群中身体活动相关的健康效益

儿童	
3~6 岁以下	增进骨骼健康和改善体重状况
6~17 岁	**改善认知功能（6~13 岁）** 改善心肺功能和肌肉健康 增进骨骼健康 改善心血管危险因素状态 改善体重状况或肥胖 减少抑郁症状
成人，全年龄段	
全死因死亡率	风险降低
心脏代谢状况	降低心血管发病和死亡率（包括心脏病和脑卒中） 降低高血压发病率 降低 2 型糖尿病发病率
癌症	降低**膀胱、乳腺、结肠、子宫内膜、食管（腺癌）、肾脏、胃部、肺部**等部位癌变的风险

续表

脑健康	减少患痴呆的风险 改善认知能力 **进行有氧运动后改善认知能力** **改善生活质量** **改善睡眠** **减少健康人群和现有临床症状人群的焦虑和抑郁感觉** 减少抑郁发生率
体重状态	减少体重过多增长的风险 减重和防止体重反弹 **与适度饮食控制相结合对体重减少带来额外影响** 进行充足的中等强度、高强度身体活动使体重下降
老年人	
跌倒	减少跌倒的发生率 **减少跌倒损伤的发生率**
身体功能	**改善身体正常或衰弱老年人的身体功能**
孕产妇	
怀孕阶段	**降低体重过多增长的风险** **降低患妊娠期糖尿病的风险** 中等强度身体活动对胎儿发育没有危害
产后阶段	**降低产后抑郁的风险**
已患病人群	
乳腺癌	**降低全因和乳腺癌死亡风险**
结肠癌	**降低全因和结直肠癌死亡风险**
前列腺癌	**降低前列腺癌的死亡风险**
骨质疏松	减少痛感 改善功能和生活质量
高血压	减少心血管疾病恶化的风险 减少血压随时间逐渐升高的风险
2 型糖尿病	**减少心血管疾病死亡风险** **减少疾病各项指标的恶化：HbA1c、血压、血脂、体重指数**
多发性硬化	**改善行走能力** **改善身体素质**
痴呆	**改善认知能力**
执行功能受损的病况（注意力缺乏多动症、精神分裂症、多发性硬化、帕金森和脑卒中）	**改善认知能力**

注：黑体加粗的健康效益是 2018 年科学报告最新加入的，未加粗的部分在 2008 年科学报告中已有论述[1]。表中只列出了具备强有力证据和中等强度证据的效应

问题 2. 现有证据能否表明规律性地参加较多的中等强度 - 高强度身体活动的人群能感觉更好、睡得更香?

身体活动较多的人感觉更好、睡眠更好(见 F 部分第 3 章"脑健康")。除了降低许多慢性疾病和状况风险外,强有力证据也表明身体活动较多的人一直反馈说他们生活质量变得更好,焦虑得到缓解、抑郁感觉得到了改善。在观察性队列研究和实验性研究中均发现了这些健康益处。强有力的证据也表明从事更多身体活动的人睡得更好。在实验室使用多导睡眠监测方法评测睡眠,显示增加中等强度、高强度身体活动能够减少睡眠潜伏期(用更少时间入眠)、改善睡眠效率(在床上实际睡眠的占比高)、改善睡眠质量和更多深度睡眠。使用标准主观报告的睡眠测评表明,进行更多中等强度 - 高强度身体活动能够很明显降低白天打瞌睡的情况,带来更好的睡眠,降低服用安眠药催眠的频率。患有慢性失眠状况的人和没有睡眠紊乱问题的人都报告说感觉到了这些睡眠改善的情况。证据还指出睡前多长时间进行锻炼通常没有什么影响,无论是睡前 8 小时、3~8 小时,或少于 3 小时进行运动所获得的收益没有差别。

问题 3. 证据能否表明身体活动水平越高的人越能够更好地从事日常工作而不会感到疲惫?

进行更多身体活动的人能够更好地从事日常工作而不会感到疲惫。增加中等强度 - 高强度身体活动总量能够改善所有年龄段成人的心肺功能、肌肉健康和身体素质(详见 C 部分"背景与身体活动的主要概念")。身体活动多的人从事体力工作的能力更强,能够更加轻松地爬楼梯、搬东西、家务劳动等日常工作。儿童和青少年进行更多身体活动能够提高心肺功能、肌肉健康。观察性和实验性研究都表明,老年人增加身体活动总量能够改善身体功能、减缓年龄增加导致的身体功能丧失,改善方面包括:步伐更快,平衡性更好,从坐姿起立的能力改善,从事日常生活活动能力增强如洗澡、穿衣、如厕、吃饭。在所有年龄段人群,那些从未进行身体活动的人在进行一段时间的身体活动后,其身体素质和身体功能上获得的收益最大。

问题 4. 身体活动的益处何时出现?

有些健康效益在进行一次中等强度 - 高强度身体活动后马上就能表现出来,因此也叫做"最后回合效应"。焦虑感降低、睡眠改善、认知功能改善等效益会在进行一次中等强度 - 高强度身体活动后发生。如果经常参加身体活动,日常(基准)焦虑感会降低、对深度睡眠的"最后回合效应"变得更加明显、执行功能部分持续得到改善。执行功能包括大脑帮助整理日常行为与计划未来的过程。规划和组织能力、自我监控和阻碍或促成行为的能力、开启任务和控制情绪都属于执行功能的范畴。

心脏代谢情况也在进行一段时间中等强度 - 高强度身体活动后很快得到改善,血压降低、胰岛素敏感度增加。在最后一次锻炼活动结束后,这些心脏代谢效益可以持续几个小时甚至几天,或许能够在一天的大部分时间中把患高血压前期和高血压人群的血压控制在正常水平范围内。

随着身体对较大身体活动总量越来越适应,其他效益如心血管疾病(CVD)和糖尿病发病风险的减低、老年人跌倒和跌倒时受伤发生率降低、身体功能改善等陆续出现。进行一段时间身体活动后,心肺功能、肌肉健康和疾病风险生物标记物改善在几天内开始出现,在几个月后达到最大值。如果进一步增加身体活动总量还会出现更多额外效益。风险的降低发生在每一天,适用于包括年轻人在内的所有年龄段,即使年轻人患慢性病的风险低于中老年人。

问题 5. 证据如何表明怎样的公共卫生目标范围或"剂量",或中等强度 - 高强度身体活动可能会带来表 D-1 中列举的众多健康效益?

目前证据继续表明,绝大多数潜在效益或风险的降低都是通过每人每周进行 500~1 000MET·min 的有氧身体活动来实现的。由于 MET·min 这个测量单位对大多数人来说相对陌生,身体活动目标范围通常表达为每周 150~300 分钟中等强度身体活动。由于高强度身体活动(6MET 及以上)大体需要消耗中等强度身体活动(3~6MET)两倍的能量,进行 500~1 000MET·min 高强度身体活动所需时间大体也相当于中等强度身体活动所需时间的一半。因此,每周进行约 75~150 分钟高强度身体活动在目标范围内。中等强度和高强度身体活动的组合合计每周 500~1 000MET·min 也在目标范围内。例如大部分健康成人每周以 5km/h 的速度行走 150 分钟,或总共约行走 12km,约消耗 500MET·min 能量;如果这些人行走 300 分钟,或约 24km,则约消耗 1 000MET·min 能量。如果进行更为激烈的活动需要的分钟数会更少。例如以 8km/h 的速度跑步需要 60 分钟就能达到每周消耗 500MET·min 能量的标准,或 120 分钟达到每周消耗 1 000MET·min 能量。

问题 6. 证据如何表明低于或高于目标范围的中等强度 - 高强度身体活动产生的健康效益?

人们只要规律地进行身体活动,不需要达到 150~300 分钟目标范围的下限就能获得健康效益。超过目标范围的人们通常会获得更大的健康效益。例如图 D-1 中的线条展示了中等强度 - 高强度身体活动与全死因死亡率相对风险之间典型的剂量 - 反应曲线。剂量 - 反应曲线表明在相对风险方面不存在低临界值和早期突然下降的情况,也表明如果身体活动总量超过当前目标总量会带来额外的风险降低。另外,图中柱状体显示不同中等强度 - 高强度身体活动总量的成人所占比例。来源于自报的中等强度 - 高强度身体活动的人群分布表明,约一半的成人通过适当增加中等强度 - 高强度身体活动能够很大程度上减少自身患病风险。

心血管疾病发生与死亡、2 型糖尿病发生的剂量 - 反应曲线的形状与图 D-1 中的全死因死亡率曲线的形状类似。目前,表 D-1 中列举的其他健康结局,例如痴呆、几个部位的癌症或过多体重增加等风险降低的剂量反应曲线的证据还不充分。

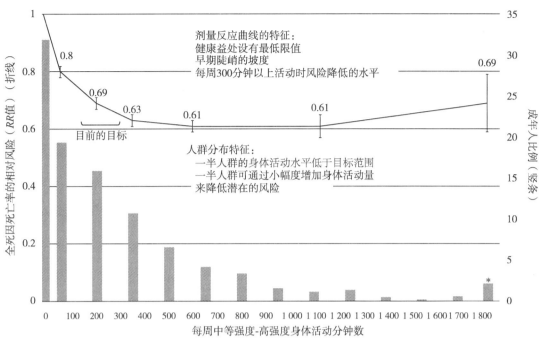

图 D-1　全死因死亡风险和自我汇报的身体活动（以每周中等强度 - 高强度身体活动分钟数表示）

注：* 包括所有汇报每周进行超过 1 800 分钟中等强度、高强度身体活动的成人

来源：改编自 Arem 等 .，2015[2] 和国家健康统计中心，2015[3] 的数据

问题 7. 现有证据如何表明每周的目标中等强度 - 高强度身体活动强度、持续时间和频率的重要意义？

强度

委员会并没有特别研究不同强度等级身体活动的相对价值，例如对中等强度 - 高强度身体活动进行比较。在进行更高强度身体活动时，活动总量积累更快，同时达到期望总量的时间也大大缩短。更高强度身体活动也带来了更高水平的心肺健康效益，同时运动损伤的风险也会增加，特别是还没有适应高强度身体活动的情况下。更高强度的身体活动与中等强度 - 高强度身体活动得到的喜悦感成反比，所以高强度活动中的不愉快情绪比在中等强度活动中更高，这种不愉快情绪通常在中等强度 - 高强度身体活动结束后很快消失。对于公共卫生目标来说，身体活动总量比特定强度身体活动累计量更为重要。高强度间歇训练（HIIT），有时也叫冲刺间歇训练，已成为最近非专业和科学出版物中讨论的话题。HIIT 由短时间高强度无氧运动组成，通常持续不超过 1 分钟，与较低强度的恢复运动交替进行。高强度和恢复性强度活动所花时间因方案而异，培训课程的总持续时间也不同。目前证据表明 HIIT 是一种增加心肺健康的有效方法，与持续的中等强度 - 高强度运动相比，即使只消耗一半能量也可以获得同样的健康效益。在胰岛素血糖控制方面也能带来一些好处。与强度增加相关的不愉快情感体验在超过乳酸和通气阈值时达到最高。其他潜在健康效益、不良事件风险和 HIIT 培训方案的长期可持续性，目前的信息不足。

如想了解强度方面的更多内容请到"问题 9"部分查阅。

持续时间

中等强度 - 高强度身体活动累计总量比构成总量的各段活动的持续时间对于健康效益有更重要的作用。《2008 美国身体活动指南科学证据报告》[1] 中接受初步结论,认为持续 10 分钟身体活动也能带来效益,应该计入累计活动总量中。当时还没有综述证据可以确定每次不足 10 分钟的身体活动能否增益健康,主要是因为当时数据采集系统还无法精准收集散布在每天多次中等强度 - 高强度身体活动情况。近期针对心血管代谢风险因素、使用设备测量身体活动的观察性研究证据显示:每次中等强度 - 高强度身体活动无论持续多长时间都能算作身体活动总量的一部分并带来健康效益。这些发现反驳了之前推荐中提到的每次持续时间只有不足 10 分钟的身体活动才能够产生健康效益的结论。

频率

中等强度 - 高强度身体活动总量比人们每周进行身体活动的天数更为重要。如果单一的一段时间身体活动都能产生如下效益,例如降低焦虑、改善睡眠和执行功能、降低血压、改善胰岛素敏感度,那么每周都能定期参加身体锻炼将带来更多益处。有限证据表明人们在 1 天或 2 天内累积了一周所有或大部分中等强度 - 高强度身体活动总量与那些在 3 天或更多天内累积了一周所有或大部分中等强度 - 高强度身体活动总量的人都能降低全因和心血管疾病死亡率。如果每周进行中等强度 - 高强度身体活动的时间只有 1~2 天,只在这仅有的几天里活动也比什么都不做强。

问题 8. 现有科学证据如何证明静态行为与患多种慢性疾病或状况的风险之间的关系?

科学证据显示静态行为时间越长越容易引发全因死亡、心血管疾病和心血管疾病死亡、2 型糖尿病、结肠癌、子宫内膜癌和肺癌。还没有充分证据证明间断静态行为可以降低患病风险。对于不常活动的成人,进行一些低强度身体活动以替代静态行为可能产生一些健康效益。对于所有成人来说,进行更高强度(中等强度 - 高强度)身体活动以替代静坐行为能够产生更大健康效益。

问题 9. 现有科学证据如何表明静态行为带来的风险与中等强度 - 高强度身体活动带来的益处如何通过相互作用决定总体的风险和收益?

证据表明中等强度 - 高强度身体活动总量影响全死因死亡率和心血管疾病死亡率的风险层级,这些风险与静态行为时间有关。委员会编制了一个"热度地图"来描述不同的静坐时间和中等强度 - 高强度身体活动组合状态下全因死亡的风险情况,使用回归方法引入 4 种静坐时间等级和 4 种中等强度 - 高强度身体活动等级的危险比率[4](图 D-2)。

在热度地图中,红色部分代表高危全死因死亡率,绿色代表低危险程度的全死因死亡率。静坐时间最长、中等强度 - 高强度身体活动时间最短的人的死亡风险最高(见图中左上

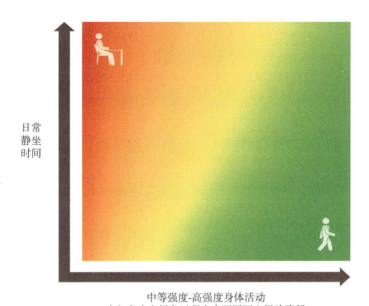

中等强度-高强度身体活动
由红色走向绿色过程中全死因死亡风险降低

图 D-2　中等强度 - 高强度身体活动和静坐时间与全死因死亡风险关系

来源:改编自 Ekelund 等 .,2016 年 .[4] 的数据

角部分）。静坐时间最短、中等强度 - 高强度身体活动时间最多的人的死亡风险最低（见图中右上角部分）。

　　即使在静坐时间最多的情况（顶端一列），进行少量的中等强度 - 高强度身体活动也能让全死因死亡风险开始降低（颜色变成橘黄色）。而在中等强度 - 高强度身体活动总量达到最高值的情况下,人们即使静坐时间最长,全死因死亡风险也很小。目前活动总量的最优估算是每周 37~38MET·h,相当于每天进行 80~90 分钟中等强度身体活动,例如中度用力的走路或园艺工作;或每天 40~45 分钟高强度身体活动,例如以 6~8km/h 速度跑步、以每小时最低 16km 的速度骑单车、负重 9kg 爬山或高强度舞蹈活动。从中等强度 - 高强度身体活动总量最低的部分（纵坐标）可以看出,静坐时间越长全死因死亡风险越高,这表明不进行任何中等强度 - 高强度身体活动的人,如果能够利用原本静坐的时间进行低强度身体活动,例如以 3km/h 的速度行走、打扫或清理家具或者简单修整庭院,就可以降低全死因死亡风险。尽管全死因死亡率的风险会随着静态行为时间的降低而降低,但那些静坐时间最短却从未进行任何中等强度 - 高强度身体活动的人全死因死亡风险也会升高。中等强度 - 高强度身体活动的总量高看起来似乎可以消除长时间久坐带来的全死因死亡风险。静坐时间非常短却并不能消除不进行任何中等强度 - 高强度身体活动所带来的风险。

　　热度地图显示久坐时间较短和中等强度 - 高强度身体活动时间较长的组合方式同全死因死亡风险降低存在相关性。图 D-2 的编制是基于全死因和心血管死亡率的强有力证据、静态行为和中等强度 - 高强度身体活动同结局之间建立起的剂量 - 反应关系。静态行为和中等强度 - 高强度身体活动的多样组合与其他健康结局的剂量 - 反应关系,目前还不可知,尽管看起来相似,但对于其他结局的更多研究可能会产生其他不同类型的模式。

问题 10. 不同类型的身体活动如何产生健康结局?

有氧活动

尽管其他身体活动也能够产生积极的健康结局,但是中等强度 - 高强度有氧活动可以产生表 D-1 中几乎所有的健康效益。有氧活动可以改善心肺功能最大摄氧量,提高心肺系统向骨骼肌肉运送氧气的能力和效率,提高肌肉利用氧气的能力。心肺功能还能改善健康或患有心血管疾病和 2 型糖尿病的成人和老年人体内的心血管疾病和 2 型糖尿病的生物标记物(例如致动脉粥样化脂蛋白谱、血压、胰岛素敏感度)。尽管有氧活动通常不考虑增强肌肉力量,但还是可以改善进行特定行为(例如跑步或游泳)的主要肌肉群的力量和耐力。一些有氧活动(例如跑步或网球)和肌肉力量的其他活动(例如划船或摔跤)显著增进骨骼健康。

肌肉力量活动

肌肉力量活动通过收缩肌肉来对抗阻力。增强肌肉力量可以让所有年龄段的人们更轻松地进行日常工作,与有氧活动一样还能降低血压。对于老年人来说,常与平衡训练相结合的肌肉力量活动,不仅能够改善身体功能,还能降低跌倒和跌倒后损伤的风险。在减重项目中进行肌肉力量活动有利于保持瘦体重,但肌肉力量活动本身并不能实现减重。

增强肌肉力量要遵循运动科学的三个原则:超负荷、适应、特异性。*超负荷*指施加比平时稍强的阻力。如果有规律施加阻力且超负荷不是很大,肌肉会*适应*新的负荷并增强力量。力量的改善对于超负荷施加的肌肉具有*特异性*。

更多证据支持肌肉力量活动存在以下特点:肌肉力量活动要循序渐进,涉及所有主要肌肉群(胳膊、臀部、背部、腹部、胸部、肩部、手臂),每周 2~3 天,间隔进行。为增强肌肉,每组锻炼需要重复 8~12 次直到自身达到疲劳状态。一组 8~12 次的重复锻炼可以有效增强肌肉力量,但还没有充分证据表明进行 2~3 组锻炼更加有效。

增强肌肉力量、耐力和功率的最常见方法包括,健美操(例如俯卧撑、仰卧起坐、引体向上)或特定类型的器械(包括举重器、负重器械、弹力带和类似设备)。基本上所有类型的有氧活动如走路、游泳或体育运动都能增强肌肉,当然也包括许多家务劳动,例如耙树叶、使用吸尘器、搬洗衣篮或抬重包裹。肌肉力量的维持和改善仅限于进行身体活动所涉及的肌肉,因此有必要进行一系列的身体活动来实现肌肉力量均衡增强。

骨骼强化活动

骨骼强化活动可以降低发生骨质疏松和骨折的风险。骨骼强化活动通过显著的冲击力或肌肉力量对骨骼产生压力,骨骼通过增加强度来适应压力。像跳远、跳跃、蹦跳和跑步这类活动能够产生显著的冲击力,踮起脚尖后突然放下脚跟也能产生有效的冲击力,像需要肌肉快速和强烈收缩的跳舞、爬楼梯或俯卧撑这样的活动能产生显著的肌肉力量。

平衡性训练

平衡性训练有助于在走路或站立时面对可预见或不可预见的干扰保持稳定的姿态。平衡训练通常与肌肉力量活动相结合,每周进行约 3 次左右,来预防老年人跌倒和跌倒后受伤。平衡训练一般包括单腿站立、趾踵行走和使用平衡板。

柔韧性训练(拉伸)

动态和静态拉伸可以提高关节活动的伸展范围和舒适程度。柔韧性训练是多组分身体活动项目中的常见组成部分,但尚未得到充分研究,从而无法评估其对健康的独立效应(如果有的话)。如果关节柔韧程度受限从而不能很好从事日常活动,进行柔韧性训练可以提升伸展程度,从而帮助进行如穿衣或上下车此类的身体活动。

瑜伽、太极与气功

这类身体活动通常融合了肌肉力量活动、平衡训练、低强度有氧活动和柔韧性训练,因此具有潜在效益。瑜伽、太极与气功各有不同类型,有些类型强调放松、正念、冥想和 / 或精神修行。将身心相结合,有时也称作"灵体"活动,可以帮助改善心理或身体健康,但无法就其自身对健康贡献进行评价。

问题 11. 科学证据如何表明步行和健康效益的关系?

步行是最常见的有氧活动方式,可以产生表 D-1 中所列的广泛健康效益。尽管某些医学状况和自身残障让某些人失去了行走能力,但对于大多数人来说走路是每天生活中频繁而又正常的组成部分。步行是最安全和最容易实现的身体活动之一,可以在日常身体活动中增加 5~10 分钟步行,然后逐步增加时间,进而慢慢增加强度(速度),坚持几周或几个月,是提高身体活动水平的好办法。日常计算走路步数是监测逐步提高实现最终目标的另外一种方法。现代科技设备装置(如计步器、智能手机、活动追踪器)可以帮助人们监测日常步数,以保证安全地、稳步地实现目标。

脑健康

问题 12. 是否有证据表明中等强度 - 高强度身体活动能影响脑相关的健康结局?

中等强度 - 高强度身体活动对脑相关健康结局会产生一些积极影响,例如认知能力、焦虑、抑郁、睡眠和生活质量(表 D-2)。评测脑结构和功能的工具发展很快,在过去十年获得了大量成就,预计在未来几年中会产出更多知识成果。现有证据表明规律的中等强度 - 高强度身体活动能够对认知的多个组分产生有利影响,最强有力的证明是可以降低患痴呆的风险和改善执行能力。单一的一段时间身体活动可以在这段时间内快速改善执行功能。执行功能包括帮助组织日常活动和规划未来的大脑过程,规划和组织能力、自我监控和阻碍或促成行为的能力、开启任务和控制情绪都属于执行功能的范畴。身体活动也能改善认知的其他组分,例如记忆力、处理速度、注意力和学业表现。

表 D-2　关于身体活动与认知、抑郁症、焦虑、情绪、生活质量和睡眠之间关系论证强度的结论

结局	人群	效益	证据强度
认知能力	一般人群和 5~13 岁儿童:习惯性中等强度 - 高强度身体活动	改善认知能力	中等
		减少患痴呆风险	强
		提高学业考试成绩	中等
		提高神经心理表现(执行能力、处理速度、记忆力)	中等
	一般人群和 5~13 岁儿童:短暂中等强度 - 高强度身体活动	改善认知能力(执行功能、注意力、学业表现、记忆力、晶化智力、处理速度)	强
	患有痴呆和其他影响认知的病症(注意力缺乏多动症、精神分裂、多发性硬化、帕金森、脑卒中)的人群	改善认知能力	中等
生命质量	成人,18 岁及以上	改善生活质量	强
	精神分裂症患者	改善生活质量	中等
抑郁情绪和抑郁症	成人,18 岁及以上	降低患抑郁症风险	强
		减少患有或未患主要抑郁状况的人的抑郁症状	强
		抑郁状况呈剂量减少(即:存在于低水平、随频率、强度、总量增加而增加)	强
焦虑症	成人,18 岁及以上:短促中等强度 - 高强度身体活动	减少状态性焦虑	强
	成人,18 岁及以上:规律性中等强度 - 高强度身体活动	减少患有或未患焦虑紊乱症状人群患特质性焦虑的风险	强
情绪	从青少年到中年人	在试验研究中,负面情绪与中等强度、高强度身体活动的强度直接相关	强
睡眠	成人,18 岁及以上:短期或规律性中等强度 - 高强度身体活动	改善睡眠质量	强
		效益大小同活动持续时间长短有关	中等
	患有失眠或睡眠呼吸暂停综合征的人	增加中等强度、高强度身体活动能改善睡眠结局	中等

注:"证据强度"是指存在相关性的证据的强度,而不是这种关系的强弱。表中仅包括具有强或中等强度证据的人群和结局

强有力证据表明中等强度 - 高强度身体活动能降低主要抑郁症发生的风险。无论抑郁是否达到临床标准,身体活动还能减少抑郁的症状。同样,无论人们是否患有焦虑症,中等强度 - 高强度身体活动能够减少一般性的焦虑感(特质性焦虑)。进行短暂中等强度 - 高强度身体活动也能够减少即刻焦虑感(状态性焦虑)。中等强度 - 高强度的身体活动还可以提高对生活质量的感受,改善大众和患有失眠症状、睡眠呼吸暂停综合征人群的一系列睡眠结局。

青少年

问题 13. 现有证据能否说明儿童青少年参加身体活动对健康和身体素质有益?

2008 年还没有充分证据能说明身体活动对 6 岁以下儿童是否产生健康效益。随后新的证据不断出现,目前强有力的证据表明 3~5 岁儿童增加身体活动总量可以减少体重过多增加的风险、增进骨骼健康。

对于年龄大一点的儿童和青少年,证据持续表明中等强度 - 高强度身体活动可以改善心血管和肌肉健康、骨骼健康、体重状况和心脏代谢危险因素状况。对于 5~13 岁的儿童,证据表明快速多次和规律的中等强度 - 高强度身体活动都能改善认知能力,包括记忆力、处理速度、注意力和学业表现。但对年龄更小儿童和青少年的认知能力影响的证据尚不充分。

问题 14. 证据如何表明什么类型和剂量的身体活动更有可能对儿童产生健康效益?

对于 3~5 岁的儿童,目前哪些活动类型或总量最有可能影响体重的证据太少。在得到相关信息之前,目前谨慎的做法是让所有儿童的身体活动平均总量达到每天 3 小时,包括低强度、中等强度、高强度身体活动。与骨骼健康相关的身体活动类型有高冲击力、动态、短促锻炼,如跳远、跳跃、蹦跳、翻跟头,但进行这类身体活动的所需总量现在还不清楚。

已有充分证据表明,学龄儿童每天进行 60 分钟中等强度 - 高强度身体活动会获得健康效益。由于不同类型的身体活动会产生不同效益,60 分钟内进行不同类型的身体活动能够获得最大健康效益。高强度身体活动能够增强心血管健康。各种比赛、游戏、锻炼、体育运动或杂事能够加强大肌肉群,高冲击力活动如跳远、跳跃、蹦跳则会增强骨骼强度。这些发现与《2008 美国身体活动指南科学证据报告》的发现和《2008 美国人群身体活动指南》中的推荐量相一致:儿童和青少年日常进行的 60 分钟身体活动中,每周至少三天进行肌肉力量运动、增强骨骼强度运动和高强度身体活动[1,5]。

老年人

问题 15. 是否有证据表明老年人中等强度 - 高强度身体活动目标范围应该差别对待?

每周 150~300 分钟中等强度身体活动的目标范围对于老年人来说也是适当的目标。然而,因为老年人在进行同一个任务(如走路)上比年轻人耗费更多能量,而且有氧能力是随着年龄增长而下降,所以更适合采用相对强度指导老年人身体活动,而绝对强度则适合指导青少年和中年人。使用相对强度而不是绝对强度指导身体活动等级,同样适用于活动少导致有氧能力差的人群。中等强度相对强度下进行的活动通常描述为"稍微困难"(可参见 C 部分"背景与身体活动的主要概念"了解更多的有关身体活动绝对和相对强度及自觉(相对)的努力等级的信息)。对于老年人和年轻人来说,进行一些活动比什么都不做有好处,在低于目标范围的强度下进行规律的身体活动也能获得可观的效益。

问题 16. 是否有证据表明健康效益对于老年人尤其重要?

强有力的证据指出,比起不活动的老年人,身体活动较多的老年人跌倒的可能性较小,即使跌倒了出现严重损伤的可能性也更低,且更有可能维持独立性和功能性能力。强有力的证据还指出,身体活动较多的老年人患痴呆的风险更低,对生活质量的自我感觉更好,焦虑和抑郁的症状也降低。实验性研究显示,即使身体虚弱的老年人和帕金森患者也能够改善身体功能,最大程度降低和延缓年龄相关的衰退。有氧运动、肌肉力量活动和多组分身体活动干预项目都展示了相关的效益,包括特定肌肉力量锻炼和平衡训练的身体活动项目,似乎在改善身体健康方面成效更大。

常见的慢性病

问题 17. 是否有证据表明习惯性中等强度 - 高强度身体活动能够为患有慢性病的人带来预防性的健康效益?

习惯性身体活动的益处因疾病而异,但对于委员会研究的某些流行性疾病或症状来说,还是有一个或多个非常明显的效益(表 D-3)。例如对于结直肠癌、女性乳腺癌和男性前列腺癌患者,增加身体活动能降低这些癌症导致的死亡风险;对于结直肠癌或女性乳腺癌患者,增加身体活动还能降低全死因死亡风险。习惯性身体活动还能降低高血压或 2 型糖尿病患者因心血管疾病导致死亡的风险。骨关节炎成年患者进行更多身体活动后,疼痛感、身体功能和生活质量比不进行活动的患者均有缓解或改善。同理,患有帕金森、多发性硬化、脊髓受伤、脑卒中、近期性髋骨骨折和衰弱症患者进行身体活动比不活动能获得更好的身体功能，如行走能力。对患有这些疾病的人，肌肉力量和平衡性也得到了改善（表 D-3）。除了死亡率方面，关于不同身体活动类型导致其他健康结局改善的证据通常来自于干预性研究，在这些研究中，身体活动由多个项目组成，包括有氧活动（通常是走路）、力量和平衡训练。这些发现强调身体活动的预防性作用对于健康成人和慢性病患者同样重要。成年患者中，身体活动被推荐为治疗方法，证据表明身体活动不仅有治疗功效还有预防性效益。

表 D-3　患一种或多种慢性病或症状人群进行习惯性身体活动获得健康效益的证据

三种常见癌症的幸存者健康结局的风险降低		
疾病或症状	全死因死亡风险	癌症死亡率风险	引起初始癌症复发或新型癌症出现的风险
乳腺癌	降低	降低	IE
结直肠癌	降低	降低	IE
前列腺癌	IE	降低	IE

常见疾病 / 症状的风险降低或健康状况改善				
疾病或症状	死亡风险	生活质量	身体功能	病情进展	认知
关节炎	IE	臀部或膝盖关节炎患者疼痛减缓、生活质量改善、身体功能改善		没有证据显示，每天最多走 1 万步可促进关节炎病的进展	—
高血压	降低心血管死亡率	IE	IE	降低血压进程	—
2 型糖尿病	降低心血管死亡率	IE	IE	改善 HbA1c，BP，BMI 和脂质指标，关于神经疾病、肾病、视网膜病变和足部溃疡证据不足	—
多发性硬化症	IE	IE	改善行走能力、力量和身体素质	IE	改善认知能力
脊髓受伤	IE	IE	行走能力和控制轮椅的能力改善	IE	—
智力障碍	IE	IE	IE	IE	—
帕金森疾病	—	—	改善行走、力量和平衡能力	—	改善认知能力
脑卒中	—	—	改善行走能力	—	改善认知能力
近期髋部骨折	—	—	改善行走、平衡和日常生活活动能力	—	—

常见疾病 / 症状的风险降低或健康状况改善

疾病或症状	死亡风险	生活质量	身体功能	病情进展	认知
虚弱症	—	—	改善行走、平衡和日常生活活动能力	—	—
痴呆	—	—	—	—	改善认知能力
精神分裂症	—	改善生活质量	—	—	改善认知能力
注意力缺乏多动症	—	—	—	—	改善认知能力

表例：IE 代表在系统综述和 Meta 分析中没有充分的证据能够得出结论；—指无法解答这种疾病状况下的结局；HbA1c 代表血红蛋白 A1c；BP 代表血压；BMI 代表体质指数

怀孕

问题 18. 是否有证据表明孕期和产后进行低强度 - 中等强度身体活动益处或风险？

强有力证据表明，怀孕过程正常的女性进行较多身体活动比不活动能够降低体重过多增加、妊娠期糖尿病和产后抑郁等的风险。证据中所包含的大多数实验性研究所采取的身体活动总量为每周累计约 120~150 分钟低强度 - 中等强度身体活动。还没有充分证据阐明孕期采取高强度身体活动在孕期和产后产生的效益或风险。在 2008 年咨询委员会指出，在孕前有习惯进行高强度身体活动的女性可以在怀孕后继续保持，只要"无临床症状并与医护人员保持顺畅沟通"[1]。2018 年委员会同意这一观点。2018 年委员会没有专门检索文献来研究身体活动与阵痛和分娩、生产日期、新生儿体重或其他结局相关的特定效益或风险。但是，在《2008 美国身体活动指南科学证据报告》[1] 和《2008 美国人群身体活动指南》[5] 中提供的结论和信息与委员会检索到的相关主题文献中的信息是一致的。

体重状况

问题 19. 是否有证据表明中等强度 - 高强度身体活动能够预防或最大可能地减少过多体重增加？

强有力证据表明更多中等强度 - 高强度身体活动总量可以预防或最大程度减少成年孕妇体重过度增加，将体重维持在健康的体重指数范围内，预防肥胖发生。2018 年顾问委员会没有搜集涉及身体活动与减轻体重或预防减重后反弹关系的文献。但是,2008 年顾问委员会[1]确实提到了这些话题并得出结论:足够剂量的中等强度 - 高强度身体活动能够减轻体重和防止减重后发生反弹。2008 年顾问委员会还报告说,与仅采取饮食控制相比,身体活动与适当饮食控制相结合可以更好实现减重[1]。

问题 20. 中等强度 - 高强度身体活动即使无法改变超重或肥胖人群的体重,是否也能够为他们带来其他健康效益?

强有力证据表明,超重或肥胖成人进行身体活动所获得的效益通常与正常体重成人一样。不管体重如何,在一定程度上降低全死因死亡率、心血管疾病发病和死亡率、2 型糖尿病发病和死亡率风险这一方面本质上是相同的。超重和肥胖人群患子宫内膜癌风险的降低程度比正常体重人群更高。高强度间歇性训练对改善超重或肥胖成人胰岛素敏感性、血压和体成分的影响,比正常体重成人更强。

人种 / 民族、社会经济状况对健康结局的影响

问题 21. 是否有证据表明带来健康效益的中等强度 - 高强度身体活动总量会因人种 / 民族或社会经济状况而异?

人种 / 民族

2008 年委员会指出,"基于目前已有的科学证据,产生多种健康和身体素质有利结局的身体活动剂量在多个人种或民族的成人中相似[1]"。2018 年委员会同意这一观点。在回答 2018 年委员会提出问题所采用的研究中,对人种或民族的影响鲜有报告,即使有,也没有证据表明人种或民族对中等强度 - 高强度身体活动与健康结局的关系产生修饰效应。

社会经济状况

关于社会经济状况影响中等强度 - 高强度身体活动与健康结局关系的研究比种族或民族方面更少见,因此本委员会无法对社会经济状况在这里起到的作用做任何结论。

不良事件

问题 22. 科学证据如何表明哪种身体活动模式最有可能在产生健康效益时引发的不良事件最少?

2018 年委员会肯定了《2008 美国身体活动指南科学证据报告》和《2008 美国人群身体

活动指南》中确定的基本原则和信息[1,5]。这些报告中的信息指出,与人或物体接触较少的活动比碰撞或接触类运动导致骨骼肌损伤的概率更低。健步走、收拾花园或庭院、骑单车或动感单车运动、跳舞、高尔夫在美国都非常流行,受伤的概率最低。骨骼肌受伤风险随着活动总量(MET·h/w)的增加而增大。活动强度、频率和持续时间都与骨骼肌受伤风险有关,但各自的作用还不清楚。突发心脏不良事件很少发生,与相对高强度身体活动有关,与规律性进行的高强度身体活动总量成负相关。针对中等强度 - 高强度身体活动临床风险的有限数据表明,像步行这样的活动风险非常低,其健康效益超过了风险。

问题 23. 科学证据如何表明哪些行为可降低身体活动中受伤风险?

《2008 美国身体活动指南科学证据报告》和《2008 美国人群身体活动指南》中的证据表明,如果人们比平时进行更多身体活动,受伤的概率会增加[1,5]。需要记住的关键一点是,当人们比日常进行更多的身体活动时,受伤的概率与增加的活动总量相关。每增加少量的身体活动后,采取一段时间适应,循序渐进,逐渐达到活动目标,比起一下子增加到同样的最终活动水平,更不容易发生骨骼肌损伤。尽管增加身体活动最安全的方法还没有在实践中发现,对于之前很少或从未进行中等强度 - 高强度身体活动的人来说,增加少量和适当低强度 - 中等强度身体活动,如每周额外增加 2~3 次、每次 5~15 分钟的步行,可以降低骨骼肌损伤风险,突发严重心脏病事件的风险不清楚。在提高强度前,应先增加身体活动频率和持续时间。

使用合适的器具可降低不良事件风险,如头盔、护目镜或潜水镜,护肘或护膝;选择安全的环境,如照明较好、地面平整、远离交通繁华地段;遵循规章制度和法规;理智选择,如避免极热或极寒的情况。

运动前做准备活动,运动后做放松活动,最常用来避免受伤和发生不良心脏事件。有限证据表明,将热身活动、肌肉力量活动、器械和拉伸活动融合到一起,能够降低骨骼肌受伤的概率。同样有限证据表明,认真进行热身和放松活动是心脏康复计划中的标准程序。指南通常建议,主体活动开始前进行 10~20 分钟拉伸和渐进性热身活动,活动结束时进行 10~20 分钟递减放松活动。

问题 24. 是否有证据表明什么人群在增加身体活动总量或强度前应该咨询医生或接受医疗检查?

《2008 美国身体活动指南科学证据报告》和《2008 美国人群身体活动指南》中提到,无论一个人是否患有慢性疾病,在提升身体活动水平时都应去咨询医生,这种保护性意义的价值尚未得到贯彻和认同,2018 年身体活动指南委员会中也认同这一点[1,5]。目前没有证据表明咨询过医生的人比没咨询过医生的人能获得更多效益和发生更少不良事件。另外,我们不知道官方推荐在增加日常身体活动前寻求医疗建议是否暗示进行身体活动比不活动更不安全、获得收益更少,从而减少了对规律的身体活动的参与。

身体活动的促进

问题 25. 什么类型的干预行为能够有效促进规律的身体活动的参与?

身体活动促进领域中不断增多的证据显示,在不同影响层面的干预行为,包括个体、社区、环境和政策、信息和交流技术层面,可以促使规律的身体活动参与的增加(表 D-4)。例如在个体影响层面,包括行为改变理论和技巧、专门针对老年人和青少年的干预措施在促进规律的身体活动参与上已经取得了成功。在社区层面,多组分的学校干预措施和有效改善体育课程结构的行动有效地促进了儿童和青少年学校身体活动的增加。在环境和政策层面,促进儿童和成人身体活动的证据表明,可采用创建支持性环境和基础设施以支持采取积极交通方式,建设户外和室内身体活动设施并保证设施的可及性等措施。在信息和交流技术层面,各种技术已在推动成人参与规律的身体活动中持续发挥作用,包括可穿戴活动监视器、电话协助干预、互联网干预(包括教育板块、短信项目和电脑定制书面干预)。在儿童和青少年中,开发智能手机应用程序的信息和交流技术干预是有效的。

表 D-4　关于不同类型干预措施增加干预人群身体活动总量证据强度的结论陈述

层级	干预类型	证据强度
个人	老年人	强
	青少年	强:尤其包括家庭或在学校期间实施干预
	行为改变理论和技巧	强
	同伴带领	中等
基于社区	基于学校	强:多组分 强:改进体育课程
	社区广度	中等强度:如果干预能够在一段时间内同大部分人群有深入接触
环境和政策	促进关键决策	强
	构建有利于积极交通方式的环境和基础设施	中等
	社区规划,以支持包括积极交通方式在内的身体活动	中等
	室内外运动设施的可及性	中等
信息和交流技术	可穿戴运动监视设备(速度计和计步器)	强:一般成人 中等:超重或肥胖人群
	电话协助	强
	基于网络或互联网传输,教育版块	强:一般成人

续表

层级	干预类型	证据强度
信息和交流技术	电脑定制书面干预	强
	移动电话项目	强：智能手机应用程序，儿童和青少年 中等：短信，一般人群
基于社区	青少年，主要是基于学校的干预	中等
	工作场所干预	中等

注："证据强度"指存在相关性的证据的强度，而不是这种关系的强弱

问题 26. 什么类型的干预措施能够有效减少静态行为？

现有证据指出，有几种干预措施可以在不同年龄人群中有效减少静坐行为。对于青少年，基于学校的旨在减少看电视或其他屏幕时间的干预措施，对减少静态行为产生积极影响。对于主要坐着工作的成人，旨在静态行为的干预措施可以减少工作场所的静坐行为，有效的干预措施包含了对工作台的调整（例如坐站两用工作台），再结合教育和行为层面的支持。

参考文献

1. Physical Activity Guidelines Advisory Committee. *Physical Activity Guidelines Advisory CommitteeReport*, *2008*. Washington, DC: U.S. Department of Health and Human Services; 2008. https://health.gov/paguidelines/guidelines/report.aspx. Published 2008. Accessed September 22, 2017.

2. Arem H, Moore SC, Patel A, et al. Leisure time physical activity and mortality: a detailed pooledanalysis of the dose-response relationship. *JAMA Intern Med*. 2015; 175 (6): 959-967. doi: 10.1001/jamainternmed. 2015.0533.

3. Centers for Disease Control and Prevention, National Center for Health Statistics. National HealthInterview Survey (NHIS), 1997-2015: 2015 data release. https://www.cdc.gov/nchs/nhis/nhis_2015_data_release.htm. Updated November 3, 2017. AccessedJanuary 11, 2018.

4. Ekelund U, Steene-Johannessen J, Brown WJ. Does physical activity attenuate, or even eliminate, thedetrimental association of sitting time with mortality? A harmonized meta-analysis of data from morethan 1 million men and women. *Lancet*. 2016; 388: 1302-1310. doi: 10.1016/S0140-6736 (16)30370-1.

5. U.S. Department of Health and Human Services. 2008 Physical Activity Guidelines for Americans. Washington, DC: U.S. Department of Health and Human Services; 2008. https://health.gov/paguidelines/guidelines. Published 2008. Accessed September 22, 2017.

E 部分　文献检索及系统综述的方法学

目录

概述

在美国公共卫生署的疾病预防和健康促进办公室(ODPHP)、国立卫生研究院(NIH)、疾病防控中心(CDC)以及总统身体素质、运动、委员会(PCFSN)的指导下,ICF,在此称为文献评审组,支持 2018 年身体活动指南顾问委员会(以下简称委员会)负责系统综述用于编写报告所用的科学文献。

文献评审组使用的方法学是由美国农业部(USDA)营养证据图书馆(NEL)[1]、医疗保健研究和质量机构(AHRQ)[2]、Cochrane 协作网 [3] 以及美国国立科学院、工程院和医学院的健康和医学部门 SR 标准 [4] 共同开发的系统综述(SR)实践方法,用来回顾、评价和整合已发表的、经过同行评审的身体活动方面的研究。文献评审组以严格的、按照协议按部就班的方法进行评估,确保最大限度地提高透明度、减少偏倚,并确保委员会进行的 SR 是相关的、及时的、高质量的。使用这种基于证据的方法遵守《数据质量法》[5],该方法规定联邦机构必须确保,用于形成联邦指导信息的质量、客观性、实用性和完整性。在委员会整个的评价过程中实施了严格的质量控制程序,以确保 SR 的设计、执行和整合的透明性、完整性、可重复性和研究的卓越性。

2018 年科学报告是在委员会的领导下进行的,并且得到了联邦领导团队的支持。文献评审组的所有工作都是在委员会成员的指导和审查下完成。文献评审组[①]包括以下几个分组:

- 培训和质量控制组:研发了数据提取工具和相关提取指南,制定并实施培训和质量控制方案,确保了委员会 SR 的整体质量和完整性;
- SR 联络员:为文献评审组及其指定的小组委员会和 / 或工作组管理工作流程;
- 图书馆员:制定和审核检索策略,确保检索结果并下载全文;
- 筛选组:在对原始文章、现有报告、系统综述、Meta 分析的标题和摘要进行筛选之前,他们参加了 5 小时的筛选培训,通过文献检索确定合并分析;
- 数据提取人员:在提取原始文章、现有报告、系统综述、Meta 分析的数据之前,他们参加了 3 期、5 周的模拟培训,他们也评估了原始文章、现有报告、系统综述、Meta 分析和合并分析的偏倚和质量。

科学报告采用了 6 步过程:

- Step 1:提出需要系统综述的问题
- Step 2:制定系统综述的策略
- Step 3:查找、筛检、选择证据进行综述
- Step 4:提取数据,评估其质量以及出现偏倚的可能性
- Step 5:描述证据
- Step 6:完成证据整合,起草科学报告

图 E-1 直观的呈现了这个过程。该图显示了 6 个总体步骤以及每个步骤中的相关任务。它同时还表明,在任何一个给定时间,都有多个 SRs 正在执行。对于每个 SR,第 2 步到第 6 步都按顺序完成。在整个过程中,分委会在其面对面的公开会议上介绍了工作情况,供全体委员会审查和批准。每个任务的负责人(全体委员会、分委会和 / 或文献评审组[②])都包含在流程图中。

---

① 在工作之前,所有文献综述组的工作人员都需要披露潜在的利益冲突或专业偏见。证明没有利益冲突或偏见
② 由于联邦工作人员担任辅助角色,因此没有分配具体的任务

身体活动咨询委员会全体成员正在召开公开会议，各小组委员会在会上介绍其工作情况，全体成员提供审查和批准

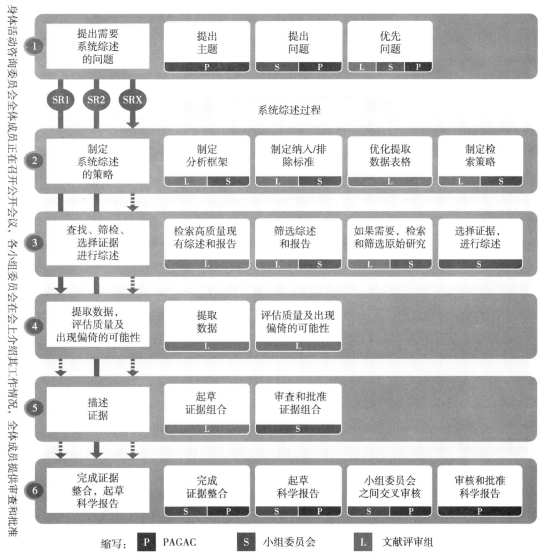

系统综述过程

缩写：　**P** PAGAC　　**S** 小组委员会　　**L** 文献评审组

身体活动指南顾问委员会（PAGAC）编写了一份科学报告，总结了有关身体活动
与健康结局的系统评估。PAGAC下设九个分委会。文献评审组在PAGAC的指导下工作。
分委会介绍他们的工作，以便在公开会议上进行持续审查和批准。

图 E-1　2018 年身体活动指南顾问委员会工作流程图

系统综述过程

第一步：提出需要系统综述的问题

2014 年，由 ODPHP、NIH、CDC 和 PCFSN 领导的联邦计划小组组织全国各地的专家召
开了一次前期科学会议，看是否可以收集到足够的新证据来更新 2008 年的美国身体活动指
南[6]。根据《2008 美国身体活动指南科学证据报告》[7]和对相关科学领域快速发展的总结，该

小组发现了一些新的关键的研究领域:6 岁以下儿童及婴幼儿、老年人、整个生命周期的脑健康、剂量 - 反应关系和静态行为。早在 2016 年年初,文献评审组进行了一次范围调查,确定了 2008 年科学报告完成以来报告中各主题新发表的文献数量。委员会使用了 2014 年的主要议题清单、范围摸底的总结和专业知识来确定最终要审查的主题列表。

在第一次公开会议上,委员会决定了议题并组建了分委会。分委会成员随后在每个主题内制定并完善了重点 SR 问题及其子问题,用于系统地检索现有文献。分委会通过电话会议确定了 SR 问题。

优先考虑的 SR 问题

在制定了 SR 问题清单之后,分委会成员根据以下几点对问题进行排序:

- 对重大公共卫生问题的潜在影响
- 对公共卫生政策和 / 或计划的潜在影响
- 是否存在成熟的科学依据
- 推广的可能性

在第二次公开会议上,全体委员会对 SR 问题及其优先顺序进行了审查和修订。对第二次公开会议后提出的任何问题或对问题的任何改进都提给所有分委会的领导,由他们审查和批准。

第二步:制定系统综述的策略

制定分析框架

分委会为每个 SR 问题都制定了一个分析框架。分析框架是为每个检索策略提供的可视化的形式。在整个过程中,使用分析框架来明确关键变量和术语的定义,帮助确定纳入和排除标准,为文献检索策略的制定提供信息,并控制范围。对于每个问题,要求分委会成员使用 PICO(人群、干预或暴露、比较和结果)方法制定分析框架的组成部分。分析框架制定了标准,用来规定人群(研究对象)、干预(比较)以及关注的结局的类型。在分委会会议期间讨论和完善了分析框架。这些讨论也形成了对 SR 问题的一些改进。分析框架的制定通常与下一步(制定纳入和排除标准)联合进行。

制定纳入和排除标准

SR 联络员制定了一个模板,为每项检索起草纳入和排除标准,以确定研究是否有资格纳入 SR,并确保 SR 中考察的证据与美国人口相关。该模板交至分委会成员共享,以供审查、反馈和批准。为了促进一致性,所有的 SR 包括 4 项基本标准,并酌情使用其他标准。4 项基本标准是:

- 出版物语言:研究必须以英文发表的全文。
- 出版物状态:研究必须在同行评审的期刊上发表,或者是委员会确定的高质量报告。
- 研究类型:研究必须是已发表的系统综述、Meta 分析、合并分析、报告或原始研究,并且由委员会确定其具有一定适用性和质量。

- ○ 如果系统综述、Meta 分析、合并分析、报告或原始研究符合 SR 问题的纳入标准,则都会被考虑纳入;在研究类型上,没有优先选择项。
- 研究对象:研究对象必须包括对人类的研究

在适当的情况下,分委会成员考虑了更多标准来确定回答每个 SR 问题的最佳证据。这些标准涉及以下内容:

- 研究对象的年龄
- 研究对象的健康状况
- 是否包含对照组
- 发表日期
- 研究设计
- 干预 / 暴露
- 结局

制定检索策略

对每个 SR 制定一项检索策略,来检索经过同行评审的文献。每个检索策略包括以下几个项目:

- 检索词
- 用于组合检索词的布尔逻辑运算
- 检索的数据库
- 搜索范围:检索日期范围、语言、文章的类型(同行评审的文章,特定的数据库)

检索策略还记录了检索进行的日期和每次检索得到的文章数量。

每个 SR 使用 3 个数据库(PubMed®,CINAHL 和 Cochrane)进行检索。确定使用这些数据库是因为它们能够全面代表与委员会 SR 有关的文献引用、摘要和全文。

SR 联络员和图书馆员[来自文献评审组(ICF)和国立卫生研究院图书馆]以及分委会成员通过反复讨论修改共同制定了各项检索策略。制定了身体活动核心检索词列表,为整个委员会分享使用。分委会可以根据每个 SR 问题的需要,增减身体活动检索词。核心检索词 是:"Aerobic activities" "Aerobic activity" "Cardiovascular activities" "Cardiovascular activity" "Endurance activities" "Endurance activity" "Exercise" "Physical activities" "Physical activity" "Physical conditioning" "Resistance training" "Sedentary lifestyle" "Strength training" "Walking" 和 "Sedentary"。针对每个 SR 问题制定了针对人群和 / 或健康结局的检索词。特殊人群或特定的健康结局的检索词(例如癌症,全死因死亡率)在 SR 联络人之间共享,以便在各分委会之间保持一致。

一旦检索词得到了分委会成员的批准,SR 联络员就开始预检索,以估算使用该检索策略可得到的文章数量。如果对于分委会成员根据其专业知识而言,预检索结果数量不合理或不准确,SR 联络员与分委会成员则会合作完善检索策略,以确保能全面检索到可以解决 SR 问题的文章。如果小组委员会成员认为结果的数量是合理准确的,则 SR 联络员会在分委会审查、反馈和批准的情况下,在检索过程中分享检索到的文章列表。

每个 SR 问题的分析框架、纳入和排除标准以及检索策略都可以在特定问题的证据组合中找到,并且可以在以下网站上查到:www.health.gov/paguidelines.

第三步:查找、筛检、选择证据进行综述

查找、筛检和选择科学文献是一个反复的过程,以期客观地确定最全面和相关的证据来回答每个 SR 问题。根据分析框架、检索策略以及纳入和排除标准,SR 联络员用系统地方法开始检索、筛检和选择科学文献,为每个分委员会的评价提供透明的证据。

确定证据来源回答 SR 问题

回答每个 SR 问题用:

- 现有综述 / 报告
- 原始研究(从头 SR)
- 结合现有综述 / 报告和原始研究

对于每个 SR,都是首先选择现有的综述和报告。这些文件是汇总证据的宝贵来源,用于防止重复工作并促进时间有效利用和资源管理。各分委员会成员在审查初步检索结果、标题、摘要、全文后,决定使用现有的综述和 / 或报告、原始研究或者两者的组合。

检索高质量现有综述

现有综述是使用检索策略来确定的,该检索策略仅限于识别文献类别是系统综述、Meta 分析和合并分析的出版物。两名图书馆员独立审查 SR 联络员制定的检索策略,以确保其质量和全面性,并根据需要提供建议。图书馆员还对每项检索进行了重复,以避免检索过程中出现任何错误,并审查了每项检索策略的文档。

完成每个检索后,删除重复项,从而生成一组用于筛选的文章列表。这个文章列表与分委员会成员共享,让他们进行审阅,给予反馈和批准。

检索高质量的现有报告

未检索到高质量现有综述时,SR 联络员使用 "physical activity" "exercise" 和 "sedentary" 等检索词检索 9 个数据库资源和网站 [①],以确定并收集与 SR 问题可能相关的高质量现有报告,而这些问题并不是通过搜索现有的高质量综述而确定的。检索结果产生了 1 277 个标题,由两名 SR 联络人独立进行相关评审,确认了 195 份可能相关的报告。当出现分歧时,由第

[①] 检索高质量的现有报告使用的数据库资源和网站:AHRQ Evidence Reports:http://www.guideline.gov/resources/ahrq-evidence-reports.aspx;Campbell Collaboration Library of Systematic Reviews:http://www.campbellcollaboration.org/lib/;Cochrane Library:Accessed through NIH Library;Grey Literature Report:http://www.greylit.org/;Health and Medicine Division:http://www.nationalacademies.org/hmd/Reports.aspx;National Guideline Clearinghouse:http://www.guideline.gov;NICE:http://www.evidence.nhs.uk/;Rand Corporation:Accessed through NIH Library;and World Health Organization:http://www.who.int/gho/publications/en/.

三名 SR 联络员评审标题,以帮助达成共识。

SR 联络员审查了报告标题和说明清单,并与他们认为相关的分委会分享。如果分委会成员同意现有报告与 SR 问题有关,那么报告就会转向分类。

检索原始研究

如果由于缺乏相关的现有综述,分委会认为完整的(从头)SR 或部分(补充从头)SR 是必需的,SR 联络员则制定完整或部分检索策略,该策略专门针对分委会评审的需求。经批准后由 SR 联络员执行该检索策略。图书馆员对检索策略进行了审查,以确保质量和全面性,并且重复进行检索以避免检索过程中出现任何错误。

完成检索后,进行查重,删除重复项,从而生成一组用于筛选的文章。确定的文章列表与分委会成员共享,让他们进行审阅,给予反馈和批准。

筛选文章

一旦完成文献检索,所有文章标题和摘要都由两名筛选组的成员,或一名筛选组成员和一名分委会成员,或两名及以上分委会成员独立筛选。当出现分歧时,第三名筛选者将审查标题或摘要以帮助达成共识。

- 标题和摘要筛选:两名筛选者独立审查每篇文章的标题进行初筛,然后回顾每篇筛选出来的文章摘要,以确定它是否符合纳入标准。确定的文章名单和筛选结果要与分委会成员共享。要求分委会成员进行审阅,给予反馈和批准。筛选过程在委员会开发的在线数据库中进行并要求记录,该数据库记录了所有筛选和提取的数据。
- 全文筛选:进行完标题和摘要筛选后,要检索筛选出来文章全文,并与分委会成员共享。分委会成员对文章全文进行筛选,排除不符合纳入标准的文章。此外,在提取数据过程中,数据提取人员出现任何关于纳入问题的疑惑,SR 联络人将向分委会成员提交进行审阅、获得最终决定。基于全文筛选对初筛名单的任何修改都要在数据库中进行更新。SR 联络员列出了最终纳入和排除的文章列表以及排除的原因,供小组委员会成员进行审阅。

进行补充检索

如果在检索策略执行后对证据可能有帮助,我们鼓励分委会成员和联邦工作人员分享额外的文章。分委会成员和工作人员通过他们的专业知识、对文献的熟悉或通过手工检索文章中的参考文献的方式来识别这些文章。

- 如果文章被确定为符合纳入标准(例如使用现有的检索词或检索词合理的变化形式),在检索期限内发布但没有被检索策略所捕获,则可以通过文章筛选。
- 如果发现一篇文章未被检索策略所捕获,并且没有满足时间期限要求,则检索可以"重新开放"以允许自检索进行以后发表的文章和其他相关文章进入潜在的证据体系。在检索重新开放之前,分委会成员必须确认该文章符合纳入标准,而且证据表明它会改变结论陈述和 / 或证据等级,并要求其得到所有分委会的领导批准。

决定证据来源

在审阅了所有纳入的现有综述和报告全文后,分委会成员决定是否使用这些证据用来全面、部分或者不能回答 SR 问题:

- 如果选择的现有综述和报告可以完全回答 SR 问题,文献评审组继续进行第 4 步:提取数据,评估其质量以及出现偏倚的可能性。
- 如果选择的现有综述和报告可以部分回答 SR 问题(例如要与原始研究相结合),文献评审组继续对筛选出来的现有综述和报告进行步骤 4:提取数据,评估其质量以及出现偏倚的可能性。同时,分委会成员讨论筛选后的现有综述和 / 或报告未涉及 SR 问题的哪些部分。SR 联络员按照在"检索原始研究"部分所描述的那样制定并实施检索策略,来回答问题的其余部分。修订后的检索策略在实施之前要与分委会成员进行共享,并且要进行反馈和批准。
- 如果现有综述和报告都不能用来回答 SR 问题(或者如果检索策略没有检索到现有的综述和 / 或报告),SR 联络员则实施检索策略以检索原始研究。

第四步:提取数据,评估其质量以及出现偏倚的可能性

要使用客观的数据提取方法来呈现和总结那些解决 SR 问题的研究特征。数据提取的目标是准确识别和简要描述每项研究的关键要素,同时从整个证据体的每篇文章中获取一致信息。数据提取人员是在被聘用、经过培训和认证之后执行所有数据提取工作,并在整个提取过程中使用严格的质量控制程序。

进行提取培训和质量控制

数据提取人员参加了 3 阶段为期 5 周的模拟培训,最终得到了认证。所有数据提取人员在为委员会提交文章之前都经过了认证。提取培训有培训手册的支持,其中包含详细的介绍、定义、报告说明,答复选项和示例(包括在线数据库的屏幕截图),以及培训中使用的文章的注释版本。除了最初的培训课程外,培训和质量控制组还对数据提取人员进行了集中再培训、重新校准以及一对一咨询培训。在这一过程中,培训和质量控制小组根据常见问题和错误提供反馈并且制定了指导文件(例如常见问题解答 FAQ)。

两个数据提取人员(称为"一对")独立地进行所有数据提取任务。数据提取人员对在线数据库中的多批文章进行审查。在两位提取者完成本批次后,这"一对"提取人员交叉审查条目,讨论差异,最后达成一致:

- 当数据提取人员能够解决差异时,要更新在线数据库以反映该决定。
- 必要时,数据提取人员联系培训和质量控制组成员,讨论他们的意见分歧或进行澄清。培训和质量控制组成员对存在差异的具体数据元素进行审查,并提供指导。在数据提取人员做出决定后,要更新在线数据库以反映该决定。

在提取数据的同时,培训和质量控制组单独抽取至少 12.5% 的现有综述、报告和原始研究的数据,然后将其与"提取对"的参数进行比较,以确定差异。当提取人从提取系统综述、

Meta 分析、合并分析或报告转为提取原始研究,以及当新研究问题需要改变提取形式时,培训和质量控制组会抽查更高的比例。

提取数据

使用标准提取项目将数据输入到在线数据库中,一个用于现有综述和报告,另一个用于原始研究(标准提取项目 - 系统综述、Meta 分析、合并分析以及报告;标准提取项目 - 原始研究)。这些表格是根据 2008 年顾问委员会和社区预防服务 SR 指南使用的类似表格作为模板,并根据小组委员会成员的意见为每个 SR 定制而成。这对数据提取人员独立阅读和审查每篇文章,提取出关键信息,并将其输入到在线数据库中,该数据库已预先填充了关于该文章的基本信息(例如引文信息,摘要)。在所有质量控制流程进行之后,在提取数据中单独填写每篇文章的完整文章证据总结表。

评估现有系统综述、Meta 分析和合并分析的质量控制 [①]

除了从系统综述、Meta 分析和合并分析中提取关键信息外,成对的数据提取人员还独立评估每个现有综述的质量。每个系统综述、Meta 分析或合并分析的质量使用 $AMSTAR_{ExBP}$。$AMSTAR_{ExBP}$[8] 是用来评估系统综述和 Meta 分析的方法学质量的"评估系统评估的评估工具(AMSTAR)"的修订版。$AMSTAR_{ExBP}$ 是 $AMSTAR$[9] 重点研究健康训练对血压影响的 Meta 分析的一个改良版。培训和质量控制组对 $AMSTAR_{ExBP}$ 进行了修改(系统综述、Meta 分析和合并分析质量评价使用改良版 $AMSTAR_{ExBP}$ 工具)。培训和质量控制组为委员会所作的修改是基于 AMSTAR 的方法学改进出版物[10]。主要修订版报告澄清了在不同类型综述中质量评分项目的说明,并且不打算修改该工具本身。系统综述、Meta 分析和合并分析质量评估的结果用于制定质量评估图表,并与分委会成员共同审阅。

评估现有报告的质量

除了从现有报告中提取关键信息外,每对数据提取人员还独立评估每个报告的质量。文献评审组根据 USDA NEL 的反馈制定了一系列问题,评估现有报告中方法、建议以及参考文献的完整性和适当性(现有报告的质量评价工具)。每份报告的质量评估结果都用于制定质量评估图表,并与分委会成员共同审阅。

评估原始研究的偏倚可能性

除了从每篇原始研究文章中提取关键信息外,成对的数据提取人员还评估每项研究的偏倚可能性。每项原始研究使用改良的 USDA NEL 偏倚评估工具(NEL BAT)评估偏倚可能性或内部效度[11]。NEL BAT 使用基于不同偏倚项的评估来确定是否存在可能高估或低估

[①] 如果出版物的作者进行了系统综述,然后是 Meta 分析,则该研究被归类为 Meta 分析。如果作者将研究称为合并分析,则该出版物被归类为合并分析,而不管是否伴随系统综述。仅由系统综述组成的出版物,作者也未进行 Meta 分析,被列为系统综述。分委会成员将现有综述分类为系统综述,Meta 分析或合并提取数据和证据组合的合并分析

研究结果的系统性误差。NEL BAT 列出了选择性偏倚、实施偏倚、测量偏倚和随访偏倚。

NEL BAT 根据研究设计进行量身定制,适用于随机对照试验(RCT)(14 个问题)、非随机对照试验(14 个问题)和观察性研究(12 个问题)。为了使 NEL BAT 适应本委员会的需要,培训和质量控制组作了适当的修改,以扩大报告指示来更好地促进决策制定,并提供与委员会问题的主题和研究设计相关的示例(原始研究偏倚评估使用改良版的 NEL BAT)。研究结果的偏倚评估可能性用来制定偏倚可能性评估图表,并与分委会成员共同审阅。

第五步:描述证据

为了便于委员会对证据进行审查和分析,文献评审组为每个 SR 问题编制了证据合集。为了保证透明度,证据组合记录了每个 SR 的全过程,包括证据来源、结论、证据等级、证据描述、分析人群、单个证据总结表、偏倚可能性和质量评估图表、检索策略、文献树、参考文献,以及从摘要到下载全文时排除文章的依据。在 SR 联络员编制证据组合后,所有证据组合和参考文献的名单均要经过编辑和审核以保持一致。SR 联络员向相应的小组委员会提交了证据资料,以供审查,反馈和批准。

这一步通常与"第六步:完成证据的合集,起草科学报告"同时完成。

每个 SR 问题的证据合集可以在以下网址找到:www.health.gov/paguidelines.

第六步:完成证据整合,起草科学报告

制定结论陈述

分委会成员对证据主体(包括现有综述、结合现有综述 / 报告的合并分析以及原始研究)进行回顾和审议,制定结论陈述,回答每个 SR 问题及其子问题。结论性陈述与证据密切相关,侧重于围绕自变量和结果的研究之间的普遍一致性,以及承认它们存在的分歧或局限性。结论陈述仅仅是审查证据的反映,不排除分委会成员可能从其他渠道获知的信息。

证据分级

除了 SR 的证据组合,委员会成员还得到了一个标准,即 2018 身体活动指南顾问委员会评分标准(表 E-1),以指导他们对支持每个结论性陈述的证据强度进行评估和分级。该标准的标题改编自 USDA NEL 结论性陈述评估标准的标题[12],并由委员会成员做了适当修改,以反映身体活动文献的具体特征。对证据的强度进行分级是基于人群中的适用性、暴露和研究结局;对目标人群的普适性;存在的偏倚和研究局限可能性;研究结果数量和结论一致性;以及效应量大小和精度。

分委会在公开会议上向全体委员会提交了他们的结论陈述和证据等级的强度以供审议和批准。如果有必要,分委会成员会对结论陈述和证据等级进行修改。在公开会议期间,任何对结论陈述和证据等级的改变,都必须重新提交给全体委员会。

制定叙述性总结和研究建议

在分委会成员为 SR 问题及其子问题编写结论性陈述和评级后，他们编制了与问题相关研究分析和研究建议的陈述性总结。总结包括对证据的回顾和系统概括、证据分级的依据以及局限性。研究建议列出了一些关键的领域，补充研究可通过解决现有研究中发现的差距、促进身体活动的研究为未来版本的身体活动指南提供信息，进一步增强证据基础。

起草身体活动指南顾问委员会科学报告

分委会成员利用证据组合起草了每个 SR 问题的总结。SR 问题总结汇编成委员会的科学报告。

身体活动指南顾问委员会证据评估工具

标准提取条目 - 系统综述 /Meta 分析 / 合并分析 / 报告 [①]

单个系统综述 /Meta 分析 / 合并分析 / 报告总结

- 综述 / 来源的类型
  - 系统综述 /Meta 分析 / 合并分析 / 报告总结
    - 研究数量
  - 报告
    - 报告组织方 / 资助方
    - 报告类型
- 综述 / 来源的目的
- 作者陈述的基金来源
- 暴露定义
  - 测量步数 ?
  - 测量时长 ?
  - 高强度间歇训练 ?
- 时间表 [②]
- 结果描述

[①] 所有以问号结尾的项目都要有 "有 / 无" 的判断。

[②] 记录检索系统综述 /Meta 分析 / 报告所涉及的年份。如果作者从数据库最早的日期（例如数据库的创始时间）检索，则被提取为 "创始到检索结束日期"

○ 是否测量身体素质的改变?
- 报告结论

研究人群①:

- 性别
- 人种 / 民族
- 年龄
- 社会经济状况
- 人口密度
- 体重状况
- 残疾状况
- 怀孕状况
- 癌症
- 慢性病情况
- 其他

标准提取条目 - 原始研究②

研究概述

- 目的
- 研究设计
- 作者是否参考了补充材料或以前文献的详细方法?
- 国家
- 作者陈述的基金来源
- 作者陈述的样本效力
- 初始样本量
- 最终样本量
- 失访率 /%
- 该研究是干预实验吗?
- 干预类型
  ○ 提供信息 / 教育
  ○ 行为
  ○ 环境
  ○ 政策 / 法律 / 法规

---

① 记录与感兴趣结果有关的数据中分析和呈现的所有人群
② 所有以问号结尾的项目都要有"是 / 否"的判断

- ○ 基于实验室
- ○ 科技
- ○ 其他
- 身体活动暴露评估
  - ○ 自报
  - ○ 设备测量
  - ○ 直接观察
  - ○ 其他
  - ○ 测量步骤?
  - ○ 测量操作?
- 结局和测量
  - ○ 是否测量身体素质改变?
  - ○ 出现不良事件?

研究人群 ①

- 性别
- 人种 / 民族
- 年龄
- 社会经济状况
- 人口密度 / 城市化
- 体重状况
- 残疾状况
- 怀孕状况
- 癌症
- 慢性病情况
- 其他

干预状况

- 整个身体活动干预时长
- 身体活动频率
- 身体活动强度
- 身体活动持续时间
- 身体活动类型
  - ○ 有氧
  - ○ 抗阻

---

① 记录与感兴趣结果有关的数据中分析和呈现的所有人群

- ○ 平衡
- ○ 柔韧性
- ○ 多动的游戏、户外活动或自由活动
- ○ 其他
- 高强度间歇训练?
- 是否有意向进行分析?

系统综述 /Meta 分析 / 合并分析评估使用改良的 AMSTAR$_{ExBP}$

- 在进行检索之前,审查的问题以及纳入和排除标准是否清晰界定?
- 是否在方法中定义和考虑了人群变量?
- 是否进行了全面的文献检索?
- 研究选择和数据提取是否进行了重复检索?
- 检索策略是否清晰描述?
- 在评论中是否包含了非正式出版物?
- 是否提供了一份研究清单(纳入和排除)?
- 是否提供了纳入研究的特征?
- 是否每项研究都定义了频率,强度,时间和类型(FITT),并在相关结果效应量中进行了检验?
- 纳入研究的科学质量(偏倚风险)是否被评估和记录?
- 结果是否取决于整体还是与主持人互动的研究质量?
- 所纳入的研究的科学质量是否适用于制定结论?
- 是否以定量的方式综合数据,如果恰当,是否评估了异质性?
- 从统计上看,选择的效应指数是否合理?
- 是否使用了个体层面的 Meta 分析?
- 是否明确提出的建议并得到解决?
- 是否评估了发表偏倚?
- 是否披露了利益冲突?

现有报告的质量评估工具

- 在进行检索之前,审查的问题以及纳入和排除标准是否清晰界定?
- 纳入标准是否包含非正式出版物?
- 是否进行了全面的文献检索?
- 纳入来源的科研质量是否被评估和记录?
- 是否叙述和讨论了局限性?
- 结论是否能被证实,并在逻辑上与所提供的证据和发现相关?
- 是否有明确的实用建议清单,用于未来研究或专题研究?
- 给出的建议是否与报告的目的相关,并有证据、发现和结论支持?

- 研究基金、作者、专家或利益相关者之间潜在的利益冲突是否得到了解释？
- 是否提供了引用文献的参考列表或参考书目？

原始研究偏倚评估使用改良的 NEL BAT[①]

- 各研究组的纳入和排除标准是否相似？
- 各研究组招募或分配受试者的策略是否类似？
- 分配顺序是否随机生成？
- 群组分配是否被隐藏（因此无法预测分配）？
- 基线时健康状况，人口统计学和其他关键混杂因素的分布是否相似？如果不是，分析时是否控制了组间的基线差异？
- 研究者是否在提议的方案或研究计划中解释了研究执行中的重要变化？
- 研究组之间遵循的研究方案是否相似？
- 研究者是否说明了研究组之间干预或暴露时出现的意外状况及其可能对结果产生偏倚？
- 受试者对其干预或暴露状态不知情？
- 调查人员对受试者的干预或暴露状态不知情？
- 结果评估者对受试者的干预或暴露状态不知情？
- 在所有研究组中是否使用一致有效和可靠的措施来评估纳入和排除标准、干预和暴露、结局、参与者健康益处和危害以及混杂信息？
- 研究组之间随访的时间是否相似？
- 在存在高失访率或失访人数有差异情况下，是否评估了其带来的影响（例如通过敏感性分析或其他调整方法）？
- 在研究的设计和 / 或分析中是否考虑了其他偏倚来源（例如匹配，分层，交互作用，多元变量分析或其他统计学调整，如工具变量）？
- 评估主要结果使用的统计方法是否恰当？

表 E-1　2018 年身体活动指南顾问委员会评分标准

标准	强	中	有限	不确定
适用性	研究人群，暴露和结果与问题直接相关	部分研究人群、暴露或结果与问题直接相关	大多数研究人群、暴露和结果与问题间接相关	所有研究人群、暴露和结果与问题间接相关
普适性（针对美国人群）	研究人群，接触和结果对普适性没有严重的质疑	对普适性有微小质疑	对普适性有严重怀疑，由于研究人群、接触或结果的狭窄或不同	所研究的人群、暴露和 / 或结果不能普遍适用于美国人群

---

① 项目的相关性取决于所报告的研究设计

续表

标准	强	中	有限	不确定
偏倚风险或研究的局限性（由 NEL BAT 或 AMSTAR$_{ExBP}$ 确定）	研究设计有很强的计划性;没有方法学的顾虑、偏倚和执行问题	研究具有强的计划性和较小的方法学问题,或研究设计弱一些	由于设计缺陷、偏倚或执行问题,导致研究设计弱或无确定结论	存在严重的设计缺陷、偏倚或执行问题
研究的数量和结论一致性（可用研究的结果）	许多研究已经发表,并且结果在方向和效应量大小上高度一致	已经发表了中等数量的研究,其方向或效应量大小有些不一致	有很少的研究方向或效应量大小有些不一致	调查结果太不相同以至不能合成,或者只有单一小型的研究,未有其他研究证实
效应量大小和精度	估计效应的大小和精确度为研究结果的准确性提供了相当大的可信度	估计效应的大小和精确度对结果准确性提供了一定的可信度	估计效应的大小和精确度对结果的准确性提供了一些信息,但可信度有限	效应的大小和精度无法确定

参考文献

1. U. S Department of Agriculture（USDA）. Nutrition evidence library—about. USDA website. https://www.cnpp.usda.gov/nutrition-evidence-library-about. Accessed January 16,2018.

2. Agency for Healthcare Research and Quality. *Methods Guide for Effectiveness and ComparativeEffectiveness Reviews*. Rockville,MD:Agency for Healthcare Research and Quality;2014. AHRQPublication No.10（14）-EHC063-EF. https://effectivehealthcare.ahrq.gov/topics/cer-methods-guide/overview. Accessed January 16,2018.

3. Higgins JP,Green S,eds. *Cochrane Handbook for Systematic Reviews of Interventions*. Version 5.1.0. The Cochrane Collaboration;2011. http://handbook-5-1.cochrane.org. Updated March 2011. AccessedJanuary 16,2018.

4. Institute of Medicine. Finding what works in health care:standards for systematic reviews. March2011. http://www.nationalacademies.org/hmd/~/media/Files/Report%20Files/2011/Finding-What-Works-in-Health-Care-Standards-for-Systematic-Reviews/Standards%20for%20Systematic%20Review%202010%20Insert.pdf. Accessed January 16,2018.

5. Federal Trade Commission. Data Quality Act. Section 515 of the Treasury and General GovernmentAppropriations Act for FY 2001,Pub. L. No.106-554.

6. U. S Department of Health and Human Services. *2008 Physical Activity Guidelines for Americans*. Washington,DC:U. S Department of Health and Human Services;2008. https://health.gov/paguidelines/guidelines. Published 2008. Accessed September 22,2017.

7. Physical Activity Guidelines Advisory Committee. *Physical Activity Guidelines Advisory CommitteeReport*,

2008. Washington, DC: U. S Department of Health and Human Services; 2008. https://health.gov/paguidelines/guidelines/report.aspx. Published 2008. Accessed January 4, 2018.

8. Johnson BT, MacDonald HV, Bruneau ML Jr, 等. Methodological quality of meta-analyses on theblood pressure response to exercise: a review. *J Hypertens.* 2014; 32 (4): 706-723. doi: 10.1097/HJH.0000000000000097.

9. Shea BJ, Grimshaw JM, Wells GA, 等. Development of AMSTAR: a measurement tool to assess themethodological quality of systematic reviews. *BMC Med Res Methodol.* Feb 2007; 7: 10. doi: 10.1186/1471-2288-7-10.

10. Burda BU, Holmer HK, Norris SL. Limitations of A Measurement Tool to Assess Systematic Reviews (AMSTAR) and suggestions for improvement. *Syst Rev.* April 2016; 5: 58. doi: 10.1186/s13643-016-0237-1.

11. Office of Disease Prevention and Health Promotion. Scientific Report of the 2015 Dietary GuidelinesAdvisory Committee. Washington, DC: U. S Department of Health and Human Services; 2015. https://health.gov/dietaryguidelines/2015-scientific-report/05-methodology.asp. Accessed January 4, 2018.

12. Office of Disease Prevention and Health Promotion. Scientific Report of the 2015 Dietary GuidelinesAdvisory Committee. Table C.2, NEL Grading Rubric. Washington, DC: U. S Department of Health andHuman Services; 2015. https://health.gov/dietaryguidelines/2015-scientific-report/05-methodology.asp#table-anchor-c.2. Accessed January 10, 2018.

F 部分　科学基础

定义身体活动中的新问题

身体活动与部分健康结局

特定人群的身体活动

身体活动促进

定义身体活动中的新问题

F 部分　第 1 章　身体活动行为:步数、每次活动时长、高强度训练

目录

前言

　　《2008 美国身体活动指南科学证据报告》[1] 表明,中等强度 - 高强度的身体活动产生一系列的健康效益。该结论所依据的大多数文献都使用了现场调研或者问卷数据,其中身体活动通过自报的方式,评估了每次运动持续不足 10 分钟、中等强度 - 高强度有氧身体活动的总时间。在《2008 美国身体活动指南科学证据报告》中,其他身体活动,包括静态行为、低强度身体活动、每次持续不足 10 分钟的中等强度 - 高强度身体活动都称为"基线"身体活动。每次至少 10 分钟的中等强度、高强度身体活动的健康益处优于"基线"身体活动。

　　2008 年科学报告中的结论都是在现有的科学信息基础上得出的,而 2018 年科学报告中的研究结果均基于结论,在 2008 年科学报告的基础上,将其中提及的身体活动对健康的益处进行了扩展。然而,过去十年的科学探索中,针对身体活动的测量技术有了长足的进展,在此基础上,人们对影响人体健康结局的身体活动类型有了更好的认识,主要包括如下主题:

- 是否有更简单的指标,例如步数,来估算健康促进行为的总量?

- 短时间活动,每次持续时间不足 10 分钟,是否通过身体活动累计而对健康有益? 比如把车停在离单位较远的地方(如大多数与身体活动有关的公众健康报告中的建议)、步行进入咖啡厅而非驾车从汽车穿梭通道通过、上班时起身在办公室内走走、在电视节目间歇的时候站起来活动活动、爬楼梯等。

- 针对目前流行的高强度间歇训练（HIIT）模式，如何使之更适合健康推荐？
- 低强度身体活动是否有意义？如果有的话，意义何在？
- 在任何特定量的中等强度 - 高强度身体活动前提下，基线身体活动的构成对健康结局是否会产生影响？

委员会认为有必要通过对现有资料的研究解答上述问题，对 2018 年科学报告发布后可能产生的问题进行预测，并进一步研究以下三个特别相关问题：每日步数对评估每日累积身体活动总量的作用，该活动总量是指所有强度活动，包括低强度活动；持续时间不足 10 分钟的中等强度 - 高强度身体活动对健康的影响；HIIT 对每周规定的中等强度 - 高强度身体活动总量的贡献和影响，以及 HIIT 是否有益于心血管代谢健康。

2008 年指南中，用于制定身体活动目标的所有剂量 - 反应资料均基于纵向队列研究的流行病学数据得出，在这些纵向队列研究中，健康状况作为结局变量，中等强度 - 高强度的身体活动是暴露变量。自报的数据中一个公认的局限性在于无法将低强度身体活动纳入其中。目前已有测量设备可对社区居民在日常活动中除体育锻炼以外的身体活动进行客观测量，现在我们更清楚地认识到，低强度身体活动有益于健康，并且独立于中等强度 - 高强度身体活动所带来的益处[3]。

自从 2008 年科学报告发行以来，身体活动的测量、量化以及为希望通过运动促进健康的人开具运动处方的手段得以发展。智能手机和其他含加速度计的可穿戴设备的出现和普及，有利于每日步数的测量（详见 F 部分第 11 章"促进规律性身体活动"）。目前，很多设备具有三维加速度计，可用于评估行进速度，从而确定一项身体活动究竟属于低强度活动，还是中等强度 - 高强度活动。现在我们可以评估低强度身体活动对总步数的贡献，从而更好地估算总能量消耗（详见 C 部分"背景与身体活动的主要概念"）。由于步数统计既包含低强度身体活动，也包含中等强度 - 高强度身体活动，因此分委会认为，更好地了解如何将步数测量纳入到每日或每周身体活动总量及评估其和健康结局之间的关系十分重要。

由于美国疾控中心和美国运动医学会建议每次（组）中等强度 - 高强度身体活动应持续至少 10 分钟，因此很少有人研究如何把每次不足 10 分钟的活动计入到累积的中等强度 - 高强度身体活动之中。此外，诸如"爬楼梯""少坐多动""把车停在离单位较远的地方"等建议也与美国疾控中心和美国运动医学会的观点不一致，这些建议的活动可以提高日常身体活动水平，但所花时间通常不超过 10 分钟。因此，分委会认为有必要对相关数据进行研究，从而确定不足 10 分钟的中等强度 - 高强度活动累积是否对健康有益；如果有的话，这些活动的效益是否和不足 10 分钟的活动累积产生的效益相同。

自 2008 年科学报告颁布以来，HIIT 已经成为一个热门的研究话题。媒体还宣称，人们可以用 HIIT 代替传统的 - 持续的中等强度、高强度身体活动，两者的健康效益几乎相同。也有人认为，HIIT 可能比传统建议的运动量更好，因为 HIIT 每周要花费的总时间更少，并且作为可获得与规律身体活动同样的健康益处的一个长期策略更有吸引力。因此，分委会认为有必要找到有关 HIIT 的健康效益、HIIT 项目的可持续性，以及相对于传统持续性有氧训练不良事件发生概率的科学依据。

科学回顾

问题综述

本章主要解答下列三个问题及其子问题。

1.（1）每日步数和全死因死亡率、心血管疾病死亡率之间有什么关系？

（2）每日步数和心血管疾病、2 型糖尿病发生率之间有什么关系？

a）是否存在剂量 - 反应关系？如果是，这种关系曲线的形状是什么？

b）上述关系是否因年龄、性别、人种 / 民族、社会经济状况、体重状况而异？

2. 每次活动时长和健康结局之间有什么关系？

这种关系是否因年龄、性别、人种 / 民族、社会经济状况、体重状况而异？

3. 高强度间歇训练和心血管代谢风险的降低之间有什么关系？

a）是否存在剂量 - 反应关系？如果是，这种关系曲线的形状是什么？

b）这种关系是否因年龄、性别、人种 / 民族、社会经济状况、体重状况而异？

回答问题的数据来源和过程

针对上述 3 个问题，对现有综述（系统综述、Meta 分析、合并分析和报告）进行了检索及分类处理。小组委员会确定，系统综述、Meta 分析、合并分析提供了足够的文献来回答问题 3，但现有的综述并不能提供充足的证据以回答问题 1 和问题 2。因此针对问题 1 和问题 2，分别对原始研究重新进行搜索。若要具体了解系统文献综述流程，详见 E 部分"文献检索及系统综述的方法学"。

问题 1. ①每日步数和全死因死亡率、心血管疾病死亡率之间有什么关系？②每日步数和心血管疾病、2 型糖尿病发生率之间有什么关系？

a）是否存在剂量 - 反应关系？如果是，这种关系曲线的形状是什么？

b）上述关系是否因年龄、性别、人种 / 民族、社会经济状况、体重状况而异？

证据来源：原始研究文献

结论陈述

目前尚无足够的证据提示每日步数与全死因死亡率、心血管疾病死亡率之间的关系。**PAGAC 等级**：不确定。

有限的证据表明，每日步数与心血管疾病事件发生率的降低以及 2 型糖尿病风险的降低相关。**PAGAC 等级**：有限。

有限的证据表明，每日步数和心血管疾病、2 型糖尿病风险之间存在剂量 - 反应关系。**PAGAC 等级**：有限。

目前尚无足够的证据提示，每日步数和心血管疾病、2 型糖尿病的风险之间的关系是否受到年龄、性别、人种 / 民族、社会经济状况或体重状况的影响。**PAGAC 等级：不确定。**

证据回顾

本委员会审查了 9 篇基于 5 项原创性研究的论文，其中 4 篇采用横断面设计[5-8]，4 篇采用前瞻性设计[9-12]，1 篇采用随机对照设计（对干预组和对照组进行比较和合并以确定每日步数和胰岛素抵抗之间的关系）[13]。"NAVIGATOR 研究"是一项多中心试验，包括了从 40 个国家招募到的 9 306 名糖耐量受损的受试者。该研究提供了 4 篇论文（3 篇纵向研究，1 篇横断面研究）。这 4 篇论文均研究了干预组和对照组合并后的健康结局。因此，我们认为"NAVIGATOR 研究"采取的是横断面设计或纵向前瞻性设计。在所综述的 9 项研究中，研究对象均为中老年人，包括男性和女性，来自不同人种和民族、不同地域，涵盖各种体型的人群，因此研究得出的结论具有普遍性。

横断面研究不能控制双向关系，即暴露导致了结局还是结局引起了暴露。由于疾病尚未确诊的人群可能每天走的步数比健康人群少，因此对横断面研究的回顾仅用以了解样本人群每日一般步数状况。

纵向研究报告的健康结局包括血糖水平、代谢综合征、心血管疾病综合发病率（包括心血管性死亡、非致命性心肌梗死、非致命性卒中）。

不同研究的每日步数基线值不尽相同，但中位数大约在每天 5 000 步左右。其中一项报告表明，人们一天中走的 80% 的步数都属于低强度身体活动。和中年人相比，年龄较大的老年人每天累计走的步数更少。其中，澳洲塔斯马尼亚的成人（平均年龄在 50 岁以上）每天累计走的步数是其他样本人群的两倍（塔斯马尼亚的成人每日步数大约在 10 000 步左右，而其他样本人群每日步数约为 5 000 步）。

总体关系的证据

没有研究可用以揭示每日步数和全死因死亡率、心血管疾病死亡率之间的关系。因此，分委会无法就此得出结论。

有几项纵向研究对每日步数和疾病发生率或疾病风险之间的关系进行了研究。其中一项研究对心血管疾病事件进行了研究，包括心源性死亡、非致命性心肌梗死、非致命性卒中。其余 4 项纵向研究均对 2 型糖尿病风险进行了研究。

Yates 等[11] 提供了证据证明增加每日行走步数可以降低心血管事件的发生率，并且表明基线行走步数对后续心血管疾病事件的发生率的作用。该研究包括超过 45 000 人年的随访，其中发生了 531 起心血管事件。研究表明，每日步数的改变和步数基线水平都与降低心血管疾病风险呈正相关。

Herzig 等[13]、Huffman 等[9]、Ponsonby 等[10] 及 Yates 等[12] 针对 2 型糖尿病风险指标进行了研究。干预时间共计 3 个月，研究对象共 78 人，均有血糖异常的情况，研究对象每周有 3 天在研究人员的监督下进行步行或常规身体活动。之后研究人员将干预组和对照组的每日步数进行汇总[13]。研究结果显示，血糖改善状况与步数无关。Huffman 等[9] 对"NAVIGATOR 研究"的数据分析，发现 6 年代谢综合征评分随基线步数的增加而减少。

Yates 等 [12] 对该研究数据的分析显示在调整了 3 年前的血糖水平后，先前的每日步数和 2 小时血糖水平之间存在较弱的负相关。Ponsonby 等 [10] 对 458 位血糖情况正常的成人进行随访，并发现，每日步数基线水平越高，那么 5 年后糖代谢异常（空腹血糖受损、糖耐量受损）的风险就越低。

　　剂量 - 反应关系：根据 Yates 等 [12] 的研究，如果日均行走步数每年增加 2 000 步，那么糖耐量受损人群每年心血管事件发生的概率会降低 8%。此外，每日步数的基线水平和心血管事件的发生率呈反比。具体而言，如果每日步数基线水平增加 2 000 步，那么心血管事件的发生率就会降低 10%（图 F1-1）。

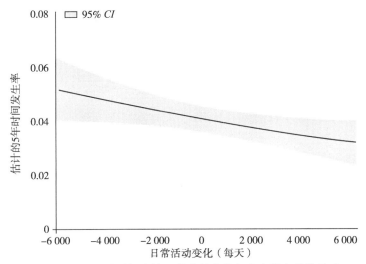

图 F1-1　糖耐量受损个体日常步数变化与心血管事件的关系

来源：经 Elsevier 许可转载（The Lancet，Yates et al.，2014 [11]，383，1059-1066）

　　Huffman 等 [9] 也对"NAVIGATOR 研究"中的数据进行了研究，发现每日基线步数增加 2 000 步，预计 6 年代谢综合征评分降低 0.29%。根据 Ponsonby 等 [10] 的估算，不管日均步数是多少，步数每增加 2 000 步，随后 5 年内血糖异常的发生情况就会降低 25%。

　　Ponsonby 等 [10] 的研究结果和"NAVIGATOR 研究"[9,11] 的结果相似，均发现每日步数和健康结局之间存在线性关系。

有关特定因素的证据

　　人口学特征和体重状况：根据 Yates 等 [11] 的研究报告，心血管疾病风险降低差异不受体重状况、性别、年龄、地理区域或每日基线步数水平的影响。尽管有这些研究结果，但有关这些因素的证据还不足以让分委会就任何关系得出结论。Huffman 等 [9] 发现，步数和代谢综合征评分间的负相关关系独立于体重状况。Ponsonby 等 [10] 发现，每日步数与血糖代谢紊乱的关联也与体重无关。

有关此证据的更多详细信息，请访问 https://health.gov/paguidelines/second-edition/report/supplementary-material.aspx

公众健康影响

步行是身体活动的重要组成部分，而步数作为运动的基本单位，提供了一个容易理解的度量方法。测量步数这一行为有助于鼓励各类人群加强身体活动（详见 F 部分第 11 章"促进规律性身体活动"）。现在，计步器、智能手机、身体活动跟踪器等设备日益普及，人们可以使用这些设备来记录自己的步数。与测量每周中等强度 - 高强度身体活动的时间不同，每日步数测量提供了与大多数膳食指南中能量摄入标准（例如每日的能量摄入标准）类似的方法。因此，无论是对于研究人员还是大众，每日步数都是有效的工具用以解决各种健康和身体活动的问题。此外，步行既是低强度活动，也可以是中等强度和高强度活动，这一特点为不同年龄段、不同身体素质的人群提供了一系列的运动选择来促进他们行走。由此，测量每天步数可以显著地促进将科研结果转化为可供公共卫生参考的建议、政策、措施。

问题 2. 每次身体活动时长和健康结局有什么关系？

这种关系是否因年龄、性别、人种 / 民族、社会经济状况、体重状况而异？
证据来源：原始研究文献

结论陈述

中等强度的证据表明，无论每次中等强度 - 高强度身体活动的时间多长，都可以促进与累积身体活动总量相关的健康效益。**PAGAC 等级：中等。**

目前尚无足够的证据提示，每次时间累计不足 10 分钟身体活动与健康结局之间的关系，是否因年龄、性别、人种 / 民族或社会经济状况而异。**PAGAC 等级：不确定。**

历史背景

传统的身体活动建议仅关注持续性的中等强度 - 高强度身体活动。美国医学总监的《身体活动和健康报告》[14]中对这些建议的历史观点进行了总结。1995 年，美国疾控中心和美国运动医学会首次提出了当时认可的建议，中等强度 - 高强度的身体活动可以"累积"，以达到每日身体活动的特定阈值，进而可以带来健康和身体素质益处[4]，这项建议指出，"间歇性的身体活动，最短 8~10 分钟，多数时候每天能达到 30 分钟或以上，会改善健康或提高身体素质"。由此产生了身体活动的新模式，《2008 美国身体活动指南科学证据报告》继续支持这一针对成人的建议，指出，"进行有氧身体活动时，每次应当不足 10 分钟"[2]。但是，自由状态下的身体活动每次一般都不足 10 分钟，这些持续较短的身体活动也可能带领健康效益。因此，分委会审查了现有的科学文献，来确定持续时间不足 10 分钟的身体活动是否具有健康效益；或者说，是否每次身体活动必须至少 10 分钟才能获得健康效益。

证据回顾

为了回答上述问题，分委会对涵盖了 23 项原创性研究的 25 篇论文中的证据进行了综述[15-39]。这些研究中，有 2 篇研究就同一研究的不同健康结局进行了研究[16-19]。在 23 项研究中,有 11 项使用了横断面设计[18-21,25-27,30,31,35,36,38],2 项使用了前瞻性设计[22,37],9 项使用了随机设计[15-17,23,24,28,29,32,33,38],1 项使用了非随机化设计[34]。

这些研究针对一项或多项健康结局,涵盖面较广,包括体重或体成分[15-18,20,23-25,27-35,37,38]、血压[16,23,24,29,31,32,37,38]、血脂[16,19,22,23,27,31-33,38,39]、血糖或胰岛素[16,23,26,30,38]、代谢综合征[21,30]、炎性标志物[31,38]、心血管疾病风险因素[36]。

这些研究中,间歇性运动每次持续的时长也不同。横断面研究[18-21,25-27,30,31,35,36,38]和前瞻性研究[22,37]对每次时长低于 10 分钟的身体活动进行了研究,而随机研究[15-17,23,24,28,29,32-34,39]则对每次时长至少 10 分钟的间歇性活动进行了研究。

总体关系的证据

正如 11 篇论文中所报道的那样,在所研究的 23 项研究中,有 10 项采用随机设计,仅包括每次时长至少 10 分钟的身体活动[15-17,23,24,28,29,32-34,39]。这些研究表明,间歇运动与持续性长时间运动相比,在改善体重和体成分[15-17,23,24,28,29,32-34,39]、血压[16,23,24,29,32]、血脂[16,23,32,33,39]、血糖或胰岛素[16,23]方面具有类似,甚至更好的效果。但是,这些研究并未评估每次不足 10 分钟的身体活动。

采用横断面设计[18-21,25-27,30,31,35,36,38]的研究以及少数采用前瞻性设计[22,37]的研究提供证据证明了每次时长不足 10 分钟的身体活动所能产生的健康效益(表 F1-1)。该证据表明,每次不足 10 分钟的身体活动的累积会对体重指数(BMI)或体脂[18,20,25,27,30,31,35,37,38]、血压[31,37,38]、血脂[19,22,27,31,38]、血糖控制[19,26,30,31,38]、代谢综合征[21,30]、炎性标志物[31,38]或 Framinghan 心血管疾病风险评分产生影响[36]。

肥胖:1 项队列研究关注了肥胖的发生率与活动时长的关系[37]。该研究表明,持续时间不足 10 分钟的身体活动累积与较低的肥胖发生率有关,而每次小于 10 分钟的身体活动累积与降低肥胖的发生率无关。在关于 BMI 的横断面研究中,有 2 项研究认为每次时长不足 10 分钟身体活动累积有益[31,38],1 项研究得出了相反的结论[20],还有 3 项研究认为每次时长小于 10 分钟和至少 10 分钟的身体活动累积之间没有差异[25,27,30]。在关于体脂的 7 项横断面研究中,1 项研究认为身体活动每次时长应至少 10 分钟[35],1 项研究认为和心血管代谢健康联系更紧密的是身体活动的总量,而非每次持续至少 10 分钟的身体活动累积[38],还有 5 项研究表明每次时长小于 10 分钟和至少 10 分钟的身体活动之间没有差异[18,20,27,30,31]。

静息血压:针对静息血压,分委会审查了 1 项队列研究和 2 项横断面研究。队列研究[37]表明,无论每次身体活动时长是否不足 10 分钟,均与高血压发生率的降低有关。2 项横断面研究均表明,每次时长不足 10 分钟的身体活动累积与静息血压的降低也有关[31,38]。

总胆固醇:1 项横断面研究表明,无论每次身体活动持续时间是否小于 10 分钟,都与总胆固醇的降低有关[31]。还有 1 项横断面研究对低密度脂蛋白(LDL)胆固醇进行了研究,结果表明,每次时长小于 10 分钟和至少 10 分钟的身体活动累积都和 LDL 胆固醇存在负相关[31]。

HDL- 胆固醇:1 项前瞻性研究针对高密度脂蛋白(HDL)胆固醇进行了探讨。该研究仅进行了 14 周,发现每次时长至少 10 分钟的身体活动累积可提高的 HDL,而当标准降低到每次时长至少 5 分钟时,则无法预测 HDL 的提高[22]。在 4 项横断面研究中,有 2 项研究显示,每次时长至少 10 分钟的身体活动累积和不足 10 分钟的身体活动累积与 HDL 之间存在相

表 F1-1　前瞻性研究及横断面研究中对每次身体活动时长和健康结局之间的关系总结（包括每次不足 10 分钟的身体活动）

文献出处	研究类型	样本大小	体重	BMI	体脂百分比,身体组成	内脏肥胖	血压	总胆固醇	HDL胆固醇	LDL胆固醇	甘油三酯	空腹血糖	空腹胰岛素	糖耐量试验2小时胰岛素	HbA1c	代谢综合征	CRP	弗雷明汉心血管疾病风险评分
White 等,2015[37]	前瞻性	2 076		≥10			均有											
Di Blasio 等,2014[22]	前瞻性	67							>10									
Loprinzi 和 Cardinal,2013[31]	横断面	6 321		均有	均有		均有	均有	均有	均有	均有	均有					均有	
Wolff-Hughes 等,2015[38]	横断面	5 668		≥10	<10		<10		<10	<10	<10	<10	<10				<10	
Gay 等,2016[26]	横断面	5 302													<10			
Fan 等,2013[25]	横断面	4 511		均有														
Strath 等,2008[35]	横断面	3 250	≥10		≥10													
Glazer 等,2013[27]	横断面	2 109		均有	均有					均有		均有						
Vasankari 等,2017[36]	横断面	1 398																1~5、6~10、11~15、20~120 分钟

续表

文献出处	研究类型	样本大小	体重	BMI	体脂百分比,身体组成	内脏肥胖	血压	总胆固醇	HDL胆固醇	LDL胆固醇	甘油三酯	空腹血糖	空腹胰岛素	糖耐量试验2小时胰岛素	HbA1c	代谢综合征	CRP	弗雷明汉心血管疾病风险评分
Clarke 及 Janssen, 2014[21]	横断面	1 119														1~9、4~9、7~9分钟		
Jefferis 等 2016[30]	横断面	1 009		均有	均有								均有			均有		
Cameron 等, 2017[20]	横断面	298		<10	均有	均有												
Ayabeetal., 2013[18]	横断面	42				>3分钟												
Ayabeetal., 2012[19]	横断面	42							≥32秒			≥3分钟						

说明：BMI=体重指数，HDL=高密度脂蛋白，LDL=低密度脂蛋白，CRP=C-反应蛋白，Both=与持续不足 10 分钟相比，每次时长至少 10 分钟显示相关。空格表明此研究未涉及该健康结局

说明：表内数字为与所选健康结局存在显著相关的每次身体活动时长。空格表明此研究未涉及该健康结局

似的关联[27,31],有 1 项研究表明每次短至 32 秒的身体活动累积与高 HDL 水平相关[19],还有 1 项研究则认为,与每次时长至少 10 分钟的身体活动累积相比,每次时长小于 10 分钟的身体活动累积与 HDL 之间的关系更密切[38]。

甘油三酯:3 项横断面研究中涉及了身体活动和甘油三酯之间的关系,其中 2 项研究认为每次时长至少 10 分钟或不足 10 分钟的身体活动累积对甘油三酯的影响几乎一致[27,31]。还有 1 项研究则表示,与每次时长至少 10 分钟的身体活动累积相比,每次时长不足 10 分钟的身体活动累积与甘油三酯降低的关系更为密切[38]。

血糖控制措施:3 项横断面研究对身体活动和空腹血糖之间的关系进行了探讨[19,31,38],其中 2 项针对空腹胰岛素[30,38],1 项针对糖化血红蛋白 A1c(HbA1c)[26]。对于空腹血糖而言,1 项研究显示,当每次时长至少 3 分钟的身体活动可以降低空腹血糖水平[19],1 项研究显示,每次时长不足 10 分钟和每次时长至少 10 分钟的中等强度和高强度身体活动累积分别与空腹血糖的关系并无差别[31],1 项研究表明,每次时长不足 10 分钟的身体活动累积与空腹血糖水平降低的相关性更强[38]。针对空腹胰岛素水平而言,1 项研究表明,每次时长不足 10 分钟和至少 10 分钟的中等强度 - 高强度身体活动累积对空腹胰岛素所产生的影响相似[30],1 项研究表明,与每次时长至少 10 分钟的身体活动累积相比,每次时长不足 10 分钟的身体活动累积降低空腹胰岛素的效果更加明显[38]。针对 HbA1c 进行的一项研究表明,每次时长不足 10 分钟身体活动累积可以降低 HbA1c 水平,而每次时长至少 10 分钟的身体活动累积则无法预测 HbA1c 水平降低[26]。

代谢综合征:对 2 项关于身体运动和代谢综合征之间关系的横断面研究进行审查[21,30]。其中 1 项研究表明,每次时长在 1~9 分钟、4~9 分钟或 7~9 分钟的中等强度 - 高强度身体活动累积可以降低代谢综合征发生率,并且不受每次时长是否是至少 10 分钟的中等强度和高强度身体活动累积的影响[21]。还有 1 项研究表明,每次时长是否超过或不足 10 分钟的身体活动累积对代谢综合征的发生率的影响无差异[30]。

C- 反应蛋白:有 2 项横断面研究探讨了身体活动和 C- 反应蛋白之间的关系[31,38]。1 项研究表明,每次时长不足 10 分钟和至少 10 分钟的身体活动累积对 C- 反应蛋白所产生的影响相似[31]。1 项研究表明,与每次时长至少 10 分钟的身体活动累积相比,每次时长不足 10 分钟的身体活动累积与较低的 C- 反应蛋白相关性更强[38]。

Framingham 心血管疾病风险评分:有 1 项横断面研究探讨了身体活动和 Framingham 心血管疾病风险评分之间的关系[36]。该研究表明,在清醒时间,每次时长在 1~5 分钟、6~10 分钟、11~15 分钟、20~120 分钟的身体活动累积与 Framingham 心血管疾病风险评分存在负相关的关系。

特定因素的证据

人口学特征和体重状况:在审查的文献中,包含了针对不同年龄、性别、人种 / 民族、社会经济状况以及体重状况人群进行的研究。然而,文献并没有提供具体的分析结果,比较不同身体活动时长之间的关系是否会受到上述人口统计学因素影响。

有关此证据的更多详细信息,请访问:https://health.gov/paguidelines/second-edition/report/supplementary-material.aspx

公众健康影响

《2008 美国人群身体活动指南》[2]中建议，身体活动每次时长至少 10 分钟身体活动累积可以影响多种健康相关结局。上述综述的证据也支持了这一观点，即每次时长至少 10 分钟的身体活动累积可改善多种健康结局。然而，进一步证据，多数来自横断面研究，表明每次时长不足 10 分钟的身体活动累积也与良好的健康相关结局有关。近期发表的一项研究采用专业设备对身体活动进行测量并以死亡率作为结局变量，虽然该研究由于发表时间较晚，本文未能对其进行回顾，但该研究证明，即便每次身体活动时长小于 5 分钟也能使死亡率降低[40]。该研究表明无论每次身体活动时间多长均有益于健康，这对公共卫生具有重要的意义，对那些不愿或每次不能持续进行至少 10 分钟身体活动的人群的意义尤其重大。因此，在对公众提出增进健康的建议时，应当强调将身体活动作为一项重要的生活方式，而无需对身体活动的时长进行规定。

问题 3. 高强度间歇训练（HIIT）与心血管代谢风险的降低之间有什么关系？

　　a）是否存在剂量 - 反应关系？如果是，这种关系曲线的形状是什么？
　　b）这种关系是否因年龄、性别、人种 / 民族、社会经济状况或体重状况而异？
证据来源：系统回顾和 / 或 Meta 分析

结论陈述

中等强度证据表明，高强度间歇训练可有效改善成人的胰岛素敏感性、血压和体成分。针对心血管疾病风险的因素，高强度间歇训练所能达到的改善效果，与持续中等强度有氧活动的效果类似，并且和健康的成人相比，此类改善效果在心血管疾病、糖尿病患病风险高的人群身上更为明显。**PAGAC 等级：中等**。

目前尚无足够的证据提示高强度间歇训练量与心血管疾病、糖尿病的几个危险因素之间是否存在剂量 - 反应关系。**PAGAC 等级：不确定**。

目前尚无足够的证据可以提示高强度间歇训练对心血管危险因素的影响是否会因年龄、性别、人种 / 民族、社会经济状况而异。**PAGAC 等级：不可认定**。

中等强度证据表明，高强度间歇训练对降低心血管风险的有效性会因体重状况而异。超重或肥胖的成人比正常体重的成人对高强度间歇训练对改善胰岛素敏感性、血压和体成分的影响更敏感。**PAGAC 等级：中等**。

证据回顾

2018 年顾问委员会对 2017 年 5 月前发表的证据进行了审查，主要包括现有的 3 篇系统回顾和 / 或 Meta 分析[41-43]，并在此基础上得出了结论。这些研究中的受试者包括男性和女性，年龄主要在 18 周岁及以上，暴露为高强度间歇训练（HIIT）。

根据本文的目的，我们采取了以下定义。HIIT 是一种采用短时间高强度无氧运动和较低强度有氧运动恢复交替进行的间歇训练方式。目前,针对无氧运动的时长、有氧恢复运动的时长以及两者之间的比率,尚没有统一的标准;对 HIIT 循环次数或运动训练总时长没有统一标准;对无氧运动的相对运动强度也没有统一的标准。

研究关注的结局指标为全死因死亡率、心血管疾病死亡率、心血管疾病及 2 型糖尿病发生率、心肺功能、心血管代谢疾病危险因素。由于缺少与死亡率和心血管代谢疾病发病率的信息,分委会主要对心血管代谢疾病危险因素(包括血压、空腹血脂和脂蛋白、空腹血糖和胰岛素、BMI)进行评估。

总体关系的证据

针对临床干预研究的系统综述和 / 或 Meta 分析结果均表明,HIIT 可有效改善不同体重和健康状况的成人的心肺功能(增加最大摄氧量)[41-43]。高强度间歇训练对胰岛素敏感性[42,43]、血压[41,43]和体成分[41-43]所产生的改善效果,更多发生在超重或肥胖人群(有或没有心血管疾病和糖尿病高风险),特别是当此类人群持续训练 12 周或更长时间以后。HIIT 对心血管代谢疾病风险所产生的改善效果与持续性中等强度有氧训练的效果类似[42]。在体重正常和低心血管代谢疾病风险的健康成人中,HIIT 对胰岛素敏感性、血压和体成分的影响通常并不明显,血脂和脂蛋白显然也不受 HIIT 的影响[41]。

Batacan 等[41]基于 65 项个体研究报告了研究结果,涉及 2 164 名受试者(其中 936 名受试者进行高强度间歇训练),受试者年龄基本在 18 周岁及以上。这篇 Meta 分析包括随机对照试验(RCTs)、非随机对照试验以及对确诊未患有(65 项研究中的 46 项)或患有(65 项研究中的 19 项)医疗状况的个体进行比较的研究。Batacan 等[41]将高强度间歇训练定义为"尽最大能力进行多组间歇运动,运动强度等于或大于 85% 最大摄氧量,或等于大于 85% 心率储备,或相对强度至少在 90% 最大心率以上的运动"。运动方式包括跑台跑步、骑单车、游泳。根据健身训练干预时长和受试者 BMI 等级,研究人员对 65 项研究进行了分类。在受试者体重正常(BMI18.5~24.9kg/m²)的分组中,短期(小于 12 周)和长期(大于 12 周)的 HIIT 干预可以提高最大摄氧量,但并不能持续或显著影响心血管代谢疾病危险因素的临床指标(收缩压和舒张压、总胆固醇、HDL、LDL、甘油三酯、空腹血糖和空腹胰岛素)。在超重(BMI25~29.9kg/m²)或肥胖(BMI≥30kg/m²)受试者的分组中,短期和长期的 HIIT 干预可以显著并持续地提高最大摄氧量,降低收缩压和减小腰围。长期 HIIT 干预还可以降低超重或肥胖人群的基础心率、舒张压和体脂百分数。

Jelleyman 等[42]对 50 项研究进行了 Meta 分析,涉及 2 033 名受试者(其中 1 383 名受试者进行 HIIT 训练),以评估 HIIT 干预对血糖控制和胰岛素抵抗指标的影响,并将结果和持续性训练组、没有训练对照组所产生的影响进行对比。其中既包括对照研究($N=36$,占 72%),也包括非对照研究($N=14$,占 28%)。HIIT 定义为"至少两次或两次以上高强度或更高强度的活动,穿插着较低强度活动或完全休息"。[42]受试者为 18 周岁及以上,并且 HIIT 干预时间在 2 周或 2 周以上。根据以下健康特征对受试者进行分组:健康程度(训练有素,娱乐活动活跃或静坐少动)、体重状况(超重或肥胖)、代谢综合征(代谢综合征或 2 型糖尿病)或其他慢性疾病,然后进行亚组分析。进行 HIIT 后,最大摄氧量在原有水平上每分钟增加了 0.30L($95\% CI$:0.25-0.35,$P<0.001$),该增量要大于不训练的对照组的增量[加

权平均差(WMD)=0.28L/min,95%CI:0.12-0.44,P=0.001]和持续训练组的增量[加权平均差(WMD)=0.16L/min,95%CI:0.07-0.25,P=0.001],虽然与后者差异较小,但也有统计学意义。进行 HIIT 后,体重在基准线的基础上减少了 0.7kg(95%CI:−1.19 至 −0.25,P=0.002)。与没有训练的对照组相比,HIIT 组降低了 1.3kg(95%CI:−1.90 至 −0.68,P<0.001)的体重;与持续训练组相比,体重降低的差异并不明显。与基线水平相比,HIIT 使空腹血糖降低了 0.13mmol/L(95%CI:−0.19 至 −0.07,P<0.001)。随着时间的推移,这个结果与没有训练的对照组及持续训练组结果没有统计学差异。亚组分析表明,对患有代谢综合征和 2 型糖尿病的人群而言,与没有训练的对照组相比,HIIT 组的空腹血糖降低了 0.92mmol/L(95%CI:−1.22 至 −0.63,P<0.001)。HIIT 组的空腹胰岛素在基线的基础上降低了 0.93μU/L(95%CI:−1.39 至 −0.48,P<0.001),但是与没有训练的对照组的结果没有差异。HIIT 组的胰岛素抵抗在基线的基础上有所降低(稳态模型胰岛素抵抗评分的变化为 −0.33;95%CI:−0.47 至 −0.18,P<0.001)。HIIT 组胰岛素抵抗性的下降程度(多种胰岛素抵抗模型综合得出结果)比没有训练的对照组(−0.49;95%CI:−0.87 至 −0.12)和持续训练组(−0.35;95%CI:−0.68 至 −0.02)更加显著。在 13 项研究中,以代谢综合征和 2 型糖尿病分组,进行 HIIT 后,HbA1c 并未在基线的基础上发生变化。亚组分析表明 HIIT 在基线的基础上将 HbA1c 降低了 0.25%(95%CI:−0.27 至 −0.23,P<0.001)。在所有研究中,HITA1c 随时间的反应(无变化)在 HIIT 组、对照组和持续训练组之间没有统计学差异。由于数据有限,基于健康(身体活动)状况或其他慢性疾病的亚组分析要么不显著,要么无法得出确切结论。

Kessler 等[43]对 24 项随机对照试验进行了定性系统综述,以评估 HIIT 干预对心血管代谢疾病危险因素所产生的影响。其中 14 项试验中采用持续中等强度训练作为对照组,另外 14 项研究则采用非运动对照组。受试者体重(正常、超重、肥胖)、健康状况[健康(17 项)、心血管疾病(5 项)、代谢综合征(1 项)、2 型糖尿病(1 项)]均不相同。干预时间从 2 周到 6 个月不等。研究人员将 HIIT 进一步分为两类:有氧间歇训练(19 项)和冲刺性间歇训练(5 项)。因为 Kessler 等[43]的综述分析中涉及的冲刺性间歇训练数据不足,因此根据小组委员会的评估目的,仅对有氧间歇训练的结果进行研究。与基线水平相比(即随时间产生的变化),有氧间歇训练提高最大摄氧量(14 项研究均得出此结论)、胰岛素敏感性(4 项研究均得出此结论),降低未摄入降压药的受试者的血压(5 项研究均得出此结论,干预时间≥12 周)。其他心脏代谢疾病风险指标不受有氧间歇训练的影响,包括空腹血糖、总胆固醇、高密度脂蛋白、低密度脂蛋白和甘油三酯。与体重、BMI、体脂百分比、腰围有关的研究结论各不相同,但对于超重或肥胖人群来说,持续 12 周及以上的有氧间歇训练产生的改善效果更加一致。总体而言,有氧间歇训练的效果和中等强度持续运动所产生的效果相似,但与中等强度持续运动相比,有氧间歇训练对最大摄氧量提升的效果更为明显。

剂量 - 反应关系:在委员会这 3 篇综述文章中[41-43],未提供来自 RCT 研究的关于 HIIT 持续时间与心脏代谢疾病危险因素变化之间的剂量 - 反应关系的研究结果。Batacan 等[41]运用元回归分析方法得出,较长时间的 HIIT 干预(β 系数 0.77;95%CI:0.35-1.18)和 BMI(β 系数 0.84;95%CI:0.29-1.38)可预测最大摄氧量,但对超重或肥胖人群,HIIT 总时间(分钟)(β 系数 0.000 2;95%CI:−0.001 7-0.002 1)无法预测最大耗氧量,干预时长、HIIT 总时间和 BMI 无法用来预测超重或肥胖人群收缩压和舒张压的改善情况。由于缺乏异质性检验，其他心血管疾病危险因素无法进行评估。就血糖控制指标，Jelleyman 等[42]（同样使用元回归分析方法）指出，HIIT 特征、间歇强度、每周高强度训练不能预测胰岛素抵抗、空腹血糖或 HbA1c 的改善情况（随时间）。

特定因素的证据

年龄、性别、人种 / 民族、社会经济状况：调查对象的年龄、性别、人种 / 民族、社会经济状况等信息有限且不一致，因此无法进行统计学评价。所以，我们无法就这些关系得出结论。

体重状况：在超重或肥胖人群中，HIIT 对某些心血管代谢疾病的危险因素的效果明显受到体重状况的影响，包括降低血压和体脂[41]、改善胰岛素敏感性[42,43]，但在体重正常的人群中不明显。

受试者安全性的证据

受试者的安全对于采用 HIIT 来降低成人心脏代谢疾病风险至关重要，特别是对于那些超重或肥胖、有心脏代谢疾病危险险因素被诊断为心血管疾病或 2 型糖尿病或其他慢性疾病的人更加如此。虽然分委会并未对此进行研究，但该问题与采用 HIIT 进行健康促进高度相关。Jelleyman 等[42]记录了他们进行 Meta 分析的 50 项研究里发生的不良反应事件，共有 17 项研究中报告了共计 19 件不良反应事件（34%），其中 18 件与训练中产生的骨骼肌损伤有关，这其中有 14 件发生在 HIIT 中。但是损伤情况均不严重，受试者也无需中断训练或退出试验。与不良事件的发生概率一致，在发生不良事件研究的 36 项（占 72%）研究中，受试者平均退出率为 10 ± 10 %。研究中并未提及或讨论发生不良事件的受试者的健康和疾病特征。

有关此证据的更多详细信息，请访问 *https://health.gov/paguidelines/second-edition/report/supplementary-material.aspx*

公众健康影响

分委会已有中等强度证据表明，HIIT 可有效改善成人的胰岛素敏感性、血压、体成分。上述效果与持续中等强度有氧运动可产生的效果相似，并且更可能发生在超重和肥胖的成人中。

未来研究的方向

问题 1：每日步数；问题 2：持续时长

1. 在开展前瞻性试验或随机对照试验的同时，开展纵向研究，探讨下列因素之间的剂量 - 反应关系：

a）每日步数和健康结局之间的关系；

b）每次不足 10 分钟的身体活动累积能否改善健康结局。

依据：这些信息对使用每日步数作为度量方法以制定身体活动的目标活动量非常关键，

并对确定每日步数以预测日后的疾病发生情况尤为重要。本综述研究中,仅有 1 项随机对照试验被认可,且该试验并未研究每日步数不同所产生的效果是否不同。

本综述中,大部分研究采用横断面设计,支持每次不足 10 分钟的身体活动累积也能产生健康效益,但是没有随机试验研究支持这一发现。如果采用随机试验进行研究,则可在此简单关联的基础上深究背后的因果关系。

2. 在前瞻性研究和随机对照研究中采用不同测量方法,以研究下列问题:

a) 步行速度和持续行走时长是否会影响每日步数和疾病结局之间的关系;

b) 不同时长的身体活动是否对健康结局有不同的影响。

依据:本综述中均使用了简单计步器对步数进行累积统计,不能反映每日步行的模式及强度。如果采用其他测量方法收集此类数据,则能针对身体活动总量给出更好的建议。基于综述的研究,受到身体活动测量手段限制,没有随机试验对每次不足 10 分钟的身体活动累积进行研究,只有 2 项前瞻性试验对此进行了研究。这种结果是由于随机和前瞻性研究中身体活动评估方法所造成的,因此,后续试验中需要采用多种身体活动评估手段获得这些数据,并能用于分析。

问题 3. 高强度间歇训练

开展进行长期的随机对照试验,从而评估高强度间歇训练的依从性以及在生理、形态、心血管代谢健康结局方面的作用效果,并与其他形式的身体活动项目进行对比。此类研究可以解答剂量 - 反应关系,持续时间至少 6 个月以上。这些随机试验应包括超重、肥胖和 / 或心血管疾病、2 型糖尿病患病风险较高的人群。试验需对因高强度间歇训练导致的肌肉骨骼损伤等不良事件进行系统研究,并和其他形式的健身锻炼进行比较,且研究对象应包括健康、疾病状况各不相同的人群。

依据:大多数高强度间歇训练干预时间少于 12 周,这个时间不足以来评估某些生理,形态和心脏代谢健康结局的临床重要变化的程度和可持续性。目前,我们尚不清楚受试者是否愿意或者是否能够坚持长期进行高强度间歇训练。后续研究需以严谨的设计纳入超重、肥胖和 / 或心血管疾病、2 型糖尿病患病风险较高的人群,从而让健康促进专业人士、政策制定者能够为更大的人群来推荐高强度间歇训练,改善美国成人健康状况。目前,由于可获得的数据有限,部分原因是报告不良事件的研究比例较低,因此对具有不同健康和疾病特征的成人进行高强度间歇训练的安全性评估受到一定的影响。

参考文献

1. Physical Activity Guidelines Advisory Committee. *Physical Activity Guidelines Advisory Committee Report*, 2008. Washington, DC: U.S. Department of Health and Human Services; 2008.

2. U.S. Department of Health and Human Services. *2008 Physical Activity Guidelines for Americans*. Washington, DC: U.S. Department of Healthand Human Services; 2008.

3. LaMonte MJ, Lewis CE, Buchner DM, et al. Both light intensity and moderate-to-vigorous physical activity measured by accelerometry are favorably associated with cardiometabolic risk factors in older women: the Objective Physical Activity and Cardiovascular Health (OPACH) Study. *JAm Heart Assoc.* 2017; 6 (10). pii: e007064. doi: 10.1161/JAHA.117.007064.

4. Pate RR, Pratt M, Blair SN, et al. Physical activity and publichealth: arecommendation from the Centers for Disease Control and Prevention and the American College of Sports Medicine. *JAMA.* 1995; 273 (5): 402-407.

5. Yates T, Henson J, Khunti K, et al. Effect of physical activity measurement type on the association between walking activity and glucose regulation in a high-risk population recruited from primary care. *Int J Epidemiol.* 2013; 42 (2): 533-540. doi: 10.1093/ije/dyt015.

6. Johnson ST, Eurich DT, Lytvyak E, et al. Walking and type 2 diabetes risk using CANRISK scores among older adults. *Appl Physiol Nutr Metab.* 2017; 42 (1): 33-38. doi: 10.1139/apnm-2016-0267.

7. Newton RL Jr, Han H, Johnson WD, et al. Steps/day and metabolic syndrome in African American adults: the Jackson Heart Study. *PrevMed.* 2013; 57 (6): 855-859. doi: 10.1016/j.ypmed.2013.09.018.

8. Colpani V, Oppermann K, Spritzer PM. Association between habitual physical activity and lower cardiovascular risk in premenopausal, perimenopausal, and postmenopausal women: a population-based study. *Menopause.* 2013; 20 (5): 525-531. doi: 10.1097/GME.0b013e318271b388.

9. Huffman KM, Sun JL, Thomas L, et al. Impact of baseline physical activity and diet behavior on metabolic syndrome in a pharmaceutical trial: results from NAVIGATOR. *Metabolism.* 2014; 63 (4): 554-561. doi: 10.1016/j.metabol.2014.01.002.

10. Ponsonby AL, Sun C, Ukoumunne OC, et al. Objectively measured physical activity and the subsequent risk of incident dysglycemia: the Australian Diabetes, Obesity and Lifestyle Study (AusDiab). *Diabetes Care.* 2011; 34 (7): 1497-1502. doi: 10.2337/dc10-2386.

11. Yates T, Haffner SM, Schulte PJ, et al. Association between change in daily ambulatory activity and cardiovascular events in people with impaired glucose tolerance (NAVIGATOR trial): a cohort analysis. *Lancet.* 2014; 383 (9922): 1059-1066. doi: 10.1016/S0140-6736 (13) 62061-9.

12. Yates T, Davies MJ, Haffner SM, et al. Physical activity as a determinant of fasting and 2-hpost-challenge glucose: a prospective cohort analysis of the NAVIGATOR trial. *Diabet Med.* 2015; 32 (8): 1090-1096. doi: 10.1111/dme.12762.

13. Herzig KH, Ahola R, Leppäluoto J, Jokelainen J, Jämsä T, Keinänen-Kiukaanniemi S. Light physical activity determined by a motion sensor decreases insulin resistance, improves lipid homeostasis and reduces visceral fat in high-risk subjects: PreDiabEx study RCT. *IntJ Obes (Lond).* 2014; 38 (8): 1089-1096. doi: 10.1038/ijo.2013.224.

14. U.S. Departmentof Health and Human Services. *Physical Activity and Health: A Report of the Surgeon General.* Atlanta, GA: U.S. Department of Health and Human Services, Centers for Disease Control and Prevention, National Center for Chronic Disease Prevention and Health Promotion; 1996.

15. Alizadeh Z, Kordi R, Rostami M, Mansournia MA, Hosseinzadeh-Attar SMJ, FallahJ. Comparison between the effects of continuous and intermittent aerobic exercise on weight loss and body fat percentage in overweight and

obese women：a randomized controlled trial. *Int J Prev Med*. 2013；4（8）：881-888.

16. Asikainen TM，Miilunpalo S，Kukkonen-Harjula K，et al. Walking trials in postmenopausal women：effect of low doses of exercise and exercise fractionization on coronary risk factors. *Scand J Med Sci Sports*. 2003；13（5）：284-292.

17. Asikainen TM，Miilunpalo S，Oja P，et al. Walking trials in postmenopausal women：effect of one vs two daily bouts on aerobic fitness. *Scand J Med Sci Sports*. 2002；12（2）：99-105.

18. Ayabe M，Kumahara H，Morimura K，Sakane N，Ishii K，Tanaka H. Accumulation of short bouts of non-exercisedaily physical activity is associated with lower visceral fat in Japanese female adults. *Int J Sports Med*. 2013；34（1）：62-67. doi：10.1055/s-0032-1314814.

19. Ayabe M，Kumahara H，Morimura K，Ishii K，Sakane N，Tanaka H. Very short bouts of non-exercise physical activity associated with metabolic syndrome under free-living conditions in Japanese female adults. *Eur J Appl Physiol*. 2012；112（10）：3525-3532. doi：10.1007/s00421-012-2342-8.

20. Cameron N，Godino J，Nichols JF，Wing D，Hill L，Patrick K. Associations between physical activity and BMI，body fatness，and visceral adiposity in overweight or obese Latino and non-Latino adults. *Int J Obes（Lond）*. 2017；41（6）：873-877. doi：10.1038/ijo.2017.49.

21. Clarke J，Janssen I. Sporadic and bouted physical activity and the metabolic syndrome in adults. *Med Sci Sports Exerc*. 2014；46（1）：76-83. doi：10.1249/MSS.0b013e31829f83a0.

22. Di Blasio A，Bucci I，Ripari P，et al. Lifestyle and high density lipoprotein cholesterol in postmenopause. *Climacteric*. 2014；17（1）：37-47. doi：10.3109/13697137.2012.758700.

23. Donnelly JE，Jacobsen DJ，Heelan KS，Seip R，Smith S. The effects of 18 months of intermittent vs continuous exercise on aerobic capacity，body weight and composition，and metabolic fitness in previously sedentary，moderately obese females. *Int J Obes Relat Metab Dis*. 2000；4（5）：566-572.

24. Eguchi M，Ohta M，Yamato H. The effects of single long and accumulated short bouts of exercise on cardiovascular risks in male Japanese workers：a randomized controlled study. *Ind Health*. 2013；51（6）：563-571.

25. Fan JX，Brown BB，Hanson H，Kowaleski-Jones L，Smith KR，Zick CD. Moderate to vigorous physical activity and weight outcomes：does every minute count？ *Am J Health Promot*. 2013；28（1）：41-49. doi：10.4278/ajhp.120606-QUAL-286.

26. Gay JL，Buchner DM，Schmidt MD. Dose-response association of physical activity with HbA1c：intensity and bout length. *Prev Med*. 2016；86：58-63. doi：10.1016/j.ypmed.2016.01.008.

27. Glazer NL，Lyass A，Esliger DW，et al. Sustained and shorter bouts of physical activity are related to cardiovascular health. *Med Sci Sports Exerc*. 2013；45（1）：109-115. doi：10.1249/MSS.0b013e31826beae5.

28. Jakicic JM，Winters C，Lang W，Wing RR. Effects of intermittent exercise and use of home exercise equipment on adherence，weight loss，and fitness in overweight women：a randomized trial. *JAMA*. 1999；282（16）：1554-1560.

29. JakicicJM，Wing RR，Butler BA，Robertson RJ. Prescribing exercise in multiple short bouts versus one continuous bout：effects on adherence，cardiorespiratory fitness，and weight loss in overweight women. *Int J Obes Relat Metab Disord*. 1995；19（12）：893-901.

30. Jefferis BJ, Parsons TJ, Sartini C, et al. Does duration of physical activity bouts matter for adiposity and metabolic syndrome? A cross-sectional study of older British men. *Int J Behav Nutr Phys Act*. 2016;13:36. doi:10.1186/s12966-016-0361-2.

31. Loprinzi PD, Cardinal BJ. Association between biologic outcomes and objectively measured physical activity accumulated in>/=10-minute bouts and<10-minute bouts. *Am J Health Promot*. 2013;27(3):143-151. doi:10.4278/ajhp.110916-QUAN-348.

32. Murtagh EM, Boreham CA, Nevill A, Hare LG, Murphy MH. The effects of 60 minutes of brisk walking per week, accumulated in two different patterns, on cardiovascular risk. *Prev Med*. 2005;41(1):92-97. doi:10.1016/j.ypmed.2004.10.008.

33. Quinn TJ, Klooster JR, Kenefick RW. Two short, daily activity bouts vs. *one long bout: are health and fitness improvements similar over twelve and twenty-four weeks? J Strength Cond Res*. 2006;20(1):130-135. doi:10.1519/R-16394.1.

34. Schmidt WD, Biwer CJ, Kalscheuer LK. Effects of long versus short bout exercise on fitness and weight loss in overweight females. *J Am Coll Nutr*. 2001;20(5):494-501.

35. Strath SJ, Holleman RG, Ronis DL, Swartz AM, Richardson CR. Objective physical activity accumulation in bouts and nonbouts and relation to markers of obesity in U.S. adults. *Prev Chronic Dis*. 2008;5(4):A131.

36. Vasankari V, Husu P, Vaha-Ypya H, et al. Association of objectively measured sedentary behaviour and physical activity with cardiovascular disease risk. *Eur J Prev Cardiol*. 2017;24(12):1311-1318. doi:10.1177/2047487317711048.

37. White DK, Gabriel KP, Kim Y, Lewis CE, Sternfeld B. Do short spurts of physical activity benefit cardiovascular health? The CARDIA Study. *Med Science Sports Exerc*. 2015;47(11):2353-2358. doi:10.1249/MSS.0000000000000662.

38. Wolff-Hughes DL, Fitzhugh EC, Bassett DR, Churilla JR. Total activity counts and bouted minutes of moderate-to-vigorous physical activity: relationships with cardiometabolic biomarkers using 2003-2006 NHANES. *J Phys Act Health*. 2015;12(5):694-700. doi:10.1123/jpah.2013-0463.

39. Woolf-May K, Kearney EM, Owen A, Jones DW, Davison RC, Bird SR. The efficacy of accumulated short bouts versus single daily bouts of brisk walking in improving aerobic fitness and blood lipid profiles. *Health Educ Res*. 1999;14(6):803-815.

40. Saint-Maurice PF, Troiano RP, Matthews CE, Kraus WE. Moderate-to-vigorous intensity physical activity and all-cause mortality: do bouts matter? *J Am Heart Assoc*. In press.

41. Batacan RB Jr, Duncan MJ, Dalbo VJ, Tucker PS, Fenning AS. Effects of high-intensity interval training on cardiometabolic health: a systematic review and meta-analysis of intervention studies. *Br J Sports Med*. 2017;51(6):494-503. doi:10.1136/bjsports-2015-095841.

42. Jelleyman C, Yates T, O'Donovan G, et al. The effects of high-intensity interval training on glucose regulation and insulin resistance: ameta-analysis. *Obes Rev*. 2015;16(11):942-961. doi:10.1111/obr.12317.

43. Kessler HS, Sisson SB, Short KR. The potential for high-intensity interval training to reduce cardiometabolic diseaserisk. *Sports Med*. 2012;42(6):489-509. doi:10.2165/11630910-000000000-00000.

F部分 第2章 静态行为

目录

前言

    总体来说,静态行为是指清醒状态下,在静坐、斜靠、平躺时发生的能量消耗≤1.5MET的所有行为[1]。以往多数身体活动相关研究主要聚焦于较高强度(例如中等强度-高强度)身体活动和健康结局之间的关系。但是,静态行为作为一项公共卫生问题已受到了更多的关注。因为:①它和健康结局之间有负向关系;②在美国人群中,静态行为是一种高度广泛存在的行为。美国《国家健康与营养调查》利用加速度测量技术收集的数据显示儿童和成人大约每天有7.7小时(占1天监测时间的55%)是静态行为[2]。因此,静态行为对人群健康造成的影响是巨大的。

    考虑到多数关于静态行为和健康关系的科学证据是在2008年后发表的,美国2008身体活动指南顾问委员会当时未能系统地评估静态行为对健康结局的影响。从那以后,大量的研究出现,2018身体活动咨询指南委员会决定系统回顾这些文献来评估静态行为对健康结局造成的影响。

    静态行为小组委员会定义静态行为要包括自报的静坐(休闲时间、职业性、总的)、看电视或视屏时间和通过客观的、依靠设备(加速度测量技术或者测斜技术)客观评估的数据。

    这个小组委员会整理了静态行为和主要死因的关系,还评估了除常见慢性疾病的发病率(包括 2 型糖尿病、心血管疾病和癌症)外,静态行为与体重的关系。除了 1 天或 1 周中静态行为总时间和健康结局的关系,了解不同的静态行为模式(包括多次和运动间隔)与健康结局的关系也是很有意义的。一次静态行为可以定义为一段连续的静态时间,而一个间隔则定义为两次静态行为之间的非静态过程[1]。多次静态行为和间隔与健康结局的潜在关系也会在本章讨论。

科学回顾

待解决问题总览

本章讨论了 5 个主要问题:

1. 静态行为与全死因死亡率有什么关系?
2. 静态行为与心血管疾病死亡有什么关系?
3. 静态行为与癌症死亡有什么关系?
4. 静态行为与①2 型糖尿病,②体重,③心血管疾病,④癌症分别有什么关系?
5. 中等强度、高强度身体活动对全死因死亡率的作用大小会随着静态行为总量的改变而改变吗?

问题 1~4 中每个问题还包含以下子问题:

a) 是否存在剂量 - 反应关系? 如果是,这种关系具体是什么样的?
b) 这种关系是否因年龄、性别、人种 / 民族、社会经济状况和体重而变?
c) 这种关系是否与低强度、中等或高强度的身体活动总量无关?
d) 是否有证据显示静态行为的次数和间隔都是重要影响因素?

回答问题时涉及的数据来源和具体过程

回答问题 1、2、3 时使用的是一个单独的文献检索策略。最后得到的证据体系用来回答这些问题或其分支子问题。检索的数据库有 Pubmed、Cochrane 和 CINAHL。问题 1、2、3 的系统文献检索过程共分为 3 步。第一步包括检索现有能解决问题的系统综述和 Meta 分析。第二步包括能为解决这些问题提供证据的、回顾系统综述和 Meta 分析中涉及的原始研究文献,尤其是与剂量 - 反应关系以及这种关系随着年龄、性别、人种 / 民族、社会经济状况和体重变化的分支小问题。第二步的系统综述和 Meta 分析中涉及的原始研究文献不被纳入参考文献列表中。第三步包括重新检索上述系统综述和 Meta 分析发表后的更新的原始研究。

解决问题 4 时使用的系统文献检索方法共分两步。检索的数据库有 Pubmed、Cochrane 和 CINAHL。第一步包括检索现有能解决问题的系统综述和 Meta 分析。第二步包括重新检索上述系统综述和 Meta 分析发表后的更新的原始研究。

解决问题 5 时使用来自问题 1 得到的证据库。

问题 1. 静态行为与全死因死亡率有什么关系？

a）是否存在剂量 - 反应关系？如果是，这种关系曲线具体是什么样的？

b）这种关系是因年龄、性别、人种 / 民族、社会经济状况和体重而变？

c）这种关系是否与低强度、中等或高强度的身体活动总量无关？

d）是否有证据显示静态行为的回合和间歇都是重要的因素？

证据来源：系统综述、Meta 分析、原始研究文献

总结观点

强证据表明越长静态行为时间和较高的全死因死亡率之间存在显著关联。**PAGAC 等级：强**

强证据表明静态行为与全死因死亡率之间存在一种直接的、呈曲线的剂量 - 反应关系，具体表现为随着静态行为的增加，曲线上升的斜率增加。**PAGAC 等级：强**

有限的证据显示静态行为与全死因死亡率的关系不会因年龄、性别、种族或体重而变。**PAGAC 等级：有限**

目前可获得的证据还不足以表明静态行为与全死因死亡率的关系是否会因社会经济状况而变化。**PAGAC 等级：不确定**

强证据表明静态行为与全死因死亡率的关系会随着中等强度、高强度身体活动总量的变化而变化。**PAGAC 等级：强**

目前可获得的证据还不足以证明静态行为的次数和间隔是否是影响静态行为与全死因死亡率关系的重要因素。**PAGAC 等级：不确定**

证据回顾

证据来源包括：① 2000 年 1 月到 2016 年 12 月 5 日期间发表的系统综述和 Meta 分析；②系统综述和 Meta 分析中纳入的相关原始研究文章；③ 2014 年 1 月到 2017 年 1 月 30 日期间发表的原始研究文章。

通过检索，共得到 201 篇系统综述或 Meta 分析。经两名分委会成员对文章题目检索后，共有 48 篇文章被认为有潜在的相关性。再经两名分委会成员继续进行摘要审查，认为其中的 16 篇文章有潜在的相关性，进一步获取全文。由两名分委会成员阅读这些文献全文，最终筛选出 9 篇系统综述和 Meta 分析与问题 1 有关（附表 S-F2-1）。这 9 篇综述包含了将死亡率作为研究结局的 25 篇原始研究文章。排除掉一项关于乳腺癌幸存者的研究[3]、一项包含职业性静坐以及将静坐和身体活动都纳入身体活动的研究[4]、一项只列出了静坐时间变化的研究[5]、两项只描述了基线特征的队列研究[6,7]，分委会最后得到 20 篇原始研究与问题 1 有关（附表 S-F2-2）。

对最近的文章进行检索，共得到 1 214 篇原始研究文章，组织两名分委会成员随后对文章题目筛检。通过对题目筛检，共有 62 篇文章被认为有潜在的相关性，组织两名分委会成员继续进行摘要筛检。其中的 38 篇文章被认为有潜在的相关性，进一步获取全文。组织两

名分委会成员阅读这些文献全文,最终筛检出 30 篇原始研究文献与问题 1 有关。需要注意的是,检索原始研究获取的文章中有 3 篇[8-10]与系统综述和 Meta 分析中纳入的原始研究文章重复,它们只会出现在附表 S-F2-2 中。附表 S-F2-3 列出了 27 项与问题 1 相关的最近的原始研究。

总体关系的证据

9 篇系统综述和 Meta 分析[11-19]共纳入了 20 项原始研究,讨论了静态行为与全死因死亡率的关系,并提供了强证据表明有显著关联。与全死因死亡率有关的综述中包含的研究为 3~16 项不等。参考文献中,越新的综述包含的原始研究数量越多。Biswas 等[18]的 Meta 分析对 14 项前瞻性的队列研究进行了分析,结果发现静态行为与全死因死亡率关系的风险比为 1.22(95%*CI*:1.09-1.41)。在这些已有研究中,有一些在美国被广泛使用的、基于人群的队列研究,这些研究结果的趋势和效应大小一致。

根据对最近原始研究文章的回顾,10 项研究中 9 项发现自报的静坐总体时间或休闲静坐时间与全死因死亡率存在显著关联,5 项关于看电视或视屏时间研究中的 3 项发现看电视时间或视屏时间与全死因死亡率存在一种明显的关系,有 2 项研究没有发现职业性静坐时间与全死因死亡率存在明显的关系。

13 项研究报告基于设备的、客观测量的静态行为(使用加速度测量技术)与全死因死亡率有关。其中,11 项研究基于国家健康和营养调查(NHANES)的调查数据。虽然分析策略不同,13 项研究中的 10 项(一项研究对象只为男性)报告了静态行为时间与全死因死亡率有关(11 项 NHANES 研究中的 8 项)。在 NHANES 纳入的未发现关联的 3 项研究中,一项按照视敏度分层[20],一项将静态时间以中位数为界分为两组,比较两组的风险[21],第三项根据静态时间的四分位数分组,比较四组的风险[22]。显示静态行为与死亡率存在关系的 8 项 NHANES 中的研究使用的分析策略有所不同,包括按静态时间的四分位数分组后对各组相互比较[23],按静态时间的中位数为界分组后两组比较[24],将静态时间看作连续型变量分析[25,26],将静态时间潜类别分析[27],以及等时间替代分析[28-30]。

考虑到每天 24 小时的时间限制,花费在生活中不同方面的时间,例如睡眠、静态行为、低强度/中等/高强度的身体活动与健康结局如死亡率的关系引起了大家的兴趣。为此,一些研究采用等时间替代分析的方法构建了模型,在模型中,他们讨论了将静态行为的时间用来做其他行为如站立、低强度身体活动、中等强度-高强度身体活动或者锻炼[28-33]所带来的效应。结果同样表明,当静态行为被较高强度的身体活动取代时,死亡风险降低。在静态行为替换为相同时间的低强度身体活动模型中,也出现了死亡风险降低,在替换为相同时间的中等或高强度的身体活动的模型中,死亡风险降低更多。因为这些模型是基于"等时间"的,所以并不能确定这种预期健康益处是来源于每秒更高的身体活动强度还是更多的能量消耗。

剂量-反应关系:强证据还表明静态行为与全死因死亡率存在一种剂量-反应关系。有两篇 Meta 分析为日常静坐[15]或看电视[17]与全因死亡的剂量-反应关系提供了证据。Chau 等[15]发现在每天总体静坐时间为 0~3 小时、3~7 小时、7 小时以上 3 个阶段,相对来说,静坐时间每增加 1 小时,拟合最好的样条模型的 *HR* 为 1.00(95%*CI*:0.98-1.03)、1.02(95%*CI*:

0.99-1.05)、1.05（95%CI:1.02-1.08）。因此,这个剂量 - 反应关系曲线是弯曲的,这种关系曲线的斜率在每天静坐时间超过 7 小时后增加。与此相似,Sun 等[17] 报告在一条关系曲线中,看电视时间与全死因死亡风险明显相关,直接形状开始呈稳定增长,随着暴露的增加逐渐出现快速增长（$P_{非线性}$=0.001）[17]。

在系统综述和 Meta 分析以及近期研究纳入的 47 项原始研究中,29 项分析了剂量 - 反应关系是否存在,24 项研究发现存在显著的剂量 - 反应关系。图 F2-1 呈现了至少将 3 种剂量的静态行为作为暴露变量的自报的静坐(图 A)和看电视(图 B)研究的剂量 - 反应曲线。这些结果大致反应了两篇 Meta 分析中"静态行为越多,风险越高"的曲线关系结论[15,17]。

特定因素的证据

人口学特征和体重:有限的证据表明静态行为与死亡率的关系不会随着年龄、性别、人种 / 民族或体重状况的改变而改变。目前可获得的证据还不足以确定静态行为与死亡率的关系是否因社会经济状况而变。总的来说,研究表明年龄[35,36,44,49,50]、性别[31,35,44,49]或体重[35,36,44,49]不会引起显著的效应改变,只是出现不同的水平的改变,并且对于年龄[28,38,39,41,49]、性别[28,34,37,39,41,49]、人种 / 民族[37,38,41,51]和体重[28,34,35,38,39,41,49],分层分析后,总体也呈现出相似的结果。总的来说,关于不同水平的社会经济状况对两者观测到的关系影响的证据还不足。

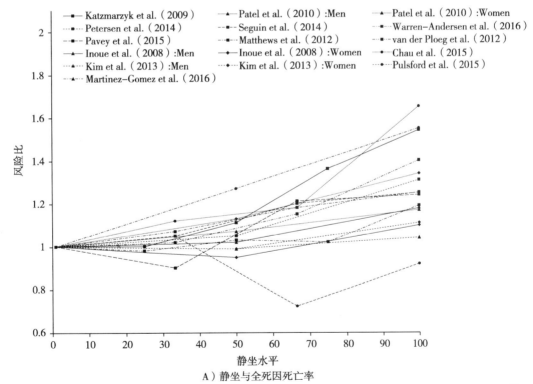

A) 静坐与全死因死亡率

注:该图显示将静坐时间最低组视为对照组(X 轴上赋值为 0),最高组在 X 轴上赋值为 100 时,各个静坐组的 HR 值。研究对静坐时间的原始分组 (三等分、四等分、五等分等) 赋值为 0 到 100,例如一项三等分的研究,赋值分别为 0、50、100

来源:根据 Katzmarzyk 等,2009[34],Patel 等,2010[35],Petersen 等,2014[10],Seguin 等,2014[36],Warren Andersen 等,2016[37],Pavey 等,2015[9],Matthews 等,2012[38],van de Ploeg 等,2012[39],Inoue 等,2008[40],Chau 等,2015[8],Kim 等,2013[41],Pulsford 等,2015[42],和 Martinez-Gomez 等,2016.[43] 的结果绘制

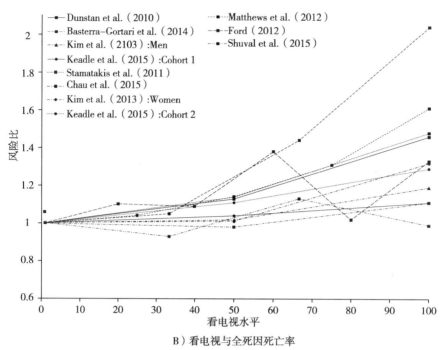

注意:该图显示将看电视时间最低组视为对照组最低组在 X 轴上赋值为 0,最高组在 X 轴上赋值为 100 时,各个看电视时间组的 HR 值。研究中对看电视时间的原始分组(三等分、四等分、五等分等)赋值为 0 到 100,例如一项三等分的研究,赋值分别为 0、50、100

来　源:根据 Dunstan 等,2010 [44],Stamatakis 等,2011 [32],Matthews 等,2012 [38],Basterra-Gortari 等,2014 [45],Chau 等,2015 [8],Ford,2012 [46],Kim 等,2013 [41],Shuval 等,2015 [47],和 Keadle 等,2015 [48],的结果绘制

图 F2-1　静态行为和全死因死亡率之间的剂量 - 反应关系曲线

现有证据表明静态行为与全死因死亡率之间观测到的关系适用于美国成年人群。

身体活动总量:强证据表明静态行为与全死因死亡率的关系因中等强度 - 高强度身体活动总量而变。静态行为对全死因死亡率的影响在低水平身体活动总量的人群中更强。例如在 Biswas 等 [18] 的一篇 Meta 分析中,高水平身体活动总量的人群发生死亡的风险是 1.16(95%CI:0.84-1.56),而低水平身体活动总量的人群发生死亡的风险是 1.46(95%CI:1.22-1.75)。Ekelund 等 [19] 的一项协调 Meta 分析纳入了 100 多万成人数据,该研究显示中等强度、高强度身体活动总量越多,越能减弱静态行为与死亡率之间的关联(图 F2-2),在自报每天至少参加 60~75 分钟的中等强度 - 高强度身体活动的人群中,没有发现自报的静坐行为和死亡之间存在显著关联。虽然高水平身体活动总量不能完全减弱视屏与死亡率的关系,但视屏时间与死亡之间也出现了与前面类似的关系。目前可获得的证据还不足以确定静态行为与死亡率的关系是否因低强度或高强度活动水平而变。

次数和间隔:目前可获得的证据还不足以确定静态行为的次数和间隔是否为影响静态行为与全死因死亡率关系的重要因素。只有一项研究在对暴露的定义中提到了静态行为的次数。使用 NHANES 中通过加速度测量仪测量的数据,Evenson 等 [27] 将静态的一次定义为 30 分钟或更长时间,其中至少有 80% 的时间保持在每分钟少于 100 步的状态,允许每次连续超出上述阈值的时间不超过 5 分钟。根据潜在类别分析,与每天静态次数持续时间占

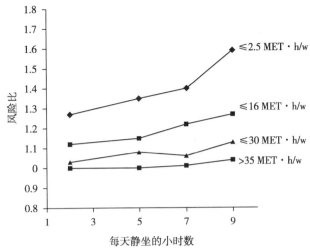

图 F2-2　静坐时间和全死因死亡率的关系（按照中等强度 - 高强度身体活动总量分层）

来源：根据 Ekelund 等 [19]，2016 的结果绘制

比较低的组相比，静态次数持续时间占比最高的组发生死亡的风险更高（风险比 *HR*=2.10；95%*CI*：1.11-3.97）。但是，这些结果还需要进一步研究来验证。目前没有关于静态行为的间隔与全死因死亡率关系的研究。因此，针对此问题还没有评定证据等级。

有关这部分证据更多的细节，请见附表 S-F2-1、S-F2-2 和 S-F2-3，以及网址 https://health.gov/paguidelines/second-edition/report/supplementary-material.aspx for the Evidence Portfolio。

问题 2. 静态行为与心血管疾病死亡有什么关系？

a）是否存在剂量 - 反应关系？如果是，这种关系曲线的形状具体是什么样的？

b）这种关系是否因年龄、性别、人种 / 民族、社会经济状况和体重状况而变？

c）这种关系是否与低强度、中等强度或高强度的身体活动总量无关？

d）是否有证据显示静态行为的次数和间隔都是重要的因素？

证据来源：系统综述、Meta 分析、原始研究文献

总结观点

强证据表明静态行为时间越长，心血管疾病死亡率越高，二者之间存在一种显著的关系。PAGAC 等级：强

强证据表明静态行为和心血管疾病死亡之间存在一种直接的、正向的剂量 - 反应关系。PAGAC 等级：强

有限的证据显示静态行为与心血管疾病死亡的关系不会因年龄、性别、人种 / 民族或体重而变。PAGAC 等级：有限

目前可获得的证据还不足以证明静态行为与心血管疾病死亡的关系因社会经济状况而变。PAGAC 等级：不确定

中等强度证据表明静态行为与心血管疾病死亡的关系因中等强度、高强度身体活动总量而变。**PAGAC 等级:中等**

目前可获得的证据还不足以证明静态行为的回合和间歇是影响静态行为与心血管疾病死亡关系的重要因素。**PAGAC 等级:不确定**

证据回顾

证据来源包括:① 2000 年 1 月到 2016 年 12 月 5 日期间发表的系统综述和 Meta 分析;②系统综述和 Meta 分析中纳入的原始研究文章;③ 2014 年 1 月到 2017 年 1 月 30 日期间发表的原始研究文章。

通过检索,共得到 201 篇系统综述或 Meta 分析。随后组织两名分委会成员对文章题目审查,确定了共有 48 篇文章被认为有潜在的相关性,组织两名分委会成员继续进行摘要审查。其中的 16 篇文章被认为有潜在的相关性,进一步获取全文。组织两名分委会成员阅读这些文献全文,最终筛选出有 5 篇系统综述和 Meta 分析与问题 2 有关(附表 S-F2-4)。这 5 篇系统综述包含了将心血管疾病死亡作为研究终点的 12 篇原始研究文章。在排除掉一项只描述基线的队列研究[7]后,最后得到 11 篇原始研究与问题 2 有关(附表 S-F2-5)。

对最近文章进行检索,共得到 1 214 篇原始研究文章,组织两名分委会成员随后对文章题目筛检。通过对题目筛检,共有 62 篇文章被认为有潜在的相关性,组织两名分委会成员继续进行摘要筛检。其中的 38 篇文章被认为有潜在的相关性,进一步获取全文。组织两名分委会成员阅读这些文献全文,最终筛检出 7 篇原始研究文献与问题 2 有关。

总体关系的证据

共有纳入 11 篇原始研究的 5 篇系统综述和 Meta 分析讨论了静态行为与心血管疾病死亡的关系,它们为证明静态行为与心血管疾病死亡之间存在有意义的关系提供了强证据。Biswas 等[18]的一篇 Meta 分析纳入了 7 项前瞻性队列研究,得出静态行为与心血管疾病死亡关系的风险比是 $1.15(95\%CI:1.11\text{-}1.20)$。另外,Wilmot 等[14]的一篇 Meta 分析中静态行为与心血管疾病死亡关系的相对危险度(RR)为 $1.90(95\%CI:1.36\text{-}2.66)$。这两篇 Meta 分析都发现了有统计学意义的总体风险估计值。但是,这种效应的大小差别很大。其主要原因包括原始研究被纳入到综述中时筛选标准、暴露种类和静态行为类型存在差异。通过筛选系统综述和 Meta 分析($N=11$)以及检索近期文献($N=7$)共获得 18 篇原始研究。有 9 项研究报告了与静坐或静态总时间的关系,8 项研究报告了与看电视或视屏时间的关系,3 项研究使用基于设备的方式测量静态时间(加速度测量术或臂带)。18 项研究中共有 13 项发现了静态时间与心血管疾病死亡之间存在一种有意义的正相关关系。这些研究包含了多个能广泛代表美国人群的队列研究,并且这些研究的结果在效应的方向和大小上均一致。

剂量 - 反应关系:强证据还表明静态行为与心血管疾病死亡之间存在剂量 - 反应关系。17 项原始研究探讨了这种剂量 - 反应关系,10 项研究发现两者存在显著关联。除了一项关于日本成人看电视时间的研究[52],那些没有发现明显剂量 - 反应关系的研究的样本量都比较小($N<10\ 000$)[22,28,46,50,53,54]。Ekelund 等[19]对 11 项前瞻性队列研究进行了合并分析,结果表

明静态行为、中等强度 - 高强度身体活动与心血管疾病死亡的关系同与全因死亡的关系相似。图 F2-3 展示了按照中等强度、高强度身体活动总量分层后，静态行为与心血管疾病死亡之间的剂量 - 反应关系[19]。

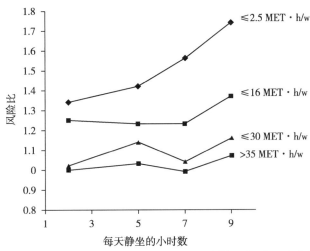

图 F2-3　静坐时间与心血管疾病死亡率的关系（按照中等强度、高强度身体活动量分层）
来源：改编自 Ekelund 等，2016.[19] 的数据

特定因素的相关证据

人口学特征和体重：有限的证据表明静态行为与心血管疾病死亡之间的关系不会因年龄、性别、人种 / 民族或体重而变。在有关这种交互效应的研究中，没有出现与年龄[36,44,49]、性别[34,36,44,49]、人种 / 民族[36] 或体重[36,44,49] 明显有关的效应改变。总的来说，还缺乏不同人口学特征对两者关系影响的数据。已有的证据表明静态行为与心血管疾病死亡之间的关系适用于美国成人。

身体活动总量：中等强度证据表明静态行为与心血管疾病死亡的关系因中等强度 - 高强度身体活动总量而变。一些个案研究显示静态行为与身体活动的交互作用不显著。但是，Ekelund 等[19] 的一篇 Meta 分析显示中等强度 - 高强度身体活动总量对静态行为与心血管疾病死亡之间的关联性提供了确信的证据。或许这些个案研究不足以发现这种明显的交互效应，而合并分析不会有这种限制。图 F2-3 展示了将中等强度、高强度身体活动总量进行分层后，静态行为与心血管疾病死亡之间的关系[19]。两者的关系在身体活动不足的群体（中等强度、高强度身体活动 ≤2.5MET·h/w）中最强，这种关系趋势随着中等强度 - 高强度身体活动总量的增加逐渐消失。还没有充分的证据能够表明静态行为与心血管疾病死亡之间的关系是否因低强度或高强度身体活动总量而异。

次数和间隔：目前获得的证据还不足以确定静态行为的次数和间隔是否为静态行为与心血管疾病死亡之间关系的重要影响因素。还没发现有研究探讨静态行为间隔和 / 或次数与心血管疾病死亡率的关系。

有关这部分证据更多的细节，请见附表 S-F2-4、S-F2-5 和 S-F2-6，以及网址 https:// health.gov/paguidelines/second-edition/report/supplementary-material.aspx for the

Evidence Portfolio。

问题 3. 静态行为与癌症死亡有什么关系?

a) 是否存在剂量 - 反应关系? 如果是,这种关系曲线的形状具体是什么样的?

b) 这种关系是否因年龄、性别、人种 / 民族、社会经济状况和体重而变?

c) 这种关系是否与低强度、中等强度或高强度的身体活动总量无关?

d) 是否有证据显示静态行为的次数和间隔都是重要的因素?

证据来源:系统综述、Meta 分析、原始研究文献

总结观点

有限的证据表明较多的静态行为时间与较高的癌症死亡风险之间存在一种直接的关系。**PAGAC 等级:有限**

有限的证据表明静态行为与癌症死亡之间存在一种直接的、正向的剂量 - 反应关系。**PAGAC 等级:有限**

目前已有证据还不足以确定静态行为与癌症死亡的关系是否因年龄、性别、人种 / 民族、社会经济状况或体重而变。**PAGAC 等级:不确定**

目前可获得的证据还不足以确定静态行为与癌症死亡的关系是否会因中等强度、高强度身体活动总量而变。**PAGAC 等级:不确定**

目前可获得的证据还不足以确定静态行为的回合和间歇是否是静态行为与癌症死亡关系的重要影响因素。**PAGAC 等级:不确定**

证据回顾

证据来源包括:① 2000 年 1 月到 2016 年 12 月 5 日期间发表的系统综述和 Meta 分析;②系统综述和 Meta 分析中纳入的原始研究文章;③ 2014 年 1 月到 2017 年 1 月 30 日期间发表的原始研究文章。

通过检索,共得到 201 篇系统综述或 Meta 分析。先经两名分委会成员对文章题目审查,共有 48 篇文章被认为有潜在的相关性。再组织两名分委会成员继续进行摘要审查,确定了 16 篇文章被认为有潜在的相关性,进一步获取全文。组织两名分委会成员阅读这些文献全文,最终筛检出有 5 篇系统综述和 Meta 分析与问题 3 有关(附表 S-F2-7)。这 5 篇系统综述包含了将癌症死亡为研究结局的 10 项原始研究。在排除掉一项有关结肠直肠癌幸存者的研究[55] 和一项只描述了基线的队列研究[7] 后,还剩余 8 篇原始研究与问题 3 有关(附表 S-F2-8)。

对文章进行重新检索,共得到 1 214 篇原始研究文章。先经两名分委会成员对文章题目审查,共有 62 篇文章被认为有潜在的相关性。再组织两名分委会成员继续进行摘要审查,其中的 38 篇文章被认为有潜在的相关性,进一步获取全文。由两名分委会成员阅读这些文献全文,最终筛检出 5 篇原始研究文献与问题 3 有关(附表 S-F2-9)。

总体关系的证据

这 5 篇系统综述 /Meta 分析显示静态行为与癌症死亡之间仅存在一种很弱的关系。举个例子,Biswas 等 [18] 的一项 8 项原始研究的 Meta 分析中得到总体危险比为 1.13(95%*CI*:1.05-1.21)。最后共筛选得到 13 项探讨静态行为与癌症死亡的关系的原始研究。这 13 项研究中有 5 项发现两者存在显著关联,但它们的结果并不完全一致(一项只在女性群体中发现此关系;一项仅限于看电视而不是静坐;一项仅限于目前吸烟的人群)。癌症是一类具有异质性的疾病,其主要危险因素因癌症种类而不同。此外,特定的危险因素与癌症死亡之间的关系还受癌症筛查技术以及治疗的可及性和效果的影响。大多数关于静态行为与癌症死亡的关系的研究都存在不能将这些因素考虑进去的缺陷。

剂量 - 反应关系: 有限的证据表明静态行为与癌症死亡之间存在一种剂量 - 反应关系。有 13 项原始研究讨论了这种剂量 - 反应关系,其中 5 项研究在总样本或一个到多个组别中发现了明显的剂量 - 反应关系。

特定因素的证据

人口学特征和体重状况: 目前尚无足够的证据能确定静态行为与癌症死亡的关系是否会随着年龄、性别、人种 / 民族、社会经济状况或体重的改变而改变。在发现了静态行为与癌症死亡存在明显关系的 5 项研究中 [35,36,38,53,56],只有一项研究了效应的变化,其结果显示二者的关系与 BMI、人种 / 民族之间没有明显的交互效应 [36]。此研究发现,在 50~69 岁的女性群体中,二者的关系与年龄之间有明显的交互效应,但是在 70~79 岁的女性群体中没有发现这种现象。但是,在确认年龄对两者的关系产生的效应之前还需要更多的研究来证实此结果。总的来说,还缺乏在不同的社会经济状况下两者关系的变化的相关数据。

身体活动总量: 目前还没有充足的证据能确定静态行为与癌症死亡的关系会受到身体活动的影响。Ekelund 等 [19] 的一项综合分析中并没有针对静态行为和中等强度、高强度身体活动的交互作用对癌症死亡影响的分析,在将中等强度 - 高强度身体活动按照四分位数分组后,没有发现静态行为(不论静坐还是看电视)与癌症死亡之间有明显的关系。另外,Seguin 等 [36] 的研究也没有发现静态时间与身体活动之间存在明显的关系(*P*=0.51)。目前可获得证据还不足以确定静态行为与癌症死亡的关系是否会受低强度或高强度身体活动总量的影响。

次数和间隔: 目前尚无足够的证据提示静态行为的次数和间隔是否是静态行为与癌症死亡之间关系的重要影响因素。目前还没有研究探讨静态行为的间歇和 / 或次数与癌症死亡的关系。

有关这部分证据更多的细节,请见附表 S-F2-7、S-F2-8 和 S-F2-9,以及网址 https://health.gov/paguidelines/second-edition/report/supplementary-material.aspx for the Evidence Portfolios。有关身体活动与癌症关系的更多信息,请见 Part F. Chapter 4:癌症预防。

问题 4. 静态行为与① 2 型糖尿病,②体重,③心血管疾病,④癌症分别有什么关系?

a)是否存在剂量 - 反应关系? 如果是,这种关系曲线的形状具体是什么样的?

b）这种关系是否因年龄、性别、人种 / 民族、社会经济状况和体重状况而变化？

c）这种关系是否与低强度、中等强度或高强度的身体活动总量有关？

d）是否有证据显示静态行为的次数和间隔都是重要的因素？

证据来源： 系统综述、Meta 分析、原始研究文献

总结观点

2 型糖尿病

强证据表明静态行为时间越多与 2 型糖尿病发生风险越高之间存在明显的关系。**PAGAC 等级：强**

有限的证据表明静态行为与 2 型糖尿病的发病风险之间存在一种直接的、分级的剂量 - 反应关系。**PAGAC 等级：有限**

目前尚无足够的证据提示静态行为与 2 型糖尿病的关系是否会随年龄、性别 / 种族、社会经济状况或体重的改变而改变。**PAGAC 等级：不确定**

目前尚无足够的证据提示静态行为与 2 型糖尿病的关系是否会随着中等强度、高强度身体活动总量的改变而改变。**PAGAC 等级：不确定**

目前尚无足够的证据提示静态行为的次数和间隔是否为影响静态行为与 2 型糖尿病发病率的重要影响因素。**PAGAC 等级：不确定**

体重

有限的证据表明静态行为占据的时间与肥胖的程度以及体重指标之间呈正相关关系。**PAGAC 等级：有限**

有限的证据表明静态行为与肥胖的程度以及体重指标之间存在一种直接的、正向的剂量 - 反应关系。**PAGAC 等级：有限**

目前尚无足够的证据提示静态行为与体重的关系是否会随着年龄、性别 / 族群、社会经济状况或基础体重的改变而变化。**PAGAC 等级：不确定**

目前尚无足够的证据提示静态行为与体重的关系是否会随着中等强度、高强度身体活动总量的改变而改变。**PAGAC 等级：不确定**

目前尚无足够的证据提示静态行为的次数和间隔是否是影响静态行为与体重关系的重要因素。**PAGAC 等级：不确定**

心血管疾病

强证据表明较长的静态行为时间与发生心血管疾病风险较高呈正向的关系。**PAGAC 等级：强**

强证据表明静态行为与心血管疾病发生风险之间存在一种直接的、分等级的剂量 - 反应关系。**PAGAC 等级：强**

现有证据能表明静态行为与心血管疾病发病率的关系是否会随着年龄、性别 / 民族、社会经济状况或基础体重的改变而变化。**PAGAC 等级：不确定**

目前尚无足够的证据提示静态行为与心血管疾病发病率的关系是否因中等强度、高强度身体活动总量而变。**PAGAC 等级：不确定**

目前尚无足够的证据提示静态行为的次数和间隔是否为影响静态行为与心血管疾病发病率关系的重要影响因素。**PAGAC 等级：不确定**

癌症

中等强度证据表明静态行为占据的时间与子宫内膜癌、结肠癌和肺癌的发生风险有明显的正相关关系。**PAGAC 等级：中等**

有限的证据表明静态行为与子宫内膜癌、结肠癌与肺癌发病率之间存在一种直接的剂量 - 反应关系。**PAGAC 等级：有限**

目前尚无足够的证据提示静态行为与癌症发病率的关系是否会随着年龄、性别 / 民族、社会经济状况或体重的改变而改变。**PAGAC 等级：不确定**

目前尚无足够的证据提示静态行为与癌症发病率的关系是否会随着中等强度、高强度身体活动总量的改变而改变。**PAGAC 等级：不确定**

目前尚无足够的证据提示静态行为的次数和间隔是否是影响静态行为与癌症发病率的重要影响因素。**PAGAC 等级：不确定**

证据回顾

证据来源包括：① 2000 年 1 月到 2016 年 12 月 5 日期间发表的系统综述和 Meta 分析；②系统综述和 Meta 分析中纳入的原始研究文章；③ 2014 年 1 月到 2017 年 1 月 30 日期间发表的原始研究文章。

有关问题 4 的系统文献检索共分为两步。第一步包括查找现有的、能解决问题 4 的系统综述和 Meta 分析，通过这种检索策略（从 2000 年 1 月 1 日到 2017 年 2 月 21 日）最终共得到 201 篇系统综述或 Meta 分析。先由两名分委会成员对文章题目审查，共有 48 篇文章被认为有潜在的相关性。再组织两名分委会成员继续进行摘要审查，其中的 22 篇文章被认为有潜在的相关性，进一步获取全文。再组织两名分委会成员阅读文献全文，最终筛选出 11 篇系统综述和 Meta 分析与问题 4 有关（5 篇有关 2 型糖尿病、2 篇有关体重、5 篇有关心血管疾病、8 篇有关癌症）（附表 S-F2-10）。

第二步对 2014 年 1 月 1 日到 2017 年 4 月 25 日期间的原始研究文章进行检索。

通过这种检索策略共得到 1 877 篇原始研究文章。先由两名分委会成员随后对文章题目审查，共有 200 篇文章被认为有潜在的相关性。再组织两名分委会成员继续进行摘要审查，其中的 44 篇文章被认为有潜在的相关性，进一步获取全文。再组织两名分委会成员阅读这些文献全文，最终筛选出 34 篇原始研究文献与问题 4 有关（附表 S-F2-11）。

2 型糖尿病

总体关系的证据

有两篇系统综述[12,13]和三篇 Meta 分析[11,14,18]讨论了静态行为与 2 型糖尿病发病率关系（附表 S-F2-10）。这三篇 Meta 分析均显示静态行为与 2 型糖尿病发病率之间的合并风险评估值具有显著性。在 Grontved 和 Hu[11] 的 4 项原始文献中，每天每花费 2 小时看电视的汇总相对危险度为 1.20（95%*CI*：1.14-1.27）。Wilmot 等[14] 报告静态行为时间最多的组别与最少的组别发生 2 型糖尿病的合并相对危险度（来自 5 项横断面研究和 5 项前瞻性研究）是 2.12

（95%*CI*：1.61-2.78）。最后，在 Biswas 等[18] 分析的 5 项研究中，2 型糖尿病的汇总风险比是 1.91（95%*CI*：1.64-2.22）。

通过对近期文章的检索，共得到 8 篇关于 2 型糖尿病的原始研究文章（附表 S-F2-11）[57-64]。8 篇文献中的 3 篇在建立完全校正模型（fully adjusted model）后发现静态行为时间增加与 2 型糖尿病发病的高风险之间存在明显的关系。另外 3 篇文献[58,62,64] 在建立最小校正模型（例如年龄、性别）后发现，静态行为对发生 2 型糖尿病的风险有明显的作用，但是当加入协变量（包括 BMI）以后这种效应就消失了。上述结果在 Grontved 和 Hu[11] 的研究中得到验证，该研究显示每天花费 2 小时看电视的人发生 2 型糖尿病发病的合并相对危险度为 1.20（95%*CI*：1.14-1.27），但是当模型中加入 BMI 或其他肥胖指标时，合并相对危险度降低为 1.13（95%*CI*：1.08-1.18）。这些结果说明 BMI 可能是静态行为与 2 型糖尿病作用过程的中间因素。换句话说，静态行为对 2 型糖尿病影响的一部分可能是源自它与 BMI 的关系。

剂量 - 反应关系：有限的证据表明静态行为与 2 型糖尿病发生率之间存在一种分等级的、正向的关系。Grontved 和 Hu[11] 的 Meta 分析显示，看电视与 2 型糖尿病之间存在一种显著的、正向的线性剂量 - 反应关系。另外，4 项原始研究[57,58,60,61] 中的 2 项[57,61] 对线性剂量 - 反应关系进行检测后发现了显著的结果。

特定因素的相关证据

人口学特征和体重：目前尚无足够的证据提示静态行为与 2 型糖尿病发生的关系是否会因年龄、性别、人种 / 民族或体重而变。一项按照人种 / 民族分层的研究只在非西班牙裔白种人群中发现了一种明显的等级关系，但是在华裔美国人、非裔美国人或西班牙裔美国人群体中都没有发现这种关系[61]。有 2 项研究报告静态行为仅在肥胖的群体中对糖尿病的发生风险有影响，静态行为和 BMI 在影响糖尿病发生风险时有明显的交互作用[57,62]。但是，一项研究[64] 并没有发现静态行为和 BMI 在影响糖尿病发生风险时存在交互效应（*P*=0.65）[64]。

身体活动总量：目前尚无足够的证据提示静态行为与 2 型糖尿病发生风险的关系是否会随着中等强度、高强度身体活动总量的改变而改变。有 4 项原始研究考虑了静态行为与身体活动在影响 2 型糖尿病发生风险时潜在的交互效应[57,58,62,64]。Manini 等[57] 报告了不同身体活动总量的人群的日常静坐对 2 型糖尿病的发生有明显的作用（所有趋势 *P* 值均 <0.01）。但是，Smith and Hamer[58] 报告显示，与那些长时间看电视、身体活动总量少、发生 2 型糖尿病风险明显增加的研究对象相比，那些看电视多、但身体活动总量大的研究对象发生 2 型糖尿病的风险没有增加。Petersen 等[62] 报告静坐时间和中等强度、高强度身体活动之间没有明显的交互作用（*P*=0.68）。但是，静坐时间与 2 型糖尿病发病率的关系仅在身体活动不足的群体中明显。Asvold 等[64] 报告仅在身体活动不足的研究对象中发现日常静坐时间与业余时间身体活动之间有明显的交互作用（*P*=0.01）。因此，这 4 项研究提供的证据并不一致。

次数和间隔：目前还没有充分的证据可以确定静态行为的次数和间隔是静态行为与 2 型糖尿病发生关系的重要影响因素。没有筛查到有这个问题有关的研究。

体重

总体关系的证据

2 篇均回顾了 10 项原始研究的系统综述[12,13] 分别得出，有关静态行为与体重或其他体重指标变化（例如 BMI、腰围、体脂或超重（BMI≥25kg/m²）或肥胖（BMI≥30kg/m²））关系的证据还不充分或有限（附表 S-F2-10）。有 14 篇发表于 2014—2017 年的原始研究文献[65-78]探讨了静态行为与肥胖或体重的指标的关系。

这 14 篇原始文献中的 11 篇显示，至少有一项静态行为与至少一项肥胖或体重相关指标[67,68,70-78]有明显的正相关关系，然而另外 3 项研究报告没有发现明显的关系[65,66,69]。但是，这些研究所报告的两者关系有很大的差异。例如在英国成人中，看电视时间与发生腹部肥胖（腰围）的关系明显，但是与发生肥胖（高 BMI 值）的关系不明显[72]。在对瑞典成人随访 5 年后发现，女性玩电脑游戏与超重的关系有显著性，而男性不显著[73]。在芬兰成人中，视屏时间与 6 年期间体重变化之间的关系在 24~27 岁男性中明显，但是在 30~39 岁男性或所有女性不明显[74]。Saidj 等[76]报告职业性静坐时间与 5 年间腰围的变化有关，但是与 BMI 的变化无关。但在此项研究中，作者并没有发现业余时间静坐与 BMI 或腰围有关系[76]。最终，在中国成人中，日常静态时间与发生肥胖的关系在男性群体中明显，但是在女性中不明显[78]。然而，与体重改变的关系在男性和女性中都明显。

一些肥胖和体重指标在现有研究中已被用作研究的结果变量。许多研究包含对很多亚组人群（例如男性、女性和总样本）的多重分析。有关体重的 7 项[65,70,71,74,78]分析中有 5 项[70,71,74,78]结果有显著性；有关 BMI 的 9 项[67,68,73,75,76]研究的 4 项[67,68,73,75]；有关腰围的 10 项[65,67-69,71,75-77]研究中有 3 项[67,68,77]；有关脂肪质量（fat mass）的 1 项研究中的 1 项[71]；有关脂肪质量百分数（fat mass percent）的 2 项[71,75]研究中的 1 项[75]；有关脂肪质量指数（fat mass index）的 1 项研究中的 1 项[71]；关于超重或肥胖发生的 10 项[66,72,73,78]研究中的 2 项[73,78]；以及有关中心型肥胖的 1 项研究（高腰围）中的 1 项[72]。

有关体重的研究结果因测量静态行为的暴露变量而不同。但是，不管使用什么暴露变量，研究仍报告了有显著性的结果。例如在 2 项使用加速度测量仪测定静态时间的[69,71]研究中有 1 项[71]不论使用一种还是多项体重指标，结果都有意义；在基于自报来的静坐时间或静态时间的 6 项[65,66,76,78]研究中有 3 项[76,78]研究不论使用一种还是多种体重指标，结果都有意义；在使用看电视或视屏时间作为暴露变量的 10 项[67-70,72-75,77]研究中有 8 项[67,68,70,72-74,77]研究不论使用一种还是多种体重指标，结果都有意义。

静态行为的测量与肥胖指标之间的关系是很复杂的。例如有 4 项研究讨论了静态行为与体重之间是否存在一种反向关系[67,71,75,76]，即基线的体重变化能否用来预测静态行为的变化？这 4 项研究中的 3 项发现了明显的反向关系[71,75,76]，而剩余 1 项没发现此现象[67]。Helajarvi 等[67]通过对年轻的芬兰成人近 10 年的随访得出，看电视时间持续减少与 BMI 和腰围增长速度减慢有关，还没有发现两者反向关系的证据。另一方面，Menai 等[75]也在随访研究中发现，看电视时间增加与 BMI 和体脂含量的增加有关。但是，也有人发现两者之间存在一种反向关系，即基线 BMI、体脂百分数和腰围与看电视时间增加之间存在正相关。在英国成人中，加速度计测量的静态时间与体重、脂肪质量、脂肪质量指数的增加存在正相关，随访发现基线肥胖指标与静态时间的增加之间也存在正相关[71]。与此相似，通过对丹麦成人 5 年多的随访发现，基线业余时间静坐与 BMI 或腰围的变化也有关。但是，BMI 和腰围的增加都与业余时间静坐行为增加上升呈正相关（$P<0.000\ 1$）[76]。

剂量 - 反应关系：剂量 - 反应关系在 12 项原始研究中被提到，主要是检测在相关模型中是否存在线性关系，或检测在不同的暴露水平中是否存在线性趋势[65-72,74-77]。这 12 项研究中有 9 项发现，与体重相关的结果中至少有一个亚组存在明显的线性剂量 - 反应关系[67,68,70-72,74-77]。

特定因素的相关证据

人口学特征和体重：目前尚无足够的证据提示年龄、性别、人种 / 民族或基线体重是否为静态行为与体重关系的重要影响因素。

身体活动总量：目前尚无足够的证据提示静态行为与体重的关系是否会随着中等强度、高强度身体活动总量的改变而改变。Shibata 等[77]发现，在澳大利亚成人 12 年的腰围变化中，中等强度、高强度身体活动总量的改变与看电视时间的变化无明显的交互作用。虽然 Bell 等[66]对英国成人的研究后发现，业余时间静坐对肥胖的发生率没有明显的作用，在 5 年随访（P=0.02）而非 10 年的随访（P=0.37）后，静坐时间与身体活动存在明显的交互作用。在随访 5 年后，对于，高强度身体活动和低水平静坐时间共同对肥胖影响的 OR 值是 0.26（95%CI：0.11-0.64）[66]。

次数和间隔：目前还没有充分的证据可以确定静态行为的次数和间隔是静态行为与体重关系的重要影响因素。没有筛查到有关这个问题的研究文献。

心血管疾病

总体关系的证据

只有 1 篇系统综述和 4 篇 Meta 分析讨论了静态行为与心血管疾病发生的关系（附表 S-F2-10）。所有的 4 篇 Meta 分析都得到有统计学意义的汇总风险评估值。Grontved 和 Hu[11]报告每天每看 2 小时电视的合并 RR 值是 1.15（95%CI：1.06-1.23）。与此相似，Biswas 等[18]和 Pandey 等[79]报告显示，和低水平的静态行为相比，高水平静态行为发生心血管疾病的 HR 值分别为 1.14（95%CI：1.00-1.30）和 1.14（95%CI：1.09-1.19）。最后，Wilmot 等[14]报告心血管事件发生的总体 RR 值为 2.47（95%CI：1.44-4.24）。总体来说，这些 Meta 分析结果显示静态行为与心血管疾病发生显著相关。

6 项发表于 2014 至 2017 年期间的原始研究[10,80-84]中有 3 项[10,80,81]发现静态行为与心血管疾病的发生有明显的关系（附表 S-F2-11）。Petersen 等[10]报告日常静坐时间与心肌梗死的发生明显相关，但是与冠心病的发生关系不明显。Young 等[80]报告在美国男性群体中，静态时间与心衰的发生明显相关，Borodulin 等[81]报告芬兰成人日常静坐与致命和非致命心血管疾病的发生都明显相关。

剂量 - 反应关系：2 篇 Meta 分析讨论了静态行为与心血管疾病发生的剂量 - 反应关系[11,79]。Grontved 和 Hu[11]报告看电视与致命和非致命的心血管疾病的发生存在明显的线性剂量 - 反应关系。与此相似，Pandey 等[79]报告了一种明显的、曲线的剂量 - 反应关系，这条曲线在高水平静态时间范围内斜率随着静态时间增加逐渐增加。3 项在 2014—2017 年发表的研究报告显示静态行为与心血管疾病发生之间存在一种明显的剂量 - 反应关系[10,80,81]。

特定因素的相关证据

人口学特征和体重：较少研究发现交互作用，所以目前尚无足够的证据提示静态行为与心血管疾病的关系是否会因年龄、性别、人种/民族、社会经济状况或体重而异。Young 等[80]报告在所有种族中,静态行为都与心衰发生的风险增加有关,但是这种增加只在非西班牙裔的白人和西班牙裔男性群体中有显著的意义。这种关联在正常体重、超重、肥胖的男性群体中也有统计学意义。McDonnell 等[83]报告在影响脑卒中发生时,看电视与年龄、种族或性别之间没有交互作用。

身体活动总量:目前尚无足够的证据提示静态行为与心血管疾病的关系是否会随着中度-高强度身体活动总量的改变而改变。有两项最新原始研究分析了静态行为与身体活动在影响心血管疾病发生时的交互作用。Petersen 等[10]没有发现静坐时间与业余时间身体活动在心肌梗死或冠心病的发生中有明显的交互作用。另一方面,Young 等[80]报告低水平身体活动和高水平静态时间在影响心衰的发生时存在一种很小的、累积的交互作用($RR=0.08$,$95\%CI$:0.03-0.14)。

次数和间隔:目前还没有充分的证据可以确定静态行为的次数和间隔是否为静态行为与心血管疾病发生关系中的重要影响因素。没有筛查到有关这个问题的研究文献。

<u>癌症</u>

<u>*总体关系的证据*</u>

共有 4 篇系统综述[12,13,85,86]和 4 篇 Meta 分析讨论了静态行为与癌症发生之间的关系(附表 S-F2-10)。有 2 篇 Meta 分析探讨了静态行为与所有癌症发生的关系[18,88],另外 2 篇 Meta 分析探讨了与某些特定部位的癌症发生的关系[87,88],其中 1 篇 Meta 分析只涉及了与乳腺癌发生的关系[89]。这些 Meta 分析包含的研究基本上都提供了多个协变量(包含身体活动)校正后的 RR 值。共有 6 项 2014—2017 年间的研究探讨了静态行为与癌症发生的关系[90–95](附表 S-F2-11)。这些研究分析了静态行为与总体癌症和特定部位的癌症[94]、乳腺癌[91,93]、卵巢癌[92]、前列腺癌[90]和肺癌[95]发生的关系。

总体癌症:两篇 Meta 分析研究了静态行为和总体癌症发生之间的关系[18,88]。Shen 等[88]报告总体 RR 值为 1.20($95\%CI$:1.12-1.28),Biswas 等[18]报告了最高水平与最低水平静态行为发生癌症风险的总体 HR 值为 1.13($95\%CI$:1.05-1.21)。另外,一项大型队列研究(美国癌症预防研究 II 营养队列)报告,在女性群体中业余时间静坐与总体癌症的发生之间存在一种显著的关系,而在男性群体中没有发现这种关系[94]。这些将总体癌症的发生作为研究结局的结果应该被谨慎解释,因为癌症是一大类具有异质性的疾病,每种癌症在病原学和进展以及地域分布方面变化非常广泛。

乳腺癌:有 3 篇 Meta 分析讨论了静态行为与乳腺癌发生的关系[87–89]。Zhou 等[89]报告,静坐时间最多的组别和最少的组别发生乳腺癌的风险没有明显差异($OR=1.05$;$95\%CI$:0.99-1.11),看电视时间最多的组别和最少的组别发生乳腺癌的风险也没有明显差异($OR=1.07$;$95\%CI$:0.96-1.20)。与此相似,Schmid and Leitzmann[87] Meta 分析也报告静坐行为最多的组别和最少的组别发生乳腺癌的风险也没有明显差异($RR=1.17$;$95\%CI$:1.03-1.33)。另一方面,Shen 等[88]的分析纳入了 3 项前瞻性队列研究,而 Schmid and Leitzmann[87]纳入了 13 项病例-对照研究和前瞻性队列研究,Zhou 等纳入的也是病例-对照研究和前瞻性队列研究(9 项研究关于静坐,6 项研究关于看电视)。在 2 项最新的原始研究中,一项研究显示静态行为与乳腺癌之间有显著关联[93]，而另一项则没发现这种关系[91]。

子宫内膜癌：有 2 篇 Meta 分析讨论了静态行为与子宫内膜癌的关系，它们均发现存在一种显著的关系[87,88]。将静态时间最高的组别与最低的组别进行比较，Schmid and Leitzmann[87] 得到的总体 RR 值为 1.36（95%CI：1.15-1.60）；而 Shen 等[88] 得到的总体 RR 值为 1.28（95%CI：1.08-1.53）。

结直肠癌：Shen 等[88] 的 Meta 分析发现静态行为最多的组别与最少的组别相比发生结直肠癌的风险有显著的差异（RR=1.30；95%CI：1.12-1.49）；而 Schmid and Leitzmann[87] 报告静态行为最多的组别与最少的组别发生结肠癌的风险有显著的差异（RR=1.28；95%CI：1.13-1.45）但是发生直肠癌的风险没有显著的差异（RR=1.03；95%CI：0.89-1.19）。

肺癌：有 2 项研究探讨了静态行为与肺癌的关系，均发现两者之间显著相关[87,88]。对比静态行为最多的组别与最少的组别，Schmid and Leitzmann[87] 得到的总体 RR 值为 1.21（95%CI：1.03-1.43）；而 Shen 等[88] 得到的总体 RR 值为 1.27（95%CI：1.06-1.52）。

其他癌症：讨论特定部位癌症的两篇 Meta 分析[87,88] 没有发现静态行为与卵巢癌、前列腺癌、胃癌、睾丸癌、肾细胞癌或非霍奇金淋巴细胞瘤之间存在明显的关系。在最近一项使用美国癌症预防研究营养队列数据的原始研究中，业余时间静坐与女性多发性骨髓瘤、扩散性的乳腺癌和女性卵巢癌的发生都有明显的关系，但是并没有在男性群体中发现静态行为与特定部位癌症存在关系[94]。

剂量 - 反应关系：1 篇 Meta 分析将每天静态行为以每 2 小时的增加量为单位建立模型来研究静态行为与癌症发生之间的剂量 - 反应关系[87]。每天静坐时间两小时，结肠癌（RR=1.08；95%CI：1.04-1.11），子宫内膜癌（RR=1.10；95%CI：1.05-1.15）的发生风险就会明显增加，肺癌风险增加有临界统计学意义（RR=1.06；95%CI：1.00-1.11）。

特定因素的相关证据

人口学特征和体重：检索得到的 Meta 分析没有一篇按照人口学特征或体重进行分层分析。只有 3 项原始研究分析了静态行为与 BMI 的交互作用，每项研究的结果也不同[90,93,94]。因此，目前尚无足够的证据提示静态行为与癌症发生风险的关系是否会随着年龄、性别 / 种族、社会经济状况或体重的改变而改变。

身体活动总量：检索得到的 Meta 分析没有一篇按照身体活动总量进行分层分析。6 项原始研究中有 3 项测定了静态行为和身体活动的交互作用，但没有一项是有意义的[90,93,94]。因此，目前还没有足够的证据能确定静态行为与癌症发生风险的关系是否会随着中等强度、高强度身体活动总量的改变而改变。

次数和间隔：目前还没有充分的证据可以确定静态行为的次数和间隔是否为静态行为与癌症发生关系的重要影响因素。没有发现关于这个问题的研究文献。

有关这部分证据更多的细节，请见附表 S-F2-10 和 S-F2-11，以及网址 https://health. gov/paguidelines/second-edition/report/supplementary-material.aspx 获取获取更多有关身体活动与癌症关系的信息，请见 F 部分　第 4 章：癌症预防。

问题 5. 中等强度 - 高强度身体活动对全死因死亡率的作用大小会因静态行为总量而变吗？

证据来源：系统综述、Meta 分析、原始研究文献

总结观点

中等强度证据表明中等强度 - 高强度身体活动对全死因死亡率的益处随着静态行为的总量的改变而改变。重要的是，全因死亡发生风险的降低程度在静态行为最多的人群中最大。PAGAC 等级：中等

证据回顾

问题 5 的证据从问题 1 的证据中获得。证据基础已经在问题 1 部分进行了详细叙述。对潜在纳入到问题 5 中的所有系统综述 /Meta 分析和原始研究文章进行回顾。除了包含至少两类静态时间，各种中等强度 - 高强度身体活动总量作为暴露因素的队列研究也被纳入到证据中。除了 2 项原始研究[35,38]，还有一篇纳入 16 项、样本量共超过 100 万的队列研究的 Meta 分析[19]。另有 3 项原始研究[36,39,51] 提供了不同水平静态行为和中等强度 - 高强度身体活动与死亡率或 HR 的统计描述图。但是，这些图形的目的是检查在不同中等强度 - 高强度身体活动总量情况下，与静态行为的关系，图形并没有显示点估计值。最后，一项研究显示，每天静态行为多于 10.9 小时人群与少于 10.9 小时人群的中等强度 - 高强度身体活动之间有相似的非线性关系。但是，该研究没有提供 RR 值[26]。

Ekelund 等[19] 的一篇 Meta 分析中，中等强度 - 高强度身体活动与日常静坐和看电视的联合作用在图 F2-4 中以点表示。总之，根据静坐或看电视时间分层，中等强度 - 高强度身体活动与全死因死亡率的剂量 - 反应关系的总体形状相似。但是，在高水平的静坐和看电视组，每个水平的中等强度 - 高强度身体活动的 RR 值均一致升高。在静态行为最多的人群中，全死因死亡率风险降低的幅度更大，在具有较低水平的中度 - 高强度身体活动总量的人群中更加明显。例如在每天静坐时间超过 8 小时的人群中，第二个四分位数组（大约每周 9.25MET·小时）个体的风险比第一个四分位数组（每周≤2.5MET）个体的风险低 20%。与之对比的是，在每天静坐时间少于 4 小时的人群中，第二个四分位数组个体的风险比第一个四分位数组个体的风险低 12%。

静坐时间短的组别（<4 小时 / 天）每周累计大约 20~25MET·小时中等强度 - 高强度身体活动的疾病风险与静坐时间长的组别（>8 小时 / 天）中每周累计大约 35~40MET·小时的疾病风险相似（图 F2-4A）。除了看电视时间长的组别（≥5 小时 / 天）中高水平中等强度 - 高强度身体活动的 RR 值一直没有达到过看电视时间短的组别（<1 小时 / 天）中等强度 - 高强度身体活动的 RR 值水平（图 F2-4B），看电视时间的不同组别也出现了相似的结果。这些结果得到了美国 2 项有关成人的原始研究的支持[38,94]。应该指出的是，这 2 项研究均为 Ekelund 等[19] 的合并分析贡献了研究数据。仍需要更多的研究来回答为什么自报的静坐与自报的看电视得到的关系有一些差异。

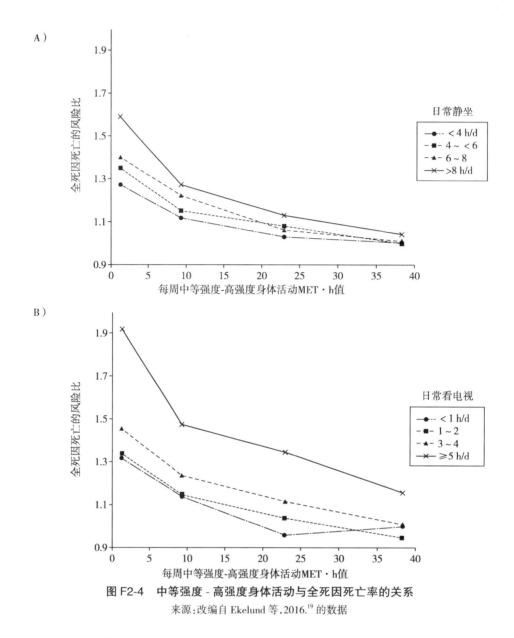

图 F2-4　中等强度 - 高强度身体活动与全死因死亡率的关系

来源:改编自 Ekelund 等,2016.[19] 的数据

有关这部分的更多细节,请访问 https://health.gov/paguidelines/second-edition/report/supplementary-material.aspx 获取证据包。

总结、结论和公众健康影响

强证据表明,暴露于大量的静态行为能够显著增加全因死亡的风险、心血管疾病发生率和死亡风险、发生糖尿病的风险。中等强度的证据表明大量的静态行为与癌症的发生有关,尤其是子宫内膜癌、结肠癌和肺癌。另外,有限的证据表明静态行为与癌症死亡以及体重有关。目前静态行为在美国人群中非常普遍。因此,限制过多静坐时间能减少其对过早死亡和 2 型糖尿病、心血管疾病、癌症等一些主要慢性病对人群健康的影响。对于身体活动不积极的成人,用低强度的身体活动代替静态行为可能产生一些健康效益。对于所有成人,用更高强度(中等强度 - 高强度)的身体活动代替静态行为可能会产生更多的健康效益。

强证据表明,静态行为与全因死亡的关系会随着中等强度 - 高强度身体活动总量的改变而改变,比如报告显示静态行为的有害影响多数发生在身体活动不积极的人群中。中等强度的证据表明,中等强度 - 高强度身体活动的作用会随着静态行为量的改变而改变,例如随着身体活动总量的增加,静态行为最多的人群死亡风险下降最多。另外,为了达到与静态行为较少人群相同的死亡风险,静态行为最多的人需要更多的身体活动。因此,中等强度 - 高强度身体活动应该成为每个成人日常生活中的一部分,尤其是对于每天大部分时间静坐的人。

对未来研究的需求

1. 开展关于身体活动和静态行为在对全死因、心血管疾病发生和死亡影响过程中的交互作用,尤其是低强度身体活动对静坐与死亡关系的减弱作用的相关前瞻性队列研究。

依据:身体活动取代与静态行为有关的死亡风险的证据有限。更好地了解这些交互作用有助于更有针对性地制定能最大程度地为静态行为过多或过少人群带来健康效益的身体活动总量和强度的建议。考虑到特定危险因素与癌症死亡之间的关系受癌症筛查以及治疗手段的可及性、有效性的影响,开展有关静态行为与癌症死亡关系的研究并不是一件优先考虑的事。

2. 开展关于静态行为的次数和间隔在静态行为与全死因和心血管疾病死亡的关系中所扮演角色的前瞻性队列研究。

依据:多数已有的有关静态行为与健康关系的证据中的前瞻性研究是基于每天或每周静态行为持续时间与健康关系的。还需要更多关于静态行为模式与死亡或其他健康结局关系的研究,尤其是静态次数和间隔所扮演的角色。这一信息将有助于制定能将健康效益最大化的静态行为模式的建议。考虑到特定危险因素与癌症导致死亡的关系受癌症筛查与治疗手段的可及性、有效性的影响,开展有关静态行为与癌症死亡关系的研究并不是一件优先考虑的事。

3. 开展有关一些因素(例如性别、年龄、人种 / 民族、社会经济状况和体重)如何影响静态行为与心血管疾病发病和死亡关系的研究。

依据:对比全因死亡的证据,几乎很少有研究报告这些因素对静态行为与心血管疾病发生和死亡关系的影响。这一信息将有利于确定静态行为的减少对预防心血管疾病带来的总体、潜在的健康效益,以及确定是否基于一个人的性别、年龄、人种 / 民族、社会经济状况和体重制定不同的建议。考虑到特定危险因素与癌症导致死亡的关系受癌症筛查以及治疗手段的可及性、有效性的影响,开展有关静态行为与癌症死亡关系的研究并不是一件优先考虑的事。

4. 使用前瞻性队列研究的方法解决静态行为和肥胖对 2 型糖尿病发生风险的独立

效应。

依据: 考虑到在统计模型中将 BMI 作为协变量时静态行为与 2 型糖尿病的关系被削弱,这提示 BMI 可能是静态行为和 2 型糖尿病因果关系中的一个中间因素。但是,还需要更多关于两者关系的本质和方向的研究,以便更好地理解静态行为与 2 型糖尿病的关系是不是真正的因果关系。

5. 开展随机对照研究来探讨将用站立和低强度 - 中等强度和高强度身体活动替代静态行为的时间所带来的健康效益。

依据: 大多数关于静态行为对健康影响的证据是来自流行病学中观察性研究。为了制定公共卫生指南和有效的干预策略,还需要更多地通过用持续时间长或短的更高强度活动替代静态行为的研究,来探讨所带来的阳性和阴性的结果。

参考文献

1. Tremblay MS, Aubert S, Barnes JD, et al. SBRN Terminology Consensus Project Participants. Int J BehavNutr Phys Act. 2017;14(1):75. doi:10.1186/s12966-017-0525-8.

2. Matthews CE, Chen KY, Freedson PS, et al. Amount of time spent in sedentary behaviors in the UnitedStates, 2003-2004. Am J Epidemiol. 2008;167(7):875-881. doi:10.1093/aje/kwm390.

3. George SM, Smith AW, Alfano CM, et al. The association between television watching time and all-cause mortality after breast cancer. J Cancer Surviv. 2013;7(2):247-252. doi:10.1007/s11764-013-0265-y.

4. Graff-Iversen S, Selmer R, Sorensen M, Skurtveit S. Occupational physical activity, overweight, andmortality: a follow-up study of 47,405 Norwegian women and men. Res Q Exerc Sport. 2007;78(3):151-161.

5. León-Muñoz LM, Martínez-Gómez D, Balboa-Castillo T, López-García E, Guallar-Castillón P, Rodríguez-Artalejo F. Continued sedentariness, change in sitting time, and mortality in older adults. Med Sci SportsExerc. 2013;45(8):1501-1507. doi:10.1249/MSS.0b013e3182897e87.

6. Jørgensen T, Borch-Johnsen K, Thomsen TF, Ibsen H, Glümer C, Pisinger C. A randomized non-pharmacological intervention study for prevention of ischaemic heart disease:baseline results Inter99.Eur J Cardiovasc Prev Rehabil. 2003;10(5):377-386.

7. Krokstad S, Langhammer A, Hveem K, et al. Cohort profile:the HUNT Study, Norway. Int J Epidemiol.2013;42(4):968-977. doi:10.1093/ije/dys095.

8. Chau JY, Grunseit A, Midthjell K, et al. Sedentary behaviour and risk of mortality from all-causes andcardiometabolic diseases in adults:evidence from the HUNT3 population cohort. Br J Sports Med.2015;49:737-742.

9. Pavey TG, Peeters GG, Brown WJ. Sitting-time and 9-year all-cause mortality in older women. Br JSports Med. 2015;49(2):95-99. doi:10.1136/bjsports-2012-091676.

10. Petersen CB, Bauman A, Gronbaek M, Helge JW, Thygesen LC, Tolstrup JS. Total sitting time and riskof myocardial infarction, coronary heart disease and all-cause mortality in a prospective cohort of Danishadults. Int J Behav Nutr Phys Act. Feb 2014;13. doi:10.1186/1479-5868-11-13.

11. Grontved A, Hu FB. Television viewing and risk of type 2 diabetes, cardiovascular disease, and all-cause mortality: A meta-analysis. JAMA. 2011; 305 (23): 2448-2455. doi: 10.1001/jama.2011.812.

12. Proper KI, Singh AS, van Mechelen W, Chinapaw MJ. Sedentary behaviors and health outcomesamong adults: A systematic review of prospective studies. Am J Prev Med. 2011; 40 (2): 174-182.doi: 10.1016/j.amepre.2010.10.015.

13. Thorp AA, Owen N, Neuhaus M, Dunstan DW. Sedentary behaviors and subsequent health outcomesin adults a systematic review of longitudinal studies, 1996-2011. Am J Prev Med. 2011; 41 (2): 207-215.doi: 10.1016/j.amepre.2011.05.004.

14. Wilmot EG, Edwardson CL, Achana FA, Davies MJ, Gorely T, Gray LJ, et al. Sedentary time in adultsand the association with diabetes, cardiovascular disease and death: Systematic review and meta-analysis. Diabetologia. 2012; 55 (11): 2895-2905. doi: 10.1007/s00125-012-2677-z.

15. Chau JY, Grunseit AC, Chey T, et al. Daily sitting time and all-cause mortality: A meta-analysis. PLoSOne. 2013; 8 (11): e80000. doi: 10.1371/journal.pone.0080000.

16. de Rezende LF, Rey-Lopez JP, Matsudo VK, do Carmo Luiz O. Sedentary behavior and healthoutcomes among older adults: A systematic review. BMC Public Health. 2014; 14: 333. doi: 10.1186/1471-2458-14-333.

17. Sun JW, Zhao LG, Yang Y, Ma X, Wang YY, Xiang YB. Association between television viewing time andall-cause mortality: A meta-analysis of cohort studies. Am J Epidemiol. 2015; 182 (11): 908-16.doi: 10.1093/aje/kwv164.

18. Biswas A, Oh PI, Faulkner GE, et al. Sedentary time and its association with risk for disease incidence, mortality, and hospitalization in adults: a systematic review and meta-analysis. Ann Intern Med.2015; 162 (2): 123-132. doi: 10.7326/M14-1651.

19. Ekelund U, Steene-Johannessen J, Brown WJ, et al. Does physical activity attenuate, or eveneliminate, the detrimental association of sitting time with mortality? A harmonised meta-analysis ofdata from more than 1 million men and women. Lancet. 2016; 388 (10051): 1302-1310.doi: 10.1016/S0140-6736 (16)30370-1.

20. Loprinzi PD, Joyner C. Accelerometer-determined physical activity and mortality in a nationalprospective cohort study: Considerations by visual acuity. Prev Med. 2016a (Jun); 87: 18-21.doi: 10.1016/j.ypmed.2016.02.005.

21. Edwards MK, Loprinzi PD. All-cause mortality risk as a function of sedentary behavior, moderate-to-vigorous physical activity and cardiorespiratory fitness. Phys Sportsmed. 2016; 44 (3): 223-230.doi: 10.1080/00913847.2016.1221751.

22. Evenson KR, Wen F, Herring AH. Associations of accelerometry-assessed and self-reported physicalactivity and sedentary behavior with all-cause and cardiovascular mortality among U.S. adults. Am JEpidemiol. 2016; 184(9): 621-632.

23. Koster A, Caserotti P, Patel KV, et al. Association of sedentary time with mortality independent ofmoderate to vigorous physical activity. PloS One. 2012; 7 (6): e37696. doi: 10.1371/journal.pone.0037696.

24. Schmid D, Ricci C, Leitzmann MF. Associations of objectively assessed physical activity and sedentarytime with all-cause mortality in U.S. adults: The NHANES study. PLoS One. 2015; 10 (3): e0119591.doi: 10.1371/journal.pone.0119591.

25. Loprinzi PD, Loenneke JP, Ahmed HM, Blaha MJ. Joint effects of objectively-measured sedentarytime and

physical activity on all-cause mortality. Prev Med. 2016b;90(Sep):47-51.doi:10.1016/j.ypmed.2016.06.026.

26. Lee PH. Examining non-linear associations between accelerometer-measured physical activity, sedentary behavior, and all-cause mortality using segmented Cox regression. Front Physiol. 2016;7:272.doi:10.3389/fphys.2016.00272.

27. Evenson KR, Herring AH, Wen F. Accelerometry-assessed latent class patterns of physical activity andsedentary behavior with mortality. Am J Prev Med. 2017;52(2):135-143.doi:10.1016/j.amepre.2016.10.033.

28. Schmid D, Ricci C, Baumeister SE, Leitzmann MF. Replacing sedentary time with physical activity inrelation to mortality. Med Sci Sports Exerc. 2016;48(7):1312-1319.doi:10.1249/MSS.0000000000000913.

29. Fishman EI, Steeves JA, Zipunnikov V, et al. Association between objectively measured physicalactivity and mortality in NHANES. Med Sci Sports Exerc. 2016;48(7):1303-1311.doi:10.1249/MSS.0000000000000885.

30. Matthews CE, Keadle SK, Troiano RP, et al. Accelerometer-measured dose-response for physicalactivity, sedentary time, and mortality in U.S. adults. Am J Clin Nutr. 2016;104(5):1424-1432.

31. Matthews CE, Moore SC, Sampson J, et al. Mortality benefits for replacing sitting time with differentphysical activities. Med Sci Sports Exerc. 2015;47(9):1833-40. doi:10.1249/MSS.0000000000000621.

32. Stamatakis E, Rogers K, Ding D, et al. All-cause mortality effects of replacing sedentary time withphysical activity and sleeping using an isotemporal substitution model:A prospective study of 201,129mid-aged and older adults. Int J Behav Nutr Phys Act. 2015;12(Sep):121. doi:10.1186/s12966-015-0280-7.

33. Wijndaele K, Sharp SJ, Wareham NJ, Brage S. Mortality risk reductions from substituting screen-timeby discretionary activities. Med Sci Sports Exerc. 2017;Jan 19. doi:10.1249/MSS.0000000000001206.

34. Katzmarzyk PT, Church TS, Craig CL, Bouchard C. Sitting time and mortality from all causes, cardiovascular disease, and cancer. Med Sci Sports Exerc. 2009;41(5):998-1005.doi:10.1249/MSS.0b013e3181930355.

35. Patel AV, Bernstein L, Deka A, et al. Leisure time spent sitting in relation to total mortality in aprospective cohort of U.S. adults. Am J Epidemiol. 2010;172(4):419-429. doi:10.1093/aje/kwq155.

36. Seguin R, Buchner DM, Liu J, et al. Sedentary behavior and mortality in older women:the Women'sHealth Initiative. Am J Prev Med. 2014;46(2):122-135. doi:10.1016/j.amepre.2013.10.021.

37. Warren Andersen S, Zheng, W, Sonderman, J, et al. Combined Impact of Health Behaviors onMortality in Low-Income Americans. Am J Prev Med. 2016;51(3):344-355.

38. Matthews CE, George SM, Moore SC, et al. Amount of time spent in sedentary behaviors and cause-specific mortality in U.S. adults. Am J Clin Nutr. 2012;95(2):437-445. doi:10.3945/ajcn.111.019620.

39. van der Ploeg HP, Chey T, Korda RJ, Banks E, Bauman A. Sitting time and all-cause mortality risk in222 497 Australian adults. Arch Intern Med. 2012;172(6):494-500.doi:10.1001/archinternmed.2011.2174.

40. Inoue M, Iso H, Yamamoto S, et al. Daily total physical activity level and premature death in men andwomen: results from a large-scale population-based cohort study in Japan(JPHC study). Ann Epidemiol.2008;18(7): 522-530. doi:10.1016/j.annepidem.2008.03.008.

41. Kim Y, Wilkens LR, Park SY, Goodman MT, Monroe KR, Kolonel LN. Association between varioussedentary behaviours and all-cause, cardiovascular disease and cancer mortality:the Multiethnic CohortStudy. Int J Epidemiol. 2013;42(4):1040-1056. doi:10.1093/ije/dyt108.

42. Pulsford RM,Stamatakis E,Britton AR,Brunner EJ,Hillsdon M. Associations of sitting behaviours withall-cause mortality over a 16-year follow-up:The Whitehall II study. Int J Epidemiol. 2015;44(6):1909-16.doi:10.1093/ije/dyv191.

43. Martinez-Gomez D,Guallar-Castillon P,Rodriguez-Artalejo F. Sitting time and mortality in olderadults with disability:A national cohort study. J Am Med Dir Assoc. 2016;17(10):960.e15-20.doi:10.1016/j.jamda.2016.07.016.

44. Dunstan DW,Barr EL,Healy GN,et al. Television viewing time and mortality:the Australian Diabetes,Obesity and Lifestyle Study(AusDiab). Circulation. 2010;121(3):384-391.doi:10.1161/CIRCULATIONAHA.109.894824.

45. Basterra-Gortari FJ,Bes-Rastrollo M,Gea A,N ú ñez-Córdoba JM,Toledo E,Martínez-González MA.Television viewing,computer use,time driving and all-cause mortality:the SUN cohort. J Am HeartAssoc. 2014;3(3):e000864. doi:10.1161/JAHA.114.000864.

46. Ford ES. Combined television viewing and computer use and mortality from all-causes and diseasesof the circulatory system among adults in the United States. BMC Public Health. 2012;12:70.doi:10.1186/1471-2458-12-70.

47. Shuval K,Finley CE,Barlow CE,Nguyen BT,Njike VY,Gabriel KP. Independent and joint effects ofsedentary time and cardiorespiratory fitness on all-cause mortality:The Cooper Center LongitudinalStudy. BMJ Open. 2015;5(10):e008956.

48. Keadle SK,Arem H,Moore SC,Sampson JN,Matthews CE. Impact of changes in television viewingtime and physical activity on longevity:A prospective cohort study. Int J Behav Nutr Phys Act.2015;12:156. doi:10.1186/s12966-015-0315-0.

49. Wijndaele K,Brage S,Besson H,et al. Television viewing time independently predicts all-cause andcardiovascular mortality:the EPIC Norfolk study. Int J Epidemiol. 2011;40(1):150-159.doi:10.1093/ije/dyq105.

50. Ensrud KE,Blackwell TL,Cauley JA,et al. Objective measures of activity level and mortality in oldermen. J Am Geriatr Soc. 2014;62(11):2079-2087. doi:10.1111/jgs.13101.

51. Matthews CE,Cohen SS,Fowke JH,et al. Physical activity,sedentary behavior,and cause-specificmortality in black and white adults in the Southern Community Cohort Study. Am J Epidemiol.2014;180(4):394-405. doi:10.1093/aje/kwu142.

52. Ikehara S,Iso H,Wada Y,et al. Television viewing time and mortality from stroke and coronary arterydisease among Japanese men and women—the Japan Collaborative Cohort Study. Circ J.2015;79(11):2389-2395. doi:10.1253/circj.CJ-14-1335.

53. Grace MS,Lynch BM,Dillon F,Barr EM,Owen N,Dunstan DW. Joint associations of smoking andtelevision viewing time on cancer and cardiovascular disease mortality. Int J Cancer. 2017;140(7):1538-1544. doi:10.1002/ijc.30580.

54. Warren TY,Barry V,Hooker SP,Sui X,Church TS,Blair SN. Sedentary behaviors increase risk ofcardiovascular disease mortality in men. Med Sci Sports Exerc. 2010;42(5):879-885.doi:10.1249/MSS.0b013e3181c3aa7e.

55. Campbell PT,Patel AV,Newton CC,Jacobs EJ,Gapstur SM. Associations of recreational physicalactivity and

leisure time spent sitting with colorectal cancer survival. J Clin Oncol. 2013;31（7）:876-885.doi:10.1200/JCO.2012.45.9735.

56. Lee J,Kuk JL,Ardern CI. The relationship between changes in sitting time and mortality in post-menopausal U.S. women. J Public Health（Oxf）. 2016;38（2）:270-278. doi:10.1093/pubmed/fdv055.

57. Manini TM,Lamonte MJ,Seguin RA,et al. Modifying effect of obesity on the association betweensitting and incident diabetes in post-menopausal women. Obesity（Silver Spring）. 2014;22（4）:1133-1141.doi:10.1002/oby.20620.

58. Smith L,Hamer M. Television viewing time and risk of incident diabetes mellitus:the EnglishLongitudinal Study of Ageing. Diabet Med. 2014;31（12）:1572-1576. doi:10.1111/dme.12544.

59. Anjana RM,Sudha V,Nair DH,et al. Diabetes in Asian Indians-how much is preventable? Ten-yearfollow-up of the Chennai Urban Rural Epidemiology Study（CURES-142）. Diabetes Res Clin Pract.2015;109（2）:253-261. doi:10.1016/j.diabres.2015.05.039.

60. Barone Gibbs B,Pettee Gabriel K,Reis JP,Jakicic JM,Carnethon MR,Sternfeld B. Cross-sectional andlongitudinal associations between objectively measured sedentary time and metabolic disease:the Coronary Artery Risk Development in Young Adults（CARDIA）study. Diabetes Care. 2015;38（10）:1835-1843. doi:10.2337/dc15-0226.

61. Joseph JJ,Echouffo-Tcheugui JB,Golden SH,et al. Physical activity,sedentary behaviors and theincidence of type 2 diabetes mellitus:the Multi-Ethnic Study of Atherosclerosis（MESA）. BMJ OpenDiabetes Res Care. 2016;4（1）:e000185. doi:10.1136/bmjdrc-2015-000185.

62. Petersen CB,Bauman A,Tolstrup JS. Total sitting time and the risk of incident diabetes in Danishadults（the DANHES cohort）over 5 years:a prospective study. Br J Sports Med. 2016;50（22）:1382-1387.doi:10.1136/bjsports-2015-095648.

63. Nguyen B,Bauman A,Ding D. Incident type 2 diabetes in a large Australian cohort study:doesphysical activity or sitting time alter the risk associated with body mass index? J Phys Act Health.2017;14（1）:13-19. doi:10.1123/jpah.2016-0184.

64. Asvold BO,Midthjell K,Krokstad S,Rangul V,Bauman A. Prolonged sitting may increase diabetes riskin physically inactive individuals:an 11 year follow-up of the HUNT Study,Norway. Diabetologia.2017;60（5）:830-835. doi:10.1007/s00125-016-4193-z.

65. Altenburg TM,Lakerveld J,Bot SD,Nijpels G,Chinapaw MJ. The prospective relationship betweensedentary time and cardiometabolic health in adults at increased cardiometabolic risk—the HoornPrevention Study. Int J Behav Nutr Phys Act. 2014;（11）:90. doi:10.1186/s12966-014-0090-3.

66. Bell JA,Hamer M,Batty GD,Singh-Manoux A,Sabia S,Kivimaki M. Combined effect of physicalactivity and leisure time sitting on long-term risk of incident obesity and metabolic risk factor clustering.Diabetologia. 2014;57（10）:2048-2056. doi:10.1007/s00125-014-3323-8.

67. Helajarvi H,Rosenstrom T,Pahkala K,et al. Exploring causality between TV viewing and weightchange in young and middle-aged adults. The Cardiovascular Risk in Young Finns study. PloS ONE.2014;9（7）:e101860. doi:10.1371/journal.pone.0101860.

68. Wiseman AJ,Lynch BM,Cameron AJ,Dunstan DW. Associations of change in television timewith biomarkers of postmenopausal breast cancer risk:the Australian Diabetes,Obesity and LifestyleStudy. Cancer Causes Control. 2014;25(10):1309-1319. doi:10.1007/s10552-014-0433-z.

69. Wijndaele K,Orrow G,Ekelund U,et al. Increasing objectively measured sedentary time increasesclustered cardiometabolic risk:a 6 year analysis of the ProActive study. Diabetologia. 2014;57(2):305-312.doi:10.1007/s00125-013-3102-y.

70. Florencio MT,Bueno NB,Clemente A,et al. Weight gain and reduced energy expenditure in low-income Brazilian women living in slums:a 4-year follow-up study. Br J Nutr. 2015;114:462-471.doi:10.1017/S0007114515001816.

71. Golubic R,Wijndaele K,Sharp SJ,et al. Physical activity,sedentary time and gain in overall andcentral body fat:7-year follow-up of the ProActive trial cohort. Int J Obes(Lond). 2015;39(1):142-148.doi:10.1038/ijo.2014.66.

72. Smith L,Fisher A,Hamer M. Television viewing time and risk of incident obesity and central obesity:the English longitudinal study of ageing. BMC Obes. 2015;(2):12. doi:10.1186/s40608-015-0042-8.

73. Thomee S,Lissner L,Hagberg M,Grimby-Ekman A. Leisure time computer use and overweightdevelopment in young adults—a prospective study. BMC Public Health. 2015;(15):839.doi:10.1186/s12889-015-2131-5.

74. Kaikkonen JE,Mikkila V,Juonala M,et al. Factors associated with six-year weight change in youngand middle-aged adults in the Young Finns Study. Scand J Clin Lab Invest. 2015;75(2):133-144.doi:10.3109/00365513.2014.992945.

75. Menai M,Charreire H,Kesse-Guyot E,et al. Determining the association between types of sedentarybehaviours and cardiometabolic risk factors:A 6-year longitudinal study of French adults. DiabetesMetab. 2016;42(2):112-121. doi:10.1016/j.diabet.2015.08.004.

76. Saidj M,Jorgensen T,Jacobsen RK,Linneberg A,Oppert JM,Aadahl M. Work and leisure time sittingand inactivity:Effects on cardiorespiratory and metabolic health. Eur J Prev Cardiol. 2016;23(12):1321-1329. doi:10.1177/2047487315619559.

77. Shibata AI,Oka K,Sugiyama T,Salmon JO,Dunstan DW,Owen N. Physical activity,television viewingtime, and 12-year changes in waist circumference. Med Sci Sports Exerc. 2016;48(4):633-640.doi:10.1249/MSS.0000000000000803.

78. Su C,Jia XF,Wang ZH,Wang HJ,Ouyang YF,Zhang B. Longitudinal association of leisure time physicalactivity and sedentary behaviors with body weight among Chinese adults from China Health andNutrition Survey 2004-2011. Eur J Clin Nutr. 2017;71(3):383-388. doi:10.1038/ejcn.2016.262.

79. Pandey A,Salahuddin U,Garg S,et al. Continuous dose-response association between sedentarytime and risk for cardiovascular disease:a meta-analysis. JAMA Cardiol. 2016;1(5):575-583.doi:10.1001/jamacardio.2016.1567.

80. Young DR,Reynolds K,Sidell M,et al. Effects of physical activity and sedentary time on the risk ofheart failure. Circ Heart Fail. 2014;7(1):21-27. doi:10.1161/CIRCHEARTFAILURE.113.000529.

81. Borodulin K,Karki A,Laatikainen T,Peltonen M,Luoto R. Daily sedentary time and risk ofcardiovascular disease:

The National FINRISK 2002 Study. J Phys Act Health. 2015；12（7）：904-908.doi：10.1123/jpah.2013-0364.

82. Chomistek AK，Chiuve SE，Eliassen AH，Mukamal KJ，Willett WC，Rimm EB. Healthy lifestyle in theprimordial prevention of cardiovascular disease among young women. J Am Coll Cardiol. 2015；65（1）：43-51.doi：10.1016/j.jacc.2014.10.024.

83. McDonnell MN，Hillier SL，Judd SE，Yuan Y，Hooker SP，Howard VJ. Association between televisionviewing time and risk of incident stroke in a general population：Results from the REGARDS study. PrevMed. 2016；87：1-5. doi：10.1016/j.ypmed.2016.02.013.

84. Moller SV，Hannerz H，Hansen AM，Burr H，Holtermann A. Multi-wave cohort study of sedentarywork and risk of ischemic heart disease. Scand J Work Environ Health. 2016；42（1）：43-51.doi：10.5271/sjweh.3540.

85. Lynch BM. Sedentary behavior and cancer：a systematic review of the literature and proposedbiological mechanisms. Cancer Epidemiol Biomarkers Prev. 2010；19：2691-2709. doi：10.1158/1055-9965.EPI-10-0815.

86. Moore SC，Gierach GL，Schatzkin A，Matthews CE. Physical activity，sedentary behaviours，and theprevention of endometrial cancer. Br J Cancer. 2010；103（7）：933-938. doi：10.1038/sj.bjc.6605902.

87. Schmid D，Leitzmann MF. Television viewing and time spent sedentary in relation to cancer risk：ameta-analysis. J Natl Cancer Inst. 2014；106（7）：pii：dju098. doi：10.1093/jnci/dju098. Print 2014 Jul.

88. Shen D，Mao W，Liu T，et al. Sedentary behavior and incident cancer：a meta-analysis of prospectivestudies. PLoS One. 2014；9（8）：e105709. doi：10.1371/journal.pone.0105709.

89. Zhou Y，Zhao H，Peng C. Association of sedentary behavior with the risk of breast cancer in women：update meta-analysis of observational studies. Ann Epidemiol. 2015；25（9）：687-697.doi：10.1016/j.annepidem.2015.05.007.

90. Lynch BM，Friedenreich CM，Kopciuk KA，Hollenbeck AR，Moore SC，Matthews CE. Sedentarybehavior and prostate cancer risk in the NIH-AARP Diet and Health Study. Cancer Epidemiol BiomarkersPrev. 2014；23（5）：882-889. doi：10.1158/1055-9965.EPI-13-0808.

91. Catsburg C，Kirsh VA，Soskolne CL，et al. Associations between anthropometric characteristics，physical activity，and breast cancer risk in a Canadian cohort. Breast Cancer Res Treat. 2014；145（2）：545-552.doi：10.1007/s10549-014-2973-z.

92. Hildebrand JS，Gapstur SM，Gaudet MM，Campbell PT，Patel AV. Moderate-to-vigorous physicalactivity and leisure-time sitting in relation to ovarian cancer risk in a large prospective U.S. cohort.Cancer Causes Control. 2015；26（11）：1691-1697. doi：10.1007/s10552-015-0656-7.

93. Nomura SJ，Dash C，Rosenberg L，Palmer J，Adams-Campbell LL. Sedentary time and breast cancerincidence in African American women. Cancer Causes Control. 2016；27（10）：1239-1252.doi：10.1007/s10552-016-0803-9.

94. Patel AV，Hildebrand JS，Campbell PT，et al. Leisure-time spent sitting and site-specific cancerincidence in a large U.S. cohort. Cancer Epidemiol Biomarkers Prev. 2015；24（9）：1350-1359.doi：10.1158/1055-9965.EPI-15-0237.

95. Wang A，Qin F，Hedlin H，et al. Physical activity and sedentary behavior in relation to lung cancerincidence and mortality in older women：the Women's Health Initiative. Int J Cancer.2016；139（10）：2178-2192. doi：10.1002/ijc.30281.

身体活动与部分健康结局

F部分　第3章　脑健康

目录

前言

　　保持和改善脑健康是贯穿生命全周期的目标。在青少年，我们意在促进大脑成熟和发育，达到思维和行为的预期发育目标和包括学校内表现及获得成绩在内的学术目标。在老年阶段，我们致力于预防痴呆和认知障碍。在生命整个周期，我们力求确保高质量的脑部健康，例如认知功能良好，焦虑和抑郁情绪很少，对生命质量有积极的感知，舒服、高效的睡眠模式。尽管有这些共同的目标，并且最近的研究为这些主题已经提供了大量的资料，对于公众来说，身体活动对脑健康的影响仍然不很清楚。并且，医疗保健专业人员在预防和治疗影响大脑功能的疾病时通常并不开具身体活动处方。《2008 美国身体活动指南科学证据报告》[1]关注了一些脑健康的研究结果，并且近 10 年来此类文献大量涌现。基于这些扩大的证据，《2018 美国身体活动指南科学证据报告》[1]也讨论了这一重要主题，并且分析了这些可能会成为公众健康指南基础的科学证据的强度。

　　"脑健康"的概念广义上是指大脑行为和生物学的功能以及源于大脑功能的主观体验（例如情绪）达到最优或最大。它包括对大脑生物标志物（例如结构上大脑的形态）的测量或脑部功能的主观表现，包括情绪和焦虑、对生命质量的感知、认知功能（例如注意力和记忆）以及睡眠。几十年的动物实验证据确切表明身体活动能有效改善脑健康的行为和生物指标。这些研究得到大量的有关身体活动对人类脑健康研究的支持。因此，科学界第一次可以全面评估这一广泛和迅速成熟的科学领域，目的是了解和描述生命全周期身体活动与保持脑健康益处之间关系的公共卫生意义。

　　2008 年科学报告[1]指出身体活动"能降低成人和老年人抑郁和认知功能减退的风险"。

此外,它还指出"有证据表明身体活动能改善睡眠"以及"有限的证据表明身体活动能减少悲伤/幸福感和焦虑"[1] 在过去 10 年或更长时间内,研究大脑健康的仪器和方法的复杂,以及身体活动对大脑健康影响的研究质量,都取得了显著的进步。

通过考察规律和长期性身体活动,以及每次短时活动,是否能够改善生命全周期的认知功能、对生活质量、情绪、焦虑和抑郁的认知和睡眠,以及常见的(如痴呆)的障碍和疾病,这份 2018 年科学报告大大扩充了 2008 年提出的声明。由于进一步考察了身体活动对大脑其他方面的影响,这份报告对"精神健康"的定义范畴比 2008 年科学报告[1]更广,因此我们需要从更广的视角更加完整地概括"脑健康"这个名词。问题 1 关注了身体活动是否是生命全周期过程中改善认知功能或降低痴呆发生风险的有效方法。此外,它还关注了身体活动对认知缺陷或异常(例如精神分裂症)的影响。问题 2 关注了身体活动对感知生命质量的影响。脑健康分委会从区分生命质量和幸福感的角度对这个问题进行阐述,因为"幸福感"这个名词既强调可评估的认知又包含各种情绪。分委会关注的是可评估的认知部分,评估身体活动是否能改善总体生命质量和健康相关的生命质量("生命质量"被定义为"个体意识到自己的健康状态和他们生命中其他非医疗方面并做出反应的一种方式"[2])。问题 3 关注了幸福感的情绪组成,并分析了身体活动对核心情绪反应(即在活动中或活动后有多愉快或兴奋)、情绪和行为焦虑、抑郁症状以及临床抑郁症的影响。问题 4 分析了身体活动对睡眠影响的研究,包括患有睡眠障碍的人。在上述每个问题中,分委会同时探讨了身体活动暴露和健康结局之间剂量-反应关系的证据,以及这种关系是否因年龄、人种、性别、体重或社会人口学特征而异。

证据回顾

问题概览

本章探讨了 4 个主要问题和一些相关小问题:

1. 身体活动与认知有什么关系?
a) 是否存在剂量-反应关系? 如果是,这种关系曲线的形状是什么样的?
b) 这种关系是否因性别、人种/民族、社会经济状况和体重状况而异?
c) 这种关系是不是在整个生命周期都存在?
d) 对于正常和认知功能受损(如痴呆)者,这种关系是不是不同?
e) 身体活动与脑健康生物标志物有什么关系?
2. 身体活动与生命质量有什么关系?
a) 是否存在剂量-反应关系? 如果是,这种关系曲线的形状是什么样的?
b) 这种关系是否因性别、人种/民族、社会经济状况和体重状况而异?
3. 身体活动与①情绪,②焦虑,③抑郁情绪和抑郁症有什么关系?
a) 是否存在剂量-反应关系? 如果是,这种关系曲线的形状是什么样的?

b）这种关系是否因性别、人种 / 民族、社会经济状况和体重状况而异？

c）这种关系在一系列的情绪和情绪障碍（如抑郁）中仍然存在吗？

d）身体活动与脑部结构和功能有什么关系？

4. 身体活动与睡眠有什么关系？

a）在快速多次短暂的身体活动或规律的身体活动中是不是均存在剂量 - 反应关系？如果是,这种关系曲线的形状是什么样的？

b）这种关系是否因性别、人种 / 民族、社会经济状况和体重状况而异？

c）这种关系在正常和睡眠行为受损的人群中都存在吗？如果是,是哪种睡眠障碍？

回答问题的资料来源和过程

脑健康分委会决定检索能为这 4 个问题的提供充分证据的系统综述、Meta 分析、合并分析和报告。检索的数据库有 PubMed、Cochrane 和 CINAHL。

问题 1. 身体活动与认知有什么关系？

a）是否存在剂量 - 反应关系？如果是,这种关系曲线的形状是什么样的？

b）这种关系是否因性别、人种 / 民族、社会经济状况和体重状况而异？

c）这种关系是否在整个生命周期都存在？

d）对于正常和认知功能受损（如痴呆）者,这种关系是否不同？

e）身体活动与脑健康生物标志物有什么关系？

证据来源:系统综述和 Meta 分析

结论陈述

在回顾证据过程中,可以确定的是,对这些问题的科学现状的确切描述还需要一些额外的细分类。因此,快速多次短暂身体活动（小问题 a）、不同年龄组（小问题 c）和有认知障碍的临床疾病（小问题 d）会有不同的证据等级。

中等强度的证据一致表现为较多身体活动与认知改善之间存在相关性,包括在学科成绩、神经心理学测试成绩（例如反应速度、记忆、执行功能以及痴呆的发生风险）。这些证据已经在包含认知正常到认知受损的一系列认知状态的许多人群以及个体研究中得到验证。这些效应存在于一系列不同形式的身体活动中,包括有氧身体活动（例如快走）、肌肉力量运动、瑜伽和玩游戏（例如捉人游戏或其他简单的组织性较低的游戏）。**PAGAC 等级:中等**

鉴于不同人群、认知状态和试验方法得到的研究结果不一致,目前尚无足够的证据提示身体活动与认知之间存在剂量 - 反应关系。**PAGAC 等级:不确定**

强有力的证据表明快速短暂的中等强度 - 高强度身体活动对认知有短暂的好处,包括一次活动后的恢复时期表现的对注意力、记忆力、晶化智力、反应速度和执行能力的改善作用。研究显示,相比于生命全周期中的其他人群,这种效应在青春期前的儿童和老年人群中更强。**PAGAC 等级:强**

目前尚无足够证据提示中等强度 - 高强度身体活动对 5 岁以上儿童认知功能的影响。

PAGAC 等级:不确定

中等强度证据显示急性和长期中等强度 - 高强度身体活动干预对 5~13 岁儿童的大脑、认知和学科成绩(如在校表现、记忆的心理测量和执行功能)都有效果。**PAGAC 等级:中等**

目前尚无足够证据提示在 14~18 岁的青少年人群中,中等强度 - 高强度身体活动与认知之间是否存在关系。**PAGAC 等级:不确定**

目前尚无足够证据提示在 18~50 岁成人中,长期中等强度 - 高强度身体活动与认知有什么关系。**PAGAC 等级:不确定**

中等强度证据显示了长期中等强度 - 高强度身体活动干预对 50 岁及以上成人认知和大脑功能的效应。**PAGAC 等级:中等**

有限的证据表明相对于中年或青年人,中等强度 - 高强度身体活动对老年人认知功能的效应更强。有限的证据还表明中等强度、高强度身体活动对老年女性的效应明显强于老年男性。**PAGAC 等级:有限**

目前尚未获得关于身体活动对认知的作用是否受社会经济状况、人种 / 民族或体重的影响(as a function of)的证据。**PAGAC 等级:不确定**

强有力的证据表明较多身体活动与认知障碍的发生风险降低有关,包括阿尔茨海默病。**PAGAC 等级:强**

中等强度证据表明中等强度 - 高强度身体活动干预能有效改善痴呆患者的认知。**PAGAC 等级:中等**

中等强度证据表明中等强度 - 高强度身体活动有益于患有认知功能损伤性疾病或障碍患者的认知功能,包括有注意力缺陷的多动症、精神分裂症、多发性硬化症、帕金森综合征和脑卒中的患者。但是,还缺乏与认知功能受损有关的其他主要疾病的相关证据(例如自闭症、癌症)。**PAGAC 等级:中等**

中等强度证据表明中等强度 - 高强度身体活动对脑健康和认知的生物标记物有积极作用。身体活动引起的生物标志物改变在生命全周期的大部分阶段的人群都能观察到,与其他年龄组人群相比,有关儿童和老年人的研究证据更多。**PAGAC 等级:中等**

有限的证据表明相对于中年和青年人,中等强度 - 高强度身体活动对老年人的认知影响更强。有限的证据还表明中等强度、高强度身体活动对老年女性的作用比老年男性强。尚无证据显示身体活动对认知的作用因社会经济状况、人种 / 民族或 BMI 而异。**PAGAC 等级:有限**

强有力的证据表明快速多次短暂的中等强度、高强度身体活动对认知有短时作用,包括一次身体活动恢复期的注意力、记忆力、晶体智力、反应速度和执行力效应。相比于其他人群,这种效应在青春期前的儿童和老年人中更强。**PAGAC 等级:强**

证据回顾

认知和脑健康对生活的很多方面都很重要,包括教育和学科成就、工作表现、生命质量以及能直接或间接影响这些方面的疾病。在这个问题中,对认知的测量包含一系列的结果,包括学术成就,神经心理学测试中的表现如注意力、记忆力、反应速度、执行功能(一系列有目的性的、能支持思考、推理、解决问题过程的涵盖性术语)和痴呆的诊断。但是,就如这个问题中定义的那样,认知不包括对智力、运动功能、性格、情绪(在下面问题 3 提到)、感知功能的测量。

为解决这个问题,分委会通过 32 篇 Meta 分析和系统综述来确定随机对照试验和前瞻性队列研究的结果是否与认知结果相关。这些综述包含了来自健康的年轻人(N=3 [3-5])、老年人(N=3 [6-8])、儿童(N=4 [9-12])和青少年(N=2 [13-14])以及来自患有注意力缺陷的多动症(ADHD)儿童和成人(N=3 [15-17])、轻度认知障碍或痴呆的成人(N=4 [18-21])、多发性硬化症(N=1 [22])、帕金森综合征(N=1 [23])、精神分裂症(N=1 [24])和脑卒中(N=1 [25])的认知损伤人群的结果。我们还纳入了关于快速多次短暂的运动对认知结果作用(N=4 [26-29])、静态行为对认知结果的作用(N=1 [30])、身体活动对脑健康的生物标志物的作用(N=4 [31-34])的相关研究,这些系统综述和 Meta 分析纳入了 350 余项实证研究,总样本量为 40 000 多人。

总体关系的证据

分委会做出结论认为,相对较多的身体活动总量与认知改善的关系有中等强度的证据支持,其中认知改善包括在学术成就上的表现、神经心理学测试的表现(例如反应速度、记忆力和执行功能)和痴呆风险的改善。这些证据已经在包含了大量人群和个人的、能代表从正常到认知障碍一系列健康状态的研究中得到证实。这些作用在各种形式的身体活动中均存在,这些身体活动包括有氧身体活动(例如快走)、肌肉强化运动、瑜伽和做游戏(例如抓人游戏或其他组织性较低的游戏)。虽然从实验设计到评估这种关系的认知结局有一定差异,关于身体活动水平与认知的关系的发现具有高度一致性。根据不同的人群、认知结局、实验设计和身体活动暴露的结果,身体活动对认知作用的效应值标准差为 0.10-0.67。从这种效应值角度来看,当脑血管异常中没有纳入痴呆时,要考虑对血管性认知障碍、非痴呆(轻度认知障碍的一种常见的类型)的诊断,因为对年龄和受教育程度进行调整后,它们至少会出现一个超出 1~1.5 个标准差范围的明显的认知域损伤。这些损伤经常发生在认知的执行功能区域。因此,身体活动对认知和脑健康的作用强度总体上为低强度到中度,并且一致表现为正向效应。虽然这些综述中纳入的研究显示身体活动的作用会影响很多认知域,但是身体活动对执行功能的正向效应在大多数研究中是一致的,也更多地被研究。在快速多次的身体活动后,执行功能出现临时改善,但是当进行持续性的身体活动之后,这种改善作用将变得更加稳定。如下所述,分委会得出一个中等强度而非高强度的结论,因为身体活动与认知的关系因具体的因素而变化。

特定因素的证据

生命周期:身体活动对认知的效应在生命不同时期都能观察到。但是,生命不同时期的证据数量并不一致,数据更多地来自青春期前儿童、青年人和老年人的研究。

在儿童期,两者之间的作用由无显著性 [12] 到 5 岁以下儿童群体研究少、实验设计差、偏倚风险高 [10] 导致的作用不确定,再到学龄期儿童群体中的作用有显著性 [9,11]。效应最明显的认知域包括执行功能、注意力和学术成就 [9,11],但是具体效应值在这些研究中并未明确。一些讨论身体活动对注意力缺陷多动障碍(ADHD)的作用的研究均显示,身体活动对认知有改善作用,作用大小为 0.18-0.77 [15-17]。ADHD 患者通常影响的认知域包括执行功能(如注意力、控制力、冲动)[15,17]。

　　针对青少年时期,很少有严格的、设立对照的实验研究,很少有研究对身体活动参数和定义有详细描述,很少有研究对认知功能或学术成就进行测量。尽管存在这些局限性,支持身体活动效应的综述中最大效应值为 0.37[14],而一项系统综述显示 75% 的儿童青少年研究显示身体活动与认知功能改善有关[13]。但是,如上所述,考虑到这些综述中很少有严格控制的随机设计的实验研究,目前证据大小和质量还不足以评出可信的等级。

　　在青年和中年时期,身体活动对认知功能改善的效应值为 0.12-0.15[4,5]。这种效应在执行功能、注意力、反应能力[5]和短期记忆[4]认知域中最大。在认知正常的老年人中,两者作用的大小由不明显[7]到 0.20[8]再到 0.48[6],这反映了身体活动对认知结局有保护作用。这种作用在执行功能[6]、总体认知[8]和注意力[7]的测量结局中最明显。

　　认知功能障碍:强有力的证据表明身体活动总量增加与认知功能减退[20]和痴呆的发生风险低有关,包括阿尔茨海默病(AD)[18]。例如 1 篇纳入了 15 项前瞻性研究、时长 1~12 年、总样本量为 33 000 多人的 Meta 分析显示,身体活动总量增加与认知减退发生风险降低 38% 有关[20]。另 1 篇纳入了 10 项前瞻性研究、总样本量为 20 000 多人的 Meta 分析显示,身体活动总量增加与 AD 发生风险降低 40% 有关[18]。中等强度证据显示身体活动能够改善包括 AD 患者在内的痴呆患者的认知功能[19,21]。例如 1 篇纳入了 18 项随机对照研究、802 位痴呆病人的 Meta 分析得到总体效应值为 0.42,并且这种作用在 AD 或非 AD 痴呆患者中均显著[19]。这种保护作用在高频率和低频率的身体活动干预中均存在。但是,考虑到不同评估方法差异性、身体活动干预内容描述不详、中等偏倚风险,所以将证据的等级划分为中等。中等强度的证据还表明身体活动能改善认知功能损伤性疾病或障碍患者的认知功能,包括 ADHD、精神分裂症、多发性硬化症(MS)、帕金森综合征(PD)和脑卒中。

　　有关干预对 MS 患者认知功能改善作用的研究结果并不一致[22]。而干预对执行功能、学习能力、记忆力和反应速度的作用最强(更多有关身体活动对 MS 患者作用的详细信息,请见 F 部分第 10 章"慢性病患者")。有关 PD 的研究显示运动干预能改善认知[23],作用最强的区域为一般认知功能和执行功能区域。对于精神分裂症,中等强度、高强度身体活动干预对整体认知、工作记忆、注意力的测量结局都有改善作用,具体效应值为 0.43[24]。对于脑卒中人群,身体活动干预能有效改善整体认知、注意力、记忆力和视空间功能[25]。

　　对于 ADHD 患者,快速多次短暂的身体活动能够带来暂时的改善效应,但是这种作用在其他疾病患者中不太经常能测量到。尽管这种作用在不同疾病中有一致性,这些研究的开展方式、认知结果的质量以及测量方法都是不同的。因此,关于快速多次短暂的运动对认知缺陷人群的认知功能影响的证据还不充分。

　　生物标志物:有研究显示身体活动对脑健康的生物标志物也有影响,包括整个生命周期中的神经营养因子水平[32]和任务激发性大脑活动、脑容量以及内部联结[31,33],但是大部分数据是关于儿童和 60 岁以上老年人的。例如与中年人相比,有关身体活动对脑容量和大脑活动模式影响的报道和研究在老年人和儿童中更多[31]。与此相似,有关整个生命过程中身体活动对大脑白质影响的研究不如对大脑功能和容量影响的研究透彻,但是,关于中年人群身体活动对白质影响的研究尤其稀少[34]。过去许多方法已经用来测量脑健康和认知有关的生物标志物,包括灰质形态学(例如容量、密度和厚度)、白质的完整性、皮质电生理学研究。其他方法还有神经网络评估(包括依赖认知的任务引起的觉醒反应)、与认知功能和神经可塑性有关的循环神经营养因子、脑部血流、任务唤醒的功能活动、休息状态下的功能连通性、磁共振成像和正电子成像术。该领域的大部分研究是在过去的 5~10 年开展的,他们使用功能或容量测量方法来评估脑健康和完整性 [31,34]。在这个相当小但不断增长的领域中,大多数研究报告身体活动对大脑有轻到中度的保护作用,效应值范围为 0.1~0.7。

人口学特征、体重状况和身体活动类型: 综述中很少报告身体活动对认知结局的作用是否会受年龄、性别 [6]、人种 / 民族、社会经济状况、肥胖、基线健康水平 [3]、静态行为 [30] 或身体活动强度、频率、持续时间的影响。然而,在较为一致的结果中有一项显示与男性群体相比,这种作用在女性群体中更强 [6]。

剂量 - 反应关系: 综述中很少讨论身体活动与认知结局之间是否存在剂量 - 反应关系。但是有 1 篇 Meta 分析 [6] 显示,在有关老年人群的随机对照试验中,每回合身体活动持续时间为 46~60 分钟(与每次持续时间为 15~30 分钟和 31~45 分钟的组别相比)和干预时间至少是 6 个月组(与干预时间为 1~3 个月和 4~6 个月的组别相比)的认知改善更明显。另外,身体活动对研究的多方面认知功能(即执行功能、控制力、空间能力和速度)有一个普遍的作用,但是这种作用选择性地、不成比例地在需要更多执行能力的任务中更明显 [6]。

快速多次短暂的身体活动: 研究显示,在完成一次急性的身体活动后会出现一次小的、短暂的认知改善,效应值范围为 0.014~0.67 [26-29]。在所研究报告的效应中,对于执行功能区域的效应是最一致的 [26-29],但是反应速度、注意力、记忆力和晶体智力也有明显的改善,这里的晶体智力是对总体和语言知识的一种衡量(例如美国第一任总统的名字是什么?) [26,27,29]。与青春期和青年人群相比,这种作用也在青春期前的儿童和老年人群中更明显 [28]。

一次快速身体活动的运动强度对认知改变有影响,有研究发现是一条倒 U 型曲线,因为中等强度的运动比低强度和高强度的效果更明显 [27,29]。而其他研究显示极低强度、低强度和中等强度的运动对认知有益处,而高强度、极高强度和最大强度运动被证明是没有益处的 [26]。在完成急性运动后,评估认知功能的时间不同也会导致效应的不同,在运动后第一个 10 分钟后会发现对认知有负向效应,在 11~20 分钟观察到一种最强的正向作用,在 20 分钟后该效应较小 [26]。研究证明,身体活动每回合持续时间为 11~20 分钟时效应最强,当持续时间少于 11 分钟或大于 20 分钟时对认知的效应减弱 [26]。

总之,这一系列的研究证据被定级为中等强度,因为这些研究设计的质量有明显差异,包括缺乏合适的分析方法(如意向处理分析)、缺乏研究对象坚持性和依从性的报告、干预之前研究对象活动水平不同、认知评估方法的信度和效度未知、不是严格的盲法,以及对照组情况不同。因此,这些 Meta 分析和系统综述中纳入的研究一般偏倚大和精确度低。但是,尽管存在这些局限性,这些研究结果仍有很高的适用性、普遍性和一致性。即使在快速运动模式下,这种效应也能够被检测到,在中等强度身体活动时,这种效应在青春期前儿童和老年人群中表现更明显并且效果一致 [26-29],有些证据表明,当中等强度身体活动的持续时间为 11~20 分钟时对认知的作用最强 [26]。

有关此证据的详细信息,请访问: https://health.gov/paguidelines/second-edition/

report/supplementary-material.aspx for the Evidence Portfolio。

2008 年科学报告的发现与 2018 年科学报告对比

2008 年科学报告[1]中总结道,强有力的证据表明身体活动能够延缓痴呆和与老龄化相关认知减退的发生。报告还指出身体活动能改善痴呆相关的认知症状。因此,本次报告使用的证据远比 2008 年科学报告丰富,包括纳入了更多有意义的观察性研究和 RCT 实验。这些研究发现身体活动会影响整个生命周期的认知功能,包括认知正常和受损人群(如精神分裂症)。虽然评估认知使用了很多不同的方法(如学术成就和痴呆诊断),这些研究得到的效应是一致的。2018 年科学报告还第一次阐述了身体活动对来源于脑成像技术的、脑健康相关的生物标志物的积极作用。最后,2018 年科学报告还总结了快速多次短暂的身体活动对认知功能改善作用的有关证据。

公众健康影响

2017 年,AD 对美国社会造成的直接经济负担估计为 2 590 亿美元。2010 年,估计每位痴呆患者在生命最后 5 年的平均花费为 287 000 美元。这些花费主要被联邦政府用于医疗保险上[35]。鉴于美国 65 岁老年人数量将不断增加,到 2050 年,AD 以及其他痴呆相关的花费可能会增加至约 7 580 亿美元[35]。身体活动可能是一种改善大脑功能以及降低 AD 和其他认知障碍花费的最有效的方法。在一项研究中[36],全世界约 13%(大约 430 万)和美国约 21%AD 病例归因于身体活动不足。据此结果,若美国的身体活动不足减少 25%,发病人数将减少 230 000 例。2018 科学报告为"身体活动能降低 AD 和其他痴呆的发生风险,增加 AD 患者的身体活动水平能改善认知功能"这一结论提供了证据支持。

2018 年科学报告对公众健康影响并不只局限在 AD 和痴呆,报告还证实了身体活动对儿童和健康老人认知功能的影响。例如学术成就可以是预测未来职业机会[37]和成年健康状况[38,39]的一个指标。因此,"增加童年阶段的身体活动可能对认知和学术成就有积极影响"。这些发现可能对成年后健康方面和生命质量产生未来的远期效应。

健康老年人,即使未患有痴呆,经常有认知丧失和减退的证据,尤其是反应速度、记忆力、执行功能的测量结果方面。据估计,到 2050 年,美国 65 岁以上老年人数量将达到 8 370 万人,接近 2012 年 4 310 万人的两倍。鉴于 65 岁以上老年人数量呈现增加趋势,认知功能下降的患病率预计会升高。本报告显示身体活动可能是改善这一人群认知功能的一种有效途径。

最后,我们得出中等强度证据表明身体活动是一种常常能改善患有包括 ADHD、PD、MS和精神分裂症等疾病并出现认知障碍人群的认知功能的有效途径。有关此类身体活动对生命全周期和广泛认知障碍患者健康效益的证据表明,身体活动可以用作对于所有生活在美国的人认知症状管理和认知功能改善的一线方法。

总之,我们提供了令人信服的身体活动与一系列积极的认知结局有关的证据。这些证据源自一系列显示大脑结构和功能、认知、学术成就变化的评估。另外,儿童、成人和一些特殊人群可以观察到身体活动对认知的积极作用,这表明增加身体活动可能会改善即使不是全部,也是大部分美国人的认知。因此,这些发现可以用于促进健康人群认知功能,以及改善那些患有特定认知障碍和脑部疾病患者的认知功能。但现有的特定人群(例如中年人、有自闭症状的人)相关科学证据是有限的,因此需要更多的研究来更好地理解在这些人群中身体活动和认知功能的关系。另外,静态行为以及其他健康结局(例如肥胖)对认知功能的影响目前还不是很清楚(关于静态行为对其他健康结局影响的详细内容,见 *F 部分第 2 章"静态行为"*)。但是,就如本节所述,有关身体活动与积极的认知结局关系的证据强度为中等,很大比例的人群可以从参加身体活动中获益。

问题 2. 身体活动与生命质量有什么关系?

a)这种关系是否因人群而异?

b)是否存在剂量 - 反应关系?如果是,这种关系的类型是什么?

c)这种关系是不是因年龄、性别、人种 / 民族、社会经济状况和体重状况而异?

证据来源:系统综述、Meta 分析、合并分析

结论陈述

强有力的证据表明,对于大多数人群,较高的身体活动总量与对生命质量的积极认知相关。**PAGAC 等级:强**

强有力的证据表明,对于老年人(50 岁以上,主要是 65 岁及以上),与最低水平或无身体活动组相比,身体活动能改善健康相关的生命质量。**PAGAC 等级:强**

强有力的证据表明,对于 18~65 岁成人,与最低水平或无身体活动组相比,身体活动能改善健康相关的生命质量。**PAGAC 等级:强**

有限的证据表明,对于 5~18 岁的青少年,较少的静态行为与较高的总体生命质量认知有关。**PAGAC 等级:有限**

中等强度证据显示身体活动能改善精神分裂症患者的生命质量。**PAGAC 等级:中等**

有限的证据显示身体活动能改善严重临床抑郁症患者的生命质量。**PAGAC 等级:有限**

因少量对照性研究的结果不一致,所以现有身体活动与痴呆患者生命质量相关性研究的证据尚不充分。**PAGAC 等级:不确定**

目前尚无足够的证据提示身体活动与不同人群生命质量之间是否存在剂量 - 反应关系。**PAGAC 等级:不确定**

目前尚无足够的证据提示身体活动与生命质量的关系是否因人种 / 民族、社会经济状况或 BMI 而异。**PAGAC 等级:不确定**

证据回顾

前言

生命质量是"个体对自身健康状态和生命中其他非医疗方面的认知方式和反应方式的反映"[2]。在最广义的定义中,QoL 有时是指对生命的满意度[40]。QoL 有一种等级结构,即在总的 QoL 大伞下再按照特定区域划分(图 F3-1)。有一个部分通常表示健康相关的 QoL

（HRQoL）[41]；这个区域经常进一步分为身体健康相关 QoL（如身体功能的评估）和精神健康相关 QoL（如情绪健康）的子领域 / 分量表。

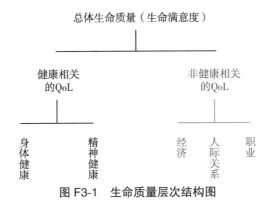

图 F3-1　生命质量层次结构图

保持和促进 QoL 是一个全球目标。保持较多的身体活动曾被建议作为增进对 QoL 的认识和感受的一种方式。本节重点关注的是一般人群整个生命历程中有关 QoL 的有关科学证据。本节同时关注了身体活动对精神疾病患者 QoL 影响的评估。患有糖尿病、骨关节炎等慢性疾病的人群的 QoL 请见 *F 部分第 10 章"慢性病患者"*。

本节所回顾的文献特别关注了 QoL 和 HRQoL。研究并没有关注"幸福感"及其派生词，如主观幸福感、积极的幸福感、精神上的幸福感。这些有关幸福感的概念通常会与认知 / 评估和情绪的组分[40]混淆，本问题仅将讨论范围局限在了认知 / 评估方面，即众所周知的"生命质量"。

文献综述

为回答这个问题，分委会回顾了 18 篇有关以下这些人群的系统综述：老年人（普通人群）[42-51]、老年人（患有痴呆）[52]、成人[53-58]、青少年[59]、患有精神分裂症的人[60,61]、患有抑郁的人[52]，还获得 14 篇有关以下人群的 Meta 分析：成人[62-64]、老年人（普通人群）[65-70]、老年人（患有痴呆）[71,72]、精神分裂症患者[73] 和抑郁症患者[74,75]。我们还纳入了一项关于老年人的合并分析[76]。

普通老年人

每篇综述纳入的研究数量为 6[46]~53[42] 项不等。但是，除了 QoL，很多综述中还有其他结局，如身体成分和肌肉力量。因此，综述纳入的研究中同时包括身体活动和 QoL 的较少，有 1[46] 到 42[43] 项不等，其中大多数综述包含的研究数量少于 10 项（$N=2$[65]）（$N=3$[42]）（$N=4$[45]）（$N=4$[50]）（$N=5$[44]）（$N=6$[49]）。

"老年人"的定义在研究中均不同，最初包含的是 65 岁及以上的人群，但是所有研究纳入对象均为 50 岁及以上的人群。系统综述覆盖了以下的时间范围：开始（数据库开始建立）至 2016 年 1 月[42]、2000 年至 2012 年 11 月[43]、2000 年至 2015 年 4 月[44]、1996 年至 2006 年 12 月[45]、开始至 2010 年 2 月[46]、2006 年至 2013 年 12 月[47]、1955 年至 2008 年[48]、1998 年至 2011 年 7 月[49]、开始至 2013 年 12 月[50]、1993 年至 2007 年 12 月[51]。

Meta 分析覆盖的时间范围更广：2001 年至 2010 年 6 月[65]、开始至 2010 年 9 月[66]、1973 年

至 2007 年 8 月 [67]、1950 年至 2010 年 11 月 [69]、开始至 2012 年 7 月 [70]、开始至 2013 年 5 月 [68]。

QoL 在大多数情况下是指 HRQoL，它使用含有 36 个条目的健康调查简表（SF-36）来评估，这是一种被广泛使用的、基于自报的、感知身体和精神健康与功能的工具 [42-45,49,65-70,76]。研究使用的测量 QoL 的其他方法包括：MacNew Global score [42]、WHO 生存质量测定量表 [47]、欧洲 5 维自报调查表 [46,48]、精神健康相关生命质量量表（Mental health-related quality of life）[47]、WHO 老人 QoL 量表 [50]、生活满意度量表（Satisfaction with Life Scale）和生活满意度指数 -A（Life Satisfaction Index-A）[66]、费城老年中心信心量表（PGCMS）和糖尿病生命质量量表（DqoL）[68]，QoL 用来反映抑郁、活力和对健康的感知 [48]。

普通成人

综述中纳入的研究数量为 14 [53,55] ~56 [62] 项不等。同时涉及身体活动和 QoL 的研究数量为 179 项。

不同研究对成人的定义不同。但是，这些研究通常报告的平均年龄在 18 岁和 65 岁之间 [53-55,57,58,63,64]。这些系统综述覆盖了以下时间范围：1806 年至 2006 年 [53]、开始至 2009 年 11 月 [54]、1985 年至 2014 年 12 月 [55]、1980 年至 2010 年 8 月 [57]、2001 年至 2016 年 1 月 [63]、开始至 2015 年 5 月 [58]、以及开始至 2013 年 2 月 [56]。Meta 分析覆盖的时间范围：开始至 2007 年 9 月 [62] 和开始至 2011 年。[64]

QoL 在大多数情况下是指 HRQoL，它通过 SF-36 来评估 [54,57,58,62,64]。其他 QoL 测量工具有生命满意度量表对生活满意度量表 [62] 和 WHO QoL [54,58,62]。

普通青少年

有一篇系统综述，时间范围为开始至 2013 年 10 月。共纳入 91 项研究，但是仅有 14 项将 QoL 作为结局。这 14 项研究的平均年龄在大约 10 岁和大约 17 岁之间 [59]。

精神分裂症患者

收录了 10 项同时涉及身体活动和 QoL 研究的系统回顾中，有一项定性分析纳入了 332 人 [60]，这篇综述在更新后共纳入 13 项研究总计 549 人 [61]，有一篇 Meta 分析纳入了 29 项研究总计 1 109 名精神分裂症患者 [73]。虽然这些比较早的综述 [60,61] 中包含了很多种结局，最新的系统综述和 Meta 分析纳入了来自系统测量 QoL 的对照和非对照研究的 770 名研究对象 [73]。

这些综述覆盖了以下时间范围：开始至 2011 年 7 月 [60]、2011 年 7 月至 2014 年 10 月 [61]、和开始至 2015 年 [73]。

QoL 在大多数情况下是指 HRQoL，使用 SF-36 或 SF-12、WHO 简易生存质量测定量表、欧洲 5 维自报调查表来测量 [73]。

抑郁症患者

这些综述覆盖以下时间范围：开始至 2013 年 6 月 [52]、开始至 2013 年 5 月 [74]、以及开始至 2013 年 1 月 [75]。其中的两篇综述纳入了 7 项研究，另一篇研究瑜伽效果的综述纳入了 12 项随机对照试验。

同时涉及身体活动和 QoL 的研究数量（N=10）远少于获得的系统综述中总的研究数量，其中 1 项研究 [75] 仅使用了 SF-36 的精神评价模块，4 项研究是有关患有抑郁的老年人 [52]，还有 1 篇 Meta 分析中的 4 项研究将身体活动组与不活动对照组进行比较，1 项研究将身体活动组与服用抗抑郁药物组进行比较,1 项研究将身体活动组与抑郁症的认知治疗组进行比较[74]。

QoL 在大多数情况下是指 HRQoL,大部分病例使用 SF-36 评估[52,74,75]。

痴呆患者

综述中包含的研究数量为 2 项[52,71]~13 项不等[72]。这些综述包含了以下时间表:开始至 2016 年 2 月[72],开始至 2013 年 6 月[52],开始至 2009 年 2 月[71]。需要注意的是,这些综述还包含了大量其他结果。QoL 在大多数情况下是指 HRQoL,对痴呆的病人使用 SF-36 或特定疾病的量表进行评估[71,72],例如与 AD 相关的生命质量(ADQRL)[52]。同时涉及身体活动干预和 QoL 的研究共有 14 项。定量研究中共纳入了大约 920 位研究对象,其中 6 项研究中的 385 位研究对象被纳入到定量 Meta 分析中。后者几乎没有提供身体活动改善痴呆人群 QoL 的证据[72]。

身体活动暴露

身体活动形式在不同研究中有所不同,研究中还包含了多种运动干预措施[44-46,48,49,52,54,55,62,65-67,71,72]:有氧动[42,43,54,56,62,72,73]、耐力训练[43,52,56,62,70,72,73]、普拉提[50]、尊巴舞[58]、含身体活动的电子游戏[47]、气功和太极[51,52,64]、园艺[63]、步行[56,71]、以及瑜伽[69,73,75]。一些研究关注的是身体活动总量(一般是业余时间发生的),并没有区分活动的形式[53,57]。综述中包含的研究中只有 1 项详细提供了运动处方的频率、强度、时间和种类(FITT)原则[70],但是,这个 FITT 原则没有报告与 QoL 结果有关。

总体关系的证据

普通老年人

总体来说,结果一致显示身体活动能改善老年人 QoL。1 篇 Meta 分析总体显示,运动项目(1 317 位研究对象)能改善老年参加者的 QoL(包括总体的和健康相关的)(Z=2.23,P=0.03),总体标准差(SMD)为 0.86(95%CI:0.11-1.62)[68]。另 1 篇 Meta 分析中,SF-36 中身体各个功能的各部分分数也有统计学上的显著改善(Hedges'g=0.41,95%CI:0.91-0.64,P<0.001)[67]。在这篇综述中,虽然生命活力(活力和疲倦)、社会功能、情绪问题所引起角色障碍分量表以及精神健康(情绪上正常)分量表出现正向改变,但是没有发现健康相关生命质量(HRQol)分量表有改变[67]。一些综述显示 QoL 分数的改善幅度很大,从 17.1% 到 178%,SF-36 分量表中出现改善的部分有身体功能、由身体健康或情绪原因引起的角色障碍、疼痛、整体健康和生命活力(活力和疲倦)[42]。

在 1 篇纳入了 10 项关于老年人普拉提研究的综述中,有 4 项研究显示 HRQoL 区域指标有改善,包括 WHO 生存质量测定量表中的感知觉能力、活动、社交能力、亲近程度,同时一篇 Meta 分析汇总了 HRQoL、抑郁和日常活动的影响,显示了一个大的正效应值(Hedges'g=0.93;95%CI:0.631-1.25,P<0.001)[50]。Raymond 等[70] 的系统综述发现 SF-36 六个分量表中的 HRQoL 发生改善,包括身体功能、身体健康引起的角色障碍以及精神健康(情绪正常)(P 值范围 <0.001-0.04);Stevens 等[49] 的系统综述发现,与对照组相比,干预组中生命活力(活力和疲倦,OR=4.43;95%CI:0.31-8.54)和整体健康(OR=5.46;95%CI:1.69-9.24)分值发生明显改善。1 篇关于瑜伽的综述显示,对 SF-36 中身体健康部分的综合分析后,估算的标准差(0.65;95%CI:0.02-1.28)显示瑜伽干预有效。在 SF-36 中精神健康部分的综合分析中,

估算标准差也显示瑜伽干预有效(SMD=0.66;95%CI:0.10-1.22)[69]。

作为包括精神和身体成分其他活动的一部分时,例如气功和太极,身体活动对于改善健康人群和慢性病患者的 QoL 有巨大的潜力[51]。但是,没有提到效应的大小,也没有报告 QoL 的哪部分得到改善,结果和结论也没有按照健康人和慢性病患者分开。并且,考虑到这些身体活动模式的身心属性,还不能确定 QoL 的改变是由身体活动的改变还是该运动中的其他成分引起的(例如呼吸、冥想)。

在一项合并分析中,在基线至 6 个月期间,每周身体活动时间由 150 分钟以上降至 150 分钟以下的研究对象的 SF-36 身体功能分数出现了 11.8% 的下降。与此相反,在基线到 6 个月期间,每周身体活动时间由 150 分钟以下增至 150 分钟以上的研究对象的 SF-36 身体功能评分出现了 5.1% 的增加[76]。这些结果均显示了保持身体活动对维持老年人 HRQoL 的重要性。

身体活动对非 HRQoL 区域指标的作用还不确定。一些关于非 HRQoL 区域指标的研究一致显示身体活动与功能性能力、综合 QoL 和自主能力之间存在正向的关系。这些区域指标曾经被证明与老年人的 QoL 也有关。但是,这些研究几乎没有严格的研究方法。这种效应总体为小到中等程度,并且随着研究和 QoL 区域指标不同变化很大[43]。

在有关虚弱老年人群的研究中,一篇综述发现有关水上运动、柔韧性训练、太极和耐力训练的研究之间的 QoL 没有明显差异[65],而其他综述中纳入的研究太少不足以用于得出结论[46-48]。因为 QoL 是用来评估感知能力的,上述有关 QoL 的研究并不关注身体功能指标(如平衡性、步速)的客观测量结果。因此,在这些与虚弱的老年人相关的研究中,当使用常用于评估 QoL 的工具来测量感知能力时,身体活动对身体功能测量指标的有益作用可能不会被及时发现。

总体来说,证据表明身体活动对老年人总体和健康相关的 QoL 都有改善作用。在研究结果中,有关身体健康相关 QoL 的结果比心理健康相关 QoL 结果一致性更高。现有的有限证据表明身体活动对身体和心理健康的两个综合作用评分在方向和大小上相似。还没有足够的研究和样本量可以用来分析不同运动训练形式对 QoL 的效应,极少有研究开展了后期的随访,也极少有研究能区分效应是指功能性的能力还是虚弱状态。

普通成人

在 9 项研究中[53-58,62-64],有 7 项研究显示身体活动与总 QoL 之间存在正相关[53,54,56-58,63,64]。研究身体功能的 6 项研究均(100%)表明身体活动与 QoL 的身体功能部分之间存在一种正向关系[53-55,57,58,62]。有 9 项研究测试了 QoL 的心理部分,其中 8 项(89%)认为身体活动与 QoL 之间存在一种正向关系[53,54,56-58,62-64]。

在这 9 项研究中,暴露变量起初为有氧身体活动,有 4 项研究为一般的休闲时间身体活动[53,54,57,62],1 项为步行[56],1 项为园艺[63],1 项为尊巴舞[58],1 项为气功和其他替代活动或补充形式的身体活动[64],1 项为包含有氧、力量训练以及替代或补充形式的混合身体活动[55]。

1 篇 Meta 分析显示身体活动对总体 QoL 有一种正向的作用,但没有统计学意义(N=7:SMD=0.11;95%CI:-0.03 至 0.24),而身体活动对身体健康 QoL(N=6:SMD=0.22;95%CI:0.07-0.37)和心理健康(N=6:SMD=0.21;95%CI:0.06-0.36)均有一种正向的、有统计学意义的作用[62]。

另外一篇纳入 15 项研究（4 项 RCTs，3 项队列研究和 5 项横断面研究）的综述为身体活动暴露与 QoL 的测量值之间的关系提供了充足的证据[53]。4 项 RCTs 中的 3 项研究显示，与对照组相比，暴露组 QoL 有明显的改善。3 项队列研究均表明身体活动更活跃的人的 QoL 明显较高。5 项横断面研究均表明两者之间存在一种正向关系，即身体活动越多，QoL 评分越高。

Pucci 等[57]研究了 58 项个体研究，其中 18 项使用 SF-36 评估 QoL。18 项研究中有 3 项是队列研究，其余 15 项为横断面研究。3 项队列研究均报告身体活动与心理健康之间存在一种正向关系，其中两项还报告身体活动与身体健康和生命活力之间存在正向关系。15 项横断面研究中，13 项研究报告身体活动与身体健康功能存在正向关系，9 项研究报告身体活动与心理健康功能存在正向关系，并且这种关系主要集中在生命活力（9 项研究）和疼痛（8 项研究）两种功能中。

另外 6 项研究报告了相似的正向关系，即身体活动总量越高，评估的 QoL 越高[54-56,58,63,64]。

普通青少年

没有关于青少年身体活动与 QoL 关系的证据。有一篇系统综述为青少年静态行为与 QoL 关系的证提供了证据[59]。在该综述纳入的 91 项研究中，有 12 项横断面研究和 3 项队列研究提供了 9~17 岁青少年的静态行为与 QoL 的关系的证据。其中，12 项横断面研究中的 9 项以及 3 项队列研究中的 2 项显示静态行为时间与 QoL 之间存在一种负向关系。

痴呆患者

总的来说，极少证据能证明痴呆人群身体活动与 QoL 的关系。1 篇包含 14 项定量研究的综述显示，在 13 项研究中仅有 5 项显示这个人群中身体活动干预与 QoL 改善之间存在一种正向关系[52,71,72]。Meta 分析显示在 6 项研究中有 5 项发现身体活动干预组与对照组的个体 QoL 结果没有明显的差异[72]。虽然这种效应会随着异常值的改变出现浮动，但是这种平均效应很小并且不显著（SMD=0.33；95%CI：–0.21 至 0.87）。如果没有异常值，这种效应会接近 0（SMD=0.06；95%CI：–0.10 至 0.22）。这些综述包含了多种身体活动形式，包括有氧身体活动、力量训练、有氧与耐力训练相结合、柔韧性、平衡性、瑜伽和太极[72]。

2 项关于痴呆患者的研究发现身体活动对 QoL 特定区域有正向作用，包括身体功能，但是最近一篇纳入了 6 项研究的综述发现痴呆患者的身体活动与 QoL 的关系与上述结果有冲突[52]。

总之，有关身体活动与 QoL 的关系的证据是矛盾的，一部分归因于系统地评估 QoL 的研究少，对 QoL 的结果评估也不一致。另外，研究的数量和样本量不足以分析不同运动训练对 QoL 的影响，并且也没有研究按照研究对象的痴呆类型（AD 及相关的痴呆）或阶段研究这种效应。

精神分裂症患者

中等强度证据表明在精神分裂症患者中，身体活动对 QoL 有一种正向的作用。这些结果来自于从建立数据库到 2014 年间成年门诊病人和住院病人研究的系统综述的一致发现[60,61]。1 篇包含 11 项对照和非对照干预研究的 Meta 分析表明身体活动的积极作用，总体 QoL 有一种中度标准化的效应（Hedgea'g=0.55，$P<0.01$），躯体区域指标（Hedgea'g=0.50），社

交区域指标（Hedgea'g=0.67），环境 QoL（Hedgea'g=0.62 [73]）也是这样。此人群心理 QoL 没发生改变（Hedgea'g=0.38）。有氧运动（Hedgea'g=0.58）和瑜伽（Hedgea'g=0.58）的干预都是有效的，这与其他系统综述的结果一致。除了身体活动对 QoL 的影响，Meta 分析发现身体活动与一些其他 QoL 相关结果的改善有关，包括总体症状的严重性（Hedgea'g=0.39，$P<0.001$）；正面的症状（positive syptoms）（Hedgea'g=0.32，$P<0.01$）；负面的症状（Hedgea'g=0.49，$P<0.001$）以及总体症状（Hedgea'g=0.27，$P<0.05$）和总体功能（Hedgea'g=0.32，$P<0.01$）。总体来说，这些小到中等强度的效应一致显示，精神分裂症患者或者与此病相关的一系列精神异常的患者在进行身体活动后 QoL 可能会出现改善。

抑郁症患者

11 项对照试验提供的有限证据表明，身体活动能改善重度临床抑郁症成人的 QoL 某些特定区域指标，但是对双相障碍作用的证据还不充分，仍在研究中 [52,74,75]。

一篇 4 项临床抑郁症成年患者的 RCTs 的 Meta 分析将身体活动与安慰剂组、不进行身体活动组比较后发现，在精神（SMD=0.24；95%CI：−0.76 至 0.29）、心理（SMD=0.28；95%CI：−0.29 至 0.86）和社会功能（SMD=0.19；95%CI：−0.35 至 0.74）方面没有统计学差异 [74]。但是，两项研究发现对环境功能有中等强度的改善（SMD=0.62；95%CI：0.06–1.18），还有 4 项研究均报告结构化身体活动对身体功能有中等强度的改善作用（SMD=0.45；95%CI：0.06–0.83）。与此相反，一些对照研究在治疗抑郁症时，将身体活动与其他治疗方法（包括认知治疗方案和药物抗抑郁治疗）进行对比，结果显示在 QoL 精神部分或身体部分没有显著区别 [74]。1 篇包含 4 篇有关老年抑郁症患者的 RCTs 的 Meta 分析显示，大多数报告发现身体活动能改善 QoL [52]。一项 RCT 发现与放松对照组对比，在精神 QoL 区域瑜伽可以提高 50% 或以上 [75]。

综上所述，这些研究提供的有限证据表明，与安慰剂或缺乏身体活动对照组相比，身体活动对成年抑郁症患者身体和精神范畴有中等强度效应而不是总体 QoL 效果。在临床老年抑郁症患者中，少量对照试验的有限证据显示身体活动与 QoL 改善有关 [52]。因此，年龄的增加可能会影响身体活动与 QoL 的关系，这与我们报告的身体活动对未患有抑郁症老年人的 HRQoL 有很强的改善作用相一致。

特定因素的相关证据

剂量 - 反应关系：Meta 分析中没有关于不同身体活动剂量影响 QoL 结果的报告。

人口学特征、体重状况和身体活动类型：有关老年人的 Meta 分析很少报告身体活动对 QoL 的作用是否因年龄、性别、社会经济状况、人种 / 民族、肥胖或基线的健康水平、运动强度、运动频率和运动持续时间而异。在一项有关上述关系的研究中，将 QoL 按照国家、性别、身体活动项目种类以及身体活动过程是否被监督分层后，发现各组没有显著差别 [67]。

在成人中，系统综述和 Meta 分析很少研究身体活动对 QoL 的影响是否会因年龄、性别、基线健康水平、社会经济状况、是否有肥胖或运动强度、频率、持续时间而改变。

有关此部分更多详细信息，请访问：https://health.gov/paguidelines/second-edition/report/supplementary-material.aspx 查找证据组合。

2018 年科学报告与 2008 年科学报告的比较

2008 年科学报告[1] 包括了关于幸福感的一个章节,它被广泛地定义为没有苦恼。该报告的结论是"前瞻性队列研究显示对身体活动较多者有低强度 - 中等强度的正向关联。"2018年科学报告用 QoL 代替幸福感这个较为狭义的定义来扩大了此部分结果。另外,2018 年科学报告纳入了在整个生命历程及经常表现出 QoL 明显下降人群(如精神分裂症)中开展的RCTs,分析了身体活动对 HRQoL 身体和精神部分的作用,扩展了 2008 年科学报告的发现。

公众健康影响

对生命质量认知的改善可以减少美国医疗卫生服务的利用,有助于限制医疗保健费用的增长。下降的和低水平的生命质量与老年人的死亡率相关[77],并且与医疗卫生服务增长有关。对生命质量的认知也可以作为健康老龄化的一个标志[78]。对于精神分裂症和相关精神异常的患者,对生命质量感知的改善以及积极和消极的症状、整体症状以及总体功能有关结果的改善表明,较多的身体活动是管理这些状况的有用方式。考虑到高比例的慢性病患者以及美国老年人数量增加,规律的身体活动带来对生命质量认知的改善,有望影响对医疗卫生系统的窘况和结果需求的感知。

对生命质量认知的改善还有望减少非慢性病患者的压力。据报道,因为工作、金钱和国家未来这些原因,美国人一生中的压力会逐渐增加[79]。这些压力会干扰健康的多个方面,可以通过身体活动带来的更高生命质量。因此,即使未患有明确疾病,身体活动的益处对于保证美国人丰富和有价值的生活是十分重要的。

问题 3. 身体活动与①情绪,②焦虑,③抑郁情绪和抑郁症有什么关系?

a)是否存在剂量 - 反应关系? 如果是,这种关系曲线的形状是什么样的?

b)这种关系是否会因性别、人种 / 民族、社会经济状况和体重而异?

c)这种关系在一系列的情绪和情绪障碍(例如抑郁)中是否仍然存在?

d)身体活动与脑部结构和功能有什么关系?

证据来源:系统综述、Meta 分析、回顾再回顾

结论陈述

来源于快速多次剧烈运动的研究强有力证据表明当实验中增加运动强度时,负面影响也会增加,并且当运动强度超出乳酸或通气域时,负面影响达到最大。这些证据已经在有关青少年和中年以上成人的快速多次短暂运动研究中得到验证。**PAGAC 等级:强**

强有力的证据表明快速多次短暂运动能减少焦虑,规律地、较长时间中等强度 - 高强度的身体活动能够减少成人和老年人的焦虑行为。**PAGAC 等级:强**

目前尚无足够证据提示青少年身体活动与焦虑之间是否存在关系。**PAGAC 等级:不确定**

目前尚无足够证据提示在患有痴呆和智力障碍患者中身体活动与焦虑之间是否存在关

系。PAGAC 等级：不确定

强有力的证据表明身体活动能够降低抑郁发生的风险。PAGAC 等级：强

强有力的证据表明身体活动干预能降低一生中患或不患抑郁者出现抑郁症状的风险。PAGAC 等级：强

目前尚无足够的证据提示在痴呆、脑卒中和智力缺陷的患者中身体活动与抑郁症状是否有关系。PAGAC 等级：不确定

在成人中，有限的证据表明身体活动与抑郁之间存在一种剂量 - 反应关系。PAGAC 等级：有限

在青少年中，目前尚无足够证据提示身体活动与抑郁之间是否存在一种剂量 - 反应关系。PAGAC 等级：不确定

强有力的证据表明在运动过程中实验性地施加高强度身体活动能够降低愉快感。PAGAC 等级：强

目前尚无足够证据提示运动与焦虑之间存在剂量 - 反应关系。PAGAC 等级：不确定

中等强度证据表明，即使有限活动总量和强度的身体活动也能减少抑郁症状，而更高频率和总量的身体活动作用更大。PAGAC 等级：中等

目前尚无足够的证据提示性别、人种 / 民族、社会经济状况或体重状况是否能影响运动与情绪之间的关系。PAGAC 等级：不确定

中等强度证据表明与其他人群相比，运动能够更有效地改善女性、25 岁以上成人和静态行为人群的焦虑状态。PAGAC 等级：中等

目前尚无足够证据提示年龄、性别、人种 / 民族、社会经济状况或体重状况是否能影响运动与焦虑行为的关系。PAGAC 等级：不确定

已有的有限证据表明，与男性相比，身体活动能够更有效地减少女性的焦虑症状。PAGAC 等级：有限

强有力证据表明身体活动能够减少焦虑个体的焦虑症状，并能减少重度抑郁疾病患者的抑郁症状。PAGAC 等级：强

目前尚无足够的证据提示身体活动是否能影响大脑结构的标志物和情绪、焦虑、抑郁情绪和抑郁症患者的功能。PAGAC 等级：不确定

证据回顾

提升情绪、减少焦虑和抑郁是共同的目标，对保持一个人的健康和丰富的生活来说是必须的。在这个问题上，情绪、焦虑和抑郁症的测量包括对基于快乐和觉醒的感觉、恐惧和紧张的感觉、抑郁症状以及焦虑或抑郁异常的临床诊断。为解决这个问题，分委会利用 53 篇 Meta 分析和系统综述文献分析了 RCTs 和前瞻性队列研究的结果是否与情绪（$N=3$；1 篇 Meta 分析和 2 篇系统综述）、焦虑（$N=13$；5 篇 Meta 分析和 8 项系统综述）、抑郁情绪或临床抑郁症（$N=41$；27 篇 Meta 分析和 14 篇系统综述）相关。这些综述涵盖了有关健康青年人和老人、儿童和青少年以及一些患有痴呆、精神分裂症和脑卒中成年人群研究结果，还纳入了有关急性运动影响焦虑状态的 Meta 分析和综述。

情绪

总体关系的证据

在这个问题中,"情绪"这个词组定义为"基于反应(愉快/不愉快)和激活(唤醒)的独立多维度、短暂、主观的感受状态"[80]。一篇高质量的 Meta 分析总结了 10 项实验研究运动过程中($N=241$)情绪反应的结果[81]。这项综述的样本包括从青少年到中年人。其中大多数个体处于一种远低于平均健康水平的状态(VO_{2peak} 范围 =23.3-48.7)。虽然大多数测试以每 15~20 分钟为一个回合,这里的一个运动回合为使用脚踏车或功率自行车 15~40 分钟。所有的研究都使用单项目感觉量表进行测量[82]。以乳酸和通气阈值作为生理指标,在需要表示变化时通常用强度变化做参考。使用外界强加的特定强度与自己主动选择的强度所产生的情绪反应(就如研究量表定义的那样,例如感觉量表)的差异来估计效果。当这种强加的和自选的运动回合为相同的强度时,不会看到情绪反应的差异。当这种强加的运动强度在实验中改变,一种清楚的剂量 - 反应模式就会出现。当运动强度低于乳酸/通气阈值时,会出现一种很小的效应(d=−0.36;95%CI:−0.67 至 −0.04),这种强加的运动强度带来的愉悦感会稍微弱于自选的运动强度。在达到乳酸/通气阈值时,一种中等强度的作用就会产生(d=−0.57;95%CI:−0.99 至 −0.15),强加的运动强度带来的愉悦感会中度弱于自选的运动强度。当高于乳酸/通气上限时,一种更强的效应就会发生(d=−1.36;95%CI:−1.86 至 −0.87),并且这种强加的运动强度带来的愉悦感会远远弱于自选的运动强度。

在 9 项研究中,关于间歇性与连续性运动的发现是不一致的,研究团队严格控制了休息时间发生的运动种类和强度[83]。4 项研究发现与连续性运动相比,间歇性运动时会出现更加不愉快的情绪反应;还有 4 项研究发现间歇性和连续性运动的情绪反应没有明显差异。只有 1 项研究显示与连续性运动相比,间歇性运动时会出现更加愉快的情绪反应。6 项研究发现在间歇性和连续性运动后的情绪反应没有明显差异。

来自生态瞬时评估法的非实验研究探讨了身体活动与 3 小时后情绪反应的关系[84]。11 项研究中的 8 项显示,身体活动与更强的愉悦感和激发运动后的情绪状态有关。关于身体活动与不愉快感受的研究结果是混合的。2 项研究发现身体活动与之后的不愉快感觉没有关系,有 2 项研究发现身体活动与不愉快情绪减少有关。第 5 项研究发现身体活动不会使不愉快情绪急剧减少,但比活动通常比较活跃的人群会更少出现不愉快的情绪。

剂量 - 反应关系:强有力的证据表明身体活动对即时的情绪反应有作用,并且这种作用会受施加的运动剂量的影响。

特定因素的相关证据

人口学特征和其他因素:关于随着时间的推移身体活动对情绪状态的持续性作用,以及两者的关系如何受个体人口学差异或其他生物或环境因素的影响还了解得太少。

生物标志物:从综述文献中获得的证据还不足以提示身体活动是否会改变大脑情绪方面的结构和功能相关标志物水平。没有查到有关大脑检测或其他标志物的研究综述。

焦虑

这里,分委会将"焦虑"定义为一种明显的精神生理情绪状态,常表现为恐惧、害怕或害怕的预感、担心、紧张不安以及自主神经系统激活后引起的身体感受(例如肌张力增加、心率加快、出汗)。当引起想法和行为发生改变时,即使没有诱发事件或者反应不相称、难以管理,这些正常的情绪也会变为病理性的(即临床上的焦虑症或焦虑性障碍)[85]。焦虑和焦虑症是最为常见的精神疾患。随着现代社会压力的日益增长,焦虑的症状通常在无临床症状人群中升高。目前,已有上百篇研究测定了运动对减少焦虑的影响,包括单次运动(情绪焦虑:在当时有多紧张)和规律性运动训练(行为焦虑:大多数时候有多紧张)。大部分研究还分析了运动对未出现焦虑症状增加的个体和/或未确诊为临床焦虑症个体的影响。

总体关系的证据

为了检测快速多次短暂的运动对情绪焦虑的影响,分委会回顾了一篇1990年之后发表的纳入36篇RCTs(共计1 233人,其中726女性)的Meta分析研究快速运动对焦虑状态的影响[86]。研究对象包括从青少年到中年人,平均年龄为25.3岁。在这些研究中,有17项涉及积极的运动、6项涉及静态行为、2项同时涉及积极和消极的运动、11项没有介绍基线的身体活动水平。在一些包括使用脚踏车或测力计或抗阻力训练的连续运动中,每次运动持续时间为20~30分钟(有1项研究使用45分钟,还有1项研究使用50分钟)。大部分研究(75%)使用10个条目或20个条目的状态 - 特质焦虑问卷[87]评估多次运动前和运动后(或对照组前后)的焦虑情况。研究设计不论在个体内(64%)或个体间(36%)均保持随机性和平衡性,或两种运动治疗组分别设有一个对照组(通常为安静休息的对照——64%)。

此研究结果发现,与对照组相比,快速运动后身体活动使情绪焦虑的症状出现很小但是有意义的减轻(Hedges'g=0.16)。一些调节变量显示焦虑在以下情况会出现更多的改善:研究对象是女性(点估计值 =0.23)、年龄大于25岁(点估计值 =0.42)或静态行为(点估计值 =0.39);运动强度高(相比于低强度或中度;点估计值 =0.36 vs 0.08,0.03);运动形式包括脚踏车(点估计值 =0.24);对照组的条件是安静地休息(点估计值 =0.23);使用随机、平衡的方法(点估计 =0.25);总体研究质量较高(PEDro 分数 >6;点估计值 =0.19)。

为分析长时间持续的身体活动(即几个周或几个月的规律性活动)对行为焦虑的影响,分委会从Meta分析[88-90]和系统综述[91-93]中纳入的研究以及1篇纳入18篇Meta分析的定量综述中提取相关证据;其中4篇Meta分析只纳入了RCTs,还有1篇讨论的是临床和非临床性焦虑的成人[95]。这些研究的研究对象包括从儿童到老年人,主要年龄范围为18~65岁。其中的4篇综述[88,89,92,93]讨论的是有较严重的焦虑症状或临床焦虑症的患者。运动训练包括有氧和抗阻力训练,但是对平均持续运动时间和运动强度没有详述。这些研究的干预时间从2周到6个月不等,每周进行1~7次训练。有关结果测量的方法非常多,从对焦虑症状的评估到对焦虑症的临床评估;而这些测量方法在研究中用来评估运动干预前后(或对照组前后)焦虑情况。研究设计的对照组包括标准化护理组(通常为药物治疗或认知行为疗法)、在干预试验之前曾经接受过测试的等待组、安慰剂组或其他运动干预组。

身体活动对行为焦虑的改善有明显的作用。1篇综述[94]显示两者之间存在一种中等强度的作用(非 RCT 研究 Cohen d(d)=0.31;RCT 研究 d=0.45)。另一篇综述[90]报告了抗阻力训练有小至中强度的作用(d=0.42)。将运动与其他方式治疗效果比较的多篇综述[88,89,93,94]一致显示,在焦虑症治疗中,运动干预的效果至少与标准的护理治疗效果相同,甚至更好[94]。举个例子,1篇Meta分析[88]比较了运动和一系列对照组(包括积极的治疗)对行为焦虑患者的作用,结果显示,即使不优于已有治疗,运动是有同样效果的。尽管大部分证据是基于病人的,运动的抗焦虑作用在健康老年人群中也有证据支持[91,92]。最后,1 篇包含 16 项研究的 Meta 分析研究显示,与患有生理性(d=0.15)或心理性(d=0.37)疾病的人群相比,抗阻力训练能显著减少行为焦虑症状(d=0.42),并且在健康人群中的效果更强(d=0.50)。此外,关于剂量 - 反应关系,还没有很强的证据,并且抗阻力训练与有氧运动训练对行为焦虑的积极作用的强度相当。

在青少年群体中,5 项研究中有 2 项报告了身体活动与焦虑关系。通过对这些综述综合分析后发现,与无干预相比,有氧身体活动干预与焦虑减少无关(SMD=-0.48;95%CI:-0.97 至 0.01)[96]。

这些综述并没有充分的证据能用来确定身体活动是否减少痴呆或智力障碍患者的情绪或行为焦虑。

对于患有创伤后应激障碍(PTSD)的患者,有限的证据表明身体活动是一种有效的治疗焦虑症状的方式。分委会分析了来自 4 篇综述的证据,其中有 2 篇是系统综述[97,98],1 篇是系统综述和 Meta 分析[99],另 1 篇主要描述性分析了 PTSD 和身体活动的有关研究,因此并不足以得出有关效应大小的任何结论[100]。这些文献缺少实验性研究,只有 2 项 RCTs 讨论了运动,7 项 RCTs 讨论了瑜伽。总体来说,这些证据显示运动对 PTSD 症状可能有改善作用,规律的身体活动可能会降低 PTSD 的发生风险。证据还显示瑜伽可能有助于缓解 PTSD 症状,但是因为研究中瑜伽类型和治疗时间的不同,这些研究几乎没有一致的结果。

剂量 - 反应关系:有限的证据表明身体活动与情绪焦虑或行为焦虑的症状之间存在剂量 - 反应关系。

特定因素的证据

人口学特征:中等强度的证据表明身体活动对焦虑情绪的改善作用受性别和年龄的影响,例如女性和 25 岁以上成人在参与运动之后焦虑情绪会出现更明显的改善[86]。目前从综述文献中获得的证据还不足以确定其他人口学特征(人种 / 民族、社会经济状况)对身体活动与焦虑症状关系的影响(例如人种)。

生物标志物:目前从综述文献中获得的证据还不足以确定身体活动能否改变焦虑或焦虑性障碍患者体内与大脑结构和功能有关的标志物。尽管啮齿动物实验提供了一些假设[94],还没有研究探讨身体活动和焦虑有关的大脑测量结果或其他标志物。

抑郁

在这个问题中,“抑郁”被定义为一种不愉快的、比较低落的精神状态,特征为悲伤,或感觉没有希望,或罪恶感。在极端情况下,这些感觉可表现为重度抑郁症这种临床障碍。在这部分,我们根据将身体活动作为抑郁症的预防措施还是治疗措施的有关研究结果分开。在这部分文献中,我们共纳入了 14 篇系统综述和 27 篇 Meta 分析。

总体关系的证据

成人

对于青少年和成人的整个生命历程中抑郁症状和重度抑郁症的预防,综述和 Meta 分析的结果显示较高水平的身体活动总量与抑郁的发生风险降低有关。在 1 篇系统综述中,

83%（30 项中的 25 项）的前瞻性观察性研究在随访中发现较高水平的身体活动总量与抑郁发生风险降低有关[101]。虽然活动量越大作用越大，但即使低水平的活动量（每周少于 150 分钟）与抑郁发生风险显著降低也相关。每天参与 30 分钟以上的活动能够使抑郁发生风险降低 48%。与上述相似，另一篇 Meta 分析的 11 项前瞻性研究发现静态行为增加与发生抑郁的风险增加有关（RR=1.14；95%CI：1.06-1.21）[102]。但是，这些文献的缺陷在于多数研究使用的是来源于自报身体活动和多种程度抑郁和抑郁症状。但是，这些研究方法学方面的质量普遍比较高。

关于治疗，很多研究探讨了参加身体活动（通过身体活动干预）是否是减少抑郁症状或重度抑郁症状的有效方法。这些研究中大多数的持续时间约为 12 周。在所有 Meta 分析和系统综述中，身体活动对成人一生（包括非痴呆的老年人[111-113]）的抑郁症状呈现出一致的、中等强度 - 高强度的影响[68,74,103-110]。例如，Josefsson 等[108]报告身体活动干预对抑郁症状有一种中等强度的影响（Hedges'g=-0.77）。一些研究发现身体活动治疗方式的平均效应值范围为 -0.53 至 -1.39。在重度抑郁症的患者效应值较大（-1.03），在未患临床抑郁症但有抑郁症状的个体中效应值中等（-0.59）。当将身体活动与认知行为疗法或抗抑郁药物疗法相比较时，各组别之间没有明显的差异，这表示身体活动对抑郁的治疗效果同其他常规的治疗方式一样。这种效应并不能完全用安慰剂效应来解释[114]。

有限的证据还报告了瑜伽[75,115,116]、太极和气功[117-120]、舞蹈[121]对抑郁症状的作用。遗憾的是，这些文献的方法学和分析过程缺乏严谨性，因此限制了结论的得出。

对于护理人员[122]、痴呆患者[123,124]、PTSD 患者[99,100]、精神分裂症患者、智力障碍患者以及患有其他神经性 / 心理性疾病的患者来说，目前尚无足够的证据提示身体活动是否仍是治疗抑郁症和抑郁症状的有效手段[71,125,126]。

青少年

关于青少年群体中身体活动的作用，证据包括 2 篇 Meta 分析[54,127,128]、2 篇系统综述[129,130]、和 1 篇对综述的综合分析[96]。Meta 分析一共纳入 15 项不同的研究，其中 2 项研究在 2 篇综述中均有[54,127,128]；这 15 项研究都是实验。每篇系统综述纳入 6 项队列研究[129,130]。对综述的综合分析[96]共包含 4 篇与这个问题有关的暴露因素和结果的系统综述；这 4 篇系统综述一共纳入了 93 项 RCTs。在上述所有综述中，身体活动的参数来源于一系列基于自报的设备。与此相似，抑郁症状的评估使用的是一系列标准和非标准的工具[131]。

所有的 5 篇研究一致显示，在较高水平身体活动的组别的抑郁症状呈现具有统计学意义上的显著减轻。1 篇 Meta 分析得出 Hedges'g=-0.26（95%CI：-0.43 至 -0.08）[54,128]；另 1 篇 SMD 值为 -0.61（95%CI：-1.06 至 -0.16）[127]。综述的综合分析发现，与身体活动不足的对照组相比，更多身体活动组 SMD 出现统计学显著下降（SMD=-0.62；95%CI：-0.81 至 -0.42）。综述的综合分析也发现身体活动干预对减轻抑郁症状的作用能与心理疗法和药物疗法相媲美。在 1 篇系统综述的 6 项研究中有 5 项显示身体活动活跃组的抑郁症状出现了统计学意义上的显著减轻，剩下的 1 项研究接近有统计学意义（P<0.10）[129]。另 1 篇系统综述所有 5 项研究均显示静态行为越多的组别越会出现显著的更严重的抑郁症状[130]。1 篇关于青少年的 Meta 分析总结了 8 项 RCTs，发现身体活动能够减轻抑郁症状（SMD=-0.48），虽然这种效

应在只纳入高质量研究时并不明显[132]。在仅纳入临床抑郁症患者的研究中,身体活动对减轻抑郁症状也有明显的作用(SMD=−0.43)。

剂量 - 反应关系:在成人中,中等强度的证据显示身体活动与抑郁之间存在一种剂量 - 反应关系。即使很少量(每天 20 分钟)的身体活动也足以引起抑郁症状的减轻,但是活动时间越长,效应越明显。在青少年中,虽然暴露的身体活动实际上是有氧身体活动并且活动量和强度可能接近现有的指南,但是因为这些综述没有一篇能提供两个水平以上的暴露数据,这阻碍了对剂量 - 反应关系的评估。

特定因素的相关证据

人口学特征和体重状况:一些报告显示这种效应可能会受性别的影响,包括有研究显示女性会出现更强的效应[74]。尽管效应有改变,还有其他研究显示男性和女性有相似的效应[94]。不管怎样,由于抑郁症和抑郁症状在女性中患病率高,我们应该谨慎解释潜在的性别差异。与上述相反,几乎没有有关年龄、人种 / 民族、社会经济状况或体重状况对身体活动与抑郁症状或重度抑郁症关系的资料。

在青少年中,几乎没有有关年龄(5~18 岁)[132]、性别、人种 / 民族、社会经济状况或体重状况对身体活动与目标结果关系的资料。

生物标志物:在成人和青少年中,目前的 Meta 分析和系统综述都没有充足的证据来确定身体活动能否影响大脑结构相关的生物标志物和抑郁症或抑郁症状患者的功能[133]。研究通过建立抑郁动物模型阐述了身体活动可能减轻抑郁症状的一些机制[133],但是还没有足够数量的高质量人体研究来验证这些机制。

有关此证据的更多详细信息,请访问:** https://health.gov/paguidelines/second−edition/report/supplementary−material.aspx **查找证据组合。

2018 年科学报告与 2008 年科学报告的比较

2008 年科学报告[1]总结道:基于人群的前瞻性队列为"有规律的身体活动能防止出现抑郁症状和重度抑郁症"这一结论提供了大量证据。此外,报告还提到,有 RCTs 显示身体活动"能减少抑郁患者、正常成人和不患有精神异常病人的抑郁症状。"关于焦虑,2008 年科学报告[1]总结道:一些有全国代表性的、基于人群的横断面和前瞻性队列研究显示,规律的身体活动能够防止出现焦虑和焦虑症状。2008 年科学报告[1]还提到,参与身体活动项目能够缓解焦虑症状。2018 年科学报告的发现与 2008 年科学报告一致,并进一步把研究范围扩大到与抑郁有关的前瞻性观察性研究和能够明确证明身体活动是减少焦虑和抑郁症状的有效治疗方式的 RCTs。此外,2018 年科学报告还评估了快速多次短暂的身体活动对情绪和焦虑状态的测量结果的影响。最后,2018 年科学报告还讨论了身体活动对多个年龄组和人群(如青少年)的抑郁、情绪和焦虑行为的缓解作用。

公众健康影响

在美国,不足一半的儿童和成人有规律的身体活动[134]。运动期间(而不是运动后)的情感反应能够预测在 6 个月或 12 个月随访中的依从性[135]。依从性和健康益处可以通过管理运动的强度来优化。所以,应该在运动强度(以及预期的健康益处)与依从性之间寻找平衡点。当进行高强度运动训练时,情绪反应有可能会影响依从性,所以应该考虑采取额外的干预措施来改善情绪反应和促进依从性(见 F 部分第 11 章"促进规律性身体活动")。

在美国,重度抑郁症是一种常见的精神障碍。根据 2015 年全美药物使用和健康调查[136],在过去一年,估计有 1 610 万名 18 岁以上的成人(或大约占全美成人 6.7%)曾出现过至少一次抑郁事件。这些数字在 18~25 岁的成人群体(10.3%)中最高,在成年女性(8.5%)比成年男性(4.7%)中出现更多。在美国去年至少一次经历过抑郁事件的 12~17 岁青少年中,大约有 300 万(12.5%)的儿童和青少年有过重度抑郁症。与成人群相似,女性青少年患病率(19.5%)比男性(5.8%)更高。这种高患病率也导致了相应的惊人的经费支出。例如,据报道,在 2010 年美国每年用于重度抑郁症的支出高达 2 105 亿美元。另外,重度抑郁症是 15~44 岁人群失能的主要原因,每年几乎达 4 亿个失能日[137]。

焦虑症具有与上述相似的流行情况和负担。例如在美国,所有形式的焦虑性障碍 12 个月的总患病率达 18.1%,其中女性出现焦虑症的可能性比男性高 60%。虽然用于焦虑症的健康支出不如抑郁多,一项 1990 年的研究发现每年与焦虑症有关的支出已超过 460 亿美元。

尽管上述数据令人吃惊,患者对药物治疗的长期依从性仍然很差,因此,需要增强对非药物干预(如身体活动)的认识。本章结果清楚地表明,身体活动是一种能有效和显著降低抑郁风险的途径,并且会明显影响随后的生命质量、医疗支出和工作产出。此外,这些结果还证明身体活动是一项能同时改善焦虑和抑郁症状(经常同时发生的症状)的有效措施,效应的大小与最有效的药物疗法相似。

总之,身体活动在预防和治疗常见的能导致残疾、生命质量低和医疗负担增加的情绪障碍方面具有很大的潜力。

问题 4. 身体活动与睡眠有什么关系?

a)在快速多次短暂身体活动或规律的身体活动中是不是存在剂量 - 反应关系? 如果是,这种关系曲线的形状是什么样的?

b)这种关系是否会因性别、人种 / 民族、社会经济状况和体重状况而异?

c)这种关系是否在睡眠行为受损或有障碍的人群中存在? 如果是,是哪种睡眠障碍?

证据来源:系统综述、Meta 分析

结论陈述

强有力的证据表明快速多次短暂的身体活动和规律的身体活动都能改善成人的睡眠。**PAGAC 等级**:强

中等强度证据表明快速多次短暂的身体活动和规律的身体活动持续越长,越能改善睡眠。这种积极效应独立于运动强度。**PAGAC 等级**:中等

中等强度证据表明身体活动对睡眠的效应在不同年龄和性别的成人中均存在,但是对睡眠潜伏期除外,该效应随着年龄增长而逐渐减小。**PAGAC 等级**:中等

目前尚无足够的证据提示身体活动与儿童和青少年睡眠有什么关系以及这种关系是否

会因人种 / 民族、社会经济状况或体重状况而异。**PAGAC 等级：不确定**

　　中等强度证据显示中等强度 - 高强度的身体活动总量越大，越能改善患有睡眠障碍、失眠症主要症状、阻塞性睡眠呼吸暂停等成人患者的睡眠。**PAGAC 等级：中等**

证据回顾

前言

　　睡眠是一种可逆的感知觉减退的行为状态，特征为对环境无反应[138]。睡眠是一生中健康和幸福感的重要决定因素[139]。对于神经发育、学习、记忆、情绪管理以及心血管和代谢的健康来说，它是一种必不可少的生物功能[140]。睡眠由 4 个正式认可的阶段构成，整个睡眠过程具有一些特点（表 F3-1）。这些阶段和特点被研究者用来研究睡眠，也被用来非正式性地认识睡眠的质量和价值[138,141-143]。两种常见的睡眠障碍，失眠和阻塞性睡眠呼吸暂停的定义见表 F3-1[85,137,144,145]。

表 F3-1　睡眠的组成和常见的睡眠障碍

睡眠结局和行为	定义
睡眠（入睡）潜伏期	从上床到入睡的时长
总体睡眠时间（TST）	实际睡眠的总时间，各个阶段的睡眠（见下，睡眠阶段）时间的总和
入睡后清醒时间（WASO）	从入睡与最后一次醒来期间清醒的时间，通常发生在早晨
睡眠效率	实际睡眠时间占睡眠和试图入睡的总时间的百分比。100*（TST/（睡眠潜伏期 +TST+WASO））[143]
睡眠各个阶段	正常来说，睡眠 4 个阶段为一个周期，重复循环大约 90 分钟
非快速眼动（NREM）低强度睡眠	睡眠中最早的两个时期（除了婴儿），时期 N1 和时期 N2，特征为脑电波活动和唤醒阈值决定的逐渐加深的睡眠
非快速眼动（NREM）慢波睡眠	阶段 N3，深睡眠，特征为慢速的脑电波。慢速的脑电波与记忆的巩固有关。慢速的脑电波（深睡眠）在儿童中最强，随着年龄逐渐减弱
快速动眼睡眠（REM）	REM 睡眠特征为一系列的快速动眼，脑电波活跃，骨骼肌缺乏张力，做梦
睡眠质量及其测量	对整个睡眠过程的主观感知。本报告中和睡眠医学领域常用的量表是匹兹堡睡眠质量指数（Pittsburgh Sleep Quality Index），它可对主观睡眠质量、潜伏期、持续时间、习惯性睡眠效率、睡眠障碍、睡眠药物的使用和白天睡眠障碍进行评分[146]
白天睡眠及其测量	对白天睡眠过程的主观感知。本报告中和睡眠医学领域常用的量表是爱泼沃斯嗜睡量表（Epworth Sleepiness Scale，ESS），它预测了从看电视到骑车 8 个小时的白天时间人们打瞌睡的可能性[147]
睡眠障碍的患病情况	诊断标准、症状表现、患病率
失眠障碍；慢性失眠障碍	与压力或障碍（例如疲劳，注意力不集中）有关的入睡困难、保持睡眠困难或早醒，每周 ≥3 次持续时间 ≥3 个月[144,145,148]
失眠障碍症状	与压力或障碍（例如疲劳，注意力不集中）有关的入睡困难、保持睡眠困难或早醒，比失眠障碍频率低或持续时间短[144]

续表

睡眠结局和行为	定义
阻塞性睡眠呼吸暂停综合征（OSA）	15 次或以上呼吸障碍或低通气时间，根据监测得知每小时持续时间≥10 秒或每小时 5 次低通气事件再加上一项或多项表现或症状：①瞌睡、无恢复睡眠、疲劳、失眠；②清醒时伴随呼吸屏气、喘息、窒息；③床伴发现打鼾或呼吸中断；④诊断为高血压、情绪异常、认知障碍、冠心病、心衰、动脉纤维化、2 型糖尿病（都与 OSA 有关）[141,149,150]

文献回顾

这部分共得到 9 篇 Meta 分析[142,151-158]和 6 篇系统综述[55,159-163]。其中 10 篇综述只纳入了实验性研究[55,142,151,153,154,156,157,159,161,162]，有 2 篇综述只纳入了纵向研究[158,163]，3 篇综述只纳入了横断面研究[152,155,160]。这 15 篇综述一共包含了 166 项研究，有 5 项研究被 3 篇不同的综述纳入，9 项研究被 2 篇综述纳入。

睡眠——一般人群

有 4 篇 Meta 分析[142,152,155,156]和 4 篇系统综述[55,160,161,163]关注了一般人群的睡眠阶段和特点。有 2 篇综述[152,160]只关注了青少年，其中 1 篇[160]只关注了女性青少年。1 篇 Meta 分析纳入了 11 项横断面研究，每一项研究都使用的是自报的、可能是中等强度 - 高强度的身体活动的问卷[152]。这篇系统综述[160]纳入了两项将静态行为作为暴露变量的研究。剩余的 6 篇综述[55,142,155,156,161,163]都关注的是成人，共纳入 122 项不同的研究。其中的 3 篇 Meta 分析中[142,155,156]，2 篇只纳入实验性研究[142,156]；第 3 篇纳入 12 项横断面研究和 1 项实验性研究[155]。此 3 篇系统综述中的 2 篇只纳入了实验性研究[55,161]；第 3 篇只纳入了纵向研究[163]。在这 6 篇综述中只关注成人的研究中的暴露因素大多数为有氧身体活动，但是高度多样化，包括走路、玩保龄球和瑜伽。1 篇综述包含了一些关于单次短暂性及规律性中等强度 - 高强度身体活动作用的研究[142]。

阻塞性睡眠呼吸暂停综合征

有 3 篇 Meta 分析[151,153,154]关注了阻塞性睡眠呼吸暂停综合征。其纳入的 18 项研究都是实验性研究，身体活动干预大多数都被包含到运动项目中，研究对象每周大约共有 150 分钟多数中等强度 - 高强度身体活动。

失眠

有 3 篇 Meta 分析[156-158]和 3 篇系统综述[159,162,163]关注了成年的失眠患者。其中 1 篇 Meta 分析[158]纳入了 4 项纵向研究和 12 项横断面研究；静态行为是暴露变量。其他 Meta 分析[157]纳入了 6 项实验性研究；暴露变量是中等强度身体活动或高强度的力量训练。2 篇系统综述[159,162]纳入了 7 项成人实验性研究，其中 1 篇只纳入了女性。暴露变量多数为中等强度有氧身体活动。总之，这 4 篇综述[157-159,162]共纳入了 25 项独立研究，其中有 9 项实验性研究、4 项纵向研究和 16 项队列研究。

总体关系的证据

此 3 篇 Meta 分析[142,155,156]和 3 篇系统综述[55,161,163]都显示了较多的身体活动对睡眠的一个或多个方面的有益作用。最强的证据来源于对 66 项干预对照试验的分析,此篇分析一共纳入了 2 863 名年龄为 18~88 岁的社区成人,其中大部分人(89%)没有睡眠问题[142]。结果一致显示规律的身体活动和快速多次短暂的身体活动对多种睡眠结果有低强度 - 中等强度的益处,包括对总体睡眠时间(习惯性和短暂性)、睡眠效率(习惯性和短暂性)、睡眠(入睡)潜伏期(习惯性和短暂性)、睡眠质量(习惯性,短暂性的信息还不充分)和快速眼动睡眠(短暂性,习惯性的证据还不充分)(表 F3-2)。快速多次短暂的中等强度 - 高强度身体活动也能缩短入睡后醒来的时间和减少阶段 1 睡眠时间。快速多次短暂的身体活动还能进一步改善深度睡眠;这种效应在有活动习惯的群体中更强[142]。

表 F3-2　与对照组相比,习惯性中等强度 - 高强度身体活动以及快速多次短暂的中等强度 - 高强度身体活动对成人睡眠结局的影响

睡眠结局	规律的身体活动 Cohen 效应值,95%CI,P 值	快速多次短暂的身体活动 Cohen 效应值,95%CI,P 值
睡眠(入睡)潜伏期	d=0.35(95%CI:0.00-0.70) $P<0.05$	d=0.17(95%CI:0.02-0.32) $P=0.03$
总睡眠时间	d=0.25(95%CI:0.07-0.43) $P=0.005$	d=0.22(95%CI:0.10-0.34) $P<0.001$
入睡后醒来时间	数据不充分	d=0.38(95%CI:0.21-0.55) $P<0.001$
睡眠效率	d=0.30(95%CI:0.06-0.55) $P=0.02$	d=0.25(95%CI:0.12-0.39) $P<0.001$
阶段 1 睡眠缩短时间	数据不充分	d=0.35(95%CI:0.18-0.52) $P<0.001$
慢波睡眠延长时间	快速多次短暂的身体活动的效应在基线身体活动水平高的人群中更大	d=0.19(95%CI:0.02-0.35) $P=0.03$
快速眼动睡眠	数据不充分	d=0.27(95%CI:−0.45 至 −0.08) $P=0.005$
睡眠质量	d=0.74(95%CI:0.48-1.00)	数据不充分

注意:效应值使用 Cohen d 用来定义关系的强度,d=0.01 表示效应很小,d=0.20 表示小,d=0.50 表示中等,d=0.80 表示很强的效应

来源:根据 Kredlow 等 .,2015[142] 研究数据调整

研究显示,一天中做快速多次短暂的中等强度 - 高强度身体活动的时间点与睡眠大多数指标都无关。比较睡前 8 小时以上、3~8 小时、少于 3 小时做的快速多次短暂的中等强度 - 高强度身体活动带来的效应,结果显示睡眠(入睡)潜伏期、总体睡眠时间、睡眠效率、慢波睡眠、阶段 2 睡眠或快速眼动睡眠潜伏期没有发现明显差异[142]。睡前少于 3 小时做的多次短暂的身体活动与入睡后的醒来时间减少、阶段 1 睡眠时间减少明显相关,这提示轻睡眠占据的时间更少以及醒来更少。相比之下,睡前 3~8 小时做的多次短暂的身体活动与 REM 睡眠的减少有关[142]。

剂量 - 反应关系：中等强度证据显示中等强度 - 高强度身体活动的分钟数（而不是强度或类型）与睡眠结果之间存在一种剂量 - 反应关系。在成人群中，有 59 项（N=2 863 人）对照研究提供了支持证据，研究中快速多次短暂的身体活动的时长对调节睡眠（入睡）潜伏期（减少）、总体睡眠时间（增加）、慢波睡眠（增加）和快速眼动睡眠（减少）有中度的改善作用[142]。关于规律的身体活动，有限但是统一的证据表明增加每个阶段中等强度 - 高强度身体活动时间对睡眠（入睡）潜伏期减少有更强的有益作用。综上，这些发现一致为多次短暂的中等强度、高强度身体活动的时长与多种客观的生理睡眠结果的关系提供了证据。与身体活动每个阶段的时长相比，运动干预的周数对总体睡眠时间作用虽小，但是有统计学意义，对睡眠质量、潜伏期或效率没有作用[142]。

规律的身体活动水平能影响快速多次短暂的身体活动对慢波睡眠的作用。在基线身体活动水平较高的个体中，快速多次短暂的身体活动与慢波睡眠时间增加有明显关系，而那些基线身体活动水平较低个体的慢波睡眠没有明显变化。然而，规律或基线身体活动的活动量变化并不会改变一次快速身体活动对睡眠（入睡）潜伏期、睡眠效率和总体睡眠时间的影响[142]。因此，快速多次短暂的身体活动对睡眠的主要益处在基线身体活动低水平和高水平人群中是相似的。

不确定中等强度 - 高强度身体活动对睡眠结果的作用会不会因身体活动形式而异。虽然有很少的研究能为此提供充足的证据细节，但是目前还并没有发现低强度身体活动、中等强度身体活动或高强度身体活动的作用有区别[142]。与此相似，也没有发现有氧身体活动与无氧身体活动的作用有差异。身心的锻炼（例如太极或瑜伽）提供的健康益处与标准有氧身体活动相当。跑步对于深度睡眠的作用明显优于骑自行车，但是它们对睡眠其他变量的作用没有差异。

特定因素的证据

年龄：对于成人，中等强度的证据表明身体活动与睡眠结果的关系在青年人，中年人，老年的男性和女性人群中是一致的[142,155-158,162,163]。证据一致表明，较多的身体活动对睡眠潜伏期的益处会随着年龄减少，其中包括年龄平均每增加 10 个百分数，规律的身体活动的健康益处就会降低 0.15 个标准差[142]。相反，较高水平的规律身体活动对总体睡眠时间、睡眠效率和睡眠质量的健康益处并不会受年龄的影响。

与有关成人的纳入很多对照干预研究的系统综述相比，儿童和青少年群体中关于身体活动与睡眠关系的研究多数是横断面研究，少数是队列研究[152,155,159]。一篇纳入了 15 项研究共包含 12 604 位 14~24 岁研究对象的 Meta 分析显示身体活动对睡眠有一种健康效应，总体标准差为 0.77（95%CI：0.41-1.13）[155]。另一篇纳入了 11 项横断面研究的 Meta 分析显示较多的身体活动与早睡有关，但是与睡眠（入睡）潜伏期或总体睡眠时间无关[152]。与此相似，有关女性青少年流行病学研究显示屏幕时间增加与睡眠问题增多有关[160]。

其他人口学特征和体重状况：有限的证据表明较多的身体活动对部分睡眠结果（阶段 1 睡眠和睡后清醒时间）的有益作用方面，男性略优于女性，但是较多的身体活动与基于报告和设备测量的睡眠结果之间的强相关关系在不同性别之间没有显著的差异[142]。目前尚无足够的证据提示身体活动与睡眠的关系是否会因人种 / 民族、社会经济状况或体重状况而异。

阻塞性睡眠呼吸障碍综合征：中等强度证据表明身体活动与呼吸暂停指数、白天瞌睡减少的明显改善有关，还与患有阻塞性睡眠呼吸障碍综合征个体的睡眠效率明显改善有关。AHI 是衡量分级阻塞性呼吸暂停综合征的最常用的指标，是每小时呼吸暂停和通气不足次数的平均值。

一项纳入了 5 篇 RCTs 共有 129 人的 Meta 分析总结了有氧、肌肉力量或者有氧和耐力相结合的训练，该 Meta 分析显示，与对照组相比，实验组的 AHI 指数出现了明显的下降，数值为 –6.27（95%CI：–8.54 至 –3.99），睡眠效率出现低强度至中度的改善，白天瞌睡减少[154]。另一篇纳入了 6 项 RCTs 和 2 项前后对照前后研究（pre-post 研究）（这种研究的人数占总研究人数的 10%），共有 180 人的 Meta 分析发现 AHI（非标准化均数差，USMD）= –0.536（95%CI：–0.865 至 –0.206）和 Epworth 睡眠量表出现下降（USMD=–1.246；95%CI：–2.397 至 –0.095 3）[151]。最终，一篇 Meta 分析比较了监督下的有氧训练和使用持续气道正压通气设备（CPAP）、下颌提升设备（MAD）和体重降低对 AHI 的有效性[153]。因为 CPAP、MAD 有能有效降低体重的证据，所以用做治疗方式[164,165]。这篇文献纳入了 80 项 RCTs 共 4 325 人。在运动项目中，AHI 的降低程度（–17.23；95%CI：–25.82 至 –8.54）并不比 CPAP（–25.27；95%CI：–28.52 至 –22.03）、MAD（–15.20；95%CI：–19.50 至 –10.91）或体重（–12.27；95%CI：–18.79 至 –5.75）的降低程度大。白天瞌睡也出现类似的结果。但是，这里有监督的运动项目只包含了 72 人。总体来说，这些结果为较多的身体活动与阻塞性睡眠呼吸障碍综合征成人患者的临床睡眠结果的改善之间的一致关系提供了中等强度的证据。

失眠：中等强度证据表明身体活动对失眠参数也有相似的改善作用。一篇 Meta 分析纳入了 12 项横断面研究和 4 项队列研究、每项研究样本量为 300~7 880 人，表明静态行为增加发生失眠（poole OR=1.18；95%CI：1.01-1.36）和睡眠中断（poole OR=1.38；95%CI：1.28-1.49）的风险[158]。一篇纳入 6 项 RCTs 共 305 名中年和老年人的 Meta 分析报告身体活动干预（包括有氧或抗阻力训练）与睡眠质量（SMD=0.47；95%CI：0.08-0.86）、睡眠（入睡）潜伏期（SMD=0.58；95%CI：0.08-1.08）和减少安眠药使用（SMD=0.44；95%CI：0.14-0.74）低强度至中度的改善有关[157]。其他有关慢性失眠症和抱怨睡眠问题的成人临床试验的系统综述也发现较多的身体活动与睡眠（入睡）潜伏期、睡眠质量和总体睡眠时间之间存在相似的关系[159,162]。

这些综述并没有涉及儿童和青少年的睡眠问题。另外，除了阻塞性睡眠呼吸障碍综合征以及常见的睡眠问题（包括失眠）外，系统综述中的研究还不足以用来分析身体活动与其他睡眠障碍的关系。

有关此证据的更多信息，请访问 https://health.gov/paguidelines/diedition/report/supplement-material.aspx 获取证据组合。

2018 年科学报告与 2008 年科学报告的比较

2008 年科学报告[1]总结道：有少数基于人群的观察性研究为规律的身体活动与睡眠中断或睡眠不足（包括睡眠呼吸）发生风险降低之间的正向关系提供了原始证据。2008 年科学报告[1]还总结道：有少数 RCTs 发现规律的身体活动对睡眠质量有正面作用，并且它还是良好睡眠卫生的有用组成部分。2018 年科学报告纳入大量的证据极大地丰富了上述发现，这些研究结果提供了强有力的证据表明规律的身体活动以及快速身体活动对多种不同的睡眠结果的积极作用。2018 年科学报告还扩大了 2008 年科学报告的发现范围,包括身体活动对睡眠呼吸暂停、失眠和其他睡眠问题都有作用。

公众健康影响

睡眠对整个生命历程的健康和幸福是非常重要的[139,166]。临床上常见的睡眠问题是失眠和阻塞性呼吸障碍综合征。按照严格的诊断标准,大约 10% 成人患有临床诊断的失眠[144]。估计有 26% 30~70 岁的成人患有阻塞性呼吸障碍综合征[167,168],并且患病率还会上升,部分归因于阻塞性睡眠呼吸障碍综合征的一个主要危险因素是肥胖。除了这些特定的异常,1/4 的人群报告每 30 天至少有 15 天不能获得充足的睡眠[139,169],同时,1/3 的人群报告没有达到推荐的睡眠量[170]。25%~48% 的人群被报告有某种睡眠问题[142]。

睡眠问题引起的健康效应是很明显的。它们与一些事故、肥胖、心血管危险因素、心衰、脑卒中和全因死亡的发生风险增加有关[150]。美国全国公路交通安全管理局估计有 2.5% 的致命交通事故和 2% 的非致命的交通事故归因于疲劳驾驶,而其他估计可高达 15%~33%[171]。因为不充足的睡眠,美国每年承受的经济损失高达 4 110 亿美元,这相当于每年损失 123 万个工作日[171]。尤其是阻塞性睡眠呼吸障碍综合征与高血压、心衰、肥胖、2 型糖尿病、心肌梗死、脑卒中有强关联,比交通和工业事故发生率高 5 倍,而死亡率高出 50%[150,172,173]。

本问题中的强有力的证据证明,快速多次短暂的和规律的中等强度 - 高强度身体活动都对睡眠有益,这表明提高社会人群的身体活动水平会对医疗和经济成本带来有利的影响。虽然不容易测量但仍很重要的是与更好地休息和精力更加充沛有关的健康益处。最后,有强有力的证据支持经常进行中等强度、高强度身体活动能减少体重过度增加(阻塞性睡眠呼吸障碍综合征的重要危险因素)的风险(见 F 部分第 5 章"心脏代谢健康和预防体重增加"),表明身体活动对阻塞性睡眠呼吸障碍综合征的发生和治疗有积极的作用。

未来研究的方向

1. 开展包括青少年在内的整个生命周期的中等强度 - 高强度身体活动的随机对照试验,以更好地了解其对认知发展、生命质量和健康相关的生命质量、情绪和行为焦虑以及睡眠结果的影响。

依据:尽管大量的研究关注了身体活动对成人和老年人脑健康的影响,其他年龄阶段研究的缺乏也应该被重视,以便于更好地理解身体活动对整个生命周期的认知、生命质量、情绪、焦虑和抑郁、睡眠结果的影响及其如何变化。身体活动可能会对常见的儿童期异常的脑健康有改善作用,如注意力缺陷多动障碍和自闭症患者,但是对这些情况的影响及儿童期身体活动对成年后结果的长期影响在很大程度上还不清楚。

2. 开展随机对照实验,以系统的方式控制身体活动剂量,提高对剂量 - 反应关系和身体活动对脑健康作用持久性的认识。

依据：目前很少有证据能够得出可以增进脑健康（即认知、生命质量、焦虑、抑郁、睡眠）的身体活动的最合适强度、持续时间和频率。这对于更好地告知公众和专业训练人员改善健康个体或患有认知、睡眠、情绪异常个体的脑健康结局所需要的身体活动总量来说十分重要。虽然目前的证据还不能够明确急性或慢性身体活动与脑健康的剂量 - 反应关系，仍可证明推荐剂量的身体活动（例如中等强度、高强度身体活动）对整个生命历程中的脑健康有积极作用。

3. 开展低强度和中等强度 - 高强度身体活动对患有认知（例如痴呆）、情绪（例如焦虑、抑郁）、睡眠（例如失眠）和其他精神健康（例如精神分裂症）异常个体影响的随机对照试验，以此来更好地理解在这些情况下对脑健康的影响，包括生命质量的多个方面以及健康相关的生命质量。另外，开展不同阶段或不同损伤程度的个体的随机对照试验和观察性研究，包括有关于疾病风险的个体（例如基因风险）以及同时患几种疾病的个体（例如焦虑和抑郁）的研究用来检验身体活动是否能延缓或预防疾病的发生和发展，或者与患有异常或疾病个体的常规治疗方法是否有交互作用。

依据：这个领域的知识因疾病而异，关于一些疾病和异常的研究较其他疾病（例如抑郁）明显更多。但是，即使在这些更为常见情况中，仍然缺乏与最佳功能相关的研究结果，例如身体活动对抑郁个体的睡眠、认知和生命质量的影响。另外，身体活动对经常同时出现的情况的影响还未知，比如焦虑和抑郁。到目前为止，其他与损伤大脑健康（例如自闭症、癌症、创伤性脑损伤）有关的情况也缺少关注。这方面的研究将有助于更好地理解认知，睡眠，情绪和其他心理健康问题如阿尔茨海默病及其相关的痴呆、路易体痴呆、血管性痴呆和混合痴呆的病因学分类，因为这些疾病正在逐渐地在老年人受损的精神和神经健康区域被认识和诊断。

4. 开展有关身体活动的随机对照试验，检查整个生命周期和特定情况（例如认知、情绪和睡眠障碍）下大脑影像学和生物标志物指标的变化。

依据：这些研究有助于对脑健康相关的生物标志物（例如神经营养因子）、基因的角色（例如 *ApoE4* 基因）和环境危险因素（例如脑卒中危险因素、创伤性脑损伤），以及影响机体对身体活动响应的协变量有一个更好地认识。目前为止，虽然有些生物标志物和环境危险因素已被识别，但是极少有与人类情绪、焦虑、抑郁和睡眠标志物有关的系统研究文献。

5. 开展研究来监测静态时间并开展系统地减少静态行为的随机对照试验，更好地理解不同环境下、模式和静态行为的持续时间对整个生命周期以及患有大脑异常和疾病人群脑健康（例如抑郁症状）的影响。

依据：对于静态行为对脑健康影响的认识处于初始阶段。考虑到最新的证据显示静态行为与身体活动不足不同，静态行为对脑健康的影响得到更多的认识，这可能会提示和确定能够改善一系列人群（包括学龄儿童、中年人和老年人，因为这些人白天花费了大量的时间在静坐或其他静态行为上）脑健康的干预措施。此外，能够连续地测量身体活动、评估其强度和测定睡眠行为特征的便携式健康仪器可能会有助于更好理解这些关系，也可通过与健康方法结合测试新颖的干预方式。

6. 开展合适的分析来检验人口学特征带来的效应变化。这种分析方法需要包含大样本量的、有大量样本特征（即人种 / 民族、社会经济学状况）的研究。

依据：尽管人们对身体活动在发育时期和衰老过程中的作用有一些了解,还没有关于其他人口学特征的系统证据,这使得我们很难对这些因素的潜在效应做出结论。纳入其他人口学特征的身体活动 - 脑健康相关的文献进行概括后的结果将改善对这种关系在美国人群中分布的认识,加深对健康不均衡的认识,有助于提出能改善脑健康的干预措施。

7. 开展随机对照试验和前瞻性观察性实验,将有助于改善快速和规律的身体活动对脑健康潜伏期和持久性的认识。这些研究应该有更大的样本量,更长的随访时间以及与脑健康有关的更加广泛的工具和结果（例如与健康相关的生命质量的精神亚区域、情绪）。

依据：截至目前,身体活动对脑健康作用的时间变化还不清楚。但我们现在知道的是,在规律运动的基础上开始和停止运动方案时,这种在连续身体活动基础上的变化可能会不同程度地影响身体活动对脑健康结局的效应。这种效应的持久性还可能会依赖于活动的剂量（频率、强度、时间、类型）、个体的年龄、是否存在异常或疾病等其他因素。通过纳入足够的样本量来开展中间分析（即通过干预探寻一般机制）能够为不同的亚人群提供最优的干预措施以及识别改善脑健康的关键因素提供有用信息。

8. 开展关于肌肉强化训练（通常在文献中称为抗阻力训练）和其他形式的身体活动（例如瑜伽、太极）以及其他活动方式对脑健康结局影响的随机对照试验和前瞻性观察性研究。

依据：大多数此领域的研究采用有氧运动的方法（例如快走）。考虑到有关肌肉力量活动和很多其他逐渐流行的身体活动形式（例如瑜伽、太极）及其对多种健康结局影响证据的逐渐增加,了解这些不同形式的身体活动将如何分别影响认知、生命质量、情绪、焦虑、抑郁和睡眠结局是非常重要的。

参考文献

1. Physical Activity Guidelines Advisory Committee. *Physical Activity Guidelines Advisory Committee Report*, 2008. Washington, DC: U.S. Department of Health and Human Services; 2008.

2. Gill TM, Feinstein AR. A critical appraisal of the quality of quality-of-life measurements. *JAMA*. 1994; 272(8): 619-626.

3. Etnier JL, Nowell PM, Landers DM, Sibley BA. A meta-regression to examine the relationship between aerobic fitness and cognitive performance. *Brain Res Rev*. 2006; 52(1): 119-130.

4. Roig M, Nordbrandt S, Geertsen SS, Nielsen JB. The effects of cardiovascular exercise on human memory: A review with meta-analysis. *Neurosci Biobehav Rev*. 2013; 37(8): 1645-1666. doi: 10.1016/j.neubiorev.2013.06.012.

5. Smith PJ, Blumenthal JA, Hoffman BM, et al. Aerobic exercise and neurocognitive performance: A meta-analytic review of randomized controlled trials. *Psychosom Med*. 2010; 72(3): 239-252. doi: 10.1097/PSY.0b013e3181d14633.

6. Colcombe S, Kramer AF. Fitness effects on the cognitive function of older adults: a meta-analytic study. *Psychol*

Sci. 2003；14（2）：125-130.

7. Kelly ME，Loughrey D，Lawlor BA，Robertson IH，Walsh C，Brennan S. The impact of exercise on the cognitive functioning of healthy older adults：A systematic review and meta-analysis. *Ageing Res Rev*.2014；16：12-31. doi：10.1016/j.arr.2014.05.002.

8. Wu Y，Wang Y，Burgess EO，Wu J. The effects of Tai Chi exercise on cognitive function in older adults：a meta-analysis. *J Sport Health Sci*.2013；2（4）：193-203.

9. Bustamante EE，Williams CF，Davis CL. Physical activity interventions for neurocognitive and academic performance in overweight and obese youth：A systematic review. *Pediatr Clin North Am*.2016；63（3）：459-480. doi：10.1016/j.pcl.2016.02.004.

10. Carson V，Hunter S，Kuzik N，et al. Systematic review of physical activity and cognitive development in early childhood. *J Sci Med Sport*. 2016；19（7）：573-578. doi：10.1016/j.jsams.2015.07.011.

11. Donnelly JE，Hillman CH，Castelli D，et al. Physical activity，fitness，cognitive function，and academic achievement in children：A systematic review. *Med Sci Sports Exerc*. 2016；48（6）：1197-1222. doi：10.1249/MSS.0000000000000901.

12. Janssen M，Toussaint HM，van Mechelen W，Verhagen EA. Effects of acute bouts of physical activity on children's attention：A systematic review of the literature.*Springerplus*.2014；3：410. doi：10.1186/2193-1801-3-410.

13. Esteban-Cornejo I，Tejero-Gonzalez CM，Sallis JF，Veiga OL. Physical activity and cognition in adolescents：A systematic review. *J Sci Med Sport*. 2015；18（5）：534-539. doi：10.1016/j.jsams.2014.07.007.

14. Spruit A，Assink M，van Vugt E，van der Put C，Stams GJ. The effects of physical activity interventions on psychosocial outcomes in adolescents：A meta-analytic review. *Clin Psychol Rev*.2016；45：56-71. doi：10.1016/j.cpr.2016.03.006.

15. Cerrillo-Urbina AJ，García-Hermoso A，Sánchez-López M，Pardo-Guijarro MJ，Santos Gómez JL，Martínez-Vizcaíno V. The effects of physical exercise in children with attention deficit hyperactivity disorder：a systematic review and meta-analysis of randomized control trials. *Child Care Health Dev*.2015；41（6）：779-788. doi：10.1111/cch.12255.

16. Den Heijer AE，Groen Y，Tucha L，et al. Sweat it out？ The effects of physical exercise on cognition and behavior in children and adults with ADHD：a systematic literature review. *J Neural Transm（Vienna）*. 2017；124（suppl 1）：3-26. doi：10.1007/s00702-016-1593-7.

17. Tan BWZ，Pooley JA，Speelman CP. A meta-analytic review of the efficacy of physical exercise interventions on cognition in individuals with autism spectrum disorder and ADHD. J Autism Dev Disord.2016；46（9）：3126-3143. doi：10.1007/s10803-016-2854-x.

18. Beckett MW，Ardern CI，Rotondi MA. A meta-analysis of prospective studies on the role of physical activity and the prevention of Alzheimer's disease in older adults. BMC Geriatr.2015；15：9. doi：10.1186/s12877-015-0007-2.

19. Groot C，Hooghiemstra AM，Raijmakers PG，et al. The effect of physical activity on cognitive function in patients with dementia：A meta-analysis of randomized control trials. Ageing Res Rev.2016；25：13-23. doi：10.1016/j.arr.2015.11.005.

20. Sofi F，Valecchi D，Bacci D，et al. Physical activity and risk of cognitive decline：A meta-analysis of prospective

studies. J Intern Med.2011;269(1):107-117. doi:10.1111/j.1365-2796.2010.02281.x.

21. Zheng G,Xia R,Zhou W,Tao J,Chen L. Aerobic exercise ameliorates cognitive function in older adults with mild cognitive impairment:A systematic review and meta-analysis of randomised controlled trials. Br J Sports Med.2016a;50:1443-1450.

22. Morrison JD,Mayer L. Physical activity and cognitive function in adults with multiple sclerosis:An integrative review. Disabil Rehabil.2016:1-12.

23. Murray DK,Sacheli MA,Eng JJ,Stoessl AJ. The effects of exercise on cognition in Parkinson's disease:A systematic review. Transl Neurodegener.2014;3(1):5. doi:10.1186/2047-9158-3-5.

24. Firth J,Stubbs B,Rosenbaum S,et al. Aerobic exercise improves cognitive functioning in people with schizophrenia:A systematic review and meta-analysis. Schizophr Bull.2017;43(3):546-556. doi:10.1093/schbul/sbw115.

25. Zheng G,Zhou W,Xia R,Tao J,Chen L. Aerobic exercises for cognition rehabilitation following stroke:A systematic review. J Stroke Cerebrovasc Dis.2016b;25(11):2780-2789. doi:10.1016/j.jstrokecerebrovasd is.2016.07.035.

26. Chang YK,Labban JD,Gapin JI,Etnier JL. The effects of acute exercise on cognitive performance:A meta-analysis. Brain Res.2012;1453:87-101. doi:10.1016/j.brainres. 2012.02.068.

27. Lambourne K,Tomporowski P. The effect of exercise-induced arousal on cognitive task performance:a meta-regression analysis. Brain Res.2010;1341:12-24. doi:10.1016/j.brainres. 2010.03.091.

28. Ludyga S,Gerber M,Brand S,Holsboer-Trachsler E,Pühse U. Acute effects of moderate aerobic exercise on specific aspects of executive function in different age and fitness groups:A meta-analysis. Psychophysiology. 2016;53(11):1611-1626. doi:10.1111/psyp.12736.

29. McMorris T,Hale BJ. Differential effects of differing intensities of acute exercise on speed and accuracy of cognition:A meta-analytical investigation. Brain Cogn.2012;80(3):338-351. doi:10.1016/j.bandc. 2012.09.001.

30. Falck RS,Davis JC,Liu-Ambrose T. What is the association between sedentary behaviour and cognitive function? A systematic review. Br J Sports Med.2016;51(10):800-811. doi:10.1136/bjsports-2015-095551.

31. Li MY,Huang MM,Li SZ,Tao J,Zheng GH,Chen LD. The effects of aerobic exercise on the structure and function of DMN-related brain regions:A systematic review. *Int J Neurosci*. 2016;127(7):634-649.

32. Dinoff A,Herrmann N,Swardfager W,et al. The effect of exercise training on resting concentrations of peripheral brain-derived neurotrophic factor(BDNF):A meta-analysis. *PLoS One*. 2016;11(9):e0163037. doi: https://doi.org/10.1371/journal.pone. 0163037.

33. Halloway S,Wilbur J,Schoeny ME,Arfanakis K. Effects of endurance-focused physical activity interventions on brain health:A systematic review. *Biol Res Nurs*. 2016. pii:1099800416660758.

34. Sexton CE,Betts JF,Demnitz N,Dawes H,Ebmeier KP,Johansen-Berg H. A systematic review of MRI studies examining the relationship between physical fitness and activity and the white matter of the ageing brain. *Neuroimage*.2016;131:81-90. doi:10.1016/j.neuroimage. 2015.09.071.

35. Alzheimer's Association.2017 Alzheimer's disease facts and figures. *Alzheimers Dement*. 2017;13:325-373.

https://www.alz.org/documents_custom/2017-facts-and-figures.pdf.

36. Barnes DE, Yaffe K. The projected effect of risk factor reduction on Alzheimer's disease prevalence. *Lancet Neurol*. 2011;10(9):819-828. doi:10.1016/S1474-4422(11)70072-2.

37. Kuncel NR, Hezlett SA, Ones DS. Academic performance, career potential, creativity, and job performance: can one construct predict them all? *J Pers Soc Psychol*. 2004;86(1):148-161. doi:10.1037/0022-3514.86.1.148.

38. Harper S, Lynch J. Commentary: using innovative inequality measures in epidemiology. *Int J Epidemiol*. 2007; 36(4):926-92.

39. Vernez G, Krop RA, Rydell CP. The public benefits of education. In: Closing the Education Gap: Benefits and Costs. Santa Monica, CA: RAND Corp; 1999:13-32.

40. Diener E. Subjective well-being. *Psychol Bull*. 1984;95(3):542-575. doi:10.1037/0033-2909.95.3.542.

41. Ware JE Jr, Sherbourne CD. The MOS 36-item short-form health survey(SF-36). Conceptual framework and item selection. *Med Care*. 1992;30(6):473-483.

42. Bouaziz W, Vogel T, Schmitt E, Kaltenbach G, Geny B, Lang PO. Health benefits of aerobic training programs in adults aged 70 and over: a systematic review. *Arch Gerontol Geriatr*. 2017;69:110-127. doi:10.1016/j.archger. 2016.10.012.

43. Vagetti GC, Barbosa Filho VC, Moreira NB, Oliveira Vd, Mazzardo O, Campos Wd. Association between physical activity and quality of life in the elderly: a systematic review, 2000-2012. *Rev Bras Psiquiatr*. 2014;36 (1):76-88.

44. Bouaziz W, Lang PO, Schmitt E, Kaltenbach G, Geny B, Vogel T. Health benefits of multicomponent training programmes in seniors: a systematic review. *Int J Clin Pract*. 2016;70(7):520-536. doi:10.1111/ijcp.12822.

45. Baker MK, Atlantis E, Fiatarone Singh MA. Multi-modal exercise programs for older adults. *Age Ageing*. 2007; 36(4):375-381.

46. Clegg AP, Barber SE, Young JB, Forster A, Iliffe SJ. Do home-based exercise interventions improve outcomes for frail older people? Findings from a systematic review. *Rev Clin Gerontol*. 2012;22(1):68-78.

47. Chao YY, Scherer YK, Montgomery CA. Effects of using Nintendo Wii exergames in older adults: a review of the literature. *J Aging Health*. 2015;27(3):379-402. doi:10.1177/0898264314551171.

48. Weening-Dijksterhuis E, de Greef MH, Scherder EJ, Slaets JP, van der Schans CP. Frail institutionalized older persons: a comprehensive review on physical exercise, physical fitness, activities of daily living, and quality-of-life. *Am J Phys Med Rehabil*. 2011;90(2):156-168. doi:10.1097/PHM.0b013e3181f703ef.

49. Stevens Z, Barlow C, Kendrick D, et al. Effectiveness of general practice-based physical activity promotion for older adults: systematic review. *Prim Health Care Res Dev*. 2014;15(2):190-201. doi:10.1017/ S1463423613000017.

50. Bullo V, Bergamin M, Gobbo S, et al. The effects of Pilates exercise training on physical fitness and wellbeing in the elderly: a systematic review for future exercise prescription. *Prev Med*. 2015;75:1-11. doi:10.1016/j.ypmed. 2015.03.002.

51. Jahnke R, Larkey L, Rogers C, Etnier J, Lin F. A comprehensive review of health benefits of Qigong and Tai Chi. *Am J Health Promot*. 2010;24(6):e1-e25. doi:10.4278/ajhp.081013-LIT-248.

52. Tavares BB, Moraes H, Deslandes AC, Laks J. Impact of physical exercise on quality of life of older adults with depression or Alzheimer's disease: a systematic review. *Trends Psychiatry Psychother*. 2014; 36(3): 134-139. doi: 10.1590/2237-6089-2013-0064.

53. Bize R, Johnson JA, Plotnikoff RC. Physical activity level and health-related quality of life in the general adult population: a systematic review. *Prev Med*. 2007; 45(6): 401-415.

54. Brown HE, Gilson ND, Burton NW, Brown WJ. Does physical activity impact on presenteeism and other indicators of workplace well-being? *Sports Med*. 2011; 41(3): 249-262. doi: 10.2165/11539180-000000000-00000.

55. Lambert SD, Duncan LR, Kapellas S, et al. A descriptive systematic review of physical activity interventions for caregivers: effects on caregivers' and care recipients' psychosocial outcomes, physical activity levels, and physical health. *Ann Behav Med*. 2016; 50(6): 907-919.

56. Orgeta V, Miranda-Castillo C. Does physical activity reduce burden in carers of people with dementia? A literature review. *Int J Geriatr Psychiatry*. 2014; 29(8): 771-783.

57. Pucci GC, Rech CR, Fermino RC, Reis RS. Association between physical activity and quality of life in adults. *Rev Saude Publica*. 2012; 46(1): 166-179.

58. Vendramin B, Bergamin M, Gobbo S, et al. Health benefits of Zumba fitness training: a systematic review. *PM R*. 2016; 8(12): 1181-1200. doi: 10.1016/j.pmrj. 2016.06.010.

59. Suchert V, Hanewinkel R, Isensee B. Sedentary behavior and indicators of mental health in school-aged children and adolescents: a systematic review. *Prev Med*. 2015; 76: 48-57. doi: 10.1016/j.ypmed. 2015.03.026.

60. Vancampfort D, Probst M, Helvik Skjaerven L, et al. Systematic review of the benefits of physical therapy within a multidisciplinary care approach for people with schizophrenia. *Phys Ther*. 2012; 92(1): 11-23. doi: 10.2522/ptj.20110218.

61. Vera-Garcia E, Mayoral-Cleries F, Vancampfort D, Stubbs B, Cuesta-Vargas AI. A systematic review of the benefits of physical therapy within a multidisciplinary care approach for people with schizophrenia: An update. *Psychiatry Res*. 2015; 229(3): 828-839. doi: 10.1016/j.psychres. 2015.07.083.

62. Gillison FB, Skevington SM, Sato A, Standage M, Evangelidou S. The effects of exercise interventions on quality of life in clinical and healthy populations: a meta-analysis. *Soc Sci Med*. 2009; 68(9): 1700-1710. doi: 10.1016/j.socscimed. 2009.02.028.

63. Soga M, Gaston KJ, Yamaura Y. Gardening is beneficial for health: a meta-analysis. *Prev Med Rep*. 2017; 5: 92-99. doi: 10.1016/j.pmedr. 2016.11.007.

64. Wang F, Man JK, Lee EK, et al. The effects of Qigong on anxiety, depression, and psychological well-being: a systematic review and meta-analysis. *Evid Based Complement Alternat Med*. 2013; 2013: 152738. doi: 10.1155/2013/152738.

65. Chou CH, Hwang CL, Wu YT. Effect of exercise on physical function, daily living activities, and quality of life in the frail older adults: a meta-analysis. *Arch Phys Med Rehabil*. 2012; 93(2): 237-244. doi: 10.1016/j.apmr.2011.08.042.

66. Forsman AK, Nordmyr J, Wahlbeck K. Psychosocial interventions for the promotion of mental health and the

prevention of depression among older adults. *Health Promot Int.* 2011;26(Suppl 1):i85-i107. doi:10.1093/heapro/dar074.

67. Kelley GA, Kelley KS, Hootman JM, Jones DL. Exercise and health-related quality of life in older community-dwelling adults: a meta-analysis of randomized controlled trials. *J Appl Gerontol.* 2009;28(3):369-394. doi: https://doi.org/10.1177/0733464808327456.

68. Park SH, Han KS, Kang CB. Effects of exercise programs on depressive symptoms, quality of life, and self-esteem in older people: a systematic review of randomized controlled trials. *Appl Nurs Res.* 2014;27(4):219-226. doi:10.1016/j.apnr. 2014.01.004.

69. Patel NK, Newstead AH, Ferrer RL. The effects of yoga on physical functioning and health related quality of life in older adults: a systematic review and meta-analysis. *J Altern Complement Med.* 2012;18(10):902-917. doi: 10.1089/acm.2011.0473.

70. Raymond MJ, Bramley-Tzerefos RE, Jeffs KJ, Winter A, Holland AE. Systematic review of high-intensity progressive resistance strength training of the lower limb compared with other intensities of strength training in older adults. *Arch Phys Med Rehabil.* 2013;94(8):1458-1472. doi:10.1016/j.apmr. 2013.02.022.

71. Potter R, Ellard D, Rees K, Thorogood M. A systematic review of the effects of physical activity on physical functioning, quality of life and depression in older people with dementia. *Int J Geriatr Psychiatry.* 2011;26(10):1000-1011. doi:10.1002/gps.2641.

72. Ojagbemi A, Akin-Ojagbemi N. Exercise and quality of life in dementia. *J Appl Gerontol.* 2017;733464817693374. doi:10.1177/0733464817693374.

73. Dauwan M, Begemann MJ, Heringa SM, Sommer IE. Exercise improves clinical symptoms, quality of life, global functioning, and depression in schizophrenia: a systematic review and meta-analysis. *Schizophr Bull.* 2016;42(3):588-599. doi:10.1093/schbul/sbv164.

74. Cooney GM, Dwan K, Greig CA, et al. Exercise for depression. *Cochrane Database Syst Rev.* 2013;(9): Cd004366. doi:10.1002/14651858. CD004366. pub6.

75. Cramer H, Lauche R, Langhorst J, Dobos G. Yoga for depression: a systematic review and meta-analysis. *Depress Anxiety.* 2013;30(11):1068-1083. doi:10.1002/da.22166.

76. Morey MC, Sloane R, Pieper CF, et al. Effect of physical activity guidelines on physical function in older adults. *J Am Geriatr Soc.* 2008;56(10):1873-1878. doi:10.1111/j.1532-5415.2008.01937. x.

77. Boehm JK, Winning A, Segerstrom A, Kubzansky LD. Variability modifies life satisfaction's association with mortality risk in older adults. *Psychol Sci.* 2015;26:1063-1070. doi:10.1177/0956797615581491.

78. Cho J, Martin P, Poon LW. Successful aging and subjective well-being among oldest-old adults. *Gerontologist.* 2015;55(1):132-143. doi:10.1093/geront/gnu074.

79. American Psychological Association. *Stress in America: the State of Our Nation;* 2017. http://www.stressinamerica.org. Accessed January 16, 2018.

80. Russell JA, Barrett LF. Core affect, prototypical emotional episodes, and other things called emotion: dissecting the elephant. *J Pers Soc Psychol.* 1999.76(5):805-819. doi:10.1037/0022-3514.76.5.805. PMID 10353204.

81. Oliveira BR, Deslandes AC, Santos TM. Differences in exercise intensity seems to influence the affective

responses in self-selected and imposed exercise : a meta-analysis. *Front Psychol.* 2015 ; 6 : 1105. doi : 10.3389/fpsyg.2015.01105.

82. Hardy CJ, Rejeski WJ. Not what, but how one feels : the measurement of affect during exercise. *J Sport Exer Psychol.* 1989 ; 11 (3) : 304-317.

83. Stork MJ, Banfield LE, Gibala MJ, Martin Ginis KA. A scoping review of the psychological responses to interval exercise : Is interval exercise a viable alternative to traditional exercise? *Health Psychol Rev.* 2017 ; 1-47. doi : 10.1080/17437199.2017.1326011.

84. Liao Y, Shonkoff ET, Dunton GF. The acute relationships between affect, physical feeling states, and physical activity in daily life : a review of current evidence. *Front Psychol.* 2015 ; 6 : 1975. doi : 10.3389/fpsyg.2015.01975.

85. American Psychiatric Association. Diagnostic and statistical manual of mental disorders (4th ed., text rev.). Arlington, VA : American Psychiatric Publishing ; 2000.

86. Ensari I, Greenlee TA, Motl RW, Petruzzello SJ. Meta-analysis of acute exercise effects on state anxiety : an update of randomized controlled trials over the past 25 years. *Depress Anxiety.* 2015 ; 32 (8) : 624-634. doi : 10.1002/da.22370.

87. Spielberger CD. Manual for the State-Trait Anxiety Inventory (Form Y). Palo Alto, CA : Consulting Psychologists Press ; 1983.

88. Bartley CA, Hay M, Bloch MH. Meta-analysis : aerobic exercise for the treatment of anxiety disorders. *Prog Neuropsychopharmacol Biol Psychiatry.* 2013 ; 45 (2) : 34-39. doi : 10.1016/j.pnpbp. 2013.04.016.

89. Stubbs B, Vancampfort D, Rosenbaum S, et al. An examination of the anxiolytic effects of exercise for people with anxiety and stress-related disorders : a meta-analysis. *Psychiatry Res.* 2017 ; 49 : 102-108. doi : 10.1016/j.psychres. 2016.12.020.

90. Gordon BR, McDowell CP, Lyons M, Herring MP. The effects of resistance exercise training on anxiety : a meta-analysis and meta-regression analysis of randomized controlled trials. *Sports Med.* 2017 ; doi : 10.1007/s40279-017-0769-0.

91. Mochcovitch MD, Deslandes AC, Freire RC, Garcia RF, Nardi AE. The effects of regular physical activity on anxiety symptoms in healthy older adults : a systematic review. *Rev Bras Psiquiatr.* 2016 ; 38 (3) : 255-261.

92. Jayakody K, Gunadasa S, Hosker C. Exercise for anxiety disorders : systematic review. *Br J Sports Med.* 2014 ; 48 (3) : 187-196. doi : 10.1136/bjsports-2012-091287.

93. Stonerock GL, Hoffman BM, Smith PJ, Blumenthal JA. Exercise as treatment for anxiety : systematic review and analysis. *Ann Behav Med.* 2015 ; 49 (4) : 542-556. doi : 10.1007/s12160-014-9685-9.

94. Wegner M, Helmich I, Machado S, Nardi AE, Arias-Carrion O, Budde H. Effects of exercise on anxiety and depression disorders : review of meta-analyses and neurobiological mechanisms. *CNS Neurol Disord Drug Targets.* 2014 ; 13 (6) : 1002-1014.

95. Wipfli BM, Rethorst CD, Landers DM. The anxiolytic effects of exercise : a meta-analysis of randomized trials and dose-response analysis. *J Sport Exer Psychol.* 2008 ; 30 (4) : 392-410.

96. Das JK, Salam RA, Lassi ZS, et al. Interventions for adolescent mental health : an overview of systematic reviews. *J Adolesc Health.* 2016 ; 59 (4S) : S49-S60. doi : 10.1016/j.jadohealth. 2016.06.020.

97. Whitworth JW, Ciccolo JT. Exercise and post-traumatic stress disorder in military veterans: a systematic review. *Mil Med.* 2016; 181(9): 953-960. doi: 10.7205/MILMED-D-15-00488.

98. Sciarrino NA, DeLucia C, O'Brien K, McAdams K. Assessing the effectiveness of yoga as a complementary and alternative treatment for post-traumatic stress disorder: a review and synthesis. *J Altern Complement Med.* 2017; doi: 10.1089/acm.2017.0036.

99. Rosenbaum S, Vancampfort D, Steel Z, Newby J, Ward PB, Stubbs B. Physical activity in the treatment of Post-traumatic stress disorder: a systematic review and meta-analysis. *Psychiatry Res.* 2015; 230(2): 130-136. doi: 10.1016/j.psychres. 2015.10.017.

100. Hall KS, Hoerster KD, Yancy WS. Post-traumatic stress disorder, physical activity, and eating behaviors. *Epidemiol Rev.* 2015; 37: 103-115. doi: 10.1093/epirev/mxu011.

101. Mammen G, Faulkner G. Physical activity and the prevention of depression: a systematic review of prospective studies. *Am J Prev Med.* 2013; 45(5): 649-657. doi: 10.1016/j.amepre. 2013.08.001.

102. Zhai L, Zhang Y, Zhang D. Sedentary behaviour and the risk of depression: a meta-analysis. *Br J Sports Med.* 2015; 49(11): 705-709. doi: 10.1136/bjsports-2014-093613.

103. Robertson R, Robertson A, Jepson R, Maxwell M. Walking for depression or depressive symptoms: a systematic review and meta-analysis. *Ment Health Phys Act.* 2012; 5(1): 66-75.

104. de Souza Moura AM, Lamego MK, Paes F, et al. Effects of aerobic exercise on anxiety disorders: a systematic review. *CNS Neurol Disord Drug Targets.* 2015; 14(9): 1184-1193. doi: 10.2174/1871527315666151111121259.

105. Nystrom MB, Neely G, Hassmen P, Carlbring P. Treating major depression with physical activity: a systematic overview with recommendations. *Cogn Behav Ther.* 2015; 44(4): 341-352. doi: 10.1080/16506073.2015.1015440.

106. Rebar AL, Stanton R, Geard D, Short C, Duncan MJ, Vandelanotte C. A meta-meta-analysis of the effect of physical activity on depression and anxiety in non-clinical adult populations. *Health Psychol Rev.* 2015; 9(3): 366-378. doi: 10.1080/17437199.2015.1022901.

107. Yan S, Jin Y, Oh Y, Choi Y. Effect of exercise on depression in university students: a meta-analysis of randomized controlled trials. *J Sports Med Phys Fitness.* 2016; 56(6): 811-816.

108. Josefsson T, Lindwall M, Archer T. Physical exercise intervention in depressive disorders: meta-analysis and systematic review. *Scand J Med Sci Sports.* 2014; 24(2): 259-272. doi: 10.1111/sms.12050.

109. Schuch FB, Vancampfort D, Richards J, Rosenbaum S, Ward PB, Stubbs B. Exercise as a treatment for depression: a meta-analysis adjusting for publication bias. *J Psychiatr Res.* 2016b; 77: 42-51. doi: 10.1016/j.jpsychires. 2016.02.023.

110. Farah, WH, Alsawas, M, Mainou, M, et al. Non-pharmacological treatment of depression: a systematic review and evidence map. *Evid Based Med.* 2016; 21(6): 214-221.

111. Mura G, Carta MG. Physical activity in depressed elderly. A systematic review. *Clin Pract Epidemiol Ment Health.* 2013; 9: 125-135. doi: 10.2174/1745017901309010125.

112. Schuch FB, Vancampfort D, Rosenbaum S, et al. Exercise for depression in older adults: a meta-analysis of randomized controlled trials adjusting for publication bias. *Rev Bras Psiquiatr.* 2016c; 38(3): 247-254. doi: 10.1590/1516-4446-2016-1915.

113. Rhyner KT, Watts A. Exercise and depressive symptoms in older adults: a systematic meta-analytic review. *J Aging Phys Act*. 2016; 24(2): 234-246. doi: 10.1123/japa.2015-0146.

114. Lindheimer JB, O'Connor PJ, Dishman RK. Quantifying the placebo effect in psychological outcomes of exercise training: a meta-analysis of randomized trials. *Sports Med*. 2015; 45(5): 693-711. doi: 10.1007/s40279-015-0303-1.

115. Cramer H, Anheyer D, Lauche R, Dobos G. A systematic review of yoga for major depressive disorder. *J Affect Disord*. 2017; 213: 70-77. doi: 10.1016/j.jad. 2017.02.006.

116. Bridges L, Sharma M. The efficacy of yoga as a form of treatment for depression. *J Evid Based Complementary Altern Med*. 2017; 2156587217715927. doi: 10.1177/2156587217715927.

117. Liu X, Clark J, Siskind D, et al. A systematic review and meta-analysis of the effects of Qigong and Tai Chi for depressive symptoms. *Complement Ther Med*. 2015; 23(4): 516-534. doi: 10.1016/j.ctim. 2015.05.001.

118. Sarris J, Moylan S, Camfield DA, et al. Complementary medicine, exercise, meditation, diet, and lifestyle modification for anxiety disorders: a review of current evidence. *Evid Based Complement Alternat Med*. 2012.2012: 809653. doi: 10.1155/2012/809653.

119. Yin J, Dishman RK. The effect of Tai Chi and Qigong practice on depression and anxiety symptoms: a systematic review and meta-regression analysis of randomized controlled trials. *Database of Abstracts of Reviews of Effects*. 2014; (2): 135-146.

120. Wang F, Lee Ek, Wu T, et al. The effects of Tai Chi on depression, anxiety, and psychological well-being: a systematic review and meta-analysis. *Int J Behav Med*. 2014; 21(4): 605-617.

121. Meekums B, Karkou V, Nelson EA. Dance movement therapy for depression. *Cochrane Database Syst Rev*. 2015; (2): CD009895. doi: 10.1002/14651858. CD009895. pub2.

122. Loi SM, Dow B, Ames D, et al. Physical activity in caregivers: What are the psychological benefits? *Arch Gerontol Geriatr*. 2014; 59(2): 204-210. doi: 10.1016/j.archger. 2014.04.001.

123. Abraha I, Rimland JM, Trotta FM, et al. Systematic review of systematic reviews of non-pharmacological interventions to treat behavioural disturbances in older patients with dementia. The SENATOR-OnTop series. *BMJ Open*. 2017; 7(3): e012759. doi: 10.1136/bmjopen-2016-012759.

124. Barreto Pde S, Demougeot L, Pillard F, Lapeyre-Mestre M, Rolland Y. Exercise training for managing behavioral and psychological symptoms in people with dementia: A systematic review and meta-analysis. *Ageing Res Rev*. 2015; 24(Pt B): 274-285. doi: 10.1016/j.arr. 2015.09.001.

125. Adamson BC, Ensari I, Motl RW. Effect of exercise on depressive symptoms in adults with neurologic disorders: a systematic review and meta-analysis. *Arch Phys Med Rehabil*. 2015; 96(7): 1329-1338. doi: 10.1016/j.apmr. 2015.01.005.

126. Eng JJ, Reime B. Exercise for depressive symptoms in stroke patients: a systematic review and meta-analysis. *Clin Rehabil*. 2014; 28(8): 731-739. doi: 10.1177/0269215514523631.

127. Radovic S, Gordon MS, Melvin GA. Should we recommend exercise to adolescents with depressive symptoms? A meta-analysis. *J Paediatr Child Health*. 2017; 53(3): 214-220. doi: 10.1111/jpc.13426.

128. Brown H, Pearson N, Braithwaite R, Brown W, Biddle S. Physical activity interventions and depression in

children and adolescents: a systematic review and meta-analysis. *Sports Med.* 2013;43:195-206. doi:10.1007/s40279-012-0015-8.

129. Hoare E, Skouteris H, Fuller-Tyszkiewicz M, Millar L, Allender S. Associations between obesogenic risk factors and depression among adolescents: a systematic review. *Obes Rev.* 2014;15(1):40-51. doi:10.1111/obr.12069.

130. Hoare E, Milton K, Foster C, Allender S. The associations between sedentary behaviour and mental health among adolescents: a systematic review. *Int J Behav Nutr Phys Act.* 2016;13(1):108. doi:https://doi.org/10.1186/s12966-016-0432-4.

131. Korczak DJ, Madigan S, Colasanto M. Children's physical activity and depression: a meta-analysis. *Pediatrics.* 2017;139(4):1-14.

132. Carter T, Morres ID, Meade O, Callaghan P. The effect of exercise on depressive symptoms in adolescents: a systematic review and meta-analysis. *J Am Acad Child Adolesc Psychiatry.* 2016;55(7):580-590. doi:10.1016/j.jaac. 2016.04.016.

133. Schuch FB, Deslandes AC, Stubbs B, Gosmann NP, Silva CT, Fleck MP. Neurobiological effects of exercise on major depressive disorder: a systematic review. *Neurosci Biobehav Rev.* 2016a;61:1-11. doi:10.1016/j.neubiorev. 2015.11.012.

134. Troiano RP, Berrigan D, Dodd KW, Masse LC, Tilert T, McDowell M. Physical activity in the United States measured by accelerometer. *Med Sci Sports and Exerc.* 2008;40(1):181-188. doi:10.1249/mss.0b013e31815a51b3.

135. Rhodes RE, Kates A. Can the affective response to exercise predict future motives and physical activity behavior? A systematic review of published evidence. *Ann Behav Med.* 2015;49(5):715-731. doi:10.1007/s12160-015-9704-5.

136. Center for Behavioral Health Statistics and Quality. Key substance use and mental health indicators in the United States: Results from the 2015 National Survey on Drug Use and Health. HHS Publication No. SMA 16-4984, NSDUH Series H-51. Rockville, MD: Substance Abuse and Mental Health Services; 2016. https://www.samhsa.gov/data/sites/default/files/NSDUH-FFR1-2015/NSDUH-FFR1-2015/NSDUH-FFR1-2015.pdf. Accessed January 4, 2018.

137. Greenberg PE, Fournier AA, Sisitsky T, Pike CT, Kessler RC. The economic burden of adults with major depressive disorders in the United States (2005 and 2010). *J Clin Psychiatry.* 2015;76(2):155-162. doi:10.4088/JCP.14m09298.

138. Carsakadon MA, Dement WC. Monitoring and staging human sleep. In Kryger MH, Roth T, Dement WC. Principles and practice of sleep medicine, 5th edSt. Louis: Elsevier Saunders; 2017.

139. Office of Disease Prevention and Health Promotion. Sleep health. Washington, DC: Office of Disease Prevention and Health Promotion; 2017. https://www.healthypeople.gov/2020/topics-objectives/topic/sleep-health.

140. Mukherjee S, Patel SR, Kales SN, et al. An official American Thoracic Society statement: the importance of healthy sleep. Recommendations and future priorities. *Am J Respir Crit Care Med.* 2015;191(12):1450-1458. doi:10.1164/rccm.201504-0767ST.

141. Berry RB, Brooks R, Gamaldo CE, et al. The AASM Manual for the Scoring of Sleep and Associated Events: rules, terminology and technical specifications, version 2.4. Darien, IL: American Academy of Sleep Medicine; 2017.

142. Kredlow MA, Capozzoli MC, Hearon BA, Calkins AW, Otto MW. The effects of physical activity on sleep: a meta-analytic review. *J Behav Med.* 2015; 38 (3): 427-449. doi: 10.1007/s10865-015-9617-6.

143. Reed DL, Sacco WP. Measuring sleep efficiency: what should the denominator be? *J Clin Sleep Med.* 2016; 12 (2): 263-266. doi: 10.5664/jcsm.5498.

144. Lichstein KL, Petrov ME, Taylor DJ, McCrae CS. Insomnia: epidemiology and risk factors. In Kryger MH, Roth T, Dement WC. Principles and practice of sleep medicine, 5th ed. St. Louis: Elsevier Saunders; 2017.

145. American Academy of Sleep Medicine. International classification of sleep disorders, 3rd ed. Darien, IL: American Academy of Sleep Medicine; 2014.

146. Mollayeva T, Thurairajah P, Burton K, Mollayeva S, Shapiro CM, Colantonio A. The Pittsburgh sleep quality index as a screening tool for sleep dysfunction in clinical and non-clinical samples: a systematic review and meta-analysis. Sleep Med Rev. Feb 2016. doi: 10.1016/j.smrv. 2015.01.009.

147. Johns MW. A new method for measuring daytime sleepiness: the Epworth sleepiness scale. Sleep. 1991; 14 (6): 540-545.

148. American Psychiatric Association. Diagnostic and statistical manual of mental disorders (DSM-5), 5th ed. Washington, DC: American Psychiatric Association; 2013.

149. Berry RB. Sleep breathing disorders. In Kryger MH, Roth T, Dement WC. Principles and practice of sleep medicine, 5th ed. St. Louis: Elsevier Saunders; 2017.

150. Greenberg DL. Obstructive sleep apnea. In Kryger MH, Roth T, Dement WC. Principles and practice of sleep medicine, 5th ed. St. Louis: Elsevier Saunders; 2017.

151. Aiello KD, Caughey WG, Nelluri B, Sharma A, Mookadam F, Mookadam M. Effect of exercise training on sleep apnea: a systematic review and meta-analysis. Respir Med. 2016; 116: 85-92. doi: 10.1016/j.rmed. 2016.05.015.

152. Bartel KA, Gradisar M, Williamson P. Protective and risk factors for adolescent sleep: a meta-analytic review. Sleep Med Rev. 2015; 21: 72-85. doi: 10.1016/j.smrv. 2014.08.002.

153. Iftikhar IH, Bittencourt L, Youngstedt SD, et al. Comparative efficacy of CPAP, MADs, exercise-training, and dietary weight loss for sleep apnea: a network meta-analysis. Sleep Med. 2017; 30: 7-14. doi: 10.1016/j.sleep. 2016.06.001.

154. Iftikhar IH, Kline CE, Youngstedt SD. Effects of exercise training on sleep apnea: a meta-analysis. Lung. 2014; 192 (1): 175-184. doi: 10.1007/s00408-013-9511-3.

155. Lang C, Kalak N, Brand S, Holsboer-Trachsler E, Pühse U, Gerber M. The relationship between physical activity and sleep from mid adolescence to early adulthood. A systematic review of methodological approaches and meta-analysis. Sleep Med Rev. 2016; 28: 32-45. doi: 10.1016/j.smrv. 2015.07.004.

156. Rubio-Arias JÁ, Marín-Cascales E, Ramos-Campo DJ, Hernandez AV, Pérez-López FR. Effect of exercise on sleep quality and insomnia in middle-aged women: a systematic review and meta-analysis of randomized controlled trials. Maturitas. 2017; 100: 49-56. doi: 10.1016/j.maturitas. 2017.04.003.

157. Yang PY, Ho KH, Chen HC, Chien MY. Exercise training improves sleep quality in middle-aged and older adults with sleep problems: a systematic review. J Physiother.2012;58(3):157-163. doi:10.1016/S1836-9553(12)70106-6.

158. Yang Y, Shin JC, Li D, An R. Sedentary behavior and sleep problems: a systematic review and meta-analysis. Int J Behav Med.2017;24(4):481-492.

159. Alessi C, Vitiello MV. Insomnia(primary)in older people. BMJ Clin Evid.2011;pii:2302.

160. Costigan SA, Barnett L, Plotnikoff RC, Lubans DR. The health indicators associated with screen-based sedentary behavior among adolescent girls: a systematic review. *J Adolesc Health*. 2013;52(4):382-392. doi:10.1016/j.jadohealth. 2012.07.018.

161. Dolezal BA, Neufeld EV, Boland DM, Martin JL, Cooper CB. Interrelationship between sleep and exercise: a systematic review. *Adv Prev Med*. 2017;2017:1364387. doi:10.1155/2017/1364387.

162. Passos GS, Poyares DL, Santana MG, Tufik S, Mello MT. Is exercise an alternative treatment for chronic insomnia. *Clinics(Sao Paulo)*. 2012;67(6):653-660.

163. Smagula SF, Stone KL, Fabio A, Cauley JA. Risk factors for sleep disturbances in older adults: evidence from prospective studies. *Sleep Med Rev*. 2016;25:21-30. doi:10.1016/j.smrv. 2015.01.003.

164. Freedman N. Positive airway pressure treatment for obstructive sleep apnea. In Kryger MH, Roth T, Dement WC. Principles and practice of sleep medicine, 5th ed. St. Louis: Elsevier Saunders; 2017.

165. Patil S, Winocur E, Buenaver L, Smith MT. Medical and device treatment for obstructive sleep apnea. In Kryger MH, Roth T, Dement WC. Principles and practice of sleep medicine, 5th ed. St. Louis: Elsevier Saunders; 2017.

166. Institute of Medicine, Committee on Sleep Medicine and Research. Sleep disorders and sleep deprivation: an unmet public health problem. Washington, DC: National Academies Press; 2006.

167. Peppard PE, Young T, Barnet JH, et al. Increased prevalence of sleep-disordered breathing in adults. *Am J Epidemiol*. 2013;177(9):1006-1014.

168. American Academy of Sleep Medicine. Rising prevalence of sleep apnea in U.S. threatens public health. Washington, DC: American Academy of Sleep Medicine; 2014. https://aasm.org/rising-prevalence-of-sleep-apnea-in-u-s-threatens-public-health/.

169. Centers for Disease Control and Prevention, Epidemiology Program Office. Perceived insufficient rest or sleep among adults: United States, 2008.*MMWR*.2009;58(42):1175-1179.

170. Centers for Disease Control and Prevention(CDC). Sleep and sleep disorders. CDC website. https://www.cdc.gov/sleep/index.html. Accessed January 29, 2018.

171. Hafner M, Stepanek M, Taylor J, Troxel WM, Van Stolk C. Why sleep matters—the economic costs of insufficient sleep: a cross-country comparative analysis. Cambridge, UK: Rand Corp; 2016.

172. Kato M, Adachi T, Koshino Y, et al. Obstructive sleep apnea and cardiovascular disease. *Circ J*. 2009;73(8):1363-1370.

173. Redline S, Yenokyan G, Gottlieb DJ, et al. Obstructive sleep apnea hypopnea and incident stroke: the Sleep Heart Health Study. *Am J Respir Crit Care Med*. 2010;182(2):269-277.

F部分　第4章　癌症预防

目录

前言

据预测,2017 年美国将分别有 1 688 780 例癌症新发病例及 600 920 例癌症死亡病例[1]。平均而言,38% 的美国女性和 42% 的美国男性在其有生之年将被诊断为浸润性癌症[2]。尽管目前已经甄别出了几个癌症基因,大多数癌症病例的发生仍然归因于环境或生活方式因素[3]。除了缺乏身体活动外,其他已知的生活方式和可预防的癌症危险因素还包括吸烟、饮酒、饮食、肥胖和增加对致癌病毒暴露风险的行为。因此,通过改变生活方式来预防癌症有很大的需求和可能性。

根据身体部位或来源细胞的不同,大约有超过 100 种的癌症。此外,大多数因解剖学、组织学或基因组学定义的癌症亚型在病因学或自然病程方面常常也不同。因此,研究身体活动与癌症风险的关联性即等同于确定身体活动对终点分值的影响。本报告列出癌症部位的亚型,包括身体活动暴露在内的病因学因亚型而异。

数十年的流行病学研究已经证实了较多的身体活动可以有效预防一些常见癌症的发生。2008 年身体活动指南顾问委员会得出结论认为,身体活动水平增加与结肠癌和乳腺癌风险降低之间存在中等程度的负相关[4]。该委员会同时还发现了一些证据显示增加身体活动可以降低肺癌、子宫内膜癌和卵巢癌的风险,但对前列腺癌或直肠癌风险没有影响[4]。现有证据的过于分散,还不足以为其他癌症风险做出结论。基于对个体报告的汇总,《2008 美国身体活动指南科学证据报告》提供了可能的风险降低水平,但并没有进行也没能检索到有关证据的 Meta 分析。自从该报告发布以来,流行病学文献的数量已经增长到足以允许使用 Meta 分析和合并分析技术估计身体活动对常见和罕见癌症发生风险的影响。

了解与静态行为(坐着)相关的健康影响的兴趣也在持续增加。2008 年咨询委员会没有回顾静态行为与癌症发病关系的证据。然而,自 2008 年以来随着关于久坐时间与癌症发病风险关联的文献迅速增加和积累,癌症预防分委会就此提出了一个问题。(有关静态行为对健康影响的更多信息,请参见 F 部分第 2 章“静态行为”)

2008 年科学报告还列举了一些可能解释身体活动与癌症风险之间关系的机制,但没有进行系统综述[4]。鉴于该领域的大量文献[5-8],包括人类实验、观察性研究、动物模型和其他实验室工作,癌症预防分委会无法对有关将身体活动与癌症相关的机制的文献进行系统综述。然而,分委会认识到这个话题有助于更好地理解身体活动与癌症之间的关系,是一个需要进一步关注的重要研究领域。

最后,虽然有许多综述回顾了儿童癌症和成人癌症(例如白血病,淋巴瘤),但这些癌症的病因在儿童与成人之间常常不同。另外,身体活动预防成人癌症通常需要很长时间,这可能与儿童患癌症无关。出于这个原因,关于身体活动和癌症风险的文献综述仅限于成人。因此,分委会将其证据检索仅限于成人的癌症。

科学回顾

待解决问题总览

本章介绍两个主要问题和相关的子问题：

1. 身体活动与特定癌症发病率有什么关系？

a）是否存在剂量 - 反应关系？如果是,这种关系曲线的形状是什么样的？

b）这种关系是否因年龄、性别、人种 / 民族、社会经济状况或体重状况而异？

c）这种关系是否因具体的癌症亚型而异？

d）这种关系是否存在于高风险人群中,例如患有癌症家族倾向的人群？

2. 静态行为与癌症发病率有什么关系？

a）是否存在剂量 - 反应关系？如果是,这种关系曲线的形状是什么样的？

b）这种关系是否因年龄、性别、人种 / 民族、社会经济状况或体重状况而异？

c）这种关系是否与身体活动的低强度、中等强度或高强度身体活动的水平有关？

d）是否有证据表明静态行为的持续时间或中断是重要因素？

回答问题的资料来源和过程

采用系统的文献检索回答上述问题 1 和 2。检索数据库包括 PubMed、Cochrane 和 CINAHL。回答问题 1 的文献仅限于系统综述、Meta 分析和合并分析。回答问题 2 的文献检索扩展到还包括原始研究文献,并分两步进行。第 1 步是寻找可回答该问题的现有系统综述和 Meta 分析。第 2 步是从系统综述和 Meta 分析发表后的最新原始研究中再次系统进行文献检索。问题 2 与静态行为章节中的问题 4 的癌症组分相同（详情参见 F 部分第 2 章 "静态行为"）。

在 Meta 分析、系统综述和合并分析包含的研究中,身体活动的测量是通过各种类型身体活动问卷的自报获得。在许多研究中,参与者被提供了一系列典型活动（例如步行、跑步、骑自行车）的列表,并按要求回答每个活动的频率和持续时间。其他研究使用了更多关于中等强度或剧烈活动时间的笼统问题。大多数研究收集了休闲活动信息,有一些还包括职业活动,只有少数包括居家活动。一些研究将所有这些活动汇总估计了身体活动总量,大多数研究则仅仅限于估计了休闲活动量。大多数 Meta 分析估计每周中等强度和剧烈身体活动的 MET·h 值,但 "最高" 和 "最低" 活动水平的切点在不同研究中往往不一致。尽管大多数研究对于剧烈活动的 MET 赋值为 6,但一些研究则赋值为 8。

大多数 Meta 分析以及大型合并分析[9]仅限于前瞻性队列研究,以尽量减少病例 - 对照研究中回顾过去身体活动水平而产生的信息偏倚。然而,对于一些更罕见的癌症,Meta 分析和合并分析确实包括病例 - 对照研究。出于这个原因,分委会做出关于身体活动与特定癌症风险之间的关联的结论时并没有排除系统综述、Meta 分析和合并分析的结果。

问题 1．身体活动与特定癌症发病率有什么关系？

a）是否存在剂量 - 反应关系？如果是，这种关系曲线的形状是什么样的？

b）这种关系是否因年龄、性别、人种 / 民族、社会经济状况或体重状况而异？

c）这种关系是否因具体的癌症亚型而异？

d）这种关系是否存在于高风险人群中，例如患有癌症家族倾向的人群？

证据来源：Meta 分析、系统综述、合并分析

有力证据显示身体活动对其有保护作用的癌症

膀胱癌

结论陈述

有力的证据表明，较高身体活动水平与膀胱癌发病风险降低相关。**PAGAC 等级：强**

中等强度的证据表明较高身体活动水平和膀胱癌风险降低存在剂量 - 反应关系。**PAGAC 等级：中等**

有限的证据表明，身体活动对降低男性膀胱癌风险的程度比女性低。**PAGAC 等级：有限**

目前尚无足够的证据提示身体活动对膀胱癌风险的影响是否因具体年龄、人种 / 民族、社会经济群体或体重状况而异。**PAGAC 等级：不确定**

目前尚无足够的证据提示，所有类型膀胱癌的身体活动效果是否相似。**PAGAC 等级：不确定**

目前尚无足够的证据提示，身体活动对膀胱癌风险的影响在膀胱癌风险升高的个体中是否有所不同。**PAGAC 等级：不确定**

证据回顾

2010—2014 年的数据间，男性和女性每年膀胱癌发病率为 19.8/10 万，死亡率为 4.4/10 万人[10]。有些因素可增加膀胱癌的风险，包括吸烟、某些职业因素暴露和饮用水中的砷暴露[11]。55 岁以上的人群中，膀胱癌更常见于低年龄人群，男性多于女性，以及有个人或家族泌尿道癌症史。

为了研究身体活动与膀胱癌风险之间的关系，分委会审查了一项已发表的 Meta 分析[12]。该 Meta 分析包含来自 11 个队列的数据和 4 个病例 - 对照研究。分委会还回顾了纳入 12 项大型前瞻性队列研究的合并分析[9]以及来自世界癌症研究基金会的 Meta 分析，后者纳入了 12 项队列研究的数据[13]。

总体关系的证据

有相当多的流行病学资料是关于身体活动与膀胱癌的发生风险。Meta 分析显示，从事娱乐性或职业性身体活动水平最高的人比最低的人患膀胱癌的风险显著降低（$RR=0.85, 95\%CI: 0.74-0.98$）[12]。大多数研究调整了多种潜在的混杂因素，包括年龄、BMI 和其他膀胱癌风险因素。与这些研究结果类似，对 12 项队列研究的合并分析发现，休闲时间身体活动的第 90 百分位者与第 10 百分位者相比，膀胱癌风险显著性降低（$RR=0.87; 95\%CI: 0.82-0.92$）[9]。相比之下，世

界癌症研究基金 Meta 分析,对比身体活动最高水平者与最低水平者(不包括侧重于职业性身体活动的研究)的发病风险二者未显示统计学的显著性差异($RR=0.94,95\%CI:0.83\text{-}1.06$)[13]。

剂量 - 反应关系:Meta 分析研究了每项研究中四分位身体活动与膀胱癌发病风险的剂量 - 反应关系。与活动较少的四分位组相比,第 2、3、4 四分位组的 RR 值分别为 0.90(0.83-0.97),0.86(0.77-0.96) 和 0.83(0.72-0.95)[12]。对 12 项队列研究的汇总合并分析发现,休闲时间身体活动百分位数的升高与膀胱癌风险降低之间存在显著的线性关系($P_{总体}<0.000\ 1$;$P_{非线性}=0.59$)[9]。

特定因素的证据:

性别:Meta 分析显示身体活动对膀胱癌风险的影响存在性别差异,男性 $RR=0.92$($95\%CI:0.82\text{-}1.05$),女性 $RR=0.83$($95\%CI:0.73\text{-}0.94$)。而合并分析发现男性和女性身体活动对膀胱癌风险的影响大小相似,仅在女性中具有统计学显著性($P_{异质性}=0.81$)[9]。

年龄:没有一项分析提供了特定年龄组之间比较的数据。

人种 / 民族:除了一篇 Meta 分析外,其余所有研究均来自美国和欧洲。仅有的来自亚洲的一项研究(仅限男性)显示身体活动与膀胱癌风险之间无统计学的显著关联($RR=0.94$;$95\%CI:0.77\text{-}1.15$)[12]。

社会经济状况:所有分析均未提供关于社会经济状况对身体活动与膀胱癌发病风险相关性的数据。因此,无法就此因素作出结论。

体重状况:合并分析检查了 BMI 第 90 百分位与第 10 百分位身体活动水平之间的关联。BMI<25。0kg/m² 与 BMI>25kg/m² 的患者相比,膀胱癌发病风险与身体活动水平无显著相关性($P_{交互作用}=0.80$)[9]。

癌症亚型:Meta 分析和合并分析都未能提供膀胱癌亚型的有关数据。

高风险人群:无论 Meta 分析或合并分析中均未提供关于身体活动对于膀胱癌高风险人群影响的信息。

有关此证据的更多详细信息,请访问 https://health.gov/paguidelines/second-edition/report/supplementary-material.aspx 查找证据组合。

乳腺癌

结论陈述

强有力的证据表明,较高身体活动水平与乳腺癌发病风险降低有关。PAGAC 等级:强

强有力的证据表明,较高身体活动水平与乳腺癌发病风险降低之间存在剂量 - 反应关系。PAGAC 等级:强

中等强度证据表明,无论 BMI 水平如何,身体活动越多,女性的乳腺癌发病风险降低越多。PAGAC 等级:中等

目前尚无足够证据提示身体活动总量和乳腺癌发病风险的相关性是否因年龄而异。PAGAC 等级:不确定

有限的证据表明,身体活动与乳腺癌之间的关系不因人种 / 民族而异。PAGAC 等级:有限

目前尚无足够证据提示身体活动与乳腺癌之间的关系是否因社会经济状况而异。

PAGAC 等级：不确定

有限但不一致的证据表明，身体活动与乳腺癌之间的关系因乳腺癌特定组织学类型而异。**PAGAC 等级：有限**

有限的证据表明，身体活动与乳腺癌发病风险升高显著相关，在有乳腺癌家族史女性群体中，与绝经前乳腺癌相关。**PAGAC 等级：有限**

证据回顾

2010—2014 年，女性乳腺癌的发病率为每年 124.9/10 万，死亡率为 21.2/10 万[14]。乳腺癌最常发生在乳腺导管（导管癌）中，小叶癌和炎性乳腺癌较少见。乳腺癌通常依据雌激素受体（ER）和孕激素受体（PR）状态 [阳性（+）/ 阴性（-）] 以及人表皮生长因子 2 型受体 [HER2/neu 阳性（+）/ 负（-）] 的不同进行分型。乳腺肿瘤可以通过显微镜下细胞异常程度来进一步分期。乳腺癌分期依据病理和临床诊断而确定。原位（或 0 期）乳腺癌是未侵入导管或小叶衬里的乳腺癌。根据定义，1~4 期是根据已经扩散到局部或远处组织的浸润程度的乳腺癌分型。

乳腺癌的主要危险因素除了年龄增加和缺乏运动外，还包括：遗传因素、乳腺癌一级家族史、乳房密度增加、不典型增生、放射治疗、饮酒、初潮和更年期晚、30 岁后第一次足月妊娠和未生产、更年期长期应用激素、绝经后超重或肥胖以及白种人[15]。

该分委会使用了来自四篇 Meta 分析[16-19]和两项合并分析的信息[9,20]。Wu 等[16]的 Meta 分析纳入了截至 2012 年 11 月发表的 31 项前瞻性队列研究。

Neilson 等[17]的 Meta 分析纳入了截至 2015 年 6 月发表的 67 项不同研究的 80 份报告。Pizot 等[18]的 Meta 分析纳入了 38 项 1987—2014 年发表的前瞻性队列研究。Liu 等[19]的 Meta 分析包括 126 项队列研究并涵盖了多种癌症。其中，9 项研究纳入乳腺癌分析，其中 5 项用于剂量反应分析。Gong 等[20]的合并分析包括四项在非裔美国人乳腺癌联盟中进行的研究。Moore 等[9]的合并分析包括 9 项队列研究共 35 178 例乳腺癌病例。Wu 等[16]和 Pizot 等[18]对所有类型的身体活动进行了 Meta 分析。仅 Neilson 等[17]和 Liu 等[19]的 Meta 分析以及 Moore 等[9]的合并分析中涵盖了娱乐性身体活动。Gong 等[20]的合并分析包括高强度的身体活动，但没有说明具体记录并用作暴露评估的活动类型。Neilson 等[17]的 Meta 分析同样限于中等强度到高强度娱乐性体育活动。在所有这些 Meta 分析和合并分析中都检验了剂量 - 反应关系[9,16-20]，并且在这些 Meta 分析中有 4 项显示了较高的身体活动总量和较低的乳腺癌风险之间的线性相关性具有显著的统计学意义[16-19]。

总体关系的证据

Wu 等[16]的 Meta 分析估计，他们纳入的 38 项队列研究中所有类型身体活动的最高相对于最低水平显著降低乳腺癌风险（*RR*=0.88；95%*CI*：0.85-0.90）。Wu 等[16]也提出了按照绝经状态分层的结果。对于绝经前女性，随机效应模型估计值为 0.77（95%*CI*：0.69-0.86），绝经后女性的效应估计值为 0.88（95%*CI*：0.87-0.92）[16]。这些作者还报告了乳腺癌发病率和身体活动范畴的相关性。对于职业活动，相对风险为 0.84（95%*CI*：0.73-0.96），非职业活动是 0.87（95%*CI*：0.82-0.91）；娱乐活动是 0.87（95%*CI*：0.83-0.91），家庭活动是 0.89（95%*CI*：0.83-0.95），步行是 0.87（95%*CI*：0.79-0.96）[16]。

Neilson 等 [17] 报告了所有身体活动与不同绝经状态下乳腺癌发病风险的关联结果。该分析将来自 36 个病例对照和 13 个队列研究的数据进行合并,以估计与中等强度到高强度娱乐活动相关的绝经前乳腺癌的相对风险,对于绝经后女性,是将来自 38 个病例对照和 26 个队列研究的数据进行了汇总。对于绝经前女性,比值比(OR)为 0.80($95\%CI$:0.74-0.87),绝经后女性的 OR 值为 0.79($95\%CI$:0.74-0.84)。

Pizot 等 [18] 报告了所有类型身体活动综合分析的结果。这些作者发现,相对于身体活动总量的最低水平,最高水平的身体活动总量与较低的乳腺癌发病风险显著相关(OR:0.88;$95\%CI$:0.85-0.91)。按照不同活动范畴的分析也显示了不同的结果,非职业性身体活动 OR=0.88($95\%CI$:0.85-0.92,来自 30 项研究)和职业性身体活动 OR=0.87($95\%CI$:0.83-0.90,来自 11 项研究)。Pizot 等 [18] 也报道了所有范畴身体活动与绝经状态相关的乳腺癌风险之间的关联结果。绝经前和绝经后女性中,相对于最低水平者,身体活动最高水平者乳腺癌风险降低的效应相似(RR=0.87;$95\%CI$:0.78-0.96 和 RR=0.88;$95\%CI$:0.85-0.91)。Pizot 等 [18] 也为使用可比较方法评估身体活动的研究进行了风险评估。以小时 / 周为单位测量身体活动(RR=0.81;$95\%CI$:0.76-0.87)的研究中,身体活动降低乳腺癌风险的效应值高于 MET·h/w(RR=0.87;$95\%CI$:0.83-0.91)或其他测量单位的研究(RR=0.89;$95\%CI$:0.85-0.92)。

Liu 等 [19] 的报告显示,相对于最低者,休闲时间身体活动最高者总体乳腺癌发病风险降低(RR=0.88;$95\%CI$:0.84-0.91)。

Gong 等 [20] 的报告显示参加任何高强度活动与没有参加任何活动者相比,乳腺癌发生率可显著降低(RR=0.88($95\%CI$:0.81-0.96))。

Moore 等 [9] 的合并分析显示身体活动水平的第 90 百分位者乳腺癌发病风险显著比第 10 百分位者低(HR=0.90;$95\%CI$:0.87-0.93)。

剂量 - 反应关系:共有 4 篇 Meta 分析报告了较高身体活动与乳腺癌风险降低之间存在显著的线性相关 [16-19]。利用对 3 项研究的综合分析,Wu 等 [16] 观察到较高的非职业活动量和较低的乳腺癌风险之间有显著的线性关系。每周增加非职业性活动 25MET·h(约相当于家务活动 10 小时 / 周),乳腺癌风险下降 2%(RR=0.98;$95\%CI$:0.97-0.99)。对 7 项有关休闲身体活动研究综合分析。Wu 等 [16] 估计,休闲活动每增加 10MET·h,乳腺癌风险降低 3%(RR=0.97;$95\%CI$:0.95-0.98)(大致相当于以 3km/h 的速度每周步行 4 小时)。Wu 等 [16] 对于 8 项研究的合并分析后发现乳腺癌风险与中 - 高强度休闲活动存在线性关系。每周增加 2 小时中等强度活动,乳腺癌发生风险降低了 5%(RR=0.95;$95\%CI$:0.93-0.97),每周 2 小时高强度休闲活动,也使乳腺癌的风险降低了 5%(RR=0.95;$95\%CI$:0.92-0.97)。

Neilson 等 [17] 按照不同绝经状态分层分析描绘了中 - 高强度休闲活动与乳腺癌风险的剂量 - 反应曲线,结果显示两种绝经状态间具有统计学显著意义的曲线型剂量 - 反应关系。作者推测,当中 - 高强度休闲活动量超过每周 20~30MET·h,曲线剂量 - 反应关联提示了健康效益开始趋于降低。然而,95% 的置信区间在较高的活动水平上很宽,这就导致在此类过高活动水平下难以确定该剂量 - 反应关系的性质。Neilson 等 [17] 也使用 13 项研究的数据绘制了关于活动持续时间(每周小时数)的剂量 - 反应曲线,发现与绝经后乳腺癌风险有明确的负相关线性关系。对于绝经前乳腺癌的风险,利用 10 项研究的数据,他们观察到了 J 型的非线性趋势,每周约 3 小时是健康效益的拐点。这些研究与以每周 MET·h 为单位的分析结果并不一致。作者进一步分析这种 J 形关联的可能原因,并提出这些研究中的测量误差、协变量调整和异质性问题可能部分解释了这些意外发现。Neilson 等 [17] 的研究是检查绝经前和绝经后乳腺癌的剂量 - 反应关系的唯一 Meta 分析。

Pizot 等 [18] 用 11 项以每周 MET·h 为身体活动测量单位的研究综合分析了身体活动与乳腺癌风险的相关性,结果显示了显著的剂量-反应关系,并未提示获得该健康效益的身体活动阈值。

Liu 等 [19] 发现不同类别的休闲身体活动 MET·h/w 之间,乳腺癌风险有统计学意义上的显著降低趋势。Gong 等 [20] 测试了不同类别的高强度身体活动每周小时数与乳腺癌风险的线性相关性,发现存在统计学显著性趋势,但剂量 - 反应关系并不非常明显。最高 s 水平身体活动总量(每周 7 小时)者,乳腺癌风险为 0.86(95%CI:0.68-1.10),最低量(每周 <2 小时)者,风险为 0.90(95%CI:0.81-1.01)。

最后,Moore 等 [9] 还发现休闲时间身体活动水平的增加和乳腺癌风险降低之间存在线性的剂量 - 反应关系(P<0.000 1)。

特定因素的证据

年龄:只有 Gong 等 [20] 的合并分析报告了年龄(<50 岁与≥50 岁)的结果,发现两个年龄组的风险降低程度相似,年龄的第 15 百分位数和 12 百分位数分别为具有统计显著性的阈值。其中一些 Meta 分析和合并分析中研究了不同绝经状态下身体活动对乳腺癌风险的影响,这可能也是分年龄分析的另一种形式。总体而言,与绝经前女性相比,绝经后女性身体活动总量越高,乳腺癌风险降低的获益可能有所增加。

人种 / 民族: Gong 等 [20] 的合并分析纳入文献的研究对象为非洲裔美国女性,结果显示高强度身体活动强度可以降低 12% 乳腺癌发病风险。Neilson 等 [17] 对于多人种人群研究的结果显示了白种人、西班牙裔白人和亚裔女性的绝经前乳腺癌风险降低效益有显著的统计学意义。对于绝经后女性,西班牙裔白人和亚裔女性乳腺癌风险降低效益也具有显著的统计学意义。而不论绝经前后状态,身体活动对于西班牙裔或黑人女性乳腺癌风险均有健康效益 [17]。Moore 等 [9] 的合并分析发现,黑人和白人女性的最高身体活动水平较最低水平者的乳腺癌风险降低效益类似(P_异质性 =0.24)(图 F4-1)。其他研究并没有对上述不同人种人群的降低效应进行比较。

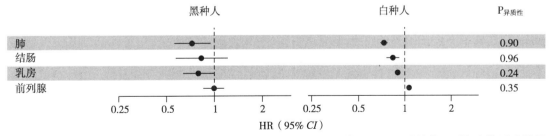

图 F4-1　不同癌症类型中,较低水平(第 10 百分位)与较高水平(第 90 百分位)的休闲时间身体活动的风险比(HR)和 95% 置信区间(CI)按照人种 / 民族分层的多因素分析结果

来源:经许可后,改编自 Moore 等 [9] 的研究"休闲时间身体活动与 144 万成人 26 种癌症风险的相关性研究". 2016.176(6):816-825。版权所有©(2016)美国医学会。

　　社会经济状况：没有分析提供了关于社会经济状况对身体活动与乳腺癌发病率之间关系的影响。因此，无法就此因素作出结论。

　　体重状况：Neilson 等[17]的 Meta 分析提供了乳腺癌发病率与 BMI 之间的相关性分析：BMI<25kg/m² 的绝经前、后女性的风险降低幅度（$RR=0.85$；$95\%CI$：0.73-0.99；$RR=0.84$；$95\%CI$：0.77-0.92）分别高于 BMI≥25kg/m² 的女性（$RR=0.99$；$95\%CI$：0.98-1.00 和 $RR=0.88$；$95\%CI$：0.82-0.95）。Pizot 等[18]报道则相反，显示 BMI 低的女性乳腺癌发病风险降低幅度低于 BMI 高的女性（$RR=0.84$；$95\%CI$：0.78-0.90；$RR=0.87$；$95\%CI$：0.81-0.93）。而在 Moore 等的合并分析中，并没有观察到 BMI 的不同对于休闲活动与乳腺癌发病率之间关系的影响。

　　癌症亚型：上述 Meta 分析和合并分析中有 4 项考虑了身体活动与不同乳腺癌亚型之间的关联，但研究结果并不一致[16,17,19,20]。Wu 等[16]发现浸润性乳腺癌的风险降低效应强于原位癌（$RR=0.81$；$95\%CI$：0.73-0.91，$RR=0.86$；$95\%CI$：0.74-0.99）。这些结果也在 Liu 等的 Meta 分析中发现[19]，与原位癌相比，浸润性癌的风险降低更多。Wu 等[16]也报道与患有雌激素受体阳性 / 孕激素受体阳性乳腺癌的女性病例相比，雌激素受体阴性 / 孕激素受体阴性乳腺癌患者的风险降低效应更大（$RR=0.77$；$95\%CI$：0.65-0.90 和 $RR=0.93$；$95\%CI$：0.87-0.98）。Gong 等[20]报道高强度身体活动与雌激素受体阳性乳腺癌风险呈负相关（$OR=0.88$；$95\%CI$：0.80-0.98），但与雌激素受体阴性乳腺癌无显著相关性（$OR=0.93$；$95\%CI$：0.82-1.06）。而 Pizot 等[18]观察到身体活动对雌激素受体阴性乳腺癌降低效应（$OR=0.80$；$95\%CI$：0.83-0.90）高于对雌激素受体阳性乳腺癌风险的影响（$OR=0.89$；$95\%CI$：0.83-0.95）。Neilson 等[17]发现绝经后女性的中等强度 - 高强度休闲活动与导管和小叶的肿瘤组织学之间具有统计学意义的显著相关性，但与黏液性或管状乳腺癌之间未显示负相关关系。他们还根据激素受体状态的不同对研究结果进行分层分析，发现该类身体活动与雌激素受体阳性 / 孕激素受体阳性的绝经前、后乳腺癌风险存在显著的负相关。此外，他们还发现，高水平的身体活动对于具有几种激素受体和 HER2/neu 状态组合的肿瘤也具有保护效应，具体包括：①雌激素受体阳性；②孕激素受体阳性；③雌激素受体阳性 / 孕激素受体阴性；④ HER2 阳性；⑤ HER2 阴性 / 雌激素受体阳性 / 孕激素受体阳性绝经后乳腺癌。此外，身体活动对以下类型乳腺癌也具有保护效应：雌激素受体阴性 / 孕酮受体阴性，HER2 阴性或 p53 绝经前乳腺癌。没有明确的模式显示身体活动保护效应对于肿瘤分级水平高者更强。

　　其他因素：Wu 等[16]的 Meta 分析没有观察到地域不同（即美国，欧洲，亚洲）对身体活动保护效应的影响。其他研究也并未分析地域不同对于身体活动与乳腺癌发病关联性的影响。Gong 等[20]对非洲裔美国人的合并分析表明，对于无乳腺癌家族史者，身体活动降低发病风险的效应强度高于有家族史者。Neilson 等[17]的报告指出，仅有限证据表明，身体活动对于有乳腺癌阳性家族史的绝经前女性的保护效应大于无家族史者（$RR=0.28$；$95\%CI$：0.14-0.58，$RR=0.72$；$95\%CI$：0.58-0.88）。对于有无乳腺癌家族史的绝经后女性，身体活动对乳腺癌风险的降低效应几乎相同（$RR=0.85$；$95\%CI$：0.70-1.02，$RR=0.83$；$95\%CI$：0.75-0.92）。Neilson[17]对有乳腺癌家族史绝经前女性的 Meta 分析中进行的的分层分析仅基于 3 项研究，有必要慎重解读。

　　在 Gong 等[20]和 Neilson 等[17]的分析显示，与未生育女性相比，身体活动对已生育女性预防乳腺癌发生的健康效益更大。在 Neilson 等 [17] 的 Meta 分析中,中等强度 - 高强度休闲时间活动量使绝经前女性患者风险降低 36%(OR=0.64;95%CI:0.46-0.90)。

Pizot 等 [18] 的 Meta 分析显示激素替代治疗使用情况与乳腺癌风险之间存在统计学显著的效应修正。只有那些从未使用过激素替代疗法的女性才观察到了身体活动的有益影响,否则未显示身体活动的保护效应。Neilson 等 [17] 则发现无论是否使用激素替代疗法,身体活动均可显著降低乳腺癌风险,但对于未治疗者的保护效应更强。

有关此证据的更多详细信息,请访问 https://health.gov/paguidelines/second-edition/report/supplementary-material.aspx 查找证据文件包。

结肠癌

结论陈述

强有力的证据表明,更多的休闲性、职业性或总的身体活动与结肠癌发病风险的降低有关。**PAGAC 等级:强**

强有力的证据表明身体活动水平的增加和结肠癌风险降低之间存在剂量 - 反应关系。**PAGAC 等级:强**

强有力的证据表明,身体活动对结肠癌风险的影响在男性和女性中都很明显。**PAGAC 等级:强**

目前尚无足够的证据提示身体活动对结肠癌风险的影响是否因特定年龄、人种 / 族裔或在美国的社会经济状况不同而异。**PAGAC 等级:不确定**

中等强度证据表明体重水平不影响身体活动与结肠癌风险之间的关联。**PAGAC 等级:中等**

强有力的证据表明,较多的身体活动与近端、远端结肠癌发生风险降低均相关。**PAGAC 等级:强**

目前尚无足够的证据提示身体活动对结肠癌风险的影响在结肠癌高危人群是否不同。**PAGAC 等级:不确定**

证据回顾

结肠癌是美国男性和女性中第三大最常见癌症 [21]。2010—2014 年,美国男性和女性结肠癌的年发病率 28.2/10 万。结肠癌的危险因素包括:年龄增加、非裔美国人或犹太人人种、结肠直肠癌家族史、腺瘤性大肠息肉个人史、某些炎性肠病史、遗传性结直肠癌综合征家族史、糖尿病、吸烟、肥胖、饮酒以及吃红肉和加工肉类 [22]。

为了解身体活动与结肠癌风险之间的关系,我们对 8 项系统综述进行了综述 [19,23-29](其中 7 [19,23-28] 项包括 Meta 分析),以及 1 个纳入了 12 项大型前瞻性队列研究的合并分析 [9]。分委会也审查了世界癌症研究基金的 Meta 分析数据 [30,31]。由于身体活动与结肠癌和直肠癌的关联因部位不同而不同(参见下文关于直肠癌的部分)。身体活动与结肠癌之间的关系可能会被掩盖,分委会在本节中未纳入"结直肠癌"的分析结果包含 8~21 次流行病学研究的数据的综述性证据回顾。

总体关系的证据

大量的流行病学研究是关于身体活动与结肠癌发生风险的关联。最新的 Meta 分析报告指出,身体活动水平最高个体的结肠癌风险显著低于活动水平最低者($RR=0.81$,$95\%CI$:$0.83-0.93$)[19]。其他发现此负相关关系的 Meta 分析显示了相似的效应值[23-27,30,31]。尽管通常没有对结肠癌筛查(可能与身体活动水平有关)的调整,大多数研究调整了多种潜在混杂因素,包括年龄,BMI 和结肠癌风险因素。为了解决这个问题,一篇 Meta 分析探讨了 1993 年之前(在检测粪便隐血被广泛使用前)、1993—1999 年、以及 1999 年之后(通过内镜检查)结肠癌筛查普遍推广之前的身体活动与结肠癌风险之推广的关联[28]。在这些时间段内,身体活动和结肠癌风险的相关性没有差异。1993 年以前发表的研究($RR=0.74$;$95\%CI$:$0.67-0.82$)。1993—1999 年发表($RR=0.78$,$95\%CI$:$0.70-0.86$)和 1999 年以后报告的($RR=0.78$;$95\%CI$:$0.73-0.83$)的研究均显示了相似的身体活动对结肠癌风险的降低效应。

剂量 - 反应关系:剂量 - 反应关系明显存在,身体活动水平越高,风险越低。对 3 项队列研究的剂量 - 反应关系进行的 Meta 分析发现,每天 30 分钟休闲活动,结肠癌的相对危险度为 0.88($95\%CI$:$0.80-0.96$)[31]。相反,每周 5MET·h 累计活动量仅对远端结肠癌具有显著保护效应性,相对危险度为 0.92(纳入了 5 项研究,$95\%CI$:$0.89-0.96$)[31]。1 篇 Meta 分析估计了剂量 - 反应关系的身体活动百分位数情况,第 20 至第 95 百分位的身体活动变化使结肠癌风险呈现线性降低,男性的相关系数为 0.13,女性为 0.14[23]。该 Meta 分析进一步总结了每周休闲活动 MET·h 或 MET·min 对结肠癌风险的影响,并发现男性和女性均存在上述的剂量 - 反应关系。对 12 项队列研究的合并分析发现,休闲活动的百分位数升高与结肠癌风险降低之间存在显著的关联($P_{总体}<0.000\,1$;$P_{非线性}=0.4$)[9]。

特定因素的证据

性别:Meta 分析发现,无论近端还是远端结肠癌[24,26],身体活动对结肠癌风险的保护效应性别差异没有统计学显著性[23]。

年龄:没有任何分析或系统综述提供了有关特定年龄组的数据。

人种 / 民族:美国和欧洲的研究主要覆盖的是高加索人。一份对日本研究的系统综述报告了来自 2 项队列研究和 6 项病例 - 对照研究的数据,发现男性身体活动增加与结肠癌风险降低的关联性强于女性,近端癌症强于远端[29]。对 12 项队列研究的合并分析检查了黑人和白人个体的第 90 百分位与第 10 个百分位数身体活动与癌症风险之间的关联(图 F4-1)[9],结果两组的危险比相似($P_{异质性}=0.96$)。

社会经济状况:上述所有分析或系统综述均未提供关于社会经济状况对身体活动与结肠癌发病率之间关系影响的数据。因此,无法就此因素作出结论。

体重状况:合并分析检查了 BMI 第 90 百分位相比第 10 百分位,身体活动水平对癌症风险的影响。BMI<25.0kg/m^2 的患者结肠癌的风险与 BMI>25kg/m^2 的患者相比无差异($P_{效应修正}=0.81$)[9]。

癌症亚型:对包括解剖学亚型信息在内的研究有两篇 Meta 分析[24,26]。与活动最少的个体相比,近端结肠癌的相对风险降低效应几乎相同:0.73($95\%CI$:$0.66-0.81$)[24] 和 0.76($95\%CI$:$0.70-0.83$)[26]。相类似地,两个报告中远端结肠癌的相对风险降低效应也几乎相同:

0.74（95%CI：0.68-0.80）[24] 和 0.77（95%CI：0.71-0.83）[26]。包括了描述剂量 - 反应关系的 3 项队列研究的 Meta 分析发现，每天进行 30 分钟的休闲活动，近端和远端结肠癌的相对风险分别为 0.89（95%CI：0.82-0.96）和 0.87（95%CI：0.77-0.98）[31]。

高风险人群：系统综述或分析没有关于身体活动对于结肠癌高风险人群影响的有关研究信息。

有关此证据的更多详细信息，请访问 https://health.gov/paguidelines/second-edition/report/supplementary-material.aspx 查找证据资料。

子宫内膜癌

结论陈述

强有力的证据表明，身体活动增加与子宫内膜癌的风险降低有关。**PAGAC 等级：强**

中等强度证据表明，较大的身体活动总量和较低的子宫内膜癌风险之间存在剂量 - 反应关系。**PAGAC 等级：中等**

中等强度证据表明，BMI>25kg/m² 的女性与 BMI<25kg/m² 的女性相比，身体活动的保护效应更大。**PAGAC 等级：中等**

目前尚无足够的证据提示身体活动与子宫内膜癌风险之间的关联是否因年龄、人种 / 民族或社会经济状况而异。**PAGAC 等级：不确定**

目前尚无足够的证据提示子宫内膜癌的特定组织学类型是否影响身体活动与子宫内膜癌风险的关联。**PAGAC 等级：不确定**

目前尚无足够的证据提示身体活动对子宫内膜癌高危个体的子宫内膜癌风险的影响是否不同。**PAGAC 等级：不确定**

证据回顾

2010—2014 年，美国女性子宫内膜癌的年发病率为 25.7/10 万人[32]。死亡率为 4.6/10 万人。增加子宫内膜癌风险的几个因素包括肥胖和代谢综合征、高胰岛素血症、初产妇、初潮早、绝经晚、多囊卵巢综合征、一级亲属子宫内膜癌病史和 Lynch 综合征。

该分委会综合考虑了 4 篇 Meta 分析[19,33-35] 和 1 项合并分析[9] 的研究结果。Keum 等[33] 的 Meta 分析纳入了截至 2013 年 9 月发表的 20 项研究（含 10 项队列研究和 10 项病例对照研究），Moore 等[34] 纳入了截至 2009 年 12 月发表的 9 项前瞻性研究。Schmid 等[35] 的 Meta 分析包括 33 项研究（含 15 项前瞻性队列研究，3 项回顾性队列研究，1 项病例队列研究和 14 项病例对照研究）。Liu 等[19] 的 Meta 分析纳入了 126 项队列研究。其中 9 项研究是二分变量的子宫内膜癌分析，5 项进行了剂量 - 反应关系分析。合并分析[9] 包括 9 项队列研究共计 5 346 例子宫内膜癌病例。休闲性身体活动的信息包括在 2 篇 Meta 分析[19,33] 和合并分析[9] 中。Moore 等[34] 在其回顾性评估中纳入了娱乐和职业活动，Schmid 等[35] 将娱乐性、职业性和家务活动纳入了评估。在 3 篇 Meta 分析[19,33,35] 和合并分析[9] 中检验了剂量 - 反应关系。

整体关系的证据

Keum 等[33] 的 Meta 分析纳入了 20 项研究，综合分析结果显示休闲时间身体活动水平最高者比最低者的子宫内膜癌风险降低（RR=0.82；95%CI：0.75-0.90）。Moore 等 [34] 的 Meta 分析报道，娱乐活动水平最高者与最低者相比，子宫内膜癌发病率显著下降（RR=0.73；95%CI：0.58-0.93）。作者还介绍了职业性身体活动的最高者与最低者的比较结果，发现了类似的风险降低（OR=0.79；95%CI：0.71-0.88）。Schmid 等 [35] 介绍了所有身体活动范畴的综合分析结果以及分不同范畴身体活动的结果。作者发现，比较身体活动总量的最高水平与和最低水平者，子宫内膜癌发病率显著降低（OR=0.80；95%CI：0.75-0.85）。

不同活动范畴的分析结果为：娱乐（OR=0.84；95%CI：0.78-0.91），职业（OR=0.81；95%CI：0.75-0.87）、家务（OR=0.70；95%CI：0.47-1.02）、步行（OR=0.82；95%CI：0.69-0.97）。Schmid 等 [35] 按照身体活动强度进一步分析显示，随着身体活动各类强度（低强度，中 - 高强度，高强度）的增加，子宫内膜癌风险均降低，均具有统计学意义。低强度身体活动对于子宫内膜癌发病风险降低效应最大，其中相对危险度为 0.65（95%CI：0.49-0.86）。中等强度 - 高强度和高强度活动的降低效应相似，RR=0.83（95%CI：0.71-0.96）和 0.80（95%CI：0.72-0.90）[35]。Liu 等 [19] 则报告，休闲时间身体活动水平最高者与最低者（RR=0.94；95%CI：0.77-1.15）相比，子宫内膜癌发病无显著差异。Moore 等 [9] 将身体活动水平第 90 百分位者与第 10 百分位者比较，发现子宫内膜癌的风险显著下降（HR=0.79；95%CI：0.68-0.92）。

剂量 - 反应关系：Keum 等 [33] 观察到较大量闲暇时间身体活动和较低子宫内膜癌风险之间存在非线性相关关系。估计每周 3MET·h 人群的癌症相对风险为 0.98（95%CI：0.95-1.00），每周 1MET·h 的 RR 为 0.95（95%CI：0.93-0.98）。Schmid 等 [35] 所纳入研究要求须以每周 MET·h 身体活动情况进行了相关剂量反应评估，以说明单个研究中不同 MET·h 值的健康效应，以每周身体活动 <3MET·h 为参照，比较了 3~8MET·h，9~20MET·h 和 >20MET·h 身体活动水平，癌症风险的 RR 值分别为 0.94（95%CI：0.74-1.20）、0.79（95%CI：0.64-0.98）和 0.87（95%CI：0.71-1.06）。此外，在每周 0~40MET·h 休闲身体活动的范围内，子宫内膜癌风险与娱乐性身体活动呈非线性、负向剂量 - 反应关系（$P_{非线性}$<0.05），与不进行规律的身体活动的人相比，每周参加 12MET·h 活动者患子宫内膜癌的风险降低 5%（RR=0.95；95%CI：0.91-0.99）。Liu 等 [19] 比较了 10~20MET·h/w 与 0~40MET·h/w 休闲时间身体活动水平的不同人群后，未能发现线性剂量反应证据（$P_{趋势}$=0.46）。但 Moore 等 [9] 报告了较高与较低水平身体活动与子宫内膜癌风险呈统计学显著意义的线性剂量 - 反应趋势（P<0.000 1）。

特定因素的证据

年龄：没有 1 项研究显示了不同年龄组的分层结果，因此，无法就年龄对于身体活动与子宫内膜癌相关性的影响方面作出结论。

人种 / 民族：没有任何研究考虑了这些因素，因此，关于人种 / 民族在身体活动与子宫内膜癌关联性方面的作用无法得出任何结论。

社会经济状况：所有报告都没有提供关于社会经济状况对身体活动与子宫内膜癌发病率之间关系的影响的数据。因此，无法就此因素作出结论。

体重状况：Schmid 等 [35] 的 Meta 分析发现，BMI 对子宫内膜癌发病率与身体活动之间的关联具有统计学意义的显著影响，BMI ≥ 25kg/m² 的 OR 值为 0.69（95%CI：0.52-0.91）比 BMI<25kg/m²（OR=0.97；95%CI：0.84-1.13）的女性对子宫内膜癌发病率没有影响，但对于

BMI≥25 的女性,其风险降低更强(注:Moore 等合并分析中没有提供风险评估)。

癌症亚型:没有任何分析考虑与不同亚型子宫内膜癌的身体活动相关联。

其他因素:在 Keum 等[33] 或 Schmid 等[35] 的 Meta 分析中没有观察到地理位置(即美国、欧洲、亚洲)的效应改变。同样,没有观察到使用激素治疗或口服避孕药者出现效应改变,或绝经状态效应改变[33,35]。有迹象表明,与活动最少的吸烟者相比,身体活动更多的吸烟者子宫内膜癌发病率降低更多($RR=0.79$;$95\%CI$:0.71-0.87)非吸烟者最活跃($RR=0.87$;$95\%CI$:0.73-1.03)[33]。

有关此证据的更多详细信息,请访问 https://health.gov/paguidelines/second-edition/report/supplementary-material.aspx。

食管癌

结论陈述

强有力的证据表明,较多的娱乐、职业或身体活动总量与食管腺癌发病风险较低有关。**PAGAC 等级:强**

有限的证据表明,大量身体活动与食管的鳞状细胞癌发生风险降低无关。**PAGAC 等级:有限**

有限的证据表明身体活动与食管腺癌风险之间存在剂量 - 反应关系。**PAGAC 等级:有限**

目前尚无足够的证据提示活动对食管癌风险的影响是否因年龄、性别、人种 / 民族、体重状况、社会经济状况或食管癌高风险个体而异。**PAGAC 等级:不确定**

证据回顾

根据 2010—2014 年的数据,美国男性和女性的食管癌发病率为 4.2/10 万,该癌症的死亡率为 4.1/10 万[36]。食管癌分为两大类:即食管下部发生的腺癌和食管上部发生的鳞状细胞癌。食管腺癌的危险因素包括肥胖、Barrett 食管、吸烟和胃食管反流病[37]。食管鳞状细胞癌的危险因素包括吸烟、饮酒和某些类型的人类乳头状瘤病毒暴露[38]。

分委会审查了身体活动与食管癌风险之间关联的证据。回顾了 3 篇 Meta 分析[39-41],和 6 项队列研究的合并分析[9]。由于两种食管癌的生物学和病因差异很大,分委会分别关注了不同类型的证据汇总结果,而并未进行综合性的总结。

目前已发表了有二十多项关于身体活动与食管癌风险相关性的流行病学研究。一些 Meta 分析仅纳入了有食管癌发生率的研究[40],而其他分析纳入了包括发病率或死亡率作为疾病指标的研究[39]。

整体关系的证据

在最全面的身体活动和食管癌风险 Meta 分析中,共有[39] 24 项研究可用于 Meta 分析,其中 9 项为队列研究,15 项为病例对照研究。该 Meta 分析发现,参与活动最高较最低水平个体的食管腺癌风险有统计学意义上的显著性降低($RR=0.79$;$95\%CI$:0.66-0.94)。相反,身体活动与食管鳞状细胞癌的风险无关($RR=0.94$;$95\%CI$:0.41-2.16)。其他 Meta 分析发现,身体活动水平最高较最低者的食管腺癌发生风险有相似的降低效应,而与鳞状细胞食管癌风险则未显示有相关性[40,41]。合并分析所有类型的食管癌时,调整吸烟,肥胖和酒精摄入量并没有显著改变效应量。在合并分析中发现了类似的趋势(腺癌 $HR=0.58$,$95\%CI$:0.37-0.89;鳞状细胞食管癌 $HR=0.80$,$95\%CI$:0.61-1.06)

剂量 - 反应关系:一篇 Meta 分析对 5 项研究的所有食管癌进行了剂量反应分析[41]。Meta 分析报道,身体活动的中位数和最高三分位数 / 四分位数分别与食管癌风险降低 12%($RR=0.88$;$95\%CI$:0.7-1.1)和 24%($RR=0.76$;$95\%CI$:0.60-0.97)相关[41]。然而,鉴于这些分析综合了腺癌和鳞状细胞癌的风险,剂量 - 反应关系不能准确地分别确定。合并分析使用研究数据内百分位数估计剂量反应;随着身体活动百分位数的增加,食管腺癌的发生率在呈现显著的线性下降($P<0.0001$)。由于没有明确身体活动百分位数的剂量,因此无法确定剂量 - 反应关系。

特定因素的证据

年龄:没有分析报告特定年龄组人群身体活动对癌症风险的影响。

性别:在所有回顾的 Meta 分析中对总体食管癌风险进行了分性别分析;身体活动对女性癌症风险的降低程度大于男性,但没有提供食管腺癌的资料[39-41]。然而,鉴于这些分析仅进行了对于腺癌和鳞状细胞癌总体效应的分析,性别之间的相关性无法准确定义。在合并分析中,在男性和女性均观察到了相似的身体活动对食管腺癌风险降低的影响($P_{效应改变}$=0.75)。鉴于 Meta 分析和合并分析之间存在差异,分委会无法确定身体活动是否降低男性、女性的食管癌风险。

人种 / 民族:文献主要包括高加索人和亚洲人群,在两种人群中观察到的身体活动对食管腺癌和鳞状细胞癌影响的差异很小。没有分析可用于分人种 / 民族的腺癌风险情况。

社会经济状况:这些分析都没有提供关于社会经济状况对身体活动与食管癌发病率关联性影响的数据。因此,无法就此因素作出结论。

体重状况:合并分析[9]检查了 $BMI<25kg/m^2$ 与 $>25kg/m^2$ 患者身体活动最高者较最低水平者对食管腺癌的影响。分析发现两组的效应量相似,但仅限于超重 / 肥胖组有统计学意义($P_{效应修正}$=0.60)。BMI 没有改变身体活动对食管鳞状细胞癌的影响($P_{效应改变}$=0.60)。由于没有从 Meta 分析中获得的信息,分委会不能得出结论认为体重状况与身体活动效应无关。

高风险人群:尚没有文献报告食管癌高风险个体中身体活动对癌症风险的影响效应。

癌症亚型:在最全面的身体活动和食管癌风险 Meta 分析中,有[39] 24 项个体研究可用于 Meta 分析,其中 9 项为队列研究,15 项为病例对照研究。该 Meta 分析发现,参与活动最高个体较最低水平个体的食管腺癌风险有统计学意义的显著降低($RR=0.79$;$95\%CI$:0.66-0.94)。相反,身体活动与食管鳞状细胞癌的风险无关($RR=0.94$;$95\%CI$:0.41-2.16)。

有关此证据的更多详细信息,请访问 https://health.gov/paguidelines/second-edition/report/supplementary-material.aspx。

胃癌

结论陈述

强有力的证据表明,大量的身体活动与较低的胃癌发病风险相关。**PAGAC 等级:强**

中等强度证据表明,随着身体活动水平的增加,胃癌的风险降低。**PAGAC 等级:中等**

目前尚无足够的证据提示身体活动对胃癌风险的影响是否因性别、年龄、人种/民族、社会经济状况或体重状况而异。**PAGAC 等级:不确定**

中等强度证据表明,随着身体活动水平的增加,胃癌-贲门癌和非贲门腺癌这两种亚型的风险均下降。**PAGAC 等级:中等**

目前尚无足够的证据提示身体活动对胃癌风险的影响在胃癌风险升高的个体中是否不同。**PAGAC 等级:不确定**

证据回顾

根据 2010—2014 年的数据,在美国,胃癌的发病率为每年 7.3/10 万[42]。这种癌症的主要危险因素是幽门螺杆菌感染。其他危险因素包括吸烟、遗传学、一些工业化学品和经常摄取高盐食品。胃癌分为两大亚型:贲门腺癌和非贲门腺癌。生物学上,贲门胃癌与邻近的食管腺癌相似。

整体关系的证据

分委会审查了 5 项关于身体活动与胃癌相关性的 Meta 分析[39,40,43-45]和一项纳入 7 项队列研究的合并分析[9]。由于两种胃癌亚型的生物学和病因可能不同,对这些亚型以及总体胃癌情况分别进行了总结。

相当多的证据表明,身体活动与胃癌风险降低有关。一些 Meta 分析将研究限于仅有发生率结果的研究[40,44],而其中一个包括以发生率或死亡率作为结果变量的研究[39]。后者发现,当死亡作为研究终点的研究被删除时,效应大小没有差异。

在最全面的身体活动和事件性胃癌风险的 Meta 分析中,共有[44] 22 项独立研究纳入了 Meta 分析,其中 10 项为队列研究,12 项为病例-对照研究。这篇 Meta 分析发现,参与最高活动水平个体较最低者患胃癌的风险显著降低(RR=0.81;95%CI:0.73-0.89)。在其他 Meta 分析和合并分析中也发现了类似的结果[9,39,40,43,45]。吸烟,肥胖和酒精摄入量的调整并未显著改变效应大小。

剂量-反应关系:一篇 Meta 分析评估了所有胃癌合并效应的剂量-反应分析结果[45]。与最不活跃的个体相比,那些处于中等活动水平的个体的校正比值比为 0.91(95%CI:0.82-1.02),而最高三分位组的调整后比值比为 0.78(95%CI:0.68-0.90)(组间差异为 0.08)[45]。合并分析估计剂量反应时使用研究数据内百分位数[9]。随着身体活动百分位数增加,贲门癌发病率呈现有统计学显著性意义的,但非线性的下降效应($P_{总体}$=0.02,$P_{非线性}$=0.003 7)。随着身体活动百分比的增加,胃非贲门癌的发病率在统计学上显著降低($P_{总体}$=0.015,$P_{非线性}$=0.58)。

特定因素的证据

年龄:没有分析报告分年龄组身体活动对胃癌的影响。

性别:所有上述文献均分性别对总体胃癌风险进行了分析。男性的风险降低效应有统计学意义(RR=0.87;95%CI:0.77-0.99),但女性无统计学差异(RR=0.77;95%CI:0.53-1.12)[44]。

人种/民族:研究主要包括高加索人和亚洲人,两者差异不大。在一篇 Meta 分析中,10 项队列研究中的[44] 3 项和 12 项病例-对照研究中的 6 项为亚洲人群的。高水平身体活动者相当于较低者的总体胃癌相对风险为 0.82(95%CI:0.74-0.90)。

社会经济状况:所有文献都没有提供关于社会经济状况对身体活动与胃癌发病率相关性的影响的数据。因此,无法就此因素作出结论。

体重状况:合并分析检查了 BMI<25kg/m^2 与 BMI>25kg/m^2 的个体身体活动水平的第 90 百分位与第 10 百分位对胃癌的影响[9]。研究发现,身体活动水平高与 BMI>25kg/m^2 人群的贲门癌风险降低有关,但 BMI<25kg/m^2 人群则无此现象(P=0.02)。相反,身体活动与不同 BMI 水平者的胃非贲门癌风险无统计学显著相关性。

癌症亚型:分析估计癌症亚型(胃贲门癌与非贲门癌)的整体关联。在最大的 Meta 分析中,高水平身体活动水平与贲门癌风险降低有关(RR=0.62;95%CI:0.52-0.75),但与非贲门癌无关(RR=0.80;95%CI:0.64-1.01)[44]。相比之下,合并分析发现第 90 百分位身体活动水平者较与第 10 百分位者的贲门癌风险降低(HR=0.80;95%CI:0.64-0.95),但与胃非贲门癌无显著相关性[9]。

高危人群:没有文献提供了身体活动对胃癌高风险个体的发病风险的影响。

有关此证据的更多详细信息,请访问 https://health.gov/paguidelines/second-edition/report/supplementary-material.aspx.

肾癌

结论陈述

强有力的证据表明,大量的身体活动与降低发展为肾癌的风险相关。**PAGAC 等级:强**

有限的证据表明,增加身体活动水平和降低肾癌风险之间存在剂量-反应关系。**PAGAC 等级:有限**

有限的证据表明,身体活动对肾癌风险的影响方面,男性和女性相似。**PAGAC 等级:有限**

有限的证据表明身体活动对肾癌风险的影响不因体重状况而异。**PAGAC 等级:有限**

目前尚无足够的证据提示身体活动对肾癌风险的影响是否因具体年龄、人种/民族或社会经济状况而异。**PAGAC 等级:不确定**

目前尚无足够的证据提示所有肾癌亚型的身体活动效果是否相似。**PAGAC 等级:不确定**

目前尚无足够的证据提示身体活动对肾癌风险的影响在肾癌风险升高的个体中是否不同。**PAGAC 等级:不确定**

证据回顾

根据 2010—2014 年的数据,肾癌的发病率为每年 15.6/10 万,每年的死亡率为 3.9/10 万[46]。

有几个因素增加了肾癌的风险,包括吸烟、肥胖、暴露于某些职业毒素、高血压以及一些罕见的医学病史[47]。肾癌更常见于男性(而不是女性)以及具有泌尿道癌症史或有家族史人群。

为了检查身体活动与肾癌风险之间的关系,分委会回顾了 1 项已发表的 Meta 分析[48]。Meta 分析包含来自 11 个队列和 8 个病例对照研究的数据。分委会还审查了 11 项大型前瞻性队列研究合并分析[9]和世界癌症研究基金的合并分析数据,其中包括 12 项队列研究的数据[49]。

整体关系的证据

有相当多的流行病学研究关注了身体活动与肾癌发生风险之间的关系上。Meta 分析(19 项队列研究,其中 2 项以肾癌死亡率作为终点)显示,参与身体活动水平最高比最低者的肾癌风险显著降低($RR=0.88$;$95\%CI$:0.79-0.97)[48]。大多数研究调整了多种潜在混杂因素,包括年龄,BMI 和肾癌风险因素。仅纳入不使用肾癌死亡率为终点变量的 17 项队列研究合并分析显示,肾癌的风险降低效应相似($RR=0.88$;$95\%CI$:0.80-0.98)。与这些研究结果类似,对 11 项队列研究的合并分析发现,休闲时间身体活动的第 90 百分位比第 10 百分位水平者的肾癌风险显著降低($RR=0.77$;$95\%CI$:0.70-0.85)。世界癌症研究基金的 Meta 分析发现,身体活动水平最高与最低者的癌症风险降低效应类似:①总体活动量($RR=0.89$;$95\%CI$:0.72-1.10);②职业性身体活动($RR=0.96$;$95\%CI$:0.76-1.23);③娱乐性身体活动($RR=0.84$;$95\%CI$:0.70-1.01)。

剂量 - 反应关系: Meta 分析没有检查身体活动与肾癌风险的剂量 - 反应关系。对 11 项队列研究的合并分析发现增加闲暇时间身体活动百分比和降低肾癌风险($P_{总体}<0.000\ 1$;$P_{非线性}=0.624$)有显著的线性关系。

特定因素的证据

性别: Meta 分析发现身体活动对男性($RR=0.91$;$95\%CI$:0.81-1.03)和女性($RR=0.85$;$95\%CI$:0.57-1.29)肾癌风险的影响存在差异。在该 Meta 分析中,提供男性和女性合并数据的研究合并 RR 值为 0.85($95\%CI$:0.73-0.98)。合并分析发现,身体活动对肾癌风险的影响规模在男性和女性中都相似,并且具有统计学显著性[9]。

年龄:没有一项分析提供了特定年龄组的数据。

人种 / 民族: Meta 分析中除 3 项研究外,所有研究均在美国和欧洲进行;纳入了在亚洲 3 项研究的 Meta 分析显示身体活动与肾癌风险无关($RR=1.00$;$95\%CI$:0.83-1.20)[48]。

社会经济状况:所有文献都没有提供关于社会经济状况对身体活动与肾癌发病率关联性的影响的数据。因此,无法就此因素作出结论。

体重状况:合并分析检查了不同 BMI 水平下,第 90 百分位与第 10 百分位身体活动水平之间的癌症风险。$BMI<25.0kg/m^2$ 与 BMI>25($P_{相互作用}=0.39$)的患者相比,与身体活动水平相关的肾癌风险没有差异[9]。

癌症亚型: Meta 分析和合并分析都未能提供肾癌亚型的资料。

高风险人群: Meta 分析或合并分析中没有提供关于肾癌患者身体活动增加风险影响的信息。

有关此证据的更多详细信息,请访问 https://health.gov/paguidelines/second-edition/

report/supplementary-material.aspx。

中等强度证据显示身体活动有保护作用的癌症

肺癌

结论陈述

中等强度证据表明,大量的身体活动与较低的肺癌风险相关。**PAGAC 等级:中等**

有限的证据表明,身体活动总量增加和肺癌风险降低之间存在剂量 - 反应关系。**PAGAC 等级:有限**

有限的证据表明,身体活动总量与肺癌风险之间的关系不因年龄而异。**PAGAC 等级:有限**

有限的证据表明,较大量的身体活动与女性风险降低相比,男性的风险降低更多。**PAGAC 等级:有限**

有限的证据表明,相对于 BMI 低于 $25kg/m^2$ 的身体活动总量较高患者而言,BMI 较高者的风险降低更多。**PAGAC 等级:有限**

目前尚无足够的证据提示这种关系是否因人种 / 民族或社会经济状况而异,因为这些因素迄今尚未在所进行的研究中分析。**PAGAC 等级:不确定**

有限的证据表明,肺癌的不同特定组织学类型未影响身体活动总量与肺癌发病风险之间的关系。**PAGAC 等级:有限**

中等强度的证据表明,与从不吸烟者相比,较多身体活动与当前 / 过去吸烟者的癌症风险降低相关。**PAGAC 等级:中等**

证据回顾

在 2010—2014 年,肺癌和支气管癌的年发病率为男性和女性 55.8/10 万。死亡率为男性和女性每年 44.7/10 万[50]。肺癌是美国癌症死亡率的头号死因。肺癌的主要危险因素是主动和被动吸烟。其他风险因素包括职业暴露(包括砷、氡、氯甲基醚、铬、镍、多环芳香烃),室外空气污染(即颗粒物质)和不合理饮食(即低水果和蔬菜摄入量)。

分委会使用了来自 6 个 Meta 分析[19,51-55]和一个合并分析的信息[9]。Sun 等[51]的 Meta 分析包括了 2012 年 5 月发表的 14 项前瞻性队列研究,包括 1 644 305 名参与者。Buffart 等[52]的 Meta 分析纳入了截至 2011 年 11 月发表的 7 项前瞻性队列研究。Schmid 等[53]的 Meta 分析包括截至 2015 年 9 月发表的 25 项研究(18 项前瞻性队列研究,6 项病例 - 对照研究和 1 项巢式病例对照)其中包括 3 147 747 名参与者和 29 123 个案例。Brenner 等[55]的 Meta 分析纳入了截至 2015 年 5 月发表的 28 项研究(6 例病例 - 对照和 22 例队列)。Zhong 等[54]的 Meta 分析纳入了截至 2014 年 1 月发表的 18 项研究(12 项队列和 6 例病例 - 对照),分别包括 2 648 470 参加者和 26 453 例病例。Liu 等[19]的 Meta 分析包括 126 项队列研究,其中包括 15 项肺癌分析,一项合并分析研究[9]纳入了 12 项队列研究 19 133 参与者。两篇 Meta 分析[51,54]包含所有类型的身体活动,其余 4 篇 Meta 分析包括休闲时间 / 娱乐身体活动[19,52,53,55]。

综合分析[9]仅包括休闲时间 / 休闲体能活动的报告。剂量反应关系仅在一篇综述中进行了分析[52],并且没有发现关联性证据。Buffart 等[52]的分析仅限于吸烟者。

整体关系的证据

Sun 等[51]发表的第一篇 Meta 分析发现,与低身体活动水平相比,中等和高活动水平均能降低癌症相对风险,效应值分别为 0.87(95%CI:0.83-0.90)和 0.77(95%CI:0.73-0.81)。Buffart 等[52]的 Meta 分析仅限于吸烟者,与低强度活动强度者相比,中等强度、中等 - 高强度和高强度均显著降低癌症风险(中等强度:$RR=0.79$;95%CI:0.70-0.90;中等强度 - 高强度:$RR=0.87$;95%CI:0.81-0.93;高强度:$RR=0.74$;95%CI:0.67-0.82)。Brenner 等[55]报道,在所有研究中,身体活动水平最高者比最低者的肺癌风险降低 25%($RR=0.75$;95%CI:0.68-0.84)。Schmid 等[53]同样报道身体活动最高比最低者的肺癌风险降低 21%($RR=0.79$;95%CI:0.72-0.87)。Zhong 等[54]报道中等强度身体活动($RR=0.87$;95%CI:0.84-0.90)和高强度身体活动总量($RR=0.75$;95%CI:0.68-0.84)均降低肺癌风险。Liu 等[19]报道了一项对总肺癌的分析,该分析将空闲时间身体活动最高值与最低值进行了比较($RR=0.99$;95%CI:0.97-1.01)。Moore 等[9]将第 90 百分位数与第 10 百分位数的身体活动进行了比较,发现肺癌风险显著降低约 26%($HR=0.74$;95%CI:0.71-0.77)。

剂量 - 反应关系:除了 Moore 等提供的身体活动与肺癌发病率关联的剂量 - 反应曲线的合并分析以外,其他研究均未检查剂量 - 反应关系。有统计学显著的线性趋势($P_{趋势}<0.0001$)之间更大的身体活动和较低的肺癌风险。

特定因素的证据

年龄:Brenner 等[55]按年龄组分析了亚组效应,发现年龄亚组差异没有统计学显著性。

性别:Buffart 等[52]分性别分析了这种关联(本研究仅检查吸烟者),发现女性较高身体活动的保护效应高于男性($RR=0.68$;95%CI:0.57-0.82 和 $RR=0.85$;95%CI:0.77-0.93)。

人种 / 民族:关于人种或民族在身体活动与肺癌关联性方面的作用无法得出任何结论。Meta 分析没有报告这些人口亚群的差异,无法做出任何有关的系统性结论。然而,Moore 等的合并分析发现,黑人和白人个体的最高身体活动水平者较最低者的肺癌风险之间存在类似关联($P_{异质性}=0.90$)(图 F4-1)[9]。

社会经济状况:这些分析都没有提供关于社会经济状况对身体活动与肺癌发病率之间关系影响的信息。因此,无法就此因素作出结论。

体重状况:在 Moore 等的合并分析中发现不同 BMI 之间存在统计学显著的效应改变,BMI$<25kg/m^2$ 的参与者比那些 $\geq 25kg/m^2$ 的参与者的癌症风险降低效应更大。

癌症亚型:Schmid 等[53]研究了不同组织学类型的影响,发现不同癌症亚型差异性没有统计学显著性。

其他因素:Moore 等[9]发现不同吸烟状态显示了显著不同的身体活动保护效应,在目前 / 过去吸烟者,身体活动降低肺癌风险的效应更强,但对于从不吸烟者而言并非如此($P_{效应修正}<0.001$)。Zhong 等[54]发现过去吸烟、现在吸烟和从不吸烟者的风险降低程度相似。这些风险降低幅度在 24%~26% 之间,具有统计显著性。Schmid 等[53]也报道了不同吸烟状态下,身体活动降低曾经吸烟者($RR=0.68$;95%CI:0.51-0.90)和目前吸烟者($RR=0.80$;

95%CI:0.70-0.90)肺癌风险,但对从不吸烟者(RR=1.05;95%CI:0.78-1.40)无效。同样,Brenner 等[55] 报道,从不吸烟者身体活动与肺癌之间无相关性(RR=0.96;95%CI:0.79-1.18),而过去吸烟者的较高身体活动总量和肺癌风险降低相关(RR=0.77;95%CI:0.69-0.85),与目前的吸烟者一样(RR=0.77,95%CI:0.72-0.83)。

有关此证据的更多详细信息,请访问 *https://health.gov/paguidelines/second-edition/report/supplementary–material.aspx*。

身体活动显示有限证据具有保护作用的癌症

血液系统癌症

结论陈述

有限的证据表明身体活动与白血病发病率之间没有关系。有限的证据表明,身体活动对淋巴瘤和骨髓瘤有预防作用,较大量身体活动可降低淋巴瘤和骨髓瘤的风险。**PAGAC 等级:有限**

目前尚无足够的证据提示较高水平身体活动和降低血液癌症风险之间是否存在剂量 - 反应关系。**PAGAC 等级:不确定**

目前尚无足够的证据提示性别是否改变了身体活动与霍奇金淋巴瘤之间的关系,仅在女性身体活动中观察到风险降低效应。**PAGAC 等级:不确定**

目前尚无足够的证据提示体重指数,吸烟或酒精是否影响身体活动与其他血液癌症发生风险之间的关系,或者这种关系是否因性别、年龄、人种 / 民族或社会经济状况而异。**PAGAC 等级:不确定**

目前尚无足够的证据提示身体活动与血液癌之间的关系是否因特定血液癌类型的不同而不同。**PAGAC 等级:不确定**

目前尚无足够的证据提示身体活动对血液癌症的影响在血液癌症高风险个体中是否不同。**PAGAC 等级:不确定**

证据回顾

血液癌症,包括起源于血细胞的癌症,具有 3 种主要类型:①白血病(血液和骨髓的癌症,包括慢性粒细胞白血病、慢性淋巴细胞白血病、急性粒细胞白血病、急性淋巴细胞白血病和其他亚型);②淋巴瘤(以霍奇金淋巴瘤和非霍奇金淋巴瘤为主要类型的淋巴系统癌);③骨髓瘤(浆细胞癌)。在 2010—2014 年,男性和女性每年白血病的发病率为 13.7/10 万。男性和女性每年死亡率为 6.8/10 万[56]。对于非霍奇金淋巴瘤,同一时期男性和女性每年的发病率 19.5/10 万,每年死亡率为 5.9/10 万[57]。对于霍奇金淋巴瘤,男性和女性发病率为每年 2.6/10 万,男性和女性每年死亡率为 0.3/10 万[58]。对于骨髓瘤,男性和女性每年的发病率为 6.6/10 万,男性和女性每年死亡率为 3.3/10 万[59]。

白血病的主要已知危险因素有:放射、化学暴露(如苯)、化疗、21- 三体综合征(唐氏综合征),以及有白血病家族史。淋巴瘤的主要危险因素是:年龄大于 50 岁,男性,高加索人种,患有自身免疫性疾病,艾滋病毒 / 艾滋病,高脂肪和肉类饮食以及农药暴露。对于骨髓瘤,主要危险因素是:非洲裔美国人种,年龄超过 50 岁,男性,肥胖症,暴露于辐射和石油工业。

该分委会使用了来自 3 篇 Meta 分析[19,60,61]和两项合并分析的资料[9,62]。Jochem 等[60]的 Meta 分析纳入了截至 2013 年进行的 23 项研究(15 项队列研究和 8 项病例 - 对照研究),包括了 19 334 例血液学癌症。Vermaete 等[61]的 Meta 分析包括截至 2013 年发表的 12 项研究(7 例病例 - 对照研究和 5 项队列研究),其中有 9 511 例淋巴瘤。Liu 等[19]的第三篇 Meta 分析包括对截至 2014 年年底进行的 126 项队列研究,其中包括用于淋巴肿瘤分析的 8 项研究(未明确病例数)。Aschebrook-Kilfoy 等[62]的合并分析基于 InterLymph 非霍奇金淋巴瘤亚型项目,其中包括截至 2011 年年底发表的 14 项病例对照研究,包括 324 例蕈样肉芽肿病和 Sézary 综合征(罕见皮肤 T 细胞淋巴瘤)。Moore 等[9]合并分析包括 12 项美国和欧洲队列研究,其中 10 个队列报告了 1 692 例骨髓性白血病,9 个队列骨髓瘤 2 161 例,11 个非霍奇金淋巴瘤队列 6 953 例,10 个队列研究淋巴细胞性白血病 2 160 例。两篇 Meta 分析中[60,61]包含了所有类型的身体活动,第三篇 Meta 分析[19]纳入了休闲时间身体活动。第一项综合分析[62]包括所有类型的身体活动合并效应,第二项合并分析[9]包括只涵盖了娱乐和休闲时间的身体活动。

整体关系的证据

没有一项纳入的文献涵盖了所有类型的血液癌症,与身体活动相关性的总体估计。相反,鉴于这些癌症的不同病因,在每次评估中均提供了独立分析。

两项分析(RR=0.97;95%CI:0.84-1.136 0;HR=0.98;95%CI:0.87-1.119)报道了身体活动与白血病之间无关联,后者研究报道血癌类型为淋巴细胞白血病。

对于非霍奇金淋巴瘤,当比较身体活动的最高和最低水平人群时,在 3 个综述中发现血液癌症风险降低约 8%~9%,但不具备统计学意义(RR=0.91;95%CI:0.82-1.006 0;0.92;95%CI:0.81-1.046 1;HR=0.91;95%CI:0.83-1.009)。

对于霍奇金淋巴瘤,包括该血液学癌症在内的 2 篇综述报道了非统计学显著性的风险降低约 16%~18%(RR=0.86;95%CI:0.58-1.2660;OR=0.82;95%CI:0.47-1.4261)。

两项研究报告了所有类型的淋巴瘤与身体活动的关联,并报告身体活动降低了所有类型的淋巴瘤风险的 10%(汇总 RR=0.90;95%CI:0.81-0.9960,汇总 OR=0.90;95%CI:0.79-1.0261)。另一项关于淋巴肿瘤的 Meta 分析结果显示,大量身体活动与淋巴肿瘤之间无关联(RR=0.97;95%CI:0.86-1.10)[19]。两项研究报告了身体活动对多发性骨髓瘤 / 骨髓瘤的独立效果。身体活动最高水平者较最低者的癌症风险降低率为 14%~17%(RR=0.86;95%CI:0.68-1.0960;HR=0.83;95%CI:0.72-0.959)。

Jochem 等 Meta 分析也报道了其他罕见类型的血液系统癌症[60],身体活动与滤泡性淋巴瘤和大 B 细胞淋巴瘤(RR=0.98;95%CI:0.85-1.11)之间无相关性;与慢性淋巴细胞性淋巴瘤 / 小淋巴细胞性白血病之间无相关性(RR=0.99;95%CI:0.75-1.29)。最后,InterLymph NHL 亚型项目报道了中 - 高强度身体活动与蕈样肉芽肿和 Sezary 综合征之间的关联。对于中等强度身体活动,完全调整的比值比为 0.46(95%CI:0.22-0.97),而对于高强度身体活动,比值为 0.58(95%CI:0.32-1.08)[62]。

剂量 - 反应关系：Moore 等 [9] 观察到身体活动百分比增加与骨髓性白血病（$P_{趋势}$ = 0.003 5），骨髓瘤（$P_{趋势}$ =0.007）和非霍奇金淋巴瘤（$P_{趋势}$ =0.007）风险降低之间存在统计学显著性趋势。另外两项分析也检测了剂量 - 反应关系趋势，但没有发现任何证据表明增加身体活动水平与总血液系统癌症风险 [60] 或蕈样肉芽肿和塞扎里综合征风险之间存在关联 [62]。

特定因素的证据

年龄：没有任何分析报告了不同年龄组的身体活动对某一特定血液系统癌症的影响。

性别：只有一篇 Meta 分析检测了性别的影响 [60]，并没有观察到有统计意义显著的效应改变。然而，身体活动对不同性别人群的霍奇金淋巴瘤风险的影响不同，其中对女性可以降低癌症风险（RR=0.56；$95\%CI$：0.37-0.86），但男性的影响不具有统计学意义（RR=1.04；$95\%CI$：0.58-1.87）。

人种 / 民族：关于人种 / 民族在身体活动与血液癌症关联性中的作用无法得出任何结论。上述分析均没有报道这些研究对象的亚群信息，因此不能就此得出系统结论。

社会经济状况：上述分析都没有提供关于社会经济状况对身体活动与血液癌症发病率之间关系的影响的数据。因此，无法就此因素作出结论。

体重状况：在 Moore 等 [9] 分析中未发现 BMI 水平对此关联的影响，Jochem 等 [60] 的 Meta 分析中也未发现肥胖的影响。

癌症亚型：如上所述，血液癌症分为多种不同类型，研究结果分述如上。迄今没有研究提供了每种类型血液学癌症中某种特定亚型的结果。

其他因素：Jochem 等在 Meta 分析中没有发现任何有关酒精或吸烟状况对血液学癌症的改变效应 [60]。Moore 等 [9] 报道了吸烟状态对身体活动与骨髓瘤关联的影响，但对其他血液癌症没有影响。

***有关此证据的更多详细信息，请访问** https://health.gov/paguidelines/second-edition/report/supplementary-material.aspx*。

头部和颈部癌症

结论陈述

有限的证据表明，大量的身体活动与较低的头颈部癌症发病率相关。PAGAC 等级：有限

目前尚无足够的证据提示身体活动与头颈部癌症发病率之间是否存在剂量 - 反应关系。PAGAC 等级：不确定

有限的证据表明，身体活动与头颈部癌症发病率的相关性不因年龄、性别、BMI 或吸烟而异。PAGAC 等级：有限

目前尚无足够的证据提示这种关系是否因人种 / 民族或社会经济状况而异，因为这些因素在迄今已开展研究中尚未得到验证。PAGAC 等级：不确定

有限的证据表明，这种关联因特定类型的头颈部癌症而异。PAGAC 等级：有限

目前尚无足够的证据提示身体活动对头颈部癌症的影响在头颈部癌症高风险个体中是否不同。PAGAC 等级：不确定

证据回顾

2014 年，估计在美国有 346 902 人患有头颈部癌症[63]。这些癌症包括起源于口腔、咽、喉、鼻旁窦、鼻腔和唾液腺的癌症。头颈部癌症的主要已知危险因素是烟酒使用和人乳头瘤病毒感染[64]。

分委会使用了两项合并分析的信息[9,65]。Nicolotti 等[65] 的合并分析结合了来自国际头颈联盟（INHANCE）的 4 项病例 - 对照研究，其中包括 2 289 例病例和 5 580 例对照，Moore 等[9] 的合并分析包括 12 项美国和欧洲的队列研究；其中 11 个队列报告头颈部癌症发病情况，共 3 985 个病例。这些合并分析仅纳入了有娱乐和休闲时间身体活动信息的原始研究。

整体关系的证据

INHANCE 的合并分析观察到了所有头颈部癌症的总体风险均降低，包括中等强度休闲身体活动（$OR=0.78; 95\%CI: 0.66\text{-}0.91$）和高度休闲身体活动（$OR=0.72; 95\%CI: 0.46\text{-}1.16$）。Moore 等[9] 的合并分析报告，相对于第 10 百分位身体活动水平，第 90 百分位者的所有头颈部癌症的风险降低（$HR=0.85; 95\%CI: 0.78\text{-}0.93$）。

剂量 - 反应关系：在这些合并分析中均未进行剂量 - 反应分析。

特定因素的证据

年龄：INHANCE 合并分析[65] 按年龄分层后，报告 45 岁及以上参与者的风险降低（$OR=0.66; 95\%CI: 0.48\text{-}0.91$），但年龄小于 45 岁参与者的风险降低无统计学意义（$OR=0.76; 95\%CI: 0.17\text{-}3.52$）。Moore 等[9] 的合并分析没有报道年龄分层结果。

性别：在 INHANCE 的分析中没有观察到性别对效应的影响。对于所有头颈部肿瘤的总体而言，女性（$OR=0.64; 95\%CI: 0.27\text{-}1.54$）和男性（$OR=0.75; 95\%CI: 0.38\text{-}1.46$）的风险降低效应在幅度、非显著性的统计学意义上均相似。Moore 等在合并分析中没有考虑性别改变效应。

人种 / 民族：关于身体活动与头颈部癌症的负相关方面，尚没有关于人种或民族的对关联性影响的结论。这些研究没有报道这些人群的亚组分析结果，导致了无法就这些因素进行有关的任何系统性结论。

社会经济状况：合并分析都没有提供社会经济状况对身体活动与头颈部癌症发病率之间关系影响的数据。因此，无法就此因素作出结论。

体重状况：在 Moore 等[9] 的合并分析中没有发现 BMI 对上述关联性效应的改变。

癌症亚型：只有 INHANCE 团队分析了特定亚型的头颈部癌症情况，并报告口腔癌和咽癌的风险降低，但喉癌的风险并无降低。对于口腔癌，与活动最少的参与者相比，中等水平的身体活动（$OR=0.74; 95\%CI: 0.56\text{-}0.97$）和大量身体活动（$OR=0.53; 95\%CI: 0.32\text{-}0.88$）分别约降低风险 25% 和 50%。对于咽癌，中等水平 - 高水平的身体活动也分别降低风险约 30%~40%（$OR=0.67; 95\%CI: 0.53\text{-}0.85$）和（$OR=0.58$ 相关；$95\%CI: 0.38\text{-}0.89$）。喉癌和身体活动的关联与其他头颈部癌症不一致。对于中等水平的身体活动，观察到非统计学显著性的风险降低，对于高水平的身体活动，则报告了风险增加（$OR=0.81; 95\%CI: 0.60\text{-}1.11$）和 $OR=1.73; 95\%CI: 1.04\text{-}2.88$）。Moore 等[9] 的合并分析没有分别报告头颈部癌症的具体类型。

其他因素：在任何一项合并分析中均未发现吸烟状况对上述效应的影响，也没有关于头颈部癌症高风险人群的证据。

有关此证据的更多详细信息，请访问 https://health.gov/paguidelines/second-edition/report/supplementary-material.aspx。

卵巢癌

结论陈述

有限的证据表明身体活动水平较高与卵巢癌风险较低之间有较弱的关联。**PAGAC 等级：有限**

有限的证据表明，身体活动总量增加和卵巢癌风险降低之间不存在剂量 - 反应关系。**PAGAC 等级：有限**

目前尚无足够的证据提示身体活动与卵巢癌的关联是否因年龄，人种 / 民族，社会经济状况或体重状况而改变。**PAGAC 等级：不确定**

目前尚无足够的证据提示身体活动与卵巢癌之间的关系是否因特定的卵巢癌组织学类型而不同。**PAGAC 等级：不确定**

目前尚无足够的证据提示身体活动对卵巢癌风险的影响在卵巢癌风险升高的个体中是否不同。**PAGAC 等级：不确定**

证据回顾

2010—2014 年女性卵巢癌的每年发病率为 11.7/10 万，每年死亡率为 7.4/10 万[66]。卵巢癌的危险因素包括肥胖，未产妇，卵巢癌、乳腺癌或结直肠癌一级家族史，家族癌症综合征（例如遗传性乳腺癌和卵巢癌综合征、遗传性非息肉性结肠癌），个人乳腺癌史，以及更年期后仅用雌激素治疗。而口服避孕药使用至少 3~6 个月以及某些形式的注射激素类避孕药，卵巢癌风险会降低[67]。

分委会使用了来自两个 Meta 分析[19,68]和两个合并分析的信息[9,69]。Zhong 等[68]的 Meta 分析包括 1984 年至 2014 年 6 月发表的 19 项研究（9 项前瞻性队列研究和 10 项病例 - 对照研究）。Liu 等[19]分析了 126 项队列研究，其中包括 9 项卵巢癌分析研究。Cannioto 等[69]从卵巢癌协会联合会（OCAC）合并分析了截至 2016 年 9 月发表的 9 个病例对照研究，包括 8 309 例病例和 12 612 例对照。合并分析[9]包括 9 项队列研究，2 880 例卵巢癌患者。娱乐性身体活动被纳入一篇 Meta 分析[19]和上述两项合并分析中[9,69]，而非职业性身体活动被纳入 Zhong 等[68] Meta 分析中。对于剂量 - 反应关系在两篇 Meta 分析[19,68]和一项合并分析[9]中得以检验。

整体关系的证据

Cannioto 等[69]发表的合并分析发现，与某些身体活动相比，长期缺乏身体活动与卵巢癌风险增加有关（$OR=1.34$；$95\%CI$：1.14-1.57）。Zhong 等[68]的 Meta 分析表明，相对于无身体活动者，任何非职业身体活动都与卵巢癌发病率的边缘下降有关，并具有统计学显著性意义（$RR=0.92$；$95\%CI$：0.84-1.00）。这些作者还介绍了中等和大量非职业性身体活动与低水平身体活动者相比的结果,并发现类似的风险降低效应($OR=0.91$;$95\%CI$:0.85-0.99 和 $OR=0.89$;$95\%CI$:0.79-1.01)。Liu 等[19]报道,休闲时间身体活动总量最高者与最低者比较,总体卵巢癌风险并无区别($RR=0.96$;$95\%CI$:0.74-1.26)。Moore 等[9]对第 90 百分位与第 10 百分位身体活动者比较,卵巢癌发病率并无区别($HR=1.01$;$95\%CI$:0.91-1.13)。

剂量 - 反应关系:Zhong 等[68]观察到非职业身体活动总量增加与卵巢癌风险下降之间关系的无统计学显著性关联。此外,Zhong 等[68]报道,2MET·h/w 或非职业活动每周增加 2 小时,卵巢癌风险的相对危险度分别为 0.98(95%CI:0.96-1.01)和 0.97($95\%CI$:0.94-1.01)。Liu 等[19]以从 10MET·h/w 到 20MET·h/w 递增,考察从 0~80MET·h/w 范围内休闲时间身体活动的风险降低情况,但未发现剂量 - 反应线性趋势的证据($P_{趋势}$=0.28)。Moore 等[9]也没有发现剂量 - 反应线性趋势的证据($P_{趋势}$=0.77)。

特定因素的证据

年龄:没有任何分析提供了分年龄组的结果。因此,没有关于年龄在身体活动与卵巢癌关联上有影响的结论。

人种 / 民族:在 Cannioto 等的合并分析中没有观察到娱乐性身体活动与卵巢癌发病率之间的关系受人种影响[69]。没有其他分析考虑人种 / 民族对这种关联的影响。

社会经济状况:这些分析都没有提供关于社会经济状况对身体活动与卵巢癌发病率关系的影响的数据。因此,无法就此因素作出结论。

体重状况:Cannioto 等[69]发现 BMI 水平对该关联影响的效应,并具有统计学显著性意义,缺乏身体活动的女性中,BMI<25kg/m^2($OR=1.33$;$95\%CI$:1.19-1.49)的女性比 BMI>25kg/m^2 发病风险更高($OR=1.21$;$95\%CI$:1.09-1.34)。在 Moore 等[9]的合并分析中,休闲时间身体活动与卵巢癌发病率之间的关联未观察到 BMI 对该效应的影响。

癌症亚型:Zhong 等[54]检测了不同卵巢癌亚型(交界性肿瘤和浸润性肿瘤)的作用,发现不同癌症亚型间的上述关联性差异没有统计学显著性。其他合并分析未考察身体活动与不同卵巢癌亚型的关系。

其他因素:Cannioto 等在合并分析中观察到绝经状态没有影响关联性[69]。没有其他分析考察绝经状态或任何其他因素对身体活动与卵巢癌发病率的关联性的影响。

有关此证据的更多详细信息,请访问 https://health.gov/paguidelines/second-edition/report/supplementary-material.aspx。

胰腺癌

结论陈述

有限的证据表明,大量的身体活动与胰腺癌的风险降低有关。**PAGAC 等级:有限**

有限的证据表明,身体活动与胰腺癌风险之间不存在剂量 - 反应关联。**PAGAC 等级:有限**

有限的证据表明,身体活动对胰腺癌风险的影响不因性别而异。**PAGAC 等级:有限**

目前尚无足够的证据提示身体活动对胰腺癌风险的影响是否因年龄、人种 / 民族、社会经济状况或体重状况而异。**PAGAC 等级:不确定**

目前尚无足够的证据提示身体活动对胰腺癌风险的影响是否因癌症亚型而异。PAGAC 等级：不确定

目前尚无足够的证据提示身体活动对胰腺癌风险的影响在胰腺癌高风险个体中是否不同。PAGAC 等级：不确定

证据回顾

胰腺癌是美国癌症死亡率的第三大原因，其发病率正在上升[70]，可能是由于肥胖和糖尿病患病率增加，这是该疾病的两个危险因素[71,72]。根据 2010—2014 年的数据，美国每年男性和女性发生胰腺癌发病率 12.5/10 万，男性和女性死亡率每年 10.9 人 /10 万[73]。

整体关系的证据

分委会审查了关于身体活动与胰腺癌风险之间关联的 5 篇系统综述[19,74-77]，其中包括 4 篇 Meta 分析[19,75-77]。分委会还审查了纳入 10 项队列研究的合并分析[9]。在最近的 4 项有关身体活动和胰腺癌风险的 Meta 分析中[75]，共有 26 项个体研究可用于 Meta 分析，其中 3/4 为队列研究。一些包括在 Meta 分析和系统综述中的研究使用死亡率表达发病信息。由于胰腺癌的五年生存率仅为 7%，死亡率可以为发病率提供合理的估计。Farris 等 Meta 分析[75]表明，参与活动最高个体比最低水平者的胰腺癌风险显著降低（$RR=0.89$；$95\%CI$：0.82-0.96），但在病例对照研究中效应值更高。系统综述和其他 Meta 分析也有类似结果[19,74,76,77]。合并分析[9]则发现高水平身体活动与胰腺癌风险无关（$HR=0.93$；$95\%CI$：0.83-1.08）。

剂量 - 反应关系：剂量 - 反应关系在 3 篇 Meta 分析中得以评估[19,75,76]。然而，分析发现，身体活动的剂量增加，包括持续时间、频率和能量消耗，与胰腺癌风险降低之间没有统计学显著相关性[19,76]。同样，合并分析未发现身体活动水平与胰腺癌风险之间剂量 - 反应关系的证据（$P_{总体}=0.08$，$P_{非线性}=0.36$）。

特定因素的证据

年龄：一篇 Meta 分析[75]研究了年龄与身体活动与胰腺癌的关系，发现只有在人群年龄中位数小于 50 岁的研究中，身体活动与风险降低相关（$RR=0.61$；$95\%CI$：0.50-0.75）。相比之下，中位年龄 50~60 岁和 60 岁以上人群的效应估计值分别为（$RR=0.93$；$95\%CI$：0.87-1.01）和（$RR=1.00$；$95\%CI$：0.89-1.12）。

性别：Meta 分析发现身体活动对男性和女性的胰腺癌风险具有相似的影响，尽管没有亚组分析显示出统计学意义。相反，那些合并性别的研究显示出显著的效果（$RR=0.79$；$95\%CI$：0.68-0.91）[75]。

人种 / 民族：现有研究主要涵盖了高加索人。一篇 Meta 分析报告提供了所纳入研究的不同地理区域（美国、加拿大、欧洲、亚洲）结果，发现各地区的效应大小相似，但在区域内具有边际性的统计显著性[75]。

社会经济状况：这些分析或系统综述均未提供关于社会经济状况对身体活动与胰腺癌发病率之间关系的影响的数据。因此，无法就此因素作出结论。

体重状况：一篇 Meta 分析报告称，控制肥胖的分析稍微减弱了队列研究中身体活动与胰腺癌风险之间的关联[76]。在合并分析中，BMI 状态并未改变身体活动与胰腺癌风险之间

关联[9]。

癌症亚型：没有任何分析或系统综述报道身体活动对胰腺癌亚型（腺癌与神经内分泌肿瘤）的影响。然而，95% 的胰腺癌是腺癌。

高危人群：系统回顾或分析未提供关于胰腺癌高危人群身体活动影响的信息。

有关此证据的更多详细信息，请访问 https://health.gov/paguidelines/second-edition/report/supplementary–material.aspx。

前列腺癌

结论陈述

有限的证据表明较高的身体活动水平和较低的前列腺癌风险之间的关系较弱。PAGAC 等级：有限

目前尚无足够的证据提示较高水平的身体活动与较低的前列腺癌风险之间是否存在剂量 - 反应关系。**PAGAC 等级：不确定**

目前尚无足够的证据提示身体活动与前列腺癌之间的关联是否因年龄、人种 / 民族、体重状况、社会经济状况或吸烟状况而异。**PAGAC 等级：不确定**

目前尚无足够的证据提示身体活动与前列腺癌之间的关系是否因肿瘤亚型而异，因为在侵袭性和非侵袭性前列腺癌患者中，随着身体活动水平的提高，观察到的风险降低。**PAGAC 等级：不确定**

证据回顾

在 2010—2014 年，男性前列腺癌的年发病率为 119.8/10 万，每年死亡率为 20.1/10 万[78]。前列腺癌的主要危险因素有：年龄较大、前列腺癌家族史、内源性雄激素暴露增加过高、膳食脂肪和乳制品摄入量过高以及可能存在职业暴露[79]。

分委会使用来自两篇 Meta 分析[19,80]和一项合并分析[9]的结果。Liu 等[80]的第一篇 Meta 分析包括截至 2011 年 5 月发表的 43 项研究（19 项前瞻性队列研究和 24 项病例对照研究），共 88 294 人。Liu 等[19]的第二篇 Meta 分析包括 126 项队列研究，其中 18 个纳入了前列腺癌的相关分析。Moore 等[9]合并分析包括 12 项队列研究，其中 7 个被纳入前列腺癌分析中，有 46 890 人。Liu 等的第一篇 Meta 分析[60]中涵盖了所有类型的身体活动，Liu 等的第二篇 Meta 分析[19]中和 Moore 等的合并分析[9]中涵盖了休闲时间身体活动。

整体关系的证据

Liu 等发表的第一篇 Meta 分析发现，所有类型的身体活动都有降低风险的作用。对于总身体活动，身体活动总量最高者比最低者显示 10% 的风险降低，并有统计学意义（$RR=0.90$；$95\%CI$：0.84-0.95）。职业性身体活动的效应大于总身体活动，相对风险为 0.81（$95\%CI$：0.73-0.91），而娱乐性身体活动降低风险的效应值较小，相对风险为 0.95（$95\%CI$：0.80-1.00）。在 Liu 等[19]的 Meta 分析中，二元统计休闲时间身体活动的最高量比最低量者，整体前列腺癌的相对风险为 0.93（$95\%CI$：0.85-1.01）。Moore 等[9]将第 90 百分位与第 10 百分位的身体活动进行了比较，发现较高身体活动总量（$HR=1.05$；$95\%CI$：1.03-1.08）使风险中

等增加了约 5%。

剂量 - 反应关系：在 Moore 等 [9] 的合并分析显示了身体活动百分位数增加与低强度增加前列腺癌风险之间的剂量 - 反应关系证据（$P_{趋势}<0.004\ 8$）。其他 Meta 分析没有考察了身体活动与前列腺癌风险之间的剂量 - 反应关系。

特定因素的证据

年龄：Liu 等分析了年龄亚组效应，发现 20~65 岁男性与 65 岁以上男性相比，身体活动降低风险的效应更强。

人种 / 民族：Liu 等研究了身体活动与人群来源之间的关系。对于总身体活动，他们发现欧洲和美国人群的风险降低程度高于加拿大和亚太地区的研究人群。此外，他们将人种作为效应修饰因子进行了检验，发现黑人（$RR=0.74$；$95\%CI$：0.57-0.95）的风险降低程度高于白人（$RR=0.86$；$95\%CI$：0.77-0.97）。Moore 等 [9] 的合并分析发现，黑人或白人男性最高身体活动水平与最低身体活动水平者的前列腺癌风险相似方面存在一致性（$P_{异质性}=0.35$）（图 F4-1）。没有研究提供了社会经济水平对效应的影响。

社会经济状况：这些分析都没有提供关于社会经济状况对身体活动与前列腺癌发病率之间关系影响的数据。因此，无法就此因素作出结论。

体重状况：Liu 等 [80] 的 Meta 分析或 Moore 等 [9] 合并分析显示，与 $BMI\geqslant25kg/m^2$ 的患者与 $BMI<25kg/m^2$ 患者相比，并没有发现 BMI 改变身体活动效应的证据。

癌症分期和亚型：Liu 等检查了不同癌症分期身体活动与前列腺癌风险之间的关联。他们发现对于局部晚期前列腺癌分期没有影响。Liu 等 [19] 研究了按照肿瘤浸润性定义的前列腺癌亚组内身体活动的影响，对于非侵袭性前列腺癌，相对危险度为 0.98（$95\%CI$：0.79-1.21），对于侵袭性前列腺癌，相对危险度为 0.89（$95\%CI$：0.71-1.12）。

其他因素：Moore 等 [9] 没有发现吸烟状况的改变效应。Liu 等 [80] 根据前列腺特异性抗原（PSA）测试的历史，考察了身体活动与前列腺癌分期之间的关联，发现有 PSA 测试史的男性没有从身体活动中受益（$RR=1.05$；$95\%CI$：0.92-1.20），否则，则有受益，但没有统计学意义（$RR=0.83$；$95\%CI$：0.63-1.11）。

有关此证据的更多详细信息，请访问 https://healthgov/paguidelines/second-edition/report/supplementary-material.aspx 查找证据组合。

脑癌

结论陈述

目前尚无足够的证据提示是否存在身体活动与整体脑癌发病率之间的关系。PAGAC 等级：不确定

有限的证据表明，身体活动会降低某些类型脑癌的风险。具体而言，观察到胶质瘤和脑膜瘤的风险降低。PAGAC 等级：有限

目前尚无足够的证据提示身体活动与脑癌发病率之间是否存在剂量 - 反应关系。PAGAC 等级：不确定

目前尚无足够的证据提示身体活动与脑癌发病率之间的关系是否因年龄、性别、人种 /

民族或社会经济状况而异,因为这些因素尚未在迄今为止的研究中进行考察。PAGAC 等级:不确定

目前尚无足够的证据提示身体活动与脑癌发病率之间的关系是否因 BMI 而异。PAGAC 等级:不确定

目前尚无足够的证据提示身体活动与脑癌发病率之间的关系在脑癌高危人群中是否存在差异。PAGAC 等级:不确定

证据回顾

2014 年,估计美国有 162 341 人患有脑癌和其他神经系统癌症[81]。脑癌有许多不同的类型,脑癌的病因尚不清楚。

分委会使用来自一篇 Meta 分析的资料[82] 和一项合并分析[9]。Meta 分析包括 4 项脑膜瘤研究(3 项队列和 1 项病例 - 对照研究)和 5 项脑胶质瘤研究(3 项队列研究和两项病例 - 对照研究)[82]。Moore 等[9] 的合并分析包括 12 项美国和欧洲队列研究;其中,10 个队列被纳入脑癌分析中,有 2 110 个病例。Niedermaier 等[82] 的 Meta 分析包括来自 9 项研究的 2 982 例脑膜瘤病例和 7 项研究中的 3 057 例脑胶质瘤病例。Meta 分析没有具体说明评估的身体活动类型,Moore 等[9] 的合并分析仅限于休闲时间身体活动。

整体关系的证据

证据显示了身体活动与某些类型的脑癌之间存在负相关。对于脑膜瘤,身体活动水平最高的人群比最低水平者的风险降低($RR=0.73;95\%CI:0.61\text{-}0.88$)[82]。胶质瘤的结果类似,身体活动使风险降低($RR=0.86;95\%CI:0.76\text{-}0.97$)[82]。在合并分析中则未显示脑癌(没有指定脑癌亚型)风险降低[9]。在该研究中,身体活动水平第 90 百分位研究对象与第 10 个百分位者的风险比为 1.06($95\%CI:0.93\text{-}1.20$)。

剂量 - 反应关系:由于在评估的研究中身体活动存在异质性,因此在 Meta 分析中没有进行剂量 - 反应关系分析[82]。合并分析[9] 未发现身体活动百分位数增加与脑癌风险降低的负向剂量 - 反应关系的证据。

特定因素的证据

年龄:这两项分析针对年龄进行了校正,但没有提供分年龄层的分析结果,因此没有提供年龄改变效果的证据。

性别: Niedermaier 等[82] 的 Meta 分析没有观察到性别对上述关联的影响,Moore 等[9] 在合并分析中没有考察性别的影响。

人种 / 民族:现有证据未能提供人种或民族对身体活动与脑癌的负相关联是否有影响的结论。上述研究没有报道这些人群亚组,因而不能就此获得任何系统性结论。

社会经济状况:上述分析都没有提供社会经济状况对身体活动与脑癌发病风险关联性影响的信息。因此,无法就此因素作出结论。

体重状况:在两种分析中都没有发现 BMI 的影响[9,82]。

癌症亚型:只有 Niedermaier 等[82] 的 Meta 分析考察了脑癌的特定亚型,并发现身体活动对脑膜瘤和胶质瘤有风险降低的效应。

其他因素：在合并分析中没有发现吸烟状况对风险降低效应的影响[9]。没有研究考察了脑癌高危人群身体活动对脑癌风险的影响。

有关此证据的更多详细信息，请访问 https://health.gov/paguidelines/second-edition/report/supplementary-material.aspx。

身体活动证据显示无效的癌症

甲状腺癌

结论陈述

中等强度证据表明，大量的身体活动与甲状腺癌的发病风险无关。**PAGAC 等级：中等**

目前尚无足够的证据提示身体活动水平和甲状腺癌的风险是否具有剂量 - 反应关系。**PAGAC 等级：不确定**

目前尚无足够的证据提示身体活动对甲状腺癌的影响是否因性别、年龄、人种 / 民族或社会经济状况而异。**PAGAC 等级：不确定**

目前尚无足够的证据提示体重状况是否影响身体活动与甲状腺癌风险之间的关联。**PAGAC 等级：不确定**

目前尚无足够的证据提示身体活动与甲状腺癌风险的关联是否因甲状腺癌亚型而异。**PAGAC 等级：不确定**

目前尚无足够的证据提示在甲状腺癌风险升高的个体中，身体活动与甲状腺癌风险的关联是否不同。**PAGAC 等级：不确定**

证据回顾

美国甲状腺癌的发病率和死亡率正在上升[83]。2010—2014 年，美国男性和女性的甲状腺癌的发病率 14.2/10 万，死亡率为 0.5/10 万。虽然发病率的增加部分归因是筛查的增加，死亡率的增加表明部分发病率增加是真实的。甲状腺癌的危险因素包括女性、辐射、一些遗传疾病、低碘摄入量和肥胖[84,85]。

分委会审查了身体活动与甲状腺癌风险之间关系的证据。回顾了一篇 Meta 分析[86]、一篇包含 5 项队列研究的合并分析[87] 和一篇包含 11 项队列研究的合并分析[9]。

整体关系的证据

少数流行病学研究考察了身体活动与甲状腺癌发生风险之间的关系。在对身体活动和甲状腺癌风险的一篇 Meta 分析中，纳入了来自 8 项队列和 3 项病例 - 对照研究的数据[86]。Meta 分析结果表明，甲状腺癌的风险与身体活动水平的高低无关（*RR*=1.06；*95%CI*：0.79-1.42）。当 Meta 分析仅限于队列研究时，身体活动与甲状腺癌风险增加相关（*RR*=1.28；*95%CI*：1.01-1.63）[86]。纳入 5 项队列的合并分析发现身体活动增加甲状腺癌风险（*RR*=1.18；*95%CI*：1.00-1.39）[87]。对 11 项队列的合并分析同样发现高水平的身体活动和甲状腺癌风险之间的相关性没有统计学意义（*RR*=0.92；*95%CI*：0.81-1.06）[9]。

剂量 - 反应关系：较大的合并分析[9]显示身体活动剂量增加与甲状腺癌风险之间无统计

学显著相关性。

特定因素的证据

年龄：按年龄分层统计的风险估计值仅在 5 个队列的合并分析中呈现[87]。他们根据诊断时的年龄（$P_{交互作用}$=0.03）观察到统计学显著性差异，相对于 50~59 岁诊断的甲状腺癌患者（127 例，HR=1.09；95%CI：0.72-1.66，$P_{趋势}$=0.68）或年龄在 60 岁或以上患者（611 例，HR=1.11；95%CI：0.92-1.34，$P_{趋势}$=0.28），身体活动与 50 岁前诊断出甲状腺癌风险的关联性最强（80 例，HR=2.58；95%CI：1.41-4.74，$P_{趋势}$=0.002）[87]。鉴于在所有研究中，仅该亚组报告了甲状腺癌和身体活动的显著关联性[9,86]，分委会尚不能确定高水平的身体活动会增加年轻人甲状腺癌的风险。

性别：按性别分层的个体研究中，女性的相对风险估计效应（大约一半）反映了总体风险估计。合并分析发现，男性和女性之间的风险估计相似（均未显示统计学显著意义的相关性）。在较小的合并分析中，男性群体中的关联性（HR=1.40；95%CI：1.06-1.86）比女性更强（HR=1.07；95%CI：0.87-1.32，$P_{相互作用}$=0.21），但并无统计学意义。

人种/民族：这些分析中包括的研究主要来自高加索人。显示亚洲人数据的 Meta 分析[86]的研究与美国和欧洲研究的结果相似。

社会经济状况：这些分析都没有提供社会经济状况对身体活动与甲状腺癌发病率之间关系影响的数据。因此，无法就此因素作出结论。

体重状况：纳入 5 项队列人群的合并分析发现，BMI≥25kg/m²（HR=1.34；95%CI：1.09-1.64）的受试者的关联性比 BMI<25kg/m²（HR=0.92；95%CI：0.69-1.22；$P_{交互作用}$=0.03）受试者的关联性强[87]。纳入 11 项队列的合并分析结果相反，BMI<25kg/m² 和 >25kg/m² 两组人群的关联性没有差异（$P_{效果改变}$=0.37）。

癌症亚型：Meta 分析和大型合并分析均未报道甲状腺癌亚型（乳头状、滤泡状、髓样、未分化）对身体活动与甲状腺癌关联性的影响。在包含 5 项队列的合并分析中，与甲状腺乳头状癌（HR=1.18；95%CI：0.97-1.44）相比，对于滤泡状甲状腺癌（HR=1.55；95%CI：1.03-2.35）的关联性更强（$P_{交互作用}$=0.24）[87]。

高风险人群：Meta 分析或合并分析中没有提供关于甲状腺癌高风险个体对身体活动效应的信息。

***有关此证据的更多详细信息，请访问** https://health.gov/paguidelines/second-edition/report/supplementary-material.aspx*。

直肠癌

结论陈述

有限的证据表明，高水平的身体活动与发生直肠癌的风险无关。**PAGAC 等级：有限**

目前尚无足够的证据提示增加身体活动水平与降低直肠癌风险之间是否存在剂量-反应关系。**PAGAC 等级：不确定**

目前尚无足够的证据提示身体活动对直肠癌风险的影响是否因性别、年龄、人种/民族、体重状况或美国人群的社会经济状况而异。**PAGAC 等级：不确定**

目前尚无足够的证据提示身体活动对直肠癌高风险个体患直肠癌风险的影响是否不同。PAGAC 等级：不确定

目前尚无足够的证据提示身体活动对直肠癌风险的影响在直肠癌风险升高的个体中是否不同。PAGAC 等级：不确定

证据回顾

根据 2010—2014 年的数据，美国男性和女性直肠癌发病率每年 11.8/10 万[21]。直肠癌的危险因素包括：年龄增长、肥胖、个人腺瘤性大肠息肉病史、大肠癌家族史、某些遗传多态性、炎症性肠病、酒精使用和吸烟[30,88,89]。

为了检查身体活动与直肠癌风险之间的关系，分委会审查了 4 篇系统综述[19,23,26,29]，其中 3 篇[19,23,26]包括 Meta 分析。分委会还回顾了来自世界癌症研究基金的 12 项大型前瞻性队列研究的合并分析[9]和 Meta 分析[30,31]。这些综述包含 5~14 项流行病学研究的数据。

整体关系的证据

关于身体活动与直肠癌发病风险之间的关联存在大量流行病学数据。最近发表的 Meta 分析（9 项队列研究）报道，参与身体活动水平最高和最低分层个体的直肠癌风险并无差异（$RR=1.07$；$95\%CI$：$0.93\text{-}1.24$）[19]。其他 Meta 分析同样发现，最高和最低身体活动水平者的直肠癌发病风险没有差异[23,26,30,31]。尽管上述研究大多没有将大肠癌筛查作为混杂因素进行调整（可能与身体活动水平有关），大多数研究调整了多种潜在的混杂因素，包括年龄，BMI 和直肠癌风险因素。与这些发现相比，合并分析的 12 项队列研究发现，第 90 百分位休闲时间身体活动与第 10 百分位水平之间的癌症风险存在统计学显著意义的相关性，可降低直肠癌的风险（$RR=0.87$；$95\%CI$：$0.80\text{-}0.95$）[9]。尚不清楚为什么合并分析不同于 Meta 分析。合并分析的研究仅是 Meta 分析中的一部分。此外，合并比较纳入的是身体活动的最高和最低十分位数，而 Meta 分析则使用任何来源研究报告的高水平或低水平身体活动水平，通常是最高和最低四分位数。

剂量 - 反应关系：由于身体活动与直肠癌风险之间没有总体性的关联，所以没有一篇 Meta 分析考察剂量 - 反应关系。纳入了 12 项队列研究的合并分析发现，随着休闲时间身体活动百分位数的升高与直肠癌风险之间存在显著的 U 型关系（$P_{总体}=0.000\ 2$；$P_{非线性}=0.000\ 8$）[9]。

特定因素的证据

性别：合并分析发现，身体活动对直肠癌风险的影响在男性中有统计学意义，但女性没有（$P_{异质性}=0.09$）[9]。

年龄：没有任何分析或系统评估提供特定年龄组的数据。

人种 / 民族：美国和欧洲的研究对象主要为高加索人。纳入日本人研究的 1 项系统综述报道了 2 项队列研究和 6 项病例 - 对照研究的数据，发现较高的身体活动与直肠癌风险无关[29]。

社会经济状况：这些分析或系统综述均未提供关于社会经济状况对身体活动与直肠癌发病率之间关系的影响的数据。因此，无法就此因素作出结论。

体重状况：合并分析检查了 BMI 第 90 百分位与第 10 百分位身体活动水平之间的关联。

BMI<25.0kg/m^2 的患者的直肠癌风险与 BMI>25kg/m^2 的患者相比无差异（$P_{效应改变}$=0.50）[9]。

癌症亚型：没有分析或系统综述认为身体活动对直肠癌风险的效应与不同直肠癌亚型有关。

高风险人群：系统综述或分析在研究直肠癌风险升高患者的身体活动影响时，未提供任何信息。

***有关此证据的更多详细信息，请访问** https://health.gov/paguidelines/second-edition/ report/supplementary-material.aspx*。

其他癌症

没有系统综述或 Meta 分析包括足够的信息来作出关于身体活动与其他癌症（包括肝脏、胆囊、小肠、软组织或黑色素瘤）发生之间关联的结论。然而，Moore 等 [9] 的合并分析提供了有关这些癌症的一些有用的数据。身体活动水平的第 90 百分位比第 10 百分位能显著降低肝癌风险（*HR*=0.73；*95%CI*：0.55-0.98），显著增加恶性黑色素瘤的风险（*HR*=1.27；*95%CI*：1.16-1.40），但对小肠癌（*HR*=0.78；*95%CI*：0.60-1.00）、软组织（*HR*=0.94；*95%CI*：0.67-1.31）和胆囊（*HR*=0.72；*95%CI*：0.51-1.01）的发生风险无显著作用。

问题 2. 静态行为与癌症发病率有什么关系？

a）是否存在剂量 - 反应关系？如果是，这种关系曲线的形状是什么样的？

b）这种关系是否因年龄、性别、人种 / 民族、社会经济状况或体重状况而异？

c）这种关系是否独立于低强度 - 中等强度或剧烈的身体活动水平？

d）有没有证据表明静态行为或间断的静态行为是重要因素？

证据来源：Meta 分析、系统综述、原创研究文献

结论陈述

中等强度证据表明，在静态行为上花费的时间越长，发生癌症的风险更高，尤其是子宫内膜癌、结肠癌和肺癌。**PAGAC 等级：中等**

有限的证据表明，静态行为与子宫内膜癌、结肠癌和肺癌发生率之间存在直接的剂量 - 反应关系。**PAGAC 等级：有限**

目前尚无足够的证据提示静态行为与癌症发生率之间的关系是否因年龄、性别、人种 / 民族、社会经济状况或体重状况而异。**PAGAC 等级：不确定**

目前尚无足够的证据提示静态行为与癌症发生率之间的关系是否因中等强度或高强度的身体活动量而变化。**PAGAC 等级：不确定**

目前尚无足够的证据提示静态行为的次数或间隔是否是静态行为与癌症发生率之间关系的重要因素。**PAGAC 等级：不确定**

证据回顾

证据来源包括从 2000 年 1 月至 2017 年 2 月 21 日发表的系统综述和 Meta 分析，以及 2014 年 1 月至 2017 年 4 月 25 日发表的最新原始研究文章。证据来源于曾用于提供第 F

部分问题 4 的证据:第 2 章"静态行为"。有关搜索策略的更多细节在该章节中提供。

有关审查问题 2 的证据的审查细节,读者可参阅 F 部分第 2 章"静态行为"。简而言之,两篇 Meta 分析检查了静态行为与总体癌症发病率之间的关系[90,91],静态行为最高水平比最低者的癌症风险分别为 1.20($95\%CI$:1.12-1.28)[90] 和 1.13($95\%CI$:1.05-1.21)[91]。

两篇 Meta 分析检查了静态行为与子宫内膜癌之间的关系,并且均报道了静态行为时间的最高和最低水平时的显著相关性:Schmid 和 Leitzmann[92] 报道相对危险度为 1.36($95\%CI$:1.15-1.60),Shen 等[90] 报告为 1.28($95\%CI$:1.08-1.53)。Shen 等[90] 的 Meta 分析显示,静态行为与总体结直肠癌风险有统计学显著意义的相关性($RR=1.30$;$95\%CI$:1.12-1.49);而 Schmid 和 Leitzmann[92] 报道与结肠癌存在显著相关性($RR=1.28$;$95\%CI$:1.13-1.45),但与直肠癌无关($RR=1.03$;$95\%CI$:0.89-1.19)。这两篇 Meta 分析也检测了静态行为与肺癌之间的关系,比较静坐时间的最高和最低水平,均报道了统计学显著相关性,Schmid 和 Leitzmann[92] 报道相对危险度为 1.21($95\%CI$:1.03-1.43),Shen 等[90] 报道相对危险度为 1.27($95\%CI$:1.06-1.52)。需要强调的是,许多研究报道静态行为与癌症发病风险之间存在显著相关性,其使用的统计模型中将估计的中等强度和高强度身体活动作为协变量。

结论陈述

在审查 45 项系统综述、Meta 分析和合并分析时,数百项流行病学研究对数百万研究参与者进行了对比,分委会认为强有力的证据显示最高身体活动水平与最低身体活动水平者相比,可以降低膀胱癌、乳腺癌、结肠癌、子宫内膜癌、食管癌腺癌、肾癌和胃癌风险约 10%~20%。分委会发现身体活动水平最高与最低水平者相比,肺癌风险显著性降低 25%,但不能排除烟草使用造成的混杂,因此认为该关联是一个较低的证据等级。分委会确定,有限的证据表明身体活动增加与血液、头颈部、卵巢、胰腺和前列腺癌的风险降低之间存在关联。没有证据可以适用于脑癌。分委会发现身体活动对甲状腺或直肠癌风险降低的证据有限。最后,由于缺乏证据,分委会没有审查其他几个部位的癌症。

身体活动与特定癌症风险之间的剂量 - 反应关系是显而易见的,但鉴于各种研究、Meta分析和合并分析中测量和分类身体活动水平的方法不一致,因此无法确定与一定效应相对应的确切身体活动水平。

关于癌症亚型的考察表明,无论激素受体状态如何,体内活动增加与乳腺癌风险降低以及近端和远端结肠癌相关。相反,虽然高水平的身体活动与食管腺癌的减少有关,但对食管鳞状细胞癌没有观察到具有统计学显著意义的效果。其他亚型的癌症信息很少。

对于结肠癌和肾癌,女性和男性都可以清楚地看到身体活动对特定癌症风险的影响,而对于其他癌症,如膀胱癌、食管癌、胃癌、肺癌和胰腺癌,不能排除有性别差异。关于年龄或社会经济状况对身体活动降低癌症风险差异影响的资料很少。很少有具体的估计可用于除白人以外的人种 / 民族。对于多种癌症,身体活动对亚洲人种的个体与非亚洲个体的保护效应似乎类似。合并分析表明,与白人相似,身体活动降低了非洲裔美国人肺癌、结肠癌和乳腺癌的风险,但与非洲裔美国人的前列腺癌风险无关。关于一些特定的美国人群(拉丁裔,美洲原住民,太平洋岛民)的数据非常稀少,以至于系统综述、Meta 分析和合并分析没有提供这些人种/民族人群的证据。体重状况影响身体活动与几种癌症(包括乳腺癌、子宫内膜癌、肺癌、卵巢癌和甲状腺癌)的相关性,可能也影响身体活动与食管腺癌和贲门癌风险之间的关联。

分委会对有关静态行为和子宫内膜癌、结肠癌和肺癌风险的文献进行的回顾发现,最高和最低水平的静坐行为使这些癌症的风险显著增加了 20%~35%,证据级别为强。目前尚不能得出静坐时间与其他特定癌症之间的关联(表 F4-1)。

总之,分委会对广泛的流行病学文献的审查结果提供了令人信服的证据,将成人身体活动增加与几种常见癌症的风险降低联系起来,并可能降低成人其他几种癌症的风险。这些影响似乎广泛适用于不同性别,对大多数癌症而言,其亚型的发生风险与体重状况无关。关于身体活动和癌症风险的大多数现有数据来自于白人的研究。关于其他人种和民族人群,包括非洲裔美国人和亚洲人的现有数据表明,身体活动具有类似的好处。尽管关于不同人种和民族群体的数据不足,但没有数据可以说身体活动不能帮助所有人种和民族个体。

表 F4-1 特定癌症人群中身体活动和静态行为关系总结(按照分委会的等级划分)

癌症	* 证据等级
身体活动保护:	
膀胱癌、乳腺癌、结肠癌、子宫内膜癌、食管(腺癌)、肾癌、胃癌	强
肺癌	中等
血液学癌症、头颈部癌症、卵巢癌、胰腺癌、前列腺癌	有限
脑癌	不确定
身体活动无效:	
甲状腺癌	有限
直肠癌	有限
静态行为危害:	
子宫内膜癌、结肠癌、肺癌	不确定

注:* 证据等级指文献中关于身体活动与癌症风险之间关联的证据强度。关于这些关联的效应大小和方向,请参见评估具有特定癌症的证据

2018 年科学报告与 2008 年科学报告的比较

2008 年科学报告[4]认为,证据支持身体活动与结肠癌和乳腺癌发展之间存在适度的反向关系。在该报告中,很少有研究详细描述亚组(年龄、性别、体重状况、癌症部位)或特定类型癌症与身体活动的关联。它进一步得出结论,身体活动与前列腺癌或直肠癌的发展之间没有关联。

2008 年科学报告[4]没有评论身体活动与膀胱癌、胃癌、子宫内膜癌、肾癌、血液癌、头颈

癌、胰腺癌、卵巢癌、脑癌或甲状腺癌的风险之间的关联,因为当时这些癌症中很少有研究可用。此外,鉴于静态行为与癌症发病率之间的关联性证据自 2008 年以来才开始得以大量报告,先前的报告并未包括有关这种暴露的信息。

2008 年科学报告 [4] 回顾了一些会解释身体活动与癌症风险之间相关性的机制,但这些综述并不系统。

公众健康影响

在 2017 年,估计有 1 688 780 名美国人将被诊断出患有新的癌症,600 920 名患者将死于癌症 [1]。从我们的综述中可以看出,有规律的有氧运动可能会对降低几种癌症发生的风险产生实质性的有益影响,特别是一些最常见的癌症(例如乳腺癌、结肠癌和肺癌)以及一些与肥胖相关的癌症(例如绝经后乳腺癌、结肠癌、食管腺癌和肾癌)。鉴于癌症对生活质量收入稳定性和死亡率的重大影响,普通癌症通过高水平身体活动降低的风险可能会对公共健康产生巨大影响。如果目前身体活动不足的个体活动量增加的话,预计癌症发病率、癌症死亡率和癌症相关成本会有实质性减少。因此,分委会认为应鼓励所有个体达到建议的身体活动水平,以降低患癌症的风险。

未来研究的方向

1. 对尚未充分研究的特定部位癌症进行身体活动对癌症风险影响的流行病学研究,最好是大型前瞻性队列研究。

依据:很少有证据表明身体活动与几个部位癌症,尤其是罕见癌症的风险之间的关系。因此可能需要额外的汇总数据集和 Meta 分析。额外的研究将会为有用的见解提供所需的数据,这些数据可能通过分析汇集的数据集和 Meta 分析获得。

2. 在特定的人种,民族和社会经济群体中开展身体活动对癌症风险影响的流行病学研究。

依据:很少有关特定人种、民族或不同社会经济状况者的足够证据,可以来评估身体活动对癌症发生风险的影响。这项额外的研究特别重要,因为许多有癌症的高风险的人群(即非裔美国人患结肠癌、前列腺癌和乳腺癌的风险增加),通常被诊断患有更晚期的疾病(即来自低社会经济群体的个体或其他人无法获得医疗保健),而且这些人群往往活动不足。

3. 开展研究以测试年龄对身体活动与癌症风险之间关系的影响。

依据:一些证据表明,较年轻的年龄组中的一些癌症风险正在增加,例如结肠癌和乳腺癌,今天这些人的身体活动水平也低于前几代人。在这种年轻的年龄组中,了解身体活动是否具有保护作用是非常重要的。

4. 开展流行病学研究,最好是前瞻性队列研究,以确定特定类型的身体活动对癌症风险的影响。

依据:关于癌症风险与特定活动相关的数据很少。了解步行等中等强度的活动是否足以提供保护作用。此外,关于其他活动与癌症的相关性数据不足,如肌肉力量活动。

　　5. 进行流行病学研究,最好是前瞻性队列研究,以更精确地确定身体活动对癌症风险的剂量 - 反应效应关系。

　　依据:现有研究中的所有数据都来自自报的日常活动回忆。采用基于设备的活动测量收集数据非常重要,同时也决定了活动剂量的精确测量。

　　6. 开展随机对照临床试验测试锻炼对癌症发病率的影响。

　　依据:所有可用的数据来自观察性研究,这些观察性研究可能会受到其他变量的混杂影响。高风险人群的随机试验可能更具成本效益,因为样本量较小或随访时间较短的试验可能是可行的。

参考文献

1. Siegel RL, Miller KD, Jemal A. Cancer statistics, 2017. *CA Cancer J Clin*. 2017;67(1):7-30. doi:10.3322/caac.21387.

2. American Cancer Society. Lifetime risk of developing or dying from cancer. https://www.cancer.org/cancer/cancer-basics/lifetime-probability-of-developing-or-dying-from-cancer.html. Updated March 23, 2016. Accessed January 3, 2018.

3. Vineis P, Wild CP. Global cancer patterns: causes and prevention. *Lancet*. 2014;383(9916):549-557. doi:10.1016/S0140-6736(13)62224-2.

4. Physical Activity Guidelines Advisory Committee. *Physical Activity Guidelines Advisory Committee Report, 2008*. Washington, DC: U.S. Department of Health and Human Services; 2008.

5. McTiernan A. Mechanisms linking physical activity with cancer. *Nat Rev Cancer*. 2008;8(3):205-211. doi:10.1038/nrc2325.

6. Koelwyn GJ, Quail DF, Zhang X, White RM, Jones LW. Exercise-dependent regulation of the tumour microenvironment. *Nat Rev Cancer*. 2017;17(10):620-632. doi:10.1038/nrc.2017.78.

7. Ashcraft KA, Peace RM, Betof AS, Dewhirst MW, Jones LW. Efficacy and mechanisms of aerobic exercise on cancer initiation, progression, and metastasis: a critical systematic review of in vivo preclinical data. *Cancer Res*. 2016;76(14):4032-4050. doi:10.1158/0008-5472. CAN-16-0887.

8. Hojman P, Gehl J, Christensen JF, Pedersen BK. Molecular mechanisms linking exercise to cancer prevention and treatment. *Cell Metab*. October 2017. pii:S1550-4131(17)30567-3. doi:10.1016/j.cmet. 2017.09.015.

9. Moore SC, Lee IM, Weiderpass E, et al. Association of leisure-time physical activity with risk of 26 types of cancer in 1.44 million adults. *JAMA Intern Med*. 2016;176(6):816-825. doi:10.1001/jamainternmed.2016.1548.

10. National Cancer Institute; Surveillance, Epidemiology, and End Results Program. Cancer stat facts: bladder cancer. https://seer.cancer.gov/statfacts/html/urinb.html. Accessed January 3, 2018.

11. Burger M, Catto JW, Dalbagni G, et al. Epidemiology and risk factors of urothelial bladder cancer. *Eur Urol*. 2013;63(2):234-241. doi:10.1016/j.eururo. 2012.07.033.

12. Keimling M, Behrens G, Schmid D, Jochem C, Leitzmann MF. The association between physical activity and bladder cancer: systematic review and meta-analysis. *Br J Cancer*. 2014; 110 (7): 1862-1870. doi: 10.1038/bjc.2014.77.

13. World Cancer Research Fund International, American Institute for Cancer Research. *Continuous Update Project Report: Diet, Nutrition, Physical Activity and Bladder Cancer*; 2015. http://www.wcrf.org/bladder-cancer-2015. Accessed January 16, 2018.

14. National Cancer Institute; Surveillance, Epidemiology, and End Results Program. Cancer stat facts: female breast cancer. https://seer.cancer.gov/statfacts/html/breast.html. Accessed January 3, 2018.

15. National Cancer Institute. Breast cancer risk in American women. https://www.cancer.gov/types/breast/risk-fact-sheet. Accessed January 3, 2018.

16. Wu Y, Zhang D, Kang S. Physical activity and risk of breast cancer: a meta-analysis of prospective studies. *Breast Cancer Res Treat*. 2013; 137 (3): 869-882. doi: 10.1007/s10549-012-2396-7.

17. Neilson HK, Farris MS, Stone CR, et al. Moderate-vigorous recreational physical activity and breast cancer risk, stratified by menopause status: a systematic review and meta-analysis. *Menopause*. 2017; 24 (3): 322-344. doi: 10.1097/GME.0000000000000745.

18. Pizot C, Boniol M, Mullie P, et al. Physical activity, hormone replacement therapy and breast cancer risk: a meta-analysis of prospective studies. *Eur J Cancer*. 2016; 52: 138-154. doi: 10.1016/j.ejca. 2015.10.063.

19. Liu L, Shi Y, Li T, et al. Leisure time physical activity and cancer risk: evaluation of the WHO's recommendation based on 126 high-quality epidemiological studies. *Br J Sports Med*. 2016; 50 (6): 372-378. doi: 10.1136/bjsports-2015-094728.

20. Gong Z, Hong CC, Bandera EV, et al. Vigorous physical activity and risk of breast cancer in the African American breast cancer epidemiology and risk consortium. *Breast Cancer Res Treat*. 2016; 159 (2): 347-356. doi: 10.1007/s10549-016-3936-3.

21. National Cancer Institute; Surveillance, Epidemiology, and End Results Program. Cancer stat facts: colorectal cancer. https://seer.cancer.gov/statfacts/html/colorect.html. Accessed January 3, 2018.

22. American Cancer Society. Colorectal cancer risk factors. https://www.cancer.org/cancer/colon-rectal-cancer/causes-risks-prevention/risk-factors.html. Accessed January 3, 2018.

23. Harriss DJ, Atkinson G, Batterham A, et al; Colorectal Cancer, Lifestyle, Exercise And Research Group. Lifestyle factors and colorectal cancer risk (2): a systematic review and meta-analysis of associations with leisure-time physical activity. *Colorectal Dis*. 2009; 11 (7): 689-701. doi: 10.1111/j.1463-1318.2009.01767. x.

24. Boyle T, Keegel T, Bull F, Heyworth J, Fritschi L. Physical activity and risks of proximal and distal colon cancers: a systematic review and meta-analysis. *J Natl Cancer Inst*. 2012; 104 (20): 1548-1561. doi: 10.1093/jnci/djs354.

25. Johnson CM, Wei C, Ensor JE, et al. Meta-analyses of colorectal cancer risk factors. *Cancer Causes Control*. 2013; 24 (6): 1207-1222. doi: 10.1007/s10552-013-0201-5.

26. Robsahm TE, Aagnes B, Hjartaker A, Langseth H, Bray FI, Larsen IK. Body mass index, physical activity, and colorectal cancer by anatomical subsites: a systematic review and meta-analysis of cohort studies. *Eur J Cancer*

Prev. 2013;22(6):492-505. doi:10.1097/CEJ.0b013e328360f434.

27. Kyu HH,Bachman VF,Alexander LT,et al. Physical activity and risk of breast cancer,colon cancer,diabetes, ischemic heart disease,and ischemic stroke events:systematic review and dose-response meta-analysis for the Global Burden of Disease Study 2013.*BMJ.*2016;354:i3857. doi:10.1136/bmj. i3857.

28. Wolin KY,Yan Y,Colditz GA,Lee IM. Physical activity and colon cancer prevention:a meta-analysis. *Br J Cancer.* 2009;100(4):611-616. doi:10.1038/sj.bjc.6604917.

29. Pham NM,Mizoue T,Tanaka K,et al;Research Group for the Development and Evaluation of Cancer Prevention Strategies in Japan. Physical activity and colorectal cancer risk:an evaluation based on a systematic review of epidemiologic evidence among the Japanese population. *Jpn J Clin Oncol.* 2012;42(1):2-13. doi:10.1093/jjco/ hyr160.

30. World Cancer Research Fund International,American Institute for Cancer Research. *Continuous Update Project Report:Diet,Nutrition,Physical Activity and Colorectal Cancer.* http://www.aicr.org/continuous-update-project/ reports/colorectal-cancer-2017-report.pdf. Published 2017. Accessed October 11,2017.

31. World Cancer Research Fund International,American Institute for Cancer Research. *Continuous Update Project Report:Food,Nutrition,Physical Activity,and the Prevention of Colorectal Cancer.* http://www.wcrf.org/sites/ default/files/Colorectal-Cancer-2011-Report.pdf. Published 2011. Accessed October 11,2017.

32. National Cancer Institute;Surveillance,Epidemiology,and End Results Program. Cancer stat facts:uterine cancer. https://seer.cancer.gov/statfacts/html/corp.html. Accessed January 3,2018.

33. Keum N,Ju W,Lee DH,et al. Leisure-time physical activity and endometrial cancer risk:dose-response meta- analysis of epidemiological studies. *Int J Cancer.* 2014;135(3):682-694. doi:10.1002/ijc.28687.

34. Moore SC,Gierach GL,Schatzkin A,Matthews CE. Physical activity,sedentary behaviours,and the prevention of endometrial cancer. *Br J Cancer.* 2010;103(7):933-938. doi:10.1038/sj.bjc.6605902.

35. Schmid D,Behrens G,Keimling M,Jochem C,Ricci C,Leitzmann M. A systematic review and meta-analysis of physical activity and endometrial cancer risk. *Eur J Epidemiol.* 2015;30(5):397-412. doi:10.1007/s10654- 015-0017-6.

36. National Cancer Institute;Surveillance,Epidemiology,and End Results Program. Cancer stat facts:esophageal cancer. https://seer.cancer.gov/statfacts/html/esoph.html. Accessed January 3,2018.

37. Runge TM,Abrams JA,Shaheen NJ. Epidemiology of Barrett's esophagus and esophageal adenocarcinoma. *Gastroenterol Clin North Am.* 2015;44(2):203-231. doi:10.1016/j.gtc.2015.02.001.

38. Thrift AP. The epidemic of oesophageal carcinoma:where are we now? *Cancer Epidemiol.* 2016;41:88-95. doi: 10.1016/j.canep.2016.01.013.

39. Behrens G,Jochem C,Keimling M,Ricci C,Schmid D,Leitzmann MF. The association between physical activity and gastroesophageal cancer:systematic review and meta-analysis. *Eur J Epidemiol.* 2014;29(3):151-170. doi:10.1007/s10654-014-9895-2.

40. Chen Y,Yu C,Li Y. Physical activity and risks of esophageal and gastric cancers:a meta-analysis. *PLoS One.* 2014;9(2):e88082. doi:10.1371/journal.pone.0088082.

41. Singh S,Devanna S,Edakkanambeth Varayil J,Murad MH,Iyer PG. Physical activity is associated with reduced

risk of esophageal cancer, particularly esophageal adenocarcinoma: a systematic review and meta-analysis. *BMC Gastroenterol*. 2014;14:101. doi:10.1186/1471-230X-14-101.

42. National Cancer Institute;Surveillance,Epidemiology,and End Results Program. Cancer stat facts:stomach cancer. https://seer.cancer.gov/statfacts/html/stomach.html. Accessed January 3,2018.

43. Abioye AI,Odesanya MO,Abioye AI,Ibrahim NA. Physical activity and risk of gastric cancer:a meta-analysis of observational studies. *Br J Sports Med*. 2015;49(4):224-229. doi:10.1136/bjsports-2013-092778.

44. Psaltopoulou T,Ntanasis-Stathopoulos I,Tzanninis IG,Kantzanou M,Georgiadou D,Sergentanis TN. Physical activity and gastric cancer risk:a systematic review and meta-analysis. *Clin J Sport Med*. 2016;26(6):445-464.

45. Singh S,Edakkanambeth Varayil J,Devanna S,Murad MH,Iyer PG. Physical activity is associated with reduced risk of gastric cancer:a systematic review and meta-analysis. *Cancer Prev Res(Phila)*. 2014;7(1):12-22. doi:10.1158/1940-6207. CAPR-13-0282.

46. National Cancer Institute;Surveillance,Epidemiology,and End Results Program. Cancer stat facts:kidney and renal pelvis cancer. https://seer.cancer.gov/statfacts/html/kidrp.html. Accessed January 3,2018.

47. American Cancer Society. Risk factors for kidney cancer. https://www.cancer.org/cancer/kidney-cancer/causes-risks-prevention/risk-factors.html. Accessed January 3,2018.

48. Behrens G,Leitzmann MF. The association between physical activity and renal cancer:systematic review and meta-analysis. Br J Cancer.2013;108(4):798-811. doi:10.1038/bjc.2013.37.

49. World Cancer Research Fund International,American Institute for Cancer Research. Continuous Update Project Report:Diet,Nutrition,Physical Activity and Kidney Cancer;2015. http://www.wcrf.org/kidney-cancer-2015. Accessed January 16,2018.

50. National Cancer Institute;Surveillance,Epidemiology,and End Results Program. Cancer stat facts:lung and bronchus cancer. https://seer.cancer.gov/statfacts/html/lungb.html. Accessed January 3,2018.

51. Sun JY,Shi L,Gao XD,Xu SF. Physical activity and risk of lung cancer:a meta-analysis of prospective cohort studies. Asian Pac J Cancer Prev.2012;13(7):3143-3147.

52. Buffart LM,Singh AS,van Loon EC,Vermeulen HI,Brug J,Chinapaw MJ. Physical activity and the risk of developing lung cancer among smokers:a meta-analysis. J Sci Med Sport.2014;17(1):67-71. doi:10.1016/j.jsams.2013.02.015.

53. Schmid D,Ricci C,Behrens G,Leitzmann MF. Does smoking influence the physical activity and lung cancer relation? A systematic review and meta-analysis. Eur J Epidemiol.2016;31(12):1173-1190. doi:10.1007/s10654-016-0186-y.

54. Zhong S,Ma T,Chen L,et al. Physical activity and risk of lung cancer:a meta-analysis. Clin J Sport Med.2016;26(3):173-181. doi:10.1097/JSM.0000000000000219.

55. Brenner DR,Yannitsos DH,Farris MS,Johansson M,Friedenreich CM. Leisure-time physical activity and lung cancer risk:a systematic review and meta-analysis. Lung Cancer.2016;95:17-27. doi:10.1016/j.lungcan.2016.01.021.

56. National Cancer Institute;Surveillance,Epidemiology,and End Results Program. Cancer stat facts:leukemia. https://seer. https://seer.cancer.gov/statfacts/html/leuks.html. Accessed January 3,2018.

57. National Cancer Institute ; Surveillance , Epidemiology , and End Results Program. Cancer stat facts : non-Hodgkin lymphoma. https ://seer.cancer.gov/statfacts/html/nhl.html. Accessed January 3 , 2018.

58. National Cancer Institute ; Surveillance , Epidemiology , and End Results Program. Cancer stat facts : Hodgkin lymphoma. https ://seer.cancer.gov/statfacts/html/hodg.html. Accessed January 3 , 2018.

59. National Cancer Institute ; Surveillance , Epidemiology , and End Results Program. Cancer stat facts : myeloma. https ://seer.cancer.gov/statfacts/html/mulmy.html. Accessed January 3 , 2018.

60. Jochem C , Leitzmann MF , Keimling M , Schmid D , Behrens G. Physical activity in relation to risk of hematologic cancers : a systematic review and meta-analysis. Cancer Epidemiol Biomarkers Prev.2014 ; 23 (5): 833-846. doi : 10.1158/1055-9965. EPI-13-0699.

61. Vermaete NV , Wolter P , Verhoef GE , et al. Physical activity and risk of lymphoma : a meta-analysis. Cancer Epidemiol Biomarkers Prev.2013 ; 22 (7): 1173-1184. doi : 10.1158/1055-9965. EPI-13-0182.

62. Aschebrook-Kilfoy B , Cocco P , La Vecchia C , et al. Medical history , lifestyle , family history , and occupational risk factors for mycosis fungoides and Sézary syndrome : the InterLymph Non-Hodgkin Lymphoma Subtypes Project. J Natl Cancer Inst Monogr.2014 ; 2014 (48): 98-105. doi : 10.1093/jncimonographs/lgu008.

63. National Cancer Institute ; Surveillance , Epidemiology , and End Results Program. Cancer stat facts : oral cavity and pharynx cancer. https ://seer.cancer.gov/statfacts/html/oralcav.html. Accessed January 3 , 2018.

64. National Cancer Institute. Head and neck cancers. https ://www.cancer.gov/types/head-and-neck/head-neck-fact-sheet. Accessed January 3 , 2018.

65. Nicolotti N , Chuang SC , Cadoni G , et al. Recreational physical activity and risk of head and neck cancer : a pooled analysis within the international head and neck cancer epidemiology (INHANCE) Consortium. *Eur J Epidemiol.* 2011 ; 26 (8): 619-628. doi : 10.1007/s10654-011-9612-3.

66. National Cancer Institute ; Surveillance , Epidemiology , and End Results Program. Cancer stat facts : ovarian cancer. https ://seer.cancer.gov/statfacts/html/ovary.html. Accessed January 3 , 2018.

67. American Cancer Society. What are the risk factors for ovarian cancer ? https ://www.cancer.org/cancer/ovarian-cancer/causes-risks-prevention/risk-factors.html. Accessed January 3 , 2018.

68. Zhong S , Chen L , Lv M , Ma T , Zhang X , Zhao J. Nonoccupational physical activity and risk of ovarian cancer : a meta-analysis. *Tumour Biol.* 2014 ; 35 (11): 11065-11073. doi : 10.1007/s13277-014-2385-z.

69. Cannioto R , LaMonte MJ , Risch HA , et. al. Chronic recreational physical inactivity and epithelial ovarian cancer risk : evidence from the Ovarian Cancer Association Consortium. *Cancer Epidemiol Biomarkers Prev.* 2016 ; 25 (7): 1114-1124. doi : 10.1158/1055-9965. EPI-15-1330.

70. American Cancer Society. Cancer Facts & Figures 2017. Atlanta , GA : American Cancer Society ; 2017.

71. Genkinger JM , Spiegelman D , Anderson KE , et al. A pooled analysis of 14 cohort studies of anthropometric factors and pancreatic cancer risk. *Int J Cancer.* 2011 ; 129 (7): 1708-1717. doi : 10.1002/ijc.25794.

72. Elena JW , Steplowski E , Yu K , et al. Diabetes and risk of pancreatic cancer : a pooled analysis from the pancreatic cancer cohort consortium. *Cancer Causes Control.* 2013 ; 24 (1): 13-25. doi : 10.1007/s10552-012-0078-8.

73. National Cancer Institute ; Surveillance , Epidemiology , and End Results Program. Cancer stat facts : pancreatic

cancer. https://seer.cancer.gov/statfacts/html/pancreas.html. Accessed January 3, 2018.

74. Bao Y, Michaud DS. Physical activity and pancreatic cancer risk: a systematic review. *Cancer Epidemiol Biomarkers Prev*. 2008; 17 (10): 2671-2682. doi: 10.1158/1055-9965. EPI-08-0488.

75. Farris MS, Mosli MH, McFadden AA, Friedenreich CM, Brenner DR. The association between leisure time physical activity and pancreatic cancer risk in adults: a systematic review and meta-analysis. *Cancer Epidemiol Biomarkers Prev*. 2015; 24 (10): 1462-1473. doi: 10.1158/1055-9965. EPI-15-0301.

76. Behrens G, Jochem C, Schmid D, Keimling M, Ricci C, Leitzmann MF. Physical activity and risk of pancreatic cancer: a systematic review and meta-analysis. *Eur J Epidemiol*. 2015; 30 (4): 279-298. doi: 10.1007/s10654-015-0014-9.

77. O'Rorke MA, Cantwell MM, Cardwell CR, Mulholland HG, Murray LJ. Can physical activity modulate pancreatic cancer risk? A systematic review and meta-analysis. *Int J Cancer*. 2010; 126 (12): 2957-2968. doi: 10.1002/ijc.24997.

78. National Cancer Institute; Surveillance, Epidemiology, and End Results Program. Cancer stat facts: prostate cancer. https://seer.cancer.gov/statfacts/html/prost.html. Accessed January 3, 2018.

79. National Cancer Institute. Prostate Cancer Prevention (PDQ®)-Health Professional Version. https://www.cancer.gov/types/prostate/hp/prostate-prevention-pdq#section/_17.Updated March 17, 2017. Accessed January 3, 2018.

80. Liu Y, Hu F, Li D, et al. Does physical activity reduce the risk of prostate cancer? A systematic review and meta-analysis. *Eur Urol*. 2011; 60 (5): 1029-1044. doi: 10.1016/j.eururo. 2011.07.007.

81. National Cancer Institute; Surveillance, Epidemiology, and End Results Program. Cancer stat facts: brain and other nervous system cancer. https://seer.cancer.gov/statfacts/html/brain.html. Accessed January 3, 2018.

82. Niedermaier T, Behrens G, Schmid D, Schlecht I, Fischer B, Leitzmann MF. Body mass index, physical activity, and risk of adult meningioma and glioma: a meta-analysis. *Neurology*. 2015; 85 (15): 1342-1350. doi: 10.1212/WNL.0000000000002020.

83. National Cancer Institute; Surveillance, Epidemiology, and End Results Program. Cancer stat facts: thyroid cancer. https://seer.cancer.gov/statfacts/html/thyro.html. Accessed January 3, 2018.

84. American Cancer Society. Thyroid cancer risk factors. https://www.cancer.org/cancer/thyroid-cancer/causes-risks-prevention/risk-factors.html. Accessed January 3, 2018.

85. Schmid D, Ricci C, Behrens G, Leitzmann MF. Adiposity and risk of thyroid cancer: a systematic review and meta-analysis. *Obes Rev*. 2015; 16 (12): 1042-1054. doi: 10.1111/obr.12321.

86. Schmid D, Behrens G, Jochem C, Keimling M, Leitzmann M. Physical activity, diabetes, and risk of thyroid cancer: a systematic review and meta-analysis. *Eur J Epidemiol*. 2013; 28 (12): 945-958. doi: 10.1007/s10654-013-9865-0.

87. Kitahara CM, Platz EA, Beane Freeman LE, et al. Physical activity, diabetes, and thyroid cancer risk: a pooled analysis of five prospective studies. *Cancer Causes Control*. 2012; 23 (3): 463-471. doi: 10.1007/s10552-012-9896-y.

88. Cheng J, Chen Y, Wang X, et al. Meta-analysis of prospective cohort studies of cigarette smoking

and the incidence of colon and rectal cancers. *Eur J Cancer Prev.* 2015;24(1):6-15. doi:10.1097/ CEJ.0000000000000011.

89. Kuipers EJ,Grady WM,Lieberman D,et al. *Nat Rev Dis Primers.* 2015;1:15065. doi:10.1038/nrdp.2015.65.

90. Shen D,Mao W,Liu T,et al. Sedentary behavior and incident cancer:a meta-analysis of prospective studies. *PLoS One.* 2014;9(8):e105709. doi:10.1371/journal.pone. 0105709.

91. Biswas A,Oh PI,Faulkner GE,et al. Sedentary time and its association with risk for disease incidence, mortality,and hospitalization in adults:a systematic review and meta-analysis. *Ann Intern Med.* 2015;162(2): 123-132. doi:10.7326/M14-1651.

92. Schmid D,Leitzmann MF. Television viewing and time spent sedentary in relation to cancer risk:a meta-analysis. *J Natl Cancer Inst.* 2014;106(7). doi:10.1093/jnci/dju098. Print 2014 Jul.

F 部分　第 5 章　心脏代谢健康和预防体重增加

目录

前言

　　委员会将心血管代谢健康和体重管理确定为本报告的重点内容,重点是防止发生特定结局。委员会在确定《2018 美国身体活动指南科学证据报告》中具体考察领域时,考虑了心血管代谢健康和体重管理的广泛领域,并考虑了本科学报告如何在该领域拓展《2008 美国身体活动指南科学证据报告》[1]。在此背景下,心脏代谢健康和增重预防分委会会将 3 个领域列为本章的重点,包括身体活动与预防增重、高血压发生率和 2 型糖尿病发病率之间的关联。在这份报告中列入这些领域的理由如下。

　　过高体重已被证明与许多负面的健康结局有关,包括但不限于心血管疾病(CVD)、糖尿病、某几种癌症,以及肌肉骨骼功能紊乱[2,3]。

　　最近资料表明,美国成年男子的超重($25kg/m^2 \leqslant BMI < 30kg/m^2$)患病率约为 40%,女性为 30%[4],估计男性肥胖率($BMI > 30kg/m^2$)约为 35%,女性为 40%[5]。因此,凸显了对于超重和肥胖的有效治疗的持续需求。然而,从公共卫生的角度来看,预防或最大程度降低体重增加的策略可能会降低超重和肥胖的发生,这对于降低超重对健康的影响很重要。本章重点关注身体活动及其对体重的潜在影响,重点在于尽量减少体重增加,保持体重,以及防止成人超重和肥胖。F 部分第 7 章"青少年"讨论了身体活动对青少年体重的潜在影响。对于身体活动对孕期影响的讨论见 F 部分第 8 章。孕妇或产后女性以及静态行为对体重的潜在影响在 F 部分第 2 章的"静态行为"一节。

　　心血管疾病是美国和全球死亡的主要原因,死亡数在美国约占 1/3(807 775 人或 30.8%),全球约为 1 730 万(31%)[6,7]。高血压是最常见的、经济负担重但可预防的 CVD 风险因素。根据美国预防、检测、评估与治疗高血压联合委员会第七次报告(JNC)[8],高血压影响着美国 8 600 万（34%）成人和全球 14 亿（31%）成人[6,7]。高血压也是美国最常见的首诊疾病，也是 50 岁以上成人药物处方的首位病因[9]。美国另有 36% 的成人为高血压前期，估计有 1/5 的成人在高血压前期 4 年后可能会发展为高血压[6,10]。到 2030 年，预计美国将有 41% 的成人患有高血压，几乎同样多的成人会成为高血压前期。从 2010 年到 2030 年，由高血压引起的总体直接成本预计将增加 3 倍（1 307 亿 ~3 899 亿美元），而生产力损失造成的间接成本将增加 1 倍（254 亿 ~428 亿美元）[6]。控制这种日益增加的、昂贵的公共卫生危机是国家和全球的优先考虑领域[7,11]。本章重点介绍身体活动及其对预防高血压的潜在作用。身体活动对成年高血压患者静息血压的影响见 F 部分第 10 章"慢性病患者"。

糖尿病是以胰岛素缺乏和 / 或胰岛功能缺陷为特征的慢性疾病。2 型糖尿病的特征是胰岛素抵抗通常伴随着胰岛素的功能抵抗，这种特征大约存在于 90%~95% 糖尿病病例。通过定期参与中等强度、高强度身体活动可以减少发展为 2 型糖尿病的风险。据估计，约有 2 300 万人（占美国人口的 9.4%）患有 2 型糖尿病[12]。患病率从 18~44 岁的人群中的 3% 上升至 45~64 岁人群中的 13%，65 岁以上的人群的 21%[12]。糖尿病的常见并发症会累及眼睛、肾脏、神经和血管，导致视力下降，肾功能衰竭和下肢截肢等问题。这些并发症的危险因素在糖尿病患者中很常见：88% 有超重或肥胖，41% 没有中等强度、高强度身体活动，74% 自报患有高血压，16% 自报血红蛋白 A1c（HbA1c）高于 9%。2012 年，美国糖尿病的总成本估计为直接医疗费用 1 760 亿美元，生产力降低 690 亿美元[13]。2 型糖尿病患者的医疗支出比他们没有患病时高出 2.3 倍。因为通过定期参与中等强度、高强度身体活动可以降低发展疾病风险，本章重点关注 2 型糖尿病的预防。妊娠糖尿病在 F 部分第 8 章"孕产妇"一节讨论。静态行为与 2 型糖尿病发病的关系见 F 部分第 2 章"静态行为"一节描述。在已经患有 2 型糖尿病的个体中，习惯性中等强度 - 高强度身体活动对其他慢性疾病的发展，生活质量、身体功能和疾病进展的预防的影响在 F 部分"慢性病患者"一节中描述。

科学回顾

待解决问题总览

本章介绍 3 个主要问题和相关的子问题：

1. 体育锻炼与预防增重有什么关系？
a）是否存在剂量 - 反应关系？如果是，这种关系曲线的形状是什么样的？
b）这种关系是否因年龄、性别、人种 / 民族、社会经济状况或体重状况而异？
c）这种关系是基于低强度、中等强度、高强度身体活动水平而变化的吗？
2. 在血压正常或高血压前期的人身体活动与血压之间有什么关系？
a）是否存在剂量 - 反应关系？如果是，这种关系曲线的形状是什么样的？
b）这种关系是否因年龄、性别、人种 / 民族、社会经济状况、体重状况或静息血压水平而异？

c）这种关系是否因频率、持续时间、强度、类型（模式）或身体活动测量方式而异？

3. 在非糖尿病的成人中，身体活动与 2 型糖尿病之间有什么关系？

a）是否存在剂量 - 反应关系？如果是，这种关系曲线的形状是什么样的？

b）这种关系是否因年龄、性别、人种 / 民族、社会经济状况或体重状况而异？

c）这种关系是否因频率、持续时间、强度、类型（模式）以及身体活动测量方式而异？

回答问题的资料来源和过程

对于问题 1（预防增重），在确定了从最初搜索中所纳入现有综述（系统综述、Meta 分析、合并分析和报告）并未回答该问题，因此，分委会对原始研究文献进行了全部重新检索。

分委会确定系统综述，Meta 分析，合并分析和报告为回答研究问题 2 和问题 3 提供了充分的文献资料。为了减少重复劳动，寻找问题 2（血压）的现有综述和标题分类和问题 3（2 型糖尿病的发病率）与慢性病分委会的问题 3（高血压患者）和问题 4（患有 2 型糖尿病的患者）同时进行。为解决这两个分委会的需求而制定了这些问题的搜索策略。标题归类指出了两个分委会的纳入标准。每个分委会分别进行摘要和全文归类。有关系统文献检索过程的完整细节，请参见 E 部分"文献检索及系统综述的方法学"。

问题 1. 身体活动与预防增重有什么关系？

a）是否存在剂量 - 反应关系？如果是，这种关系曲线的形状是什么样的？

b）这种关系是否因年龄、性别、人种 / 民族、社会经济状况或体重状况而异？

c）这种关系是基于低强度、中等强度、高强度身体活动水平而变化的吗？

证据来源：原创性研究文献

结论陈述

强有力的证据表明，成人身体活动总量增加和增重减少之间存在关联，有证据表明当身体活动总量每周累计超过 150 分钟时，这种关系最为明显。**PAGAC 等级：强**

有限的证据表明身体活动与成人增重风险之间存在剂量 - 反应关系，身体活动总量增加与增重风险降低相关。**PAGAC 等级：有限**

有限的证据表明，成人身体活动总量增加和增重减少的关系因年龄而异，随着年龄的增加，效果逐渐减弱。然而与来自老年人研究的证据并不一致。**PAGAC 等级：有限**

中等强度证据表明，成人身体活动总量增加和增重减少之间的关系似乎并不因性别而异。**PAGAC 等级：中等**

目前尚无足够的证据提示大量身体活动与成年增重值减少之间的关系是否因人种 / 民族而异。**PAGAC 等级：不确定**

目前尚无足够的证据提示成人身体活动总量增加与增重减少之间的关系是否因社会经济状况而异。**PAGAC 等级：不确定**

目前尚无足够的证据提示大量身体活动与成年增重减少之间的关系是否因初始体重状况而异。**PAGAC 等级：不确定**

强有力的证据表明,身体活动时间较长和成人体重增重减少之间的显著关系在中等强度 - 高强度的身体活动者中被观察到。**PAGAC 等级:强**

目前尚无足够的证据确定光照强度活动与成人增重减少之间的关系。**PAGAC 等级:不确定**

证据回顾

为了回答这个问题,分委会审查了 33 项原始研究作为证据[14-46]。显示较多的身体活动与增重减少(N=26)之间的关系的大多数研究是随访期为 1~22 年前瞻性队列研究[14-18,20,22-24,27-31,34-36,38-46],以及 1 项随访 6 年随机对照试验(RCT)的研究。对于阴性效果的 7 项研究,6 项队列研究随访时间范围为 1~20 年[19,21,25,32,33,37]。这些研究中的 3 项的随访期为 2 年或更短[21,24,33],一项是对随机研究数据的二次分析[26]。

在身体活动与增重呈负相关的研究中,有 7 项研究评估了一个时间点的身体活动,以检查增重的相关性[17,22,27,28,31,35,41],而 19 项研究通过评估两个或更多个身体活动时间点来评估与增重的关系[14-16,18,20,23,24,29,30,34,36,38-40,42-46]。对于检查与增重的关联性但没有阳性效果的 7 项研究,有 3 项研究在一个时间点测量了身体活动[21,32,33],4 项研究测量了多个时间点的身体活动[19,25,26,37]。

所回顾的研究提供了内容充实的信息,可以用于评估身体活动与增重、BMI 增加或肥胖发生之间的整体关联。虽然有数据可用来检查这些关联是否受到性别和年龄的影响。但可用于考察人种 / 民族、社会经济状况、初始体重状况或饮食摄入和饮食行为对于身体活动与增重之间的关系的文献信息非常有限。此外,虽然大量充实的信息是有关中等强度、高强度身体活动的,很少有研究提供低强度身体活动的数据。

整体关系的证据

33 项研究中有 26 项研究表明,成人身体活动总量增加和增重之间存在显著相关性[14-18,20,22-24,27-31,34-36,38-46]。26 项研究中的 11 项证明了观察到的效应与身体活动总量数据的关系[17,20,27,29,30,34,36,40,41,43,45]。关于预防成人增重的身体活动总量特定阈值的证据不一致。研究发现,每周至少 1 小时的中等强度身体活动可降低正常体重女性(*IRR*=0.81;95%*CI*:0.71-0.93)和超重女性(*IRR*=0.88;95%*CI*:0.81-0.95)[39]发生肥胖的风险;然而,如果活动强度较强,而不是中等强度,每周少于 1 小时也可以观察到类似的结果。Williams 和 Wood[45] 报告,男性每周跑步 4.4km(约每周 2.8 英里,每周约 28 分钟,每英里 10 分钟)或女性每周 6.2km(约 3.8 英里,每周约 38 分钟,每英里 10 分钟)可能足以预防增重,有些证据还支持每周至少 150 分钟的中等强度身体活动可减少增重防止 BMI 增加[29,30,43]。研究也支持较多的身体活动总量可以预防或减少体重增加,一些研究报告这种效应在每周中度强度身体活动超过 150 分钟[36],即每周 500MET·min 及以上(每周 >167 分钟,强度为 3MET),[20,41] 或每周超过 300 分钟[17,27,34] 时更强。

剂量 - 反应关系:一些回顾性研究提供了身体活动和增重[17,27,36,41]、维持健康体重[20]、和肥胖的进展[39]的剂量 - 反应关系的数据。

Sims 等[41] 报道了身体活动可以预防或最小化女性增重(*P*<0.08),与那些每周从事不到

1.7MET·h（每周 <3 分钟，以 3-MET 强度）者相比，每周参加 8.3~20MET·h（在 3-MET 强度下，每周 167 分钟 < 时间≤400 分钟），或者每周超过 20MET·h（每周 >400 分钟，以 3-MET 强度）身体活动者可以活动该效应。然而，每周 1.7~8.3MET·h 的身体活动总量对增重没有保护作用。

2 项研究提供了可预防增重约 2kg 剂量 - 反应关系的证据。Moholdt 等 [36] 将身体活动按参与程度分为 4 类（"不活跃"：没有休闲时间的身体活动；"低于推荐"：中等强度休闲时间身体活动每周 <150 分钟或高强度活动 <60 分钟；"达到推荐"：中等强度休闲时间身体活动达到每周 150 分钟，或高强度活动达到每周 60 分钟；"高于推荐"：每周中等强度休闲时间身体活动 >150 分钟，或每周高强度活动 >60 分钟）。对于男性，与"不活跃"者相比，"超过推荐"者获得 >2.3kg 的风险 0.79（95%CI:0.69-0.91），"达到推荐"者为 0.97（95%CI:0.87-1.08）。在女性中观察到类似的模式，"达到推荐"者的风险为 0.97（95%CI:0.88-1.07），"超过推荐"者的风险为 0.69（95%CI:0.59-0.82）。Gebel 等 [27] 报道与每周少于 150 分钟者相比，每周 300 或更多分钟的中等强度 - 高强度身体活动者增重≥2kg 的几率下降 10%；然而，每周 150~249 分钟并不能预测体重变化。

Blanck 等 [17] 报道，体重正常女性中，相对于每周活动范围为 0MET·h< 总量 <4MET·h 者，每周活动 18MET·h 及以上者增重 10 磅及以上（>4.5kg）的 OR 值显著偏低（0.88;95%CI:0.77-0.99），但是，0MET·h 者（1.01;95%CI:0.82-1.01），每周范围为 4MET·h≤ 总量 <10MET·h 者（0.93;95%CI:0.80-1.08），每周范围为 10MET·h≤ 总量 <18MET·h 者（0.99;95%CI:0.87-1.14）均无显著性差异。

Brown 等 [20] 报道了身体活动的剂量 - 反应关系和保持健康体重的可能性（即 18.5kg/m^2 <BMI<25kg/m^2）。与每周活动 <0.7MET·h 相比，每周 0.7~8.3MET·h 者维持正常 BMI 的比值比（OR）为 1.18（95%CI:1.00-1.40），每周范围为 8.3MET·h≤ 总量 <16.7MET·h 者为 1.23（95%CI:1.03-1.47），每周≥16.7MET·h 者为 1.44（95%CI:1.20-1.72）（图 F5-1）。

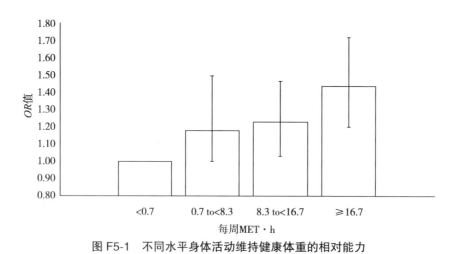

图 F5-1　不同水平身体活动维持健康体重的相对能力
来源：改编自 Brown 等，2016 [20] 的数据

Rosenberg 等 [39] 报道了高强度身体活动的剂量 - 反应关系以及发生肥胖的可能性。在体重正常和体重超重的女性中，与每周活动不到 1 小时相比，每周 1~2 小时（0.87;95%CI:

0.81-0.93)、每周 3~4 小时(0.82;95%*CI*:0.75-0.88)、每周 5~6 小时(0.79;95%*CI*:0.71-0.87)和每周 7 小时或更多(0.77;95%*CI*:0.69-0.85)的肥胖发生率呈阶梯性地显著降低(图 F5-2)。

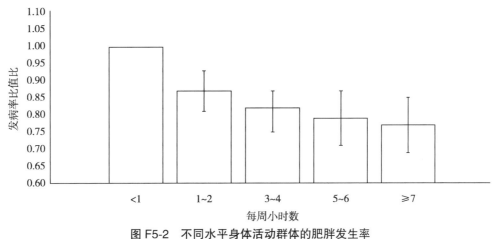

图 F5-2　不同水平身体活动群体的肥胖发生率
来源:改编自 Rosenberg 等,2013[39] 的数据

特定因素的证据

年龄:总体而言,观察到身体活动与增重之间显著负相关的 26 项研究涵盖了青少年、中年和老年人的广泛年龄范围。有 6 项研究分析了年龄的具体数据,有证据表明随着年龄的增长,男性和女性的这种关系趋于减弱[34-36,41,44,46]。但是,在包括男性和女性的研究中,该类结果不一致。MacInnis 等[35] 报道,平均随访 12 年的 40~49 岁的成人中,身体活动总量与增重幅度之间存在显著的负相关关系,在 50~59 岁或 60~69 岁的成人中未观察到此关系。Williams[46] 报道说,55 岁以下比 55 岁及以上男性,以及 50 岁以下比 50 岁及以上女性的体重相对增加缓慢。

这些结果与 Moholdt 等[36] 的研究结果不一致,他们报告说,身体活动与男性和女性增重≥2.3kg 的风险降低显著相关。然而,其他分析显示,该关联性与年龄有显著相互作用,³40 岁的活跃成年男性的增重超过 2.3kg 的风险显示降低,而年轻人则不会。相反,在女性中,在整个年龄段(年龄小于 40 岁,年龄在 40~59 岁,年龄在 60 岁及以上)观察到身体活动与增重 2.3kg 的风险之间均存在负相关关系。此外,Williams 和 Thompson[44] 报告说,与停止跑步相关的增重在 45 岁以下和 45 岁以上的男性中是一致的。然而,在女性中,与年轻女性相比,45 岁以上女性增重更多。

2 项研究仅研究了女性身体活动与体重增加之间的关系。Lee 等[34] 研究了来自女性健康行动研究的数据,并报告了年龄低于 64 岁、活动水平较低的女性呈现体重增加更多趋势,但 65 岁及以上的女性则不然。Sims 等[41] 在一项对 50~79 岁绝经后女性的研究中报告了类似的发现,该研究显示 50~59 岁的女性身体活动增加使增重减少,未发现对 60~69 岁或 70~79 岁女性有影响。

性别:26 项研究观察到身体活动与增重之间存在显著的负相关关系,包括仅女性(*N*=10)[14,16,17,20,22,28,31,34,39,41]或同时包含男性和女性(*N*=16)[15,18,23,24,27,29,40,43-46]。在包括男性和女性的 16 项研究中,6 项并没有按性别分别分析数据[18,24,27,29,40,43]。在 10 项分别按性别分类的研究中,男性和女性的身体活动与增重之间的关系是一致的 [15,23,30,35,36,38,42,48,44-46]。

人种／民族:总体上,观察到身体活动与增重之间显著负相关的 26 项研究包括多个人种／民族。具体而言,对于居住在美国的成人进行的研究,研究样本中显示出广泛的人种和民族 [18,24,30,31,41],或样本仅包括黑人／非裔美国人 [39]。一些研究是在美国以外的国家进行的,其中包括澳大利亚 [20,27,35,43]、法国 [42]、英国 [38]、挪威 [38]、南非 [36]、西班牙 [28]、瑞典 [23] 和菲律宾 [14,22]。尽管一些研究在分析中纳入人种或民族作为协变量,但没有任何研究分别提供人种或民族数据以供比较。

社会经济状况:在那些显示身体活动与增重之间存在负相关关系的研究中,一些研究将一种社会经济状况的量度作为描述性变量或作为分析的协变量。只有一项研究单独描述了社会经济状况对身体活动与增重之间关系的影响,结果显示尽管社会经济状况减弱了这种关联效应,但并没有影响这种负相关关系的统计学意义 [18]。

体重状况:观察到身体活动与增重之间显著负相关的 26 项研究包括正常体重,超重体重和肥胖体重状况的成人。但是,这些研究中有 19 项没有报道身体活动与增重之间的关联是否因初始体重状态而变化。在其余 7 项研究中,2 项研究报道该关系没有因体重状况而异 [39,41],3 项研究显示,与超重或肥胖者相比,该关系在体重正常者中显示了更多的有益效果 [17,31,34],2 项研究报告结果与体重正常的成人相比,超重成人显示出更好的模式 [15,36]。

低强度、中等强度、高强度的身体活动:在观察到身体活动与增重之间存在显著负相关的 26 项研究中,研究人员检查了各种身体活动范畴。这些包括休闲／娱乐活动,职业活动,家庭活动,步行以及身体活动的总步数。此外,在这些研究中评估了各种强度的身体活动(低强度,中等强度,高强度,中等强度 - 高强度)。

总体休闲时间身体活动与体重变化持续呈负相关 [17,23,34,35,38,41,42]。研究显示中等强度 [15,24],高强度 [18,28,29,35,39,44-46] 和中等强度 - 高强度 [20,27-31,36,40] 的身体活动与增重的反向关联模式稳定一致。然而,低强度身体活动或者与体重变化无关 [29] 或者与增重有关 [24]。

步行与体重或 BMI 的变化 [28,35] 的关系与肥胖发生 [39] 的关系并不一致。然而,与之相反,Smith 等 [43] 报道与每天不足 10 000 步相比,每天达到 10 000 步及以上可以减轻体重增加。

研究还考察了职业和家务活动。职业活动与增重呈负相关 [14,22,35],这种关系在中等强度 - 高强度职业活动中被观察到 [14,35],但与低强度职业活动无关 [14]。家务活动似乎并没有减少体重增加 [22,35]。

有关此证据的更多详细信息,请访问 https://health.gov/paguidelines/second-edition/report/supplementary-material.aspx。

2018 年科学报告与 2008 年科学报告的比较

《2008 美国身体活动指南科学证据报告》[1] 总结认为身体活动与适度的增重适度减少 [1]、减重后预防再次增重 [1] 以及总体和区域肥胖的减少有关 [1]。本次证据回顾通过提供前瞻性证据,显示了身体活动与增重、肥胖发生率呈现负相关关系,并且,身体活动与维持 BMI 在 18.5kg/m^2<BMI<25kg/m^2 范围内呈正相关。有证据表明,每周身体活动超过 150 分钟时,增重趋势的降低最为明显。

公众健康影响

超重或肥胖的体重增加所致的体重增加与许多慢性病的风险增加相关。由于超重和肥胖的高发病率,这在美国是一个重要的健康问题。因此,尽管重视有效的超重和肥胖治疗很重要,但也需要实施有效的公共卫生战略以防止增重以及超重和肥胖的发生。科学证据支持,身体活动可以成为预防或减少成人增重的一种有效生活方式。因此,预防增重、超重和肥胖的公共卫生措施应该包括身体活动作为重要的生活方式行为。

问题 2. 在血压正常或高血压前期人群中,身体活动与血压有什么关系?

a)是否存在剂量 - 反应关系? 如果是,这种关系曲线的形状是什么样的?

b)这种关系是否因年龄、性别、人种 / 民族、社会经济状况、体重状况或静息血压水平而异?

c)这种关系是否因频率、持续时间、强度、类型(模式)或体能测量方式而异?

证据来源:系统综述、Meta 分析

结论陈述

强有力的证据表明,身体活动会降低高血压前期和血压正常的成人的血压。PAGAC 等级:强

强有力的证据表明,正常血压成人的身体活动与高血压事件之间的剂量 - 反应关系呈负相关关系。PAGAC 等级:强

目前尚无足够的证据提示成人高血压前期的身体活动与高血压事件之间是否存在剂量 - 反应关系。PAGAC 等级:不确定

目前尚无足够的证据提示血压正常和高血压前期成人中,身体活动与血压之间的关系是否因年龄、性别、人种 / 民族、社会经济状况或体重状况而异。PAGAC 等级:不确定

强有力的证据表明,血压对身体活动的反应程度因静息血压水平而异,在高血压前期成人较正常血压成人中发挥更大的益处。PAGAC 等级:强

目前尚无足够的证据提示正常血压和高血压前期的成人中,血压和身体活动之间的关系是否因频率、强度、时间和身体活动的持续时间、身体活动的测量方法而异。PAGAC 等级:不确定

中等强度证据表明,静息血压水平和有益效应的幅度之间的关系并不因按正常血压和高血压前期成人的身体活动类型(模式,即有氧、动态抗阻力训练或两者结合)而异。PAGAC 等级:中等

证据回顾

为了回答这个问题,分委会审查了 10 篇 Meta 分析(补充表 S-F5-1)[47-56]。覆盖日期范围从最早的覆盖范围到 2016 年,纳入研究的总数范围从 9~93,总共纳入 485 747 名成人,每项原始研究样本量为 233~330 222 人不等。2 篇 Meta 分析检查了纵向前瞻性队列研究[55,56]

和 8 篇 Meta 分析和检验随机对照试验[47-54]。10 篇 Meta 分析[47-56]包括成人高血压和正常血压,其中 5 项包括成人高血压前期[47,48,50,51,53]。因为这个问题的文献回顾是基于 JNC 7 血压分类方案,分委会使用 JNC 7 血压分类方案 8 来进行数据提取。JNC 7 血压分类定义如下:高血压被定义为具有 140mmHg 或更高的静息收缩压和 / 或静息舒张血压 90mmHg 或更高,或者服用抗高血压药物,而无论静息血压水平。高血压前期定义为收缩压从 120~139mmHg 和 / 或舒张压 80~89mmHg。正常血压定义为收缩压 <120mmHg,舒张压 <80mmHg。但是,应该指出的是,在编写 2018 年科学报告时,美国心脏病学会 / 美国心脏协会临床实践指南特别工作组发布了《2017 年成人高血压预防,检测,评估和管理指南》[57]。新指南将高血压定义为静息收缩压为 ≥130mmHg,和 / 或静息舒张压为 ≥80mmHg,或者不论静息血压水平服用抗高血压药物。此外,高血压前期一词被取消,并且血压升高,是指相当于静息收缩压在 120~129mmHg 之间,舒张压 <80mmHg。但是,定义了新指导方针并未改变本报告中的结论性陈述。

整体关系的证据

强有力的证据表明,身体活动会降低高血压前期和血压正常的成人的血压。对随机对照试验的 8 篇 Meta 分析检查了基线调查时久坐的成人高血压前后的血压反应[47,48,50,51,53]和 / 或正常血压[47-49,51-54]。在涉及成人的 5 篇 Meta 分析中,身体活动与高血压前期相关,5 项收缩压显示显著降低,4 项显示舒张压显著降低(见补充表 S-F5-2)。在关于正常血压成人的 7 篇 Meta 分析中,3 项报告统计学显著下降,1 项报告收缩压显著升高,6 项报告舒张压显著降低(见补充表 S-F5-2)。在这些 Meta 分析中观察到在高血压前期和血压正常的成人中,收缩压约 2~5mmHg 和舒张压 1~4mmHg 的血压下降可能足以将冠心病的风险降低 4%~5%,卒中的风险降低 6%~8%[8,58,59]。此外,这样的血压降低幅度可能足以将一些高血压前期人群的静息血压降低至正常血压范围。上述研究中身体活动的频率为每周 1~7 天,每周 3 天为最常见;强度从低到高,从低到中等最常见;时间为每次 8~63 分钟,每次 30~60 分钟最常见;研究持续时间为 4~52 周,最常见为 16~20 周。

分委会还将身体活动与高血压发生风险(称为高血压发病)之间的关系作为身体活动对血压反应的指标。Huai 等[55]研究了基线时血压正常的 136 846 名成人之间的这种关系。经过平均随访 10 年(2~45 年)后,15 607 名成人患有高血压(占样本的 11.4%)。在该 Meta 分析中,大量(即活动量和 / 或强度)休闲时间身体活动与少量休闲时间身体活动($RR=0.81$;$95\%CI$:0.76-0.85)的参考组相比,发生高血压的风险降低了 19%。中等水平休闲时间身体活动总量与低水平休闲时间身体活动总量的对照组相比,高血压风险降低 11%($RR=0.89$;$95\%CI$:0.85-0.94)。但是,Huai 等[55]发现与职业、通勤活动和高血压发病没有显著关联。

剂量 - 反应关系:强有力的证据显示,正常血压成人的身体活动与高血压事件之间呈反向的剂量 - 反应关系。2 篇 Meta 分析研究了正常血压成人身体活动与高血压事件之间的关系[55,56]。其中,Liu 等[56]量化了正常血压成人身体活动与高血压事件之间的剂量 - 反应关系(图 F5-3)。在 330 222 名血压正常的成人中,经过 2~20 年的随访,有 67 698 例高血压发病(占样本的 20.5%)。当正常血压成人的每周休闲时间低强度、中等强度和高强度身体活动(LMVPA)为 10MET·h,高血压风险降低 6%($RR=0.94$;$95\%CI$:0.92-0.96)。每周身体活动进一步每增加 10MET·h,保护作用增加约 6%。对于每周 LMVPA 20MET·h 的成人,高血压风险降低 12%($RR=0.88$;$95\%CI$:0.83-0.92);对于每周中等强度和高强度休闲时间身体活动 60MET·h 的患者,高血压风险降低 33%($RR=0.67$;$95\%CI$:0.58-0.78)。休闲时间身体活动与高血压事件之间的关系是连续线性的、不间断的,并且调整 BMI 后($RR=0.94$;$95\%CI$:0.92-0.96)比未调整 BMI($RR=0.91$;$95\%CI$:0.89-0.93)略有不同。这些相同的剂量 - 反应关系趋势可见于身体活动总量,每周身体活动每增加 50MET·h,高血压风险降低 7%($RR=0.93$;$95\%CI$:0.88-0.98);每周活动总量为 64.5MET·h,高血压风险降低 10%。身体活动总量与高血压事件之间的关系是线性的,没有间断,校正 BMI 后比 BMI 未校正稍强。作者承认他们的 Meta 分析的局限性在于这些初步研究中使用了大量身体活动自报的问卷。

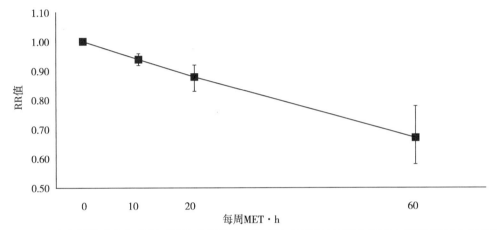

图 F5-3　高血压发病率与休闲时间身体活动之间的反向关系(按正常血压成人每周 MET·h 计算)

来源:改编自 Liu 等,2017[56] 的数据

　　现有的证据不足以确定高血压前期成人患者身体活动与高血压事件之间是否存在剂量 - 反应关系,因为效应的大小和精确度无法根据难以综合的研究结果确定。

　　特定因素的证据

　　人口学特征和体重状况:对于高血压前期和正常血压成人,现有证据不足以确定身体活动与血压之间的关系是否因年龄、性别、人种 / 民族、社会经济状况或体重状况而异。在少数情况下,年龄、性别、人种 / 民族、社会经济状况和体重状况作为身体活动影响血压的调控因素的分析结果完全不同于总体效应,原因在于这些研究没有按照血压分类进行分析,但所研究人群总体样本中实际上包括成人高血压、高血压前期和正常血压的不同人群。

　　3 篇 Meta 分析发现年龄不是身体活动影响血压的重要调节因素[47,48,56],但其中 2 篇含有不同血压水平类别人群的复杂样本,另 1 篇没有按年龄分层分析。1 篇 Meta 分析报道了在涵盖多种血压水平类别样本中,男性有氧运动训练后的血压下降幅度是女性的两倍,而另 1 项研究发现男女性别之间没有差异[56]。3 篇 Meta 分析[53,55,56] 报告了人种 / 民族差异,其样本主要包括白人和一些亚洲人群。3 篇 Meta 分析[47,51,53] 报道了样本人群的体重状况,其范围从正常体重到超重。Liu 等[56] 对包括了 330 222 名血压正常的成人随访 2~20 年的大样本分析,发现校正了 BMI 后,休闲时间身体活动与高血压事件之间的剂量 - 反应关系($RR=0.94$;

95%*CI*：0.92-0.96）比未校正 BMI（*RR*=0.91；95%*CI*：0.89-0.93）略弱。这些作者还发现，与未校正 BMI 相比，总体身体活动和高血压事件之间的关系稍强一些，但这些分析并未进行 BMI 分层分析。Cornelissen 和 Smart[48] 在 5 223 例包含不同血压水平人群的样本中发现有氧运动训练导致的收缩压降低效应在体重降低幅度大的人群（β₁=0.49，*P*=0.08）中比降低幅度小的人群（β₁=0.45，*P*=0.06）中更大。综上，并没有关于年龄、性别、人种 / 民族、社会经济状况或体重状况影响身体活动与血压关系的结论。

非洲裔美国人高血压患病率比全球任何一个民族都高[60]。诊断非洲裔美国人高血压前期发展为高血压的进展速度也比白人快[11]。非洲裔美国人更能发现和治疗高血压，但尽管使用了更多的抗高血压药物，其血压控制效果往往不如白种人[61-63]。正如本综述所证实的，在 Meta 分析和系统综述中，很少有关于非洲裔美国人身体活动与高血压之间的关联的研究。然而，例如 Jackson 心脏研究的原始研究结果可能提示了非裔美国人身体活动与高血压事件之间的关系[64]。

静息血压水平：强有力的证据表明，血压对身体活动的反应程度因静息血压水平而异，高血压前期成人患者比正常血压者更有益。在将血压分级作为身体活动对血压调研效应的调控因素的 6 篇 Meta 分析[47-49,51,53,54] 中，4 篇分析[48,49,51,53] 发现在高血压患者中显示了最大幅度的血压降低（5~8mmHg，静息血压水平的 4%~6%），然后是高血压前期（2~4mmHg，静息血压水平的 2%~4%）和正常血压（1~2mmHg，静息血压水平的 2%）（见在线补充表 S-F5-2）。根据初始血压值的分类标准[65,66]，参加运动训练后高血压前期成人血压下降幅度约为血压正常成人血压的 2~4 倍。这种血压降低幅度可能足以使一些高血压前期人群的静息血压降低至正常血压范围。在正常血压和高血压前期成人中，这也足以将冠心病的风险降低 4%~5%、将脑卒中的风险降低 6%~8%[8,58,59]。

频率：有 7 篇 Meta 分析中[47-51,53,56] 报告了身体活动频率，频率范围为每周 0~7 天。然而，因为这些发现极为有限，并且过于分散而难以综合。关于频率对血压及身体活动的反应的影响无法得出结论。

强度：所有 Meta 分析都报道了身体活动强度[47-56]，强度范围从低到高。然而，因为研究结果太少，效应的强度和精确度难以综合确定，因而关于强度对血压及身体活动反应的影响，还不能作出任何结论。

时间：身体活动时间在 6 篇 Meta 分析中得以报道[48-51,54,56]，范围从 12~63 分钟。时间并未在 3 篇 Meta 分析中公开[47,52,53]。然而，有关时间影响身体活动对血压效应的研究较为缺乏，这种影响的强度和精确度难以确定，进而无法就时间因素作出结论。

持续时间：所有长期身体活动（即训练）Meta 分析均报告了身体活动干预的持续时间，其范围为 4~52 周[47-51,53,54]。然而，由于研究过于分散而难以综合，进而无法确定持续时间对该效应的影响的大小和精确度对身体活动的血压反应。

模式：中等强度证据表明静息血压水平与血压对身体活动的反应之间的关系不因身体活动的类型（即有氧、动态抗阻力，或两者组合）而变化。3 篇 Meta 分析考察了对有氧运动训练的血压反应[48-50]，3 篇 Meta 分析考察了对抗阻力运动训练的血压反应（1 篇急性[52] 和 2 篇慢性[47,53]），1 篇 Meta 分析检查了结合有氧运动和抗阻力训练血压反应组合（也称为同时运动训练)[51]。1 篇 Meta 分析研究了血压对等长抗阻力训练的反应[54]。Cornelissen 和 Smart[48] 检查了有氧运动训练,平均每次训练时间为中等强度 - 高强度身体活动 40 分钟,每周 3 天, 持续 16 周,高血压、高血压前期和正常血压的成人收缩压 / 舒张压降低分别为 –8.3mmHg, ($95\%CI$:–10.7 至 –6.0)/–5.2mmHg($95\%CI$:–6.9 至 –3.4),–4.3mmHg($95\%CI$:–7.7 至 –0.9)/ –1.7mmHg($95\%CI$:–2.7 至 –0.7mmHg) 和 –0.8mmHg($95\%CI$:–2.2 至 0.7)/–1.1mmHg ($95\%CI$:–2.2 至 –0.1)(图 F5-4)。MacDonald 等[53] 研究了动态抗阻力训练,平均每周 3 次,每 次 32 分钟,持续 14 周,相当于每周 90 分钟中等强度或 45 分钟高强度身体活动,并报告高血 压、高血压前期和正常血压的成人收缩压 / 舒张压变化为 –5.7mmHg($95\%CI$:–9.0 至 –2.7)/ –5.2mmHg($95\%CI$:–8.4 至 –1.9),–3.0mmHg($95\%CI$:–5.1 至 –1.0)/–3.3mmHg($95\%CI$: –5.3 至 –1.4)和 0.0mmHg($95\%CI$:–2.5 至 2.5)/–0.9mmHg($95\%CI$:–2.1 至 2.2)。Corso 等[51] 研究了同时进行中等强度有氧运动和动态抗阻力训练的组合训练,每周 3 次,每次 58 分 钟,共 20 周,高血压、高血压前期和正常血压的成人收缩压 / 舒张压变化分别为 –5.3mmHg ($95\%CI$:–6.4 至 –4.2)/–5.6mmHg($95\%CI$:–6.9 至 –3.8),–2.9mmHg($95\%CI$:–3.9 至 –1.9)/ –3.6mmHg($95\%CI$:–5.0 至 –0.2) 和 +0.9mmHg($95\%CI$:0.2-1.6)/–1.5mmHg($95\%CI$:–2.5 至 –0.4)mmHg。

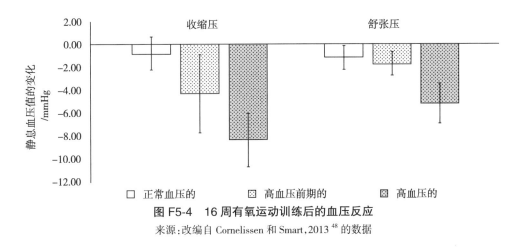

图 F5-4　16 周有氧运动训练后的血压反应

来源:改编自 Cornelissen 和 Smart,2013[48] 的数据

Carlson 等[54] 研究了 4 周或更长时间的等长抗阻力训练的血压反应,最大自主收缩幅度 为 30%~50%,4 次收缩持续 2 分钟,成人高血压患者(N=61)和正常血压(N=162)在两次收 缩之间休息 1~3 分钟。

高血压患者和正常血压的成人的收缩压,舒张压和平均动脉压分别降低了 –4.3mmHg ($95\%CI$:–6.6 至 –2.2)/–5.5($95\%CI$:–7.9 至 –3.3)/–6.1mmHg($95\%CI$:–8.0 至 –4.0) 和 –7.8mmHg ($95\%CI$:–9.2 至 –6.4)/–3.1mmHg($95\%CI$:–3.9 至 –2.3)/–3.6mmHg($95\%CI$:–4.4 至 –2.7)。 Carlson 等[54] 无法解释血压正常的成人与高血压成人相比收缩压的降低幅度较大,而舒张压 和平均动脉压的血压反应模式却相反。Carlson 等[54] 对躯体抗阻力训练的 Meta 分析的样本 量远小于有氧、动态抗阻力和组合运动训练的 Meta 分析的样本量。出于这些原因,关于等长 抗阻力训练对血压益处的任何结论还须谨慎。还应该指出,本科学报告中关于身体活动和血压的现有文献已经研究了有氧运动。

总的来说,这些研究结果表明有氧、动态阻力以及组合的身体活动可引起成人高血压前期血压下降 2~4mmHg(静息血压水平的 2%~4%)、正常血压成人的血压下降 1~2mmHg(静息血压水平的 1%~2%),并与运动的类型(模式)无关。高血压前期成人的血压降幅比正常血压者高 2~4 倍。这些有益的效应发生于每周大约 6MET·h 的中等强度身体活动中。

如何测量身体活动:所有考察身体活动对血压效应的 Meta 分析包括由身体活动的频率、强度、持续时间和类型(模式)构成的干预,但是有关这些要素细节的身体活动干预措施没有报告。这些 Meta 分析都没有报告任何结构化身体活动干预之外的身体活动测量方法。因为效果的强度和精确度无法对极少的结果综合确定,因此无法得出如何测量身体活动。

有关这一证据的更多细节,请访问:在线补充表格 S-F5-1 和 S-F5-2 以及 https://health.gov/paguidelines/second-edition/report/supplementary-material.aspx。

2018 年科学报告与 2008 年科学报告的比较

2008 年科学报告得出结论认为,中等强度 - 高强度有氧运动训练和动态抗阻力运动训练对于成人收缩压和舒张压方面产生了较小但有临床重要性意义的降低,其中关于有氧运动训练的证据比动态抗阻力训练的证据更有说服力[1]。2018 年科学报告以 4 种方式扩展了这些发现。首先,2018 年科学报告提供了强有力的证据,表明身体活动能够降低高血压前期和正常成人的血压。其次,它提供了有力证据,表明正常血压成人的休闲时间身体活动与高血压发病之间呈反向的剂量 - 反应关系。第三,由于过去十年间高度一致的证据越来越多,2018 年科学报告提供了有力证据,证明高血压前期成人血压对身体活动的反应程度大于正常血压者。第四,考虑到过去十年中越来越多的证据,2018 年科学报告指出,有氧运动训练和动态抗阻力运动在身体活动总量较低时可能会同样有效降低血压。

公众健康影响

高血压是最常见的、花费高的和可预防的心血管疾病危险因素。根据 JNC 7 血压分类方案,到 2030 年,估计美国将近 40% 的成人患有高血压,并将有几乎相同数量的高血压前期患者。由于身体活动在预防高血压方面具有重要临床作用,所以鼓励血压正常和高血压前期成人每周至少进行 90 分钟或更长的中等强度,或每周至少 45 分钟或更长时间的高强度有氧和 / 或动态抗阻力的身体活动,或这些活动的某种组合。因为似乎对于降压效益没有身体活动总量的上限值,所以应该鼓励更大量的身体活动。这些建议对减少非洲裔美国人群中高血压的沉重负担是特别重要的。

问题 3. 未患有糖尿病的成人身体活动与 2 型糖尿病之间有什么关系?

a)是否存在剂量 - 反应关系? 如果是,这种关系曲线的形状是什么样的?

b)这种关系是否因年龄、性别、人种 / 民族、社会经济状况或体重状况而异?

c)这种关系是否因频率、持续时间、强度、类型(模式)以及身体活动测量方式而异?

证据来源：系统综述、Meta 分析、合并分析

结论陈述

强有力的证据表明身体活动总量增加与 2 型糖尿病发病率降低之间存在显著的相关性。**PAGAC 等级：强**

强有力的证据表明，2 型糖尿病患者的身体活动总量与发生率之间存在反向剂量 - 反应关系曲线，在较高水平的身体活动中，斜率呈递减趋势。**PAGAC 等级：强**

中等强度证据表明体重水平没有影响上述健康效益。对于体重正常、超重或肥胖的人来说，身体活动总量增加和 2 型糖尿病发病率降低呈反向关系。**PAGAC 等级：中等**

有限的证据表明，较高的身体活动总量和较低的 2 型糖尿病发病率之间的关系不受年龄、性别或人种 / 民族的影响。**PAGAC 等级：有限**

目前尚无足够的证据提示身体活动与 2 型糖尿病发病率之间的关系是否因社会经济状况而异。**PAGAC 等级：不确定**

目前尚无足够的证据提示身体活动与 2 型糖尿病发病率之间的关系是否因频率、强度、持续时间、身体活动的类型或如何测量身体活动而异。**PAGAC 等级：不确定**

证据回顾

证据基础包括 7 篇 Meta 分析[67-73]、1 篇系统综述[74-77]、1 项合并分析[78]。文献中的 10 项[68-71,73-78]仅包括队列研究，其中 1 项[72]包括队列研究和实验研究，1 项[67]包括队列研究，实验研究和病例对照研究。每项研究纳入的研究数量为 2~81 个，中位数为 8.5 个。对于提供参与者人数数据的 8 项综述，研究对象总数为 4 550~300 000 人，中位数为 140 000 人。除了 1 篇[67]没有年龄限制的综述外，其余所有综述仅纳入了成人研究。平均年龄并非都有报告。3 篇系统综述报告平均年龄为 50 岁[68,72]和 52 岁[78]。几乎所有的身体活动行为都是自报的休闲时间中等强度 - 高强度身体活动，尽管一些研究包括其他身体活动范畴（即职业、交通、家务）[67,68,71,77]。7 篇综述提供了至少 3 个身体活动剂量，从而能够用于评估剂量 - 反应关系[67-69,71,73,74,76]。

整体关系的证据

所有 Meta 分析[67-73]、系统综述[74-77]和合并分析[78]报告身体活动总量与 2 型糖尿病发病率之间呈负相关关系。3 篇 Meta 分析[67,70,72]、1 篇系统综述[77]和 1 项合并分析[78]提供了从事"高"水平身体活动者比从事"低"水平身体活动者的风险降低幅度的定量估计结果。但并没有提供"高"和"低"水平者的具体身体活动总量，估计"高"水平位于或接近 2008 年科学报告中建议的中等强度 - 高强度身体活动目标水平（即每周 150~300 分钟的中等强度身体活动，每周 75~150 分钟高强度身体活动或相当的组合）[1]和"低"水平在零或接近于零的中等强度 - 高强度的身体活动。这 4 项研究的估计 RR 值和 95% 置信区间为：总体身体活动为 0.65（95%CI：0.59-0.71），休闲时间身体活动为 0.74（95%CI：0.70-0.79）[67]；未校正 BMI 为 0.69（95%CI：0.58-0.83），校正 BMI 后 0.83（95%CI：0.76-0.90）[70]；OR 值为 0.53（95%CI：0.40-0.70）[72]；OR 值为 0.45（95%CI：0.31-0.77）[78]。Warburton 等[77]对 20 项相关队列研究进行了系

统综述,报告指出,所有 20 项研究将最积极和最不积极的参与者进行比较,发现中等强度身体活动总量使得 2 型糖尿病风险平均降低 42%。这些研究结果表明,估计与每周 150~300 分钟中等强度 - 高强度身体活动相关的 2 型糖尿病风险降低约为 25%~35%。

剂量 - 反应关系:5 篇 Meta 分析提供了至少 3 个中等强度 - 高强度的身体活动水平的估计(图 F5-5)。Aune 等 [67] 报道,"有证据表明,每周休闲时间身体活动 MET·h 数与 2 型糖尿病之间存在非线性相关($P_{非线性}$<0.000 1),低水平身体活动比高水平身体活动的风险降低略显著。Cloostermans 等 [68] 报告以每周 150 分钟及以上的中等强度身体活动的疾病风险的 OR 值为 1.0,每周时间范围为 0< 时间 <150 分钟中等强度 - 高强度身体活动的 OR 值为 1.08(95%CI:1.04-1.13),每周 0 分钟中等强度 - 高强度身体活动 OR 值为 1.23(95%CI:1.04-1.39)。为了与其他 Meta 分析的方向相匹配(即最低水平组为参照组相对风险为 1.0),所有 Cloostermans 等 [68] 的值在下面的图 F5-5 中被除以 1.23。Huai 等 [69] 计算了不同身体活动总量参与人群的 HR 值为低(HR=1.0)、中(HR=0.79;95%CI:0.70-0.89)和高(HR=0.69;95%CI:0.61-0.78)。Wahid 等 [73] 提供了每周 6MET·h RR 估计值为 0.77(95%CI:0.71-0.84),每周 11.25MET·h 者为 0.74(95%CIs 未提供)。这 4 篇综述的剂量 - 反应关系曲线如图 F5-5 所示。第 5 篇系统综述 [71] 的剂量 - 反应关系曲线的形状提供了至少 3 个身体活动水平的估计值,与图 F5-5 所示的 4 项研究的曲线类似,因为身体活动总量的单位与其他研究不相容但该曲线未包括在内。Kyu 等 [71] 将不同范畴的中等强度身体活动综合折算为每周 MVPA 的 MET·min 数,并且使用每周 <600MET·min 作为参照组,报告每周 600~3 999MET·min 者的风险降低了 14%,每周 4 000~7 999MET·min 者降低 25%,每周 8 000MET·min 或更多者降低 28%。在 1 篇系统性综述中,Warburton 等 [77] 报道,纳入研究的 20 项研究中,大部分(84%)显示随着活动 / 身体素质水平的提高,2 型糖尿病的风险逐渐降低。

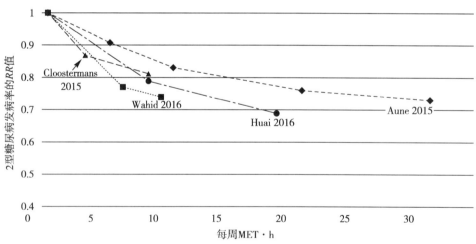

图 F5-5 中等强度 - 高强度身体活动与 2 型糖尿病发生风险的剂量 - 反应关系曲线

来源:改编自 Cloostermans 等,2015 [68]、Wahid 等,2016 [73]、Huai 等,2016 [69]、Aune 等,2015 [67] 的数据

这些发现表明中等强度 - 高强度的身体活动总量与 2 型糖尿病风险降低之间存在负相关的曲线关系,在较高水平的身体活动时斜率下降。这表明活动较少的个体在日常生活中

增加一定量的身体活动可降低患 2 型糖尿病的风险,这种风险降低的幅度要比活跃个体在日常生活中增加相同数量的身体活动时获得的更大。身体活跃个体的绝对风险仍低于活跃程度较低的个体,只是每增加单位身体活动降低的风险更少。其中 2 篇文章报告了统计学上显著的风险降低估计值,并且相应身体活动低于当前每周 150~300 分钟中等强度 - 高强度身体活动 [68,73] 推荐量,从而确认在身体活动低于推荐量可获得的收益。

特定因素的证据

身体活动、体重状况和 2 型糖尿病风险:身体活动、体重状况和 2 型糖尿病风险之间的关系很复杂,因为体重状况影响 2 型糖尿病的风险,身体活动影响 2 型糖尿病和体重状况的风险(关于这种关系的更多细节参见本章的问题 1)。当人群按 BMI 分层时,较高水平的身体活动与 BMI 各分层人群的 2 型糖尿病风险降低均相关。例如在对 3 类身体活动水平(自报的低水平为 0min/w、中等水平为 0≤每周 <150 分钟、高水平为每周 ≥150 分钟)的联合分析以及体重指数(BMI)分层后,在超重(25~<30kg/m^2)患者中,高活跃组 *HR* 值为 2.26(95%*CI*:1.74-2.93),中度活跃组 *HR* 值为 2.45(95%*CI*:1.87-3.20),低活跃组为 2.86(95%*CI*:1.93-4.22)。在肥胖患者(≥30kg/m^2)中,高活跃组 *HR* 值为 6.13(95%*CI*:4.25-8.84),中等活跃组 *HR* 值为 6.93(95%*CI*:4.20-11.43),而低活跃组 *HR* 值为 7.43(95%*CI*:3.47-15.89)[68]。Fogelholm 的系统综述报道了类似的结果 [74]。

证据还表明,低水平身体活动且高度肥胖(通常以 BMI 判定)与单独效应相比是 2 型糖尿病的一个更强的风险因素,如果它们彼此独立作用,那么将会是人们所期望的。Qin 等 [75] 发现了 5 篇文章,为他们提供了足够的信息来计算“生物相互作用”的估计值。“生物交互作用的可归因部分”分别为 46%[79]、42%[80]、29%[81]、22%[82] 和 5%[83]。分析表明,2 型糖尿病风险降低的相当一部分(5 项研究的中位数为 29%)是由于身体活动和肥胖的综合影响。

考虑到这种相互作用以及肥胖对 2 型糖尿病发生风险的已知贡献,校正 BMI 后,身体活动导致的风险降低程度减少属于意料之中。例如在 Jeon 等 [70] 的研究中,身体活动水平高者与低者相比,未校正 BMI 时,糖尿病的 *RR* 值为 0.69(95%*CI*:0.58-0.83);同时校正 BMI 后,*RR* 值为 0.83(95%*CI*:0.76-0.90)。

年龄、性别、人种 / 民族、社会经济状况:尽管体重状况作为 2 型糖尿病风险因素的重要性在这些报告中得到了一致认可,但这些研究几乎都没有提供具体的年龄、性别或人种 / 民族等人口学特征的信息。有限的资料提示年龄,性别和人种 / 民族对身体活动与 2 型糖尿病之间的关系影响不大或没有影响 [67,68,78]。因为没有研究提供有关的信息,对于社会经济状况的影响没有任何结论。

身体活动类型:研究中身体活动大多限于中等强度 - 高强度有氧活动。分委会未能得出结论,因为研究没有提供关于频率、持续时间、强度、身体活动类型或身体活动测量方式是否对身体活动与 2 型糖尿病发病率之间的关系有任何影响的信息。

有关此证据的更多详细信息,请访问*: https://health.gov/paguidelines/second-edition/report/supplementary-material.aspx*。

2018 年科学报告与 2008 年科学报告的比较

《2008 美国身体活动指南科学证据报告》[1] 得出结论:"每周至少 5 天进行大约 30 分钟的中等强度活动可以使 2 型糖尿病的风险明显降低(25%~36%)"[1]。该证据回顾证实了这一估计,并通过反向的剂量 - 反应的关系曲线的证据扩展了以前的研究结果,证明产生风险降低效应的身体活动水平低于每周 150~300 分钟的中等强度 - 高强度的身体活动的目标范围,并提供交互作用的相关证据,但有关体重对身体活动效应的影响效果没有变化。

公众健康影响

目前,约 9.4% 的美国成人患有 2 型糖尿病,每年的直接医疗费用和生产力损失约为 2 450 亿美元 [12,13]。本科学报告提供的证据证实,每周约 150~300 分钟的中等强度 - 高强度身体活动可降低 25%~35% 的 2 型糖尿病发病风险,该结论广泛适用于体重正常、超重或肥胖的人群。鉴于目前美国人口中有不到一半的人每周参加 150 分钟或更长时间的中等强度 - 高强度的身体活动,潜在的 2 型糖尿病发病风险和成本降低相当可观 [84]。此外,因为体重过高是 2 型糖尿病的独立危险因素,身体活动降低体重过度增加风险这一事实也意味着糖尿病风险的可降低空间更大。

未来研究的方向

1. 开展身体活动不足的纵向研究,以便更广泛地了解身体活动与增重、高血压和 2 型糖尿病之间的剂量 - 反应关系。

依据: 目前缺乏足够的证据证实每周少于 150 分钟的身体活动对预防增重、高血压和 2 型糖尿病的影响。因此,可用于告知较低的身体活动总量是否可有效预防这些情况的资料还较为有限。而这样的知识非常重要,可用于告知公众健康方面有关可以有效预防增重或肥胖、高血压和 2 型糖尿病发病的最低身体活动总量建议。

2. 开展纳入充足样本量的大型试验研究,以便进行特定的分层分析,以确定运动锻炼对预防增重,高血压和 2 型糖尿病的影响是否因年龄、性别、人种 / 民族、社会经济状况或初始体重状态而异。

依据: 目前还缺乏足够的证据表明运动锻炼对增重、高血压或 2 型糖尿病风险的影响是否因年龄、性别、人种 / 民族、社会经济状况、体重状况而异。此外,关于身体活动的影响是否因不同人口学特征而异方面还所知甚少。了解这些信息将为公众健康提供建议,了解身体活动暴露是否需要根据年龄、性别、人种 / 民族、社会经济状况、体重状况和其他人口特征而异,并利于制定更精确的个体水平身体活动建议。因此,需要进行充分设计和统计学上的研究,以便跨不同人口学特征进行比较,以研究身体活动的影响是否因这些因素而异。

3. 开展不同身体活动强度(低强度、中等强度和高强度),能量消耗水平恒定不变的实验研究,以确定身体活动强度对增重、高血压和 2 型糖尿病的独立影响。

依据: 目前缺乏足够证据可以说明:当总能量消耗保持不变时,身体活动对体重增加、高血压或 2 型糖尿病的影响在强度(低强度、中等强度和高强度)上是否一致。目前只有有限的证据提示了低强度身体活动对体重增加的影响。这些信息将用于告知公众健康关于防止体重增加、高血压、2 型糖尿病的重点应该放在身体活动的总量上,还需要强调的是具体的身体活动强度。

4. 开展能量摄入和饮食行为的定量的观察性研究和实验性研究,以确定这些因素是否影响身体活动与增重之间的关联。

依据: 大部分有关体重增加的研究都没有报道饮食和饮食行为是在分析中测量或考虑的。鉴于饮食因素(主要是能量摄入)和身体活动所消耗的能量可影响体重调节,了解限制体重增加所需的身体活动暴露量是否因饮食或饮食行为模式而异是很重要的。

5. 在所进行的研究中,报告用于确定研究人群血压状况的标准和方法,以更好地将高血压人群与血压正常和高血压前期人群分开,并按照血压分类分别报告结果。

依据: 强有力的证据表明,血压对身体活动的反应程度因静息血压而异,高血压前期人群、高血压患者比正常血压人群的降压效益更多。然而,研究样本通常包括高血压、高血压前期和正常血压成人人群的混合样本,并且未按照血压分类报告结果。根据初始血压值对身体活动的反应规律,这种做法低估了身体活动的血压收益。此外,高血压前期样本通常与高血压样本混合在一起,因此该类人群代表性不足。根据血压分类情况分别报告结果将提示由身体活动引起的血压正常和高血压前期成人血压降低的幅度和精确度的公共卫生建议。

6. 开展随机对照试验,以检查有氧、动态抗阻或有氧和动态抗阻力身体活动相结合的身体活动类型对正常血压和高血压前期成人血压和其他健康结局的影响。

依据: 在血压正常和高血压前期的成人中,这些主题的证据有限。获得这些信息将为公众健康提供有关优化血压益处的身体活动类型的建议。

7. 开展实验性研究,研究身体活动的急性(即短期或即刻,称为运动后低血压)和慢性(即长期或训练)血压反应对高血压前期和正常血压人群血压的影响。

依据: 尽管初步的报告显示急性和慢性血压反应与身体活动之间存在密切关系,但对身体活动的急性血压反应仍证据不足。加深对急性血压反应的了解可以为公众健康提供可行的行为策略建议,以增加对身体活动的依从性,从而获得良好的血压水平。

8. 使用《2017 年成人高血压预防、检测、评估和管理指南》[57] 的新血压分类方案,开展观察性和实验性研究,检查身体活动与血压之间的关系。

依据: 为回答这个问题而回顾的文献是基于《国家预防、检测、评估和治疗高血压联合委员会第七次报告(JNC 7)》的血压分类方案 [8]。新的指南导致了高血压人数增加,而减少了高血压前期人数,并增加了血压升高的类别。根据这种新的血压分类方案,身体活动与血压之间的关系仍有待确定。

参考文献

1. Physical Activity Guidelines Advisory Committee. *Physical Activity Guidelines Advisory Committee Report*, 2008. Washington, DC: U.S. Department of Health and Human Services; 2008.

2. National Institutes of Health, National Heart, Lung, and Blood Institute. Clinical guidelines on the identification, evaluation, and treatment of overweight and obesity in adults—the evidence report. *Obes Res*. 1998;6(suppl 2): 51S-209S. doi:10.1002/j.1550-8528.1998.tb00690.x.

3. Jensen MD, Ryan DH, Apovian CM, et al. American College of Cardiology/American Heart Association Task Force on Practice Guidelines; Obesity Society.2013 AHA/ACC/TOS guideline for the management of overweight and obesity in adults: a report of the American College of Cardiology/American Heart Association Task Force on Practice Guidelines and The Obesity Society. *J Am Coll Cardiol*. 2014;63(25 Pt B):2985-3023. doi:10.1016/j.jacc. 2013.11.004.

4. Yang L, Colditz GA. Prevalence of overweight and obesity in the United States, 2007-2012. *JAMA Intern Med*. 2015;175(8):1412-1413. doi:10.1001/jamainternmed.2015.2405.

5. Flegal KM, Kruszon-Moran D, Carroll MD, Fryar CD, Ogden CL. Trends in obesity among adults in the United States, 2005 to 2014.*JAMA*.2016;315(21):2284-2291. doi:10.1001/jama.2016.6458.

6. Benjamin EJ, Blaha MJ, Chiuve SE, et al. American Heart Association Statistics Committee and Stroke Statistics Subcommittee. Heart Disease and Stroke Statistics-2017 Update: a report from the American Heart Association. *Circulation*.2017;135(10):e146-e603. doi:10.1161/CIR.0000000000000485.

7. World Health Organization. *A Global Brief on Hypertension: Silent Killer, Global Public Health Crisis*. Geneva, Switzerland: World Health Organization; 2013.

8. Chobanian AV, Bakris GL, Black HR, et al. Joint National Committee on Prevention, Detection, Evaluation, and Treatment of High Blood Pressure; National Heart, Lung, and Blood Institute; National High Blood Pressure Education Program Coordinating Committee. Seventh report of the Joint National Committee on Prevention, Detection, Evaluation, and Treatment of High Blood Pressure.*Hypertension*.2003;42(6):1206-1252.

9. Staessen JA, Wang JG, Birkenhager WH. Outcome beyond blood pressure control? *Eur Heart J*. 2003;24(6): 504-514.

10. Fields LE, Burt VL, Cutler JA, Hughes J, Roccella EJ, Sorlie P. The burden of adult hypertension in the United States 1999 to 2000: a rising tide.*Hypertension*.2004;44(4):398-404.

11. Egan BM. Physical activity and hypertension: knowing is not enough; we must apply. Willing is not enough; we must do-von Goethe.*Hypertension*.2017;69(3):404-406. doi:10.1161/HYPERTENSIONAHA.116.08508.

12. Centers for Disease Control and Prevention. *National Diabetes Statistics Report*, 2017: *Estimates of Diabetes and Its Burden in the United States*. Atlanta, GA: Centers for Disease Control and Prevention, U.S. Department of Health and Human Services; 2017. https://www.cdc.gov/diabetes/pdfs/data/statistics/national-diabetes-statistics-report.pdf. Accessed December 29, 2017.

13. American Diabetes Association. Economic costs of diabetes in the U.S. in 2012. *Diabetes Care*. 2013；36（4）：1033-1046. doi：10.2337/dc12-2625.

14. Adair LS，Gultiano S，Suchindran C.20-year trends in Filipino women's weight reflect substantial secular and age effects. *J Nutr*. 2011；141：667-673. doi：10.3945/jn.110.134387.

15. Basterra-Gortari FJ，Bes-Rastrollo M，Pardo-Fernandez M，et al. Changes in weight and physical activity over two years in Spanish alumni. *Med Sci Sports Exerc*. 2009；41：516-522. doi：10.1249/MSS.0b013e318188607c.

16. Bea JW，Cussler EC，Going SB，Blew RM，Metcalfe LL，Lohman TG. Resistance training predicts 6-yr body composition change in postmenopausal women. *Med Sci Sports Exerc*. 2010；42：1286-1295. doi：10.1249/MSS.0b013e3181ca8115.

17. Blanck HM，McCullough ML，Patel AV，et al. Sedentary behavior，recreational physical activity，and 7-year weight gain among postmenopausal U.S. women. *Obesity*.2007；15：1578-1588.

18. Botoseneanu A，Liang J. The effect of stability and change in health behaviors on trajectories of body mass index in older Americans：a 14-year longitudinal study. *J Gerontol A Biol Sci Med Sci*. 2012；67：1075-1084. doi：10.1093/gerona/gls073.

19. Brien SE，Katzmarzyk PT，Craig CL，Gauvin L. Physical activity，cardiorespiratory fitness and body mass index as predictors of substantial weight gain and obesity：the Canadian physical activity longitudinal study. *Can J Public Health*. 2007；98：121-124.

20. Brown WJ，Kabir E，Clark BK，Gomersall SR. Maintaining a healthy BMI：data from a 16-year study of young Australian women. *Am J Prev Med*. 2016；51：e165-e178. doi：10.1016/j.amepre. 2016.09.007.

21. Chiriboga DE，Ma Y，Li W，et al. Gender differences in predictors of body weight and body weight change in healthy adults. *Obesity*.2008；16：137-145. doi：10.1038/oby.2007.38.

22. Colchero MA，Caballero B，Bishai D. The effect of income and occupation on body mass index among women in the Cebu Longitudinal Health and Nutrition Surveys（1983-2002）. *Soc Sci Med*. 2008；66（9）：1967-1978. doi：10.1016/j.socscimed. 2008.01.008.

23. de Munter JS，Tynelius P，Magnusson C，Rasmussen F. Longitudinal analysis of lifestyle habits in relation to body mass index，onset of overweight and obesity：results from a large population-based cohort in Sweden. *Scand J Public Health*. 2015；43：236-245.

24. Drenowatz C，Gribben N，Wirth MD，et al. The association of physical activity during weekdays and weekend with body composition in young adults. *J Obes*. 2016；8236439. http://dx.doi.org/10.1155/2016/8236439.

25. Drenowatz C，Hill JO，Peters JC，Soriano-Maldonado A，Blair SN. The association of change in physical activity and body weight in the regulation of total energy expenditure. *Eur J Clin Nutr*. 2017；71（3）：377-382. doi：10.1038/ejcn.2016.228.

26. French SA，Mitchell NR，Hannan PJ. Decrease in television viewing predicts lower body mass index at 1-year follow-up in adolescents，but not adults. *J Nutr Educ Behav*. 2012；44（5）：415-422. doi：10.1016/j.jneb.2011.12.008.

27. Gebel K，Ding D，Bauman AE. Volume and intensity of physical activity in a large population-based cohort of middle-aged and older Australians：prospective relationships with weight gain，and physical function. *Prev Med*.

2014;60:131-133. doi:10.1016/j.ypm.

28. Gradidge PJ, Norris SA, Micklesfield LK, Crowther NJ. The role of lifestyle and psycho-social factors in predicting changes in body composition in black South African women. *PloS One.* 2015;10:e0132914. https://doi.org/10.1371/journal.pone.0132914.

29. Hamer M, Brunner EJ, Bell J, et al. Physical activity patterns over 10 years in relation to body mass index and waist circumference:the Whitehall II cohort study. *Obesity.*2013;21:E755-E761. doi:10.1002/oby.20446.

30. Hankinson AL, Daviglus ML, Bouchard C, et al. Maintaining a high physical activity level over 20 years and weight gain.*JAMA.*2010;304:2603-2610. doi:10.1001/jama.2010.1843.

31. Hillemeier MM, Weisman CS, Chuang C, Downs DS, McCall-Hosenfeld J, Camacho F. Transition to overweight or obesity among women of reproductive age. *J Womens Health.* 2011;20:703-710. doi:10.1089/jwh.2010.2397.

32. Kaikkonen JE, Mikkila V, Juonala M, et al. Factors associated with six-year weight change in young and middle-aged adults in the Young Finns Study. *Scand J Clin Lab Invest.* 2015;75:133-144. doi:10.3109/00365513.2014.992945.

33. Kelly MC, Latner JD. Evaluating patterns of weight and body composition change among college women. *Eat Behav.* 2015;17:157-162. doi:10.1016/j.eatbeh.2015.01.016.

34. Lee IM, Djousse L, Sesso HD, Wang L, Buring JE. Physical activity and weight gain prevention.*JAMA.*2010;303:1173-1179. doi:10.1001/jama.2010.312.

35. MacInnis RJ, Hodge AM, Dixon HG, et al. Predictors of increased body weight and waist circumference for middle-aged adults. *Public Health Nutr.* 2014;17:1087-1097. doi:10.1017/S1368980013001031.

36. Moholdt T, Wisloff U, Lydersen S, Nauman J. Current physical activity guidelines for health are insufficient to mitigate long-term weight gain:more data in the fitness versus fatness debate(The HUNT study,Norway). *Br J Sports Med.* 2014;48:1489-1496. d.

37. Mortensen LH, Siegler IC, Barefoot JC, Gronbaek M, Sorensen TI. Prospective associations between sedentary lifestyle and BMI in midlife. *Obesity.*2006;14:1462-1471. doi:10.1038/oby.2006.166.

38. Parsons TJ, Manor O, Power C. Physical activity and change in body mass index from adolescence to mid-adulthood in the 1958 British cohort. *Int J Epidemiol.* 2006;35:197-204.

39. Rosenberg L, Kipping-Ruane KL, Boggs DA, Palmer JR. Physical activity and the incidence of obesity in young African-American women. *Am J Prev Med.* 2013;45:262-268. doi:10.1016/j.amepre.2013.04.016.

40. Shibata AI, Oka K, Sugiyama T, Salmon JO, Dunstan DW, Owen N. Physical activity,television viewing time,and 12-year changes in waist circumference. *Med Sci Sports Exerc.* 2016;48:633-640. doi:10.1249/MSS.0000000000000803.

41. Sims ST, Larson JC, Lamonte MJ, et al. Physical activity and body mass:changes in younger versus older postmenopausal women. *Med Sci Sports Exerc.* 2012 Jan;44(1):89-97. doi:10.1249/MSS.0b013e318227f906.

42. Sjosten N, Kivimaki M, Singh-Manoux A, et al. Change in physical activity and weight in relation to retirement:the French GAZEL Cohort Study. *BMJ Open.* 2012;2:e000522. doi:10.1136/bmjopen-2011-000522.

43. Smith KJ, Gall SL, McNaughton SA, et al. Lifestyle behaviours associated with 5-year weight gain in a prospective cohort of Australian adults aged 26-36 years at baseline. *BMC Public Health.* 2017;17:54. doi:

10.1186/s12889-016-3931-y.

44. Williams PT, Thompson PD. Dose-dependent effects of training and detraining on weight in 6406 runners during 7.4 years. *Obesity.* 2006a; 14: 1975-1984.

45. Williams PT, Wood PD. The effects of changing exercise levels on weight and age-related weight gain. *Int J Obes (Lond)*. 2006b; 30: 543-551.

46. Williams, PT. Maintaining vigorous activity attenuates 7-yr weight gain in 8340 runners. *Med Sci Sports Exerc.* 2007; 39: 801-809. doi: 10.1249/mss.0b013e31803349b1.

47. Cornelissen VA, Fagard RH, Coeckelberghs E, Vanhees L. Impact of resistance training on blood pressure and other cardiovascular risk factors: a meta-analysis of randomized, controlled trials. *Hypertension.* 2011; 58 (5): 950-958. doi: 10.1161/HYPERTENSIONAHA.111.177071.

48. Cornelissen VA, Smart NA. Exercise training for blood pressure: a systematic review and meta-analysis. *J Am Heart Assoc.* 2013; 2 (1): e004473. doi: 10.1161/JAHA.112.004473.

49. Fagard RH, Cornelissen VA. Effect of exercise on blood pressure control in hypertensive patients. *Eur J Cardiovasc Prev Rehabil.* 2007; 14 (1): 12-17.

50. Murtagh EM, Nichols L, Mohammed MA, et al. The effect of walking on risk factors for cardiovascular disease: an updated systematic review and meta-analysis of randomised control trials. *Prev Med.* 2015; 72: 34-43. doi: 10.1016/j.ypmed. 2014.12.041.

51. Corso LM, Macdonald HV, Johnson BT, et al. Is concurrent training efficacious antihypertensive therapy? A meta-analysis. *Med Sci Sports Exerc.* 2016; 48 (12): 2398-2406.

52. Casonatto J, Goessler KF, Cornelissen VA, Cardoso JR, Polito MD. The blood pressure-lowering effect of a single bout of resistance exercise: a systematic review and meta-analysis of randomised controlled trials. *Eur J Prev Cardiol.* 2016; 23 (16): 1700-1714.

53. MacDonald HV, Johnson BT, Huedo-Medina TB, et al. Dynamic resistance training as stand-alone antihypertensive lifestyle therapy: a meta-analysis. *J Am Heart Assoc.* 2016; 5 (10): e003231. doi: 10.1161/ JAHA.116.003231.

54. Carlson DJ, Dieberg G, Hess NC, Millar PJ, Smart NA. Isometric exercise training for blood pressure management: a systematic review and meta-analysis. *Mayo Clin Proc.* 2014; 89 (3): 327-334. doi: 10.1016/ j.mayocp. 2013.10.030.

55. Huai P, Xun H, Reilly KH, Wang Y, Ma W, Xi B. Physical activity and risk of hypertension: a meta-analysis of prospective cohort studies. *Hypertension.* 2013; 62 (6): 1021-1026. doi: 10.1161/HYPERTENSIONAHA.113.01965.

56. Liu X, Zhang D, Liu Y, et al. Dose-response association between physical activity and incident hypertension: a systematic review and meta-analysis of cohort studies. *Hypertension.* 2017; 69 (5): 813-820. doi: 10.1161/ HYPERTENSIONAHA.116.08994.

57. Whelton PK, Carey RM, Aronow WS, et al. 2017 ACC/AHA/AAPA/ABC/ACPM/AGS/APhA/ASH/ASPC/ NMA/PCNA guideline for the prevention, detection, evaluation, and management of high blood pressure in adults: a report of the American College of Cardiology/American Heart Association Task Force on Clinical Practice Guidelines. *Hypertension.* November 2017: pii: HYP.0000000000000066. doi: 10.1161/

HYP.0000000000000066.

58. Law MR, Morris JK, Wald NJ. Use of blood pressure lowering drugs in the prevention of cardiovascular disease: meta-analysis of 147 randomized trials in the context of expectations from prospective epidemiological studies. *BMJ*.2009;338;b1665. doi:10.1136/bmj. b1665.

59. Whelton PK, He J, Appel LJ, et al. National High Blood Pressure Education Program Coordinating Committee. Primary prevention of hypertension: clinical and public health advisory from The National High Blood Pressure Education Program.*JAMA*.2002;288(15):1882-1888.

60. Rayner BL, Spence JD. Hypertension in blacks: insights from Africa. *J Hypertens*. 2017;35(2):234-239. doi: 10.1097/HJH.0000000000001171.

61. Mozaffarian D, Benjamin EJ, Go AS, et al. American Heart Association Statistics Committee and Stroke Statistics Subcommittee. Heart disease and stroke statistics—2015 update: a report from the American Heart Association. *Circulation*.2015;131(4):e29-e322. doi:10.1161/CIR.0000000000000152.

62. Whelton PK, Einhorn PT, Muntner P, et al. Research needs to improve hypertension treatment and control in African Americans.*Hypertension*.2016;71(1):68:00-00. doi:10.1161/HYPERTENSIONAHA.116.07905.

63. Carnethon MR, Pu J, Howard G, et al. American Heart Association Council on Epidemiology and Prevention; Council on Cardiovascular Disease in the Young; Council on Cardiovascular and Stroke Nursing; Council on Clinical Cardiology; Council on Functional Genomics and Translational Biology; Stroke Council. Cardiovascular health in African Americans: a scientific statement from the American Heart Association.*Circulation*.2017;136 (21):00-00.doi.org/10.1161/CIR.0000000000000534.

64. Diaz KM, Booth JN, Seals SR, et al. Physical activity and incident hypertension in African Americans: the Jackson Heart Study.*Hypertension*.2017;69(3):421-427. doi:10.1161/HYPERTENSIONAHA.116.08398.

65. Wilder J. The law of initial value in neurology and psychiatry: facts and problems. *J Nerv Ment Dis*. 1957;125(1): 73-86.

66. Pescatello LS, MacDonald HV, Ash GI, et al. Assessing the existing professional exercise recommendations for hypertension: a review and recommendations for future research priorities. *Mayo Clin Proc*. 2015;90(6):801-812. doi:10.1016/j.mayocp. 2015.04.008.

67. Aune D, Norat T, Leitzmann M, Tonstad S, Vatten LJ. Physical activity and the risk of type 2 diabetes: a systematic review and dose-response meta-analysis. *Eur J Epidemiol*. 2015;30(7):529-542. doi:10.1007/ s10654-015-0056-z.

68. Cloostermans L, Wendel-Vos W, Doornbos G, et al. Independent and combined effects of physical activity and body mass index on the development of type 2 diabetes—a meta-analysis of 9 prospective cohort studies. *Int J Behav Nutr Phys Act*. 2015:147. doi:10.1186/s12966-015-0304-3.

69. Huai P, Han H, Reilly KH, Guo X, Zhang J, Xu A. Leisure-time physical activity and risk of type 2 diabetes: a meta-analysis of prospective cohort studies.*Endocrine*.2016;52(2):226-230. doi:10.1007/s12020-015-0769-5.

70. Jeon CY, Lokken RP, Hu FB, van Dam RM. Physical activity of moderate intensity and risk of type 2 diabetes: a systematic review. *Diabetes Care*. 2007;30(3):744-752. doi:10.2337/dc06-1842.

71. Kyu HH, Bachman VF, Alexander LT, et al. Physical activity and risk of breast cancer, colon cancer, diabetes,

ischemic heart disease, and ischemic stroke events: systematic review and dose-response meta-analysis for the Global Burden of Disease Study 2013. *BMJ*. 2016; 354: i3857. doi: 10.1136/bmj. i3857.

72.　Merlotti C, Morabito A, Pontiroli AE. Prevention of type 2 diabetes: a systematic review and meta-analysis of different intervention strategies. *Diabetes Obes Metab*. 2014; 16 (8): 719-727. doi: 10.1111/dom.12270.

73.　Wahid A, Manek N, Nichols M, et al. Quantifying the association between physical activity and cardiovascular disease and diabetes: a systematic review and meta-analysis. *J Am Heart Assoc*. 2016; 5 (9). pii: e002495. doi: 10.1161/JAHA.115.002495.

74.　Fogelholm M. Physical activity, fitness and fatness: relations to mortality, morbidity and disease risk factors. A systematic review. *Obes Rev*. 2010; 11 (3): 202-221. doi: 10.1111/j.1467-789X.2009.00653. x.

75.　Qin L, Knol MJ, Corpeleijn E, Stolk RP. Does physical activity modify the risk of obesity for type 2 diabetes: a review of epidemiological data. *Eur J Epidemiol*. 2010; 25 (1): 5-12. doi: 10.1007/s10654-009-9395-y.

76.　Reiner M, Niermann C, Jekauc D, Woll A. Long-term health benefits of physical activity—a systematic review of longitudinal studies. *BMC Public Health*. 2013; 813. doi: 10.1186/1471-2458-13-813.

77.　Warburton DE, Charlesworth S, Ivey A, Nettlefold L, Bredin SS. A systematic review of the evidence for Canada's Physical Activity Guidelines for Adults. *Int J Behav Nutr Phys Act*. 2010; 7: 39. doi: 10.1186/1479-5868-7-39.

78.　Xu F, Wang Y, Ware RS, et al. Joint impact of physical activity and family history on the development of diabetes among urban adults in Mainland China: a pooled analysis of community-based prospective cohort studies. *Asia Pac J Public Health*. 2015; 27 (2): NP372-381. doi: 10.1177/1010539512443700.

79.　Hu G, Lindström J, Valle TT, et al. Physical activity, body mass index, and risk of type 2 diabetes in patients with normal or impaired glucose regulation. *Arch Intern Med*. 2004; 164 (8): 892-896.

80.　Hu FB, Leitzmann MF, Stampfer MJ, Colditz GA, Willett WC, Rimm EB. Physical activity and television watching in relation to risk for type 2 diabetes mellitus in men. *Arch Intern Med*. 2001; 161 (12): 1542-1548.

81.　Rana JS, Li TY, Manson JE, Hu FB. Adiposity compared with physical inactivity and risk of type 2 diabetes in women. *Diabetes Care*. 2007; 30 (1): 53-58.

82.　Hu FB, Sigal RJ, Rich-Edwards JW, et al. Walking compared with vigorous physical activity and risk of type 2 diabetes in women: a prospective study. *JAMA*. 1999; 282 (15): 1433-1439.

83.　Weinstein AR, Sesso HD, Lee IM, et al. Relationship of physical activity vs body mass index with type 2 diabetes in women. *JAMA*. 2004; 292 (10): 1188-1194.

84.　Office of Disease Prevention and Health Promotion. Healthy People 2020: Physical activity. HealthyPeople. gov website. https://www.healthypeople.gov/2020/data-search/Search-the-Data#topic-area=3504. Accessed January 12, 2018.

F 部分　第 6 章　全死因死亡率、心血管死亡率和心血管疾病事件

目录

前言

　　《2008 美国身体活动指南科学证据报告》[1] 认为, 中等强度 - 高强度的身体活动总量与全死因死亡率、心血管疾病 (CVD) 死亡率和心血管疾病事件呈负相关。2008 年身体活动指南 [2] 中身体活动目标所基于的所有剂量 - 反应关系数据均源于将中等强度 - 高强度身体活动作为唯一的身体活动暴露因素的纵向队列研究的流行病学数据。

　　2008 年, 顾问委员会 [1] 主要依靠原始文献来开展全死因死亡率, 心血管疾病死亡率和心血管疾病的研究。从那时起, 研究中等到高强度的身体活动与这些结果之间的关系的文献仍在继续发表。2008 年, 心血管疾病的结局主要限于冠状动脉疾病 [1]。自此, 关于脑血管事件 (主要是缺血性卒中) 和心力衰竭事件的研究也被发表。此外, 由于开展了大量的研究, 现在有许多成分研究和大样本量的综述、合并分析和 Meta 分析可以用于研究中等强度 - 高强度的身体活动与全死因死亡率、心血管疾病死亡率和心血管事件。大量的综述使分委会可以依靠系统综述、Meta 分析和合并分析来进行回顾。

　　在 2008 年, 顾问委员会 [1] 开始将中等强度 - 高强度的身体活动与全死因和心血管疾病死亡率之间的剂量 - 反应关系定义为曲线型, 较多中等强度 - 高强度身体活动可以降低早期的风险, 更多运动量可以持续获益。在进行目前的回顾时, 分委会认为重要的是要确认这种关系是否仍与新数据一致, 并研究它是否可扩展到心血管事件、脑血管疾病 (缺血性卒中) 和心力衰竭事件的各种心血管结局。

科学回顾

待解决问题总览

本章介绍了 3 个主要问题和相关的子问题：

1. 身体活动与全死因死亡率有什么关系？

a）是否存在剂量 - 反应关系？如果是,这种关系曲线的形状是什么样的？

b）这种关系是否因年龄、性别、人种 / 民族、社会经济状况或体重状况而异？

2. 身体活动与心血管疾病死亡率之间有什么关系？

a）是否存在剂量 - 反应关系？如果是,这种关系曲线的形状是什么样的？

b）这种关系是否因年龄、性别、人种 / 民族、社会经济状况或体重状况而异？

3. 身体活动与心血管疾病发病率之间有什么关系？

a）是否存在剂量 - 反应关系？如果是,这种关系曲线的形状是什么样的？

b）这种关系是否因年龄、性别、人种 / 民族、社会经济状况或体重状况而异？

回答问题的资源来源和过程

暴露分委会确定系统综述、Meta 分析和合并分析提供了足够的文献来回答所有 3 个研究问题。针对问题 1~3 进行了一项检索和分类过程,其中包括全死因死亡率,心血管疾病死亡率和心血管疾病发病率。关于系统文献综述过程的完整细节,请参阅 E 部分"文献检索及系统综述的方法学"。

问题 1. 身体活动与全死因死亡率有什么关系？

a）是否存在剂量 - 反应关系？如果是,这种关系曲线的形状是什么样的？

b）这种关系是否因年龄、性别、人种 / 民族或社会经济状况以及体重状况而异？

证据来源：系统综述,Meta 分析,合并分析

结论陈述

强有力的证据表明中等强度 - 高强度的身体活动总量与全死因死亡率之间存在明显的反向的剂量 - 反应关系。关于对这些结局的更多研究,不太可能修改证据的强度。**PAGAC 等级：强**

强有力的证据表明身体活动与全死因死亡率之间存在剂量 - 反应关系。曲线的形状是非线性的,在剂量 - 反应关系早期出现最大的益处。中等强度 - 高强度的身体活动与降低风险的关系曲线没有下限。随着暴露程度增加至 2008 年指南(即每周 150 分钟)建议的中等强度 - 高强度运动下限的 3~5 倍及以上,风险似乎继续下降。新数据与用于制定 2008 年指南的数据一致。**PAGAC 等级：强**

强有力的证据表明,中等强度 - 高强度的身体活动与全死因死亡率之间的剂量 - 反应关系不因年龄、性别、人种或体重状况而异。**PAGAC 等级:强**

目前尚无足够的证据可以提示这些关系是否因人种 / 民族和社会经济状况而异。**PAGAC 等级:不确定**

证据回顾

对系统综述,Meta 分析,合并分析和报告的初步检索确定了足够的文献来回答分委会的问题。不需要额外搜索原始研究文献。

在 2006—2017 年收集的数据中,全死因死亡率、心血管疾病死亡率和心血管事件的结局往往被认为是在相同的系统综述和 Meta 分析中。因此,有助于理解身体活动与这 3 种结果之间关系的系统综述和 Meta 分析具有显著的重叠性。同样,在我们的搜索中发现的系统综述和 Meta 分析中也出现了许多相同的研究。在本节中,我们只涉及全死因死亡率。

在对身体活动与全死因死亡率的关系分析中共纳入了 12 篇现有综述:2 篇系统综述[3,4],7 篇 Meta 分析[5-11] 和 3 篇合并分析[12-14],这 12 篇综述中有 5 篇涉及心血管疾病死亡率,在本章后面会提到。这些研究的随访范围从 3.8 年到 20 年以上,这些综述和 Meta 分析中总共纳入了 340 万参与者。

这两篇系统综述包括大量的研究:分别为 121[3] 和 254[4] 项原始研究。然而,在 Milton 等[3] 报告中,只有 7 篇涉及全死因死亡率,其中 9 篇涉及心血管疾病,3 篇涉及脑卒中。对于 Warburton 等的这篇综述中[4],70 项成分研究报告了全死因死亡率,49 项涉及心血管疾病,25 项涉及脑卒中。每项研究中结局病例的总数未报。这些研究涵盖了很长的时间范围:分别为 1990—2013 年和 1950—2008 年。

Meta 分析的原始研究数量范围从 9 到 80 项。大多数 Meta 分析涵盖了广泛的时间范围:从数据库建立到出版前 1 年[5,7,10,11],从 1945 年到 2013 年[8],从 20 世纪 70 年代到 20 世纪 90 年代到 2007 年和 2006 年[6,9]。合并分析包括 6 项前瞻性队列研究 Arem 等[12] 和 Moore 等[13](使用相同的 6 项队列)和来自 11 个队列的 O'Donovan 等[14]。

大部分纳入的综述考察了自报休闲时间中等强度 - 高强度的身体活动。大多数综述还使用每周累计 MET·min 或 MET·h 数量进行四分位数或活跃程度分类(例如不活跃、低水平、中等水平、高水平的身体活动,或高水平与低水平身体活动)。

3 篇综述涉及特定类型的身体活动。Kelly 等[8] 研究了骑自行车和步行。Samitz 等[10] 研究了分范畴的身体活动,将其定义为休闲时间身体活动,日常起居性活动和职业性身体活动。Hamer 和 Chida[6] 只研究习惯性行走。

一项合并分析[14] 除了考察常用的身体活动分类(不活动、活动不足和有规律地活动)外,还分别考察了在一次或两次活动中达到身体活动指南的情况。Merom 等[15] 检查了舞蹈与步行。

总体关系的证据

所有纳入的综述均将全死因死亡率作为结果,其中 5 项也评估了心血管疾病死亡率。所有研究都报道了中等强度 - 高强度的身体活动与全死因死亡率呈负向的剂量 - 反应关系,如下所述。没有无效研究。合并分析中,每周一次或两次锻炼中符合指南推荐的人以及每周 3 次或更多次符合指南的个人与非活动人群进行比较,结果显示,与不活跃组相比,每周锻炼 1~2 次符合指南的人群($HR=0.60$;$95\%CI$:0.45-0.82)和每周 3 次或更多次才符合指南人群($HR=0.59$;$95\%CI$:0.48-0.73)降低全死因死亡率的效应大小没有差异。

在 Kelly 等的分析中[8],骑行和步行的效果大小是相似的。对于每周运动 11.25MET·h(每周 675MET·min),步行降低全死因死亡风险 11%($95\%CI$:4%-17%),骑车降低 10%($95\%CI$:6%-13%)。剂量 - 反应关系曲线通过对 3 个暴露干预时间间隔内汇集的相对风险进行 Meta 分析来建模。与其他研究一致,剂量 - 反应分析表明,对于步行或骑自行车,全死因死亡率的最大降低效应发生在身体活动的最低暴露类别内。

Hamer 和 Chida[6] 研究了步行对全死因死亡率和 CVD 死亡率的影响。分析包括 18 项前瞻性研究,共 459 833 名参与者。图 F6-1 中显示的森林图显示了量(步行量)和步行速度的剂量效应。Hamer 和 Chida[6] 发现相比活动量预测因子,步行速度是全死因死亡率更强烈的独立危险因素,两者风险降低比例分别为 48% 和 26%。但是,在暴露类别方面,研究具有相当大的异质性。最大强度的步行组平均每周 5.2 小时以上或每周 17.2km 以上,这些组的平均时间从每周 1 小时以上到 2 小时以上,每周 9.7km 以上到每周 20.0km 以上。虽然一些研究将"快速"定义为每小时 4.8km,将"中等"定义为每小时 3.2~4.7km,但步行速度通常被评估为相对值。步行中最小平均值为每周约 3 小时(从每周约 30 分钟到约 5 小时)或每周 9.8km(从每周约 5.0km 到约 15.0km),这等同于悠闲步行的速度或者每小时约 3.2km 的中等步行速度。

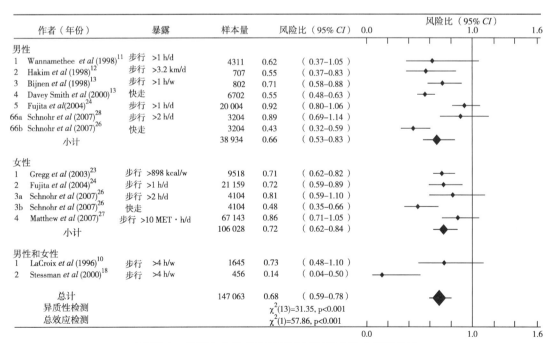

图 F6-1　男性和女性的步行与全死因死亡率之间的关系

注:步行是有证据支持的,评估值偏左侧,这些评估值与问题 2 的表 F6-4 中对心血管疾病死亡率的效应是一致的

数据来源:经过 BMJ 出版集团公司允许,对"步行和初级预防:一项前瞻性队列研究的 Meta 分析,Hamer and Chida[6],42,2008"进行了再次处理

　　剂量 - 反应关系：我们分析的 12 项研究中的每一项都显示，身体活动暴露组与全死因死亡率呈显著的剂量 - 反应关系。这些关系的一致性和强度支撑了这个子问题的关联强度。研究结果的一致性使我们着重强调了 Arem 等[12] 和 Moore 等[13] 的两个合并分析。这些纳入了 6 项研究的合并分析结合个体层面的数据，非常精确地考察了大样本人群中的效应强度和置信区间。

　　Moore 等[13] 报道了"美国国家癌症研究所队列联盟"中 6 项前瞻性队列研究的汇总数据，对随访期间休闲时间身体活动与死亡率的关系进行合并分析。汇总的队列研究共有 654 827 人，年龄 21~90 岁。使用每周中等强度 - 高强度的身体活动 MET·h 数来生成调整后的生存曲线（对于年龄在 40 岁以上的参与者），由 bootstrap 计算 95%CI。该研究的随访时间中位数为 10 年，82 465 例死亡。图 F6-2 显示了与全死因死亡率的剂量 - 反应相关研究中有共同相关性的几个特征的生存曲线。该生存曲线显示了几个重要含义：

　　1. 获益没有最低阈值。

　　2. 在中等强度、高强度身体活动区间，斜率最低。

　　3. 达到每周 8.25MET·h（150 分钟）中等强度 - 高强度的身体活动时，可能至少减少 70% 全死因死亡率。

　　4. 没有明显的最佳运动量。

　　5. 没有明显的上限。

　　6. 身体活动累积越多，获益越多。

　　7. 活动量（数量）高达 2008 年指南[2] 建议水平的 4 倍（150~300 分钟中等强度身体活动）时，尚无证据显示死亡风险增加。

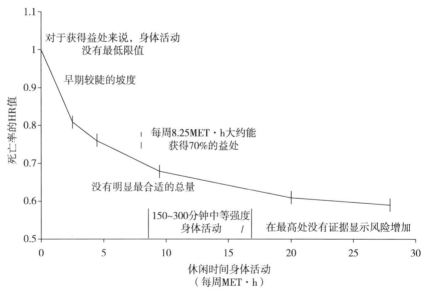

图 F6-2　关于中等强度身体活动与全死因死亡率关系的具有共同特征的研究汇总
注：改编自 Moore 等，2012[13] 的数据

　　同样，Arem 等[12] 报道了对美国国家癌症研究所队列联盟中 6 项研究的合并分析结果

（1992—2003 年基线收集），Moore 等[13] 报道了同样的研究。这些都是美国和欧洲的基于人群的前瞻性队列，包括在 2014 年分析的自报的身体活动。研究共纳入 661 137 名男性和女性（中位年龄 62 岁；范围 21~98 岁）和 116 686 例死亡，使用 Cox 比例风险回归和队列分层法来生成多因素校正后的 *RR* 和 95%*CI*。随访时间中位数为 14.2 年，这个报道的剂量 - 反应关系如图 F6-3 所示，这种剂量 - 反应关系的几个特征让人联想到 Moore 等[13] 的报告（图 F6-2），然而，几种不同的结果描述如下。

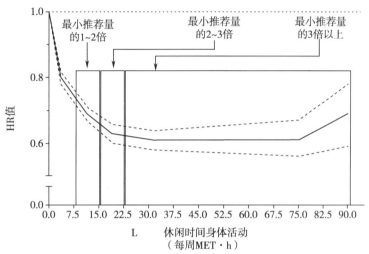

图 F6-3　关于中等强度 - 高强度身体活动与全死因死亡率关系的具有共同特征的研究汇总

来源：改编自 Arem 等，2015[12] 的数据

　　该结果中，每周身体活动达到或大于 75MET·h 才会出现这种相关性，即相当于 2008 年指南[2] 推荐下限（即每周 150 分钟）的 10 倍。在这个更高的身体活动暴露水平下，死亡率风险明显上升。而在 Moore 等[13] 的研究中，当身体活动为指南推荐水平 4 倍的情况下，这种风险上升的可能性却并不明显。在 Arem 等[12] 一项共纳入 661 137 人的汇总研究中，有 18 831 人（占总人数的 2.8%）达到每周 40~75MET·h，仅仅 4 077（0.62%）人超过每周 75MET·h[12]。共计 116 686 例死亡病例中，相应分别有 1 390 例（1.2%）和 212 例（0.18%）死亡，误差较大。图 F6-3 表明，最高身体活动暴露组的风险的点估计值与满足 2008 年指南推荐水平（每周 7.5~15 个 MET·h，或每周 150~300 分钟）的估计值相同。之前已经观察到极端增加运动量使这种风险明显上升。Paffenbarger 等[17] 在 1978 年和 1993 年的哈佛校友心脏研究中报道了心血管疾病风险，但报告显示，在较高的中等强度 - 高强度的身体活动情况下，风险的明显上升没有统计学显著意义。

　　在 2016 年的一篇原创性论文中，Ekelund 等[5] 考察了久坐行为（坐着和看电视）、身体活动（中等强度 - 高强度身体活动）与全死因死亡率的关系。参见 D 部分证据整合和 F 部分第 2 章"静态行为"可了解更多关于这些相互作用的细节。在纳入 16 项有贡献的研究并汇总了所有研究中的数据后，通过分析每日久坐时间和每周身体活动 MET·h 值与全死因死亡率的关联性，使用 Cox 回归估计总体风险比，Ekelund 等[5]、Arem 等[12] 与 Moore 等[13] 观察到的身体活动与全死因死亡率之间的曲线关系相同。

特定因素的证据

人口学特征和体重状况：系统综述和 Meta 分析中的大多数研究报告了暴露组人口学特征（人种 / 民族、性别、体重状况）分布情况。鉴于 Meta 分析的性质（在研究层面而不是个体层面进行）除非在分析中进行特定因素研究，否则很难考察人口学特征和体重状况效应的不同。一些综述或 Meta 分析直接分析了亚组效应，一项研究关注了 60 岁以上的成人[7]。在这些研究中，没有发现亚组效应。O'Donovan 等[14] 关于"周末勇士"身体活动行为与全死因死亡率的分析没有显示性别差异。

然而，合并分析[12,13] 可以直接考察不同人口学特征的相对效应。这些研究报告了性别、人种 / 民族和 BMI 以及总体事件数据的分层效应。虽然没有在这些报告中直接测试，但很明显，性别、人种 / 民族或 BMI 均不存在明显差别效应。社会经济状况和人种 / 民族分层效应未见报告。

***有关此证据的更多详细信息，请访问** https://health.gov/paguidelines/second-edition/report/supplementary-material.aspx*。

2018 年科学报告与 2008 年科学报告的比较

与 2008 年顾问委员会相比，本分委会对系统综述、Meta 分析和合并分析中发现了更大队列数据并围绕效应值估计提供了更高的精确度。

我们的综述科学报告了 2008 年描述的与全死因死亡率相关的中等强度 - 高强度身体活动相同的剂量效应估计。鉴于研究对象规模和异质性较多，我们更加对这些数据的精确度和它们对美国不同性别成人以及所有人种 / 民族、不同年龄和体重人群的普遍适用性更加自信。

问题 2. 身体活动与心血管疾病死亡率有什么关系？

a）是否存在剂量 - 反应关系？ 如果是，这种关系曲线的形状是什么样的？

b）这种关系是否因年龄、性别、人种 / 民族、社会经济状况或体重状况而异？

证据来源：系统综述，Meta 分析，合并分析

结论陈述

强有力的证据表明，中等强度 - 高强度身体活动总量与心血管疾病死亡率之间存在强烈的反向剂量 - 反应关系。对这一结果进行更多的研究后，证据的强度不太可能被修改。**PAGAC 等级**：**强**

强有力的证据表明，剂量 - 反应关系曲线的形状是非线性的，在曲线开始就可以看到最大的益处。中等强度 - 高强度的身体活动与风险降低的关系没有最低限。至少是 2008 年指南（即每周 150 分钟）建议的中等强度 - 高强度身体活动总量的 3~5 倍内，随着暴露的增加，风险似乎会继续下降，新数据与用于制定 2008 年指南的数据一致。**PAGAC 等级**：**强**

强有力的证据表明，这些关系不因年龄、性别、人种或体重状况而异。**PAGAC 等级**：**强**

目前尚无足够的证据提示这些关系是否因人种 / 民族或社会经济状况而异。**PAGAC 等级**：**不确定**

证据回顾

通过对系统综述、Meta 分析、合并分析和报告的初步搜索，获取了足够的文献来解答分委会确定的问题。不需要额外搜索原始研究文献。

在 2006—2017 年收集的数据中，全死因死亡率、心血管疾病死亡率和心血管事件的结局往往同时在相似的系统综述和 Meta 分析中提到。因此，有关身体活动与这 3 种结果之间关系的系统综述和 Meta 分析具有显著的重叠性。同样，在我们的检索中发现的系统综述和 Meta 分析中也出现了许多相同的研究。在本节中，我们只涉及心血管疾病死亡率；然而，格式和结论与全死因死亡率的格式和结论基本一致。

这里有必要说明一下术语。在本讨论中，心血管疾病死亡率是指最广义的心血管疾病导致的死亡率。心血管疾病指冠心病以外的疾病，但不包括：

- 非动脉粥样硬化或传染性瓣膜疾病和其他疾病，例如继发于冠状动脉疾病的冠心病引起的疾病；
- 继发于脑血管意外或脑卒中的脑血管疾病；
- 缺血性（冠状）或非缺血性病因的心力衰竭。

共包括 6 篇综述：1 篇系统综述[3]，3 篇 meta 分析[5,6,18]和 2 篇合并分析[14,15]。这些综述发表于 2008—2017 年。系统综述[3]共包括 121 项研究，时间跨度为 1983—2013 年。Meta 分析共纳入了 16~36 项研究，涵盖了更广泛的时间范围；Ekelund 等[5]纳入时间跨度从文献数据库建立伊始到 2015 年；Hamer、Chida[6]和 Wahid 等[18]纳入研究的时间跨度分别从 20 世纪 70 年代和 80 年代到 2007 年和 2014 年。合并分析包括来自 11 项队列的数据，每个调查来自不同的人群[14,15]。

大部分纳入的综述考察了自报的休闲时间中等强度 - 高强度身体活动。大多数综述还使用四分位数或各种类别（例如无和低水平、中等水平、高水平身体活动，或高 / 低水平身体活动）每周身体活动的 MET·min 值或 MET·h 值。

一篇合并分析[14]在通常的身体活动水平分类（活动不足和定期活动）之外，考察了"周末战士"人群（每周通过 1 次或 2 次活动达到推荐活动量者）与无活动群体。两篇评论涉及特定类型的身体活动：跳舞[15]和习惯性步行[6]。

整体关系的证据

所有纳入的综述均涉及心血管疾病死亡率，其中 4 项综述除了评估其他结果外，还评估了全死因死亡率。

如下所述，正如全死因死亡率一样，所有综述均以剂量 - 反应关系的方式报告了中等强度 - 高强度身体活动与全死因死亡率之间的反向关系。综述未涵盖无明显效应研究。将每周 1~2 次达到推荐目标的个体和每周 3 次或更多活动达标的个体分别与非活动组进行比较的合并分析显示，心血管疾病死亡率风险效应（重叠危险比）无显著性差异（*HR*=0.59-0.60）。

如上所述，Hamer 和 Chida[6]只研究步行对全死因死亡率和心血管疾病死亡率的效应。该文章共纳入 18 项前瞻性研究，共 459 833 名参与者。图 F6-4 显示的是心血管疾病死亡率森林图。各种类型的步行速度和量的效应大小和置信区间让人联想到全死因死亡率有关的那些结果（图 F6-1）。这个例子说明了各研究之间的中等强度 - 高强度身体活动与心血管疾病死亡率和全死因死亡率的关系高度一致性。

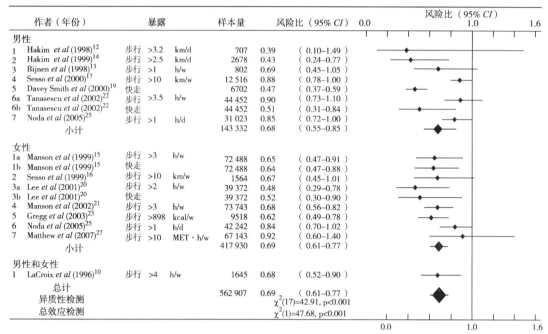

图 F6-4　男性和女性步行和心血管死亡风险的关系

注：步行是有证据支持的，评估值有偏左的浮动。注意这些与问题 1 的图 F6-1 对全死因死亡率的评估结果相似

来源：征得 BMJ 出版集团公司同意，对［步行和初级预防：一篇对前瞻性队列研究的 Meta 分析，Hamer 和 Chida[6]，42，2008］的数据进行了再次处理

剂量 - 反应关系：本节汇总结果显示，中等强度 - 高强度身体活动与心血管疾病死亡率之间的剂量 - 反应关系的研究结果基本与中等强度 - 高强度身体活动与全死因死亡率之间的相关性一致。

我们分析的 12 项研究中的每项研究均显示，身体活动暴露组与心血管疾病死亡率存在显著的剂量 - 反应关系。这些关系的一致性和强度支撑了这个子问题的关联强度。

Wahid 等[18]纳入了 36 项研究，33 项涉及心血管疾病，3 项涉及 2 型糖尿病，以 3 种身体活动类别（低水平身体活动，每周 0.1~11.5MET·h；中等强度身体活动，每周 11.5~29.5MET·h；高身体活动，每周 ≥29.5MET·h）建模，以剂量 - 反应关系方式评估心血管疾病发病率和死亡率、冠心病发病率和死亡率、心肌梗死发病率、心力衰竭发生率和脑卒中发病率。对于所有 3 个类别都有条目的情况（心血管疾病发病率、心血管疾病死亡率、脑卒中发病率和冠心病发病率），除心血管病死亡率外，所有类别的剂量 - 反应关系都很强。

特定因素的证据

人口学特征和体重状况：与全死因死亡率相似，提供有关亚组慢性心血管病死亡率影响的最强证据的研究是 Merom 等[15] 和 O'Donovan 等[14] 的合并分析。同样，对于全死因死亡率，没有明显的性别、人种 / 民族或 BMI 分层的差异。没有关于社会经济状况和人种 / 民族分层分析的相关报告。

有关此证据的更多详细信息,请访问 https://health.gov/paguidelines/second-edition/report/supplementary-material.aspx

问题 3. 身体活动与心血管疾病发病率有什么关系?

a）是否存在剂量 - 反应关系？如果是,这种关系曲线的形状是什么样的?
b）这种关系是否因年龄、性别、人种 / 民族、社会经济状况或体重状况而异?
证据来源: 系统综述、Meta 分析

结论陈述

强有力的证据表明身体活动总量增加与心血管疾病、脑卒中和心力衰竭发病率降低之间存在显著的相关性。对这些结果的更多研究也不太可能改变证据的强度。PAGAC 等级:强

强有力的证据表明身体活动与心血管疾病,脑卒中和心力衰竭之间存在显著的剂量 - 反应关系。当暴露量表示为能量消耗（MET·h/w）时,心血管事件曲线的形状似乎是非线性的,在剂量 - 反应关系早期就出现最大的益处。目前尚不清楚身体活动与事件性卒中和心力衰竭关系的形状是线性的还是非线性的。MVPA 和风险降低的关系没有下限。随着暴露的增加,至少是目前推荐的中等强度 - 高强度的身体活动水平的 5 倍以内,风险似乎继续下降。PAGAC 等级:强

目前尚无足够的证据提示这些关系是否因年龄、性别、人种、民族、社会经济状况或体重状况而异。PAGAC 等级:不确定

证据回顾

对系统综述、Meta 分析、合并分析和报告的初步搜索提供了足够的文献来解决分委会决定的研究问题。不需要额外搜索原始研究文献。

总共包括 10 篇现有综述:1 篇系统综述[4]和 9 篇 Meta 分析[18-26]。所有综述发表于 2008—2016 年。系统综述[4]纳入了 1950—2008 年发表的 254 项研究。

Meta 分析包括 12~43 项研究。大多数 Meta 分析涵盖了广泛的时间范围:从数据库建立开始到 2013 年[25],从 1954—1966 年到 2007 年[24,26],以及从 20 世纪 80 年代到 20 世纪 90 年代到 2005—2016 年[18-23]。

大部分纳入的综述考察了自报的身体活动。对不同范畴的身体活动也进行了评估,包括身体活动总量[21];职业性和休闲时间身体活动[20];职业性、休闲性和交通往来身体活动[23];休闲时间身体活动[24]。一些综述还按照每周 MET·min 值或 MET·h 值进行分类[18,21,22,26]。其他综述所纳入个体研究中报告了最低或较低者身体活动水平者与中等或较高者的比较结果[4,19,24]。两篇 Meta 分析特别研究了太极[25]和步行[26]。

纳入的综述以各种方式论述了心血管疾病的发病率。一些研究报道了冠心病发病率[21,23,24,26],卒中发病率[19,21,25]和心力衰竭事件[20,22]。Warburton 等[4]回顾了卒中事件和冠状动脉（缺血性）心脏病。Wahid 等[18]利用了 33 项研究分析了 CVD 发病率和死亡率、冠心病发病率和死亡率、心肌梗死发病率、心力衰竭发生率和卒中发病率。因此,总共有

6 项研究涉及冠心病的发生,5 项研究涉及脑卒中事件,3 项研究涉及了心力衰竭事件。

整体关系的证据

针对冠心病事件的所有 6 项研究、针对卒中事件的 5 项研究以及针对心力衰竭事件的 3 项研究均显示出与身体活动总量增加有关的显著剂量 - 反应关系。没有零效应研究。下面讨论这些关系的形状。

冠状动脉心脏病

Sattelmair 等[23] 对流行病学研究进行合并样本的 Meta 分析,以调查中等强度 - 高强度身体活动与冠心病事件的关系。合并的剂量 - 反应关系估计值来源于对低水平、中等水平 - 高水平身体活动的定性估计。在最初选择用于分析的 33 项研究中,9 项定量评估了每周中等强度 - 高强度的身体活动的热量值。休闲时间身体活动满足 2008 年指南[2] 下限个体比没有进行闲暇时间身体活动的个体,发生冠心病的风险降低了 14%(RR=0.86+/-0.09)。他们报道了同身体活动与全死因死亡率和心血管疾病死亡率曲线相似的反向剂量 - 反应关系。这些曲线的特征是风险在早期就出现下降,更大暴露导致持续收益,收益没有下限也没有上限(图 F6-5)。每周 1MET·h 大约等于 1.05kcal/(kg·w)。因此,对于一个 70kg 的个体来说,满足 2008 年指南[2] 中等强度身体活动推荐值的能量界限值是每周 600kcal。

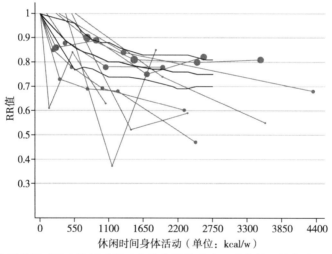

图 F6-5　每周休闲时间身体活动的千卡数和冠状动脉心脏病关系的点线图以及 95%*CI*

注:个体研究结果用灰色线表示,黑色加粗表明在随机线状模型中不同性别的趋势线,黑色细线表示趋势的 95%*CI*

来源:Sattelmair 等,2011[23] 对身体活动和冠状动脉心脏病风险的 Meta 分析,循环,24:789-795. https://doi.org/10.1161/CIRCULATIONAHA.110.010710

该分析指出,对于剂量 - 反应关系解释的理解取决于建模参数。当合并分析中的剂量 - 反应关系使用定性的低水平、中等水平、高水平身体活动暴露水平进行建模时,剂量 - 反应关系呈现线性关系。但是,当身体活动暴露是按照每周 MET·h 模拟时(图 F6-5),曲线型关系就会显示出来。

特定因素的证据

人口学特征和体重状况:与本章先前研究的结果一样,提供关于减轻心血管死亡影响亚组分析中等效应的最有力证据的研究是合并分析；特别是 Sattelmair 等的研究[23]。关于冠心病发病风险的 6 项研究中，只有 Sattelmair 等[23] 明确分析了特定因素对疾病风险降低效应的影响情况。尽管没有关于人种 / 民族或 BMI 分层产生交互作用的研究，但他们观察到性别间的显著交互作用（$P=0.03$）；该关联在女性中比男性强。

脑卒中和冠心病

Kyu 等[21] 分析了 174 项研究中身体活动与乳腺癌、结肠癌、糖尿病、缺血性心脏病和缺血性卒中事件风险之间的剂量 - 反应关系：缺血性心脏病 43 项，缺血性卒中 26 项。从所有纳入的研究中估计每周累计身体活动 MET·min 值，评估身体活动与结局之间的连续和分类剂量 - 反应关系。研究还显示了与不活跃者（每周小于 10MET·h）相比的活跃程度低者（10~66MET·h）、中度活跃者（67~133MET·h）和高度活跃者（≥134MET·h）的剂量 - 反应关系。与活跃度不高者相比，高度活跃者发生缺血性心脏病的风险降低 25%（$RR=0.754$；$95\%CI$：0.704-0.809），发生缺血性卒中的风险降低 26%（$RR=0.736$；$95\%CI$：0.659-0.811）。与全死因死亡率和 CVD 死亡率相同，也观察到了的缺血性卒中和缺血性心脏病（相当于冠心病）的典型剂量 - 反应关系。然而初始效应值和最大效应值被削弱了，因此当达到 2008 年指南[2] 的下限时，缺血性卒中和心力衰竭事件的初始风险仅降低 36%（图 F6-6）。

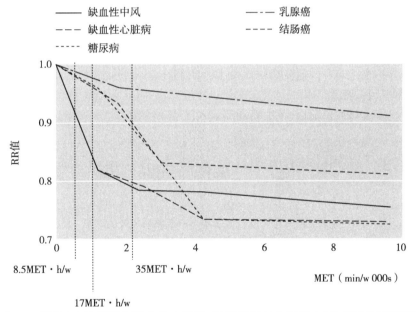

图 F6-6　结合 174 项研究（43 项关于缺血性心脏病，26 项关于缺血性卒中）分析身体活动和乳腺癌、结肠癌、糖尿病、缺血性心脏病和缺血性卒中事件的剂量 - 反应关系

注：作为参考，图中显示了 2008 年指南中对中等强度 - 高强度身体活动的低界线值（8.5MET·h/w）和高界线值（17MET·h/w）。图中还表明了中等强度 - 高强度身体活动总量每天静态行为 8 小时以上（35MET·h/w）的风险的正常化有关系（Ekelund，2016）

来源：经过 BMJ 出版集团公司和 Ekelund 等 2016 年文章的同意，对身体活动和乳腺癌、结肠癌、糖尿病、缺血性心脏病和缺血性卒中事件：对文章 *2013 年全球疾病负担研究的系统综述和剂量 - 反应关系的 Meta 分析*，Kyu 等[21]，354，2016 进行了再次处理

特定因素的证据

人口学特征和体重状况：有关缺血性卒中事件的 5 篇综述显示年龄、性别或体重状况对上述效应没有影响。这些研究没有报告社会经济状况和人种／民族的影响。

心脏衰竭

Pandey 等[22] 研究了身体活动与心力衰竭风险之间的分类的剂量 - 反应关系。正如 Kyu 等[21] 先前分析的那样，这些作者通过定量估计身体活动（每周 MET·h）并使用广义最小二乘回归建模来评估研究中身体活动和心力衰竭风险之间的定量关系。

这些研究纳入了包括 370 460 名参与者（53.5% 女性，随访时间中位数为 13 年）的 12 项前瞻性队列研究，共发生 20 203 例心力衰竭事件。如图 F6-7 所示，最高水平身体活动与心力衰竭风险显著降低相关（与最低身体活动相比，*HR*=0.70；95%*CI*：0.67-0.73）。与报告无休闲时间身体活动的参与者相比，那些达到 2008 年指南推荐身体活动最低水平（每周 500MET·min[2]）患者心力衰竭风险适度降低（合并 *HR*=0.90；95%*CI*：0.87-0.92），因此，在 2008 年指南[2] 推荐身体活动总量水平上，只达到了最大收益的 33%。因此，对于心力衰竭，剂量 - 反应关系是线性的，而不是本章节研究报告的其他结局的曲线关系。

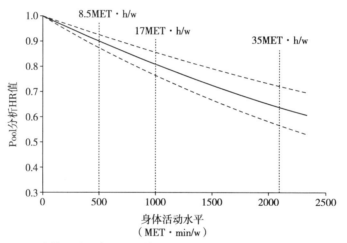

图 F6-7　中等强度 - 高强度身体活动与心衰发病风险的剂量 - 反应关系

注：作为参考，图中展示的是 2008 年指南中中等强度、高强度身体活动低界限值（8.5MET·h/w）和高界限值（17MET·h/w）。图中还显示了中等强度 - 高强度身体活动总量与每天静态行为超过 8 小时（17MET·h/w）的风险正常化有关（Ekelund 等，2016）

特定因素的证据

人口学特征和体重状况：研究心力衰竭的两篇综述没有报道年龄、性别或体重状况的影响。这些研究也没有报道社会经济状况和人种／民族的影响。

***有关此证据的更多详细信息，请访问** https://health.gov/paguidelines/second-edition/report/supplementary-material.aspx*。

总结、结论和公众健康影响

中等强度 - 高强度身体活动对冠心病、缺血性卒中和心力衰竭的动脉粥样硬化的影响与全死因死亡率和心血管疾病死亡率非常相似。证据继续支持以下结论,即在不活跃的美国人群中,即使少量增加中等强度、高强度身体活动水平,也有可能对成年人群中的上述结局事件产生重要而实质性的影响。关于这些结局风险的降低,以下几点很明确:

- 任何总量的身体活动都比没有身体活动更有益处;
- 更多的中等强度 - 高强度身体活动比没有好;
- 满足目前中等强度身体活动指南推荐量将降低全死因死亡率风险;获得约 75% 的最大收益;
- 更多的身体活动会带来更大的收益,但收益的增加较少;
- 尚无证据表明达到目前指南所推荐的中等强度 - 高强度身体活动量的约 3~5 倍时,获得最大效应同时有额外的风险产生。

当活动水平按照能量消耗(每周的 MET·h 值)进行量化时,上述关联似乎适用于多种身体活动模式和强度,包括步行,跑步和骑自行车。

未来研究方向

自《2008 美国身体活动指南科学证据报告》[1]发表以来,人们在认识身体活动与这些健康结局之间的关系方面取得了若干进展[1]。大多数文献的结论是基于调查数据和问卷数据;身体活动暴露评估采用自报的持续至少 10 分钟的中等强度和高强度有氧身体活动累积量。因此,所有身体活动系列中的其他组成部分(静态行为、低强度身体活动以及每次时长不足 10 分钟的中等强度 - 高强度身体活动)均被认为是"基线"身体活动。研究人员已经开始将设备测量方法纳入他们的身体活动测量。这使得评估中等强度以下的身体活动与健康结局之间的关系成为可能;它允许评估不超过 10 分钟中等强度 - 高强度身体活动对健康结局的影响。这些问题在 F 部分第 1 章"身体活动行为:步数、每次活动时长和高强度间歇训练"一节中讨论。

在这些领域有待开展的研究:

1. 对全死因死亡率、心血管疾病死亡率和心血管事件(冠心病、卒中和心力衰竭),开展低强度身体活动在降低风险方面作用的研究。采用工具(计步器或可穿戴设备)测量身体活动,结合所有临床药物试验与全死因死亡率,心血管疾病死亡率或心血管事件终点结局,是最经济有效地途径。

依据:正如本章所述,中等强度 - 高强度的身体活动对全死因死亡率,心血管疾病死亡率和心血管疾病(冠心病,卒中和心力衰竭)的益处有详细记录并且有力。然而,这些研究

忽略了非中等强度 - 高强度（即低强度）身体活动的影响。这为基于设备测量（计步器,加速度计和其他可穿戴设备）的身体活动测量技术发展提供了科学的必要性,以开始探索所有强度与身体活动总量之间的关系——低至高强度;小到大的身体活动总量。该类研究正在开始出现[27-31]。不幸的是,关于每天低强度身体活动、身体活动总量或步数尚没有足够的研究提供足够的信息用于 Meta 数据分析,以在这些领域对所关注结局进行分析。因此,这是该领域未来主要的研究需求。

2. 对大量身体活动导致风险增加的可能性进行研究。

依据:高水平的有氧身体活动量是否会导致心脏病发病率或死亡率增加,这是一个重要但尚未解决的问题。正如本章所讨论,一些研究提示大量有氧运动的运动员心血管风险增加。最近的报道显示,运动员的冠状动脉钙化评分增加[32,33];然而,这些评分似乎与终身体育训练量呈现 U 形相关[33]。这些发现可能解释了长期运动员心血管风险增加的现象。显然,这个问题需要在运动人群中进行更多的研究。

3. 开展关于身体活动暴露的各种特征（总量、强度、训练频率和模式）对全死因死亡率、心血管疾病死亡率和心血管疾病（冠心病、卒中和心力衰竭）的相对重要性的研究。

依据:本报告继续依靠中等强度 - 高强度有氧身体活动（主要通过调查收集）的研究,以了解身体活动与全死因死亡率、心血管疾病死亡率和心血管事件。未被探索的有:频率和强度相对于有氧运动量的重要性;肌肉力量对这些临床结局的重要性;与有氧运动相同,游泳、骑自行车或划船是否都有助于心血管健康;这些有氧运动的能量消耗和计划对于临床结局有什么影响。如果我们打算为所有想要锻炼健康的人开具各种类型的运动处方,我们需要更好地理解选择范围的相对贡献度。

参考文献

1. Physical Activity Guidelines Advisory Committee. *Physical Activity Guidelines Advisory Committee Report*, 2008. Washington, DC: U.S. Department of Health and Human Services; 2008.

2. U.S. Department of Health and Human Services. *2008 Physical Activity Guidelines for Americans*. Washington, DC: U.S. Department of Health and Human Services; 2008.

3. Milton K, Macniven R, Bauman A. Review of the epidemiological evidence for physical activity and health from low- and middle-income countries. *Glob Public Health*. 2014;9(4):369-381. doi:10.1080/17441692.2014.894548.

4. Warburton DE, Charlesworth S, Ivey A, Nettlefold L, Bredin SS. A systematic review of the evidence for Canada's Physical Activity Guidelines for Adults. *Int J Behav Nutr Phys Act*. 2010;7:39. doi:10.1186/1479-5868-7-39.

5. Ekelund U, Steene-Johannessen J, Brown WJ. Does physical activity attenuate, or even eliminate, the detrimental association of sitting time with mortality? A harmonized meta-analysis of data from more than 1 million men and women. *Lancet*. 2016;388:1302-1310. doi:10.1016/S0140-6736(16)30370-1.

6. Hamer M, Chida Y. Walking and primary prevention: a meta-analysis of prospective cohort studies. *Br J Sports Med*. 2008;42(4):238-243.

7. Hupin D, Roche F, Gremeaux V, et al. Even a low-dose of moderate-to -vigorous physical activity reduces mortality by 22% in adults aged ≥60 years: a systematic review and meta-analysis. *Br J Sports Med.* 2015;49 (19):1262-1267. doi:10.1136/bjsports-2014-094306.

8. Kelly P, Kahlmeier S, Götschi T, et al. Systematic review and meta-analysis of reduction in all-cause mortality from walking and cycling and shape of dose response relationship. *Int J Behav Nutr Phys Act.* 2014;11:132. doi: 10.1186/s12966-014-0132-x.

9. Löllgen H, Böckenhoff A, Knapp G. Physical activity and all-cause mortality: an updated meta-analysis with different intensity categories. *Int J Sports Med.* 2009;30(3):213-224. doi:10.1055/s-0028-1128150.

10. Samitz G, Egger M, Zwahlen M. Domains of physical activity and all-cause mortality: systematic review and dose-response meta-analysis of cohort studies. *Int J Epidemiol.* 2011;40(5):1382-1400. doi:10.1093/ije/dyr112.

11. Woodcock J, Franco OH, Orsini N, Robert I. Non-vigorous physical activity and all-cause mortality: systematic review and meta-analysis of cohort studies. *Int J Epidemiol.* 2011;40(1):121-138. doi:10.1093/ije/dyq104.

12. Arem H, Moore SC, Patel A, et al. Leisure time physical activity and mortality: a detailed pooled analysis of the dose-response relationship. *JAMA Intern Med.* 2015;175(6):959-967. doi:10.1001/jamainternmed.2015.0533.

13. Moore SC, Patel AV, Matthews CE. Leisure time physical activity of moderate to vigorous intensity and mortality: a large pooled cohort analysis. *PLoS Med.* 2012;9(11):e1001335. doi:10.1371/journal.pmed.1001335.

14. O'Donovan G, Lee IM, Hamer M, Stamatakis E. Association of "weekend warrior" and other leisure time physical activity patterns with risks for all-cause, cardiovascular disease, and cancer mortality. *JAMA Intern Med.* 2017;177(3):335-342. doi:10.1001/jamainternmed.2016.8014.

15. Merom D, Ding D, Stamatakis E. Dancing participation and cardiovascular disease mortality: a pooled analysis of 11 population-based British cohorts. *Am J Prev Med.* 2016;50(6):756-760. doi:10.1016/j.amepre.2016.01.004.

16. Paffenbarger RS Jr, Wing AL, Hyde RT. Physical activity as an index of heart attack risk in college alumni. *Am J Epidemiol.* 1978;108(3):161-175.

17. Paffenbarger RS Jr, Hyde RT, Wing AL, Hsieh CC. Physical activity, all-cause mortality, and longevity of college alumni. *N Engl J Med.* 1986;314(10):605-613.

18. Wahid A, Manek N, Nichols M, et al. Quantifying the association between physical activity and cardiovascular disease and diabetes: a systematic review and meta-analysis. *J Am Heart Assoc.* 2016;5(9):e002495. doi: 10.1161/JAHA.115.002495.

19. Diep L, Kwagyan J, Kurantsin-Mills J, Weir R, Jayam-Trouth A. Association of physical activity level and stroke outcomes in men and women: a meta-analysis. *J Womens Health (Larchmt).* 2010;19(10):1815-1822. doi: 10.1089/jwh.2009.1708.

20. Echouffo-Tcheugui JB, Butler J, Yancy CW, Fonarow GC. Association of physical activity or fitness with incident heart failure: a systematic review and meta-analysis. *Circ Heart Fail.* 2015;8(5):853-861. doi:10.1161/CIRCHEARTFAILURE.115.002070.

21. Kyu HH, Bachman VF, Alexander LT, et al. Physical activity and risk of breast cancer, colon cancer, diabetes, ischemic heart disease, and ischemic stroke events: systematic review and dose-response meta-analysis for the Global Burden of Disease Study 2013. *BMJ*. 2016; 354: i3857. doi: 10.1136/bmj. i3857.

22. Pandey A, Garg S, Khunger M, et al. Dose-response relationship between physical activity and risk of heart failure: a meta-analysis. *Circulation*. 2015; 132 (19): 1786-1794. doi: 10.1161/CIRCULATIONAHA.115.015853.

23. Sattelmair J, Pertman J, Ding EL, Kohl HW, Haskell W, Lee IM. Dose response between physical activity and risk of coronary heart disease: a meta-analysis. *Circulation*. 2011; 124 (7): 789-795. doi: 10.1161/CIRCULATIONAHA.110.010710.

24. Sofi F, Capalbo A, Cesari F, Abbate R, Gensini GF. Physical activity during leisure time and primary prevention of coronary heart disease: an updated meta-analysis of cohort studies. *Eur J Cardiovasc Prev Rehabil*. 2008; 15 (3): 247-257. doi: 10.1097/HJR.0b013e3282f232ac.

25. Zheng G, Huang M, Liu F, Li S, Tao J, Chen L. Tai chi chuan for the primary prevention of stroke in middle-aged and elderly adults: a systematic review. *Evid Based Complement Alternat Med*. 2015; 2015: 742152. doi: 10.1155/2015/742152.

26. Zheng H, Orsini N, Amin J, Wolk A, Nguyen VT, Ehrlich F. Quantifying the dose-response of walking in reducing coronary heart disease risk: meta-analysis. *Eur J Epidemiol*. 2009; 24 (4): 181-192. doi: 10.1007/s10654-009-9328-9.

27. Bennett DA, Du H, Clarke R, et al. China Kadoorie Biobank Study Collaborative Group. Association of physical activity with risk of major cardiovascular diseases in Chinese men and women. *JAMA Cardiol*. 2017; 2 (12): 1349-1358. doi: 10.1001/jamacardio.2017.4069.

28. Buchner DM, Rillamas-Sun E, Di C, et al. Accelerometer-measured moderate to vigorous physical activity and incidence rates of falls in older women. *J Am Geriatr Soc*. 2017; 65 (11): 2480-2487. doi: 10.1111/jgs.14960.

29. LaMonte MJ, Lewis CE, Buchner DM, et al. Both light intensity and moderate-to -vigorous physical activity measured by accelerometry are favorably associated with cardiometabolic risk factors in older women: the Objective Physical Activity and Cardiovascular Health (OPACH) Study. *J Am Heart Assoc*. 2017; 6 (10). pii: e007064. doi: 10.1161/JAHA.117.007064.

30. LaMonte MJ, Buchner DM, Rillamas-Sun E, et al. Accelerometer-measured physical activity and mortality in women aged 63 to 99. *J Am Geriatr Soc*. November 2017. doi: 10.1111/jgs.15201.

31. Lee IM, Shiroma EJ, Evenson KR, Kamada M, LaCroix AZ, Buring JE. Accelerometer-measured physical activity and sedentary behavior in relation to all-cause mortality: the Women's Health Study. *Circulation*. November 2017. pii: CIRCULATIONAHA.117.031300. doi: 10.1161/CIRCULATIONAHA.117.031300.

32. Merghani A, Maestrini V, Rosmini S, et al. Prevalence of subclinical coronary artery disease in masters endurance athletes with a low atherosclerotic risk profile. *Circulation*. 2017; 136 (2): 126-137. doi: 10.1161/CIRCULATIONAHA.116.026964.

33. Aengevaeren VL, Mosterd A, Braber TL, et al. Relationship between lifelong exercise volume and coronary atherosclerosis in athletes. *Circulation*. 2017; 136 (2): 138-148. doi: 10.1161/CIRCULATIONAHA.117.027834.

特定人群的身体活动

F部分　第7章　青少年

目录

前言

　　《2008 美国人群身体活动指南》中包括一项针对 6~17 岁儿童青少年的身体活动推荐。这条推荐是基于《2008 美国身体活动指南科学证据报告》的结论,该报告指出,强有力的证据表明在儿童青少年中,高强度身体活动与多种健康效益相关,包括心肺功能和肌肉适能、骨骼健康以及维持健康体重状况。2018 美国身体活动指南顾问委员会在确定其工作范围时,决定评估身体活动和学龄青少年的新证据。此外,分委会还审议了 2008 顾问委员会未研究的两个问题:① 6 岁以下儿童身体活动与健康效益之间的关系;②儿童青少年静态行为与健康效益之间的关系。

科学回顾

问题总览

本章讨论的 3 个主要问题和相关的子问题:

1. 在 6 岁以下的儿童中,身体活动与健康有关系吗?

a) 身体活动与肥胖或体重状况之间是什么关系?

b) 身体活动与骨骼健康之间是什么关系?

c) 身体活动与心血管代谢健康之间是什么关系?

d) 是否存在剂量 - 反应关系? 如果是,这种关系曲线的形状是什么样的?

e）这种关系是否因性别、人种 / 民族、社会经济状况或体重状况而异？

2. 在儿童青少年中，身体活动与健康有关系吗？

a）身体活动与心肺功能和肌肉健康之间是什么关系？

b）身体活动与肥胖或体重状况之间是什么关系？身体活动是否能预防或减少脂肪或体重过多增加的风险？

c）身体活动和心血管代谢健康之间是什么关系？

d）身体活动与骨骼健康之间是什么关系？

e）是否存在剂量 - 反应关系？如果是，关系的形状是什么？

f）这些关系会因年龄、性别、人种 / 民族、体重状况或社会经济状况而异吗？

3. 在儿童和青少年中，静态行为与健康有关系吗？

a）静态行为与心血管代谢健康之间是什么关系？

b）静态行为与肥胖或体重状况之间是什么关系？

c）静态行为与骨骼健康之间是什么关系？

d）是否存在剂量 - 反应关系？如果是，这种关系曲线的形状是什么样的？

e）这种关系是否因性别、人种 / 民族、社会经济状况或体重状况而异？

回答问题的资料来源和过程

在考虑身体活动与学龄青少年健康关系的证据时，分委会基于系统综述和 Meta 分析的结果，对身体活动与以下健康效益之间的关系进行纵向分析：心肺功能与肌肉健康、肥胖或体重状况、骨骼健康以及心血管代谢健康。在大多数情况下，这些系统综述和 Meta 分析包括了自 2006 年以来发表的原始研究文献，许多研究针对身体活动都采用了基于设备的客观测量方法。

在过去 10 年中，大量研究关注了 6 岁以下儿童的身体活动及其与健康因素的关系。据此，分委会最初只选择了系统综述和 Meta 分析来评估这些关系。然而，这些综述提供的信息有限，因此分委会对原始研究文献进行了重新检索，决定仅纳入纵向研究，并考虑以下 3 个健康指标：肥胖或体重状况、骨骼健康以及心血管代谢健康。几乎所有相关研究都集中在 3~5 岁儿童。

此外，在过去 10 年中，多领域的研究者和专家普遍关注高强度的静态行为对儿童健康的潜在影响。因此，分委会决定分析有关静态行为与特定健康结局之间关系的证据。该评价基于系统综述和 Meta 分析，其中一些文献还汇总了纵向研究。针对骨骼健康，论据综述主要关注的是原始研究文献。

问题 1. 在 6 岁以下的儿童中，身体活动与健康有关系吗？

a）身体活动与肥胖或体重状况之间是什么关系？

b）身体活动与骨骼健康之间是什么关系？

c）身体活动与心血管代谢健康之间是什么关系？

d）是否存在剂量 - 反应关系？如果是，这种关系曲线的形状是什么样的？

e）这种关系是否因性别、人种 / 民族、社会经济状况或体重状况而异？

证据来源：原始研究文献

结论陈述

强有力证据表明，在 3~6 岁儿童中，身体活动水平越高，骨骼健康相关指标越好，体重过度增加和肥胖的风险就越低。**PAGAC 等级：强**

子问题

强有力证据表明，在 3~6 岁儿童中，较多的身体活动可降体重过度增加和肥胖风险。**PAGAC 等级：强**

强有力证据表明，在 3~6 岁儿童中，较多的身体活动与骨骼健康的支持性指标有关。**PAGAC 等级：强**

没有足够的证据提示在 6 岁以下儿童中，身体活动对心血管代谢危险因素的影响。**PAGAC 等级：不确定**

没有足够的证据提示在 6 岁以下儿童中，身体活动与健康效益之间是否存在剂量 - 反应关系。**PAGAC 等级：不确定**

没有足够的证据提示在 6 岁以下儿童中，身体活动与健康效益之间的关系因年龄、性别、人种 / 民族、体重状况或社会经济状况而异。**PAGAC 等级：不确定**

证据回顾

关于总体关系的证据

在 6 岁以下儿童中，较多身体活动与有益健康结局相关，这是基于上述两个子问题所得到的结论。具体来说，强有力的证据表明，较多的身体活动与骨骼健康的有利指标相关，并可降低了 3~6 岁儿童体重过度增加和肥胖的风险。下面是支持这些结论的一些证据。

特定因素的证据

体重和肥胖

较多的身体活动与体重过度增加和肥胖的风险降低相关，此结论主要是基于 14 项研究的结果。这些研究使用前瞻性观察研究设计，并用设备对身体活动进行测量[3-16]。在 14 项研究中，有 12 项发现身体活动和随访测量的体重和 / 或肥胖之间呈负相关关系。尽管有证据表明进行更多的身体活动是有益的，但其还不足以确定有益的身体活动的特定剂量[3-10,12-15]。

骨骼健康

基于 4 项独立研究的 10 篇文献，分委会得出"身体活动对 6 岁以下儿童的骨骼健康状况可产生有利影响"的结论。以上研究包括随机对照试验和前瞻性观察研究。所有的研究都使用了最先进的骨骼成像设备[17-26]。研究发现某些类型的身体活动与骨骼健康有关，包括体操和其他骨骼强化活动，例如蹦跳和跳跃。通过加速度计评估的身体活动总量也与骨骼健康的测量结果呈正相关关系。目前尚无足够的证据提示对人体有益的身体活动的特定剂量。

心血管代谢健康

很少有研究评估 6 岁以下儿童的身体活动与心血管代谢健康指标之间的关系[9,27,28]。

因此这一子问题被分级为"不确定"。

剂量 - 反应关系:关于 6 岁以下儿童身体活动和健康状况的研究很少采用评估剂量 - 反应关系的方法。因此,该子问题被分级为"不确定"。

人口学特征和体重状况:关于 6 岁以下儿童身体活动和健康状况的研究很少评价人口学特征的潜在影响,例如性别,年龄、人种 / 民族、体重状况和社会经济状况。因此,这个子问题被分级为"不确定"。

有关此证据的更多详细信息,请访问: https://health.gov/paguidelines/second-edition/ report/supplementary-material.aspx for the Evidence Portfolio.

2018 年科学报告与 2008 年科学报告的比较

2008 年科学报告包括了"身体活动为儿童青少年提供重要的健康益处"的总体结论[2]。支持这一结论的科学文献仅限于对 5~19 岁儿童的研究。选择此年龄范围是因为当时的科学文献中很少有关于 6 岁以下儿童的研究。然而,在这 10 年中,大量的研究集中在 6 岁以下儿童的身体活动及其与健康的关系上,特别是 3~5 岁的儿童。因此,本文系统地回顾了这些文献发现也支持上述结论。这些结论关注了儿童早期发展阶段,将 2018 年委员会的工作范围扩大到比 2008 年科学报告的年龄段更低的范围。

公众健康影响

美国 6 岁以下的儿童大约有 1 300 万,占美国人口 4% 以上。上述总结的证据表明,在这个年龄组中,较多的身体活动与更有益的健康指标有关。值得注意的是,这些有益的影响体现在肥胖和骨骼健康上,这是一直持续到生命晚期的健康特征[29,30]。因此,促进和鼓励幼儿更积极地进行身体活动,特别是促进骨骼健康和避免体重过度增加的身体活动,将对未来国民的健康产生积极影响。综上所述,现有文献表明,与低水平组相比,高水平身体活动对 3~5 岁的儿童具有重要的健康效益。然而,这些文献并没有提供关于剂量 - 反应关系的大量信息,也没有提出可作为一个合适的公共卫生目标的剂量范围。分委会得出结论,如果利用设备测量的儿童身体活动总量低于中等水平,当他们的活动量增加到中等水平,将会产生重大的公共卫生效益,而不是作为剂量 - 反应关系的更直接证据。描述性流行病学研究使用基于设备的身体活动测量方法观察到在 3~5 岁的儿童中,每天低强度、中等强度 - 高强度身体活动的平均花费时间约为 3 小时[31]。此外,由于骨骼强化活动对骨骼健康具有重要益处,该分委会得出结论,这些幼儿将受益于定期参加体操活动,包括起跳、跳跃以及落地。

问题 2. 在儿童青少年中,身体活动与健康有关系吗?

a)身体活动与心肺功能和肌肉健康之间是什么关系?

b)身体活动与肥胖或体重状况之间是什么关系? 身体活动是否能预防或减少脂肪或体重过度增加的风险?

c)身体活动和心血管代谢健康之间是什么关系?

d）身体活动与骨骼健康之间是什么关系？

e）是否存在剂量 - 反应关系？如果是，这种关系曲线的形状是什么？

f）这些关系会因年龄、性别、人种 / 民族、体重状况或社会经济状况而异吗？

证据来源：系统综述、Meta 分析

结论陈述

强有力的证据表明，在儿童青少年中，较多的身体活动与多种有益的健康指标有关，包括心肺功能和肌肉健康、骨骼健康、体重状况或肥胖。**PAGAC 等级：强**

中等强度证据表明，身体活动与儿童青少年心血管代谢健康呈正相关。**PAGAC 等级：中等**

子问题

强有力的证据表明，增加中等强度 - 高强度的身体活动促进儿童青少年的心肺功能，增加抗阻力锻炼促进儿童青少年的肌肉健康。**PAGAC 等级：强**

强有力的证据表明，较多的身体活动与降低儿童青少年体重和体脂肪有关。**PAGAC 等级：强**

中等程度证据表明，身体活动对儿童青少年的心血管代谢健康总体上有积极作用；强有力的证据表明，身体活动与儿童青少年血浆甘油三酯和胰岛素有关。**PAGAC 等级：中等**

强有力的证据表明，与同龄人相比，较活跃的儿童青少年其骨量更高、骨骼结构更好和骨骼力量更强。**PAGAC 等级：强**

没有足够的证据提示儿童青少年身体活动与健康之间是否存在剂量 - 反应关系。**PAGAC 等级：不确定**

目前尚无足够的证据提示青少年的身体活动和健康之间的关系是否因年龄、性别、人种 / 民族、体重状况或社会经济状况而异。**PAGAC 等级：不确定**

证据回顾

基于 4 个子问题得出结论为较多的身体活动对青少年健康有益。具体来说，该分委会得出结论，强有力的证据表明较多的身体活动可增强心肺功能和肌肉健康，减少与年龄相关体重和脂肪的增加，增加骨量、改善骨结构、增加骨硬度。中等强度证据表明，身体活动与心血管代谢健康指标呈正相关。以下是对支持这些结论的证据汇总。需要指出的是，在大多数情况下，针对某个问题的证据来源于 6 岁及以上儿童研究的综述，但如果条件允许，也对 6 岁以下儿童的相关研究进行综述。

心肺功能和肌肉健康

6 篇 Meta 分析[32-37]和 9 篇系统综述[38-46]分析了身体活动和心肺功能之间的关系，2 篇综述[40,45]分析了身体活动与肌肉健康的关系。

总体而言，综述包括了 2016 年及以前的数据，关注多种身体活动干预或项目对心肺功能的影响，包括校外项目[32]、基于学校的干预[41-43]、健身训练或有氧训练项目[33-37,40,45]、活跃的出行方式[39]和运动类视频游戏[38,44,46]，其中有 2 篇综述包含了基于任何场景的干预。重点是

针对 2~18 岁儿童青少年开展身体活动干预进行的综述,其中大多数研究是针对 6~18 岁儿童青少年开展的。

关于总体关系的证据

所有被检索到的综述得出结论,身体活动对心肺功能各项指标有积极影响。身体活动对心肺功能影响的最有力证据来自有组织的、基于群体的、包括青少年的特定运动处方的干预项目。在一篇针对校外干预项目的 Meta 分析中,包括了一项促进身体活动的设计项目,通过对 6 项相关研究的分析,效应量为 0.16(范围:−0.23-0.86;95%*CI*:0.01-0.30)[32]。系统综述虽然没有提供效应值,但结论一致,即基于学校的干预措施可有效地提高心肺功能[41-43]。有组织的运动训练项目比一般的身体活动项目在改善心肺功能方面更有效,效应值分别为 4.19(95%*CI*:3.68-4.70)和 3.34(95%*CI*:2.08-4.60)[33]。研究表明有监督的健身训练可使 VO_2max 增加 7%~8%[34-36]。

1 篇包括 68 项研究(其中 10 项研究包括健康结局)的综述表明活力出行方式和健康结局之间存在关联[39]。通过骑自行车这样的活力出行方式可明显改善心肺功能,而步行和健康功能改善之间的联系不是非常显著,其中可能是由于步行的强度比骑自行车更低。

3 篇综述评估了运动类视频游戏对身体素质水平的影响[38,44,46]。但研究结果不一致,约有一半的研究发现运动类视频游戏对身体素质指标有益处,而另一半则表明没有显著效果或没有效果,此外,没有研究表明运动类视频游戏对身体素质存在负面影响。重要的是,运动类视频游戏看起来是一种增加低强度身体活动可行且可接受的方式,同时它也是增加低水平的中等强度身体活动的一种可行方式。然而,这些综述并没有提供足够的证据来证明运动类视频游戏所消耗的能量足以增加心肺功能。

2 篇系统分析特别关注了骨骼肌肉健康,指出肌肉力量训练对肌肉健康有积极影响[40,45]。尽管系统综述没有提供效应值大小,但结论一致,即增强肌力运动的积极效果至少与一项反映肌肉健康的指标相一致。

所有被检索到的综述都得出结论,身体活动对至少一项反映心肺功能的指标有积极影响。有组织的、基于群体的项目通常需要每周至少 3 天,每次持续 30~60 分钟,且达到 50%~90% 的 VO_2max 或最大心率(HR max)。关于出行方式和运动类视屏游戏的证据还不清晰。

2 篇被检索到的综述指出,每周 2 次或更多的肌肉力量锻炼可有效地改善肌肉健康指标,但没有明确地提出每次锻炼的持续时间、强度和类型等具体信息。

剂量 - 反应关系:对相关研究进行的综述不能为上述锻炼和身体活动模式建立剂量 - 反应关系。

特定因素的相关证据

人口学特征和体重状况:一般而言,这些综述只关注身体活动对心肺功能的影响,并没有特别进行亚组分析或效应修饰因子分析。综述中纳入的某些研究关注了超重或肥胖的儿童,结果发现无论体重状况如何,身体活动都对心肺功能和肌肉健康有积极作用。这些综述没有对正常体重儿童和超重肥胖儿童进行比较。

心血管代谢健康

包括 1 篇系统综述[47]和 8 篇 Meta 分析[33-36,48-51]共 9 篇文章,研究了儿童青少年身体活动与心血管代谢健康之间的关系,其中 3 篇 Meta 分析文章只关注了超重或肥胖儿童青少年身体活动的作用[36,49,50]。

关于身体活动和血浆甘油三酯之间关系的 5 篇 Meta 分析均表明身体活动对甘油三酯有显著性效果[33,34,36,48,49]。关于身体活动与血浆胰岛素之间关系的 4 篇 Meta 分析中,有 3 篇[33,36,51]报告了显著性效果。身体活动对高密度脂蛋白胆固醇(HDL-C)和血压的影响没有如此显著,但表明有潜在效果,在 6 篇 Meta 分析[33-36,48,49]中有 3 篇[33,48,49]表明身体活动对 HDL-C 有显著性效益。3 篇 Meta 分析[36,48,50]中有 2 篇[48,50]表明身体活动对收缩压有显著性效果,3 篇综述[36,48,50]中 1 篇[50]表明身体活动对舒张压有显著性效果。

剂量 - 反应关系:尽管在 Meta 分析中包含的单个研究在干预持续时间和身体活动强度方面各不相同,但均未提供足够的证据,无法对剂量 - 反应关系得出任何结论。一般而言,大多数关于身体活动对儿童心血管代谢危险因素影响的研究并不是为了验证一个特定危险因素而设计的。相反,这些特定危险因素被视为某种其他因素之一。在基线时,儿童可能不具有某个危险因素升高的风险,使得难以确定身体活动对高危儿童(例如具有高血压、胰岛素抵抗的儿童)的真实效果。

人口学特征和体重状况:由于此综述仅包括系统综述和 Meta 分析,因此关于年龄、性别、人种 / 民族或社会经济状况对儿童身体活动与心血管代谢危险因素之间关系的影响的信息有限。2 篇 Meta 分析表明,身体活动改善超重和肥胖儿童甘油三酯[34]和胰岛素抵抗指标的效果大于正常体重儿童[51]。

体重和 / 或肥胖

分委会检索了大量系统综述和 Meta 分析,归纳了关于身体活动与体重状况和 / 或肥胖之间关系的科学文献。然而,大部分文章都集中在对多因素暴露(通常包括身体活动和膳食)的研究,因此不能用来确定身体活动与体重有关效果的独立联系。有 10 篇文献研究了身体活动对体重有关效果的独立联系,这其中包括评价实验性、前瞻性和观察性研究的系统综述[52-56]和 Meta 分析[35,48,57-59]。考虑到这些文章的研究结果是不一致的,身体活动与更好的体重状态和 / 或肥胖关联的证据具有中等强度。然而,对证据的评价进展到第三阶段,仅获得使用前瞻性观察研究的 5 篇综述[53-56,59]。由于前瞻性观察研究特别适合于某个结局如肥胖,所以选择聚焦于前瞻性观察研究的综述。观察身体活动剂量(如高剂量和低剂量)的不同影响可能需要一定时间的暴露,特别是观察性研究,所以比实验性研究所需要的时间更长。当考虑到 3 个综述的子集时,结果一致表明身体活动与体重状况指标和 / 或肥胖之间存在负相关。

剂量 - 反应关系:上述的 5 篇综述虽然得出了较多的身体活动对体重和肥胖有积极影响这一结论,但并没有描述出剂量 - 反应关系[53-55,59]。1 篇综述指出,较高强度的身体活动带来的益处比较低强度的身体活动更多[54]。

人口学特征和体重状况:使用前瞻性观察研究进行分析的 5 篇系统综述中,对人口学特征的影响研究有限。其中 1 篇综述指出,身体活动对体重相关结果的保护作用在男性和女性中都很明显[54]。这一保护作用在针对学龄前儿童和较大年龄儿童的综述中都有报道[53,54]。

骨骼健康

分委会检索到 5 篇 Meta 分析 [48,57,60-62] 和 5 篇系统综述 [41,63-66]。这些综述包括 2016 年前发表在所有出版物的文章,都是针对 3~18 岁儿童青少年的研究,其中大多数研究集中于 8~15 岁的儿童青少年,即青春期。干预研究主要以学校为基础,干预所采用的活动量各不相同。然而,几乎所有的干预措施都包括高强度的、活跃的、持续时间短的运动,例如蹦跳、跳跃和翻滚等。只有 2 篇综述使用观察性研究 [65,66]。这些观察性研究的结果与干预研究的结果一致。所有的综述(系统综述和 Meta 分析)得出结论,青少年的身体活动与其骨量累积和 / 或骨结构呈正相关。

身体活动对骨骼强度影响的研究绝大多数集中在对骨量的影响。在 Specker 等 [60] 的 Meta 分析中,他们分析了 22 项试验研究(15 项是随机试验),表明干预组和对照组间的每年全身骨量增长量的差异为 0.8%(95%CI:0.3-1.3),股骨颈为 1.5%(95%CI:0.5-2.5),脊椎为 1.7%(95%CI:0.4-3.1)。Weaver 等 [66] 综述了 38 份随机对照试验或临床试验报告,这些试验均将身体活动作为增加骨量的一种干预措施,其中 30 份报告(84%)表明实验组和对照组间存在差异有统计学显著性,通过 6 个月干预,全身、股骨颈和脊椎的差异为 1%~6%。在 Weaver 等 [66] 的综述中也研究分析了 19 份前瞻性纵向研究报告,其中 17 份报告(89%)表明,最活跃的青少年的骨量明显高于不太活跃的同龄人。

除与骨量相关外,身体活动还与骨结构有关。这一点很重要,因为骨骼强壮才能承受负荷,但同时也需要轻盈才能实现高效运动。在系统综述中,Tan 等 [65] 和 Weaver 等 [66] 的综述针对骨骼结构研究进行了具体讨论。Tan 等 [65] 综述分析了 14 项干预研究和 23 项观察性研究(横断面研究和纵向研究),其中设计得分较高的那些研究中,干预组和对照组的骨骼结构差异最大(3%~4% 的差异)。没有一项研究表明身体活动和骨骼结构之间存在负相关。Weaver 等 [66] 研究了 18 份报告,其中 8 份报告显示了身体活动对骨结构有明显的积极影响。然而,在发现锻炼组和对照组间没有显著性差异的 10 份报告中,6 份报告来自同一个研究,这项研究没有采用高强度的、活跃的、持续时间短的运动进行干预。Weaver 等 [66] 还检索了 8 个前瞻性观察研究,所有这 8 项研究都发现,最活跃的群体与最不活跃的群体在骨结构上存在显著性差异。

剂量 - 反应关系:几乎所有显示积极效果的干预研究都包含了有针对性的、高强度、至少是身体重量 3 倍的地面反作用力运动,且持续约 6 个月,通常包括排球、篮球、武术和体操等较大地面反作用力的身体活动。干预措施的持续时间和频率各不相同,具体为每周 2~12 次,每次 1~60 分钟不等 [65,66]。然而,这些试验并没有针对剂量 - 反应关系来设计,也没有采用不同负荷程度的多肢体运动来设计。因此,剂量 - 反应关系无法确定。有限的证据支持抗阻力训练和其他骨骼强化活动对成骨效应的作用 [66]。但是也没提供剂量 - 反应相关信息。

人口学特征和体重状况:身体活动对骨骼强度的影响在青春期最大,这表明性成熟是一种效应调节因子。然而,很少有研究关注青春期后的青少年或学龄前儿童。身体活动带来的益处没有性别差异(尽管男性和女性的骨结构变化可能有所不同)。近期报告显示,与相同体重和性别的同龄人相比,肥胖青少年的骨骼较脆弱,这表明体重状况可能是一种效应调节因子 [66]。很少有研究涉及来自不同人种 / 民族或不同社会经济状况的儿童,所以这两个因素对身体活动和骨骼强度之间关系的影响是不确定的。

有关此证据的更多详细信息,请访问:https://health.gov/paguidelines/second-edition/report/supplementary-material.aspx for the Evidence Portfolio.

2018 年科学报告与 2008 年科学报告的比较

本报告中关于青少年身体活动与健康之间关系的调查结果和结论与 2008 年科学报告一致,但本报告中支持结论的科学证据比 2008 年更强有力 [2]。关于身体活动以及 2 个关键的健康指标(体重状况和 / 或肥胖)与骨骼健康的研究,在本报告中其数量和质量均显著提高,从而使得证据等级更强。此外,大量的系统综述和 Meta 分析也进一步强化了身体活动对儿童青少年健康影响的证据。

2008 年科学报告 [2] 列出了《2008 美国人群身体活动指南》中包含的一项建议:6~17 岁的儿童青少年每天应进行至少 60 分钟的中等强度 - 高强度身体活动,并进一步建议,在每天的 60 分钟身体活动中,儿童青少年应每周至少进行 3 天的肌肉力量和骨骼强化活动 [1]。据此,分委会的结论与 2008 年科学报告一致,并且这些结论及其支持的证据与《2008 美国人群身体活动指南》中所包含的儿童青少年身体活动建议一致。

公众健康影响

大部分美国儿童青少年身体活动未达到现行的身体活动指南推荐量 [67]。该指南要求每天参加 60 分钟或更长时间的中等强度 - 高强度的身体活动,并定期参加高强度身体活动、肌肉力量和骨骼强化活动。强有力的证据表明,在儿童青少年时期,较多的身体活动与多项良好的健康指标有关。此结论表明,鼓励更多美国青少年达到身体活动指南标准对公众健康具有重要意义。强有力的证据表明,这些健康益处在儿童青少年生长发育阶段可以逐渐积累。此外,现有证据表明,许多健康效益可能会延续到成年期。

问题 3. 在儿童青少年中,静态行为与健康有关吗?

a)静态行为与心血管代谢健康之间是什么关系?

b)静态行为与肥胖或体重状况之间是什么关系?

c)静态行为与骨骼健康之间是什么关系?

d)是否存在剂量 - 反应关系? 如果是,这种关系曲线的形状是什么样的?

e)这种关系是否因性别、人种 / 民族、社会经济状况或体重状况而异?

证据来源:系统综述、Meta 分析、原始研究文献

结论陈述

有限的证据表明,静态行为时间越长儿童青少年健康状况越差。**PAGAC 等级:有限**

子问题

有限的证据表明,静态行为时间越长心血管代谢健康状况越差;与静态行为总时间相比,在某种程度上,关于看电视或屏幕时间过长危害心血管代谢健康的证据更强。**PAGAC**

等级:有限

有限的证据表明,对于儿童青少年,静态行为时间越长体重或体脂肪含量越高;与静态行为总时间相比,在某种程度上,关于看电视或屏幕时间与体重或体脂肪关系的证据更强。

PAGAC 等级:有限

有限的证据表明静态行为与儿童青少年的骨骼健康无关。**PAGAC 等级:有限**

没有足够的证据显示儿童青少年静态行为时间与较差的健康状况间是否存在剂量 - 反应关系。**PAGAC 等级:不确定**

没有足够的证据显示青少年静态行为与健康状况间的关系因年龄、性别、人种 / 民族或社会经济状况而异。**PAGAC 等级:不确定**

证据回顾

与总体问题相关的证据

基于 3 个子问题,有限证据表明静态行为时间越长,儿童青少年健康状况越差。具体地说,即有限证据表明,静态行为时间越长,心血管代谢健康状况越差,体重状况或脂肪过剩状况越差。有限证据表明静态行为与骨骼健康之间没有关系。以下是对支持这些结论证据的汇总。对于问题 3,分委会基于系统综述和 Meta 分析,同时对与骨骼健康相关的原始研究文献进行了检索。

与特定因素相关的证据

心血管代谢危险因素:分委会从系统综述和 Meta 分析中获得了静态行为时间与心血管代谢危险因素两者之间关系的证据。通过文献检索发现了可能解答这一问题的 12 篇系统综述和 Meta 分析文章。在对这些文献进行回顾后,确定有 4 篇文献最适合回答这个问题[68-71]。Chinapaw 等[68] 发现,没有足够证据表明儿童青少年静态行为与血压或血脂之间存在纵向联系。Tremblay 等[69] 指出,屏幕时间的增加与儿童青少年危险因素增加有关,然而,这一结论是基于 9 项横断面研究和仅有的 2 项纵向研究得出的。与此相似,对 Tremblay 等[69] 的证据更新后,Carson 等[70] 指出,尽管危险因素不同导致研究结果的不同,但与通过加速度计测定的静态行为相比,电视或屏幕时间与危险因素的关系更密切。这一结论是基于 25 项横断面研究和 6 项纵向研究得出的。最后,Cliff 等[71] 指出,28 项研究中有 8 项发现儿童青少年静态行为与心血管代谢之间存在显著关联。总体而言,有限的纵向研究证据表明,儿童青少年静态行为时间与心血管代谢风险因素之间呈正相关,而电视或屏幕时间与心血管代谢风险因素之间关系更强。

体重状况或肥胖

静态行为时间与体重状况或肥胖之间关系的证据是从系统综述和 Meta 分析中获得的。通过文献检索发现了可能解答这一问题的 12 篇系统综述和 Meta 分析。两名分委会成员对这些文献进行查阅后,确定有 8 篇文章[53,68-74] 最适合回答这个问题。

迄今为止,在论述静态行为与肥胖关系最全面的综述中[70],包括了 162 项研究(125 项横截面研究,32 项纵向研究,5 项病例对照研究)。作者们指出,电视或屏幕时间与肥胖之间呈纵向的正相关联系,但是基于设备测定的静态行为时间与肥胖没有关系。这些结果得到了其他系统综述的支持,即总体上表明关于儿童青少年静态行为与肥胖之间存在纵向关系的证据等级较低 [53,68,69,71,73]。有 1 篇系统综述只关注了 0~4 岁儿童 [72];在婴幼儿中进行的 4 项研究中,有 3 项评估了看电视时间和肥胖之间的剂量 - 反应关系,而在对学龄前儿童的 5 项研究中,有 2 项研究表明看电视时间和肥胖之间存在显著联系。根据 7 项研究的证据,Wu 等 [74] 对减少屏幕时间的干预研究进行了系统综述,结果表明减少儿童屏幕时间对其体重指数有显著影响。

骨骼健康:分委会从原始研究中获得了静态行为时间和骨骼健康之间关系的证据,检索到 4 项前瞻性观察研究 [75-78],样本范围从 169~602 人,年龄范围从 8~20 岁,所有的研究都使用了一种基于设备的静态行为时间测量方法(例如加速度计)。Vaitkeviciute 等 [78] 和 Ivuškāns 等 [75] 调查了同一批青春期男孩,发现静态行为时间与骨骼健康呈负相关。然而,使用加速度计获得静态行为时间的方法可能会把一定比例的静态行为时间作为未佩戴时间。一项研究 [77] 使用了临时替代统计模型,令人惊讶的是,当高强度身体活动恒定而静态行为时间转变为低强度身体活动时间时,骨骼健康将得到改善。然而,Gabel 等 [76] 报告了静态行为时间与骨骼健康的一些负向关系和一些正向关系。骨骼健康情况、加速度计处理数据方法和统计方法的差异可能都会导致研究结果的不一致。基于目前的文献,有限的证据表明静态行为与骨骼健康之间没有关系。

剂量 - 反应关系:针对儿童青少年静态行为与健康之间是否存在剂量 - 反应关系的研究很少。因此,这个子问题评级为"不确定"。

人口学特征效应修饰因子:在儿童青少年静态行为和健康结局的研究中,并没有针对人口学特征(例如性别、年龄、人种 / 民族、体重状况和社会经济状况等)潜在影响的研究,因此这个子问题评级为"不确定"。

有关此证据的更多详细信息,请访问: https://health.gov/paguidelines/second-edition/report/supplementary-material.aspx

公众健康影响

令人信服的证据表明,美国儿童青少年静态行为时间很长,这一证据来源于设备评估静态行为时间的监测系统,以及包括身体移动很小或基本不动的身体活动时间的调查记录。这些行为包括看电视和其他屏幕时间,例如使用手机、电脑和其他发短信、玩电子游戏和其他娱乐消遣的设备。这些可自由支配的静态行为时间不包括校内和校外的阅读和学习时间。NHANES(美国健康和营养调查)的数据分析结果显示,美国儿童青少年每天静态行为时间为 6~8 个小时,其中大多数人每天看电视和 / 或其他屏幕时间超过 2 小时 [79-81]。

这些信息加上静态行为对成人健康造成不利影响的证据(详见 F 部分第 2 章"静态行为")引起了人们对这种行为模式可能会不利于青少年健康的关注,这种不利影响可能是静态行为的直接作用,或者是由其他身体活动时间减少所带来的,或者两者都有 [69,82,83]。

如上所述,目前关于青少年人群静态行为与健康关系的科学证据有限,同样,静态行为和身体活动对儿童青少年健康的交互影响也不很明确 [67]。然而,如上所述,关于中等强度 - 高强度身体活动对健康的益处的证据是强有力的,而且相当一部分儿童青少年身体活动不足。因此,以中等强度-高强度身体活动替代一些静态行为将会提高美国青少年的健康状况。

未来研究的方向

1. 开展随机对照试验和前瞻性观察研究,以阐明身体活动和健康结局之间的剂量 - 反应关系,包括每个发育阶段儿童青少年的肥胖、心血管代谢健康和骨骼健康。

依据: 直接验证年轻人群身体活动与健康结局之间剂量 - 反应关系的研究很少,这部分研究的缺失使我们无法确定各发育阶段产生健康益处所需要的身体活动类型和活动量。

2. 开展随机对照试验和前瞻性观察研究,以确定儿童青少年身体活动对健康的影响是否因性别、年龄、发育状况、人种 / 民族和社会经济状况的不同而异。

依据: 直接探讨不同人口亚群身体活动对健康影响的差异程度的研究很少。这部分研究的缺失使我们无法确定获得健康效益所需要的身体活动总量是否在不同亚群的儿童青少年有所不同。在阐明人种 / 民族因素改变身体活动对健康结局影响的程度时,研究应将社会、文化和生物因素考虑在内,这些因素可能改变人种 / 民族的影响作用。

3. 开展实验研究和前瞻性观察研究,探讨处于高危状态(基于肥胖、心血管代谢健康和骨骼健康来评估)儿童青少年的身体活动对健康的影响。

依据: 大多数儿童青少年在关键健康指标上都处于正常健康的范围内,因此增加身体活动不太可能增强他们现有的正常状况。然而,高危儿童通过增加身体活动可能会改善健康状况。目前对超重和肥胖儿童及青少年已进行了大量的研究,但是需要更多针对那些存在较高心血管代谢和骨骼健康风险的青少年的研究。

4. 开展实验研究和前瞻性观察研究,探讨身体活动新模式(包括高强度间歇训练、运动类视频游戏)对青少年健康的影响。

依据: 某些形式的身体活动在儿童和青少年中尤其普遍,因此需要开展更多研究来确定这些形式的身体活动对关键健康结局影响的程度。

5. 开发有效的测量身体活动的工具,以研究身体活动对 0~2 岁的婴幼儿的健康影响。

依据: 对 0~2 岁婴幼儿的身体活动和健康效果之间关系的认知是非常有限的,部分原因在于缺乏测量婴幼儿身体活动的有效方法。

6. 开展纵向研究,利用主观报告和基于设备的测量方式评估静态行为,研究儿童和青少年静态行为的具体形式(例如静坐时间、屏幕时间)与健康结局之间的关系。

依据: 目前关于静态行为与健康之间关系的研究受限于缺乏基于设备的静态行为时间测量研究。许多研究都将观看电视的时间作为静态行为的指标,但观看电视易与静态行为时间以外的暴露相混淆。这就需要进行研究来区分静态行为时间和特定行为时间(通常包括静态时间)的健康影响。

7. 开展干预研究,以评估减少静态行为对儿童青少年健康结局的影响。

依据: 有关儿童和青少年静态行为时间消耗减少带来健康影响的研究很少。这类研究结果将为确定对健康不利的静态行为时间提供一定信息,此外,这些研究也将用于确定静态行为时间的减少对中等强度 - 高强度和低强度身体活动时间的影响程度。

8. 研究儿童青少年静态行为和不同强度身体活动对健康结局的交互作用。

依据：儿童青少年身体活动与健康结局之间的关系可能受静态行为时间的影响,也就是说,在静态行为上花费大量时间的青少年可能需要更高水平的身体活动,才能获得特定的健康效益。我们应该直接针对这个问题直接进行研究。

9. 开展前瞻性观察研究,以分析儿童期和青春期身体活动对其以后健康的影响。

依据：追踪儿童到其成年并使用最先进的身体活动测量方法的大规模队列研究很少,特别是在美国。因此,关于生命早期身体活动状态对今后健康长期影响的认识是非常有限的。此外,这些研究结果可以为制定过渡期(例如成年早期)个体的身体活动指南提供依据。

10. 确定儿童和青少年遗传特征对身体活动行为和生理反应,以及对身体活动健康作用的影响。

依据：对成人的研究表明,身体活动对健康的影响是由遗传因素调节的,因此,特定剂量的身体活动对健康指标影响的差别很大。我们通过对青年人进行类似的研究,丰富了对儿童和青少年身体活动与健康之间关系的认识,也可以更多的了解基因和环境如何相互作用影响青少年健康指标。

参考文献

1. U.S. Department of Health and Human Services. *2008 Physical Activity Guidelines for Americans*. Washington, DC: U.S. Department of Health and Human Services; 2008. https://health.gov/paguidelines/guidelines. Accessed December 29, 2017.

2. Physical Activity Guidelines Advisory Committee. *Physical Activity Guidelines Advisory Committee Report*, 2008. Washington, DC: U.S. Department of Health and Human Services; 2008.

3. Roberts SB, Savage J, Coward WA, Chew B, Lucas A. Energy expenditure and intake in infants born to lean and overweight mothers. *N Engl J Med*. 1988; 318(8): 461-466.

4. Remmers T, Sleddens EF, Gubbels JS, et al. Relationship between physical activity and the development of body mass index in children. *Med Sci Sports Exerc*. 2014; 46(1): 177-184. doi: 10.1249/MSS.0b013e3182a3670.

5. Moore LL, Nguyen US, Rothman KJ, Cupples LA, Ellison RC. Preschool physical activity level and change in body fatness in young children. The Framingham Children's Study. *Am J Epidemiol*. 1995; 142(9): 982-988.

6. Li R, O'Connor L, Buckley D, Specker B. Relation of activity levels to body fat in infants 6 to 12 months of age. *J Pediatr*. 1995; 126(3): 353-357. doi: 10.1016/S0022-3476(95)70447-7.

7. Janz KF, Kwon S, Letuchy EM, et al. Sustained effect of early physical activity on body fat mass in older children. *Am J Prev Med*. 2009; 37(1): 35-40. doi: 10.1016/j.amepre. 2009.03.012.

8. Jago R, Baranowski T, Baranowski JC, Thompson D, Greaves KA. BMI from 3-6 y of age is predicted by TV viewing and physical activity, not diet. *Int J Obes (Lond)*. 2005; 29(6): 557-564.

9. DuRant RH, Baranowski T, Rhodes T, et al. Association among serum lipid and lipoprotein concentrations and physical activity, physical fitness, and body composition in young children. *J Pediatr*. 1993; 123(2): 185-192.

10. Berkowitz RI, Agras WS, Korner AF, Kraemer HC, Zeanah CH. Physical activity and adiposity: a longitudinal study from birth to childhood. *J Pediatr*. 1985; 106 (5): 734-738.

11. Wells JC, Stanley M, Laidlaw AS, Day JM, Davies PS. The relationship between components of infant energy expenditure and childhood body fatness. *Int J Obes Relat Metab Disord*. 1996; 20 (9): 848-853.

12. Klesges RC, Klesges LM, Eck LH, Shelton ML. A longitudinal analysis of accelerated weight gain in preschool children. *Pediatrics*. 1995; 95 (1): 126-130.

13. Moore LL, Gao D, Bradlee ML, et al. Does early physical activity predict body fat change throughout childhood. *Prev Med*. 2003; 37 (1): 10-17.

14. Sääkslahti A, Numminen P, Varstala V, et al. Physical activity as a preventive measure for coronary heart disease risk factors in early childhood. *Scand J Med Sci Sports*. 2004; 14 (3): 143-149.

15. Sugimori H, Yoshida K, Izuno T, et al. Analysis of factors that influence body mass index from ages 3 to 6 years: a study based on the Toyama cohort study. *Pediatr Int*. 2004; 46 (3): 302-310.

16. Metcalf BS, Voss LD, Hosking J, Jeffery AN, Wilkin TJ. Physical activity at the government-recommended level and obesity-related health outcomes: a longitudinal study (Early Bird 37). *Arch Dis Child*. 2008; 93 (9): 772-777. doi: 10.1136/adc.2007.135012.

17. Erlandson MC, Kontulainen SA, Chilibeck PD, Arnold CM, Baxter-Jones AD. Bone mineral accrual in 4-to 10-year-old precompetitive, recreational gymnasts: a 4-year longitudinal study. *J Bone Miner Res*. 2011; 26 (6): 1313-1320. doi: 10.1002/jbmr.338.

18. Jackowski SA, Baxter-Jones AD, Gruodyte-Raciene R, Kontulainen SA, Erlandson MC. A longitudinal study of bone area, content, density, and strength development at the radius and tibia in children 4-12 years of age exposed to recreational gymnastics. *Osteoporos Int*. 2015; 26 (6): 1677-1690. doi: 10.1007/s00198-015-3041-1.

19. Janz KF, Gilmore JM, Burns TL, et al. Physical activity augments bone mineral accrual in young children: The Iowa Bone Development study. *J Pediatr*. 2006; 148 (6): 793-799.

20. Janz KF, Letuchy EM, Eichenberger Gilmore JM, et al. Early physical activity provides sustained bone health benefits later in childhood. *Med Sci Sports Exerc*. 2010; 42 (6): 1072-1078. doi: 10.1249/MSS.0b013e3181c619b2.

21. Specker B, Binkley T. Randomized trial of physical activity and calcium supplementation on bone mineral content in 3-to 5-year-old children. *J Bone Miner Res*. 2003; 18 (5): 885-892.

22. Specker B, Binkley T, Fahrenwald N. Increased periosteal circumference remains present 12 months after an exercise intervention in preschool children. *Bone*. 2004; 35 (6): 1383-1388.

23. Specker BL, Mulligan L, Ho M. Longitudinal study of calcium intake, physical activity, and bone mineral content in infants 6-18 months of age. *J Bone Miner Res*. 1999; 14 (4): 569-576.

24. Janz KF, Letuchy EM, Burns TL, Gilmore JM, Torner JC, Levy SM. Objectively measured physical activity trajectories predict adolescent bone strength: Iowa Bone Development Study. *Br J Sports Med*. 2014; 48 (13): 1032-1036. doi: 10.1136/bjsports-2014-093574.

25. Janz KF, Gilmore JM, Levy SM, Letuchy EM, Burns TL, Beck TJ. Physical activity and femoral neck bone strength during childhood: the Iowa Bone Development Study. *Bone*. 2007; 41 (2): 216-222.

26. Gruodyte-Raciene R, Erlandson MC, Jackowski SA, Baxter-Jones AD. Structural strength development at the proximal femur in 4-to 10-year-old precompetitive gymnasts: a 4-year longitudinal hip structural analysis study. *J Bone Miner Res.* 2013; 28(12): 2592-2600. doi: 10.1002/jbmr.1986.

27. Driessen LM, Kiefte-de Jong JC, Jaddoe VW, et al. Physical activity and respiratory symptoms in children: the Generation R Study. *Pediatr Pulmonol.* 2014; 49(1): 36-42. doi: 10.1002/ppul.22839.

28. Knowles G, Pallan M, Thomas GN, et al. Physical activity and blood pressure in primary school children: a longitudinal study. *Hypertension.* 2013; 61(1): 70-75. doi: 10.1161/HYPERTENSIONAHA.112.201277.

29. Guo SS, Wu W, Chumlea WC, Roche AF. Predicting overweight and obesity in adulthood from body mass index values in childhood and adolescence. *Am J Clin Nutr.* 2002; 76(3): 653-658.

30. Gunter KB, Almstedt HC, Janz KF. Physical activity in childhood may be the key to optimizing lifespan skeletal health. *Exerc Sport Sci Rev.* 2012; 40(1): 13-21. doi: 10.1097/JES.0b013e318236e5ee.

31. Pate RR, O'Neill JR. Physical activity guidelines for young children: an emerging consensus. *Arch Pediatr Adolesc Med.* 2012; 166(12): 1095-1096. doi: 10.1001/archpediatrics.2012.1458.

32. Beets MW, Beighle A, Erwin HE, Huberty JL. After-school program impact on physical activity and fitness: a meta-analysis. *Am J Prev Med.* 2009; 36(6): 527-537. doi: 10.1016/j.amepre.2009.01.033.

33. Clark JE. Does the type of intervention method really matter for combating childhood obesity? A systematic review and meta-analysis. *J Sports Med Phys Fitness.* 2015; 55(12): 1524-1543.

34. Kelley GA, Kelley KS. Aerobic exercise and lipids and lipoproteins in children and adolescents: a meta-analysis of randomized controlled trials. *Atherosclerosis.* 2007; 191(2): 447-453. doi: 10.1016/j.atherosclerosis.2006.04.019.

35. Kelley GA, Kelley KS. Effects of aerobic exercise on non-high-density lipoprotein cholesterol in children and adolescents: a meta-analysis of randomized controlled trials. *Prog Cardiovasc Nurs.* 2008; 23(3): 128-132.

36. Kelley GA, Kelley KS, Pate RR. Effects of exercise on BMI z-score in overweight and obese children and adolescents: a systematic review with meta-analysis.*BMC Pediatr.* 2014; 14: 225. doi: 10.1186/1471-2431-14-225.

37. Saavedra JM, Escalante Y, Garcia-Hermoso A. Improvement of aerobic fitness in obese children: a meta-analysis. *Int J Pediatr Obes.* 2011; 6(3-4): 169-177. doi: 10.3109/17477166.2011.579975.

38. Lamboglia CM, da Silva VT, de Vasconcelos Filho JE, et al. Exergaming as a strategic tool in the fight against childhood obesity: a systematic review. *J Obes.* 2013; 2013: 438364. doi: 10.1155/2013/438364.

39. Larouche R, Saunders TJ, Faulkner G, Colley R, Tremblay M. Associations between active school transport and physical activity, body composition, and cardiovascular fitness: a systematic review of 68 studies. *J Phys Act Health.* 2014; 11(1): 206-227. doi: 10.

40. Millard-Stafford M, Becasen JS, Beets MW, Nihiser AJ, Lee SM, Fulton JE. Is physical fitness associated with health in overweight and obese youth? A systematic review. *Kinesiol Rev (Champaign).* 2013; 2(4): 233-247.

41. Mura G, Rocha NB, Helmich I, et al. Physical activity interventions in schools for improving lifestyle in European countries. *Clin Pract Epidemiol Ment Health.* 2015; 11(suppl 1 M5): 77-101. doi: 10.2174/1745017901511010077.

42. Sun C, Pezic A, Tikellis G, et al. Effects of school-based interventions for direct delivery of physical activity on fitness and cardiometabolic markers in children and adolescents: a systematic review of randomized controlled trials. *Obes Rev.* 2013;14(1).

43. Dobbins M, Husson H, DeCorby K, LaRocca RL. School-based physical activity programs for promoting physical activity and fitness in children and adolescents aged 6 to 18. *Cochrane Database Syst Rev.* 2013;(2):CD007651. doi:10.1002/14651858. CD007651. pub2.

44. Gao Z, Chen S. Are field-based exergames useful in preventing childhood obesity? A systematic review. *Obes Rev.* 2014;15(8):676-691. doi:10.1111/obr.12164.

45. Vasconcellos F, Seabra A, Katzmarzyk PT, Kraemer-Aguiar LG, Bouskela E, Farinatti P. Physical activity in overweight and obese adolescents: systematic review of the effects on physical fitness components and cardiovascular risk factors. *Sports Med.* 2014.

46. Zeng N, Gao Z. Exergaming and obesity in youth: current perspectives. *Int J Gen Med.* 2016;9:275-284. doi:10.2147/IJGM. S99025.

47. Guinhouya BC, Samouda H, Zitouni D, Vilhelm C, Hubert H. Evidence of the influence of physical activity on the metabolic syndrome and/or on insulin resistance in pediatric populations: a systematic review. *Int J Pediatr Obes.* 2011;6(5-6):361-388. doi:10.

48. Janssen I, Leblanc AG. Systematic review of the health benefits of physical activity and fitness in school-aged children and youth. *Int J Behav Nutr Phys Act.* 2010;7:40. doi:10.1186/1479-5868-7-40.

49. Escalante Y, Saavedra JM, García-Hermoso A, Domínguez AM. Improvement of the lipid profile with exercise in obese children: a systematic review. *Prev Med.* 2012;54(5):293-301. doi:10.1016/j.ypmed. 2012.02.006.

50. García-Hermoso A, Saavedra JM, Escalante Y. Effects of exercise on resting blood pressure in obese children: a meta-analysis of randomized controlled trials. *Obes Rev.* 2013;14(11):919-928. doi:10.1186/s13098-015-0034-3.

51. Fedewa MV, Gist NH, Evans EM, Dishman RK. Exercise and insulin resistance in youth: a meta-analysis. *Pediatrics.* 2014;133(1):e163-e174. doi:10.1542/peds.2013-2718.

52. Laframboise MA, Degraauw C. The effects of aerobic physical activity on adiposity in school-aged children and youth: a systematic review of randomized controlled trials. *J Can Chiropr Assoc.* 2011;55(4):256-268.

53. Pate RR, O'Neill JR, Liese AD, et al. Factors associated with development of excessive fatness in children and adolescents: a review of prospective studies. *Obes Rev.* 2013;14(8):645-658. doi:10.1111/obr.12035.

54. Ramires VV, Dumith SC, Gonçalves H. Longitudinal association between physical activity and body fat during adolescence: a systematic review. *J Phys Act Health.* 2015;12(9):1344-1358. doi:10.1123/jpah.2014-0222.

55. te Velde SJ, van Nassau F, Uijtdewilligen L, et al; ToyBox-study group. Energy balance-related behaviours associated with overweight and obesity in preschool children: a systematic review of prospective studies. *Obes Rev.* 2012;13(suppl 1):56-74. doi:10.1.

56. Timmons BW, Leblanc AG, Carson V. Systematic review of physical activity and health in the early years (aged 0-4 years). *Appl Physiol Nutr Metab.* 2012;37(4):773-792. doi:10.1139/h2012-070.

57. Nogueira RC, Weeks BK, Beck BR. Exercise to improve pediatric bone and fat: a systematic review and meta-

analysis. *Med Sci Sports Exerc.* 2014;46(3):610-621. doi:10.1249/MSS.0b013e3182a6ab0d.

58. Waters E,de Silva-Sanigorski A,Hall BJ,et al. Interventions for preventing obesity in children. *Cochrane Database Syst Rev.* 2011;(12):CD001871. doi:10.1002/14651858. CD001871. pub3.

59. Wilks DC,Sharp SJ,Ekelund U,et al. Objectively measured physical activity and fat mass in children:a bias-adjusted meta-analysis of prospective studies. *PLoS One.* 2011;6(2):e17205. doi:10.1371/journal.pone. 0017205.

60. Specker B,Thiex NW,Sudhagoni RG. Does exercise influence pediatric bone? A systematic review. *Clin Orthop Relat Res.* 2015;473(11):3658-3672. doi:10.1007/s11999-015-4467-7.

61. Ishikawa S,Kim Y,Kang M,Morgan DW. Effects of weight-bearing exercise on bone health in girls:a meta-analysis. *Sports Med.* 2013;43(9):875-892. doi:10.1007/s40279-013-0060-y.

62. Xu J,Lombardi G,Jiao W,Banfi G. Effects of exercise on bone status in female subjects,from young girls to postmenopausal women:an overview of systematic reviews and meta-analyses. *Sports Med.* 2016;46(8):1165-1182. doi:10.1007/s40279-016-0494-0.

63. Hind K,Burrows M. Weight-bearing exercise and bone mineral accrual in children and adolescents:a review of controlled trials. *Bone.* 2007;40:14-27. doi:10.1016/j.bone. 2006.07.006.

64. Julián-Almárcegui C,Gómez-Cabello A,Huybrechts I,et al. Combined effects of interaction between physical activity and nutrition on bone health in children and adolescents:a systematic review. *Nutr Rev.* 2015;73(3):127-139. doi:10.1093/nutrit/nuu065.

65. Tan VP,Macdonald HM,Kim S,et al. Influence of physical activity on bone strength in children and adolescents:a systematic review and narrative synthesis. *J Bone Miner Res.* 2014;29(10):2161-2181. doi:10.1002/jbmr.2254.

66. Weaver CM,Gordon CM,Janz KF,et al. The National Osteoporosis Foundation's position statement on peak bone mass development and lifestyle factors:a systematic review and implementation recommendations. *Osteoporos Int.* 2016 Apr;27(4):1281-1386. doi:10.

67. Troiano RP,Berrigan D,Dodd KW,Mâsse LC,Tilert T,McDowell M. Physical activity in the United States measured by accelerometer. *Med Sci Sports Exerc.* 2008;40(1):181-188.

68. Chinapaw MJ,Proper KI,Brug J,van Mechelen W,Singh AS. Relationship between young peoples' sedentary behaviour and biomedical health indicators:a systematic review of prospective studies. *Obes Rev.* 2011;12(7):e621-e632. doi:10.1111/j.1467-789X.2011.00865. x.

69. Tremblay MS,LeBlanc AG,Kho ME,et al. Systematic review of sedentary behaviour and health indicators in school-aged children and youth. *Int J Behav Nutr Phys Act.* 2011;8:98. doi:10.1186/1479-5868-8-98.

70. Carson V,Hunter S,Kuzik N,et al. Systematic review of sedentary behaviour and health indicators in school-aged children and youth:an update. *Appl Physiol Nutr Metab.* 2016;41(6 suppl 3):S240-S265. doi:10.1139/apnm-2015-0630.

71. Cliff DP,Hesketh KD,Vella SA,et al. Objectively measured sedentary behaviour and health and development in children and adolescents:systematic review and meta-analysis. *Obes Rev.* 2016;17(4):330-344. doi:10.1111/obr.12371.

72. LeBlanc AG, Spence JC, Carson V, et al. Systematic review of sedentary behaviour and health indicators in the early years (aged 0-4 years). *Appl Physiol Nutr Metab.* 2012;37(4):753-772. doi:10.1139/h2012-063.

73. Azevedo LB, Ling J, Soos I, Robalino S, Ells L. The effectiveness of sedentary behaviour interventions for reducing body mass index in children and adolescents: systematic review and meta-analysis. *Obes Rev.* 2016;17 (7):623-635. doi:10.1111/obr.12414.

74. Wu L, Sun S, He Y, Jiang B. The effect of interventions targeting screen time reduction: a systematic review and meta-analysis. *Medicine (Baltimore).* 2016;95(27):e4029. doi:10.1097/MD.0000000000004029.

75. Ivuškāns A, Mäestu J, J ü rimäe T. Sedentary time has a negative influence on bone mineral parameters in peripubertal boys: a 1-year prospective study. *J Bone Miner Metab.* 2015;33(1):85-92. doi:10.1007/s00774-013-0556-4.

76. Gabel L, Macdonald HM, Nettlefold L, McKay HA. Physical activity, sedentary time, and bone strength from childhood to early adulthood: a mixed longitudinal HR-pQCT study. *J Bone Miner Res.* 2017;32(7):1525-1536. doi:10.1002/jbmr.3115.

77. Heidemann M, Mølgaard C, Husby S, et al. The intensity of physical activity influences bone mineral accrual in childhood: the childhood health, activity and motor performance school (the CHAMPS) study, Denmark. *BMC Pediatr.* 2013;13:32. doi:10.1186/1471-2431-13-32.

78. Vaitkeviciute D, Lätt E, Mäestu J, et al. Physical activity and bone mineral accrual in boys with different body mass parameters during puberty: a longitudinal study. *PLoS One.* 2014;9(10):e107759. doi:10.1371/journal. pone. 0107759.

79. Matthews CE, Chen KY, Freedson PS, et al. Amount of time spent in sedentary behaviors in the United States, 2003-2004. *Am J Epidemiol.* 2008;167(7):875-881. doi:10.1093/aje/kwm390.

80. Katzmarzyk PT, Denstel KD, Beals K, et al. Results from the United States of America's 2016 Report Card on Physical Activity for Children and Youth. *J Phys Act Health.* 2016;13(11 suppl 2):S307-S313.

81. Sisson SB, Church TS, Martin CK, et al. Profiles of sedentary behavior in children and adolescents: The U.S. National Health and Nutrition Examination Survey, 2001-2006. *Int J Pediatr Obes.* 2009;4(4):353-359. doi:10.3109/17477160902934777.

82. Pearson N, Braithwaite RE, Biddle SJ, van Sluijs EMF, Atkin AJ. Associations between sedentary behaviour and physical activity in children and adolescents: a meta-analysis. *Obes Rev.* 2014;15(8):666-675. doi:10.1111/obr.12188.

83. Eisenmann JC, Bartee RT, Smith DT, Welk GJ, Fu Q. Combined influence of physical activity and television viewing on the risk of overweight in U. S.youth. *Int J Obes (Lond).* 2008;32(4):613-618. doi:10.1038/sj.ijo.0803800.

F 部分　第 8 章　孕产妇

目录

前言

对于大多数女性来说，怀孕是生命中一段正常而独特的阶段。怀孕期间体内多种激素、生理以及生物力学指标都发生了变化，例如血容量增加、心率加快、体重增加、身体重心变化几乎是普遍现象。所有怀孕女性都应接受医疗检查，以监测怀孕进程，并确保母亲和胎儿一直健康。

本章是针对绝大多数怀孕进程正常的女性。对她们来说，美国妇产科医师学会（ACOG）在 2015 年提出建议：怀孕期间和产后应有规律的身体活动，即一周中最好每天或者绝大多数日子里进行 20~30 分钟的中等强度身体活动，ACOG 在 2017 年重申了这一建议[1]。

同样，《2008 美国人群身体活动指南》建议，在孕期和产后每周应进行 150~300 分钟中等强度的有氧身体活动，最好保证每天都能进行活动[2]。然而，从 2007 年至 2014 年，美国只有 29%（95%CI：24%-34%）的孕妇达到了每周至少 100 分钟身体活动这一最低标准[3]。然而，当这一最低标准定为每周至少运动 150 分钟时，只有 23%（95%CI：15%-35%）的孕妇达标。

现有的推荐与 30 年前的推荐明显不同。1985 年，ACOG 的一份公告警告孕妇剧烈运动时心率要低于 140 次 / 分钟，并且不要超过 15 分钟[4]。而随后，科学研究不仅证实了正常妊娠孕妇进行中等强度身体活动的安全性，也确认了其带来的益处。美国[1,5]和世界[6,7]各地均取消了对孕妇身体活动过程中心率和持续时间的限制，并鼓励正常妊娠和产后女性参加非对抗性的中等强度身体活动[1]。根据孕期发生的正常生理变化，相比心率和估计的绝对能量需求量,孕妇从事某些活动的主观努力程度(RPE)是评估该运动是否为中等强度身体活动的更好指标。把个人主观努力程度分为 0~10 等级(0 是坐着,10 是尽最大努力)的一个评价体系中,中等强度身体活动是指需要尽中等的努力,处于 5~6 等级[2]。另一种判定是否为中等强度身体活动的方法是通过对话测试,在进行中等强度活动时,能进行对话,但不能唱歌[8]。

本章提供了一些关于产后身体活动的信息,并考虑了恢复到孕前体重和产后抑郁等问题。产后这一阶段,恢复以前生活方式具有挑战性。在本章中,产后定义为分娩后的一年。

肌肉力量活动和高强度有氧运动的益处和风险是工作组所现有研究无法触及的两个问题。关于孕妇身体活动的文献很少涉及这些问题,但对任何关于身体活动的健康益处和风险的讨论都很重要。《2008 美国身体活动指南科学证据报告》没有对孕妇肌肉力量活动进行推荐,但 2015 年 ACOG 委员会指南以及其他国家的指南中提出了建议[1,5,6]。对于高强度身体活动,2008 年指南中建议"习惯进行高强度有氧运动或高度活跃的女性可以在怀孕和产后期间继续进行锻炼,前提是她们可以保持健康并与医疗保健提供者讨论如何以及何时应调整活动内容和活动量等"[2]。尽管一些医生仍然不建议参加超过 90% 最大心率的活动,除去其对身体活动总量的贡献外,较大强度身体活动是否造成特定的益处或风险目前仍没有被充分研究[9]。

科学回顾

待解决问题总览

本章讨论 4 个主要问题:
1. 身体活动与孕期体重增加和产后体重降低是什么关系?
2. 身体活动与妊娠期糖尿病的是什么关系?
3. 身体活动与孕期先兆子痫和妊娠期高血压是什么关系?
4. 身体活动与孕期和产后(1 年内)的[1]情绪、[2]焦虑以及[3]抑郁有什么关系?

问题 1~4 有这样几个子问题:
a)什么剂量的身体活动与报告的益处或风险相关?
b)是否存在剂量 - 反应关系? 如果是,这种关系曲线的形状是什么样的?
c)这种关系是否因年龄、人种 / 种族、社会经济状况或体重状况而异?

回答问题的资料来源和过程

工作组确定了两个高质量的报告:《2008 美国身体活动指南科学证据报告》[5]以及 2015 年《ACOG 委员会关于孕期和产后身体活动和锻炼意见》,这两份报告提供了怀孕期间和产后女性身体活动和健康结局之间关系的科学研究的摘要[1]。在审查了这两个高质量报告并咨询了三位外部专家后,工作组决定,这两份文件可以作为总结孕期和产后参加低强度 - 中等强度身体活动的益处和风险的依据。工作组还审查了相关的其他研究问题,以确定其他分委会的检索结果,这些结果可以为回答与这个主题有关的问题提供证据。那些与妊娠或产后无关的研究问题不予考虑,例如委员会认为全死因死亡率或冠状动脉疾病不适合这一年龄组。委员会进行了 7 个问题的检索,以提供可能的有关资料。

1. **心血管健康与体重管理问题 1**:身体活动与预防体重增加的关系是什么?

2. **心血管健康与体重管理问题 2**:在血压正常或高血压前期患者中,身体活动和血压有什么关系?

3. **心血管健康与体重管理问题 3**:非糖尿病成人中,身体活动与 2 型糖尿病的关系是什么?

4. **脑健康问题 2**:身体活动与生活质量有什么关系?

5. **脑健康问题 3**:身体活动与情绪、焦虑、情绪低落和抑郁有什么关系?

6. **脑健康问题 4**:身体活动与睡眠有什么关系?

7. **衰老问题 2**:身体活动与身体功能之间关系是什么?(对这个问题的研究并不局限于老年群体)

针对以上 7 个问题,对检索到的系统综述、Meta 分析、合并分析和现有总结报告的结果进行了综合评价。凡标题或摘要中包括 "gestation" "postp" "pregn" "natal" 或者 "maternal" 的都被检索到,并提取汇总到妊娠这一主题。标题、摘要和全文的综述分类程序与 2018 年顾问委员会的其他主题使用的程序相同。工作组把这些文献作为可量化的益处或风险以及相关的身体活动总量的证据来源。该委员会还完成了一项补充检索,将 "eclampsia" 和 "preclampsia" 添加到心血管代谢健康和体重管理问题 2- 高血压的检索主题词中。

把重复的文章删除后,共得到了 254 篇文章,随后两名工作组成员对文章的题目进行审查,认为其中 122 篇文章具有相关性。随后,两名委员会成员对这些文章的摘要进行审查,另外通过专家咨询,在全文审查的文章组中又增加了 2 篇原始研究文献。最后,共有 73 篇文章被认为具有潜在相关性,并检索和审查了全文。

在全文分类过程中,工作组原本地记录了这些文章中有关孕产妇以及新生儿的所有健康问题。审查完这些文章后,委员会认为现有的文章充分阐述了身体活动与以下几个健康问题的关系:①妊娠期体重增加(GWG)和产后体重减轻;②妊娠期糖尿病(GDM);③子痫和先兆子痫;④情绪、焦虑和抑郁。对生命质量、睡眠和身体功能的综述很少,所以无法对身体活动;⑤它们之间的关系进行充分的评估。

母亲和孩子在孕期、分娩和产后都存在一系列潜在的健康相关问题。研究人员通常不仅会报告他们主要感兴趣的问题,例如妊娠期糖尿病,还包括其他相关的问题,例如剖宫产或婴儿出生体重。因此,检索中获取的综述文章不仅提供了关于所检索主题的信息,而且通常还提供了与怀孕、分娩或产后相关的其他事件的信息。工作小组认为可以把这些其他相关发现与 2008 年科学报告中的信息进行比较,以确定这些其他相关发现是否一致。工作组在提交了与特定问题有关的证据后,对其他相关发现进行了总结和讨论(表 F8-3)。

工作组在审查 Meta 分析和系统综述期间,有时发现需要对 Meta 分析或系统综述中所包括的原始研究论文进行审查,以确定哪些研究符合委员会的纳入要求。工作组在文中提到了一些原始研究文献,但是这些原始研究文献由于不是原始检索的一部分,所以并没有包含在证据组中。

问题 1. ①身体活动与孕期体重增加有什么关系？ ②身体活动与产后体重减轻的关系是什么？

　　a）与报告所描述的益处或风险相关的运动剂量是多少？

　　b）是否存在剂量 - 反应关系？ 如果是,这种关系曲线的形状是什么样的？

　　c）这种关系是否因年龄、人种 / 种族、社会状况地位或体重状况而异？

　　证据来源:系统综述、Meta 分析和两份现有报告。

结论陈述

孕期体重增加

强有力的证据表明,身体活动与孕期体重的增加存在显著的负相关关系。**PAGAC 评级:强**

　　有限证据表明,2015 年美国妇产科医师学会指南（ACOG 指南）和《2008 美国身体活动指南》所推荐相近的身体活动总量与孕期体重增加值最小化相关,也与妊娠期体重过度增加的风险降低相关。**PAGAC 评级:有限**

　　有限的证据表明,身体活动和妊娠体重增加之间存在剂量 - 反应关系。**PAGAC 评级:有限**

　　目前尚无足够的证据提示身体活动与妊娠体重增加之间的关系是否因年龄、人种 / 种族、社会经济状况或体重状况而异。**PAGAC 等级:不确定**

产后体重减轻

目前尚无足够的证据提示身体活动是否与产后阶段的体重减少有关。**PAGAC 等级:不确定**

　　目前尚无足够的证据提示多大剂量的身体活动对产后减轻体重有效。**PAGAC 等级:不确定**

　　目前尚无足够的证据提示身体活动和产后体重减轻是否存在剂量 - 反应关系。**PAGAC 等级:不确定**

　　目前尚无足够的证据提示身体活动和产后体重减轻之间的关系是否因年龄、人种 / 种族、社会经济状况或体重状况而异。**PAGAC 等级:不确定**

科学回顾

孕期体重增加

证据来源包括 2006—2017 年发表的系统综述、Meta 分析和两份报告。工作组最终将 9 篇[10-18] Meta 分析和 2 篇[19,20] 系统综述纳入证据审查。其中 9 篇[10,11,13-18,20] Meta 分析仅包括经设计的实验研究、1 篇综述仅包括队列研究、1 篇综述包括实验设计和队列研究[10]。每一篇综述包括 3[12]~44[17] 项研究。尽管运动干预的具体情况各不相同,但大多数都与《2008 美国人群身体活动指南》和 2015 年 ACOG 指南推荐的活动量接近[1,2]。

总体关系的证据

11 篇综述提供的强有力的证据表明身体活动干预组的女性孕期体重增加值比对照组低 1kg。在 8 篇 Meta 分析中,有 7 篇报告显示实验组体重增加值显著减少[10,11,13-15]。另 1 篇 Meta 分析只包括超重或肥胖的女性,结果显示,与对照组相比,干预组肥胖孕妇增重较少,但超重女性在两组中却没有显著差异。

Da Silva 等[10]进行的 Meta 分析中评估了 30 项临床随机对照试验(RCTs)。基于其中的 18 项 RCTs 的 Meta 分析(包括 1 598 名参加结构化锻炼计划的女性,1 605 名接受标准化护理的女性中)发现,妊娠体重增加的标准化均数差(SMD)为 -1.11kg(95%CI:-1.59 至 -0.69),与接受标准化护理的女性相比,运动组女性的体重增加较少。另外 7 篇只包括 RCTs 研究的 Meta 分析报告显示,在干预和对照组女性之间的标准妊娠体重增加有相似的差异,从 -0.36kg(95%CI:-0.64 至 -0.09)到 -2.22kg(95%CI:-3.14 至 -1.30)。

McDonald 等[20]对 21 项 RCTs(18 项仅有运动,3 项运动和饮食组合)进行了系统综述。在这 18 项仅有运动干预的研究中,只有 6 项被认为是"成功"的,运动组的体重增加值和对照组体重增加值之间的差异存在显著的统计学显著性($P<0.05$)。然而,这些数值差异是中度的。Han[12]等的 Meta 分析报告了 3 项 RCTs 研究的中的每一个发现,因为这 3 项研究差别较大,无法汇总进行 Meta 分析。这 3 个研究的样本量分别是 12 人、83 人和 84 人,每一项研究都显示更活跃的女性增重更少,然而这个差异在 3 项研究中都不存在统计学显著性。

Fazzi 等[19]对静态行为在妊娠体重增加中的作用进行了系统综述。在包括的 3 项队列研究中,只有一项观察到静态行为与妊娠体重增加量之间的显著关联[21],其中"活跃"组(根据作者的分类)在妊娠的第二个月和第三个月里,体重的增加明显少于"静态行为"组(根据作者的分类)。

一些系统综述和 Meta 分析[10,13,20]探索了身体活动和"过度"体重增加[根据美国医学研究所(IOM)指南的定义]之间的关系[22]。一般来说,在怀孕期间进行身体活动的女性比没有身体活动的女性的超重风险要低得多,汇总效应值的范围为,从降低 18% 的风险(OR=0.82;95%CI:0.68-0.99)[10]至降低 23% 的风险(OR=0.77;95%CI:0.66-0.88)[13]。

剂量 - 反应关系:这些 RCTs 研究中所描述的身体活动剂量各不相同,同样,对休闲时间身体活动的评价和分类也不一致。然而,大多数 RCT 干预的锻炼方案主要涉及中等强度有氧身体活动(散步、游泳、有氧锻炼)、每周至少进行 3 次以及每次持续 30~60 分钟。这一剂量的身体活动与 ACOG 指南和 2008 年身体活动指南的推荐类似[1,2]。

大多数综述没有评估孕妇身体活动和妊娠体重增加是否存在剂量 - 反应关系。一篇试图回答这个问题的综述[20]提到,在那些观察到运动组和对照组之间体重增加值有差异的干预研究中,所描述的运动量与那些运动组和对照组之间体重增加值没有差异的干预研究相同。然而,观察得到的有关剂量 - 反应的间接证据表明,在"成功"的干预研究中坚持规定的运动计划的比例明显更高[20],在包括 1 篇 28 个随机对照试验的 Meta 分析中,运动组和对照组妊娠期体重增加的均差与干预的持续时间(周数,r=-0.51;P=0.023)和运动量(每周小时数,r=-0.45;P=0.05)呈负相关[18]。

特定因素的证据

人口学特征和体重状况：事实上，没有任何系统综述或 Meta 分析评估了身体活动和妊娠体重增加之间的关系是否因年龄、人种 / 种族或社会经济状况而异。关于体重状况，工作组发现大多数结果是在正常体重的女性中得出的。然而，一些系统综述 [13,16,18,20] 按体重状态（即正常体重、超重或肥胖）进行了分组分析，相较于那些超重或肥胖的人，这些研究更容易在正常体重的女性中观察到更大的效应值 [13,18,20]。相比之下，对超重或肥胖女性 [16] 的一项调查显示，与超重女性相比，肥胖女性的运动组和对照组之间的妊娠体重增加幅度均有较大的标准化均数差（SMD=−0.91kg；95%CI：−1.66-0.16）（SMD=−0.12；95%CI：−0.52-0.26）。

产后期间体重减轻

总共有 5 篇系统综述和 / 或 Meta 分析 [11,23-26]，其中只有 6 篇原始研究文章，总共 287 名产妇被筛选进入产后身体活动与减重之间关系的论证。大多数的报告显示，在产后期间，进行身体活动长达 1 年的女性（没有饮食限制）与对照组之间的体重减轻值没有显著差异。

总体关系的证据

在对包括 53 名哺乳期女性在内的 2 项研究进行的 Meta 分析中，Amorim Adegboye 和 Linne [23] 报告说，运动与不运动的女性产后体重下降值没有显著性差异（SMD=−0.10kg；95%CI：−1.90-1.71）。Nascimento 等 [25] 报告说，在 3 项研究中发现，产后运动的女性（没有饮食干预）和不运动的女性体重下降没有统计学显著性差异（SMD=−0.79kg；95%CI：−2.54-0.97）。在 128 名女性中进行的一项最新的 Meta 分析 [11] 也显示，与正常的护理相比，运动并不会促进产后体重显著的下降（SMD=−1.74kg；95%CI：−3.59-0.10）。同样，在产后期间，运动并没有显著降低体重指数（SMD=−0.54kg/m^2；95%CI：−1.17-0.08）。

***有关此证据的更多详细信息，请访问：** https://health.gov/paguidelines/second-edition/report/supplementary-material.aspx*

问题 2. 身体活动与妊娠期糖尿病的发生有何关系？

a）与报告所描述的益处或风险相关的运动剂量是多少？

b）是否存在剂量 - 反应关系？ 如果是，这种关系曲线的形状是什么样的？

c）这种关系是否因年龄、人种 / 种族、社会经济状况或体重状况而异？

证据来源：系统综述、Meta 分析、现有报告

结论陈述

强有力的证据表明，身体活动与妊娠期糖尿病发生风险呈显著负相关。**PAGAC 等级：强**

有限的证据表明，与 2015 年 ACOG 指南和 2008 年身体活动指南推荐接近的身体活动总量会降低妊娠期糖尿病的风险。**PAGAC 等级：有限**

有限的证据表明，身体活动与妊娠期糖尿病之间存在剂量 - 反应关系。**PAGAC 等级：有限**

尚没有足够证据确定身体活动和妊娠期糖尿病之间的关系是否因年龄、人种 / 种族、社会经济状况或体重状况而异 **PAGAC 等级：不确定**

证据综述

证据来源包括 2006—2017 年发表的系统综述、Meta 分析和 2 份报告。有 13 篇 Meta 分析[10,12,14,27-36] 和 2 篇系统综述[37,38] 探讨了身体活动和妊娠糖尿病（GDM）之间的关系。每篇综述包含的研究项数从 3[12]~41[32] 不等，包括 RCT 研究和观察性队列研究。RCTs 研究中一般采用有氧运动项目作为身体活动干预方法，而观察队列研究中多是自报的休闲时间身体活动。

总体关系的证据

13 篇 Meta 分析中，有 8 篇显示较多的身体活动水平可显著降低 GDM 发生风险（表 F8-1）[10,14,27,28,31,33,35,36]，4 篇未发现这种关系[29,30,32,34]，而另一篇显示没有显著增加 GDM 的风险[12]。不考虑是否有统计意义，GDM 的降低风险估计值范围从 0.45 到 1.01，中位数为 0.73（表 F8-1）。GDM 发病风险的降低值，与一般人群中身体活动可使 2 型糖尿病风险降低 25%~30% 的结果基本一致（见第 5 章心脏代谢健康和预防体重增加）。系统综述中所包含的大多数文章表明身体活动显著降低 GDM 的风险[37,38]。

表 F8-1　13 篇关于孕前和孕早期身体活动与妊娠期糖尿病发生风险关系的 Meta 分析结果汇总

作者,年 *	研究设计	效果（95%*CI*）
孕前身体活动		
Aune 等,2016[27]	队列研究（*N*=8）	*sRR*=0.78（0.61-1.00）
Tobias 等,2011[33]	RCT 研究（*N*=7）	**pOR=0.45（0.28-0.75）**
孕早期身体活动		
Aune 等,2016[27]	队列研究（*N*=5）	*sRR*=0.97（0.73-1.28）
	RCT 研究（*N*=12）	**sRR=0.69（0.50-0.96）**
	队列和 RCT 研究结合（*N*=17）	*sRR*=0.80（0.64-1.00）
Da Silva 等,2017[10]	队列研究（*N*=6）	*sOR*=0.75（0.55-1.01）
	RCT 研究（*N*=10）	**sOR=0.67（0.49-0.92）**
Di Mascio 等,2016[28]	RCT 研究（*N*=4）	**sRR=0.51（0.31-0.82）**
Han 等,2011[12]	RCT 研究（*N*=3）	*sRR*=1.10（0.66-1.84）
Madhuvrata 等,2015[29]	RCT 研究（*N*=3）	*pOR*=0.77（0.33-1.79）
Oostdam 等,2011[30]	RCT 研究（*N*=3）	风险差 =−0.05（−0.20-0.10）
Russo 等,2015[31]	RCT 研究（*N*=10）	**sRR=0.72（0.58-0.91）**
Sanabria-M 等,2015[14]	RCT 研究（*N*=8）	**sRR=0.69（0.52-0.91）**
Song 等,2016[32]	RCT 研究（*N*=10）	*sRR*=0.77（0.54-1.09）
Tobias 等,2011[33]	RCT 研究（*N*=5）	**pOR=0.76（0.70-0.83）**
Yin 等,2014[34]	RCT 研究（*N*=6）	*sRR*=0.91（0.57-1.44）
Yu 等,2017[35]	RCT 研究（*N*=5）	**SMD=0.59（0.39-0.88）**
Zheng 等,2017[36]	RCT 研究（*N*=4）	**SMD=0.62（0.43-0.89）**

说明：*sRR*= 标准化相对风险，*sOR*= 标准化比值比，*pOR*= 合并比值比，SMD= 标准化均数差。

注意：有统计学意义的研究结果都是粗字体

Aune 等[27]回顾了 23 项关于身体活动总量(包括休闲时间、职业和家务)以及孕前或孕早期的休闲时间身体活动量与妊娠期糖尿病关联的研究,与孕前低体活动的女性相比,孕前高水平身体活动的女性发生 GDM 的风险显著降低($RR=0.62$;$95\%CI$:0.41-0.94;4 项研究),而孕早期活动总量的高与低对 GDM 的发生风险并没有显著差异($RR=0.66$;$95\%CI$:0.36-1.21;3 项研究)。

另一方面,不论在孕前还是孕期,较多的中等强度休闲时间身体活动可使女性 GDM 的风险显著降低 20% 左右(孕前:$RR=0.78$;$95\%CI$:0.61-1.00,8 项研究;孕期:$RR=0.80$;$95\%CI$:0.64-1.00,12 项研究)[27]。与那些在两个时间段内都不参加身体活动的人相比,在孕前和怀孕期间有较多身体活动的女性患 GDM 的风险降低了 59%($95\%CI$:0.23-0.73;2 项研究)。与进行高强度身体活动少的女性相比,孕前有高强度身体活动的女性 GDM 的风险降低了近 25%(总 $RR=0.76$;$95\%CI$:0.66-0.88;3 项研究),但怀孕期间进行高强度身体活动未见这种关系($RR=0.95$;$95\%CI$:0.55-1.63;2 项研究)。

有关整体关系的其他 Meta 分析结果相似,从 OR 值 0.45($95\%CI$:0.28-0.75,7 个研究)[33]到 RR 值 0.72($95\%CI$:0.58-0.91,10 项研究),均具有统计学意义。有 3 篇 Meta 分析显示身体活动没有明显地降低或增加 GDM 的风险,其 RR 值从 0.77($95\%CI$:0.54-1.09,10 项研究)[32]到 1.10($95\%CI$:0.66-1.84,3 项研究)[12](表 F8-1)。

Aune 等[27]的 Meta 分析也评估了孕前和孕早期的步行、家务或职业活动对 GDM 的独立作用。与步行少的对照组相比,孕前或孕期步行多的女性 GDM 发生风险均显著降低(孕前:$RR=0.66$,$95\%CI$:0.48-0.91,2 项研究;孕期:$RR=0.80$,$95\%CI$:0.66-0.97,2 项研究)。未发现家务身体活动水平高或低与 GDM 发生风险之间存在显著关联($RR=0.36$,$95\%CI$:0.12-1.08,2 研究)。与孕前 / 孕期职业性身体活动水平较低的女性相比,孕前 / 孕期职业性身体活动较高的女性 GDM 风险增加(孕前:$RR=1.90$,$95\%CI$:0.97-3.74,2 项研究;孕期:$RR=0.78$,$95\%CI$:0.21-2.93,2 项研究),但没有达到统计学意义。

剂量 - 反应关系:RCT 研究中所描述的身体活动总量有所不同。同样,观察性研究中所报告的休闲时间身体活动的评估和分类并不详细,也不一致。然而,大多数的 RCTs 都采用了一类干预方案:中等强度及以上的一般有氧身体活动(散步、骑自行车、游泳、有氧舞蹈),每周至少进行 3 次,每次 30~60 分钟。这一剂量与 ACOG 指南和 2008 年身体活动指南接近[1,2]。

Aune 等[27]进行的剂量 - 反应关系分析显示,孕前每周增加 5 小时身体活动可降低 GDM 约 30% 的发生风险($RR=0.70$;$95\%CI$:0.49-1.01;3 项研究),并呈显著的非线性关系($P<0.005$),在孕早期未观察到类似关系($RR=0.98$;$95\%CI$:0.87-1.09;3 项研究)。Tobias 等[33]的 Meta 分析中的两项观察性研究表明,孕前进行较长时间快步走的女性,其 GDM 的风险显著低于步行时间较短的女性(合并 $OR=0.59$;$95\%CI$:0.30-0.87)。

特定因素的证据

人口学特征和体重状况:几乎没有系统综述或 Meta 分析评估身体活动与 GDM 之间的这种关系是否因年龄、人种 / 种族或社会经济状况而异。Song 等[33]的综述指出,怀孕期间的身体活动对 30 岁及以上女性的 GDM 风险有显著影响,但在 30 岁以下的女性中没有。

有关此证据的更多详细信息,请访问: *https://health.gov/paguidelines/second edition/*

report/supplementary-material.aspx。

问题 3. 孕期身体活动与先兆子痫和高血压疾病的发生有什么关系？

a）与报告所描述的益处或风险相关的运动剂量是多少？

b）是否存在剂量 - 反应关系？如果是,这种关系曲线的形状是什么样的？

c）这种关系是否因年龄、人种 / 种族、社会经济状况或体重状况而异？

证据来源:系统综述、Meta 分析、现有报告

结论陈述

有限的证据表明,休闲时间身体活动或运动锻炼可以降低先兆子痫风险。**PAGAC 等级:有限**

有限的证据表明,接近 2015 年 ACOG 指南和 2008 年身体活动指南推荐的身体活动总量与较低的先兆子痫发生风险有关。**PAGAC 等级:有限**

有限的证据表明,身体活动与先兆子痫发生之间存在剂量 - 反应关系。**PAGAC 评级:有限**

目前还没有足够的证据提示身体活动与先兆子痫的关系是否因年龄、人种 / 种族、社会经济状况或体重状况而异。**PAGAC 等级:不确定**

证据回顾

证据来源包括 2006—2017 年发表的系统综述、Meta 分析和 2 份报告。6 篇 Meta 分析[10,13,28,36,39,40] 和 3 篇系统综述[19,41,42] 讨论了孕期的身体活动和血压之间的关系。5 篇 Meta 分析[10,13,28,36,39,40] 和 2 篇系统性综述[19,41,42] 关于先兆子痫,1 篇 Meta 分析[28] 和 1 项系统性综述[19] 重点讨论了高血压。9 篇综述包括了多种研究类型,其中 3 篇综述只包括实验设计[13,28,36],1 篇综述包括实验性设计和队列研究,1 篇综述包括实验性研究、队列研究[10] 和病例 - 对照研究[40],两篇包括队列研究和病例 - 对照研究[39,42],2 篇包括队列研究和横断面研究[19,41]。所研究的身体活动大多是休闲时间身体活动,1 篇综述[41] 则只包括职业性身体活动,另有 2 篇综述[19,40] 包括休闲时间身体活动和职业性身体活动,Fazzi 等[19] 研究了静坐行为。这些综述中的实验性研究包括了监督下身体活动或处方式和结构化有氧身体活动的组合。

总体关系的证据

这 9 篇综述提供了有限的证据,证明身体活动总量与先兆子痫或高血压病发生风险之间呈负相关。（表 F8-2）汇总了关于先兆子痫的 5 篇 Meta 分析结果。1 篇包括队列研究和病例 - 对照研究的 Meta 分析显示,较高水平的身体活动可降低孕前（$RR=0.65$；$95\%CI$：0.47-0.89；5 项研究）以及孕早期（$RR=0.79$；$95\%CI$：0.70-0.91；11 项研究）先兆子痫的风险[39]。另一篇 Meta 分析指出,病例 - 对照研究显示孕前和孕早期的身体活动可降低先兆子痫风险,但队列研究未发现这种关系[40]。3 篇包括 RCTs 研究和队列研究的 Meta 分析没有发现相关性,其中 1 篇研究孕前身体活动[10],另外 2 篇研究孕早期身体活动[13,36]。

表 F8-2　5 篇关于身体活动与先兆子痫风险之间关系的 Meta 分析的结果汇总

作者,发表年份	研究设计	效果(95%CI)
孕前身体活动		
Aune 等,2014[39]	队列研究(n=4)+病例对照研究(n=1)	sRR=0.65(0.47-0.89)
da Silva 等,2017[10]	队列研究(n=8) RCT 研究(n=3)	sOR=0.88(0.73-1.06) sOR=0.93(0.55-1.57)
Kasawara 等,2012[40]	队列研究(n=3) 病例对照研究(n=2)	sOR=0.85(0.67-1.09) **sOR=0.56(0.41-0.76)**
孕早期身体活动		
Aune 等,2014[39]	队列研究(n=7)+病例对照研究(n=4)	**sRR=0.79(0.70-0.91)**
Kasawara 等,2012[40]	队列研究(n=10) 病例对照研究(n=6)	OR=0.99(0.93-1.05) **OR=0.77(0.64-0.91)**
Muktabhant 等,2015[13]	RCT 研究(n=4)	avgRR:0.99(0.58-1.66)
Zheng 等,2017[36]	RCT 研究(n=2)	pOR=1.05(0.53-2.07)

说明:sRR= 标准化相对风险,sOR= 标准化比值比,avgRR= 平均相对风险,pOR= 合并比值比

注意:有统计学意义的研究结果以粗体字展出

Kasawara 等[40] 对 10 项队列研究进行 Meta 分析,发现休闲时间身体活动与先兆子痫之间没有关系(OR=0.99;95%CI:0.93-1.05)。而他们对 6 项病例-对照研究的 Meta 分析显示,身体活动可明显降低先兆子痫的几率(OR=0.77;95%CI:0.64-0.91),其中 2 项研究显示孕前身体活动更有效(OR=0.56;95%CI:0.41-0.76)。

Muktabhant 等[13] 基于 4 个 RCTs 研究(N=1 253)的数据观察到,怀孕期间运动的女性和不运动女性在先兆子痫发生风险上没有差异(平均 RR=0.99;95%CI:0.58-1.66)。根据体重正常、超重或肥胖的不同状况,把正常体重和超重或肥胖结合起来进一步分析两项研究显示即使在超重或肥胖的女性中,运动组和对照组间先兆子痫发生风险也没有差别(RR=1.60;95%CI:0.38-6.73)。另一个近期发表的两项 RCTs 研究[36]。Meta 分析的结果进一步支持了身体活动和先兆子痫不相关(合并 OR=1.05;95%CI:0.53-2.07;P=0.88)。

Da Silva 等[10] 对 30 个关于结构化身体活动项目与先兆子痫之间关系的 RCT 研究进行综述,并对其中 3 项进行了 Meta 分析,结果显示运动训练对降低先兆子痫风险没有影响(合并 RR=0.93;95%CI:0.55-1.57),证据无异质性。他们包含 8 个队列研究的 Meta 分析(155 414 名女性)也发现,与低强度或无休闲时间身体活动相比,中等强度-高强度的休闲时间身体活动并没有显著降低先兆子痫的风险(合并 OR=0.88;95%CI:0.73-1.06),证据有较低的异质性。

1 篇系统综述分析了 4 项病例-对照研究和 7 项队列研究,未发现身体活动与先兆子痫有关。

1 篇系统综述[19] 和 1 篇 Meta 分析[28] 揭示了身体活动与孕期"高血压病"之间的关系。妊娠期高血压疾病包括先兆子痫和妊娠期高血压。妊娠期高血压是血压升高但没有伴随先兆子痫(例如蛋白尿),其与先兆子痫的关系(如果有的话)尚不清楚。Fazzi 等[19] 的 3 项相关

原始研究中,两项研究(Loprinzi 等 [43],N=206 和 Chasan-Taber 等 [44],N=1 240)表明,静坐行为与妊娠高血压之间没有关联,而一项研究(Li 和 Zhao [45] N=405)观察到持续静坐工作的女性比对照组患妊娠高血压的几率更大 [19]。Di Mascio 等研究表明,较活跃女性与较不活跃女性的高血压风险比为 0.21(95%CI:0.09-0.45;3 项研究)[28]。

与休闲时间身体活动的研究结果相反,有关职业性身体活动的综述显示其与先兆子痫的风险增加有关。当把职业性身体活动与休闲时间身体活动分开讨论,Kasawara 等 [40] 的 Meta 分析中的两项病例 - 对照研究显示,先兆子痫的风险显著升高。同样,Bonzini 等 [41] 也发现了搬运重物(1 项研究)和较高强度的身体活动(2 项研究)可增加先兆子痫的风险。然而,研究指出,因为数据是回顾性的,这些研究都被认为具有较高潜在高估偏倚。重要的是要考虑到职业性身体活动与先兆子痫之间的关系可能会受社会经济状况差、教育程度低、肥胖等混杂因素的影响。

剂量 - 反应关系:Aune 等 [29] 的系统综述是唯一一篇报道身体活动与先兆子痫风险之间的剂量 - 反应关系的文章。在对孕前身体活动的分析中,每天进行 1 小时身体活动,先兆子痫合并 *RR* 值为 0.72(95%CI:0.53-0.99;3 项研究),每周 20MET·h 身体活动,先兆子痫合并 *RR* 值为 0.78(95%CI:0.63-0.96;2 项研究),这表明身体活动量每增加 1 个单位,先兆子痫风险就会降低 22%~28%。这种关系呈非线性,在较高水平的身体活动中,曲线呈扁平化,每星期身体活动达到 5~6 小时,先兆子痫风险降低 40%,但随着身体活动增加,先兆子痫的风险没有进一步降低。在孕早期每天 1 小时身体活动,先兆子痫的汇总 *RR* 值为 0.83(95%CI:0.72-0.95;7 项研究),每周 20MET·h 身体活动,先兆子痫的合并 RR 值为 0.85(95%CI:0.68-1.07;3 项研究)。这种剂量 - 反应关系似乎是线性的。

特定因素的证据

人口学特征和体重状况:尚无证据提示身体活动和先兆子痫的关系是否因年龄、人种 / 种族、社会经济状况或体重状况而异。

有关此证据的更多详细信息,请访问:https://health.gov/paguidelines/second edition/report/supplementary-material.aspx。

问题 4. 身体活动与情绪、焦虑、孕期和产后抑郁(1 年内)有什么关系?

a)与报告所描述的益处或风险相关的运动剂量是多少?

b)是否存在剂量 - 反应关系? 如果是,这种关系曲线的形状是什么样的?

c)这种关系是否因年龄、人种 / 种族、社会经济状况或体重状况而异?

证据来源:系统综述、Meta 分析、现有报告

结论

孕期或产后的情绪

目前尚无足够的证据提示身体活动与孕期和产后的情绪之间是否相关。**PAGAC 等级:不确定**

目前尚无足够的证据提示是否有某一特定剂量的身体活动与孕期和产后的情绪有关。

PAGAC 等级 : 不确定

目前尚无足够的证据提示身体活动与孕期和产后的情绪之间是否存在剂量 - 反应关系。**PAGAC 等级 : 不确定**

目前尚无足够的证据提示身体活动与情绪的关系是否因年龄、人种 / 种族、社会经济状况或体重状况而异。**PAGAC 等级 : 不确定**

孕期焦虑

有限的证据表明,较高水平的身体活动与怀孕期间焦虑症状的减少有关。**PAGAC 评级 : 有限**

目前尚无足够的证据提示减少怀孕期间焦虑症状的身体活动剂量。**PAGAC 等级 : 不确定**

目前尚无足够的证据提示怀孕期间身体活动与焦虑症状减少之间是否存在剂量 - 反应关系。**PAGAC 等级 : 不确定**

目前尚无足够的证据提示身体活动与孕期焦虑症状之间的关系是否随年龄、人种 / 种族、社会经济状况或体重状况而变化。**PAGAC 等级 : 不确定**

产后焦虑

目前尚无足够的证据提示在身体活动和产后焦虑症状之间是否存在关系。**PAGAC 等级 : 不确定**

目前尚无足够的证据提示是否某一特定剂量的身体活动与产后焦虑症状有关。**PAGAC 等级 : 不确定**

目前尚无足够的证据提示身体活动和产后焦虑是否存在剂量 - 反应关系。**PAGAC 等级 : 不确定**

目前尚无足够的证据提示身体活动与产后焦虑的关系因年龄、人种 / 种族、社会经济状况或体重状况而异。**PAGAC 等级 : 不确定**

孕期抑郁

目前尚无足够的证据提示的身体活动与怀孕期间抑郁症状的减少有关。**PAGAC 评级 : 有限**

目前尚无足够的证据提示是否某一特定剂量的身体活动与孕期抑郁症状的减轻有关。**PAGAC 等级 : 不确定**

目前尚无足够的证据提示身体活动和孕期抑郁症状的减轻是否存在剂量 - 反应关系。**PAGAC 等级 : 不确定**

目前尚无足够的证据提示在身体活动和孕期抑郁症状之间的关系是否随年龄、人种 / 种族、社会经济状况或体重状况而变化。**PAGAC 等级 : 不确定**

产后抑郁

强有力的证据表明身体活动和产后抑郁症状减轻之间存在着负相关。**PAGAC 评级 : 强劲**

目前尚无足够的证据提示是否某一特定剂量的身体活动与产后抑郁症状减轻有关。**PAGAC 等级 : 不确定**

目前尚无足够的证据提示身体活动与产后抑郁症状减轻之间是否存在剂量 - 反应关系。
PAGAC 等级 : 不确定

目前尚无足够的证据提示身体活动和产后抑郁症状之间的关系是否随年龄、人种 / 种族、社会经济状况或体重状况而异。**PAGAC 等级 : 不确定**

证据回顾

①证据来源包括 : 2006—2017 年发表的系统综述、Meta 分析和两份现有报告 ;②系统综述和 Meta 分析引用的相关原始研究文章。3 篇系统综述[46,48] 和 2 篇 Meta 分析[49,50] 提到了孕期和产后的情绪、焦虑以及抑郁。其中 3 篇仅包括实验性研究[46,49,50],2 篇包括实验性研究、纵向研究和横断面研究[47,48]。4 篇综述中所描述的身体活动指有氧运动,通常与目前的推荐相符[47-50],另外 1 篇综述中的身体活动指瑜伽[46]。

总体关系的证据

孕期和产后情绪

没有系统综述或 Meta 分析来论证身体活动和孕期或产后情绪之间的关系。

孕期焦虑

有 2 篇系统综述分析了身体活动与孕期焦虑症状的关系[46,47]。Sheffield 和 Woods-Giscombe[46] 对 13 项研究(其中 7 项是 RCTs 研究)进行了系统综述,分析瑜伽对怀孕期间焦虑和抑郁症状的影响。在对焦虑症状进行评估的 5 项研究中,进行瑜伽干预后,状态 / 特质焦虑量表(STAI)得分均显著改善。值得注意的是,5 项研究中有 3 项报告了组间差异,而两项研究报告了只有组内变化。Shivakumar 等[47] 报告在 3 项焦虑症状的研究中,有一项研究显示身体活动较活跃的女性焦虑症状较低。

产后焦虑

没有系统综述或 Meta 分析论证身体活动与产后焦虑之间的关系。

孕期抑郁症

2 篇系统综述描述了身体活动与孕期抑郁症状之间的关系[46,47]。在上述关于焦虑症状的研究中,Sheffield 和 Woods Giscombe[46] 指出,有 7 项使用抑郁流行病学研究中心量表(CES-D)的研究,其中有 6 项研究都表明抑郁评分在统计学上有显著改善。7 项研究中,有 4 项研究显示抑郁症状评分存在组间差异,2 项研究只存在组内变化。在另一篇系统综述中,两项研究均发现较高水平的身体活动人群中抑郁症状有所减轻[47]。然而,解释这些研究结果应慎重,因为所有这些研究都有一些方法上的局限,例如样本较小、对照组不适当或没有对照组、或者对混杂变量缺乏控制,从而强调了在这领域有必要进行更多的研究。

产后抑郁症状

2 篇 Meta 分析[49,50] 和 1 篇系统综述[48] 评估了身体活动和产后抑郁症之间的关系。Tevchenne 和 York[48] 对 17 项研究进行了系统综述,其中 10 项是观察性研究,7 项是干预性试验。5 项研究评估了孕期身体活动,12 项评估了产后身体活动。5 项研究中有 2 项研究报告了孕期身体活动与产后抑郁症存在显著负相关,而 10 项观察性研究的 4 项研究以及 7 项干预试验中的 5 项研究均报告了产后身体活动的益处,表明产后身体活动比产前身体活动更有可能预防产后抑郁。

McCurdv 等[49] 评估了 16 项 RCTs 研究,共包括产后有抑郁(10 个试验)和无抑郁(6 个试验)的 1 327 位女性来比较运动和标准护理的效果。总体上,运动干预组的抑郁症状评分(基于爱丁堡产后抑郁量表,EPDS)较对照组低(合并 SMD=-0.34;95%CI:-0.50 至 -0.19)。10 个对产后抑郁的治疗试验显示,相对于对照组,运动对抑郁症状有一定的益处(SMD=-0.48;95%CI:-0.73 至 -0.22)。此外,与对照组相比,运动干预后抑郁症女性(EPDS 评分大于 12)的抑郁症状得以治愈的几率增加了 54%(OR=0.46;95%CI:0.25-0.84)。在 6 项预防性试验中(无抑郁女性),与标准护理相比,在 EPDS 评分显示了运动的有益效果(SMD=-0.22;95%CI:-0.36 至 -0.08)。这些发现与 Povatos-Leon 等[50] 的一篇小综述和 Meta 分析结果一致。实际上,怀孕期间和产后进行身体活动的女性其产后抑郁症得分(根据 EPDS 或 Beck 抑郁量表评估)较对照组低[效应值(ES)=0.41;95%CI:0.28-0.54]。在亚组分析中,未达到产后抑郁症标准的女性的效应值较小(ES=0.29;95%CI:0.14-0.45,但在达到产后抑郁症标准的女性中更为显著(ES=0.67;95%CI:0.44-0.90)。大多数(12 项中有 10 项)的干预在产后开始,涉及多种类型活动,如散步、有氧运动、普拉提、瑜伽和伸展等。

总之,与一般人群的调查结果一致(见 F 部分第 3 章"脑健康"问题 3)。有证据表明,身体活动对产后抑郁症状有积极作用,这种益处对那些抑郁症状更严重、产后运动而不是妊娠期或孕前运动的女性而言更为明显。

有关此证据的更多详细信息,请访问: https://health.gov/paguidelines/second edition/report/supp/ement-materia/supplementary-material.aspx。

妊娠相关健康结局的主要及相关发现的总结

以上各段总结了孕期和产后以中等强度为主的身体活动与下列问题的关系:①孕期体重增加;②产后恢复正常体重;③妊娠期糖尿病风险;④先兆子痫和子痫的风险;⑤抑郁症状。这些问题可由妊娠工作组进行的系统综述和 Meta 分析直接解决。其中的一些研究也提供了其他妊娠相关问题的信息,例如由于患有妊娠期糖尿病的女性比其他女性更有可能生下巨大儿,一些关注妊娠期糖尿病的综述也提供了比预期体重大的新生儿所占比例这类信息。在本节中,我们总结了这些其他相关发现:①顺产;②早产和分娩时的孕龄;③出生体重;④小于相应胎龄和低出生体重;⑤大于相应胎龄和高出生体重。需要注意的是,我们没有进行文献检索来回答这些具体问题,我们的研究结果不是结论性的,我们也没有对这些证据进行"评级"。然而,我们在表 F8-3 中标明了这些额外的信息与 2008 年顾问委员会报告和 2015 年 ACOG 指南相比有何不同。P<0.05 为差异有统计学意义。

顺产

其他相关发现表明,一般来说,在孕期更活跃的女性比那些身体活动较少的女性进行剖宫产的可能性要小。5 篇 Meta 分析[12,13,17,18,28] 提供了关于身体活动水平和剖宫产风险的信息,其中 2 篇 Meta 分析报告显示,在孕期进行有氧运动和抗阻力训练的女性其剖宫产的可能性显著降低[18,28];2 篇 Meta 分析显示未显著降低[13,17];1 篇 Meta 分析报告可显著增加剖宫产的可能性,但这篇 Meta 分析只包括 2 项研究,而其他 4 篇 Meta 分析则包括 5~20 项研究。

早产和分娩时胎龄

其他相关发现显示,在早产或分娩时胎龄方面,活跃的孕妇和不活跃的孕妇之间没有差别。1 篇 Meta 分析显示更活跃的女性早产风险降低[10],5 篇 Meta 分析显示没有明显差异[13,17,28,35,36]。同样,5 篇 Meta 分析显示孕期比较活跃的女性和不活跃的女性相比,分娩时胎龄没有差异[10,12,17,28,36]。我们也检索到 1 篇关于职业性身体活动与妊娠关系的 Meta 分析[41],研究中关注的职业性身体活动指长时间的站立(超过 3 小时)和举重物。结果显示,站立 3 小时及以上可提高早产风险。

出生体重

这些其他相关发现表明,母亲身体活动的活跃程度在婴儿的出生体重上几乎没有差别,3 篇 Meta 分析显示,活跃女性的孩子出生体重比不活跃女性的孩子出生体重更轻,差值分别为 −1.05g（$95\%CI$：−1.49 至 −0.62,仅队列研究）[10]、−60g（$95\%CI$：−120 至 −10）[17] 和 −30.60g（$95\%CI$：−56.83 至 −4.37）[18]。5 篇 Meta 分析报告中,仅在 RCT 研究[12,28,35,36] 发现活跃女性[10] 所生婴儿的出生体重并没有显著降低。1 篇关于静态行为和出生体重的系统综述表明,2 项研究没发现静态行为与出生体重的关联,1 项研究显示久坐不动的女性更有可能产下低出生体重婴儿[19]。

早产儿和低出生体重

3 篇 Meta 分析显示,母亲身体活动活跃程度与生出早产儿的风险无关。1 篇 Meta 分析显示,不论母亲是否进行有氧运动锻炼,其生出低出生体重儿的风险没有差异。

过期妊娠儿和高出生体重

这些其他相关分析表明,与不活跃的女性相比,较活跃的女性过期妊娠的风险较低。然而,3 篇 Meta 分析报告显示,婴儿出生状态与母亲身体活动水平高低之间没有统计学差异[12,13,17]。尽管有 1 篇 Meta 分析指出,如果在分析过程中将 3 项高误差的研究去除,那么 Meta 分析结果显示较活跃的女性生出体重大于胎龄儿的风险会显著降低[13]。1 篇 Meta 分析显示,更活跃的女性生出巨大儿(新生儿体重超过 4 000g)的风险会显著降低,但这仅基于两项研究。

阿普伽(Apgar)新生儿评分

4 篇 Meta 分析显示,孕期身体活动较活跃的女性与不活跃的女性相比,其新生儿在出生 5 分钟后的平均 Apgar 评分或 Apgar 评分小于 7 的风险无显著差异[12,35,36,51]。

2018 年科学报告与 2008 年科学报告的比较

2008 年顾问委员会报告结论:对于正常妊娠的女性,规律的身体活动可能降低妊娠期

表 F8-3　身体活动对怀孕和产后相关问题的影响

问题	2008 PAGAC 报告	2015 ACOG 委员会意见	2018 PAGAC 报告
	针对 2018 PAGAC 报告的专题检索		
妊娠期体重增加		体重增加的适度减少（e138 页）	强有力的证据表明体重过度增加的风险降低了
恢复到正常体重	似乎并没有帮助（G11-38 页）		证据不足
妊娠期糖尿病	可能降低妊娠期糖尿病（G11-37 页）	风险降低（e137 页）	强有力的证据表明降低妊娠期糖尿病的风险
先兆子痫	可能降低先兆子痫风险 G11-37 页）	可能降低先兆子痫风险（e138 页）	有证据表明与先兆子痫无关
孕期情绪，焦虑和抑郁	似乎可以改善心情，增强自尊（G11-37-8 页）	促进心理健康（e135 页）	有限证据表明可减少焦虑和抑郁
产后情绪，焦虑和抑郁	心情变好（G11-38 页）		强有力的证据表明可减少抑郁；有限的证据表明可减少焦虑和抑郁；无充足证据表明可改善情绪
孕期或产后生活质量			证据不足，等级不能确定
孕期或产后的睡眠质量			证据不足，等级不能确定
	检索附带发现的结果（部分检索）		
劳动和分娩	影响不能确定（G11-38 页）	降低手术分娩（剖宫产或阴道侧切）的风险（e137 页）	部分检索：证据表明降低剖宫产的风险

续表

问题	2008 PAGAC 报告	2015 ACOG 委员会意见	2018 PAGAC 报告
产后康复		减少产后恢复时间（e138 页）	部分检索：没有关于该主题的辅助证据；恢复时间缩短仍然适用
泌乳	没有影响（G11-38 页）	没有影响（e139）	部分检索：没有发现相关证据，对泌乳无影响
孕期体质	维持（G11-37 页）	提高或维持（e137 页）	部分检索：没有发现相关证据；改善或维持健康
产后体质	增强（G11-38 页）	改善心血管健康（e139 页）	部分检索：没有发现相关证据；改善心血管功能
早产，胎龄差异	中等强度身体活动不会导致风险（G11-37 页）		部分检索：证据显示没有早产或与胎龄不符的风险
低出生体重，低于胎龄儿	中等强度身体活动不会导致风险（G11-37 页）	出生体重的差异很小或没有（e137 页）	部分检索：证据表明出生体重的差异很小或没有
高出生体重，大于胎龄儿			部分检索：有证据表明，降低高出生体重和过期妊娠的风险
Apgar（阿普加）			部分检索：证据表明阿普加评分没有差异

来源：2008 科学报告，2015ACOG 委员会意见[1]

糖尿病和先兆子痫的风险,并似乎可以改善孕期和产后的情绪(表 F8-3)[5]。该委员会 2018 年报告的发现支持了 2008 年的结果,并以多种方式加以扩展说明。目前,强有力的证据显示,与当前目标范围相符合的身体活动可以降低出现过度增重、妊娠糖尿病和产后抑郁症的风险。身体活跃的孕妇比不活跃的孕妇体重增加量减少约 1kg,妊娠期糖尿病的风险降低 25%~30%,并且抑郁症状显著减少。该委员会 2018 年报告的研究发现也为 2008 年的结果提供了支持,即中等强度身体活动不会带来早产或低出生体重的风险。

2008 科学报告指出"只要孕期健康,无不适症状,并与卫生保健人员随时沟通以便在必要时进行调整的前提下,有锻炼习惯的女性没必要大幅减少她们的身体活动。"[5]但是,仍应该避免某些活动,包括对抗性运动、有高摔倒风险的活动、高温瑜伽 / 普拉提、深潜和空中跳伞。上述沟通应该持续到产后阶段,在产后,女性恢复规律的身体活动所需的时间应该从医疗安全角度来考虑,而不是一段固定的时间。

公众健康影响

只有大约 23%~29% 的女性怀孕期间的身体活动水平能够达到对健康有益的推荐目标范围[3]。当然,其他孕妇中某些人至少从事一些中等强度的身体活动,从而获得一些益处。然而,大约有一半的孕妇很少或根本没有在习惯性身体活动中获得生理上和心理上的益处。

量化这些未获得的益处比较困难,但很明显,怀孕期间进行规律的身体活动可以避免大量的当前和未来的健康问题和费用。这份报告里强有力的证据表明,与那些不活跃的孕妇相比,活跃的孕妇体重增加值不太可能超过医学研究所建议的怀孕期间健康体重增加值[22]。因为增重较少,所以他们出现产后体重过重、未来肥胖和生出巨大儿的风险就降低了[52],发生剖宫产的风险似乎也降低了,而且也不会增加早产的风险。

这份报告里强有力的证据表明,与不活跃的女性相比,活跃的女性患妊娠期糖尿病的风险降低 25%~30%。妊娠期糖尿病在孕妇中的发生率约占 5%~9%,妊娠期患糖尿病的女性,以后患 2 型糖尿病的风险增加 7 倍,剖宫产、生出巨大儿和 / 或新生儿低血糖症的风险也增加[53]。

在本报告中,强有力的证据表明活跃的女性发生产后抑郁较少。大约 10% 的女性经历过产后抑郁,其中近 25% 的人在 1 年后仍在接受治疗[54]。本报告中的数据虽不能定量估计规律的身体活动对产后抑郁症的降低程度,但其确有所帮助。

因此,此科学报告中所描述的健康益处(减少妊娠期体重增加、降低妊娠期糖尿病的风险、减少产后抑郁)证实了孕前、怀孕期间和产后的身体活动对公共卫生的重要性。

未来研究的方向

1. 开展有关孕前和孕期高强度身体活动对孕产妇和胎儿健康的影响的观察性和实验性研究。

依据:孕期及产后中等强度身体活动的安全性和益处现已被普遍接受。但是还没有充分研究论证高强度(绝对和主观的)身体活动的安全性和益处,一些健康服务提供者也可能不鼓励这种类型的活动。对于那些不活跃的女性,建议中等强度的身体活动即可。另一方面,相当数量的女性孕前经常参加高强度的身体活动(如跑步、健身自行车、划船),她们可能想在整个孕期尽可能长的继续这样的活动。这类研究将提供关于高强度运动的最小有效活动水平和最大安全阈水平等有价值的信息。

2. 继续开展大规模的观察研究,来纵向探讨孕前、孕期和产后的不同身体活动类型和不同身体活动总量与短期和长期体重状况之间的关系。

依据:虽然已经确定推荐目标范围内的习惯性中等强度身体活动总量与降低孕期增重减少有关,但关于不同类型和不同总量的身体活动与孕期和产后体重变化关系的信息,对建立临床和公共卫生推荐量会有帮助。

3. 进行实验性和观察性研究,研究不同类型、强度和量的规律的身体活动对孕期生命质量、焦虑和抑郁症状的影响,以及对产后生命质量和焦虑症状的影响。

依据:尽管强有力的证据表明规律性的中等强度身体活动能减轻产后抑郁症状,但关于身体活动对孕期生命质量、焦虑症状和抑郁症的影响,以及对产后生命质量和抑郁症状影响的信息几乎没有。

最新的证据表明,母体的心理健康会影响发育中的胎儿的健康。即使是少量的身体活动以及不同身体活动模式对焦虑或抑郁的女性都有益处,了解这些益处可促进母亲和胎儿的健康。

4. 进行实验性和观察性研究,来确定规律性的身体活动对孕期和产后睡眠质量的影响。

依据:虽然我们已经知道,规律性的身体活动可改善普通人群的睡眠和生活质量,但规律的身体活动对孕期和产后睡眠质量的影响却知之甚少。获得充足的睡眠,尤其是产后期间,是新手母亲们常见的问题。如果孕期和产后的女性能够像普通人群那样从不定期和规律的身体活动中获益,就可以提高整体的精力和生活质量。

5. 进行大型观察性研究,以确定是否不同类型、强度和剂量的身体活动对母体和胎儿的问题(如早产、低出生体重和先兆子痫)有不同的影响。

依据:大部分关于孕期身体活动的实验研究都依赖于 2008 年身体活动指南[5]或 2015 年美国妇产科医师协会所推荐的每周 150 分钟中等强度的身体活动。有限的证据表明,某些特定类型的身体活动,例如工作时长期站立或搬运重物与闲暇时做这类活动相比,对孕妇的健康影响可能不同。观察性研究的准确性需要得到确认,一旦得到证实,就有必要确认这些结果是否受活动本身性质、场所或其他混杂因素(社会经济状况、教育程度、年龄)的影响。观察不同类型、强度和剂量的身体活动在不同情况下(休闲时间、职业、家务、交通)对母体和胎儿一系列问题的影响,将显著推进现有知识的发展,并指导临床和公共卫生实践。

6. 进行有统计学显著性的观察性和 / 或实验性研究,来确定身体活动和母体或胎儿问题之间的联系是否因年龄、人种 / 种族、社会状况地位或体重状况而异。

依据:本报告中所综述的大多数研究,都不是针对性设计或没有足够检验效能来检验身体活动对母体和胎儿的影响是否受各种社会人口学特征或体重的影响。而这类信息有利于制定针对不同人群的身体活动推荐量,这降低因孕妇个体间的健康差异产生的影响至关重要。

参考文献

1. American College of Obstetricians and Gynecologists. Physical activity and exercise during pregnancy and the postpartum period. Committee Opinion No.650(Reaffirmed 2017). *Obstet Gynecol.* December 2015;126: e135-e142.

2. U.S. Department of Health and Human Services. *2008 Physical Activity Guidelines for Americans.* Washington, DC:U.S. Department of Health and Human Services;2008.

3. Hesketh KR,Evenson,KR. Prevalence of U.S. pregnant women meeting ACOG 2015 physical activity guidelines. *Am J Prev Med.* 2016;41:387-389. doi:10.1016/j.amepre. 2016.05.023.

4. American College of Obstetricians and Gynecologists(ACOG). Technical bulletin:exercise during pregnancy and the postnatal period. Washington,DC:ACOG;1985.

5. Physical Activity Guidelines Advisory Committee. *Physical Activity Guidelines Advisory Committee Report, 2008.* Washington,DC:U.S. Department of Health and Human Services;2008. https://health.gov/paguidelines/ guidelines/report.aspx. Published 2008. Accessed January 4,2018.

6. Evenson KR,Barakat R,Brown WJ,et al. Guidelines for physical activity during pregnancy:comparisons from around the world. *Am J Lifestyle Med.* 2014;8(2):102-121. doi:10.1177/1559827613498204.

7. Evenson KR,Mottola MF,Owe KM,Rousham EK,Brown WJ. Summary of international guidelines for physical activity following pregnancy. *Obstet Gynecol Survey.* 2014;69(7):407-414. doi:10.1097/ OGX.0000000000000077.

8. Persinger R,Foster C,Gibson M,Fater DC,Porcari JP. Consistency of the talk test for exercise prescription. *Med Sci Sports Exerc.* 2004;36(9):1632-1636.

9. Perales M,Artal R,Lucia A. Exercise during pregnancy.*JAMA.*2017;317:1113-1114. doi:10.1001/ jama.2017.0593.

10. da Silva SG,Ricardo LI,Evenson KR,Hallal PC. Leisure-time physical activity in pregnancy and maternal-child health:a systematic review and meta-analysis of randomized controlled trials and cohort studies. *Sports Med.* 2017;47(2):295-317. doi:10.1007/s40279-016-0565-2.

11. Elliott-Sale KJ,Barnett CT,Sale C. Systematic review of randomised controlled trials on exercise interventions for weight management during pregnancy and up to one year postpartum among normal weight,overweight and obese women. *Pregnancy Hypertens.* 2014;4(3):234. doi:10.1016/j.preghy. 2014.03.015.

12. Han S,Middleton P,Crowther CA. Exercise for pregnant women for preventing gestational diabetes mellitus. *Cochrane Database Syst Rev.* 2012;(7):Cd009021. doi:10.1002/14651858. CD009021. pub2.

13. Muktabhant B,Lawrie TA,Lumbiganon P,Laopaiboon M. Diet or exercise,or both,for preventing excessive weight gain in pregnancy. *Cochrane Database Syst Rev.* 2015;(6):Cd007145. doi:10.1002/14651858. CD007145. pub3.

14. Sanabria-Martinez G,Garcia-Hermoso A,Poyatos-Leon R,Alvarez-Bueno C,Sanchez-Lopez M,Martinez-

Vizcaino V. Effectiveness of physical activity interventions on preventing gestational diabetes mellitus and excessive maternal weight gain:a meta-analysis.*BJOG*.2015;122(9):1167-1174. doi:10.1111/1471-0528.13429.

15. Streuling I,Beyerlein A,Rosenfeld E,Hofmann H,Schulz T,von Kries R. Physical activity and gestational weight gain:a meta-analysis of intervention trials.*BJOG*.2011;118(3):278-284. doi:10.1111/j.1471-0528.2010.02801. x.

16. Sui Z,Grivell RM,Dodd JM. Antenatal exercise to improve outcomes in overweight or obese women:a systematic review. *Acta Obstet Gynecol Scand*. 2012;91(5):538-545. doi:10.1111/j.1600-0412.2012.01357. x.

17. Thangaratinam S,Rogozinska E,Jolly K,et al. Effects of interventions in pregnancy on maternal weight and obstetric outcomes:meta-analysis of randomised evidence.*BMJ*.2012;(344):e2088. doi:10.1136/bmj. e2088.

18. Wiebe HW,Boule NG,Chari R,Davenport MH. The effect of supervised prenatal exercise on fetal growth:a meta-analysis. *Obstet Gynecol*. 2015;125(5):1185-1194. doi:10.1097/AOG.0000000000000801.

19. Fazzi C,Saunders DH,Linton K,Norman JE,Reynolds RM. Sedentary behaviours during pregnancy:a systematic review. *Int J Behav Nutr Phys Act*. 2017;14(1):32. doi:10.1186/s12966-017-0485-z.

20. McDonald SM,Liu J,Wilcox S,Lau EY,Archer E. Does dose matter in reducing gestational weight gain in exercise interventions? A systematic review of literature. *J Sci Med Sport*. 2016;19(4):323-335. doi:10.1016/j.jsams. 2015.03.004.

21. Jiang H,Qian X,Li M,et al. Can physical activity reduce excessive gestational weight gain? Findings from a Chinese urban pregnant women cohort study. *Int J Behav Nutr Phys Act*. 2012;9:12. doi:10.1186/1479-5868-9-12.

22. Institute of Medicine and National Research Council. Weight gain during pregnancy:reexamining the guidelines. Washington,DC:The National Academies Press;2009.

23. Amorim Adegboye AR,Linne YM. Diet or exercise,or both,for weight reduction in women after childbirth. *Cochrane Database Syst Rev*. 2013;(7):CD005627. doi:10.1002/14651858. CD005627. pub3.

24. Berger AA,Peragallo-Urrutia R,Nicholson WK. Systematic review of the effect of individual and combined nutrition and exercise interventions on weight,adiposity and metabolic outcomes after delivery:evidence for developing behavioral guidelines for post-partum weight control. *BMC Pregnancy Childbirth*. 2014;14:319. doi:10.1186/1471-2393-14-319.

25. Nascimento SL,Pudwell J,Surita FG,Adamo KB,Smith GN. The effect of physical exercise strategies on weight loss in postpartum women:a systematic review and meta-analysis. *Int J Obes (Lond)*. 2014;38(5):626-635. doi:10.1038/ijo.2013.183.

26. van der Pligt P,Willcox J,Hesketh KD,et al. Systematic review of lifestyle interventions to limit postpartum weight retention:implications for future opportunities to prevent maternal overweight and obesity following childbirth. *Obes Rev*. 2013;14(10):792-805. doi:10.1111/obr.12053.

27. Aune D,Sen A,Henriksen T,Saugstad OD,Tonstad S. Physical activity and the risk of gestational diabetes mellitus:a systematic review and dose-response meta-analysis of epidemiological studies. *Eur J Epidemiol*. 2016;31(10):967-997. doi:10.1007/s10654-016-0176-0.

28. Di Mascio D,Magro-Malosso ER,Saccone G,Marhefka GD,Berghella V. Exercise during pregnancy in normal-weight women and risk of preterm birth:a systematic review and meta-analysis of randomized controlled trials.

Am J Obstet Gynecol. 2016；215（5）：561-571. doi：10.1016/j.ajog. 2016.06.014.

29. Madhuvrata P，Govinden G，Bustani R，Song S，Farrell TA. Prevention of gestational diabetes in pregnant women with risk factors for gestational diabetes：a systematic review and meta-analysis of randomised trials. *Obstet Med.* 2015；8（2）：68-85. doi：10.1177/1753495X15576673.

30. Oostdam N，van Poppel MN，Wouters MG，van Mechelen W. Interventions for preventing gestational diabetes mellitus：a systematic review and meta-analysis. *J Womens Health（Larchmt）*. 2011；20（10）：1551-1563. doi：10.1089/jwh.2010.2703.

31. Russo LM，Nobles C，Ertel KA，Chasan-Taber L，Whitcomb BW. Physical activity interventions in pregnancy and risk of gestational diabetes mellitus：a systematic review and meta-analysis. *Obstet Gynecol.* 2015；125（3）：576-582. doi：10.1097/AOG.0000000000000691.

32. Song C，Li J，Leng J，Ma RC，Yang X. Lifestyle intervention can reduce the risk of gestational diabetes：a meta-analysis of randomized controlled trials. *Obes Rev.* 2016；17（10）：960-969. doi：10.1111/obr.12442.

33. Tobias DK，Zhang C，van Dam RM，Bowers K，Hu FB. Physical activity before and during pregnancy and risk of gestational diabetes mellitus：a meta-analysis. *Diabetes Care.* 2011；34（1）：223-229. doi：10.2337/dc10-1368.

34. Yin YN，Li XL，Tao TJ，Luo BR，Liao SJ. Physical activity during pregnancy and the risk of gestational diabetes mellitus：a systematic review and meta-analysis of randomised controlled trials. *Br J Sports Med.* 2014；48（4）：290-295. doi：10.1136/bjsports-2013-092596.

35. Yu Y，Xie R，Shen C，Shu L. Effect of exercise during pregnancy to prevent gestational diabetes mellitus：a systematic review and meta-analysis. *J Matern Fetal Neonatal Med.* May 2017：1-6. doi：10.1080/14767058.2017.1319929.

36. Zheng J，Wang H，Ren M. Influence of exercise intervention on gestational diabetes mellitus：a systematic review and meta-analysis. *J Endocrinol Invest.* April 2017. doi：10.1007/s40618-017-0673-3.

37. Dode MA，dos Santos IS. Non classical risk factors for gestational diabetes mellitus：a systematic review of the literature. *Cad Saude Publica.* 2009；25（suppl 3）：S341-S359.

38. DiNallo JM，Downs DS. The role of exercise in preventing and treating gestational diabetes：a comprehensive review and recommendations for future research. *J Appl Biobehav Res.* 2008；12（3-4）：141-177. doi：10.1111/ j.1751-9861.2008.00019. x.

39. Aune D，Saugstad OD，Henriksen T，Tonstad S. Physical activity and the risk of preeclampsia：a systematic review and meta-analysis.*Epidemiology.*2014；25（3）：331-343. doi：10.1097/EDE.0000000000000036.

40. Kasawara KT，do Nascimento SL，Costa ML，Surita FG，e Silva JL. Exercise and physical activity in the prevention of pre-eclampsia：systematic review. *Acta Obstet Gynecol Scand.* 2012；91（10）：1147-1157. doi：10.1111/j.1600-0412.2012.01483. x.

41. Bonzini M，Coggon D，Palmer KT. Risk of prematurity，low birthweight and pre-eclampsia in relation to working hours and physical activities：a systematic review. *Occup Environ Med.* 2007；64（4）：228-243. doi：10.1136/ oem.2006.026872.

42. Wolf HT，Owe KM，Juhl M，Hegaard HK. Leisure time physical activity and the risk of pre-eclampsia：a systematic review. *Matern Child Health J.* 2014；18（4）：899-910. doi：10.1007/s10995-013-1316-8.

43. Loprinzi PD, Fitzgerald EM, Woekel E, Cardinal BJ. Association of physical activity and sedentary behavior with biological markers among U.S. pregnant women. *J Womens Health (Larchmt)*. 2013;22(11):953-958. doi:10.1089/jwh.2013.4394.

44. Chasan-Taber L, Silveira M, Lynch KE, Pekow P, Solomon CG, Markenson G. Physical activity and gestational weight gain in Hispanic women. *Obesity (Silver Spring)*. 2014;22(3):909-918. doi:10.1002/oby.20549.

45. Li CR, Zhao SX. The impact of persistent sedentary work on outcome pregnancy [in Chinese]. *Zhonghua Lao Dong Wei Sheng Zhi Ye Bing Za Zhi [Chinese Journal of Industrial Hygiene & Occupational Diseases]*. 2007;25(8):506-507.

46. Sheffield KM, Woods-Giscombe CL. Efficacy, feasibility, and acceptability of perinatal yoga on women's mental health and well-being: a systematic literature review. *J Holist Nurs*. 2016;34(1):64-79. doi:10.1177/0898010115577976.

47. Shivakumar G, Brandon AR, Snell PG, et al. Antenatal depression: a rationale for studying exercise. *Depress Anxiety*. 2011;28(3):234-242. doi:10.1002/da.20777.

48. Teychenne M, York R. Physical activity, sedentary behavior, and postnatal depressive symptoms: a review. *Am J Prev Med*. 2013;45(2):217-227. doi:10.1016/j.amepre. 2013.04.004.

49. McCurdy AP, Boule NG, Sivak A, Davenport MH. Effects of exercise on mild-to-moderate depressive symptoms in the postpartum period: a meta-analysis. *Obstet Gynecol*. 2017;129(6):1087-1097. doi:10.1097/AOG.0000000000002053.

50. Poyatos-León R, García-Hermoso A, Sanabria-Martínez G, Álvarez-Bueno C, Cavero-Redondo I, Martínez-Vizcaíno V. Effects of exercise-based interventions on postpartum depression: a meta-analysis of randomized controlled trials.*Birth*.2017;44(3):200-208. doi:10.1111/birt.12294.

51. Thangaratinam S, Rogozinska E, Jolly K, et al. Interventions to reduce or prevent obesity in pregnant women: a systematic review. *Health Technol Assess*. 2012;16(31):iii-iv, 1-191. doi:10.3310/hta16310.

52. Deputy NP, Sharma AJ, Kim SY. Gestational weight gain-United States, 2012 and 2013. *Morb Mortal Wkly Rep*. 2015;64:1215-1220. doi:10.15585/mmwr. mm6443a3.

53. DeSisto CL, Kim SY, Sharma AJ. Prevalence estimates of gestational diabetes mellitus in the United States, Pregnancy Risk Assessment Monitoring System (PRAMS), 2007-2010. *Prev Chronic Dis*. 2014;11:E104. doi:10.5888/pcd11.130415.

54. Rasmussen MH, Strom M, Wohlfahrt J, Videbech P, Melbye M. Risk, treatment duration, and recurrence risk of postpartum affective disorder in women with no prior psychiatric history: a population-based cohort study. *PLoS Med*. 2017;14(9):e1002392. doi:10.1371/journal.pmed. 1002392.

F部分　第9章　老年人

目录

前言

　　公共卫生以及卫生保健方面的进步使人们的寿命延长，因此，老年人在全球人口中所占的比例正在快速增加。截至2016年，65岁及以上的老年人占美国人口的13%，预计到2030年将达到7 210万人（占总人口的19%），这比2000年的老年人口数增长了两倍。此外，85岁及以上的人数在2040年预计将增长到1 460万[1]。由于这些人口日益增长的趋势，在老龄人口中预防慢性疾病，保持良好的身体功能，以及保持独立自理能力成为当前所面临的重大挑战，对个人和公共卫生具有重大影响。

　　现在有充分的证据表明，规律的身体活动是预防和控制老年人常见的主要慢性病的关键。身体活动对于保持身体功能和移动能力也很重要，这可以延缓生活自理能力丧失的发生[2]。尽管知道身体活动对维持老年人健康和身体功能的益处，但根据2011—2012年国家健康和营养调查（NHANES）的数据显示，达到身体活动推荐量的老年人口数仍然较低（27%）[3]。

　　《2008美国身体活动指南科学证据报告》阐述了身体活动对预防或延缓中老年人（在没有限制的条件下）出现主要功能和/或活动受限的重要性和影响。该报告进一步阐述了在出现轻度、中度或严重的功能或活动受限的老年人中，身体活动对改善身体功能的作用，以及身体活动在减少跌倒和跌倒导致损伤发生率中的作用。自2008年科学报告公布以来，相当多的新证据表明，关于多种模式或组合的身体活动（如渐进式抗阻力训练、多组分锻炼、双重任务训练、太极、瑜伽、舞蹈）对特定身体功能（力量、步速、平衡性、日常生活活动ADL）的相对益处。"多组分"锻炼是身体活动干预，它包括多种类型（或模式），常见类型为有氧耐力训练、肌肉力量训练和平衡性训练)。多重训练是指把身体活动干预和认知干预(例如倒计数)结合起来。此外,现在有令人信服的证据表明,由于各种身体活动干预,跌倒伤害风险大幅度降低。再者,目前已有研究开始着手研究衰老过程中身体活动与身体功能之间的剂量 - 反应关系,以及最小有效剂量和最大安全范围这些问题。

2018 年科学报告在 2008 年科学报告的基础上进行了扩展,在一般老龄人口和患有特定慢性病的人口中检验了身体活动与跌倒损伤风险之间的关系,以及身体活动与身体功能之间的关系。2018 年科学报告进一步利用了当前的研究来探讨:①暴露与结局间的剂量 - 反应关系;②对于某一特定功能最有效的活动模式;③身体活动与身体功能的关系是否因年龄、人种、性别、社会经济特征或体重的不同而发生变化。

科学回顾

待解决问题总览

本章涉及 3 个主要问题与其子问题:

1. 身体活动与跌倒损伤的发生风险之间有什么关系?

a) 是否存在剂量 - 反应关系? 如果是,这种关系曲线的形状是什么样的?

b) 这种关系是否因年龄、性别、人种 / 民族、社会经济状况或体重状况而异?

c) 哪种或哪些类型的身体活动能有效地防止因跌倒而导致的损伤?

d) 哪些因素(如身体功能水平、既有步态残障)可影响因身体活动与跌倒而受伤风险之间的关系?

2. 在一般老龄人口中,身体活动和身体功能有什么关系?

a) 是否存在剂量 - 反应关系? 如果是,这个关系的形状是什么样的?

b) 这种关系是否因年龄、性别、人种 / 民族、社会经济状况或体重状况而不同?

c) 哪种或哪些类型的身体活动(单一活动、双重任务训练、多组分)能有效地改善或维持一般老年人的身体功能?

d) 哪种或哪些障碍(如视力障碍、认知障碍、肢体障碍)可影响一般老年人身活动与身体功能之间的关系?

3. 在患某些慢性病老年人中,身体活动和身体功能之间有什么关系?

回答问题的资料来源和过程

老龄分委会认为系统综述、Meta 分析、合并分析和相关报告提供了充足的文献支持,来回答上述 3 个研究问题中的两个问题。对于问题 1(身体活动和跌倒受伤风险有什么关系?),分委会发现现有的综述(系统综述、Meta 分析、合并分析和研究报告)只覆盖了一部分科学研究结果。具体来说,现有的综述只从 RCT 研究中获得相关依据,没有包括来自队列研究或病例 - 对照的研究结果。为了获得最完整的研究文献,补充检索了队列研究和病例 - 对照研究。

问题 1．身体活动和跌倒损伤发生风险之间有什么关系?

a) 是否存在剂量 - 反应关系? 如果是,这种关系形状是什么样的?

b) 这种关系是否因年龄、性别、人种 / 民族、社会经济状况或体重状况而异?

c) 哪种或哪些类型的身体活动能有效地防止跌倒损伤?

d) 哪些因素(例如身体功能水平、已存在步态异常)可影响身体活动与跌倒损伤风险之间的关系?

证据来源:系统综述和/或 Meta 分析、高质量的现有报告、前瞻性队列研究、病例- 对照研究。

结论陈述

强有力的证据表明,居住在社区的老年人,通过参加以群体或以家庭为基础,预防跌倒的多组分身体活动和锻炼项目,可以显著降低跌倒伤害的风险,包括因严重跌倒而导致的骨折、头部创伤、软组织开放性损伤或任何其他需要医疗护理或住院的伤害。**PAGAC 等级:强**

有限的证据表明,中度强度到剧烈的身体活动总量或基于家庭和群体的锻炼量与跌倒损伤和发生骨折风险之间存在剂量 - 反应关系。然而,相关的研究很少,并且关于不同类型的身体活动的研究也很少,所以难以描述这种关系的形状。**PAGAC 评级:有限**

目前尚无足够的证据提示身体活动与跌倒损伤或骨折的风险之间的关系是否因年龄、性别、人种 / 民族、社会经济状况或体重状况而异。**PAGAC 等级:不确定**

中等强度证据表明,基于社区团体和家庭的一系列身体活动可以减少跌倒损伤和骨折的风险。有效的多组分身体活动方案,通常整合了平衡、力量、耐力、步态和体能训练以及娱乐活动等多个方面。**PAGAC 等级:中等**

目前尚无足够的证据提示其他因素(如身体功能水平和既有步态残障)是否会影响身体活动与跌倒损伤的风险之间的关系。**PAGAC 等级:不确定**

证据回顾

2008 年科学报告指出,"有明确的证据表明,参加身体活动项目是安全的,可有效降低易跌倒的老年人发生跌倒的风险"[4]。然而,2008 年科学报告也指出,关于规律的身体活动对跌倒损伤的影响,RCT 研究提供的资料是不充分的。自 2008 年以来,有一些 RCTs 研究着手研究这个问题,这些研究结果总结如下。

分委会根据 2006 年 1 月 ~12 月发表的内容得出结论,这一证据来自于 3 篇现有的针对 RCT 的系统综述和 Meta 分析[5-7]、这一领域的一篇有关 RCTs 研究的高质量报告[8]、3 项前瞻性队列研究[9-11] 和 1 项病例 - 对照研究[12]。这些研究的调查对象包括 50 岁及以上的有行动能力的非住院成人。所研究的暴露是各种类型和强度的身体活动,所研究的结果是因跌倒造成的任何损伤、骨折、头部损伤、腹内损伤、医学损伤、颈背部和脊椎损伤、合并损伤以及扭伤。

整体关系的证据

来自这些对 RCTs 研究的系统综述和 / 或 Meta 分析的结果一致认为,基于社区和家庭的、针对预防跌倒的身体活动项目可使老年人发生因跌倒而损伤的风险减少 32%~40%,发生跌倒而骨折的风险则要减少 40%~66%[5-8]。这些 RCT 研究的发现得到了 3 项前瞻性队列研究[9-11] 和 1 项病例 - 对照研究数据的支持[12]。

El-Khoury 等[5] 对 17 项 RCTs 研究进行了综述,并对其中的 10 项研究进行了 Meta 分析(N=4 305,参加者年龄 60 岁及以上)。尽管在这些 RCTs 研究中对跌倒伤害的定义和分类有很大的差异,但研究结果强有力地表明,有组织的身体活动干预可使跌倒伤害的发生风险降低约 37%(合并 RR=0.63,95%CI:0.51-0.77)、需要医疗护理的跌倒相关伤害的发生风险降低了 30%(合并 RR=0.70;95%CI:0.54-0.92,基于 8 项试验)、严重的跌倒伤害(例如骨折、头部外伤、需要缝合的软组织损伤或其他需要住院的损伤)的发生风险降低了 43%(合并 RR=0.57;95%CI:0.36-0.90,基于 7 个试验)、跌倒导致骨折的发生风险降低了 61%(合并 RR=0.39;95%CI:0.22-0.66,基于 6 个试验)。此外,不论是对有较大跌倒风险的老年人,还是跌倒风险不明确的老年人,身体活动都同样可降低这 4 类跌倒相关损伤风险。

最近,Zhao 等[7] 报道指出,在 15 项 RCTs 研究中(N=3 136,53~83 岁),身体活动使跌倒骨折的发生风险降低了 40%(合并 RR=0.60;95%CI:0.45-0.84)。当进行偏移敏感性分析时,仅保留了 11 项被认为总体偏倚风险低的研究,结果显示身体活动可使跌倒骨折的发生风险降低 43%(RR=0.57,95%CI:0.41 至 -0.81)。Gillespie 等[6] 对 6 项 RCTs(N=810)的研究显示,有组织的身体活动干预使跌倒骨折的风险减少了 66%(合并 RR=0.34;95%CI:0.18-0.63)。

对居住在社区的 65 岁及以上成人进行的相关研究的 Meta 分析显示,针对每个研究对象降低跌倒危险因素和满足其需求而设计的身体活动项目(如有针对性锻炼)可使跌倒伤害的发生风险降低 33%(合并 RR=0.67;95%CI:0.51-0.89,基于 3 项研究的 546 名研究对象),那些对所有参与者采取同一干预方案的身体活动项目("无针对性"运动)可使跌倒伤害发生风险降低 56%(RR=0.44;95%CI:0.27-0.72,基于 2 项研究和 426 名研究对象)。长期(6 个月或更长时间)有针对性和无针对性的身体活动,使与跌倒伤害发生风险分别减少了 32%(RR=0.68;95%CI:0.51-0.90,基于 2 项研究和 453 名参与者)和 39%(RR=0.61;95%CI:0.33-1.12,基于 2 项研究和 358 名参与者)。

剂量 - 反应关系:RCTs 的 Meta 分析结果显示,不论是基于家庭还是基于团体的干预,中等强度 - 高强度身体活动总量与跌倒伤害和骨折发生风险的减少幅度间呈反向的剂量 - 反应关系,融合了有氧运动、力量和平衡训练的多组分身体活动方案似乎特别有效。然而,相关研究数量较少,并且身体活动方式各异,限制了人们就身体活动对跌倒伤害的剂量 - 反应曲线做出强有力结论的可信性。

4 项高质量流行病学研究(3 项队列和 1 项病例 - 对照研究)的研究结果一致,表明 65 岁及以上老年人每天至少参加 30 分钟中等强度体育锻炼[9],或每周至少进行 25METs 的体育锻炼[10],可降低跌倒伤害和骨折的风险。也有证据表明,即使是 85 岁及以上老年人,也能从每周至少 60 分钟的、以家庭或团体为基础的身体活动中获得类似的益处[11]。然而,值得注意的是,较低的中等强度身体活动总量[9,10] 和步行量[11] 可能不足以减少老年人跌倒损伤和骨折的风险。

例如,Heesch 等[10] 的报告指出,在 8 188 例健康的、居住在社区、年龄在 70~75 岁的澳大利亚女性中,自我报告高或非常高水平身体活动的女性与自报没有或极低水平身体活动的女性(对照组)相比,6 年内自报骨折的风险降低了 47%($OR=0.53$;95%CI:0.34-0.83),而低身体活动水平($OR=0.84$;95%CI:0.62-1.13)或中等身体活动水平($OR=0.88$;95%CI:0.66-1.19)在骨折风险上并没有显著降低。Linattiniemi 等[11] 报告了针对 512 名 85 岁及以上的芬兰社区居民中(其中大多数为女性)的研究结果,那些每周至少参加 60 分钟身体活动(例如居家运动、园艺、越野滑雪、跳舞、游泳、骑自行车或团体运动)的人群,与不参加上述任何活动人群相比,其跌倒损伤的风险减少了 63%($OR=0.37$;95%CI:0.19 至 –0.72)。然而,在同一研究对象中,步行似乎与跌倒损伤风险并无关系。事实上,每周步行少于 60 分钟($OR=.87$;95%CI:0.50-1.50)、每周步行 60~140 分钟($OR=0.94$;95%CI:0.56-1.58)、每周步行超过 140 分钟($OR=0.83$;95%CI:0.46-1.48)均没有显著降低跌倒伤害的风险。在一项对 387 名 65 岁及以上澳大利亚成人中进行的髋部骨折病例 - 对照研究(126 例病例,261 例对照)中,Peel 等[12] 发现,老年人进行独立体育锻炼可以使髋部骨折风险减少 51%(调整 $OR=0.49$;95%CI:0.29-0.83),仅仅是达到"充分"和"不足"水平的体育锻炼(基于每周步行和中等和 / 或剧烈活动的时间)并没有降低风险。最后,Cauley 等[9] 进行了一项男性队列研究($N=2\,731$;平均年龄 79 岁),平均随访期为(3.5 ± 0.9)年,结果显示,每日身体活动能量消耗在最低五分位(每天 <190kcal)的男性发生非脊椎骨折的风险较能量消耗在最高五分位(每天 ≥775kcal,对照组)的男性要高得多($HR=1.82$;95%CI:1.10-3.00)。每天中等强度活动在最低五分位数(每天 <33 分钟)的男性,与位于最高五分位(每天 ≥125 分钟,对照组)男性相比,其发生骨折的风险高 70%($HR=1.70$;95%CI:1.03-2.80)。值得注意的是,每天中等强度活动在第 2 个五分位(每天 33~56 分钟)、第 3 个五分位(56~85 分钟 / 天)和第 4 个五分位(85~125 分钟 / 天)的男性,与位于最高五分位男性相比,骨折的发生率并没有增加。对中等强度身体活动能量消耗的研究也得到类似的发现,这表明平均每天至少 33 分钟的中等强度体育锻炼(或者每天身体活动消耗 0.8kJ 能量)足以抵消这些男性发生跌倒骨折的额外风险(图 F9-1)。

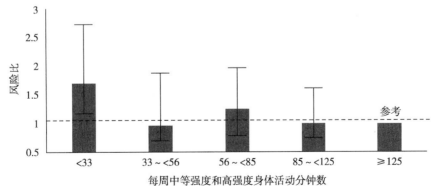

图 F9-1　不同水平的中等强度身体活动(五分位数)与老年男性 3.5 年内骨折发生风险的关系:男性骨质疏松性骨折研究($N=2\,731$)

来源:摘自 Cauley 等(2013)

特定因素的证据

人口学特征和体重状况: Cauley 等[9] 在对 65 岁及以上男性队列研究中,发现不同年龄人群(小于 80 岁与 80 岁及以上)高水平活跃的能量消耗或中等强度身体活动水平与较低的骨折风险之间没有影响。在 70~75 岁的女性[10]和 85 岁及以上[11]人群中,均发现类似的体育锻炼可降低跌倒损伤的研究结果。

虽然大多数研究的调查对象都是女性,但在男性[9]和女性[10]队列研究中均发现身体活动可减少跌倒损伤风险。值得注意的是,这些研究中均没有验证性别对研究结果的影响。此外,在 512 名 85 岁及以上居家的芬兰人群中的研究发现,女性是发生跌倒损伤的一个危险因素,但其对身体活动与跌倒损伤之间关系的影响并没有进行具体评估[11]。

关于人种/民族和社会经济状况是否影响身体活动与跌倒损伤关系的相关信息有限,且不一致,也没有进行统计评估。因此,无法得出结论。

在 70~75 岁女性队列研究[10]和 65 岁及以上男性队列研究[9]中,未发现体重状况对身体活动和骨折风险的显著影响。

身体活动类型:能有效降低跌倒损伤和骨折风险的体育活动项目包含了各种各样以团体为基础和以家庭为基础的活动[5,7,8,11,12]。大多数项目都是多组分的,融合了中等强度的平衡、力量、耐力、步态和体能训练,以及娱乐活动(例如舞蹈、骑车、园艺、体育运动等)。虽然这方面的研究较少,但不支持使用以低强度步行为主的身体活动模式来降低老年人跌倒损伤和骨折的风险[11,12],尽管走路可能被包括在多组分的身体活动方案中。不幸的是,系统评估中没有足够的信息来确定多组分训练中的单一类型(例如力量训练、平衡训练)是否可降低跌倒损伤的风险。

影响上述关系的因素:老年人身体活动对跌倒损伤风险的影响可能受身体功能水平或既有步态障碍等因素的影响。但不幸的是,作为证据来源的 8 篇文章没有提供足够的信息解决这个子问题。

有关此类证据的更多详细信息,请访问: https://health.gov/paguidelines/second edition/report/supplementary-material.aspx。

2018 年科学报告与 2008 年科学报告的比较

2008 年科学报告提供了令人信服的证据,表明老年人可以安全地参加身体活动以减少跌倒风险。经分委会评估的证据进一步强调,多组分的身体活动项目可以减少老年人因跌倒而受伤和骨折的风险。2018 年的发现提供了这些十分可行的多组分身体活动项目对跌倒损伤风险的降低幅度(30%~40%)和骨折风险的降低幅度(40%~66%)的有力证据,是对 2008 年内容的扩展。

公众健康影响

在美国 65 岁及以上的人群中,每年有 1/4 发生跌倒。此外,跌倒是造成致命伤害的首要原因,也是造成老年人非致命创伤住院的最常见的原因。强调将中等强度的平衡、力量、耐力、步态和体能训练进行融合的身体活动项目在降低老年人跌倒损伤和骨折的风险方面最为有效。因此,鉴于跌倒和跌倒造成的损伤和骨折在老年人中有较高的发生率及其所造成的疾病、残疾和生活质量下降,这些项目(在社区或家里进行)的有效性对老年人来讲具有重要公共卫生意义。

问题 2. 在一般老年人（并非来源于机构组织）中，身体活动与身体功能有什么关系？

a）是否存在剂量 - 反应关系？如果是,这种关系曲线的形状是什么样的?

b）这种关系是否因年龄、性别、人种 / 民族、社会经济状况或体重状况而异?

c）什么样的身体活动对改善或维持身体功能是有效的?

d）在一般的老年人中,身体活动与身体功能之间的关系发生了什么变化?

证据来源: 系统综述、Meta 分析、合并分析

结论陈述

强有力的证据表明,在一般老年人中,身体活动可以改善身体功能,降低与年龄相关的身体功能丧失的风险。**PAGAC 等级:强**

强有力的证据表明,在一般老年人中,身体有氧活动量与身体功能受限风险之间存在着反向的剂量 - 反应关系。**PAGAC 等级:强**

有限的证据表明,在一般老年人中,增强肌肉力量的身体活动总量和平衡训练的频率与身体功能受限的风险成反向的剂量 - 反应关系。**PAGAC 等级:有限**

有限的证据表明,在一般老年人中,身体活动和身体功能之间的关系并不因年龄、性别或体重状况而异。**PAGAC 等级:有限**

目前尚无足够的证据提示一般老年人的身体活动与身体功能之间的关系是否因人种 / 民族和社会经济状况而异。**PAGAC 等级:不确定**

强有力的证据表明,有氧、增加肌肉和多组分的身体活动改善了一般老年人的身体功能。**PAGAC 等级:强**

中等强度证据表明,平衡训练改善了一般老年人的身体功能。**PAGAC 等级:中等**

有限的证据表明,太极拳运动、舞蹈训练、运动性电子游戏和双重任务训练改善了一般老年的身体功能。**PAGAC 等级:有限**

目前尚无足够的证据提示柔韧性活动、瑜伽和气功锻炼对一般老年人的身体功能的影响。**PAGAC 等级:不确定**

有限的证据表明,与健康老年人相比,运动锻炼对身体功能受限老年人的身体功能的影响相对较强。**PAGAC 等级:有限**

目前尚无足够的证据提示视力障碍或认知损害是否影响一般老年人身体活动和身体功能之间的关系。**PAGAC 等级:不确定**

证据回顾

前言

许多老年人都面临着与年龄相关的生理功能受限,"国家健康访谈调查"确定了 2001—2007 年身体受限（很难做到或不能做日常生活中基本活动,如不能走路 0.4km,不能举起一

袋 5kg 物品袋)情况的普遍存在 [13]。当时,年龄在 60~69 岁之间的老年人中有 22.9% 的人身体受限,而在 80 岁及以上老年人中,有 42.9% 的人身体受限。2008 年科学报告指出,运动锻炼在一定程度上降低了身体功能受限的风险,因而"如果运动锻炼阻止或推迟了残疾,大多数美国老年人就会从中受益"。然而,2008 年科学报告"中等强度"的证据等级强度反映了一个事实,尽管证据在某些方面是不完整的,例如缺乏精心设计的干预试验、没有足够的证据来量化身体活动的影响 [4]。此外,结论并没有明确指出身体活动对身体功能的影响,只是阐明身体活动降低了"功能和 / 或角色受限" [4] 的风险。因此,分委会认为,该报告应确定目前在老年人的身体活动和身体功能方面的更多的研究。

文献综述

为解决一般老龄人口的身体活动与身体功能的关系,老龄问题分委会审查了 17 篇系统综述 [14-30]、20 篇 Meta 分析 [31-50] 和 1 篇合并分析 [51]。如下文所述,这些综述根据身体活动的类型以及他们是否纳入或排除了患有单一慢性疾病的研究样本进行身体活动对身体功能的影响的研究。

采用有氧运动、增强肌肉力量、平衡和 / 或多组分身体活动项目的 RCTs 的综述,不包括对特定慢性病的研究

3 篇 Meta 分析和 1 篇系统性综述重点关注了健康或社区老年人。在 3 篇 Meta 分析中,其中 1 篇包括 23 项 RCTs [39],1 篇包括 37 项随机试验和 5 项非随机试验 [36],1 篇包括 24 项研究(其中 13 项是 RCTs 研究)[43],这些综述的研究对象从 1 220 人到 2 495 人不等。这篇系统综述包括 8 项相关试验 [22]。

3 篇 Meta 分析和 2 篇系统综述包括对所有老年人的研究。3 篇 Meta 分析包括 19~94 项 RCTs 不等,但单项研究中的个体样本量进行比较分析,样本量通常为 5~15 [33,37,49]。在对 133 项独立的分析(许多研究样本量很少)的 Cochrane meta 分析中,作者在摘要中报告了相关的分析 [37]。2 篇系统综述中包含一些关于体育锻炼对身体功能影响的研究 [14,15]。

采用有氧、增强肌肉力量、平衡和 / 或多组分身体活动项目的 RCTs 的综述,仅包括限于特定慢性疾病的研究

3 篇 Meta 分析的研究对象集中于社区老年人 [31,35,38],包括 11~28 项研究,总样本量从 617 人到 2 500 余人不等。

3 篇 Meta 分析和 4 个系统综述包括所有老年人的研究。2 篇 Meta 分析都报告了同一篇综述的发现(包括了在 2 172 名老年人开展的 33 项 RCTs)[41,42]。有 1 篇 Meta 分析包括对老年人和年轻人的研究,因此它被认为是对 15 篇有关老年人研究做的系统综述 [34]。4 篇系统综述所包含的一些研究讨论了运动锻炼对身体功能的影响 [16,17,23,28]。

其他关于有氧运动、增强肌力、平衡和 / 或多组分身体活动项目的综述

1 篇 Meta 分析比较了递增式抗阻力训练和一般力量训练 [48]。这种抗阻力训练包括以最大速度("尽可能快")对抗中等强度阻力的运动,在无阻力的情况下达到最大速度的 33%~60% [48]。相比之下,传统的抗阻力训练通常包括以较慢的速度对抗较高的阻力。这篇 Meta 分析包括了 11 项试验研究,共 377 名参与者。对队列研究的 4 篇综述讨论了身体活动对身体功能的影响:1 篇 Meta 分析包括 9 项研究,共 17 000 名参与者 [46];2 篇广泛的系统综

述包括一些相关研究[24,29];1 篇包括了 357 名参与者的合并分析[51]。

太极、瑜伽、气功和柔韧性训练的对照试验的综述

分委会找出了 3 篇对太极拳、瑜伽和 / 或气功的综述:1 篇针对太极的 Meta 分析[40],1 篇针对太极或气功的系统综述[26],1 篇针对瑜伽的 Meta 分析[50]。纳入的研究总数从 13~36 项 RCTs 不等。1 篇系统综述针对灵活性训练进行了综述,包括了 22 项研究、1 127 名参与者[27]。

对舞蹈、电子游戏和双重任务训练身体活动项目的综述

分委会确定了 1 篇包含 7 项以舞蹈作为干预措施的 RCTs 研究的系统综述[18],1 篇针对 15 项训练研究和 3 项关于舞蹈的横断面研究的系统综述[21]。3 篇关于运动性电子游戏的 Meta 分析[32,45,47],包括了 16~18 项研究。

5 篇综述研究了双重任务训练对身体功能的影响。1 篇 Meta 分析包括了 14 项 RCTs[44],4 篇系统综述包括一些相关的研究[19,20,25,30]。

生活方式干预和老年人独立生活能力(LIFE)的研究

老年分委会了解到一项名为 "LIFE" 的试验,这是一项关于多组分锻炼对运动障碍效果的大型 RCTs 研究。这项试验包括 1 635 名身体功能受限的老年人,运动干预平均持续 2.6 年,研究结果发现,运动能显著降低运动障碍(定义为不能行走 400m)的风险($HR=0.82$;$95\%CI$:0.69-0.98)。分委会无法在上面提到的综述中找到这个特别的研究点,因此它没有列入证据来源。但是,分委会注意到,如果把这项研究作为证据的来源,它也不会改变本章的结论。特别指出的是 LIFE 试验结果与分委会对身体活动对老年人身体功能有益的有力证据评级相一致。LIFE 指出,运动对身体功能受限制的成人的作用($HR=0.75$;$95\%CI$:0.60-0.94)并不比对身体功能受限较少的成人的作用($HR=0.95$;$95\%CI$:0.73-1.23)更明显。这与分委会得出结论又并不矛盾(也与此一致),即运动对身体功能受限的老年人的作用比对健康老年人的作用更大的相关证据有限。LIFE 报告说,运动的影响并不因性别或年龄而异,这与分委会发现的现有有限证据一致,即身体活动的影响并不因性别或年龄而异。

整体关系的证据

对有关有氧运动、增强肌力、平衡和 / 或多组分身体活动项目的 RCTs 研究和队列研究的综述提供了强有力的证据,表明身体活动改善身体功能,并且可以降低与年龄相关的身体功能丧失。所有 Meta 分析均报告了身体活动对身体功能的显著影响,无论 Meta 分析是否:①排除了仅限于特定慢性病的研究;②仅限于对社区居民或健康成人的分析;③只包括 RCTs 研究,其结果均汇总在表 F9-1 中。系统综述的结论也普遍支持这一结论[14-17,22,28]。在大多数情况下,对身体功能测量通常采用基于目标或功能特征的方法。运动能力测试由所涉及的任务分类,例如一个常见的 "步态" 测量是指 3~4m 距离中的步行速度,一个常见的 "平衡" 的测量是指单腿站立的能力,站立时间以秒为单位。在下面的证据描述中,术语被简化,"身体活动改善平衡" 的这一说法是指 "身体活动通过平衡性练习改善了反映身体功能的运动能力测试指标"。然而,一些综述包括了自报的身体功能测量,例如包括 36 条目的简短问卷调查(SF-36)生理功能量表和日常生活活动量表。

分委会将一篇 Meta 分析[31]视为特别的相关证据来源,这篇综述发表于 2017 年,只包括了采用客观的、综合的身体功能测量方法(例如身体运动能力评估简表(SPPB))的 RCTs 研

究。该综述质量评分很高，包括大量针对社区老年人的 RCTs(*N*=28)，这项研究的效应值(ES)为 0.45(95%*CI*:0.27-0.64)。

更多的相关 Meta 分析(排除了仅限于特定慢性病的研究)的发现为结论提供了强有力的证据支持[33,36,37,39,43,49]。这 6 篇 Meta 分析比较了不同类型身体活动(肌肉力量、平衡、多组分、任意)对结局测量(任何客观测量、步态速度测量、平衡测试、坐立试验、坐立行走试验和 ADL)的影响。效应值(表 F9-1)从小(闭眼单腿站立时间提高 1.6 秒[37])到大(常规步态速度的抗阻力训练的效应值为 0.84[36])。

几乎所有的分析都表明，一种运动模式对上述测量的身体功能有显著影响，尽管仍有两项分析发现了一个临界的显著作用，而一项测量 ADL 的研究发现效果并不显著。一个关于平衡训练的 Meta 分析显示，将平衡力的测试分为 5 类(静态平衡和动态平衡、主动平衡和被动平衡、以及标准测试组合的能力如伯格平衡量表)，平衡训练对所有 5 种类型测试都有显著效果[39]。然而，与公共卫生最为密切的平衡力测量是平衡训练对平衡力组合测量 - 伯格平衡量表的效果，因此表格中只包括了训练对伯格平衡量表的效果。

表 F9-1　有氧运动、肌肉力量型训练、平衡性运动和 / 或多组分身体活动项目
对身体活动的影响——来自纳入 RCTs 的 Meta 分析结果

身体功能的测量	肌肉力量型训练	平衡
	效应值(置信区间),实验	效应值(置信区间),实验
综合分析		
步速	ES=0.84;(95%*CI*:0.52-1.16)[36] R=0.15;(95%*CI*:0.03-0.26)[43] MD=0.13m/s;(95%*CI*:0.09-0.16)[49] SMD=0.25m/s;(95%*CI*:0.05-0.46)[37]	MD=0.07m/s;(95%*CI*:0.03-0.10)[49]#
平衡	MD=1.64 s;(95%*CI*:0.97-2.13)OLSC[37]	SMD=1.52;(95%*CI*:0.65-2.39),BBS[39]
坐立试验		
起立行走试验	MD=-4.30 s;(95%*CI*:-7.60 to -1.00)[37]	
日常生活活动能力量表		

身体功能的测量	多组分	任何
	效应值(置信区间),实验	效应值(置信区间),实验
综合分析		ES=0.37;(95%*CI*:0.22-0.52)[33]
步速	ES=0.86;(95%*CI*:0.50-1.23)[36] R=0.18;(95%*CI*:0.12-0.24)[43] MD=0.05m/s;(95%*CI*:0.00-0.09)[49]*	ES=0.84;(95%*CI*:0.61-1.06)[36] R=0.17;(95%*CI*:0.11-0.22[43] ES=0.26;(95%*CI*:0.11-0.41)[33]
平衡	MD=5.03s;(95%*CI*:1.19-8.87),OLSO[37] MD=1.60s;(95%*CI*:-0.01-3.20),OLSC[37]* MD=1.84;(95%*CI*:0.71-2.97),BBS[37]	ES=0.27;(95%*CI*:0.11-0.42)[33]

续表

身体功能的测量	多组分	任何
	效应值(置信区间),实验	效应值(置信区间),实验
坐立实验		ES=0.30;(95%CI:0.04-0.57)[33]
起立行走试验	MD=-1.63s;(95%CI:95%CI:-2.28 to -0.98)[37]	
日常生活活动能力量表		ES=0.05;(95%CI:-1.25-0.22)[33]ns

图示:CI= 置信区间,ES= 效应值,MD= 平均差,m/s= 米每秒,s= 秒,SMD= 标准平均差,R=Pearson 相关系数,BBS=Berg 平衡量表,Olso= 睁眼单脚站,OLSC= 闭眼单脚站

注:本表涉及的 Meta 分析排除了仅限于特定慢性病的研究。报告的效应量和置信区间可以四舍五入到两位有效数字。有 4 篇 Meta 分析只纳入了 RCTs[33,37,39,49],1 篇 Meta 分析纳入了随机和非随机对照试验[36],还有 1 篇 Meta 分析纳入了随机试验、非随机试验和单组试验[43]。积极的效果表明身体活动的改善,除了站立行走试验(分数越低表示功能越好)。

*= 临界效应,95%CI 的一侧为 0 [43] 或 -0.01 [37]。除标有 "ns"= 无显著性外,其他所有效应量均具有统计学意义。#= 对舞蹈动作的分析归类为平衡训练。肌肉力量型训练通常是阻力性训练,但可能包括对力量训练的研究(例如 Howe 等的研究[37])。没有 Meta 分析分析有氧训练的独立效果。综合分析包括抗阻力训练、平衡性和耐力训练[49]、多种运动方式[37]和"多种模式训练"[36]。对"任何"训练的分析通常既包括单一活动类型又包括多组项目的试验。

分委会还审查了其他 Meta 分析(包括仅限于特定慢性病的研究)的发现,以评估他们的发现是否相似。这些综述的发现也支持有力证据的结论,并包括了前面讨论过的 Chase 等[31] 的综述[31,35,38,41,42]。在分析讨论中,身体活动对性能测量的效果与表 F9-1 中包括 2~3 项比较的分析结果相当。例如对基于家庭的防跌倒计划的 4 项试验的分析报告表明,多组分身体活动对功能平衡测量指标有显著的影响(MD=1.6cm;95%CI:0.37-2.76)[35]。包括 33 项进展性抗阻力训练 RCTs 的 Meta 分析报告显示:①自报的身体功能或由各种仪器测量的偏差(标准平均差值(SMD)=0.14;95%CI:0.05-0.22);②行走能力以步速测量(SMD=0.08m/s;95%CI:0.04-0.12)(但不按计时行走测量);③坐立行走实验(SMD=-0.69 秒;95%CI:-1.11-0.27);④坐立实验(SMD=0.94;95%CI:-1.49-0.38)[41,42]。尽管一项对任何身体干预的 Meta 分析报告显示身体活动对 SF-36 生理功能量表有显著的影响(Hedges'sg=0.41;95%CI:0.19-0.64)[38],但一项只有肌肉力量型训练的 Meta 分析却没有发现显著效果[42]。

分委会注意到,没有一篇 Meta 分析评估有氧身体活动对身体功能的影响。然而,在 1 项包含了 53 个有氧训练 RCTs 的系统综述中[16],有 7 项试验评估了训练对身体功能的影响,其中有 6 个报告至少有一个指标出现显著效果。值得注意的是,所有 53 项研究都使用了相对强度的有氧训练。

分委会还注意到,一篇 Meta 分析表明任何运动对 ADL 评分没有显著影响[33]。然而,一篇为加拿大身体活动指南所做的系统综述中,阐述了老年人有氧运动的队列研究,得出结论:有氧运动可使包括日常生活活动能力缺失在内的身体机能受限的风险降低 50%[24]。这一发现也得到了一项把有氧身体活动作为身体活动测量指标的队列研究 Meta 分析的支持[46],该研究发现低强度而不是中等强度 - 高强度的身体活动总量可使日常生活活动能力受限的风险显著降低(OR=0.51;95%CI:0.38-0.68)。

剂量 - 反应关系:一篇对 24 个协变量调整的前瞻性队列研究的综述进行了比较性回顾,强有力的证据表明有氧身体活动与功能受限的风险之间存在反向的剂量 - 反应关系[24]。这项综述将队列研究中报告的有氧活动剂量分为 4 类,从"1= 低强度活动量"到"4= 活跃和 / 或高强度活动量"。在这个分析框架下,几乎每一项研究都显示有氧身体活动与身体功能受限风险呈反向的剂量 - 反应关系。

一篇包含 23 项平衡训练研究的 Meta 分析提供了有限的证据,证明平衡训练剂量与身体功能之间的剂量 - 反应关系[39]。这篇文章将平衡分为 5 类(静态、动态稳定状态平衡,主动、被动平衡,以及在标准测试容量上的功能,例如 Berg 平衡量表),但只有一个类别(静态稳态平衡)有剂量 - 反应关系数据。当平衡训练的剂量为每周的次数(1、2、3)时,训练次数与剂量 - 反应关系的平衡改善量有关。

有限的证据也表明肌肉力量型训练的剂量 - 反应关系。一篇 Meta 分析报告显示,抗阻力训练的重复次数与训练对身体功能的综合客观测量的影响显著正相关($P<0.01$),随着抗阻力训练增加,在功能上有更多的改善($P=0.09$)[31]。然而,该综述没有进一步描述或量化剂量 - 反应关系。

特定因素的证据

年龄、性别、体重状况:有限的证据表明,身体活动与身体功能之间的关系并不因年龄、性别或体重状况而异。一篇 Meta 分析报告称,性别和身体质量指数(BMI)对身体活动与综合身体功能得分并没有显著的影响[31]。对队列研究的 Meta 分析报告显示,有氧运动与日常生活活动能力之间的关系在年龄之间并没有显著差异(75 岁或小于 75 岁)。

人种 / 民族、社会经济状况:现有的证据不足以证明身体活动和身体功能之间的关系是否因人种 / 民族和社会经济状况而异。证据来源中没有找到相关分析。

身体活动类型

有氧、肌肉力量型和多组分活动:强有力的证据表明,有氧身体活动、肌肉力量增加和多组分的身体活动能提高一般老年人的身体功能,关于这一发现的证据上面已经进行了讨论。此外,分委会审查了一篇对 7 项 RCTs 的 Meta 分析,比较了两种增强肌肉力量的身体活动——力量训练和抗阻力训练[48]。这些 Meta 分析报告显示,在老年人身体功能肌肉力量改善方面,传统的抗阻力训练并不是唯一方法。

这些结果表明,传统的抗阻力训练并不是唯一能改善老年人身体功能的肌肉力量型活动。

太极:有限的证据表明太极能改善身体功能。一篇系统性的研究报告显示,在 12 项相关的 RCTs 中,有 11 项发现太极拳至少改善了一项身体功能的指标(相关的试验包括普通老年人和无运动对照组的研究)[26]。然而,这篇综述没有报告研究质量评价分数。一篇 Meta 分析评估了太极拳对单个身体功能的影响——单腿站立时间——并报告了不显著效果[40]。没有发现太极拳的类型、形式和剂量如何影响其对身体功能影响的分析。

瑜伽:目前尚无足够的证据提示瑜伽对身体功能的影响。对瑜伽的一篇综述只包括 3 项相关的研究(普通老年人和无运动对照组)[50]。研究报告中的数据显示,在 3 项研究中,只有 1 项研究显示瑜伽对平衡相关的身体功能有显著影响,1 项研究报告了对运动能力的显著影响。

气功：目前尚无足够的证据提示气功对身体功能的影响。在对气功的研究中，只有一项气功的研究显示是相关的（普通老年人、无运动对照组、身体功能的结果）[26]。

柔韧性：缺乏足够的证据来证明柔韧性训练对身体功能的影响。包括 22 项研究的系统综述得出结论，关于功能结果与柔韧性干预之间的关系是相互矛盾的[27]。包括 3 种柔韧性训练研究的 Meta 分析发现，柔韧性训练对步速的影响并不显著[49]。

舞蹈：有限的证据表明舞蹈能改善身体功能。一篇综述发现在 5 项试验中，均显示跳舞对步态有积极的影响；在 6 项试验中均显示对平衡性有积极影响[18]。另一篇综述发现，在 13 项试验中有 8 项显示舞蹈对平衡性和步态都有所改善[21]。然而，鉴于所研究舞蹈形式的多样性、结果测量的多样性，以及许多研究的小样本量，两个综述都表达了在如何解释证据方面存在疑虑。没有发现关于舞蹈的种类和剂量如何影响舞蹈对身体功能影响的分析。

运动性视频游戏：有限的证据表明，运动性视频游戏可以改善身体功能状况。一篇包含最多数量试验的 Meta 分析报告显示，运动性视频游戏对平衡（SMD=0.77；95%CI：0.45-1.09；16 个比较组）和机体灵活性（SMD=0.56；95%CI：0.25-0.78；17 个比较组）有显著影响[32]。然而，试验的样本量很小，只有一项试验在干预组中招募了 20 多名老年人。这些发现并没有得到两篇纳入研究样本量更小的 Meta 分析的一致证实：一篇研究结果显示对 Berg 平衡得分有很少的影响（MD=0.73；95%CI：01.7-1.29；3 个比较组），对坐立行走实验没有显著的影响[47]。另一篇则显示对坐立行走实验没有显著影响（3 个比较组）[45]。一篇综述称，在 18 项试验中，有 17 项对运动性视频游戏活动进行监督，结果表明，老年人通过自我监督的运动性视频游戏来改善身体功能的证据是不完整的。

双重任务训练：有限的证据表明，双重任务训练可以提高身体功能。如前所述，双重任务干预结合了身体活动干预和认知干预，例如双重任务的语言流畅性干预可能包括在行走活动过程中让其说出以特定字母开头的单词。一篇包含 14 项 RCTs 研究的 Meta 分析报告显示，双重任务练习对步速有显著提高作用，整体平均差异（MD）=0.11m/s（95%CI：0.07-0.15）[44]。亚组分析结果显示，言语流畅性双重任务（MD=0.09m/s；95%CI：0.05-0.14）和算术双重任务（MD=0.2m/s；95%CI：0.06-0.16）效果有显著意义。然而，大多数试验样本量都比较小，并且试验在双重任务训练的定义和类型方面，以及身体活动的类型和质量上都有所不同。系统综述提供的资料与发现同现有证据是一致的[19,20,25,30]。

损伤带来的影响

身体缺陷：有限的证据表明，与相对健康的老年人相比，身体活动对身体有缺陷的老年人身体功能的影响更大。一篇 Meta 分析比较了身体活动在骨折风险低的成人（ES=0.35；95%CI：0.17-0.54）和在虚弱的成人中的影响大小（ES=1.09；95%CI：0.55-1.64）[31]，发现在虚弱的成人中，身体活动对身体功能的影响更明显（下文第 3 题）与这一发现是一致的。

视觉或认知障碍：现有的证据不足以确定视觉障碍或认知障碍是否改变了一般老年人身体活动与身体功能的关系。没有找到相关的证据来源。

有关此证据的更多详细信息，请访问：https://health.gov/paguidelines/seconde dition/report/supplementary-material.aspx。

2018 年科学报告与 2008 年科学报告的比较

如上所述,2008 年科学报告[4]发现了一致的观察证据,即身体活动降低了身体功能受限的风险,但仅局限于 RCTs 和 Meta 分析的证据,证据等级为"中等强度"。2008 年,顾问委员会发现"中等强度"的证据表明有氧身体活动和肌肉力量活动是有效的,尤其是步行[4]。他们还发现了"中等强度"的证据表明身体活动与身体功能受限的风险之间存在反向剂量 - 反应关系,并且有限的证据表明太极的最佳模式可以降低跌倒的风险,但没有证据显示太极对身体功能的影响[4]。

2018 年科学报告提供了关于身体活动和身体功能关系更为完整的信息。来自 RCTs 的发现提供了强有力的证据,证明肌肉力量型的身体活动和多组分身体活动可以改善身体功能,并提供了中等强度证据证明平衡活动可以改善身体功能。因此,尽管关于改善身体功能所需的最小剂量的平衡训练(本身)的证据有限,但研究结果表明,所有老年人都应该参与多组分身体活动,包括有氧身体活动、肌肉力量型活动、改善或保持平衡的活动。在 2008 年科学报告中[4],这一发现仅适用于有更高跌倒风险的老年人。

队列研究提供了强有力的证据,证明规律的有氧身体活动可以降低身体功能受限的风险,高水平的有氧身体活动大约减少 50% 的主要风险。此外,目前有限的信息表明,平衡性训练和肌肉力量活动改善身体功能存在剂量 - 反应关系。目前有限的证据表明,太极、双重任务训练、电子游戏和舞蹈对身体功能均存在有益的影响。与 2008 年科学报告的结果相一致,2018 年的证据发现,仍缺乏足够的证据表明柔韧性活动本身对身体功能有好处。

2008 年科学报告指出,"相对强度是很重要的一个考虑因素,因为许多老年人的健康水平很低。"一篇证据综述中的发现与这个说法一致,其对 53 项有氧训练临床试验的回顾后发现,所有的试验都使用相对强度来进行有氧训练。

公众健康影响

研究发现,在一般的老龄化人口中,身体活动可以改善身体功能,减少与年龄有关的身体功能丧失增加的风险,这一发现对公共健康具有重要意义。众所周知,美国老年人口的比例正在稳步上升,到 2050 年,超过 20% 的人口将达到 65 岁或以上。身体功能较差的老年人通常有较高的医疗保健支出。老年人更倾向于以良好的身体功能状态生活在社区环境中,而不是长期接受护理治疗。关于平衡性活动改善身体功能的中等强度证据发现对公共健康具有重要意义,尤其是研究表明身体活动适用于所有老人参与,包括平衡训练在内的多组分训练。

上述影响的绝对规模可能掩盖了其公共卫生的重要性。例如肌肉力量型训练效果不大,在步速上每秒钟仅提高 0.12m[49],但在老年人中,步速与死亡风险密切相关。在 75 岁年龄组预计未来 10 年生存率会因为步速不同而有差异,步速每秒钟增加 0.1m,男性可相差 19%~87% 不等,女性从 35%~91% 不等[52]。

值得注意的是,一些有限证据的发现,身体活动在公共卫生方面也具有很大的重要性。如果身体活动对那些最需要改善身体功能的老年人影响较小,那就更值得关注了。75 岁及以上的老年人存在更多与年龄相关的身体功能丧失,女性更为明显,而大多数人的体重指数在超重与肥胖之间。有限的证据表明,这些特征对身体活动及对身体重要功能的影响并不明确。此外,身体活动对身体功能的影响对于虚弱的成人来说是非常重要的。令人欣慰的是,现有的证据表明,与不虚弱的成人相比,身体活动对虚弱的老年人的影响更大。

问题 3. 老年人的身体活动和身体功能之间有什么关系?

问题 3 建立在前一个问题的基础上,探讨了有特定慢性病的老年人身体活动与身体功能之间的关系。选择慢性疾病的依据是基于这些疾病在老年人群中的患病率,以及每种疾病的已发表文章中都将身体活动与身体功能联系起来。所选择的慢性病有:①心血管疾病;②慢性阻塞性肺病(COPD);③认知障碍(如阿尔茨海默病);④虚弱;⑤髋部骨折;⑥骨质疏松症和骨质减少;⑦帕金森病;⑧脑卒中;⑨视力障碍。

结论陈述

有限的证据表明,肌肉力量型练习、太极和气功等身体活动可以改善有心血管疾病老年人的身体功能。PAGAC 等级:有限

有限的证据表明太极和气功能改善慢性阻塞性肺疾病患者某个方面的身体功能(行走能力)。PAGAC 等级:有限

有限的证据表明,对于那些有认知障碍的人来说,身体活动可以改善身体功能,包括日常生活活动能力的测量。PAGAC 评级:有限

强有力的证据表明,身体活动可以改善虚弱老年人的身体功能。PAGAC 评级:强

中度的证据表明,对于那些患有髋关节骨折的老年人来说,延长运动计划(在正式的髋部骨折康复结束后开始)对于改善身体功能是有效的。PAGAC 等级:中等

有限的证据表明,每周进行两天或两天以上的肌肉力量型和灵活性(平衡)活动可以改善由于骨质疏松症或骨质减少症导致的有脆性骨折风险的老年人的身体功能。PAGAC 等级:有限

强有力的证据表明,身体活动改善了许多身体功能的结果,包括行走、平衡、力量和帕金森病患者的疾病特异性运动得分。PAGAC 等级:强

中等强度的证据表明,以行动为导向的身体活动可以改善脑卒中后的步行功能。PAGAC 等级:中等

目前尚无足够的证据提示身体活动对老年人视力障碍的影响。PAGAC 等级:不确定

证据回顾

心血管疾病
证据来源:系统综述、Meta 分析

分委会根据 2016 年发表的证据得出结论,证据来自一个现有的系统综述[53]和 3 篇现有的 Meta 分析[54-56]。参与者包括来自社区和医院的年龄在 65 岁以上、患有心血管疾病(CVD)(缺血性心脏病、冠状动脉疾病、脑血管病或心力衰竭)的老人。干预方式是所有类型和强度

的身体活动,关注的结果是基于功能测试的身体功能指标(如 6 分钟步行试验),坐立行走试验,以及家务和身体活动参与度。

关于整体关系的证据

在对 374 名 CVD 患者的 6 项 RCTs 进行 Meta 分析的基础上,Wang 等[55] 对进行替代性和补充性运动的患者进行了测试,与不进行运动的人相比进行 12 周有氧运动改善了 6 分钟的步行试验结果(SMD=59.6m;95%*CI*:5.0m-114.2m)。通过对 106 例心力衰竭患者的 3 项 RCTs 的综合分析结果显示,在 12 周内每周进行 2~3 次每次 1 小时的太极锻炼,与一般的护理或进行有氧或耐力运动相比,他们的 6 分钟步行的距离也有所增加(SMD=1.58;95%*CI*:0.70-2.45)[54]。Yamamoto 等[56] 对 7 项 RCTs 进行了 Meta 分析,在 118 名 65 岁及以上的心血管疾病患者中比较了肌肉力量活动与日常护理或者与有氧训练结合以及单独有氧训练对活动能力得分的影响,与一般护理相比,那些进行肌肉力量训练者的活动能力得分有所提高(SMD=0.61;95%*CI*:0.21-1.01)。因为很少有关于太极或气功、有氧身体活动和肌肉力量活动的系统综述和 Meta 分析,以及在这些综述中所涉及的生理功能的分析结果有限,分委会认为证据是有限的。

慢性阻塞性肺疾病

证据来源: Meta 分析

2018 年的系统检索过程中,找到了 5 篇可能符合条件的关于身体活动对患有 COPD 老年人的生理功能影响的综述[57-61],但这些综述中只有 3 篇综述符合以下标准:①招募老年人的年龄在 50 岁或 50 岁以上;②有无运动组作为对照组;③使用不属于 COPD 正式康复计划的身体活动作为干预措施。检索包含了两篇太极拳对 COPD 患者影响的 Meta 分析。在回顾了这两篇综述之后,我们确定了较新的一份综述[59]并做出了很好的评论,在 cochoran 图书馆的综述中,包含了 Wu 等[61] 在最近的综述中纳入了所有的太极拳研究,还纳入了另外 4 项额外的研究。因此,Wu 等[61] 并没有用作证据的来源,只保留了 Ding 等[58] 和 Ngai 等[59] 的系统综述和 Meta 分析。一篇包括 12 项太极拳 RCTs 的综述[59]、一篇包含 7 项气功 RCTs 的综述[58](并不包括在 Ngai 等[59] 的研究中)[58] 和 3 项太极以及太极或气功相关的 RCTs(包含在 Ngai 等[59] 综述中)。因此,这些审查几乎没有重叠。这项研究没有发现有氧身体活动、抗阻力运动或有氧身体活动和抗阻力运动组合对 COPD 老年人身体功能的影响。

为了回答这个问题,分委会研究了老年 COPD 患者的身体活动与身体功能之间的关系[58,59]。个体研究的样本量范围为 10~206,参与者的人数范围为 718~811(*N*=811),研究对象的平均年龄范围为 54~74。纳入的研究对象包括生活在社区的男性和女性,身体活动的持续时间为 6 周到 1 年,最感兴趣的运动主要集中在太极拳(太极风格和形式的多样性)、气功或者太极和气功的组合。调查结果是对身体功能的测量,但是 Meta 分析只包括 6 分钟步行试验。

整体关系的证据

一篇涉及 6 项 RCTs(*N*=318 名参与者)的 Meta 分析,太极与一般护理相比可改善 6 分钟步行试验的结果(MD=29.64m;95%*CI*:10.5-48.77)[59]。另一篇 Meta 分析涉及 5 项 RCTs(*N*=349 个参与者),报告显示相对于对照组,气功和太极组能改进 6 分钟步行试验结果(MD-

41.77m；95%*CI*：10.2-73.4）。重要的是，在两篇 Meta 分析的异质性都很高（I²=59% 和 85%），并且纳入研究的方法质量都非常低。

总而言之，来自于两篇包括普通低质量 RCTs 的 Meta 分析是一致的，但有限的证据表明，太极和气功可以提高 COPD 老年人的步行能力（以 6 分钟步行试验为标准）。

认知障碍

证据来源：系统综述、Meta 分析

分委会根据 2010—2017 年发表的文献得出结论，包括 7 篇系统性综述[19,62-68]和 7 篇 Meta 分析[69-74]。其中包含的 RCTs 的数量少之又少，少则 5 篇[69]多则 18 篇[70]。大多数综述包含大约 10 项 RCTs[62,67,73]。那些评估日常生活活动能力功能变化的综述往往有很少的研究（大约 6 项 RCTs），并且研究方法质量较差。这些研究包括了那些在机构或社区居住的成人[68,74]，其中大多数包括各种形式的诊断性痴呆，例如阿尔茨海默病、额颞叶痴呆或路易体痴呆。运动干预所有类型和强度的身体活动，评估结果采用生理功能的测量，例如基于身体功能的评估（6 分钟步行试验、坐立行走试验、平衡）或 ADL 的测量。

整体关系的证据

年龄在 65 岁以上的成人中，大约有 20%~30% 患有轻度认知障碍或痴呆。身体功能的变化经常与认知障碍共同发生，从而加速残疾的风险和护理的需要。文献表明，身体活动能够提高认知障碍患者的身体功能（有关详情请参阅第 3 章"脑健康"）。身体功能的测量显示，身体活动训练的最有效的改善包括坐立行走试验、步速和 Berg 平衡测量[73]。ADL 量表的改进也在几个评论中得到报告[66,70-72]。事实上，通过对 6 项高质量 RCTs 的 Meta 分析[74]表明身体活动可以改善 ADL（效应大小 ES=0.80 和机体功能的度量 ES=0.53）。Forbes，Blake[70]和 Lewis 等[72]最近的分析也报告了 ADL 功能的中度至强度的改进（ES 分别为 0.68 和 0.77）。此外，一篇高质量的研究报告了身体活动可以延缓 ADL 表现的恶化[69]。

这些审查包括多组分的干预措施，包括有氧身体活动和肌肉力量训练，以及平衡、柔韧和耐力训练[62,63,66,68,70,71,74]。身体活动干预的时间一般为 3 周至 12 个月，频率为每周 2~7 次[62,67,74]，干预时长从 20~75 分钟不等。活动强度报告为低强度到中等强度，但在许多研究中通常没有量化或测量。大多数干预措施要么是基于社区的，要么是在家庭或疗养院的老年人中进行。

更重要的是，在研究中有更严重的认知障碍的人消耗更大，从而限制了人们对于身体活动对身体功能评定测量影响的信心。很少有研究能对其进行分析，而且大多数人的失明原因不尽相同[69,71]，对身体活动的描述也很缺乏。考虑到质量很好的研究数量较少，而且这些研究的精确度很低，分委会将证据分级为有限。

虚弱

证据来源：系统综述、Meta 分析

分委会根据 2008—2016 年公布的证据得出结论。证据来自于 15 篇对 RCTs 的现有系统综述[75-89]。这 15 篇综述中只有 3 篇[78,83,84]包括 Meta 分析。在这些研究中，大多数参与者都是年龄在 65 岁以上的人，他们都至少达到了一个既定的虚弱的标准。大多数参与者是社区居民。运动干预是所有类型和强度的身体活动，关心的结局是身体功能的测量，如基于

表现的测试（6 分钟步行试验、坐立行走试验、30 秒的坐立实验、步速、平衡、力量）或自报的 ADL 或生命质量（QoL）。

整体关系的证据

所有的 15 篇系统综述或 Meta 分析报告[75-89]发现，身体活动改善了体弱老年人身体功能的某些或所有指标。最近发表的包含 19 项有关社区身体虚弱老年人的 RCTs 的 Meta 分析[84]表明，正常步速（MD=0.07m/s；95%CI：0.04-0.09）和快速步速（MD=0.08m/s；95%CI：0.02-0.14）均有改善，与对照组的差异具有显著性（P<0.05）。总的来说，身体活动使步行 10m 所需的时间减少了 1.73 秒，这对虚弱的老年人具有重要的临床意义。此外，身体运动能力评估简表的分数，也随着身体运动的提高而提高（MD=2.18；95%CI：1.56-2.80）。

对年龄在 75~87 岁（大部分为女性）的 1 068 名老年人的 8 项 RCTs 的 Meta 分析[78]结果称，与没有进行身体活动对照组相比，身体活动组的步速增加了 0.07m/s（95%CI：0.02-0.11），两组在 Berg 平衡量表得分［加权平均差异（WMD）=1.69；95%CI：0.56-2.82］和 ADL 评分（WMD=5.33；95%CI：1.01-9.64）中有差异，有身体活动组更好。与这些改善相联系的身体活动项目通常是 60~90 分钟，每天重复，进行 3~12 个月。

Cadore 等[76]对 10 项研究的系统综述中有 7 项结果发现与对照组相比，虚弱的老年人（年龄 70~90 岁）在身体活动（多组分，肌肉力量型训练、耐力和瑜伽相结合，太极）组中跌倒的发生率较低，减少 22%~58% 不等。此外，在 11 项研究中，有 6 项步速有所改善（4%~50%）；在 10 项研究中，有 8 项报告的平衡状况有所改善（5%~80%）；在 13 项研究中，有 9 项报告显示肌肉力量有所提高（6%~60%）。

包括有氧身体活动、渐进式肌肉力量训练、平衡和功能性训练的多组分身体活动训练比单一——种训练能更有效地提高虚弱老年人的身体功能[76,81,85,86,89]。综述了 47 项 RCTs 后，Theou 等[86]得出结论，至少中等强度多组分训练每周执行 3 次以上，每次持续时间 30~45 分钟，至少持续 3~5 个月，能够最有效提高虚弱老年人的身体功能。总的来说，运动强度越高（尤其是有渐进式肌肉强化训练）[83,87]，每周训练频率越频繁，训练时间越长，持久性越好，情况会有更大的改善。目前尚无足够的证据提示身体活动和身体功能之间是否存在剂量 - 反应关系，因为只有 1 篇系统综述评估了剂量 - 反应关系。值得注意的是，18 篇系统综述或 Meta 分析中，只有 2 篇[84,87]报道了被认为是运动训练导致的不良事件，而其他综述都没有报道过。

考虑到有关身体活动和虚弱老人身体功能改善的证据有力而一致，分委会将证据等级定为"强"。然而，在被审查的研究中，大多数的研究对象都是女性，而且没有提供关于人种、社会经济状况或体重状况的信息。在 Vermeulen 等[88]的综述中，进行了一项观察性研究，报告显示，女性与男性相比（OR=4.3；95%CI：1.1-17.1），由于身体活动较低，患 ADL 残疾的风险增加了 2 倍（OR=8.5；95%CI：2.0-36.2）。因此，目前尚无足够的证据提示身体活动和身体功能之间的关系是否因年龄、性别、人种 / 民族、社会经济状况或体重状况而异。

髋部骨折后

证据来源：Meta 分析

分委会确定了 2 篇包含 RCTs 的 Meta 分析，包括了暴露或干预是身体活动或运动的研究，而关于采用正规康复方案的研究不符合纳入的标准。其中 1 篇 Meta 分析只包括"扩展锻炼项目",即"在常规的康复阶段之后,或对常规康复期时间的延长"的项目。这篇 Meta 分析包括了 11 项身体活动质量被认为是"好"或"优秀"的 RCTs(N=1 012 人)研究,排除了正式康复项目的 RCTs 以及理疗证据数据库(PEDro)的质量评分低于 4 的研究。另一篇 Meta分析包括了总共 13 项被作者认为是"结构化锻炼"的 RCTs 研究,其目的是提高身体移动能力。不完全估计,在这个 Diong 等 [91,92] 的论文(N=232 人)中,13 项 RCTs 中只有 8 项可进行Meta 分析。在这些研究中的大多数髋部骨折患者是在社区发生的骨折,出院后的日常康复照护项目也是在社区进行。试验中采用的主要身体活动类型是有氧身体活动(仅限于有氧身体活动),通常包括负重练习,例如步行、强肌活动(仅限于)和多组分活动项目(融合有氧身体活动、肌肉力量活动、平衡训练、功能训练和步态训练),评估指标是身体功能的测量,例如步态、平衡性、力量、ADL 或自报的身体移动能力等基于个体表现的测试。

整体关系的证据

在下表 F9-2 中列出了有助于这一证据的分析。对于表中的 13 项分析,有 9 项分析(粗体)报告了身体活动对身体功能的显著影响。效应值(ES)的差别相当大,其中一个效应值(坐立行走试验)通常被认为是大于 0.8 的。尽管其他 4 项分析没有显示出显著的趋势,但仍然显示身体活动组优于对照组。

表 F9-2　老年人髋部骨折后身体活动与身体功能关系的影响

身体功能测量	Auais 等,2012 [90]		Diong 等,2016 [91,92]	
	Test & N of comparisons in MA	Meta 分析结果	Test & N of comparisons in MA	Meta 分析结果
平衡	4 个不同的测试,N=7	ES=0.32(0.15,0.49)	Berg 平衡量表 N=4	+3.09 scale points(1.97,4.21)
运动能力	4 个不同的测试,N=4	ES=0.53(0.27,0.78)		
	坐立行走试验 N=3	ES=0.83(.28,0.14)	坐立行走试验 N=3	−7.14 秒(3.9,10.36)
步行	6 分钟步行试验 N=4	ES=0.22(−0.12,0.57)	行走速度 N=9	+0.07m/s(0.01,0.14)
	通常步速 N=4	ES=0.16(−0.17,0.48)		
	快步走 N=4	ES=0.42(0.11,0.73)		
ADL(日常活动)	4 种不同测试 N=4	ES=0.16(−0.07,0.35)	日常生活活动能力测试 N=6	ES=0.24(0.07,0.41)
自报的身体功能	SF-36 PF 量表 N=4	ES=0.20(−0.30,0.44)	自报运动能力为"好" N=2	ES=0.31(0.10,0.52)

备注:ES 效应值

Diong 等[91,92]的另两项分析支持了这项结论,即在髋骨骨折后的社区身体活动方案对老年人有益。首先,在 1 篇 Meta 分析包括的所有 13 项研究中,在其他场所中锻炼的效应值(ES=0.55;95%CI:0.24-0.85)比仅仅在医院锻炼更大(ES=0.07;95%CI:−0.12 至 −0.27)。作者指出,医院的干预措施所包含的锻炼内容通常比在其他环境中的要少,这意味着基于社区的项目能够提供足够的身体活动的总量,以达到对身体功能的影响。另一篇对 6 项 RCTs 研究的分析表明,锻炼可以增加受髋部骨折影响的身体一侧的腿部力量(Hedge's g=0.47,P<0.001)。

在大多数 RCTs 研究中,身体活动干预在正式康复治疗结束后的几周到几个月后开始,干预持续时间为 1 个月到 1 年不等,大部分干预持续 3~6 个月。如前所述,最常见的身体活动模式是肌肉强化练习,有时与其他活动模式结合,有时作为唯一模式。

这两篇 Meta 分析都没有进行分组分析,以确定老年人髋关节骨折后身体活动和身体功能之间的关系是否因年龄、性别、人种、社会经济状况、BMI、基线身体功能或基线疾病状态等而异。此外,也没有发现关于运动中造成不良事件或损伤的证据。

骨质疏松或骨质缺乏

证据来源:系统综述、Meta 分析

分委会根据 2009—2016 年公布的证据得出了最新结论,这一证据来自于针对 RCT 研究的 4 篇现有系统综述,其中两篇包括了 Meta 分析。这些研究中的调查对象都是 55 岁及以上的社区居民,他们都患有骨质疏松症(不论有没有发生过骨折)。这些研究只包括了 RCTs 研究,所研究的内容是指所有类型和强度的运动,研究结构评定是身体功能的测量,例如基于表现的测量(步态、平衡性、力量)或自报的 ADL 或 QOL 测量。

整体关系的证据

Li 等[94]提供了一篇系统综述和 Meta 分析,包括 4 项针对锻炼的 RCT 研究,共 256 名临床诊断为骨质疏松症或骨量减少(无论有无骨折)的绝经后女性,测量了健康相关的生命质量[采用 SF-36 和欧洲骨质疏松症基金会(QUALEFFO)的生命质量调查问卷进行测量]。报告指出,在每项 RCTs 中,身体活动组(融合力量、伸展、灵活性和/或平衡训练的项目)与对照组(无活动或拉伸训练)相比,显著改善了自我评估的身体功能(SMD=2.77;95%CI:2.17-3.37)。与一项基于家庭活动项目的研究相比,基于群体的项目通常会产生更好的效果。短期的身体活动项目(少于或等于 12 周)可显著提高身体功能评分(SMD=6.54;95%CI:0.15-12.94),超过 12 周的项目也可以显著提高身体功能评分(SMD=2.74;95%CI:2.13-3.34)。更重要的是,将力量、灵活性和平衡性训练相结合的身体活动项目显著改善了身体功能评分(P<0.05),而只采用力量训练的项目运动方案则没有这样的作用。一般来说,这样的身体活动项目每周进行两次,每次约 40~60 分钟,在纳入的研究中,符合这样身体活动水平的比例很高(超过 80%),而且没有任何试验报告不良后果。

另一项对 5 项 RCTs 的系统综述[95]的结果支持了力量训练对改善老年骨质疏松症患者的身体功能的益处。事实上,在这篇综述中包含的 5 项试验中,有 4 项显示身体功能和 ADL(SF-36)有统计学意义的显著改善,其效应值从小(ES=0.08)到大(ES=1.74)。那些采用更多身体活动项目的研究也显示了更积极的结果,其中 3 项试验都予以监督,包括了以背部、躯

干和上、下肢为重点的抗阻力训练,每周 2~3 次,每次约 50~60 分钟。两项基于家庭的针对腹部、后背和髋部的抗阻力训练,参与频率高于予以监督的那些项目:研究中每天 3 次,每周 7 天;而在另一项研究中每天 10 次,每周 5 天。

在最近的一篇综述[93]中,报道了来自 7 项试验不一致的结果,这些试验共招募 488 名研究对象(40 岁或 40 岁以上有骨质疏松性椎体骨折病史),将身体活动干预或积极的物理治疗干预与安慰剂、非运动或非积极物理治疗进行效果比较研究。由于这 7 项试验之间有明显差异,仅使用 2 项研究的数据进行了合并分析,尽管如此,仍发现了组间差异,身体活动组的坐立行走试验结果更好(MD-1.13 秒,95%CI:-1.85-0.42)。作者们得出结论:尽管个别试验报告认为那些从事身体活动者疼痛、身体功能以及生命质量得到改善,但这些结论应该谨慎解释。由于研究的数量有限以及身体功能的测量结果有限,分委会将证据分级定为"有限"。

帕金森综合征

证据来源:系统综述、Meta 分析

分委会根据 2004—2016 年公布的证据得出结论,这个证据来自 20 篇系统综述[19,96-115]。只有 3 篇综述没有包括 Meta 分析[19,97,99]。这些研究的研究对象是年龄在 57~88 岁之间、被诊断为低强度至中度帕金森病的社区老年人(基于 Hoehn 和 Yahr 评分 1~3)。身体活动训练形式是多种多样的,包括传统的训练形式(有氧或抗阻力训练)到诸如探戈舞蹈、虚拟现实训练、瑜伽和太极等(表 F9-3)。身体功能采用基于表现的测试来测量,例如坐立行走测试、6 分钟步行试验、步态速度、平衡性、力量和运动技能。如表 F9-3 所示,证据包括了大量的研究,研究对象众多。

表 F9-3　帕金森病患者不同训练模式的研究数量和样本量

训练模式	研究数目	样本量
混合有氧模式	共 35 项研究(20 RCTs) 18RCTs 14RCTs	N=1 210 N=901 N=495
抗阻力训练	12 RCTs	N= 大约 1 000
跑步机上行走	18 RCTs	N=633
探戈 / 跳舞	13 项研究(9 RCTs)	N=357
虚拟现实训练	8 项试验	N=263
瑜伽,太极	29 项多种设计方式的研究	N= 大约 910

说明:RCT 表示随机对照试验

来源:Alves Da Rocha 等,2015[96] Chung 等,2016[98],Cruickshank 等,2015[100],De Dreu 等,2012[101],Dockx 等,2016[102],Goodwin 等,2008[103],Kwok 等,2016[104],Lamotte 等,2015[105,106],Lima 等,2013[107],Lotzke 等,2015[108],Mehrholz 等,2015[109],Ni 等,2014[110],Saltychev 等,2016[111],Sharp 和 Hewitt,2014[112],Shu 等,2014[113],Tillman 等,2015[114],Yang 等,2014[115]

整体关系的证据

任何一种身体活动训练模式与身体功能之间关系的效应值从小到中不等。表 F9-4 列出了在 6 个身体功能测量中具有代表性的汇总效应值。

表 F9-4　帕金森综合征患者身体活动和身体功能的代表性（合并）效应值

身体功能指标	标准差和 95% CI
步态速度（米 / 秒）	SMD=0.33；（95% CI：0.17-0.49）
六分钟步行（米）	SMD=0.72；（95% CI：0.08-1.36）
计时起立行走测试（秒）	SMD=0.46；（95% CI：0.08-0.76）
平衡性得分	SMD=0.36；（95% CI：0.08-0.64）
UPDRS 成绩	SMD=0.48；（95% CI：0.21-0.75）
力量	SMD=0.61；（95% CI：0.35-0.87）

注：UPDRS= 帕金森病统一评定量表，阳性值表示对照组相比改善。
来源：Shu 等，2014 [113] Chung 等，2016 [98]

最近的一篇包括 7 项采用抗阻力训练的 RCTs 研究（N=401 研究对象）的 Meta 分析 [98]显示，与对照组比较，身体活动组的肌肉力量（SMD=0.61；95% CI：0.35-0.87）、平衡性评分（SMD=0.36；95% CI：0.08-0.64）和帕金森病运动症状（SMD=0.48；95% CI：0.21-0.75）得到显著改善。Cruickshank 等 [100] 也报告了力量方面有显著提高（SMD=0.88；95% CI：0.66-1.09），统一帕金森病评级量表（UPDRS）运动评分提高了 11.4%。另一篇对渐进式肌肉强化训练（4 个 RCTs 或准 RCTs；N=92 人）的 Meta 分析 [107] 也显示肌肉力量得到增强（SMD=0.50；95% CI：0.05-0.95），以及低强度至中等强度帕金森病患者行走能力得到改善（SMD=96m；95% CI：40-152）。相比之下，Saltvchev 等 [111] 没有发现任何证据支持渐进肌肉强化训练在改善帕金森病患者的身体功能上优于其他类型的体能训练。这一结论可能是由于综述所包含的 12 项研究中，有 5 项采用了其他的积极运动方式或平衡训练作为对照组，从而削弱了渐进式肌肉力量训练的效果。

Kwok 等 [104] 对 9 项采用瑜伽和太极的 RCTs 进行了 Meta 分析，显示干预措施对 UPDRSⅢ评分的总体益处（SMD=-0.91；95% CI：-1.37 至 -0.45）。在分组分析中，瑜伽对提高 UPDRSⅢ评分（SMD=-2.35；95% CI：-3.21-1.50）、平衡性评分（SMD=1.48；95% CI：0.91-2.06）、坐立行走测试（SMD=-0.97；95% CI：-1.46 至 -0.47）和 6 分钟步行试验（SMD=0.78；95% CI：0.35-1.21）有最好效果。然而，仅用太极的干预治疗比联合疗法只在一些改善平衡性和移动性效果上更有效 [110,115]。

关于阿根廷探戈（N=7 项研究）的干预项目显示，UPDRS 运动严重程度评分（ES=-0.62；95% CI：-1.04 至 -0.21）、最小简易平衡评定系统测试（Mini-BESTest）（ES=0.96；95% CI：0.60-1.31）和 Berg 平衡性量表（ES=0.45；95% CI：0.01-0.90）的平衡性评分、坐立行走测试步态（ES=-0.46；95% CI：-0.72 至 -0.20）均有所改善 [108]。其他形式的舞蹈，例如狐步舞或爱尔兰舞蹈，比无干预组提高了 UPDRS 运动评分（ES=-10.73；95% CI：-15.05 至 -6.16），平衡性得分（ES=0.72；95% CI：0.31-1.44）和步行速度（ES=0.14m/s；95% CI：0.02-0.26）[112]。身体活动项目包括多种，例如舞蹈、水疗、有氧运动、拳击、北欧步行、太极 [96]，也能提高帕金森病患者 6 分钟步行试验中步行能力（SMD=35m，95% CI：21-45）、平衡性得分（SMD=3.67；95% CI：3.05-4.30）、UPDRS 评分（SMD=-4.22；95% CI：-4.8 至 -3.6）、坐立行走得分（SMD=2.2 秒；95% CI：1.2-4.1）

和步长（SMD=0.112m,95%*CI*:0.034-2.8）由于关于身体活动与老年帕金森病患者身体功能的改善有着确定且一致的文献支持,因此,分委会将这些证据分级为"强"。

脑卒中

证据来源：系统综述、Meta 分析

分委会根据 2007—2015 年公布的证据得出结论,这个证据来自 2 篇回顾性系统综述和 Meta 分析[116,117]。这些研究的调查对象都是那些在脑卒中后还能行走的人,他们的行走速度至少为 0.2m/s[117]。身体活动方式主要是力量训练或移动性训练,身体功能指标是基于表现的步行测试（速度和耐力）。

整体关系的证据

对 5 项采用力量训练 RCTs（*N*=240）的综合分析显示,力量训练并没有改善脑卒中后的行走速度［Cohen's d(d)=−0.11;95%*CI*:−0.46-0.24］[116]。另一方面,作者对 10 项采用高强度运动训练的研究（*N*=436）进行了综合分析,结果显示对步行速度有中等程度的有益影响（d=0.45;95%*CI*:0.14-0.77）,在干预组中将步行速度增加 0.23m/s（95%*CI*:0.18-0.27）[116]。第三篇更大的由 Eng 和 Tang[116] 对 17 项对照研究（*N*=752）进行的合并分析显示,跑步机上训练提高了亚急性和慢性脑卒中患者的步行速度（d=0.23;95%*CI*:0.14-0.59）,以及仅慢性脑卒中者的步行速度（d=0.31;95%*CI*:0.06-0.69）结果中步行耐力也有所提高（d=0.70;95%*CI*:0.29-1.10）。然而值得注意的是,跑步机行走训练的效果与那些包含其他在地面上进行加入物理治疗移动训练模式的效果并无不同。最后,对 6 个实验（有节奏提示的步行与单一步行训练,参与者 *N*=171）进行的 Meta 分析表明,有节奏提示的步行训练使步行速度增加了 0.23m/s。分委会认为,以运动为导向的身体活动改善脑卒中后老年人步行功能（虽然不是很大）这一证据体充分且一致,因此证据等级为"中等"。

视觉障碍

证据来源：Meta 分析

患有视力障碍的老年人在平衡方面可能与年龄有更大程度的相关问题,并且可能比没有这种损害的老年人更需要预防跌倒方案。Gleeson 等[118] 所做唯一的系统综述和 Meta 分析中并没有包括相关的研究结果,无法解答这些特定结局。

***关于此证据的更多详细信息,请访问**: https://health.gov/paguidelines/diedition/report/supplement-material.aspx 作为证据补充。*

2018 年科学报告与 2008 年科学报告的比较

2008 年科学报告没有提到身体活动在维持或改善患有特定慢性病的老年人身体功能方面的作用,因此,2018 年这些调查结果是对之前报告的扩展,强调在生活中从规律的身体活动中获得益处永远不会太迟。这份报告进一步扩展了之前报告,确定了特定活动模式（例如渐进式肌肉力量训练、太极、探戈舞蹈、多组分训练）对特定的慢性疾病能产生最佳效益。

公众健康影响

约 80% 的老年人至少患有一种慢性病,77% 的人至少患有两种慢性病[119]。在美国,慢

性病占医疗支出的 75%[119]。低水平日常身体活动往往与慢性病共存,从而加大了功能性衰退、导致残疾和死亡的风险。事实上,现有大量的证据表明,身体活动少是老年人导致身体残疾的最有力的预测因素之一[2]。鉴于美国人口老龄化有迅速增长的趋势,对于那些已经确定患有慢性病的老年人说,预防或延缓身体功能和行动能力的丧失是一个重要的公共卫生问题。

全面总结和结论

强有力的证据表明,参与多组分的基于群体或家庭的预防跌倒身体活动和锻炼项目,可以减少社区老年人跌倒损伤的风险,其中包括跌倒导致的严重骨折、头部外伤、开放性软组织损伤或任何其他需要医疗护理或住院的损伤等,分委会所审查的证据一致表明,所研究的各种风险降了 30%~40%。来自 RCTs 的有限证据表明,中等强度 - 高强度的身体活动的量与跌倒损伤和骨折风险减少幅度之间存在负向的剂量 - 反应关系。不管是基于家庭还是群体,融合了有氧、力量和平衡训练的多组分身体活动方案对降低跌倒伤害的风险尤其有效。

在一般老年人群中,强有力的证据表明,身体活动改善了身体功能,降低了年龄相关身体功能丧失的风险。此外,现有证据(尽管有限)表明,身体活动在对身体功能受限的老年人产生的影响可能比对健康的同龄人更大。尽管平衡训练也很有效,但有氧身体活动、肌肉力量练习和多组分的身体活动似乎与一般老年人的身体功能的改善有着密切的关系。尽管目前数据有限,但诸如太极、舞蹈训练、积极的电子游戏、双重任务训练等身体活动也改善了一般老年人的身体功能。

强有力的证据也表明,身体活动改善了身体虚弱老年人的身体功能。每周至少进行 3 次多组分中等强度 - 高强度运动训练,每次 30~45 分钟,至少持续 3~5 个月,对提高身体虚弱老年人的身体功能是最有效的。强有力的证据也表明,身体活动可以改善许多身体功能指标,包括行走、平衡性、力量以及帕金森综合征患者的特定疾病运动评分。与这些改善相关的身体活动训练方式从传统的训练(有氧或抗阻力训练)到诸如探戈舞蹈、虚拟现实训练、瑜伽和太极等活动。中等强度证据表明,延伸的运动项目可以改善髋部骨折或脑卒中后的身体功能。肌肉增强运动(单独或与其他模式结合)在髋部骨折后的个体中似乎有效,而以运动为导向的身体锻炼可以改善脑卒中患者的行走能力。对于其他的慢性疾病(CVD、认知障碍、慢性阻塞性肺病、骨质疏松症和视力障碍),证据十分有限,不能对身体活动与身体功能之间存在的关系做出结论。尽管如此,也有证据表明,从身体活动中获益永远不会太迟。

未来研究的方向

1. 对高跌倒风险的老年人进行大规模的随机对照试验,将跌倒损伤和骨折作为研究的主要结果。

依据:跌倒损伤或骨折的发生率通常是随机对照试验所关注的次要方面,由于这些实验被设计用于评估身体活动对跌倒发生率的影响,所以样本量不足无法评估跌倒损伤和骨折,这增加了出现选择或信息偏倚的可能性,从而导致损伤相关的数据收集不足。

2. 开展大规模观察性和实验性研究,进一步揭示身体活动(有氧、肌肉力量性、平衡性和多组分)与跌倒损伤和骨折之间的剂量 - 反应关系。

依据:目前,关于老年人身体活动和与跌倒伤害之间的剂量 - 反应关系的信息很少。这类信息对确定有效的最低活动阈值和最大安全阈值是必要的。

3. 开展大规模的随机对照试验,比较不同剂量的平衡性训练和肌肉强度训练,对一般老年人身体功能的影响。

依据:目前关于维持或改善一般健康老年人身体功能所需要的平衡和肌肉强化训练量的相关资料很少。这些信息对于减少与年龄相关的身体功能衰退,从而延缓老年出现虚弱和维持身体独立性具有重要意义。

4. 开展大规模随机对照试验,以确定太极拳、气功、舞蹈、运动性视频游戏和瑜伽对健康老年人和患有不同慢性病患者身体功能的影响。

依据:这些活动直到最近才被认为是维持和改善老年人身体功能的有效策略。这些形式的身体活动,可能对那些已经患有慢性病和 / 或行动受限制的人特别有益。这样的研究应解决:①对特定慢性疾病最有效的活动类型或方式;②这些活动能改善身体功能的最低有效剂量。

5. 对老年人的身体活动和身体功能进行前瞻性队列研究,其中包括对身体活动的相对强度的客观测量(例如心率监测仪)。

依据:相对强度与绝对强度对规律的身体活动的健康益处之间的关系仍不清楚。采用客观测量的流行病学(即观察)研究:①允许更有力地分析强度如何影响健康效益;②促进将观察性研究(通常使用绝对强度表示活动强度)的结果与随机对照试验(通常使用相对强度测量活动强度)的结果相结合。

6. 通过 Meta 回归进行更多的 Meta 分析,以确定在不同的身体活动和身体功能研究中经常观察到的结果的异质性,在多大程度上可以用不同的身体功能测试方法来解释。

依据:与单一测试比较,身体功能的综合测量(例如 Diong 等 [91,92] 将综合测量得到一个单一分数)可产生更大的身体活动效应,这可能是由于身体功能包括一系列属性,而一项测量可能无法充分捕捉到这一系列的属性。此外,由于身体功能的特征和评估方式的不同(运动能力测试与自我评估的日常生活活动能力 ADL 或生命质量),很难在不同研究之间进行比较。这种 Meta 分析将使研究人员能够得出一个单一的最佳测量组合,以便在今后的身体功能研究中得到统一的使用。

7. 对双重任务训练进行更多的实验研究,清楚地描述双任务训练的过程和次要任务的参数。此外,这些研究应提供证据,证明是否通过训练降低了双重任务训练成本,以及双重任务训练是否转移到未经训练的任务上。

依据:双重任务训练是一个在老龄化研究中相对较新的研究领域,本报告所审查研究的方法学质量从差到中等不等。为确保内部有效性与可重复性,该领域的未来研究应尽可能详细地描述研究方法,并应考虑分析中多重任务(受过训练和未受过训练)。

8. 进行大规模的随机对照试验和 / 或 Meta 回归分析,以建立有氧和抗阻力训练对慢性阻塞性肺疾病、衰弱、骨质疏松、认知障碍、帕金森病、视力障碍及髋部骨折或脑卒中患者的身体功能的剂量 - 反应关系效果。

依据: 目前,关于有氧身体活动与力量训练与特定老年人中较差体质人群的身体功能的剂量 - 反应关系的信息很少。这些活动模式被证明可以在最大程度上地减少一般老年人与年龄有关的生理储备和功能的下降,这对于患有慢性疾病使活动受限的老年人来说特别重要。这类信息是用来确定最低有效活动阈值和最高安全阈值。

9. 进行大规模的随机对照试验,研究在虚弱、髋部骨折、骨质疏松症、帕金森病、视力障碍和脑卒中的患者中,改善和维持平衡功能以及减少伤害性跌倒和骨折所必需的最佳身体活动剂量和模式。

依据: 平衡对于维持身体功能和活动能力是至关重要的,特别是对于那些由于虚弱、骨质疏松、帕金森病、视力障碍或者髋部骨折或脑卒中后导致的功能和活动受限的人群。目前,关于改善平衡功能的运动类型或最佳剂量的信息很少,这类信息是用来确定最低有效活动阈值和最高安全阈值所必需。

10. 进行大规模随机对照试验,并在干预后 6 个月和 12 个月进行随访评估,以确定身体活动对患有慢性病的老年人的日常生活活动能力、家庭事务性活动、自由生活的身体或行走能力和社会参与能力的影响,这些人面临着身体功能下降、残疾和与社会脱节的风险。

依据: 目前几乎没有证据表明,改善身体功能的身体活动干预如何使力量、平衡和耐力的改善转化为日常生活活动能力的各项活动和社会参与的改善,特别是正式干预期结束后。这些知识将提供重要的信息,说明生理功能的改善如何促进和维持健康衰老的某些行为(如自我照护、独立,社会参与)和生命质量。

11. 进行大型队列和实验研究,以确定预防功能下降或改善认知障碍和痴呆症的生理功能所需的身体活动的剂量和时间。

依据: 关于身体活动训练对身体功能的限制目前的证据有限,这些限制往往与认知功能障碍和痴呆同时发生。认知和行动联系紧密,在认知受损的人群中通过身体活动改善身体功能可能对日常生活活动中的独立和活动有广泛的影响。

12. 进行大规模的观察性研究或实验研究,具有足够的统计能力,确定老年人身体活动与跌倒损伤或身体功能丧失的风险之间的关系,是否因人种 / 民族、性别、社会经济状况或衰老过程中现有损伤水平而异。

依据: 绝大多数可用的研究都是针对年龄较大的白人女性进行的,因此,研究结果只能仅限于这一群体。此外,这些影响因素的潜在影响往往在统计分析中不予考虑,从而限制了确定是否存在效应修饰的能力。这类研究的结果将为地方、州和国家政府、医疗和社区健康实体提供更坚实的科学基础,以减少不同背景人群中可能存在的健康差异。这项研究还将支持公共和私人合作伙伴制定有效的身体活动方案和政策,以帮助个人在老年期间保持健康和身体功能。

参考文献

1. Administration on Aging,U.S. Department of Health and Human Services. A profile of older americans：2016. Washington,DC：U.S. Department of Health and Human Services；2016.

2. Pahor M,Guralnik JM,Ambrosius WT,et al. Effect of structured physical activity on prevention of major mobility disability in older adults：the LIFE study randomized clinical trial.*JAMA*.2014；311（23）：2387-2396. doi：10.1001/jama.2014.5616.

3. Keadle S,McKinnon R,Graubard BI,Troiano RP. Prevalence and trends in physical activity among older adults in the United States：A comparison across three national surveys. *Prev Med*. Aug 2016；89：37-43. doi：10.1016/j.ypmed. 2016.05.009.

4. Physical Activity Guidelines Advisory Committee. *Physical Activity Guidelines Advisory Committee Report*, *2008*. Washington,DC：U.S. Department of Health and Human Services；2008. https://health.gov/paguidelines/guidelines/report.aspx. Published 2008. Accessed January 4,2018.

5. El-Khoury F,Cassou B,Charles MA,Dargent-Molina P. The effect of fall prevention exercise programmes on fall induced injuries in community dwelling older adults：systematic review and meta-analysis of randomised controlled trials.*BMJ*.2013；347：f6234. doi：10.1136/bmj. f6234.

6. Gillespie LD,Robertson M,Gillespie WJ,Sherrington C,Gates S,Clemson LM,Lamb SE. Interventions for preventing falls in older people living in the community. *Cochrane Database of Systematic Reviews*. 2012；9：CD007146. doi：10.1002/14651858. CD007146. pub3.

7. Zhao R,Feng F,Wang X. Exercise interventions and prevention of fall-related fractures in older people：a meta-analysis of randomized controlled trials. *Int J Epidemiol*. 2016. doi：10.1093/ije/dyw142.

8. Health Quality Ontario. Prevention of falls and fall-related injuries in community-dwelling seniors：an evidence-based analysis. *Ont Health Technol Assess Ser*. 2008；8：1-78.

9. Cauley JA,Harrison SL,Cawthon PM,Ensrud KE,Danielson ME,Orwoll E,Mackey DC. Objective measures of physical activity,fractures and falls：the osteoporotic fractures in men study. *J Am Geriatr Soc*. 2013；61：1080-1088. doi：10.1111/jgs.12326.

10. Heesch KC,Byles JE,Brown WJ. Prospective association between physical activity and falls in community-dwelling older women. *J Epidemiol Community Health*. 2008；62：421-426.

11. Iinattiniemi S,Jokelainen J,Luukinen H. Exercise and risk of injurious fall in home-dwelling elderly. *Int J Circumpolar Health*. 2008；67：235-244.

12. Peel NM,McClure RJ,Hendrikz JK. Health-protective behaviours and risk of fall-related hip fractures：a population-based case-control study. *Age Ageing*. 2006；35：491-497.

13. Holmes J,Powell-Griner E,Lethbridge-Cejku M,Heyman K. Aging differently：physical limitations among adults aged 50 years and over：United States,2001-2007. NCHS Data Brief. July 2009；（20）：1-8.

14. Baker MK,Atlantis E,Fiatarone Singh MA. Multi-modal exercise programs for older adults. *Age Ageing*. 2007；

36（4）:375-381.

15. Bouaziz W,Lang PO,Schmitt E,Kaltenbach G,Geny B,Vogel T. Health benefits of multicomponent training programmes in seniors:a systematic review. *Int J Clin Pract*. 2016;70(7):520-536. doi:10.1111/ijcp.12822.

16. Bouaziz W,Vogel T,Schmitt E,Kaltenbach G,Geny B,Lang PO. Health benefits of aerobic training programs in adults aged 70 and over:a systematic review. *Arch Gerontol Geriatr*. 2017;69:110-127. doi:10.1016/j.archger. 2016.10.012.

17. Chase CA,Mann K,Wasek S,Arbesman M. Systematic review of the effect of home modification and fall prevention programs on falls and the performance of community-dwelling older adults. *Am J Occup Ther*. 2012; 66(3):284-291. doi:10.5014/ajot.2012.005017.

18. Fernandez-Arguelles EL,Rodriguez-Mansilla J,Antunez LE,Garrido-Ardila EM,Munoz RP. Effects of dancing on the risk of falling related factors of healthy older adults:a systematic review. *Arch Gerontol Geriatr*. 2015;60 (1):1-8. doi:10.1016/j.archger. 2014.10.003.

19. Fritz NE,Cheek FM,Nichols-Larsen DS. Motor-cognitive dual-task training in persons with neurologic disorders: a systematic review. *J Neurol Phys Ther*. 2015;39(3):142-153. doi:10.1097/NPT.0000000000000090.

20. Gobbo S,Bergamin M,Sieverdes JC,Ermolao A,Zaccaria M. Effects of exercise on dual-task ability and balance in older adults:a systematic review. *Arch Gerontol Geriatr*. 2014;58(2):177-187. doi:10.1016/j.archger. 2013.10.001.

21. Keogh JW,Kilding A,Pidgeon P,Ashley L,Gillis D. Physical benefits of dancing for healthy older adults:a review. *J Aging Phys Act*. 2009;17(4):479-500.

22. Liberman K,Forti LN,Beyer I,Bautmans I. The effects of exercise on muscle strength,body composition, physical functioning and the inflammatory profile of older adults:a systematic review. *Curr Opin Clin Nutr Metab Care*. 2017;20(1):30-53.

23. Orr R,Raymond J,Fiatarone Singh M. Efficacy of progressive resistance training on balance performance in older adults:a systematic review of randomized controlled trials. *Sports Med*. 2008;38(4):317-343.

24. Paterson DH,Warburton DE. Physical activity and functional limitations in older adults:a systematic review related to Canada's Physical Activity Guidelines. *Int J Behav Nutr Phys Act*. 2010;7:38. doi:10.1186/1479-5868-7-38.

25. Pichierri G,Wolf P,Murer K,de Bruin ED. Cognitive and cognitive-motor interventions affecting physical functioning:a systematic review. *BMC Geriatr*. 2011;11:29. doi:10.1186/1471-2318-11-29.

26. Rogers CE,Larkey LK,Keller C. A review of clinical trials of tai chi and qigong in older adults. *West J Nurs Res*. 2009;31(2):245-279. doi:10.1177/0193945908327529.

27. Stathokostas L,Little RM,Vandervoort AA,Paterson DH. Flexibility training and functional ability in older adults:a systematic review. *J Aging Res*. 2012;2012:306818. doi:10.1155/2012/306818.

28. Vagetti GC,Barbosa Filho VC,Moreira NB,Oliveira Vd,Mazzardo O,Campos Wd. Association between physical activity and quality of life in the elderly:a systematic review,2000-2012. *Rev Bras Psiquiatr*. 2014;36 (1):76-88.

29. van der Vorst A,Zijlstra GA,de Witte N,et al. Limitations in activities of daily living in community-dwelling

people aged 75 and over：a systematic literature review of risk and protective factors. *PLoS One*. 2016；11（10）：e0165127. doi：10.1371/journal.pone. 0165127.

30. Zanotto T，Bergamin M，Roman F，et al. Effect of exercise on dual-task and balance on elderly in multiple disease conditions. *Curr Aging Sci*. 2014；7（2）：115-136.

31. Chase JD，Phillips LJ，Brown M. Physical activity intervention effects on physical function among community-dwelling older adults：a systematic review and meta-analysis. *J Aging Phys Act*. 2017；25（1）：149-170. doi：10.1123/japa.2016-0040.

32. Donath L，Rossler R，Faude O. Effects of virtual reality training（exergaming）compared to alternative exercise training and passive control on standing balance and functional mobility in healthy community-dwelling seniors：a meta-analytical review. *Sports Med*. 2016；46（9）：1293-1309. doi：10.1007/s40279-016-0485-1.

33. Gu MO，Conn VS. Meta-analysis of the effects of exercise interventions on functional status in older adults. *Res Nurs Health*. 2008；31（6）：594-603. doi：10.1002/nur.20290.

34. Hanson S，Jones A. Is there evidence that walking groups have health benefits？ A systematic review and meta-analysis. *Br J Sports Med*. 2015；49（11）：710-715. doi：10.1136/bjsports-2014-094157.

35. Hill KD，Hunter SW，Batchelor FA，Cavalheri V，Burton E. Individualized home-based exercise programs for older people to reduce falls and improve physical performance：a systematic review and meta-analysis. *Maturitas*.2015；82（1）：72-84. doi：10.1016/j.maturitas. 2015.04.005.

36. Hortobágyi T，Lesinski M，Gäbler M，VanSwearingen JM，Malatesta D，Granacher U. Effects of three types of exercise interventions on healthy old adults' gait speed：a systematic review and meta-analysis. *Sports Med*. 2015；45（12）：1627-1643. doi：10.1007/s40279-015-0371-2.

37. Howe TE，Rochester L，Neil F，Skelton DA，Ballinger C. Exercise for improving balance in older people. *Cochrane Database Syst Rev*. 2011；（11）：Cd004963. doi：10.1002/14651858. CD004963. pub3.

38. Kelley GA，Kelley KS，Hootman JM，Jones DL. Exercise and health-related quality of life in older community-dwelling adults：a meta-analysis of randomized controlled trials. *J Appl Gerontol*. 2009；28（3）：369-394.

39. Lesinski M，Hortobágyi T，Muehlbauer T，Gollhofer A，Granacher U. Effects of balance training on balance performance in healthy older adults：a systematic review and meta-analysis. *Sports Med*. 2015；45（12）：1721-1738. doi：10.1007/s40279-015-0375-y.

40. Leung DP，Chan CK，Tsang HW，Tsang WW，Jones AY. Tai chi as an intervention to improve balance and reduce falls in older adults：a systematic and meta-analytical review. *Altern Ther Health Med*. 2011；17（1）：40-48.

41. Liu CJ，Latham NK. Progressive resistance strength training for improving physical function in older adults. *Cochrane Database Syst Rev*. 2009；（3）：Cd002759. doi：10.1002/14651858. CD002759. pub2.

42. Liu CJ，Latham N. Can progressive resistance strength training reduce physical disability in older adults？ A meta-analysis study. *Disabil Rehabil*. 2011；33（2）：87-97. doi：10.3109/09638288.2010.487145.

43. Lopopolo RB，Greco M，Sullivan D，Craik RL，Mangione KK. Effect of therapeutic exercise on gait speed in community-dwelling elderly people：a meta-analysis. *Phys Ther*. 2006；86（4）：520-540.

44. Plummer P，Zukowski LA，Giuliani CA，Hall AM，Zurakowski D. Effects of physical exercise interventions on

gait-related dual-task interference in older adults：a systematic review and meta-analysis.*Gerontology.*2015；62（1）：94-117. doi：10.1159/000371577.

45. Rodrigues EV，Valderramas S，Rossetin LL，Raquel A，Gomes S. Effects of video game training on the musculoskeletal function of older adults. *Top Geriatr Rehabil.* 2014；30（4）：238-245. doi：10.1097/TGR.0000000000000040.

46. Tak E，Kuiper R，Chorus A，Hopman-Rock M. Prevention of onset and progression of basic ADL disability by physical activity in community dwelling older adults：a meta-analysis. *Ageing Res Rev.* 2013；12（1）：329-338. doi：10.1016/j.arr. 2012.10.001.

47. Taylor LM，Kerse N，Frakking T，Maddison R. Active video games for improving physical performance measures in older people：a meta-analysis. *J Geriatr Phys Ther.* March 2016.

48. Tschopp M，Sattelmayer MK，Hilfiker R. Is power training or conventional resistance training better for function in elderly persons？ A meta-analysis. *Age and Ageing.* 2011；40（5）：549-556. doi：10.1093/ageing/afr005.

49. Van Abbema R，De Greef M，Craje C，Krijnen W，Hobbelen H，Van Der Schans C. What type，or combination of exercise can improve preferred gait speed in older adults？ A meta-analysis. *BMC Geriatr.* 2015；15：72. doi：10.1186/s12877-015-0061-9.

50. Youkhana S，Dean CM，Wolff M，Sherrington C，Tiedemann A. Yoga-based exercise improves balance and mobility in people aged 60 and over：a systematic review and meta-analysis. *Age Ageing.* 2016；45（1）：21-29. doi：10.1093/ageing/afv175.

51. Morey MC，Sloane R，Pieper CF，et al. Effect of physical activity guidelines on physical function in older adults. *J Am Geriatr Soc.* 2008；56（10）：1873-1878. doi：10.1111/j.1532-5415.2008.01937. x.

52. Studenski S，Perera S，Patel K，et al. Gait speed and survival in older adults.*JAMA.*2011；305（1）：50-58. doi：10.1001/jama.2010.1923.

53. Floegel TA，Perez GA. An integrative review of physical activity/exercise intervention effects on function and health-related quality of life in older adults with heart failure. *Geriatr Nurs.* 2016；37（5）：340-347. doi：10.1016/j.gerinurse. 2016.04.013.

54. Chen YW，Hunt MA，Campbell KL，Peill K，Reid WD. The effect of tai chi on four chronic conditions—cancer，osteoarthritis，heart failure and chronic obstructive pulmonary disease：a systematic review and meta-analyses. *Br J Sports Med.* 2016；50（7）：397-407. doi：10.1136/bjsports-2014-094388.

55. Wang XQ，Pi YL，Chen PJ，et al. Traditional Chinese exercise for cardiovascular diseases：systematic review and meta-analysis of randomized controlled trials. *J Am Heart Assoc.* 2016；5（3）：e002562. doi：10.1161/JAHA.115.002562.

56. Yamamoto S，Hotta K，Ota E，Mori R，Matsunaga A. Effects of resistance training on muscle strength，exercise capacity，and mobility in middle-aged and elderly patients with coronary artery disease：a meta-analysis. *J Cardiol.* 2016；68（2）：125-134. doi：10.1016/j.jjcc. 2015.09.005.

57. Desveaux L，Beauchamp M，Goldstein R，Brooks D. Community-based exercise programs as a strategy to optimize function in chronic disease：a systematic review. *Med Care.* 2014；52（3）：216-226. doi：10.1097/MLR.000000000000006.

58. Ding M,Zhang W,Li K,Chen X. Effectiveness of t'ai chi and qigong on chronic obstructive pulmonary disease:a systematic review and meta-analysis. *J Altern Complement Med.* 2014;20(2):79-86. doi:10.1089/acm.2013.0087.

59. Ngai SPC,Jones AYM,Tam W. Tai chi for chronic obstructive pulmonary disease(COPD). *Cochrane Database Syst Rev.* 2016;(6):Cd009953. doi:10.1002/14651858. CD009953. pub2.

60. Iepsen UW,Jørgensen KJ,Ringbaek T,Hansen H,Skrubbeltrang C,Lange P. A systematic review of resistance training versus endurance training in COPD. *J Cardiopulm Rehabil Prev.* 2015;35(3):163-172. doi:10.1097/HCR.000000000000010.

61. Wu W,Liu X,Wang L,Wang Z,Hu J,Yan J. Effects of tai chi on exercise capacity and health-related quality of life in patients with chronic obstructive pulmonary disease:a systematic review and meta-analysis. *Int J Chron Obstruct Pulmon Dis.* Nov 2014;9:1253-1263. doi:10.2147/COPD. S70862.

62. Blankevoort CG,van Heuvelen MJ,Boersma F,Luning H,de Jong J,Scherder EJ. Review of effects of physical activity on strength,balance,mobility and ADL performance in elderly subjects with dementia. *Dement Geriatr Cogn Disord.* 2010;30(5):392-402. doi:10.1159/000321357.

63. Brett L,Traynor V,Stapley P. Effects of physical exercise on health and well-being of individuals living with a dementia in nursing homes:a systematic review. *J Am Med Dir Assoc.* 2016;17(2):104-116. doi:10.1016/j.jamda. 2015.08.016.

64. Fang Y. Guiding research and practice:a conceptual model for aerobic exercise training in Alzheimer's disease. *Am J Alzheimers Dis Other Demen.* 2011;26(3):184-194. doi:10.1177/1533317511402317.

65. Inskip M,Mavros Y,Sachdev PS,Fiatarone Singh MA. Exercise for individuals with lewy body dementia:a systematic review. *PLoS One.* 2016;11(6):e0156520. doi:10.1371/journal.pone. 0156520.

66. Laver K,Dyer S,Whitehead C,Clemson L,Crotty M. Interventions to delay functional decline in people with dementia:a systematic review of systematic reviews. *BMJ Open.* 2016;6(4):e010767. doi:10.1136/bmjopen-2015-010767.

67. Littbrand H,Stenvall M,Rosendahl E. Applicability and effects of physical exercise on physical and cognitive functions and activities of daily living among people with dementia:a systematic review. *Am J Phys Med Rehabil.* 2011;90(6):495-518. doi:10.1097/PHM.0b013e318214de26.

68. Pitkälä K,Savikko N,Poysti M,Strandberg T,Laakkonen ML. Efficacy of physical exercise intervention on mobility and physical functioning in older people with dementia:a systematic review. *Exp Gerontol.* 2013;48(1):85-93. doi:10.1016/j.exger. 2012.08.008.

69. Burge E,Kuhne N,Berchtold A,Maupetit C,von Gunten A. Impact of physical activity on activity of daily living in moderate to severe dementia:a critical review. *Eur Rev Aging Phys Act.* 2012;9(1):27-39.

70. Forbes D,Forbes SC,Blake CM,Thiessen EJ,Forbes S. Exercise programs for people with dementia. *Cochrane Database Syst Rev.* 2015;(4):Cd006489. doi:10.1002/14651858. CD006489. pub4.

71. Fox B,Hodgkinson B,Parker D. The effects of physical exercise on functional performance,quality of life,cognitive impairment and physical activity levels for older adults aged 65 years and older with a diagnosis of dementia:a systematic review. *Database of Abstracts of Reviews of Effects.* 2014;12(9):158-276.

72. Lewis M, Peiris CL, Shields N. Long-term home and community-based exercise programs improve function in community-dwelling older people with cognitive impairment: a systematic review. *J Physiother*. 2017;63(1): 23-29. doi: 10.1016/j.jphys. 2016.11.005.

73. Potter R, Ellard D, Rees K, Thorogood M. A systematic review of the effects of physical activity on physical functioning, quality of life and depression in older people with dementia. *Int J Geriatr Psychiatry*. 2011;26(10): 1000-1011. doi: 10.1002/gps.2641.

74. Rao AK, Chou A, Bursley B, Smulofsky J, Jezequel J. Systematic review of the effects of exercise on activities of daily living in people with Alzheimer's disease. *Am J Occup Ther*. 2014;68(1):50-56. doi:10.5014/ajot.2014.009035.

75. Anthony K, Robinson K, Logan P, Gordon AL, Harwood RH, Masud T. Chair-based exercises for frail older people: a systematic review. *Biomed Res Int*. 2013;2013:309506. doi:10.1155/2013/309506.

76. Cadore EL, Rodriguez-Manas L, Sinclair A, Izquierdo M. Effects of different exercise interventions on risk of falls, gait ability, and balance in physically frail older adults: a systematic review. *Rejuvenation Res*. 2013;16(2): 105-114. doi:10.1089/rej.2012.1397.

77. Chin A Paw MJ, van Uffelen JG, Riphagen I, van Mechelen W. The functional effects of physical exercise training in frail older people: a systematic review. *Sports Med*. 2008;38(9):781-793.

78. Chou CH, Hwang CL, Wu YT. Effect of exercise on physical function, daily living activities, and quality of life in the frail older adults: a meta-analysis. *Arch Phys Med Rehabil*. 2012;93(2):237-244. doi:10.1016/j.apmr. 2011.08.042.

79. Clegg AP, Barber SE, Young JB, Forster A, Iliffe SJ. Do home-based exercise interventions improve outcomes for frail older people? Findings from a systematic review. *Rev Clin Gerontol*. 2012;22(1):68-78. doi:10.1017/S0959259811000165.

80. Cruz-Jentoft AJ, Landi F, Schneider SM, et al. Prevalence of and interventions for sarcopenia in ageing adults: a systematic review. Report of the International Sarcopenia Initiative (EWGSOP and IWGS). *Age Ageing*. 2014; 43(6):748-759. doi:10.1093/ageing/afu115.

81. Daniels R, van Rossum E, de Witte L, Kempen GI, van den Heuvel W. Interventions to prevent disability in frail community-dwelling elderly: a systematic review. *BMC Health Serv Res*. 2008;8:278. doi:10.1186/1472-6963-8-278.

82. de Labra C, Guimaraes-Pinheiro C, Maseda A, Lorenzo T, Millán-Calenti JC. Effects of physical exercise interventions in frail older adults: a systematic review of randomized controlled trials. *BMC Geriatr*. 2015;15: 154. doi:10.1186/s12877-015-0155-4.

83. de Vries NM, van Ravensberg CD, Hobbelen JS, Olde Rikkert MG, Staal JB, Nijhuis-van der Sanden MW. Effects of physical exercise therapy on mobility, physical functioning, physical activity and quality of life in community-dwelling older adults with impaired mobility, physical disability and/or multi-morbidity: a meta-analysis. *Ageing Res Rev*. 2012;11(1):136-149. doi:10.1016/j.arr. 2011.11.002.

84. Giné-Garriga M, Roqué-Fíguls M, Coll-Planas L, Sitjà-Rabert M, Salvà A. Physical exercise interventions for improving performance-based measures of physical function in community-dwelling, frail older adults: a

systematic review and meta-analysis. *Arch Phys Med Rehabil*. 2014;95(4):753-769. e3. doi:10.1016/j.apmr. 2013.11.007.

85. Nash KC. The effects of exercise on strength and physical performance in frail older people:a systematic review. *Rev Clin Gerontol*. 2012;22(4):274-285. doi:10.1017/S0959259812000111.

86. Theou O,Stathokostas L,Roland KP,et al. The effectiveness of exercise interventions for the management of frailty:a systematic review. *J Aging Res*. April 2011:569194. doi:10.4061/2011/569194.

87. Valenzuela T. Efficacy of progressive resistance training interventions in older adults in nursing homes:a systematic review. *J Am Med Dir Assoc*. 2012;13(5):418-428. doi:10.1016/j.jamda. 2011.11.001.

88. Vermeulen J,Neyens JC,van Rossum E,Spreeuwenberg MD,de Witte LP. Predicting ADL disability in community-dwelling elderly people using physical frailty indicators:a systematic review. *BMC Geriatr*. 2011; 11:33. doi:10.1186/1471-2318-11-33.

89. Weening-Dijksterhuis E,de Greef MH,Scherder EJ,Slaets JP,van der Schans CP. Frail institutionalized older persons:a comprehensive review on physical exercise,physical fitness,activities of daily living,and quality-of-life. *Am J Phys Med Rehabil*. 2011;90(2):156-168. doi:10.1097/PHM.0b013e3181f703ef.

90. Auais MA,Eilayyan O,Mayo NE. Extended exercise rehabilitation after hip fracture improves patients' physical function:a systematic review and meta-analysis. *Phys Ther*. 2012;92(11):1437-1451. doi:10.2522/ptj.20110274.

91. Diong J,Allen N,Sherrington C. Structured exercise improves mobility after hip fracture:a meta-analysis with meta-regression. *Br J Sports Med*. 2016;50(6):346-355. doi:10.1136/bjsports-2014-094465.

92. Diong J,Allen N,Sherrington C. Correction:Structured exercise improves mobility after hip fracture:a meta-analysis with meta-regression. *Br J Sports Med*. 2016;50:346-355. doi:10.1136/bjsports-2014-094465corr.

93. Giangregorio LM,Macintyre NJ,Thabane L,Skidmore CJ,Papaioannou A. Exercise for improving outcomes after osteoporotic vertebral fracture. *Cochrane Database Syst Rev*. 2013;(1):Cd008618. doi:10.1002/14651858. CD008618. pub2.

94. Li WC,Chen YC,Yang RS,Tsauo JY. Effects of exercise programmes on quality of life in osteoporotic and osteopenic postmenopausal women:a systematic review and meta-analysis. *Clin Rehabil*. 2009;23(10):888-896. doi:10.1177/0269215509339002.

95. Wilhelm M,Roskovensky G,Emery K,Manno C,Valek K,Cook C. Effect of resistance exercises on function in older adults with osteoporosis or osteopenia:a systematic review. *Physiother Can*. 2012;64(4):386-394. doi:10.3138/ptc.2011-31BH.

96. Alves Da Rocha P,McClelland J,Morris ME. Complementary physical therapies for movement disorders in Parkinson's disease:a systematic review. *Eur J Phys Rehabil Med*. 2015;51(6):693-704.

97. Brienesse LA,Emerson MN. Effects of resistance training for people with Parkinson's disease:a systematic review. *J Am Med Dir Assoc*. 2013;14(4):236-241. doi:10.1016/j.jamda. 2012.11.012.

98. Chung CL,Thilarajah S,Tan D. Effectiveness of resistance training on muscle strength and physical function in people with Parkinson's disease:a systematic review and meta-analysis. *Clin Rehabil*. 2016;30(1):11-23. doi:10.1177/0269215515570381.

99. Crizzle AM, Newhouse IJ. Is physical exercise beneficial for persons with Parkinson's disease? *Clin J Sport Med*. 2006;16(5):422-425.

100. Cruickshank TM, Reyes AR, Ziman MR. A systematic review and meta-analysis of strength training in individuals with multiple sclerosis or Parkinson disease. *Medicine(Baltimore)*. 2015;94(4):e411. doi: 10.1097/MD.0000000000000411.

101. de Dreu MJ, van der Wilk AS, Poppe E, Kwakkel G, van Wegen EE. Rehabilitation, exercise therapy and music in patients with Parkinson's disease: a meta-analysis of the effects of music-based movement therapy on walking ability, balance and quality of life. *Parkinsonism Relat Disord*. 2012;18(suppl 1):S114-S119. doi: 10.1016/S1353-8020(11)70036-0.

102. Dockx K, Bekkers EM, Van den Bergh V, et al. Virtual reality for rehabilitation in Parkinson's disease. *Cochrane Database Syst Rev*. 2016;12:Cd010760. doi:10.1002/14651858. CD010760. pub2.

103. Goodwin VA, Richards SH, Taylor RS, Taylor AH, Campbell JL. The effectiveness of exercise interventions for people with Parkinson's disease: a systematic review and meta-analysis. *Mov Disord*. 2008;23(5):631-640. doi:10.1002/mds.21922.

104. Kwok JY, Choi KC, Chan HY. Effects of mind-body exercises on the physiological and psychosocial well-being of individuals with Parkinson's disease: a systematic review and meta-analysis. *Complement Ther Med*. 2016; 29:121-131. doi:10.1016/j.ctim. 2016.09.016.

105. Lamotte G, Rafferty MR, Prodoehl J, et al. Effects of endurance exercise training on the motor and non-motor features of Parkinson's disease: a review. *J Parkinsons Dis*. 2015;5(1):21-41. doi:10.3233/JPD-140425.

106. Lamotte G, Rafferty MR, Prodoehl J, et al. Erratum: Effects of endurance exercise training on the motor and non-motor features of Parkinson's disease: a review. *J Parkinsons Dis*. 2015;5(3):621. doi:10.3233/JPD-1159001.

107. Lima LO, Scianni A, Rodrigues-de-Paula F. Progressive resistance exercise improves strength and physical performance in people with mild to moderate Parkinson's disease: a systematic review. *J Physiother*. 2013;59(1):7-13. doi:10.1016/S1836-9553(13)70141-3.

108. Lotzke D, Ostermann T, Bussing A. Argentine tango in Parkinson disease—a systematic review and meta-analysis. *BMC Neurol*. 2015;15:226. doi:10.1186/s12883-015-0484-0.

109. Mehrholz J, Kugler J, Storch A, Pohl M, Elsner B, Hirsch K. Treadmill training for patients with Parkinson's disease. *Cochrane Database Syst Rev*. 2015;(8):Cd007830. doi:10.1002/14651858. CD007830. pub3.

110. Ni X, Liu S, Lu F, Shi X, Guo X. Efficacy and safety of Tai Chi for Parkinson's disease: a systematic review and meta-analysis of randomized controlled trials. *PLoS One*. 2014;9(6):e99377. doi:10.1371/journal.pone. 0099377.

111. Saltychev M, Barlund E, Paltamaa J, Katajapuu N, Laimi K. Progressive resistance training in Parkinson's disease: a systematic review and meta-analysis. *BMJ Open*. 2016;6(1):e008756. doi:10.1136/bmjopen-2015-008756.

112. Sharp K, Hewitt J. Dance as an intervention for people with Parkinson's disease: a systematic review and meta-analysis. *Neurosci Biobehav Rev*. 2014;47:445-456. doi:10.1016/j.neubiorev. 2014.09.009.

113. Shu HF, Yang T, Yu SX, et al. Aerobic exercise for Parkinson's disease: a systematic review and meta-analysis of randomized controlled trials. *Database of Abstracts of Reviews of Effects*. 2014;(2):e100503.

114. Tillman A, Muthalib M, Hendy A, et al. Lower limb progressive resistance training improves leg strength but not gait speed or balance in Parkinson's disease: a systematic review and meta-analysis. *Front Aging Neurosci*. 2015;7:40. doi:10.3389/fnagi.2015.00040.

115. Yang Y, Li XY, Gong Li, Zhu YL, Hao YL. Tai chi for improvement of motor function, balance and gait in Parkinson's disease: a systematic review and meta-analysis. *PLoS One*. 2014;9(7):e102942. doi:10.1371/journal.pone.0102942.

116. Eng JJ, Tang PF. Gait training strategies to optimize walking ability in people with stroke: a synthesis of the evidence. *Expert Rev Neurother*. 2007;7(10):1417-1436. doi:10.1586/14737175.7.10.1417.

117. Nascimento LR, de Oliveira CQ, Ada L, Michaelsen SM, Teixeira-Salmela LF. Walking training with cueing of cadence improves walking speed and stride length after stroke more than walking training alone: a systematic review. *J Physiother*. 2015;61(1):10-15. doi:10.1016/j.jphys.2014.11.015.

118. Gleeson M, Sherrington C, Keay L. Exercise and physical training improve physical function in older adults with visual impairments but their effect on falls is unclear: a systematic review. *J Physiother*. 2014;60(3):130-135. doi:10.1016/j.jphys.2014.06.010.

119. National Council on Aging. Fact sheet: healthy aging. https://www.ncoa.org/news/resources-for-reporters/get-the-facts/healthy-aging-facts. Accessed January 4, 2018. Arlington, VA: National Council on Aging; 2016.

F部分　第10章　慢性病患者

目录

前言

本章回顾有关慢性病患者身体活动预防效果的证据。慢性病可定义为持续时间至少为 1 年的病症，这需要医疗护理和 / 或限制日常生活的活动[1]。如果一个人同时有两种或两种以上的慢性疾病，则患有多种慢性病。

儿童和成人都可患慢性病。图 F10-1 [2] 显示一些常见慢性病类别及其患病率（如高血压、焦虑症）。2010 年，约有一半（51.7%）的美国人至少有一种慢性病，约 1/3（31.5%）有多种慢性病。大多数常见慢性病的患病率随年龄增加而增加，约 80% 的 65 岁及以上的成人患有多种慢性病 [2]。由于美国人口的老龄化，在未来几十年成年慢性病患者比例将增加。老年人中高发的慢性病具有重要公众健康意义，不局限于图 F10-1 中所包括的这些慢性病。例如在 50 岁及以上的成人中，骨质疏松症的患病率估计约为 10% [3]。骨质疏松症增加了髋部骨折的风险，这是老年人发病和死亡的重要原因。

广义而言，身体活动对慢性病患者有两种类型的效果：治疗性和预防性。在治疗疾病方面，治疗性身体活动与药物具有同等意义。例如治疗性身体活动是标准康复项目的一部分，例如心脏病、脑卒中和肺康复。一般而言，治疗性身体活动是针对患者个体的医疗需求量身定制的，并由卫生专业人员监督和 / 或规定。本章的科学回顾不涉及治疗性身体活动。

本章中的证据回顾侧重于身体活动对慢性病患者的预防作用。一些综述涉及的一级预防不是针对现患慢性病，而是预防其他慢性病的发生。例如本章回顾了身体活动是否降低 2 型糖尿病合并高血压患者的心血管死亡风险的证据。本章中的问题包括并发症风险和第二原发癌风险的结果，以解决另一种慢性病的一级预防问题。虽然本章不涉及 2 型糖尿病和高血压的一级预防，但在 F 部分第 5 章"心脏代谢健康和预防体重增加"中回顾了身体活动对降低 2 型糖尿病和高血压发病风险的影响。

其他证据回顾了二级预防的作用。二级预防是指预防慢性病随时间的恶化（即严重程度增加）。通过疾病进展的指标来评估疾病随时间的恶化程度。例如本章证据回顾了骨关节炎，其进展指标是随时间膝关节软骨损伤的增加程度以及需要膝关节置换手术。当慢性病进展时，它通常会损害身体功能，并降低与健康相关的生命质量（HRQoL），并最终可能导致死亡。本章中的问题包括进展结局、与健康相关的生命质量、身体功能、癌症复发风险和癌症专病死亡率，以解决二级预防问题。

不可否认，严格区分身体活动的治疗效果和预防效果往往难以实现。例如在 2 型糖尿病（本章问题 4）的证据回顾中，身体活动对糖化血红蛋白（HbA1c）的作用是预防性的，因为高水平的 HbA1c 会增加疾病进展的风险。当然，如同 2 型糖尿病药物治疗的目标是降低个体 HbA1c 水平，身体活动对 HbA1c 的作用也是治疗性。

本章的证据回顾更新了《2008 美国身体活动指南科学证据报告》[4] 中的信息和证据。至少在某种程度上，2008 年科学报告 [4] 关注了身体活动对所有本章讨论的慢性病的影响，包括癌症、骨关节炎、高血压、2 型糖尿病、多发性硬化症、脊髓损伤和智力障碍。然而，在编写 2008 年科学报告 [4] 时，有关科学研究的数量相对较少。本章的证据综述收集了更多的信息，除了一个例外（骨关节炎的进展结果），本章的证据回顾基于现有的系统综述、Meta 分析和已发表研究的合并分析。对每个问题都提供了本报告结果与 2008 年科学报告 [4] 结果的比较。

本章的证据回顾具有重要的公众健康意义。对于个体而言，随着慢性病数量的增加、病情的恶化，其功能受限的风险增加、生命质量下降、医疗保健成本增加。2010 年，65% 的医疗保健支出用于慢性病患者，且其中大部分支出（71%）用于多种慢性病的患者 [2]。因此，在患有慢性病的人群中，预防其他慢性病的发生和防止现有疾病的恶化具有重要的公众健康意义。

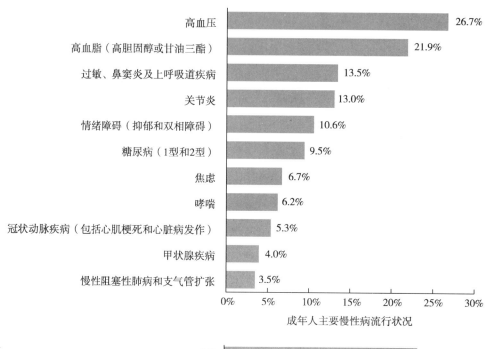

成年人主要慢性病流行状况

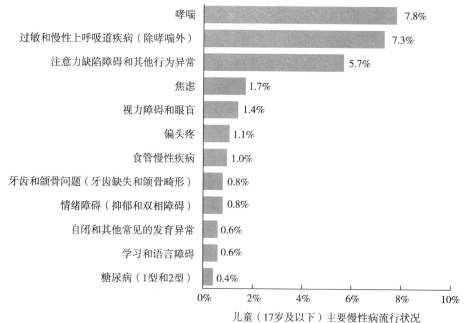

儿童（17岁及以下）主要慢性病流行状况

图 F10-1　2010 年成人和儿童最常见的慢性病

来源：Gerteis 等，2014.[2]

　　此外，身体活动对慢性病患者预防效果的重要性，还包括以下几个方面：①慢性病患者通常从事较少的身体活动。基于身体活动的益处，促进慢性病患者身体活动非常重要。②记录慢性病患者的预防益处能够增加对身体活动的信念，当一项研究发现身体活动对一般人群产生预防作用时，并不因为仅在相对健康的人群中才存在预防效果。③记录和整理身体活动的预防性益处，增加对这种益处不会因罹患疾病所限制的信心。④记录和整理身体活动的预防性益处,强调通常推荐的身体活动为慢性病患者同时提供预防和治疗益处。

慢性病的优先次序

在工作早期,2018 年身体活动指南顾问委员会同意本章的问题 1 将解决身体活动对癌症幸存者的影响。为了确定本章其他问题的慢性病情况,慢性病患者分委会确定了 4 个优先考虑的条件:①公众健康的重要性,如疾病的流行情况;②初步文献检索系统综述和 Meta 分析的可用证据数量;③所选择综述疾病的多样性(按器官系统);④另一个分委会没有评估的身体活动对疾病情况的影响。

在委员会第二次公开会议上提出了一份可能进行审查的慢性病列表,并由委员会公开,在小组分组会议进行讨论。有关慢性病的流行情况的信息,由医疗保健研究和质量机构的报告(图 F10-1[2])或已发表的文章确定。进行初步检索以估算文献中身体活动对列表中条件影响的大小。检索使用了一套标准的身体活动术语,仅查找被指定为系统综述或 Meta 分析的文章,并使用单独为每种慢性病开发的检索术语列表。最初认为,在某些情况下,有关这种情况的身体活动对健康影响的现有证据不足。然而,初步的文献检索发现,对于每种病症的身体活动影响已进行了数十次(如果不是数百次)的系统评估(表 F10-1)。也就是说,检索并不排除这样的可能性,即对于任何慢性病,至少可以获得几项有关身体活动效果的高质量评价。

表 F10-1　基于已发表文献的流行度和规模的慢性病排序

慢性病	儿童患病率	成年人患病率	患病率之和	# 研究结果	流行状况级别	研究级别	合计	总体级别
高血压	2–3%	26.7%	29.0%	436	1	5	6	1
情绪障碍	0.80%	10.6%	11.4%	490	6	2	8	2
癌症幸存者		6.3%	6.3%	785	10	1	11	3 T
2 型糖尿病	<4%	9.5%	9.8%	483	8	3	11	3 T
腰痛		18.1%	18.1%	241	3	9	12	5
骨质疏松		13.0%	13.0%	294	5	8	13	6
血脂异常		21.9%	21.9%	84	2	14	16	7
哮喘	7.80%	6.2%	14.0%	83(125 项包含锻炼)	4	13	17	8
冠心病		5.3%	5.3%	294	12	7	19	9
神经性运动障碍			Low	449(513 项包含中风和 AD)	18	4	22	10 T
充血性心衰		2.3%	2.3%	317	16	6	22	10 T
慢性肾病		10.0%	10.0%	53	7	16	23	12
COPD		3.5%	3.5%	142(284 项包含康复)	13	11	24	13

慢性病	儿童患病率	成年人患病率	患病率之和	# 研究结果	流行状况级别	研究级别	合计	总体级别
中风		3.0%	3.0%	185（356 项包含康复）	15	10	25	14
周围血管病		3.4%	3.4%	91	14	12	26	15
焦虑	1.70%	6.7%	8.4%	27	9	18	27	16
ADHD	5.70%	5.7%	5.7%	11	11	19	30	17
阿尔茨海默病		2.0%	2.0%	73	17	15	32	18
囊肿性纤维化	<1%		Low	43	19	17	36	19

表例：ADHD= 注意缺陷多动障碍，COPD= 慢性阻塞性肺病，AD= 焦虑症

根据慢性病流行情况排名和数量，创建了一张已发表文献的表格（表 F10-1）。表 10-1 的目的是为分委会的讨论提供背景资料；它并不打算提供选择慢性病的决定性规则。每项疾病的发病率都是按照初步检索中的"命中次数"排列的。计算两个等级的总和，然后排序总和。以腰痛作为审议内容的一个例子考虑，有人担心腰痛在技术上是由各种疾病引起的症状，而不是与高血压相当的单一慢性疾病。由于身体活动的影响可能因背部疼痛的病因而异，因此审查需要确定身体活动对导致背部疼痛的每种常见疾病的影响。初步的搜索结果可能会高估了相关证据，因为急性腰痛的治疗活动试验可能通常包括在综述中。当决定包括身体活动和骨关节炎的综述时，部分原因是骨关节炎为背痛的常见原因，因此该综述可能最终解决由于骨关节炎引起的背痛中的身体活动的影响。

由于在其他分委会的证据审查中，有若干疾病情况未包括。衰老分委会评估了身体活动对患有心血管疾病、慢性阻塞性肺病、认知障碍（包括阿尔茨海默症）、髋部骨折、骨质疏松症、帕金森病和脑卒中的老年人的身体功能的影响。脑健康分委会评估了身体活动对几种其他慢性病症的影响，包括痴呆症、精神分裂症、注意力缺陷多动障碍、重度抑郁症、双相情感障碍、焦虑症和阻塞性睡眠呼吸暂停综合征。

分委会仔细审议了一项针对儿童慢性病的证据审查。截至第四次（倒数第二次）分委会会议时，仍在考虑对儿童普遍存在的慢性病进行审查。脑健康分委会率先审查有精神健康问题者的身体活动，首选对成人和儿童哮喘的评估。然而，儿童慢性病的风险很低，所以很可能没有关于预防哮喘患儿合并症的信息。哮喘症状的加重和缓解以及治疗对疾病严重程度的影响，可能会挑战身体活动对疾病进展、身体功能和健康相关生命质量（HRQoL）的影响。

因此，选择身体活动对智力和身体残疾的影响进行评估，部分原因是智力残疾（如唐氏综合征）与儿童高度相关。另一组初步检索已完成，外部专家进行了咨询。初步调查显示肌肉萎缩症的证据不足，但对于本章所述的最后 3 个条件，即多发性硬化症、脊髓损伤和智力障碍，将有充分的证据可用。

总之，优先顺序基于公开会议和各分委会会议讨论的前后过程。这个连续的过程确保

有足够的时间和资源来解决最终的问题列表。问题 2、3 和 4 选择了 3 种流行病症：骨关节炎（肌肉骨骼）、高血压（心血管）和 2 型糖尿病（代谢）。由于残疾人身体活动对公众健康的重要性，选择了多发性硬化症、脊髓损伤和智力障碍，因为资源和时间只允许对这 3 种情况进行有限的证据回顾。问题 1 中的癌症类型的选择在下面的问题 1 中讨论。

关于证据综述和术语的原则

在选择相关证据时，分委会以若干原则和定义为指导：①证据审查将依赖于现有的系统综述，而不是对原始研究文章的重新评价。除了一个例外——骨关节炎进展。所有综述都遵循这一原则。②鉴于预防工作是重点，审查将排除治疗性锻炼的研究，如常规康复计划的效果。③最相关的实验证据来自对照试验，优选随机试验，将身体活动（仅）与无活动的对照组进行比较。④在患有一种疾病的个体中，"合并症"指的是可以通过医学诊断（例如冠心病）或事件（例如心血管死亡率）来测量的任何其他慢性疾病。⑤身体功能一词的定义与老龄分委会制定的定义相同，即"一个人移动并执行各种活动的能力"。⑥鉴于 HRQoL 是一个多维概念，包括身体功能，最相关的 HRQoL 测量不会是分量表分数，而是汇总关于多个生命质量信息分量表（或域）的累积分数。⑦"进展"指的是随着时间的推移，现有疾病或慢性病情恶化，并且可以通过一种或多种疾病特异性指标进行评估。

科学回顾

待解决问题总览

本章介绍了 7 个主要问题和相关的子问题：

1. 问题 1：在癌症幸存者中，身体活动与：①全死因死亡率；②癌症死亡率；③癌症复发或第二原发癌的风险之间有什么关系？

a）是否存在剂量 - 反应关系？ 如果是，这种关系曲线的形状是什么？

b）这种关系是否因年龄、性别、人种 / 民族、社会经济状况或体重状况而异？

c）这种关系是否因以下因素发生变化：身体活动频率、持续时间、强度、类型（模式）以及如何测量身体活动？

2. 问题 2：对于骨关节炎患者，身体活动与：①合并症的风险；②身体功能；③健康相关的生命质量；④疼痛；⑤疾病进展有什么关系？

a）是否存在剂量 - 反应关系？ 如果是，这种关系曲线的形状是什么？

b）这种关系是否因年龄、性别、人种 / 民族、社会经济状况或体重状况而异？

c）这种关系是否因身体活动频率、持续时间、强度、类型（模式）或身体活动测量方式而异？

3. 问题 3：患有高血压的心血管病患者，身体活动与：①合并症风险；②身体功能；③健康相关生命质量；④心血管疾病的进展和死亡率有什么关系？

a）是否存在剂量 - 反应关系？如果是,这种关系曲线的形状是什么？

b）这种关系是否因年龄、性别、人种 / 民族、社会经济状况、体重状况或静息血压水平而异？

c）这种关系是否因身体活动频率、强度、时间、持续时间、类型（模式）或身体活动测量方式而异？

4. 问题 4:对于 2 型糖尿病患者,身体活动与:①合并症风险;②身体功能③与健康相关的生命质量;④疾病进展有什么关系？

a）是否存在剂量 - 反应关系？如果是,这种关系曲线的形状是什么？

b）这种关系是否因年龄、性别、人种 / 民族、社会经济状况或体重状况而异？

c）这种关系是否因以下因素发生变化:身体活动频率、持续时间、强度、类型（模式）或身体活动的测量方式？

5. 问题 5:在多发性硬化患者中,身体活动与以下因素有什么关系？

①合并症的风险;②身体功能;③与健康相关的生命质量？

6. 问题 6:对于脊髓损伤者,身体活动与:①合并症的风险;②身体功能;③健康相关的生命质量之间有什么关系？

7. 问题 7:在智障人士身体活动与:①合并症的风险;②身体功能;③健康相关的生命质量有什么关系？

回答问题的资料来源和过程

为了涵盖最多的慢性疾病,分委会选择完全依赖现有的评估结果,包括系统综述、Meta 分析、合并分析和报告以回答问题,只利用可能回答的问题和子问题的现有综述的信息。除了一个问题外,对于原始研究的额外检索是不需要的。对于问题 2（骨关节炎患者）,现有的综述没有找到足够的证据来回答有关疾病进展的问题。分委会和专家顾问把骨关节炎的进展视为一个需要回答的问题,因为身体活动与骨关节炎之间存在着关系。对骨关节炎患者的进展进行补充,从头检索原始研究。

为了减少工作重复,对问题 3（高血压患者）和问题 4（患有 2 型糖尿病的患者）,与心脏代谢健康和体重管理,分委会的问题 2（血压）和问题 3（2 型糖尿病的发病率）合并标题,分类检索现有的综述。为解决这两个分委会的需求而制定了这些问题的检索策略。标题分类列出了两个分委会的纳入标准。两个分委会分别完成摘要和全文分类。

在各个问题中,慢性疾病分委会审查了包含在系统综述、Meta 分析、合并分析和报告中的原始研究文章,以便在理解文献时更具有特异性。这些原始研究文章不包括在证据组合中作为证据。有关系统文献检索过程的完整细节,请参见 E 部分"文献检索及系统综述的方法学"。

问题 1. 在癌症幸存者中,身体活动与:①全死因死亡率;②癌症死亡率;③癌症复发或第二原发癌的风险之间有什么关系？

a）是否存在剂量 - 反应关系？如果是,这种关系曲线的形状是什么？

b）这种关系是否因年龄、性别、人种 / 民族、社会经济状况或体重状况而异？

　　c）这种关系是否根据以下因素而变化：身体活动频率、持续时间、强度、类型（模式）以及如何测量身体活动？

　　证据来源：系统综述、Meta 分析、合并分析

结论陈述

女性乳腺癌

　　中等强度证据表明，诊断后身体活动总量增加与女性乳腺癌幸存者乳腺癌死亡率和全死因死亡风险降低有关。**PAGAC 等级：中等**

　　目前尚无足够的证据提示诊断后的身体活动是否与乳腺癌复发或第二原发性乳腺癌的风险相关。**PAGAC 等级：不确定**

　　中等强度证据表明存在剂量 - 反应关系；随着身体活动水平的增加，女性乳腺癌幸存者的乳腺癌死亡率和全死因死亡率降低。**PAGAC 等级：中等**

　　中等强度证据表明，诊断后身体活动总量增加与绝经前和绝经后乳腺癌幸存者的乳腺癌特异死亡风险降低有关，绝经可作为年龄的替代指标，而更多的身体活动只与绝经后乳腺癌幸存者的全死因死亡风险降低有关。**PAGAC 等级：中等**

　　中等强度证据表明，诊断后身体活动总量增加与正常体重和超重或肥胖的乳腺癌幸存者的全死因死亡风险降低相关，而诊断后身体活动总量增加与乳腺癌风险降低只与超重或肥胖的乳腺癌幸存者特异死亡率相关。**PAGAC 等级：中等**

　　目前尚无足够的证据提示身体活动与全死因死亡率或乳腺癌特异死亡率之间的关系是否因乳腺癌幸存者的性别、人种 / 民族或社会经济状况而异。**PAGAC 等级：不确定**

　　没有足够的证据来确定身体活动频率、持续时间、强度或类型（模式）与乳腺癌幸存者的全死因死亡率或乳腺癌特异死亡率有关。**PAGAC 等级：不确定**

结直肠癌

　　中等强度证据表明，诊断后身体活动总量增加与结肠直肠癌死亡率和结直肠癌幸存者全死因死亡风险降低相关。**PAGAC 等级：中等**

　　目前尚无足够的证据提示诊断后的身体活动是否与结肠直肠癌复发或第二原发性结直肠癌的风险相关。**PAGAC 等级：不确定**

　　中等强度证据表明，存在剂量 - 反应关系；随着身体活动水平的增加，结直肠癌幸存者的结直肠癌死亡率和全死因死亡率降低。**PAGAC 等级：中等**

　　中等强度证据表明，身体活动与结直肠癌死亡率和全死因死亡率之间的关联在中老年年龄段没有变化。**PAGAC 等级：中等**

　　中等强度证据表明，身体活动与结直肠癌死亡率和全死因死亡率之间的关联在男性和女性之间没有差异。**PAGAC 等级：中等**

　　目前尚无足够的证据提示身体活动与全死因死亡率或结直肠癌死亡率之间的关系是否因结直肠癌幸存者的人种 / 民族、社会经济状况或体重状态而异。**PAGAC 等级：不确定**

　　没有足够的证据来确定身体活动频率、持续时间、强度或类型（模式）与结直肠癌幸存者的全死因死亡率或结直肠癌性死亡率有关。**PAGAC 等级：不确定**

前列腺癌

有限的证据表明,诊断后身体活动的最高和最低水平与前列腺癌幸存者的全死因死亡率呈负相关。**PAGAC 等级:有限**

中等强度证据表明诊断后身体活动的最高和最低水平与前列腺癌幸存者的前列腺癌死亡率呈负相关。**PAGAC 等级:中等**

关于身体活动水平与前列腺癌复发或进展之间的关联的证据不足。**PAGAC 等级:不确定**

有限的证据表明存在剂量 - 反应关系;随着身体活动水平的增加,前列腺癌死亡率和全死因死亡率在前列腺癌幸存者中的风险降低。**PAGAC 等级:有限**

由于年龄、人种 / 民族,社会经济状况或体重状况,身体活动与前列腺癌生存或复发之间的关联性证据不足。**PAGAC 等级:不确定**

有限的证据表明,增加身体活动频率、持续时间和身体活动强度可能与前列腺癌幸存者中全死因死亡率和前列腺癌死亡率降低风险相关。**PAGAC 等级:有限**

证据综述

根据美国国家癌症研究所的资料,从诊断到生命结束,一个人被认为是癌症幸存者。目前,美国近 1 500 万人是癌症幸存者[5]。早期发现癌症和改善治疗的趋势有助于提高生存率;2/3 的患有癌症的人至少生存 5 年[5]。这种生存的改善将生存研究的重点转移到了新的结果上,例如研究长期生存(即数十年)。越来越多的人认识到宿主因素在癌症存活中的作用,例如肥胖、代谢健康、炎症、免疫功能和内分泌系统等,已经支持人们越来越关注改变生活方式以改善这些因素。

进行系统文献检索以回答问题 1,得出女性乳腺癌、结直肠癌和前列腺癌的可能结论。搜索的数据库包括 PubMed、Cochrane 和 CINAHL。解决问题 1 的文献检索仅限于系统综述、Meta 分析和合并分析。对于前列腺癌,文献检索的结果并未提供有关全死因死亡率与身体活动相关性的信息。因此,分委会还审查了身体活动和前列腺癌预后的一项合并分析中包含的原始研究文章,以便检查身体活动与全死因死亡率之间的关系。

在纳入到 Meta 分析、系统综述和合并分析的研究中,通过自报和不同类型经过验证的身体活动问卷来测量身体活动。在许多研究中,参与者被提供了一系列典型活动(例如步行、跑步、骑自行车),并要求指出每个活动的频率和持续时间。其他研究使用了更多关于在高强度或中等强度活动中花费的时间的一般问题。大多数收集了娱乐活动信息,其中一些还包括职业活动,只有少数包括家庭活动。一些研究累计所有活动计算出身体活动总量;对休闲活动的活动量进行很有限的计算。一些 Meta 分析计算了可获得数据的中等强度身体活动的每周 MET·h,但各研究中最高活动水平与最低活动水平的切点不同。尽管大多数计算MET·h 的研究为有效活动分配的 MET 值为 6,但有些研究的数值定为 8。

尽管一些 Meta 分析和系统综述提供了关于癌症诊断前身体活动水平的信息,但分委会仅检查了与预后有关的诊断后活动水平,因为本章的重点是关于慢性病患者。

大多数纳入 Meta 分析和系统综述的研究调整了可能的混杂因素,尽管很少有关于治疗类型和是否收集全部治疗方案的数据。因此,尚没有 Meta 分析能够检查治疗的混杂或修饰效应。由于接受最佳治疗是癌症生存的关键预测因素,分委会无法排除该因素的主要混杂或修饰效应。

其余有关证据和发现的讨论集中在 3 种类型的癌症:女性乳腺癌、结直肠癌和前列腺癌。另外,关于其他癌症检索到的证据和结果另有一节评述。

女性乳腺癌

超过 300 万的美国女性患有浸润性乳腺癌[6]。乳腺癌的预后受诊断分歧、肿瘤亚型、可获得适当治疗的强烈影响[7]。然而,越来越多的证据表明宿主效应包括体重状况、代谢健康和营养影响预后[8-11]。

分委会使用了来自 8 篇系统综述的信息[12-19],其中 6 项包括 Meta 分析[14-19]。这些评价包括收集的诊断后身体活动数据和 4~14 项研究。样本数量从几百到(最近的综述)17 666 名乳腺癌幸存者(1 239 人死亡)[14]。中位随访时间从 3~12 年不等。对于复发,数据来自 4 项队列研究和一项小型随机对照试验(RCTs)。分委会还审查了来自 4 项研究的合并项目的 3 项报告,共有 13 000 名乳腺癌幸存者[20-22],在几篇 Meta 分析提出类似的风险估计情况下,分委会选择报告最新或最全面的综述。在某些情况下,在较早的综述中报道了亚组分析,因此也予以介绍。

这里,乳腺癌幸存者被定义为已被诊断患有浸润性乳腺癌的女性。所有的系统综述和Meta 分析都包括诊断为第一至第三期乳腺癌幸存者的研究,不包括最初诊断为转移性(IV期)癌症的患者。

关于总体关系的证据

这组证据显示,诊断后身体活动总量与乳腺癌幸存者的癌症特异和全死因死亡率之间存在一致的负相关关系。2015 年对 8 项队列进行的 Meta 分析结果发现,比较身体活动的最高和最低水平分层,全死因死亡风险降低 48%($RR=0.52$,$95\%CI$:0.16-0.16)[16]。2016 年对10 项队列进行的 Meta 分析发现,诊断后身体活动与乳腺癌死亡率相关,最高和最低活动水平相比,死亡风险降低 38%($RR=0.62$;$95\%CI$:0.48-0.80)[14]。后一项研究还发现,收集复发数据的 4 项队列和一个试验结果显示,乳腺癌复发风险显著降低($RR=0.68$;$95\%CI$:0.58-0.80)[14]。应该指出,不同研究对复发的定义差异很大,因此很难解释这些结果的综合效应。该研究还分析了符合 2008 年身体活动指南[23]推荐的身体活动水平和乳腺癌存活率之间的关系,结果发现,每周参与 ≥10MET·h 与全死因死亡率有关,并伴随全死因死亡风险降低27%($HR=0.73$;$95\%CI$:0.66-0.82),乳腺癌特异死亡风险降低 25%($HR=0.75$;$95\%CI$:0.65-0.85)[20]。

剂量 - 反应关系:对 4 项队列研究的 Meta 分析发现,通过比较活动少与多者,每周每增加 5 个、10 个或 15 个 MET·h 的诊断后身体活动,乳腺癌死亡风险随活动量增加降低,分别降低 6%($95\%CI$:3%-8%)、11%($95\%CI$:6%-15%)和 16%($95\%CI$:9%-22%)[17]。此外,随诊断后身体活动每周 5 个、10 个或 15 个 MET·h,全因死亡的风险降低,分别降低 13%($95\%CI$:6%-20%)、24%($95\%CI$:11%-36%)和 34%($95\%CI$:16%-38%)[17]。

特定因素的证据

年龄：虽然没有 Meta 分析按年龄分组进行评估，但两篇 Meta 分析将绝经状态作为效应影响因素进行了研究[16,19]。在绝经前女性中，比较身体活动最高与最低水平分层，诊断前身体活动水平与乳腺癌死亡率降低相关（$HR=0.55$；$95\%CI$：0.37-0.82）[16]；在绝经后女性中，身体活动与乳腺癌特异性和全因死亡的风险降低相关（$HR=0.75$，$95\%CI$：0.58-0.98 和 $HR=0.44$，$95\%CI$：0.24-0.80）[16]。

癌症亚型：两篇 Meta 分析评估了肿瘤雌激素受体状态的影响[15,16]。在雌激素受体阳性肿瘤患者中，与身体活动最低水平的女性相比，水平最高者的全死因死亡风险降低（$HR=0.34$；$95\%CI$：0.14-0.83）；但身体活动对雌激素受体阴性肿瘤患者的全死因死亡率没有类似影响。这篇 Meta 分析进一步发现，在雌激素受体和孕激素受体阴性的肿瘤幸存者亚组中，最高身体活动水平者的全死因死亡风险降低（$HR=0.56$；$95\%CI$：0.41-0.77），而在雌激素和孕激素受体阳性的肿瘤患者中，乳腺癌特异死亡风险降低（$RR=0.32$；$95\%CI$：0.12-0.86）[16]。诊断为 I 期和 II~III 期的女性患者全死因死亡率降低（分别为 $HR=0.31$；$95\%CI$：0.10-0.95 和 $HR=0.57$；$95\%CI$：0.41-0.79）[16]。这些癌症亚组的分析仅限于 2~3 项队列研究，因此应该谨慎解释所得结果。现在的合并分析发现，与活动水平较低的患者相比，雌激素受体阳性的女性肿瘤患者诊断后身体活动较多的前两分层 5 年随访死亡率显著降低（20%~30%，$P_{\text{trend}}<0.000\ 1$）[21]。

性别：虽然乳腺癌也可发生在男性身上，但比女性少 100 倍。没有研究调查身体活动与乳腺癌男性患者的生存、复发或第二原发癌之间的关系。

人种 / 民族和社会经济状况：有关身体活动与全死因死亡率之间的反向关系以及癌症死亡率是否因人种 / 民族或社会经济状况而异，尚无法得出结论。现有研究缺乏足够的少数民族样本数，也没有基于社会经济状况和具有少数民族代表性的结果，无法针对这些因素作出任何系统性结论。

体重状况：通过体重指数（BMI）水平评估身体活动的 3 篇 Meta 分析结果相似[15,16,19]。在最新的综述中，对于 $BMI<25kg/m^2$ 的患者，身体活动水平最高者比身体活动水平最低者全死因死亡风险降低（$HR=0.44$；$95\%CI$：0.30-0.64），而乳腺癌特异死亡风险未降低[16]。在 $BMI>25kg/m^2$ 患者中，那些身体活动水平最高与最低的患者比较，乳腺癌特异风险和全死因死亡风险均降低（$HR=0.51$；$95\%CI$：0.35-0.74 和 $HR=0.50$；$95\%CI$：0.32-0.78）[16]。

身体活动频率、持续时间、强度、类型（模式）：Meta 分析中的身体活动以每周的小时数衡量，或更通常地表示为每周中等强度 - 高强度的身体活动的 MET·h 数。除了每周中至高强度的身体活动 MET·h 数（假定调查和问卷调查的基本内容为有氧身体活动），目前尚不能就运动暴露的性质作出具体结论。

<u>结直肠癌</u>

证据综述

美国超过 1 317 000 人是结肠直肠癌幸存者，每年约有 135 000 新病例发生，其中大约 72% 是结肠、28% 是直肠癌[24,25]。结直肠癌每年在美国造成约 50 260 人死亡，占癌症死亡人数的 8.4%,成为癌症死亡率的第二大原因。分委会使用了来自 8 篇系统综述的信息[12,14,17,26-30],其中 6 篇包括 Meta 分析[14,17,27-30]。这些评价包括 3~7 项研究评估了诊断后身体活动与生存的关系。纳入队列的样本数量从几百到最多共有 9 698 名结直肠癌幸存者(1 071 人死亡)的一项最近的综述中[14],中位随访时间从 4~12 年不等。对于复发,只能从一项小型队列研究中获得数据。若有多篇 Meta 分析提出类似的风险评估,分委会选择报告最新或最全面的评估结果。在某些情况下,亚组分析在较早的综述中报道,因此也在这里加以介绍。

关于身体活动的研究,汇集了所有结肠和直肠癌的结局。根据每例直肠癌的发生会有约 2 例结肠癌病例的报道,调整了肿瘤的位置,包括近端结肠(升结肠和横结肠),远端结肠(降结肠和乙状结肠)和直肠癌,以及癌症级别。因此,本报告的结论被认为适用于诊断为近端和远端结肠癌和直肠癌的癌症存活者。大多数队列研究包括结肠直肠癌 I~III 期,不包括转移性 IV 期癌症,队列研究的 Meta 分析进一步排除了 IV 期,以最大限度地减少由于其更高的死亡率而可能引入的偏倚。因此,这个问题的结论不适用于 IV 期结直肠癌。

关于整体关系的证据

来自这组证据的数据显示,诊断后身体活动总量与全死因死亡率以及结直肠癌幸存者的结直肠癌特异死亡率之间存在一致的负相关关系。包括 7 项队列研究的 2016 年 Meta 分析显示,幸存者的全死因死亡率风险降低,其中身体活动水平最高与最低水平相比降低 42%($RR=0.58$;95%CI:0.49-0.68)[30]。2016 年不同的 Meta 分析所得 6 个队列的结果发现,诊断后身体活动的最高和最低水平与结直肠癌特异死亡风险相关,相对风险降低 38%($RR=0.62$;95%CI:0.45-0.86)[14],后一项来自 832 名幸存者(159 例死亡)的研究发现,复发风险与身体活动没有统计学显著相关[14]。

一篇 Meta 分析使用 5 项队列研究评估剂量 - 反应关系。在活动较少人群活动较多人群的比较中,诊断后每周身体活动增加 5 个、10 个或 15 个 MET·h,全死因死亡风险分别降低 15%(95%CI:10%-19%),28%(95%CI:20%-35%)和 35%(95%CI:28%-47%)[17],结直肠癌特异死亡率的结果几乎相同。

特定因素的证据

年龄:纳入 Meta 分析的大部分前瞻性队列研究均由年龄中位数为 60~69 岁的个体组成。虽然年龄在大多数研究中被纳入为调整因子,但没有 Meta 分析按年龄组进行分析。然而,仅入选老年人的队列研究[31,32]发现,与年轻的幸存者人群相比,身体活动对死亡率的影响相似。

性别:最近的 Meta 分析包括两项前瞻性队列研究[32,33],结果显示身体活动与全死因死亡率和癌症死亡率显著负相关。一项只有男性的研究显示,比较最高身体活动水平与最低身体活动水平分层,并且与全死因死亡率或结直肠癌死亡率之间均存在非统计学显著的负相关性[34]。其余队列研究的结果也仅限女性或男性。因此,身体活动似乎可能降低包括男性和女性的全因和特定结直肠癌死亡率。

人种 / 民族和社会经济状况:关于身体活动与全死因死亡率或结直肠癌特定死亡率之间的反向关系是否因人种 / 民族或社会经济状况而异,尚无法得出结论。这些研究缺乏足够的少数民族样本量以及基于社会经济状况并具有少数民族代表性的结果,无法就这些因素作出任何系统性结论。

体重状况:尽管大多数 Meta 分析所来源的队列调整了 BMI,但 Meta 分析并未提供身体活动对各类 BMI 死亡率影响的估计。因此,体重状态对大肠癌幸存者身体活动作用的影响尚不清楚。

身体活动频率、持续时间、强度、类型(模式):Meta 分析中的身体活动以每周的小时数衡量,或者更通常地表示为每周中等强度 - 高强度的身体活动 MET·h 数。静坐到低强度活动被定义为每周少于 3MET·h,而更高水平的身体活动被分类为每周 17~27MET·h 和 27MET·h 以上两级。除了每周的中等强度身体活动的 MET·h 数(根据调查和问卷调查推测其主要是有氧运动),目前尚不能就运动暴露的性质作出具体结论。

前列腺癌

证据综述

超过 300 万美国男性诊断为患有浸润性前列腺癌[35],被诊断的大多数年龄较大(年龄超过 65 岁)的男性不会死于前列腺癌;相反,这个幸存者的主要死因是 CVD。预后受诊断时的分期和获得适当治疗机会的影响[36]。

分委会使用了来自 2 项系统综述的信息[12,14],其中一篇包括了 Meta 分析[14]。Ballard-Barbash 等[12] 的综述仅包括 1 项前列腺癌幸存者队列研究,而 Friedenreich 等[14] 的分析则包括 4 项研究。因此,本报告的估计来自后者的审查。关于男性前列腺癌患者身体活动与生存之间关系的可用信息来自前列腺癌幸存者队列研究,他们在诊断后获得身体活动水平的数据。在 4 个队列中的样本量从 830~4 600 个前列腺癌幸存者,中位随访时间从 2~15 年不等。关于复发,数据来自 2 项队列研究。

关于整体关系的证据

来自这组证据的数据显示,诊断后身体活动总量与前列腺癌幸存者的癌症特异死亡率之间呈负相关。2016 年对 3 个队列的 Meta 分析的评估发现,和最低水平相比,身体活动最高者前列腺癌特异死亡风险降低 38%(RR=0.62;95%CI:0.47-0.82)[14]。Friedenreich 等[14] 的 Meta 分析没有分析总死亡率。对系统综述中所包含的论文的回顾表明,身体活动总量、休闲活动、非静态职业活动和高强度身体活动的最高和最低水平对比,全死因死亡率的风险均降低,并在统计学上显著相关[37-39]。

在收集癌症复发或进展数据的两项队列的 Meta 分析中,复发或进展风险与身体活动无关(RR=0.77;95%CI:0.55-1.08)[14],应该指出,由于复发的定义不同,因此很难解释这些结果的综合效应。

对 Meta 分析中包含的各篇论文的回顾[14],结果显示存在显著的剂量 - 反应关系。例如每周运动时间更长、每周运动次数更多或参与高强度活动男性的死亡风险较低,包括全死因死亡率和前列腺癌死亡率[37-39]。一项研究发现步行速度和持续时间增加与前列腺癌进展风险降低之间存在关联[40],一项研究发现增加步行或骑自行车,与全因和前列腺癌特异死亡率均具有统计学显著相关性[38]。然而,各个研究使用了不同类型的活动量测量指标,因此很难确定这些身体活动类型与前列腺癌结局之间的总体关系。

特定因素的证据

年龄：Meta 分析和队列研究均未按年龄组评估。

癌症亚型：在最近的一项 Meta 分析中，一项研究使用 Gleason 评分（癌症浸润性）分析了身体活动与前列腺癌进展之间的关联[14]。对于 Gleason 评分低于 7 分的男性，那些每周步行 7 小时与更多者与少于 0.5 小时者比较，生存率降低的风险比为 0.39（95%CI：0.11-1.41）。对于 Gleason 评分大于或等于 7 的患者，每周步行 7 小时或更长时间者与每周小于 0.5 小时的患者比较，生存率降低的风险比为 1.33（95%CI：0.54-3.29）（$P_{交互作用}$=0.006）。因为两个风险比均无统计学意义，所以不清楚预后是否因疾病基线浸润性指标不同而不同。

人种 / 民族和社会经济状况：没有研究提供关于身体活动对种族 / 民族或社会经济状况的生存或进展的影响的信息。

体重状况：没有研究提供身体活动对体重状态的生存或进展的影响的信息。

身体活动频率、持续时间、强度、类型（模式）：个体队列研究评估了几个身体活动领域与全死因死亡率和前列腺癌死亡率之间的关系，包括剧烈活动、每周 MET·h 值、步行速度、走路或骑自行车平均时间。大多数身体活动类型与提高生存率有关。然而，由于在原始队列研究中测量和呈现数据的方式各不同，尚不可能确定地辨析前列腺癌幸存者对预后的影响程度在这些身体活动类型是否相似。

其他癌症

虽然分委会检索了与任何癌症的诊断后身体活动和预后有关的系统综述、Meta 分析和合并分析，但大多数已发表的研究集中在乳腺癌、结直肠癌和前列腺癌。分委会决定，其他癌症得出的结论或指定证据等级的证据很有限。

2016 年的一篇系统性综述 /Meta 分析确定了两项包括任何癌症类型的队列研究[14]。其中一项研究显示，比较男性患者身体活动水平最高与最低水平分层，癌症特异死亡率降低 38%[41]，而女性身体活动与癌症特异死亡率没有显著相关性[42]。Ballard-Barbash 等[12] 系统回顾了一项胶质瘤研究，显示参与每周身体活动 9MET·h 或更多者的比少于 9MET·h 者全死因死亡率显著降低 36%（HR=0.64；95%CI：0.46-0.91；$P_{趋势}$<.001）[43]。分委会注意到有一些新的与癌症存活有关的其他身体活动研究，但都是在我们进行系统检索后才发表的。

有关此证据的更多详细信息，请访问 *https://health.gov/paguidelines/second-edition/report/supplementary-material.aspx 查找证据包。*

2018 年科学报告与 2008 年科学报告的比较

2008 年的科学报告[4] 回顾了 2008 年以前身体活动与癌症预后之间关系的文献。从当时有限的研究数据来看，2008 年的科学报告[4] 暂时得出结论认为，身体活动增加与乳腺癌女性以及患有结直肠癌的男性和女性死亡率降低相关。此后，关于身体活动和癌症存活的文献已经足够多，使生存队列数据的 Meta 分析得以进行，可以提供对这些关联的更精确估计，以及关于癌症亚群内影响生存率的剂量 - 反应信息和评估。

2008 年的科学报告[4] 也考虑了身体活动与癌症治疗的晚期和长期后果以及生命质量

之间的关系。2018 委员会没有审查这些问题,而是集中在有关身体活动和生存的大量新文献上。

公众健康影响

在美国,估计有 42% 的男性和 38% 的女性在其有生之年会发生癌症[44]。对于一些癌症,患癌个体的预期寿命会增加,因此许多癌症幸存者可能会在诊断后生存数十年[45]。在 2016 年 1 月 1 日,美国有超过 15 500 000 名患有癌症病史的儿童和成人存活,其中 8 319 370 名患者有乳腺癌、结直肠癌或前列腺癌的病史[46]。到 2026 年 1 月 1 日,估计癌症幸存者人数将增加到 2 030 万人:近 1 000 万男性和 1 030 万女性[46]。其中,估计 10 889 250 人将是乳腺癌、结直肠癌或前列腺癌的幸存者。

越来越多的文献支持大量身体活动与降低乳腺癌、结直肠癌或前列腺癌诊断个体的全死因死亡率和癌症死亡率之间的负相关性,风险降低幅度为 38%~48%。由于缺乏有关混杂因素、改变治疗类型和完成治疗的信息,降低了研究结果的证据级别。但是,鉴于观察到的关联的统计学意义和效应大小,分委会支持向乳腺癌、结直肠癌和前列腺癌幸存者提出建议,以增加其身体活动。由于缺乏有关乳腺癌、结直肠癌或前列腺癌以外的癌症患者生存率与身体活动关系的信息,因此对这些癌症幸存者无法做出结论或建议。应鼓励身体活动来提高诊断患有乳腺癌、前列腺癌或结直肠癌的个体的生存率。

问题 2. 对于骨关节炎患者,身体活动与:①合并症风险;②身体功能;③与健康相关的生命质量;④疼痛;⑤疾病进展有什么关系?

a)是否存在剂量 - 反应关系? 如果是,这种关系曲线的形状是什么?
b)这种关系是否因年龄、性别、人种 / 民族、社会经济状况或体重状况而异?
c)这种关系是否因身体活动频率、持续时间、强度、类型(模式)或体能测量方式而异?
证据来源:系统综述、Meta 分析、现有报告、原始文献

结论陈述

合并症的风险
目前尚无足够的证据提示在骨关节炎患者中是否存在大量身体活动与合并症之间的关系。**PAGAC 等级:不确定**

身体功能或疼痛
强有力的证据表明,在膝关节和髋关节骨关节炎成人中,大量身体活动与疼痛减轻和身体功能改善之间存在关联。**PAGAC 等级:强**
目前尚无足够的证据提示在骨关节炎患者中,身体活动与疼痛或身体功能之间是否存在剂量 - 反应关系。**PAGAC 等级:不确定**
目前尚无足够的证据提示身体活动与疼痛或身体功能之间的关系是否因年龄、性别、人种 / 民族、社会经济状况或骨关节炎患者体重状况而异。**PAGAC 等级:不确定**
有限的证据表明,有氧和肌肉力量型的身体活动的强度或持续时间与膝关节和髋关节、

骨关节炎患者的疼痛和身体功能改善有关。PAGAC 等级:有限

　健康相关的生命质量

　中等强度证据表明,膝关节和髋关节骨性关节炎患者身体活动量增加和健康相关生命质量改善之间存在关联。PAGAC 等级:中等

　目前尚无足够的证据提示骨关节炎患者身体活动与健康相关生命质量之间是否存在剂量 - 反应关系。PAGAC 等级:不确定

　目前尚无足够的证据提示身体活动与健康相关生命质量之间的关系是否因年龄、性别、人种 / 民族、社会经济状况或骨关节炎患者的体重状况而异。PAGAC 等级:不确定

　目前尚无足够的证据提示频率、持续时间、强度或类型(模式)是否与骨关节炎患者的健康相关的生命质量有关。PAGAC 等级:不确定

　疾病进展

　中等强度证据表明身体活动与骨关节炎患者疾病进展之间的关系。中等强度的证据表明,在每天 10 000 步的范围内,步行的身体活动不会加速膝盖骨关节炎。PAGAC 等级:中等

　中等强度证据表明在骨关节炎个体中,身体活动与疾病进展之间的剂量 - 反应关系。这种关系似乎是 U 形的。PAGAC 等级:中等

　目前尚无足够的证据提示身体活动与病情进展之间的关系是否因年龄、性别、人种 / 民族、社会经济状况或体重状况而异。PAGAC 等级:不确定

　目前尚无足够的证据提示身体活动频率、持续时间、强度或类型(模式)的身体活动是否与骨关节炎患者的病情进展有关。PAGAC 等级:不确定

证据综述

关于整体关系的证据

合并症的风险

目前尚无足够的证据提示在骨关节炎(OA)患者中是否进行大量身体活动与合并症之间存在什么关系。对系统综述、Meta 分析、合并分析和报告的检索没有找到任何关于身体活动对合并症状风险影响的综述。因此,没有对合并症风险结果提供额外的讨论。

　骨关节炎和疼痛,身体功能以及与健康相关的生命质量

　原始的文献检索发现了 18 篇符合纳入骨关节炎和疼痛、生理功能和健康相关生命质量(HRQoL)分析标准的 Meta 分析和系统综述[47-64]。然而,这些 Meta 分析明显包括所纳入研究中的重叠。在试图尽量减少冗余,分委会审查了所有 Meta 分析中重复纳入的研究。相对于较大的研究,那些 Meta 分析有相当多的重复文献、少于 5 项独立的额外研究、没有增加更多的信息者,没有保留在最终分析中,只保留了 6 篇 Meta 分析[47-50,52,53]。

　在这 6 篇文章中,5 篇涉及身体功能的结果[47,49,50,52,53],5 篇包括疼痛的结果[47-49,52,53],2 篇涉及 HRQoL 的结果[47,52]。

　*疼痛:*Meta 分析检查了各种身体活动干预措施,包括基于陆地的治疗性力量和有氧身体活动[48,52],水中活动[47,48]和太极拳[49,52]。Juhl 等[53]检查了单项或组合运动,包括有氧、耐力和表演性的训练。所纳入的综述[47-49,52,53]的疼痛描述使用了多种量表(西安大略和麦克马

斯特的骨关节炎指数,Lequesne 骨关节炎指数)的结果。

身体功能:Meta 分析检查了各种身体活动干预措施,包括陆基力量和有氧运动,[50,52]、水中活动 [47,50] 和太极 [49,50,52],Juhl 等 [53] 检查了单项或组合练习,包括有氧、耐力和表演性的训练。所纳入的综述以各种方式处理身体功能和与身体功能相关的结果,包括自我效能感知、认知和情绪障碍 [49]、功能性有氧能力 [49,50] 以及失能和身体功能(使用日常生活活动测量量表、西安大略省和麦克马斯特的骨关节炎指数和全球失能评分)[47,52,53]。

健康相关的生命质量(HRQoL):Fransen 等 [52] 研究了各种类型陆地运动的影响,包括肌力练习、平衡训练、有氧步行、骑自行车和太极拳。Bartels 等 [47] 用 HRQoL 评估各种类型的运动(活动范围、力量、有氧能力)作为使用各种测量的结果 [47,52]。

总之,这 6 篇综述包括:

- 131 项单项研究和 Meta 分析仅涉及膝关节骨关节炎,其中包括 9 798 例以患者身体功能作为结局,10 948 例以疼痛作为结局,2 771 例以 HRQoL 作为结局;
- 13 项单项研究仅涉及髋关节骨关节炎,其中包括 3 021 例患者身体功能作为结局,1 320 例以疼痛作为结局,1 190 例以 HRQoL 作为结局;
- 13 项关于膝关节和髋关节炎水中运动的单项研究,涵盖了 1 076 名参与者以疼痛为结局,1 059 名参与者以功能为结局,971 名参与者以 HRQoL 为结局。

髋关节炎患者的疼痛,躯体功能和生命质量的影响大小似乎与单独考虑膝关节骨关节炎的患者不同。

这些 Meta 分析中的大多数 RCT 研究包括一种或多种运动模式(陆地和水中;有氧、肌肉强化和太极拳)对膝关节和髋关节炎的影响。大多数使用在骨关节炎研究领域常见的西安大略和麦克马斯特关节炎指数(WOMAC)评估疼痛、身体功能和生命质量。一些研究专门检查了基于陆地的运动 [52],其他人仅研究了基于泳池的运动效果 [47]。无论运动是陆地运动还是水中运动,对疼痛、身体功能和生命质量的影响大小似乎都没有变化。

关于疼痛、身体功能和 HRQoL 的研究结果如图 F10-2 和图 F10-3 所示,其中介绍了一项关于膝关节陆上运动影响的研究结果(改编自 Fransen 等 [52]),另一篇综述分析了水上运动对膝关节的影响(改编自 Bartels 等 [47])。在图 F10-2 中,向左的方向倾向于锻炼有效(减轻疼痛和改善身体功能),而改善 HRQoL 则在右侧。在图 F10-3 中,向左的方向有利于运动(减轻疼痛、改善身体功能和 HRQoL)。

这 2 篇综述的结果报告了陆地和水上运动的效应大小大致相当。也就是说,对于疼痛、身体功能和 HRQoL 的结果,陆上运动似乎与水基运动一样有效。此外,这些综述的证据表明,干预停止后长达 6 个月的身体活动对疼痛和身体功能的影响持续存在 [52]。

剂量 - 反应关系:大多数身体活动对疼痛、身体功能和生命质量影响的研究是一种身体活动模式、强度或持续时间的随机对照试验。此外,这些因素在每篇 Meta 分析所纳入的研究中存在显著的异质性。因此,有关剂量 - 反应关系的信息非常有限,无法估计与显著反应相关的最小剂量。

特定因素的证据

这 6 篇综述的结果是一致的,即身体活动与膝关节和髋关节骨关节炎的疼痛减少、身体

疼痛

亚组研究	运动 均值	标准差	总计	对照 均值	标准差	总计	权重	标准差 IV, 随机, 95%CI	年份	标准差 IV, 随机, 95%CI
1.1 最终治疗得分										
Ettinger 1997 a/b	2.21	0.72	146	2.46	0.61	75	3.6%	-0.6[-0.64, 0.08]	1997	
Ettinger 1997 a/b	2.14	0.6	144	2.46	0.61	75	3.6%	-0.53[-0.81, 0.24]	1997	
Talbot 2003	1.35	0.93	17	1.2	0.95	17	1.5%	0.16[-0.52, 0.83]	2003	
Hughes 2004	4.9	3.4	68	6.2	4.3	43	2.9%	-0.34[-0.73, 0.04]	2004	
Brismee 2007	15.39	5.7	22	16.64	4.7	19	1.7%	-0.23[-0.85, 0.38]	2007	
Yip 2007	37.33	21.1	79	44.41	23.2	74	3.3%	-0.32[-0.64, 0.00]	2007	
An 2008	71.1	110.1	11	138.2	112.6	10	1.0%	-0.58[-1.46, 0.30]	2008	
Doi 2008	22.55	20.68	61	29.59	23.44	56	3.0%	-0.32[-0.68, 0.05]	2008	
Lund 2008	38	12.5	25	39.7	12	27	2.0%	-0.14[-0.68, 0.41]	2008	
Jan 2008	4.8	3.1	68	7.1	3.4	30	2.5%	-0.71[-1.16, -0.27]	2008	
Lin 2009	4.2	3	36	7.3	3.4	36	2.3%	-0.96[-1.45, -0.47]	2009	
Salli 2010	3.35	1.8	47	6.5	1.8	24	1.9%	-1.73[-2.30, -1.16]	2010	
Bezalel 2010	7	7.5	25	10	7.5	25	2.0%	-0.39[-0.95, 0.17]	2010	
Foroughi 2011	3.8	2.7	20	4.4	3.7	20	1.8%	-0.18[-0.77, 0.41]	2011	
Wang 2011	24	15	26	32	18	26	2.0%	-0.48[-1.03, 0.08]	2011	
Salacinskj 2012	18.6	13.4	13	34.3	15.9	15	1.2%	-1.03[-1.83, -0.23]	2012	
Bruce-Brand 2012	10.78	4.31	10	8.33	4.36	6	0.8%	0.54[-0.50, 1.57]	2012	
Subtotal (95% CI)			818			583	37.3%	-0.47[-0.65, -0.29]		

异质性　Tau^2=0.08; Chi^2=38.16, df=16 (P=0.001); I^2=58%
总效应检测　Z=5.03 (P<0.000 01)

| 总计 (95% CI) | | | 1992 | | | 1545 | 100.0% | -0.49[-0.59, -0.39] | | |

异质性　Tau^2=0.05; Chi^2=84.97, df=45 (P=0.003); I^2=47%
总效应检测　Z=9.64 (P<0.000 01)
亚组差异性分析　Chi^2=0.08. df=1 (P=0.77). I^2=0%

偏运动　偏对照

生命质量

亚组研究	运动 均值	标准差	总计	对照 均值	标准差	总计	权重	标准差 IV, 随机, 95%CI	年份	标准差 IV, 随机, 95%CI
1.3.1 分数变化										
Minor 1989	-1.7	1.3	28	-2.4	1.7	28	5.3%	0.46[-0.07, 0.99]	1989	
Fransen 2001	2	6.4	83	-0.7	3.7	43	10.7%	0.48[0.10, 0.85]	2001	
Keefe 2004	0.38	1.22	16	0.05	0.33	18	3.2%	0.37[-0.31, 1.05]	2004	
Bennell 2005	0.5	0.13	73	0.51	0.17	67	13.5%	-0.07[-0.40, 0.27]	2005	
Thorstensson 2005	4	13	30	-0.7	14	31	5.8%	0.34[-0.16, 0.85]	2005	
Hay 2006	0.14	2	93	-0.28	2	89	17.5%	0.21[-0.08, 0.50]	2006	
Lee 2009	19.2	15.9	29	10.3	10.3	24	3.6%	0.69[0.05, 1.34]	2009	
Kao 2012	2.1	9.3	114	-0.33	7.9	91	19.4%	0.28[0.00, 0.55]	2012	
小计 (95% CI)			466			382	78.8%	0.27[0.13, 0.42]		

异质性　: Tau^2=0.00; Chi^2=7.61, df=7 (P=0.37); I^2=8%
总效应检测　=3.70 (P=0.000 2)

1.3.2 End of treatment scores										
Fransen 2007	49.61	8.83	41	47.6	8.2	36	7.4%	0.23[-0.22, 0.68]	2007	
Lund 2008	43.8	12.5	25	43.1	11.5	27	5.0%	0.06[-0.49, 0.60]	2008	
Wang 2011	74	11	26	67	14	26	4.8%	0.57[0.02, 1.13]	2011	
Brute-Brand 2012	66.64	20.36	10	65	27.77	6	1.4%	0.07[-0.95, 1.08]	2012	
Salacinskj 2012	59.2	17.5	13	46.7	22.6	15	2.6%	0.59[-0.17, 1.36]	2012	
小计 (95% CI)			115			110	21.2%	0.30[0.04, 0.57]		

异质性　: Tau^2=0.00; Chi^2=2.55, df=4 (P=0.64); I^2=0%
总效应检测　=2.23 (P=0.03)

| 总计 (95% CI) | | | 581 | | | 492 | 100.0% | 0.28[0.15, 0.40] | | |

异质性　Tau^2=0.00; Chi^2=10.20, df=12 (P=0.060); I^2=0%
总效应检测　Z=9.64 (P<0.000 01)
亚组差异性分析　Chi^2=0.03. df=1 (P=0.86). I^2=0%

偏对照　偏运动

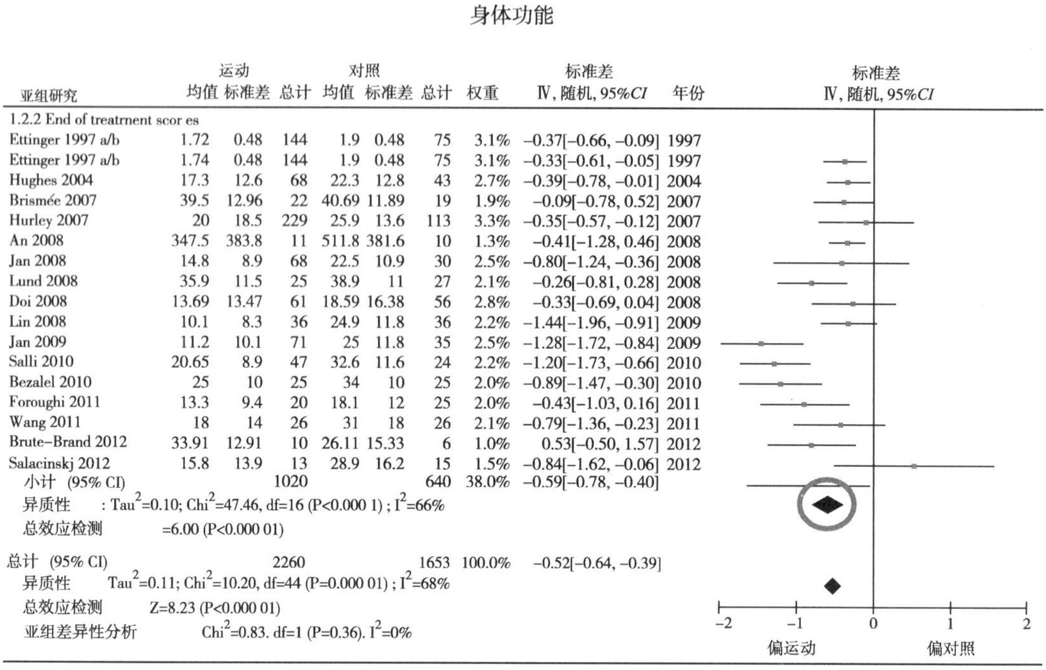

身体功能

亚组研究	运动 均值	运动 标准差	运动 总计	对照 均值	对照 标准差	对照 总计	权重	标准差 IV, 随机,95%CI	年份
1.2.2 End of treatrnent scor es									
Ettinger 1997 a/b	1.72	0.48	144	1.9	0.48	75	3.1%	−0.37[−0.66, −0.09]	1997
Ettinger 1997 a/b	1.74	0.48	144	1.9	0.48	75	3.1%	−0.33[−0.61, −0.05]	1997
Hughes 2004	17.3	12.6	68	22.3	12.8	43	2.7%	−0.39[−0.78, −0.01]	2004
Brismée 2007	39.5	12.96	22	40.69	11.89	19	1.9%	−0.09[−0.78, 0.52]	2007
Hurley 2007	20	18.5	229	25.9	13.6	113	3.3%	−0.35[−0.57, −0.12]	2007
An 2008	347.5	383.8	11	511.8	381.6	10	1.3%	−0.41[−1.28, 0.46]	2008
Jan 2008	14.8	8.9	68	22.5	10.9	30	2.5%	−0.80[−1.24, −0.36]	2008
Lund 2008	35.9	11.5	25	38.9	11	27	2.1%	−0.26[−0.81, 0.28]	2008
Doi 2008	13.69	13.47	61	18.59	16.38	56	2.8%	−0.33[−0.69, 0.04]	2008
Lin 2008	10.1	8.3	36	24.9	11.8	36	2.2%	−1.44[−1.96, −0.91]	2009
Jan 2009	11.2	10.1	71	25	11.8	35	2.5%	−1.28[−1.72, −0.84]	2009
Salli 2010	20.65	8.9	47	32.6	11.6	24	2.2%	−1.20[−1.73, −0.66]	2010
Bezalel 2010	25	10	25	34	10	25	2.0%	−0.89[−1.47, −0.30]	2010
Foroughi 2011	13.3	9.4	20	18.1	12	25	2.0%	−0.43[−1.03, 0.16]	2011
Wang 2011	18	14	26	31	18	26	2.1%	−0.79[−1.36, −0.23]	2011
Brute−Brand 2012	33.91	12.91	10	26.11	15.33	6	1.0%	0.53[−0.50, 1.57]	2012
Salacinskj 2012	15.8	13.9	13	28.9	16.2	15	1.5%	−0.84[−1.62, −0.06]	2012
小计（95% CI）			1020			640	38.0%	−0.59[−0.78, −0.40]	

异质性：Tau^2=0.10; Chi^2=47.46, df=16 (P<0.000 1)；I^2=66%

总效应检测　=6.00 (P<0.000 01)

| 总计（95% CI） | | | 2260 | | | 1653 | 100.0% | −0.52[−0.64, −0.39] | |

异质性　　Tau^2=0.11; Chi^2=10.20, df=44 (P=0.000 01)；I^2=68%

总效应检测　Z=8.23 (P<0.000 01)

亚组差异性分析　Chi^2=0.83, df=1 (P=0.36). I^2=0%

图 F10-2　陆上运动对膝关节骨性关节炎疼痛、身体功能和生命质量的影响

来源：转载自［膝盖骨关节炎锻炼：Cochrane 系统综述. Marlene Fransen 等[52],49,2015］（经 BMJ 出版集团有限公司许可）

功能改善和生命质量改善相关，而与活动模式无关（水中活动对陆地活动）。与疼痛缓解、身体功能和生命质量的关系似乎适用于有氧运动、肌肉力量活动和太极拳。然而，在这些暴露情况下，效应大小有一定中度的差异。所审查的证据没有包含足够的信息来确定强度或持续时间是否与 HRQoL 的变化有关。证据还不足以确定身体活动与疼痛、身体功能和生命质量之间的关系是否因年龄、性别、人种 / 民族、社会经济状况或体重不同而异。

骨关节炎疾病进展

担心高强度身体活动和大量负重活动可能对骨关节炎进展产生有害影响，促使分委会对此结果进行有针对性的审查。该评估需要单独检索与疼痛、身体功能和 HRQoL 相关的证据。分委会审查了文献，分析了身体活动与骨关节炎进展之间的关系。为了本综述的目的，骨关节炎的进展定义为由骨关节炎结构成像［X 射线照相或磁共振成像（MRI）］或临床进展为全膝关节置换术（TKR）评估骨关节炎的恶化。分委会没有发现任何研究检查身体活动对与疾病恶化状态相关的循环系统生物标志物的影响的研究。

现有的系统综述和 Meta 分析

分委会确定了一篇系统综述，包括 49 项研究[65]，和一篇 Meta 分析[62]，包括 3 项研究。系统综述[65]包括结合肌肉力量、伸展和有氧内容的低负荷的治疗性身体活动。该系统综述中的所有主要文献研究均涉及膝关节骨关节炎（未纳入研究涉及髋关节骨关节炎进展），并使用骨关节炎结构成像或全膝关节置换（TKR）作为病情发展的指标。该系统综述检查了 48 项含 8 614 名参与者的纵向队列研究。

比较具有较多和最少低负荷身体活动的个体的病情进展，系统综述[65]没有提供证据表

疼痛

亚组研究	运动			对照			权重	标准差 IV, 随机, 95%CI
	均值	标准差	总计	均值	标准差	总计		
Cochrane 2005	8.46	3.74	152	9.35	3.54	158	18.3%	−0.24[−0.47, −0.02]
Foley 2003	10	2.96	35	10	2.96	35	8.3%	0.00[−0.47, 0.47]
Fransen 2007	27.3	18.7	55	40	16.2	41	8.4%	−0.71[−1.13, −0.30]
Hale 2012	7.8	3.66	20	7.1	1.67	15	4.8%	0.23[−0.44, 0.90]
Hinman 2007	143	79	36	198	108	35	8.1%	−0.58[−1.05, −0.10]
Kim 2012	6.14	1.8	35	7.26	1.92	35	8.0%	−0.60[−1.07, −0.12]
Lim 2010	3.27	1.67	24	4.55	1.88	20	5.5%	−0.71[−1.32, −0.10]
Lund 2008	−60.2	12.47	27	−60.3	12.47	27	6.9%	0.01[−0.53, 0.54]
Patrick 2001	1.38	0.74	98	1.46	0.62	117	15.8%	−0.12[−0.39, 0.15]
Stener−Victorin 2004	30	30.37	10	48.5	29.63	7	2.4%	−0.58[−1.58, 0.41]
Wang 2006	43.5	18.6	21	54.9	25.2	21	5.5%	−0.51[−1.12, 0.11]
Wang 2011	−72	18	26	−68	18	26	6.6%	−0.22[−0.76, 0.33]
总计 (95% CI)			539			537	100.0%	−0.31[−0.47, 0.15]

异质性　Tau²=0.02; Chi²=16.28, df=11 (P=0.13) ; I²=32%
总效应检测　Z=3.80(P=0.000 1)

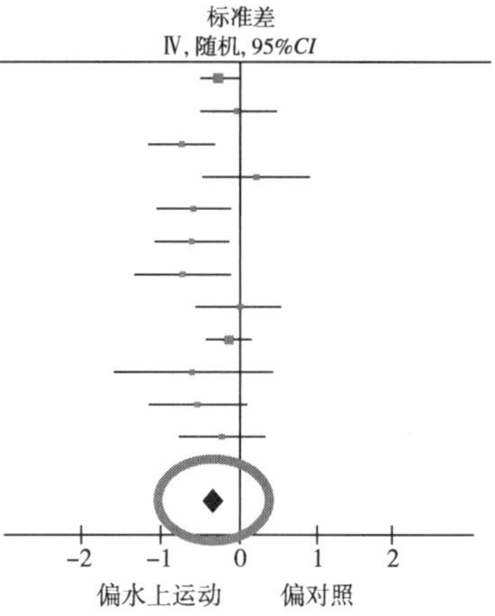

身体功能

亚组研究	运动			对照			权重	标准差 IV, 随机, 95%CI
	均值	标准差	总计	均值	标准差	总计		
Arnold 2008	9.94	4.3	25	10.91	3.04	26	6.1%	−0.26[−0.81, 0.29]
Cochrane 2005	29.26	14.48	149	32.42	13.25	156	21.6%	−0.23[−0.45, −0.00]
Foley 2003	33	12.59	35	37	9.63	35	7.9%	−0.35[−0.83, 0.12]
Fransen 2007	34.8	23.7	55	49.9	19	41	9.7%	−0.69[−1.10, −0.27]
Hale 2012	24	8.33	20	24.9	6.48	15	4.3%	−0.12[−0.79, 0.55]
Hinman 2007	598	316	36	656	373	35	8.1%	−0.17[−0.63, 0.30]
Lim 2010	−38.8	7.7	24	−36.9	9.6	20	5.3%	−0.22[−0.81, 0.38]
Lund 2008	−62.7	11.95	27	−61.1	11.43	27	6.4%	−0.13[−0.67, 0.40]
Patrick 2001	0.93	0.55	101	1.13	0.67	121	18.0%	−0.32[−0.59, −0.06]
Stener−Victorin 2004	23.5	7.03	10	45	11.48	7	1.2%	−2.25[−3.54, −0.95]
Wang 2006	0.9	0.4	21	1	0.5	21	5.2%	−0.22[−0.82, 0.39]
Wang 2011	−76	16	26	−69	18	26	6.1%	−0.40[−0.95, 0.14]
总计 (95% CI)			529			530	100.0%	−0.32[−0.47, 0.17]

异质性　Tau²=0.01; Chi²=13.74, df=11 (P=0.25) ; I²=20%
总效应检测　Z=4.28(P<0.000 1)

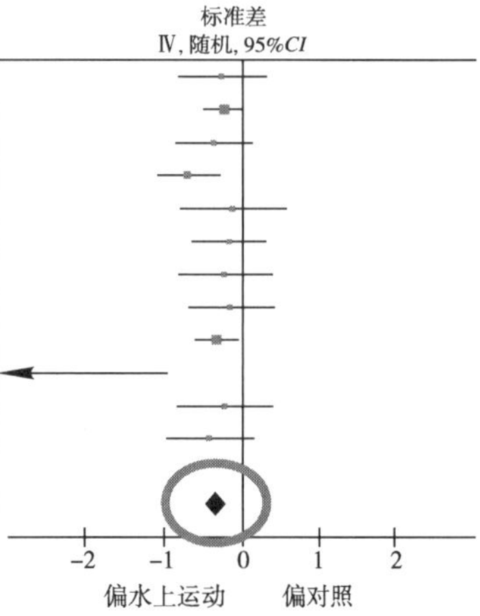

生命质量

亚组研究	运动			对照			权重	标准差 IV, 随机, 95%CI
	均值	标准差	总计	均值	标准差	总计		
Cochrane 2005	−48.02	24.78	159	−51.32	27.17	151	15.3%	0.13[−0.10, 0.35]
Foley 2003	−49.4	20.04	35	−38.3	17.8	35	10.4%	−0.58[−1.06, −0.10]
Fransen 2007	−45.15	9.36	55	−40.55	11.01	41	11.6%	−0.45[−0.86, −0.04]
Hale 2012	24.81	10.04	20	25.36	9.23	15	7.4%	−0.06[−0.72, 0.61]
Hinman 2007	0.43	0.2	36	0.5	0.2	35	10.5%	−0.35[−0.82, 0.12]
Lim 2010	−46.8	8.27	24	−42.65	12.18	20	8.4%	−0.40[−1.00, 0.20]
Lund 2008	−43	12.47	27	−43.1	11.95	27	9.4%	0.01[−0.53, 0.54]
Patrick 2001	0.61	0.07	101	0.6	0.08	121	14.5%	0.13[−0.13, 0.40]
Stener−Victorin 2004	0.37	0.83	10	3	1.93	7	3.3%	−1.81[−3.00, −0.62]
Wang 2011	−73	12	26	−67	13	26	9.1%	−0.47[−1.02, 0.08]
总计 (95% CI)			493			478	100.0%	−0.25[−0.49, −0.01]

异质性　Tau²=0.09; Chi²=25.48, df=9 (P=0.002) ; I²=65%
总效应检测　Z=2.04(P=0.04)

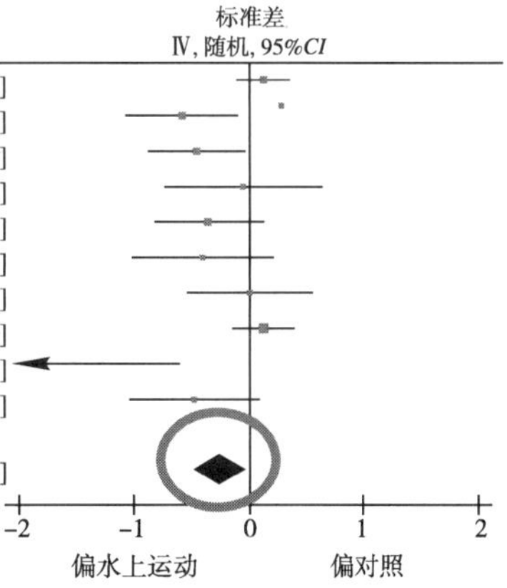

图 F10-3　水上运动对膝关节骨性关节炎疼痛、身体功能和生命质量的影响

资料来源：Bartels 等[47]，水生运动治疗膝关节和髋关节骨关节炎，Cochrane 系统综述数据库，John Wiley 和 Sons。版权所有 ©2016 Cochrane 协作网。由 John Wiley & Sons, Ltd. 出版

明身体活动对病情进展的有害影响,评价指标包括疼痛增加的运动干预不良反应、身体活动功能降低、骨关节炎结构成像上的病情进展或在组别 TKR 比例增加。在本次审查的研究中,只有 6 项(其中 5 项为随机对照试验)包括客观成像结果或 TKR 作为骨关节炎进展的指标。客观测量和关节置换需求被认为是评估骨关节炎进展影响的标准。虽然在 5 项随机对照试验中关节置换的人数很少,但与没有进行身体活动的人群(N=10 TKR)相比,这些试验没有发现身体活动组内有更多 TKR 的证据(N=8 TKR)。根据这次审查,分委会无法综述更大强度身体活动对骨关节炎进展的影响。

Meta 分析[62] 评估自报的跑步或慢跑(包括跑步相关的运动,如铁人三项和定向运动)。Timmins 等[62] 使用放射线成像、其他影像学检查和问卷调查来检查膝骨关节炎的诊断,膝关节骨关节炎的放射影像指标、骨关节炎的膝关节手术、膝关节疼痛和膝关节失能作为骨关节炎进展的标志物。该综述包含 10 项单项研究,总共 6 962 名患者,分析了跑步和膝关节骨关节炎的病情发展情况,包括关节外科手术,因为这一结果被认为是从疾病亚临床向临床进展的指标[62]。虽然这一 Meta 分析包括原发性骨关节炎的预防,这些数据分析的意义是理解跑步在骨关节炎发展中的作用。在这个 Meta 分析中,有 3 项研究将 TKR 作为结局进行研究。Meta 分析结果显示跑步者患 TKR 的风险显著低于非跑步者(OR=0.46;95%CI:0.30-0.71;P=0.000 4)。

原始研究

虽然系统综述提供了高度相关的证据,但分委会认为仅仅一篇关于膝骨关节炎的系统综述不足以代表所有文献的结果。因此,有关身体活动对骨关节炎疾病进展的影响问题,分委会选择性地进行了一些主要文献的回顾。5 项原始研究调查了身体活动与疾病进展之间的关系[66-70]。所有纳入分析的研究均为前瞻性队列研究,发表于 2013—2016 年。分析样本量为 100[68]~2 073[67],其中 3 项是美国研究[67,69,70],一项塔斯马尼亚人研究[66],另一项没有报告。其中 3 项研究使用自报身体活动量表——老年人身体活动总量表(PASE)[67-69];2 项采用加速度计或计步器测量身体活动量[66,70]。所有纳入研究都将 OA 进展(膝关节结构改变,软骨损失)作为结局指标。

以影像学或 TKR 作为结局的这 5 项纵向队列研究被认为具有足够的质量来回答这个问题[66-70]。这些研究中有两项具有基于设备的身体活动测量,并且所有研究使用了 MRI 评估骨关节炎进展。结果测量的指标包括 Kellgren Lawrence(KL)分级系统的影像学进展、MRI 测量软骨损伤(T2 弛豫),此外,还有一项研究评估了软骨下骨髓病变。这 5 项研究可以归集在 3 项纵向队列研究中的一项:"骨关节炎倡议"[67-69],"多中心骨关节炎研究"[67,70] 和一项来自澳大利亚的 405 名社区成年居民的纵向队列研究[66]。"骨关节炎倡议"用老年人身体活动总量表(PASE)评估身体活动总量;"多中心骨关节炎研究"和澳大利亚队列通过基于设备的步数计量来评估身体活动暴露。

总体而言,这些研究中的发现结果不一:

- "骨关节炎倡议"使用 MRI 评估了 100 位参与者的膝关节骨性关节炎,并且根据"老年人身体活动量表"的测量结果,未观察到与身体活动有关的疾病进展[68]。
- "多中心骨关节炎研究"通过软骨损失影像(X 线)评估了 1 179 名参与者的膝关节骨性关节炎,并且通过加速度计测量(步数),未观察到与身体活动有关的疾病进展[70]。

- "骨关节炎倡议"评估 205 名无症状骨关节炎患者的膝关节骨关节炎,使用 MRI 确定软骨质量,通过"老年人身体活动量表"区分其运动量为高和低两类,发现每类人群中均有 15% 与骨关节炎进展相关[69]。
- Felson 等[67]评估了 2 073 名"骨关节炎倡议"和"多中心骨关节炎研究"参与者中的 3 542 名无症状膝关节骨关节炎患者。他们发现,按照"老年人身体活动量表"测量的身体活动总量进行四分位分层,身体活动最多者没有显示骨关节炎进展。
- Dore 等[66]用 405 名澳大利亚人的膝关节骨关节炎影像(MRI)结果评估了膝关节骨性关节炎,包含 4 项结构测量指标。用计步器计数测量每天的计步数。每天少于 10 000 步的个体没有发现膝关节骨关节炎进展,每天计步数超过 10 000 的人显示出一些病情进展。身体活动的影响似乎受基线状态所影响(图 F10-4)。

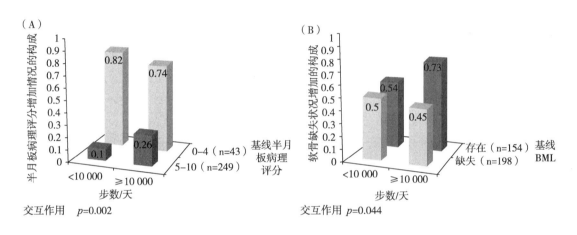

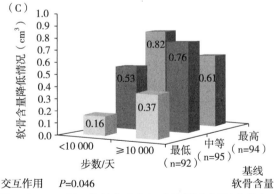

图 F10-4　如 MRI 所示,经 MRI 显示的关节病变与膝关节活动量(步数)对 MRI 上骨关节炎进展的交互作用

注:较大的半月板病理评分,骨矿物质损伤的存在和较少的软骨体积都表明更严重的疾病。骨矿物质损伤是邻近内侧胫骨、内侧股骨、胫骨外侧和股外侧股骨皮质下骨的信号增加的区域,并且表示更严重的关节病变。所有数据都显示了相互作用效应,其中对于基线半月板病变较少的个体,计步数与病理学评分增加无关。相反,在基线病理学评分较高的成人中,每天超过 10 000 步的成人百分比显示随着时间的推移病理评分(26%)与每天少于 10 000 步的成人(10%)相比趋于恶化

资料来源:经 BMJ Publishing Group Ltd. 许可,从客观测量的身体活动与使用 MRI 的膝关节结构改变之间的关联,Dawn A Dore 等,[66] 72,2013 转载

因此,分委会的审查确定,在既有骨关节炎的患者中,至少 2 项研究显示了有氧运动与骨关节炎进展之间 U 形关系[66,69]。对于陆上运动,每天可以获得的益处达到 10 000 计步。每天更多的计步数似乎与某些骨关节炎进展相关[66]。

特定因素的证据

人口统计学因素和体重状况:作为证据来源的 Meta 分析没有考察性别、年龄、人种 / 民族以及社会经济状况的影响。尽管 BMI 与骨关节炎之间的关系已得到普遍认可,但没有人通过 Meta 分析来研究这些因素是否会影响身体活动与骨关节炎的关系。

由于暴露的异质性,不可能估计与效应相关的有氧运动能量消耗暴露量。中等强度的证据表明,每天高达约 10 000 步的身体活动不会加速膝关节骨关节炎。一项研究表明,终生跑步与原发骨关节炎的风险增加无关;并且这些队列数据显示这一风险事实上显著降低。

身体活动类型:与缓解疼痛、身体功能和生命质量的关联看起来存在于有氧身体活动、肌力力量练习和太极拳[52]。在有关综述中,分委会没有发现任何研究调查更多的水中运动与骨关节炎进展的关系。目前尚无法确定身体活动对病情进展的影响是否因身体活动频率、持续时间、强度或身体活动类型而异。

***有关此证据的更多详细信息,请访问** https://health.gov/paguidelines/second-edition/report/supplementary-material.aspx **查找有关证据包。**

2018 年科学报告与 2008 年科学报告的比较

2008 年的科学报告[4]包括对身体活动和骨关节炎证据的广泛审查,包括身体活动对骨关节炎风险的影响以及对骨关节炎患者的其他影响。该报告发现,身体活动对骨关节炎患者的疼痛、HRQoL 和身体功能有明显益处。

本报告的调查结果与 2008 年科学报告[4]基本一致,但扩展了与这些调查结果相关的信息。例如本报告更广泛地综述了提供益处的身体活动类型,例如水中运动可提供类似于陆上锻炼的益处,太极拳可为骨关节炎患者带来益处,身体活动的益处可在停止身体活动后持续。这份报告大大增加了关于身体活动对骨关节炎进展影响的信息。步行类身体活动总量对骨关节炎及其病情进展的影响似乎呈 U 形关系,并有中等级别的证据表明,每日计步数达到 10 000 步的范围内不会加速骨关节炎的进展。然而,分委会发现一些证据表明,每天超过 10 000 步的步数可能会对进展产生不利影响[66,69]。

公众健康影响

大约有 100 种不同的关节炎影响着 5 440 万美国人。其中,骨关节炎是美国最常见的关节疾病,影响估计有 3 080 万成人(占美国平民成年人口的 13.4%)[71]。方法学问题极有可能导致骨关节炎的真正负担被低估[72]。下肢骨关节炎是美国老年人行动障碍的主要原因[73]。骨关节炎影响美国各个年龄段的人群,其中包括 200 万美国人年龄小于 45 岁的膝关节骨关节炎[74]。到 2040 年,年龄在 18 岁以上的成人,估计有 7 840 万人(占预计总成人人口的 25.9%)预计会有医学诊断的关节炎[75],其中大多数人将患有骨关节炎。如预期的那样,根据这些流行率和失能人数,骨关节炎会伴随极高的经济负担,按全国计算,估计相当于每年医疗保健为此支出 1 855 亿美元[76]。

从这篇综述中可以清楚地看到,按照 2008 年身体活动指南[23]的建议,进行定期运动——每周至少 150 分钟的中等强度有氧身体活动和每周 2 天的肌肉力量练习——对于那些患有骨关节炎的人群具有显著的有益效果,具有重要的公众健康影响。应该鼓励那些已患骨关节炎的一般人群参与身体活动,以缓解疼痛、改善身体功能和提高生命质量,而不必担心每天少于 10 000 步的暴露引起病情恶化。身体活动的可衡量收益看起来在停止特定的锻炼计划后持续长达 6 个月。

问题 3. 患有高血压的心血管疾病患者,身体活动与:①合并症风险;②身体功能;③健康相关的生命质量;④心血管疾病进展和死亡率有什么关系?

a)是否存在剂量 - 反应关系? 如果是,这种关系曲线的形状是什么?

b)这种关系是否因年龄、性别、人种 / 民族、社会经济状况、体重状况或静息血压水平而异?

c)这种关系是否因身体活动频率、强度、时间、持续时间、类型(模式)变化或身体活动测量方式而异?

证据来源:系统综述、Meta 分析

结论陈述

合并症情况
目前尚无足够的证据提示高血压患者的身体活动与合并症风险之间是否存在关系。
PAGAC 等级:不确定

身体功能
目前尚无足够的证据提示高血压患者的身体活动与身体功能之间是否存在关系。
PAGAC 等级:不确定

健康相关的生命质量
目前尚无足够的证据提示高血压患者的身体活动与健康相关生命质量之间是否存在关系。**PAGAC 等级:不确定**

疾病进展
强有力的证据表明,身体活动可以降低成年高血压患者患心血管疾病的风险。**PAGAC 等级:强**

强有力的证据表明,在成年高血压患者中,身体活动可以降低高血压病的进展指标。
PAGAC 等级:强

中等强度证据表明身体活动与成年高血压患者的心血管疾病死亡率有关的疾病进展指标之间的剂量 - 反应呈反向关系。**PAGAC 等级:中等**

目前尚无足够的证据提示高血压患者身体活动与血压之间是否存在剂量 - 反应关系。
PAGAC 等级:不确定

目前尚无足够的证据提示身体活动与血压和心血管疾病死亡率疾病进展有关指标之间的关系是否因年龄、性别、人种 / 民族、社会经济状况或体重状况而异。**PAGAC 等级：不确定**

有限的证据表明，成年高血压患者对身体活动的血压反应因静息血压水平而异，其中静息血压水平最高的成人血压降幅最大。**PAGAC 等级：有限**

目前尚无足够的证据提示身体活动与血压和心血管疾病死亡率有关的疾病进展指标之间的关系是否因身体活动频率、强度、时间和身体活动的持续时间或如何测量成人高血压不同而异。**PAGAC 等级：不确定**

中等强度的证据表明，身体活动与血压的进展指标之间的关系不随身体活动类型而变化，对于成年高血压患者中，传统身体活动类型（例如有氧、抗阻力、二者组合）较其他类型（太极拳，瑜伽，气功）的证据更多。**PAGAC 等级：中等**

证据综述

心血管疾病是美国和世界的主要死亡原因，在美国约占 1/3（807 775 或 30.8%），全球约为 1 730 万（31%）[77,78]。高血压是最常见、昂贵且可预防的 CVD 风险因素。根据全国高血压综合预防、检测、评估和治疗委员会第七次报告[79]的血压分级规程，美国有 8 600 万高血压（34%），全球成人有 14 亿（31%）[77,78]。一个人患高血压的终生风险为 90%[79]。而且，高血压是美国最常见首次诊断的疾病，并且是 50 岁以上的成人服用处方药物首位病因[80]。到 2030 年，估计美国 41% 的成人患有高血压。从 2010 年到 2030 年，高血压导致的总直接成本预计将增加 3 倍（1 307 亿 ~3 899 亿美元），而由于生产力损失造成的间接成本将增加一倍（254~428 亿美元）[77]。遏制这一日益增长且昂贵的公共卫生危机是国家和全球优先事项[78,81]。

为了回答这个问题，分委会审查了 1 篇系统综述[82]和 14 篇 Meta 分析[83-96]。覆盖时间范围从数据库的建立到 2016 年，纳入研究的总数介于 4~93 之间，研究样本量由 125 986 名成人组成，范围为 216~96 073 人。系统综述检查了 6 项大型纵向前瞻性队列研究，14 篇 Meta 分析包括测量血压的随机对照试验对成年高血压患者身体活动的反应与在基线时久坐对照状况进行比较。

Meta 分析的所有研究都包括成人高血压[82-96]，6 项研究包括成人高血压前期[82-84,88,93,95]，8 项包括血压正常成人[82-85,93-96]。因为文献综述均基于 JNC 7 血压分类方案，分委会使用 JNC 7 血压分类方案[79]进行数据提取。JNC 7 将这些血压分类定义如下：高血压被定义为静息收缩压 140mmHg 甚至更高和 / 或静息舒张血压 90mmHg 甚至更高，或者服用抗高血压药物（不考虑静息血压水平）。高血压前期定义为收缩压 120~139mmHg 和 / 或舒张压 80~89mmHg。正常血压定义为收缩压低于 120mmHg，舒张压低于 80mmHg。但是，应该指出，在编写本报告期间，美国心脏病学会和美国心脏协会临床实践指南特别工作组发布了 2017 年成人高血压预防、检测、评估和管理指南[97]。新指南将高血压定义为静息收缩压为 130mmHg 或更高、和 / 或静息舒张压为 80mmHg 或更高、或者服用抗高血压药物（不考虑静息血压水平）。此外，前期高血压一词被弃用，定义"血压升高"为静息收缩压在 120~129mmHg 之间，舒张压 <80mmHg。不过，新的高血压指南并未改变本报告中的结论。

合并症、身体功能和与健康相关的生命质量

关于整体关系的证据

高血压并发症包括心血管疾病、肥胖症、糖尿病、慢性肾病、充血性心力衰竭和代谢综合征等。然而,由于缺乏证据,分委会无法得出关于成年高血压患者身体活动与合并症风险之间是否存在关系,或身体活动与身体功能之间是否存在关系的任何结论。

目前尚无足够的证据提示高血压患者身体活动与 HRQoL 之间是否存在关系。值得注意的是,一些 Meta 分析报道关于这种关系的潜在有利证据(Xiong 等 [89] 关于气功八段锦)。然而,这些 Meta 分析中所纳入的研究很少涉及这种关系。

疾病进展

分委会通过两种方式确定了 CVD 进展。因为血压被认为是心血管疾病风险的中间过程指标 [88,98],分委会将身体活动的血压反应视为心血管疾病进展的指标,将心血管死亡作为高血压远期结局的指标。有关身体活动血压反应的证据在下文中讨论,关于心血管疾病死亡率结果的证据放在剂量 - 反应部分。

关于整体关系的证据

强有力的证据表明,身体活动可以降低高血压成人的血压。所有 14 篇 Meta 分析都纳入了 RCT,这些 RCT 检查了成年高血压患者的血压对身体活动的反应,与成年患者的对照状况进行比较 [83-96]。其中 13 项报告收缩压显著降低,14 项报告舒张压显著降低(见附表 S-F10-1)。收缩压的降低幅度为 5~17mmHg,舒张压的降低幅度为 2~10mmHg。血压降低的这种幅度可能足以降低患有高血压的成人中冠心病的风险 4%~22% 和脑卒中 6%~41% [79,99,100]。此外,身体活动降低血压的这种幅度可能足以将一些高血压样本人群的静息血压降低至正常血压或前期高血压的范围。

这些研究中有关身体活动总量信息中,体育活动的频率为每周 1~7 天,每周 3 天为最常见;强度从低到高、低到中最常见;时间为每次 12~100 分钟,每次活动时间 30~45 分钟最多;研究持续时间从 4~24 周不等,4~16 周最常见。由于身体活动干预的频率、强度和时间的信息不很准确,无法确定血压对身体活动反应的剂量 - 反应关系。

剂量 - 反应关系:中等强度的证据表明身体活动与高血压成人心血管疾病死亡率之间反向的剂量 - 反应关系。一篇系统综述讨论了自报的一般和休闲时间身体活动对成人高血压患者心血管疾病死亡率的影响,随访时间为 5~24 年 [82]。本系统综述包括 6 项大样本前瞻性队列研究 [101-106],其中大部分为白人男性和女性高血压,高血压前期和正常血压者。这里仅讨论高血压样本中与 CVD 死亡率有关的发现。

Hu 等 [104] 研究了 26 643 名芬兰男性超重及高血压患者职业、日常交通和休闲时间身体活动与心血管死亡率之间的关系,年龄为 25~64 岁,随访 20 年。与低强度(几乎完全无活动)、中等强度(某些身体活动,每周超过 4 小时,每周大约 12MET·h 或更多)和高强度(每周大约 18MET·h 或更多,剧烈身体活动每周超过 3 小时)3 类身体活动总量相关的协变量调整 CVD 死亡风险比,休闲时间身体活动分别为男性 1.00、0.84($95\%CI$:0.77-0.92)和 0.73($95\%CI$:0.62-0.86);女性 1.00、0.78($95\%CI$:0.70-0.87),和 0.76($95\%CI$:0.60-0.97)(图 F10-5)。与低强度(非常容易的身体活动)、中等强度(站立和在工作中行走)和高强度(在工作中步行,

举起或重体力劳动）职业身体活动相关的协变量调整的 CVD 死亡风险比分别为男性 1.00，
0.84（95%CI：0.85-1.05）和 0.86（95%CI：0.78-0.96）；女性：1.00，0.85（95%CI：0.74-0.98）和 0.84
（95%CI：0.73-0.96）（见补充表 S-F10-1）。仅在每日上下班活动较多的女性中 CVD 死亡率危
险比显著降低，机动交通或无工作为 1.00，步行或骑自行车每天 1~29 分钟为 0.83（95%CI：
0.72-0.96）、每天 30 分钟或更长时间为 0.86（95%CI：0.74-0.99）。

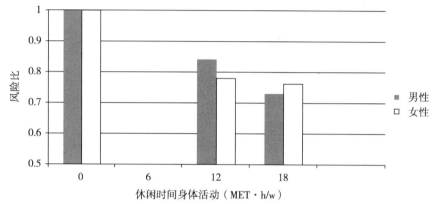

图 F10-5　心血管疾病死亡率与休闲时间身体活动之间的逆转关系，按高血压成人每周 MET·h 数计算

来源：改编自 Hu 等，2007.[104] 的数据

综上，休闲时间适度的身体活动相当于每周大约 12MET·h 或更多，心血管疾病死亡率
在男性中减少了 16%，在女性中减少了 22%，而较多剧烈的休闲时间身体活动相当于大约每
周 18MET 或更长时间，心血管疾病死亡率男性降低 27%，女性降低 24%，表明高血压成人的
身体活动与心血管死亡率之间存在负相关的剂量 - 反应关系。然而，在职业和交通身体活
动与心血管死亡率之间没有发现剂量 - 反应关系。

总体而言，Rossi 等[82] 系统综述中的前瞻性队列研究表明，相对于身体活动总量较少或
久坐不动者，较大量的身体活动降低心血管死亡率 16%（RR=0.84；95%CI：0.73-0.97）至 67%
（RR=0.33；95%CI：0.11-0.94）。此外，与身体活动量较低的人相比，身体活动量最大者心血
管病死亡率降低了 20%（HR=0.80；95%CI：0.66-0.96）与久坐者相比，降低了 67%（RR=0.33；
95%CI：0.11-0.94）；与身体不活动或久坐不动的身体活动相比，少量至中等量的身体活动使
心血管疾病死亡率降低了 16%（HR=0.84；95%CI：0.73-0.97）至 22%（HR=0.78；95%CI：0.70-
0.87）。身体活动对男性和女性的心血管疾病死亡率的保护作用是相似的。尽管如此，分委
会很难根据 Engstrom 等[101]、Fan 等[102] 和 Fossum 等[103] 的研究总结这种保护效应的大小和精
确度。因为在这些研究中，高血压定义和血压测量方法有较大差异，而自我报告的身体活动
并未量化活动的频率、持续时间和强度。

Vatten 等[106] 发现，收缩压为 140~159mmHg 的男性群体中，身体活动更活跃的患者心
血管疾病死亡风险（RR=1.21；95%CI：0.97-1.52）比不活动者（RR=1.73；95%CI：1.37-2.19）降
低了 30%。收缩压为 >160mmHg 的男性群体中，身体活动更活跃的患者的心血管疾病死亡
风险（RR=1.82；95%CI：1.46-2.28）比不活动者（RR=2.24；95%CI：1.78-2.83）降低了 19%。另
外，收缩压为 140~159mmHg 的女性群体中，身体活动更活跃的患者的心血管疾病死亡风

险（$RR=1.47$；$95\%CI$：$1.04\text{-}2.09$）比不活动者（$RR=1.93$；$95\%CI$：$1.39\text{-}2.69$）降低了 24%。在静息收缩压 >160mmHg 的女性中，身体活动更活跃的患者的心血管疾病死亡风险（$RR=1.77$；$95\%CI$：$1.26\text{-}2.54$）比不活动者（$RR=2.41$；$95\%CI$：$1.76\text{-}3.30$）降低了 27%。因此，在高血压范围内，随着收缩压增加，CVD 死亡率的风险增加；但是，随着身体活动水平的提高，风险的增加会减弱。

特定因素的证据

人口统计特征和体重状况：目前尚无足够证据提示身体活动与血压和 CVD 死亡率疾病进展指标之间的关系是否因年龄、性别、人种 / 民族、社会经济状况或体重状况而异。对这些因素进行考查的少数研究中，结果过于分散，因为他们通常没有单独报告高血压成人的情况，所报告的总体样本中同时包括高血压、高血压前期和正常血压成人。2 篇 Meta 分析发现，年龄不是身体活动对血压水平反应的重要调节因素 [83,84]。1 篇 Meta 分析报道，在混合不同血压水平的样本中，有氧运动后男性的血压下降幅度是女性的两倍 [84]。有关人种 / 民族的报道较少，在 7 篇 Meta 分析报道 [87-92,95] 中，样本主要为白人或亚洲人。1 篇 Meta 分析报告说，非白人高血压样本的血压降低幅度高于白人高血压样本 [95]。MacDonald 等 [95] 发现在非白人样本，中等强度抗阻力训练后收缩压 / 舒张压降低 -14.3/-10.3mmHg；在白人高血压样本，分别降低 -9.2/-9.5mmHg。没有 Meta 分析报告其样本人群的社会经济状况。5 篇 Meta 分析报道了他们的样本人群的体重状况，其范围从正常体重到肥胖 [83,87,88,93,95]。Cornelissen 和 Smart [84] 发现有氧训练导致的收缩压下降（β1=0.49，P=0.08）幅度更大的患者体重下降（β1=0.45，P=0.06），所观察的 5 223 名成人的血压包含多种分级水平。

静息血压水平：有限的证据表明，身体活动影响血压的疾病进展指标因高血压成人的静息血压水平而异（图 F10-6）。6 篇 Meta 分析用血压分级作为身体活动影响血压的指标 [83-85,93,95,96,84,85,93,95]，发现在高血压人群中的血压降低最多（5~8mmHg，静息血压水平的 4%~6%），随后是高血压前期人群（2~4mmHg，静息血压水平的 2%~4%）和正常血压人群（1~2mmHg，到静息血压水平的 1%~2%）（附表 S-F10-2）。根据血压基线水平 [107,108]，运动训练使成人高血压患者降低的血压值，是成人高血压前期人群的约 2 倍，成人正常血压者的约 4~5 倍（附表 S-F10-2）。这种幅度的血压降低可能足以将患有高血压的一些样本人群的静息血压降低至高血压前期的范围。它们也可能足以降低患有高血压的成人患冠心病的风险 4%~22% 和脑卒中的风险 6%~41% [79,99,100]。

频率：通过 10 篇 Meta 分析 [83-86,88-90,92,93,95] 来报告身体活动干预的频率，其范围为每周 1~7 天。因为有关结果太少且分散，无法进行合成分析，尚不能就身体活动的频率对血压反应的影响做出结论。

强度：身体活动干预措施的强度在 Meta 分析中进行了量化，其中 9 项 [83-85,88,92-96] 的强度范围从低到高。然而，关于强度与血压反应对身体活动的影响，没有任何结论可以作出，因为结果太少，活动的效应大小和精确度难以确定，不能进行合成分析。

时间：9 篇 Meta 分析中报道了每次运动时间 [84-86,88-90,92,93,96] 范围为 12~100 分钟。关于每次身体活动时间对血压反应影响，没有任何结论可以作出，因为每次活动的时间和精确度不能确定。

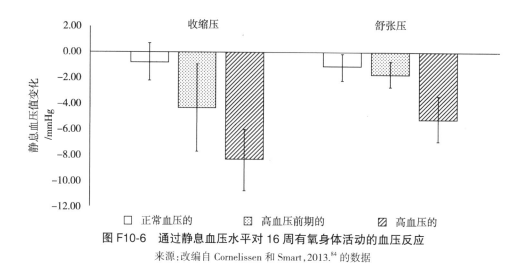

图 F10-6　通过静息血压水平对 16 周有氧身体活动的血压反应

来源:改编自 Cornelissen 和 Smart,2013.[84] 的数据

累计时间:所有 Meta 分析均报告了身体活动干预的时间,其范围为 1~60 个月[83-93,95,96]。然而,无法得出关于干预时间影响的结论,因为效应大小和精确度无法确定,无法确定对身体活动的血压反应,难以合成结果进行分析。

类型(模式):中等强度的证据表明身体活动与高血压的病情进展指标之间的关系不随身体活动的类型而变化,证据对于具有高血压的成人而言,身体活动的传统类型(即有氧,抗阻力,两种组合)比其他类型(即太极拳,瑜伽,气功)更有力。

*传统类型(模式):*5 篇 Meta 分析检查了对有氧运动训练的血压反应[84-88],3 篇 Meta 分析检查了抗阻力运动训练的血压反应(一项急性[94] 和两项慢性[83,95]),1 篇 Meta 分析检查了有氧运动和等长抗阻力训练相结合的血压反应[93],1 篇 Meta 分析检查了血压对等长抗阻力训练的反应[96]。Cornelissen 和 Smart[84] 检查的平均运动强度为中等强度,每周 3 次、持续 16 周,高血压、高血压前期和正常血压成人的收缩压 / 舒张压下降,分别为 $-8.3(95\%CI:-10.7$ 至 $-6.0)/-5.2(95\%CI:-6.9$ 至 $-3.4)$ mmHg,$4.3(95\%CI:-7.7$ 至 $-0.9)/-1.7(95\%CI:-2.7$ 至 $-0.7)$ mmHg 和 $-0.8(95\%CI:-2.2$ 至 $0.7)/-1.1(95\%CI:-2.2$ 至 $-0.1)$ mmHg(见补充表 S-F10-1)。MacDonald 等[95] 研究了等强度抗阻力训练,平均负荷为中等强度,每周 3 次、每次 32 分钟、共 14 周,高血压、高血压前期和正常血压的成人收缩压 / 舒张压分别变化:$-5.7(95\%CI:$ -9.0 至 $-2.7)/-5.2(95\%CI:-8.4$ 至 $-1.9)$ mmHg,$-3.0(95\%CI:-5.1$ 至 $-1.0)/-3.3(95\%CI:-5.3$ 至 $-1.4)$ mmHg 和 $0.0(95\%CI:-2.5$ 至 $2.5)/-0.9(95\%CI:-2.1$ 至 $2.2)$ mmHg。Corso 等[93] 研究了平均每周 3 次、每周 58 分钟、持续 20 周的有氧和等强度抗阻力运动训练,高血压、高血压前期和正常血压的成人收缩压 / 舒张压分别变化:$-5.3(95\%CI:-6.4$ 至 $-1.4(95\%CI:-6.9$ 至 $-3.8)$ mmHg,$-2.9(95\%CI:-3.9$ 至 $-1.9)/-3.6(95\%CI:-5.0$ 至 $-0.2)$ mmHg 和 $0.9(95\%CI:$ 0.2 至 $-1.6)/-1.5(95\%CI:-2.5$ 至 $-0.4)$ mmHg。

Carlson 等[96] 研究了高血压患者(N=61)和正常血压(N=162)患者的血压反应,4 周或更长时间的等长阻力训练,阻力为最大收缩力的 30%~50%,每节 4 次每次持续 2 分钟,间隔 1~3 分钟的休息。在所有接受药物治疗的成人高血压患者中,训练导致收缩压、舒张压和平均动脉压分别降低 $-4.3(95\%CI:-6.6$ 至 $-2.2)/-5.5(95\%CI:-7.9$ 至 $-3.3)/-6.1(95\%CI:-8.0$

至 –4.0)mmHg。在血压正常的成人,训练导致收缩压、舒张压和平均动脉压分别降低 –7.8
(95%CI:–9.2 至 –6.4)/–3.1(95%CI:–3.9 至 –2.3)/–3.6(95%CI:–4.4 至 –2.7)mmHg。Carlson
等[96]无法解释这里为什么血压正常成人中收缩压的降低幅度大于高血压患者,舒张压和平
均动脉压的血压反应模式相反。在 Carlson 等[96]的 Meta 分析中,研究等长阻力训练的高血
压患者(N=61)的样本量均小于研究有氧[84]、等强度抗阻力[95]和有氧、等强度抗阻力复合[93]
运动训练高血压成人的样本量。出于这些原因,关于等长阻力训练的抗高血压益处的任何
结论都应谨慎。

　　总的来说,这些发现表明,高血压成人身体活动后的收缩压 / 舒张压降低分别为 –8.3/
–5.2mmHg(有氧)、–5.7/–5.2mmHg(等强度抗阻力)和 –5.3/–5.6mmHg 有氧结合等强度抗阻
力运动训练。与此相比,成人高血压患者血压下降幅度大约为高血压前期成人的 2 倍正常
血压成人的 4~5 倍,与运动类型无关。这些血压有益效果发生在每周大约 6MET·h 或更多
的中等强度 - 高强度的身体活动。

　　太极、瑜伽、气功:低质量的证据表明身体活动与高血压的病情进展指标之间的关系并
不因其他类型的身体活动(即太极拳,瑜伽,气功)而异。4 篇 Meta 分析检查了这些类型的
身体活动。Xiong 等[89]研究了 572 名有高血压的亚洲成人对八段锦的血压反应,八段锦是一
种以简单、缓慢和放松运动为特征的中国古代身心锻炼方式,并报告了 3~12 个月的八段锦
锻炼后,收缩 / 舒张压降低分别为:–13.0(95%CI:–21.2 至 –4.8)/–6.1(95%CI:–11.2 至 –1.1)
mmHg。这些研究人员还在 4 项试验中还发现,八段锦加降压药物的效果优于单独使用降压
药物,降低收缩压 / 舒张压 –7.5(95%CI:–11.4 至 –3.6)/–3.6(95%CI:–5.2 至 –1.8)mmHg。
作者承认,他们的 Meta 分析中的初级研究质量较差。

　　Xiong 等[90]研究了 2 339 例亚洲成人高血压患者的呼吸模式,节律运动和冥想的古代
中国治疗艺术——气功对血压的反应,报道 8 周至 1 年气功训练后,收缩压 / 舒张压分别
降低为 –17.4(95%CI:–21.1 至 –13.7)/–10.6(95%CI:–14.0 至 –6.3)mmHg。他们还发现,
两项试验中也发现,运动降低收缩压的效果优于气功,二者效果相差 –6.5(95%CI:–2.8
至 –10.2)mmHg;在 4 项气功优于抗高血压药物效果的研究中,收缩压降低值相差 –6.1
(95%CI:–9.6 至 –2.6)mmHg;在气功加抗高血压药物由于单独用药的 5 项研究中,二者收缩
压 / 舒张压的降低差为 –12.0(95%CI:–15.6 至 –8.5)/–5.3(95%CI:–8.1 至 –2.4)mmHg。作
者承认,他们的 Meta 分析中的初级研究质量较差。

　　Wang 等[91]研究了太极拳对血压反应,这是一项中国古代的运动,将深膈肌呼吸与持
续的身体运动结合起来,以实现身心协调平衡,其中大多数亚洲成人患有高血压。他们分
别报告了 2~60 个月的不同形式和类型的太极锻炼后,收缩 / 舒张压均降低,平均为 –12.4
(95%CI:–12.6 至 –12.2)/–6.0(95%CI:–6.2 至 –5.9)mmHg 太极拳。这些研究人员还在 14
项试验中发现太极拳在降低收缩压 / 舒张压方面优于常规护理,二者降低幅度差为 –12.4
(95%CI:–12.6 至 –12.2)/–6.0(95%CI:–6.2 至 –5.9)mmHg。在 3 项试验中,太极联合抗高血
压药物优于单独使用药物,二者收缩压 / 舒张压下降幅度差为 –9.3(95%CI:–10.9 至 –7.8)/
–7.2 时(95%CI:–7.7 至 –6.6)mmHg。作者承认,他们 Meta 分析中的初级研究质量较差。

　　Park 和 Han[92]调查了 394 名患有高血压的成人对于瑜伽的血压反应,其中包括冥想和

身体运动。他们报告了 60 岁以上老年人 6~12 周的瑜伽锻炼后,收缩 / 舒张压分别降低 -11.4（95%CI:-14.6 至 -8.2）/-2.4（95%CI:-4.3 至 -0.4）mmHg。与对太极,瑜伽和 / 或气功的影响的其他 Meta 分析相比,Park 和 Han [92] 描述的这篇 Meta 分析的初级研究具有较高的研究质量。

总的来说,4 项太极,瑜伽和 / 或气功影响的 Meta 分析发现,收缩压的降低幅度为 -12 至 -17mmHg,舒张压降低幅度为 -2 至 -11mmHg。除了传统类型的运动 [90] 在降低血压方面优于气功,这些类型的身体活动(太极拳,瑜伽和 / 或气功)被证明优于常规护理,并且与抗高血压药物相比,效果优于单独使用药物。然而,这些类型身体活动的抗高血压效果,由于研究的质量低,缺乏方法学中重要的研究设计信息,缺乏长期随访,而不得不谨慎的解释这些文献的结果,该文献中存在相当大的异质性,尚无法将研究结果推广到其他人种 / 民族。

如何测量身体活动:所有检查对身体活动的血压反应的 Meta 分析包括由身体活动的频率、强度、时间、持续时间和类型(模式)的干预,但是这些身体活动干预措施的特征和细节没有说明,这些 Meta 分析也都没有报告任何身体活动干预之外的任何身体活动测量方法,没有关于如何测量身体活动的结论,因为效应大小和精确度不明确,难以进行结果的合成分析。

有关此证据的更多详细信息,请访问:证据辅助表 S-F10-1, S-F10-2 和 https://health.gov/paguidelines/second-edition/report/supplementary-material.aspx。

2018 年科学报告与 2008 年科学报告的比较

2008 年的科学报告 [4] 得出结论,中等强度 - 高强度有氧和等强度抗阻力运动训练在成人收缩压和舒张压方面产生小的、但具有临床价值的降低,有氧身体活动的证据比等强度抗阻力运动更有说服力。2018 年科学报告从 4 个方面扩展了 2008 年科学报告中的研究成果 [4]。首先,2018 年的科学报告提供了有力的证据,身体活动降低了心血管疾病进展的风险,正如血压中度到大幅降低所表明的那样。其次,2018 年科学报告提供了适度中等级别的证据,表明身体活动与高血压成人心血管疾病死亡风险之间存在反向的剂量 - 反应关系。第三,2018 年科学报告指出,患有高血压的成人静息血压水平高,血压降幅会更大。第四,考虑到过去十年中积累了越来越多的证据,2018 年科学报告指出,在有效降低血压的身体活动总量范围内,接近下限的有氧和等强度抗阻力运动活动量同样有效地降低血压。

公众健康影响

高血压是 CVD 风险最常见、昂贵和可预防的因素。根据 JNC 7 高血压的定义,到 2030 年,估计美国 41% 的成人患有高血压。终生患高血压的风险是 90%。通过采取和维持习惯性身体活动等生活方式干预措施来遏制这种日益增加的昂贵公共卫生危机是国家和全球的优先事项 [78,81]。因此,世界各地的专业组织推荐习惯性身体活动,以预防、治疗和控制高血压并降低 CVD 风险(补充表 S-F10-1）[79,108-116]。由于身体活动在预防、治疗和控制高血压和 CVD 具有重要临床作用,鼓励患有高血压的成人从事每周 90 分钟或更长时间的中等强度身体活动,或每周 45 分钟或更长时间的高强度有氧和 / 或等强度抗阻力身体活动,或这些活动的组合。更多的身体活动赋予更大的心血管健康益处,因此应该鼓励更多的身体活动。患有高血压的成人可以用太极拳、瑜伽或气功补充他们的身体活动项目,直到有足够的证据作出更精确的结论。

问题 4. 对于 2 型糖尿病患者,身体活动与:①合并症风险;②身体功能;③与健康相关的生命质量;④疾病进展有什么关系?

a)是否存在剂量 - 反应关系? 如果是,这种关系曲线的形状是什么?

b)这种关系是否因年龄、性别、人种 / 民族、社会经济状况或体重状况而异?

c)这种关系是否根据以下因素而变化:频率、持续时间、强度、类型(模式)或身体活动的测量方式?

证据来源:系统综述、Meta 分析、合并分析

结论陈述

合并症的风险

强有力的证据表明,2 型糖尿病患者的身体活动量与心血管死亡风险之间存在负相关关系。**PAGAC 等级:强**

中等强度的证据表明,2 型糖尿病患者的身体活动与心血管死亡率之间存在反向的曲线型剂量 - 反应关系。**PAGAC 等级:中等**

目前尚无足够的证据提示 2 型糖尿病患者身体活动与心血管死亡率之间的关系是否随年龄、性别、人种 / 民族、社会经济状况或体重状况而异。**PAGAC 等级:不确定**

目前尚无足够的证据提示 2 型糖尿病患者的身体活动与心血管死亡率之间的关系是否随着 2 型糖尿病患者身体活动的频率、持续时间、强度或类型(模式)或身体活动的变化而变化。**PAGAC 等级:不确定**

身体功能

目前尚无足够的证据提示 2 型糖尿病成人身体活动与身体功能之间的关系。**PAGAC 等级:不确定**

健康相关的生命质量

目前尚无足够的证据提示 2 型糖尿病成人身体活动与健康相关生命质量之间的关系。**PAGAC 等级:不确定**

疾病进展:神经病,肾病,视网膜病和足部疾病

目前尚无足够的证据提示身体活动与神经病变、肾病、视网膜病变和足部疾病进展指标之间的关系。**PAGAC 等级:不确定**

疾病进展:HbA1c 指标、血压、体重指数和血脂

强有力的证据表明,有氧身体活动、肌肉力量锻炼和二者复合活动与 2 型成人糖尿病发展风险之间存在负相关关系,例如通过身体活动对 4 种进展风险指标的总体影响进行评估,包括糖化 HbA1c、血压、体重指数和血脂。**PAGAC 等级:强**

目前尚无足够的证据提示太极拳、气功和瑜伽运动与 4 种疾病进展风险指标之间的关

系,包括 HbA1c、血压、体重指数和血脂。**PAGAC 等级:不确定**

中等强度证据表明有氧身体活动量与反映成人患者 2 型糖尿病进展风险的血压和 HbA1c 两个指标之间存在反向的剂量 - 反应关系。**PAGAC 等级:中等**

有限的证据表明,在 2 型糖尿病成人中,抗阻力训练量与 HbA1c 进展风险之间的反向剂量 - 反应关系。**PAGAC 等级:有限**

有限的证据表明,2 型糖尿病成人坚持长期的身体活动对 HbA1c、体重指数和血脂 3 项风险指标的影响大于短期活动。**PAGAC 等级:有限**

中等强度证据表明,高血压、2 型糖尿病患者身体活动对血压疾病进展指标的影响大于无高血压患者。同样,适度的证据表明,身体活动对疾病进展指标 HbA1c 的影响在其水平较高的 2 型糖尿病患者中更大。**PAGAC 等级:中等**

目前尚无足够的证据提示身体活动对 2 型糖尿病成人进展风险指标的影响是否因年龄、性别、人种 / 民族、社会经济状况或体重状况而异。**PAGAC 等级:不确定**

有限的证据表明,当 2 型糖尿病成人进行等量的中等和高强度的有氧运动时,高强度活动比中等强度活动更有效地改善 HbA1c 进展的风险。**PAGAC 等级:有限**

目前尚无足够证据提示身体活动频率、持续时间以及测量身体活动方法对 2 型糖尿病患者进展风险指标的影响。**PAGAC 等级:不确定**

证据综述

2 型糖尿病以胰岛素相对缺乏为特征,通常伴随着对胰岛素的细胞反应不足(胰岛素抵抗),导致血糖升高。通常通过测量糖化血红蛋白来评估血糖持续升高的程度,缩写为 HbA1c。2015 年,估计美国所有年龄段的人口中有 3 030 万人患有糖尿病,其中 2 型糖尿病占所有糖尿病病例的 90%~95%,其他病例为 1 型糖尿病[117]。诊断为糖尿病的成人数无论是 1 型还是 2 型在过去的 20 年中增加了 3 倍以上[118]。糖尿病的估计患病率与年龄有关,2015 年在 45~64 岁和 65 岁以上的成人中患病率分别为 17.0% 和 25.2%[117]。

2 型糖尿病是人类主要的疾病和死亡原因。例如它是导致肾功能衰竭、下肢截肢和成人发病失明的主要原因[118]。为了进行这一证据审查,分委会将发病率和死亡率分为两类:①由于合并症而导致的发病率和死亡率;②与 2 型糖尿病进展(或恶化)有关的发病率和死亡率。

合并症:2 型糖尿病患者发生合并症风险较高,心血管疾病(高血压、脑卒中、冠心病、心力衰竭)是 2 型糖尿病患者最常见的死亡原因。由于 2 型糖尿病患者肥胖的患病率较高,因此患有肥胖相关疾病的风险增加,如骨关节炎[119]。

病情进展:2 型糖尿病的进展可导致并发症和器官损伤,其中 4 种已知的疾病被认为是疾病进展的指标:①视网膜病变;②周围神经病变;③肾病;④与糖尿病有关的足部感染和足部溃疡。此外,还有 4 项条件被认为是反映病情进展风险的指标:HbA1c、血压、BMI 和血脂。例如高血压是糖尿病肾病发生和进展的高风险因素[120]。分委会认识到高血压、高胆固醇血症和肥胖等脂质代谢紊乱可以多种方式进行分类,包括合并症。然而,为了进行这种证据审查,分委会将这些条件作为疾病进展风险的指标。

对于 2 型糖尿病患者,建议规律的进行身体活动[121]。因此,分委会的问题是规律的身体活动在多大程度上对 2 型糖尿病患者具有重要的预防作用,包括降低并发症和患病进展的风险?

为了解决这个问题,分委会审议了包含在系统综述、Meta 分析和合并分析的 40 个评价中的证据。单项研究在 2 型糖尿病儿童中是不常见的,现有证据仅仅足以在成人中得出结论。三项结果(身体功能、生命质量和病情进展)的证据回顾的主要焦点在于对 2 型糖尿病成人随机对照试验的 Meta 分析所提供的证据,该研究比较了(仅)身体活动或运动干预与无运动组的结果。如果具有多钟干预措施的研究(例如饮食干预)的百分比如此之小,以至于不会影响 Meta 分析的结论,并且作者认为他们的结果可以包括这种在 Meta 分析中作为证据来源,结果仅适用于身体活动干预。然而,Meta 分析的证据之外,通过系统综述和合并分析比较不同类型的身体活动的影响,提供了一些额外的证据。

合并发病率的证据主要聚焦在队列研究,包括心血管疾病为终点的成人大型队列研究,尽管包括成人 1 型糖尿病以及成人 2 型糖尿病患者。其依据在于:①大型队列研究可能通过自报来测量糖尿病,因为它很可能难以可靠地确定糖尿病的类型;②2 型糖尿病通常代表人群中约 95% 的糖尿病病例,在队列中患有 1 型糖尿病的成人不会明显影响 2 型糖尿病与 CVD 终点之间的关联强度;③一项限于 2 型糖尿病患者的分析结果可与其他结果进行比较。

合并症的风险

关于整体关系的证据

心血管疾病死亡率是分委员会找到足够证据的唯一病况。分委会认识到死亡率本身并不是合并症,但是由于其重要性以及因心血管疾病死亡率与合并症的发病率相关而将此结果纳入了对合并症状况的评估。

证据来源有 2 篇 Meta 分析和 1 篇合并分析。一篇有关心血管疾病死亡率的 Meta 分析包括 8 项队列研究,总样本量接近 20 000[122]。第二篇 Meta 分析将心血管疾病风险作为结局进行分析,心血管疾病风险代表心血管疾病死亡率和心血管疾病事件(例如卒中)的综合结果[123]。这篇 Meta 分析包括 11 项研究,总样本量也约为 20 000。总体而言,Meta 分析包括 14 项单项研究,其中 5 项研究纳入 Meta 分析。1 篇合并分析的样本量超过 3 000 名成人[124]。合并分析使用单一调查问卷评估休闲时间中等强度 - 高强度的身体活动。这些综述提供了强有力的证据表明,规律的身体活动降低了 2 型糖尿病成人心血管疾病死亡的风险,一篇 Meta 分析发现身体活动与心血管疾病死亡率之间存在显著而明确的负相关关系,分类比较最高与最低身体活动总量的心血管病死亡风险,总体身体活动为 $HR=0.61$($95\%CI$:0.47-0.80);休闲时间身体活动 $HR=0.63$($95\%CI$:0.48-0.83)和步行 $HR=0.58$($95\%CI$:0.42-0.79)[122]。另一篇 Meta 分析发现,与身体活动量较低者比较,活动量高者心血管疾病事件或心血管疾病死亡率的复合风险降低($RR=0.71$;$95\%CI$:0.60-0.84)[123];当仅限于已知的、只患有 2 型糖尿病成人参加的 6 项研究时,效果略强($RR=0.64$;$95\%CI$:0.56-0.71)。合并分析还报告了身体活动对心血管疾病死亡率的显著影响,比较了最高和最低身体活动量分层,死亡风险降低($HR=0.60$;$95\%CI$:0.44-0.82)[124]。换句话说,这些综述发现,规律性身体活动导致心血管疾病死亡率降低 30%~40%。

　　剂量 - 反应关系:合并分析报告显示,心血管疾病死亡率的风险降低呈显著的剂量 - 反应关系(图 F10-7)[124]。与没有身体活动者相比,从事某些身体活动者心血管疾病死亡风险降低 32%(调整后的 $HR=0.68;95\%CI:0.51-0.92$),而活动量较多者(到达身体活动指南推荐量)心血管疾病死亡风险降低 40%(调整 $HR=0.60;95\%CI:0.44-0.82$)($P_{趋势}$ <.001)[124]。剂量 - 反应关系曲线的形状与无 2 型糖尿病的成人相似。Kodama 等[123]的综述也报道了显著的($P<0.001$)反向剂量 - 反应关系。这 2 篇综述的结果被认为提供了剂量 - 反应关系的中等证据。

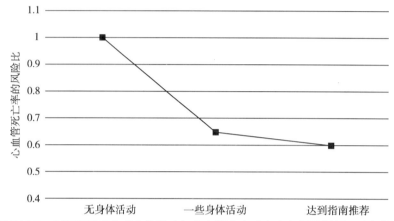

图 F10-7　2 型糖尿病患者身体活动与心血管疾病死亡率之间的剂量 - 反应关系
来源:改编自 Sadarangani 等,2014[124] 的数据

特定因素的证据

　　这 3 篇综述[122-124]均没有说明身体活动的效果如何依个人特征(例如年龄性别)或身体活动的特征(例如强度、类型)而变化。

　　身体功能

　　分委会只检索到了一篇身体活动对 2 型糖尿病患者身体功能影响的系统综述[125],该评价包括对 2 型糖尿病和周围神经病变患者的多种影响因素干预跌倒预防项目的研究。

关于整体关系的证据

　　审查没有得到充分的证据来评估包括身体活动对身体功能影响。10 项纳入研究中只有 4 项具有无运动对照组,其中 4 项试验中两项的质量评分较低(3/10 和 4/10)[125]。其余两项随机对照试验共纳入 182 名参与者,10~12 周的运动干预。一项随机对照试验报告说,对 4 项身体功能指标均有显著影响,而另一个报告说,锻炼对 6 项身体功能指标中的一项具有显著影响。值得注意的是,综述的作者将这些证据描述为初步的。

　　健康相关的生命质量

　　检索到 6 篇在 2 型糖尿病成人中身体活动对其 HRQoL 影响的系统综述。证据来源是:

- 对各种锻炼类型的对照试验进行了两篇大型系统综述,包括步行、肌肉强化活动、视频游戏、太极拳和瑜伽[126,127]。1 篇综述包括 20 项随机对照试验,共招募 1 719 名参与者[127],另 1 篇综述包括 30 项临床试验(不限于随机对照试验),共招收 2 785 名参与者[126]。2 篇综述共包括 37 项研究,其中 13 项研究同时包含在 2 篇综述中。

HRQoL 最常用的是 36 项短式健康调查表（SF-36）。

- 2 篇太极拳运动综述。其中一篇综述[128]是前一篇综述的更新[129]，只有最近的综述被用作证据来源。该综述包括 3 项随机对照试验，共招收 157 名参与者。
- 1 篇关于瑜伽练习的综述[130]。该综述包括 3 项随机对照试验和 1 项非随机试验，共纳入 420 名参与者。
- 1 篇系统综述不做讨论，因为它只包括一项评估 HRQoL[131] 的研究。

关于整体关系的证据

对于一般的身体活动，这 2 篇较大的系统综述提供了相互矛盾的证据[126,127]。1 篇综述[127]总结了包含的 16 项研究："组间比较结果显示，有氧训练除一项研究外结果无显著差异，有氧和抗阻力训练或二者结合训练的效果为有或无不一，作者在摘要中表述总体结果为"相互矛盾"[127]。另一篇综述[126]对 20 项纳入研究的结果进行了非常不同的总结："15 项研究报道有氧运动对生命质量的显著影响……"这篇综述的摘要描述有氧运动为"有效"，抗阻力和二者复合运动的影响为"有或无不一"，瑜伽则需要"更多研究"[126]。有矛盾的证据结论得到了另外 2 项观察结果的支持。其中 1 篇较大的试验报告说，对照组的 HRQoL 改善程度高于运动组[132]。20 项研究中有 13 项研究在一次评估中用 SF-36 评估 HRQoL，但没有 2 项研究报道了 SF-36 分量表相同模式的显著性改变（除了负面研究）[126]。根据综述中提供的信息，分委会不可能有足够的信心调和这些综述的不同结论。

这些综述包括太极拳和瑜伽的证据不足以确定体育锻炼对 2 型糖尿病患者 HRQoL 的影响。太极拳系统综述仅包括 3 项随机对照试验。虽然这些随机对照试验报告了身体活动对 HRQoL 的正面影响，但作者对这些随机对照试验的质量评分（7 分制）仅为 2 分或 3 分。作者认为证据"说服力不够"[128]。对瑜伽的审查包括 4 项对照试验，其中 3 项为随机对照试验。4 项试验中有 3 项报告身体活动对 HRQoL 有正面影响。然而，作者对这些试验的质量评分（10 分制）介于 1~4 之间。作者的结论是，由于现有试验的方法学限制，需要额外的高质量研究来确定瑜伽对 2 型糖尿病患者 HRQoL 的影响[130]。

疾病进展

分委会使用两组指标来评估身体活动对 2 型糖尿病进展的影响。第一组包括视网膜病变、肾病、神经病变和糖尿病相关足部病症的指标。但是，尚无综述根据这些指标评估身体活动与糖尿病进展之间的关系。

第二组进展指标包括 4 种糖尿病进展风险指标：HbA1c、血压、BMI 和血脂。这些指标也被称为进展的风险因素。大量的综述是关于身体活动对这些风险因素的影响。综述按身体活动模式和危险因素排序：

- 有氧身体活动、抗阻力训练或两者复合对糖尿病进展危险因素影响的主要证据来源为 RCTs 的 Meta 分析。
  - **糖化血红蛋白**：12 篇 Meta 分析包括 HbA1c 作为结果变量[133-144]。
  - **血压**：6 篇 Meta 分析包括血压作为结果变量[134,136,137,140,144,145]。
  - **BMI**：6 篇 Meta 分析包括 BMI 作为结果变量[133,134,136,137,140,146]。
  - **血脂**：5 篇 Meta 分析包括脂质作为结果变量[134,136,137,140,144]。

- 有氧身体活动、抗阻力训练或两者复合对糖尿病进展风险因素影响的次要资料来源是其他类型的综述。
  - 3 篇 Meta 分析比较了不同类型的身体活动[147-149]。
  - 3 篇包括非随机试验的 Meta 分析[131,150,151]。
  - 6 篇系统综述(或系统综述加 Meta 分析,其中 Meta 分析部分未被用作证据,因为在总结统计中纳入了不相关的研究)[152-157]。
- 太极拳、气功和瑜伽对糖尿病进展风险因素影响的主要证据来自随机对照试验的 Meta 分析。
  - **糖化血红蛋白**:6 篇 Meta 分析包括 HbA1c 作为结果变量[128,139,158-161]。
  - **血压**:没有 Meta 分析将血压作为结果变量。
  - **BMI**:没有 Meta 分析将 BMI 作为结果变量。
  - **血脂**:1 篇 meta 分析包括脂质作为结果变量。
- 有关太极拳、气功和瑜伽对糖尿病进展风险因素影响的次要资料来源是其他综述。
  - 1 篇 Meta 分析包括比较不同类型的身体活动[128]。
  - 3 篇系统综述[129,130,162]。

关于整体关系的证据

有氧运动、抗阻力训练或两者结合对糖尿病进展危险因素的影响

总体而言,这些综述提供了强有力的证据,表明有氧活动和肌肉力量活动降低了 2 型糖尿病进展的风险,尽管证据的强度因风险因素不同而异。以下分别对 4 种风险因素的证据进行总结。Meta 分析通常使用每个指标的标准测量单位总结身体活动的影响。例如 HbA1c 以糖化血红蛋白的百分比来衡量,因此 –0.50% 的效应大小表示 HbA1c 从例如 6.5% 降至 6.0%。血压以毫米汞柱(mmHg)计量。BMI 单位是体重(以 kg 为单位)/ 身高(以 m 为单位)^2。血脂 LDL(低密度脂蛋白)、HDL(高密度脂蛋白)、总胆固醇和甘油三酯以 mg/dL(1 mg/dL=0.01g/L)或 mmol/L 测量。但是,一些综述使用其他指标来量化运动效果。

糖化血红蛋白:随机对照试验的 Meta 分析一致报道有氧运动能够降低 2 型糖尿病患者的 HbA1c。5 篇最大的 Meta 分析涉及 19~26 个有氧运动与对照组的比较,并报道了有氧运动对 HbA1c 相似的显著影响,降低幅度为 –0.73%~–0.50%:加权平均差异(WMD)=–0.73%(95%*CI*:–1.06% 至 –0.40%)[142];WMD=–0.70%(95%*CI*:–1.02 至 –0.38)[143];平均差异(MD)=–0.71%(95%*CI*:–1.11 至 –0.31)[135];WMD=–0.50%(95%*CI*:–0.78% 至 –0.21%)[140];WMD=–0.60%(95%*CI*:–0.98% 至 –0.27%)[134]。其中一篇 Meta 分析仅包括步行干预的研究[140]。尽管一项基于设备的步行干预的 Meta 分析报告,步行对 HbA1c 无效,作者基本上将这种阴性效果归因于干预实施的问题。

关于肌肉力量活动对 HbA1c 影响的研究较少。两篇有重叠的 Meta 分析涉及指导下的渐进抗阻力训练的 4 项和 5 项比较研究,结果显示 WMD=–0.62%(95%*CI*:–1.14% 至 –0.11%)[143]和 WMD=–0.57%(95%*CI*:–1.14% 至 –0.01%)[142]。另一篇 Meta 分析报道抗阻力训练对 WMD HbA1c 的影响较小,为 –0.32%(95%*CI*:–0.60% 至 –0.04%)。然而,一篇 Meta 分析纳入了利用阻力带锻炼的 7 项研究,报道了非显著性的变化,HbA1c 的 WMD=–0.18%(95%*CI*:–0.49%

至 –0.14%）[138]，另一篇 Meta 分析中,7 项研究中的一项使用阻力带干预,也报道了一个非显著性趋势[134]。

有氧和抗阻力组合训练的 Meta 分析结果提供了进一步的证据,表明有氧和肌肉力量组合锻炼降低成人 2 型糖尿病患者的 HbA1c。4 篇 Meta 分析结果显示,组合运动对 HbA1c 的相关显著影响为 –0.47% 至 –0.74%：WMD=–0.74%（95%CI：–1.13% 至 –0.35%）[137]；WMD=–0.51%（95%CI：–0.79% 至 –0.23%）[142]；WMD=–0.47%（95%CI：–0.64% 至 –0.31%）[143]；和 WMD=–0.67%（95%CI：–0.93% 至 –0.40%）[134]。

2 篇有重叠的 Meta 分析涉及 14 项和 12 项随机对照试验,比较了锻炼类型[148,149]，均报告单独有氧锻炼降低 HbA1c 效果优于单独抗阻力训练。然而,有氧和抗阻力组合训练对 HbA1c 的影响要大于单独的有氧运动（锻炼对 HbA1c 的影响差异为 MD=–0.17%；95%CI：–0.31% 至 –0.03%）[148]。这一发现进一步支持抗阻力训练本身对 HbA1c 有影响的结论,并推荐组合有氧和抗阻力锻炼降低 2 型糖尿病患者的 HbA1c 最有效。

以上未讨论的其他 Meta 分析一致支持有氧、抗阻力或组合活动改善 HbA1c 的结论,次要的证据来源也普遍支持这些结论。值得注意的是,对基于计步器的步行项目的系统综述发现,7 个项目中只有两个报告了 HbA1c 的显著改善[155]，因此支持了基于设备的步行干预的 Meta 分析的阴性结果[141]。

*BMI：*包括至少 10 项随机对照试验的 Meta 分析显示,身体活动对 BMI 的影响很小,但有显著性。其影响是：日常生活锻炼的 WMD=–1.05（95%CI：–1.31 至 –0.80）[133]；有氧身体活动的效应为 ES=–0.53（95%CI：–0.81 至 –0.26）[137] 和 MD=–1.56 BMI 单位（95%CI：–2.41 至 –0.71）[135]；步行 WMD=–0.91（95%CI：–1.22 至 –0.59）[140] 和有氧和抗阻力训练 ES=–0.50（95%CI：–0.75 至 –0.26）[137]。纳入较少研究的 Meta 分析总体上报道了身体活动的影响有一个非显著趋势的 BMI 降低。

收缩压：对 2 型糖尿病成人身体活动对收缩压影响的 Meta 分析一致报道显著、中等水平的影响。总体效应的范围从 WMD=–2.42mmHg（95%CI：–4.39 至 –0.45）[137] 至 WMD=–7.98mmHg（95%CI：–9.87 至 –6.08）[144]，不同类型的身体活动均有显著影响,包括单独有氧活动（3 项分析）,单独抗阻力训练（2 项分析）,组合有氧和抗阻力训练（2 项分析）和任何活动（1 项分析）[134,137,140,144,145]（其中一项研究有氧活动对血压的影响只有去除异常值后才有意义[140]）。

*舒张压：*对 2 型糖尿病成人身体活动对舒张压影响的 Meta 分析一致报道显著的较小效应。合成效应的范围从 WMD=–1.97mmHg（95%CI：–3.94 至 0.00）[140] 至 WMD=–2.84mmHg（95%CI：–3.88 至 –1.81）[145]，不同类别的身体活动均有显著影响,包括单独有氧活动（2 项分析）,单独抗阻力训练（1 项分析）,组合有氧和抗阻力训练（1 项分析）和任何活动（1 项分析）[137,140,144,145]。

*血脂：*与 HbA1c、血压和 BMI 相比,较少的证据表明身体活动改善 2 型糖尿病患者的血脂。一篇 Meta 分析合并了有氧、抗阻力和组合锻炼的效果[137]。该综述报告了身体活动对 HDL 有显著但很小的益处（N=2 059 名参与者的 35 项研究；WMD=0.4mmol/L,95%CI：0.02-0.07）和 LDL（N=1 807 名参与者的 25 项研究；WMD=–0.16mmol/L,95%CI：–0.30 至 –0.01）。锻炼对甘油三酯的影响（WMD=–0.03mmol/L；95%CI：–0.17 至 0.10）并不显著。该综述还报

道：①身体活动对脂质的影响没有因运动类型（有氧、抗阻力、二者组合）而不同；②较长持续时间的锻炼干预对 LDL 产生显著的更强的作用（P<0.03）。更早的一篇 Meta 分析与此研究结果一致，发现训练 4 个月后，锻炼对 HDL 和甘油三酯没有显著影响，但在其中两项运动研究中评估了 12 个月的结局，发现锻炼对 HDL 和甘油三酯有显著影响。尽管一项研究报道有氧和组合锻炼分别对甘油三酯的显著影响（WMD=−0.03mmol/L；95%CI：−0.48 至 −0.11），和（WMD=−0.03mmol/L；95%CI：−0.57 至 −0.02）[134]，但纳入较少研究的 Meta 分析通常显示非显著性的趋势[134,140]。当身体活动的影响大小取决于锻炼计划的持续时间长短时，较小的 Meta 分析不能可靠地检测到身体活动对脂质的弱小影响。

太极、气功、瑜伽对疾病进展危险因素的影响

太极：目前尚无充足证据确定太极对疾病进展风险因素的影响。3 篇 Meta 分析纳入总共 5 项随机对照试验[128,139,161]。其中一项报道了太极对 HbA1c 的显著影响（WMD=−0.75%；95%CI：−1.15 至 −0.35%），但该分析仅包括两项试验[139]。另外两篇综述报道了 MD=−1.58%（95%CI：−3.83% 至 0.67%）[128] 和 MD=−0.19%（95%CI：−0.41% 至 0.03%）[161]。平均差异在各综述之间差别很大（−1.58%、0.75% 和 −0.19%），其中一项分析仅包括一项锻炼对照组的研究[161]。有关太极对脂质影响的 Meta 分析纳入的研究中，只有 2 项或 3 项比较了每项脂质的结果，至少有一项分析研究是仅有一个锻炼对照组[161]，没有 Meta 分析检查太极对血压或 BMI 的影响。

气功：目前尚无充足证据提示气功对糖尿病进展风险因素的影响。纳入 3 项随机对照试验的一篇 Meta 分析[139] 报道气功对 HbA1c 无显著影响。没有 Meta 分析测量气功对血压、BMI 或血脂的影响。

瑜伽：目前尚无足够的证据提示可能会影响糖尿病进展风险因素的瑜伽类型和形式。3 篇 Meta 分析分析了瑜伽锻炼对 HbA1c 的影响，共涉及 12 项随机对照试验，每项评估包括 5~8 项研究和 220~392 名参与者[139,158,160]。2 篇综述报告了瑜伽对 HbA1c 的影响，WMD=−0.47%（95%CI：−0.87% 至 −0.07%）[158]，WMD=−0.81%（95%CI：−1.22 至 −0.39）[135]。一项含 5 个随机对照试验的 Meta 分析结果显示，瑜伽降低总胆固醇（−8.50mg/dl；95%CI：−29.88 至 −7.11）和 LDL 胆固醇（−12.95mg/dl；95%CI：−18.84 至 −7.06），但对甘油三酯没有影响。第四篇 Meta 分析没有提供任何其他的证据，因其分析纳入的文献包括瑜伽自身比较、没有非锻炼对照组的研究。

然而，在瑜伽的随机对照试验中研究的瑜伽的类型和形式差异很大，在对瑜伽对 HbA1c 影响的 2 篇分析中存在显著的异质性（I^2=82%[158] 和 97%[160]）。一篇综述的作者结论认为，对于 2 型糖尿病成人而言，适度的瑜伽锻炼参数未知[158]。对不充足证据的评级反映出，某些形式的瑜伽有效，而另一些则不是，但目前的信息不足以确定这种情况，也不能确定有效的瑜伽练习形式。

次要证据来源（系统综述）的结论与上述结论基本一致。这 3 篇综述都承认，现有的太极、气功和瑜伽的研究存在方法上的局限性[129,130,162]。

剂量 - 反应关系：回顾的证据表明身体活动与 2 型糖尿病进展的一些危险因素之间存在剂量 - 反应关系。

有氧运动和血压：中等强度的证据表明有氧身体活动与血压有反向的剂量 - 反应关

系。加权回归分析发现,在活动时间为 50~250min/w 这一范围内,收缩压与每周运动量相关,r=−0.59(P<.005)[145](图 F10-8)。

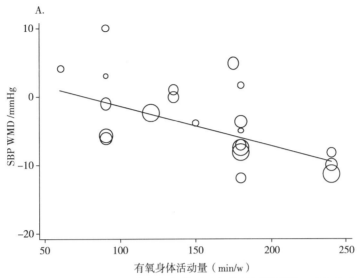

图 F10-8　2 型糖尿病患者有氧身体活动与收缩压的剂量 - 反应关系

图例:SBP= 收缩压,WMD= 加权平均差

注:有氧活动量以 min/w 计。锻炼对收缩压的影响表示为每项研究的加权平均差异。圆形的大小与 Meta 分析中每项研究的方差成正比

资料来源:Springer Sports Medicine,仅限于身体活动建议或结构化锻炼训练与 2 型糖尿病患者血压水平之间的关联:系统综述和 Meta 分析,44,2014,1557−1572,Franciele R. Figueira,Daniel Umpierre ,Felipe V. Cureau,Alessandra TN Zucatti,M é rianeB. Dalzochio,Cristiane B.Leitão,Beatriz D. Schaan [145],已经 Springer 许可

有氧活动和 HbA1c: 中等程度的证据也表明在有氧活动剂量与 HbA1c 之间存在一个反向的剂量 - 反应关系。有氧活动研究的分类分析报道 150min/w 或更长时间对 HbA1c 有更强的影响(−0.89%;95%CI:−1.26% 至 −0.51%)低于 150min/w(−0.36%;95%CI:−0.50% 至 −0.23%)[142]。加权回归显示每周较多有氧活动会伴随更大程度的 HbA1c 降低[143](图 F10-9)。活动总量与 HbA1c 变化之间的加权相关系数是 r=−0.64(P=0.002)。

肌肉力量活动和 HbA1c: 分委会仅找到有限的肌肉力量训练中的剂量 - 反应效应信息。一个 Meta 回归显示每次 21 组及以上抗阻力训练者 HbA1c(MD=−0.65%;95%CI:−0.97 至 −0.32)较少于 21 组练习者(MD=−0.16%;95%CI:−0.38 至 −0.05)(P=.03)降低更多[150]。

特定因素的证据

分委会检索了有关与个人相关特定因素(年龄、性别、人种 / 民族、社会经济状况和体重状况)和暴露因素(身体活动频率、持续时间、强度、类型和测量方法)。当证据关于其他个体指标(身体活动前的血压和身体活动前的 HbA1c 水平),分委会认为这一证据与问题 4b 有关,是个人特征影响的相关指标。

身体活动前的血压: 在一篇 Meta 分析中,2 型糖尿病患者合并高血压与正常血压 2 型糖尿病患者相比,有氧和抗阻力训练对收缩压的影响更大,差异具有统计学显著性(P<0.001)。高血压研究的定义为超过 70% 的糖尿病患者血压读数大于 140/90mmHg [145]。

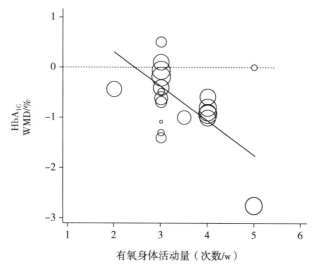

图 F10-9　有氧身体活动与 HbA1c 的剂量 - 反应关系

图例:HbA1c= 血红蛋白 A1c,WMD= 加权平均差

注:有氧锻炼量以 min/w 数来衡量。锻炼对 HbA1c 的影响表示为每项研究的加权平均差异。圆圈的大小与 Meta 分析中每项研究的例数成正比

资料来源:Springer Diabetologia,监督下锻炼训练量影响 2 型糖尿病患者的血糖控制:系统回顾与元回归分析,56,2012,242-251,D. Umpierre,P.A.B. Ribeiro,B.D. Schaan 和 J.P. Ribeiro[143],已经 Springer 的许可

　　身体活动前的 HbA1c 水平:在一篇 Meta 分析中,身体活动对 HbA1c 的影响在锻炼干预开始前具有较高 HbA1c 水平的 2 型糖尿病患者中更明显,高于干预前 HbA1c 水平较低的 2 型糖尿病患者[143],HbA1c 变化与锻炼干预前之间的加权相关系数为 r=−0.52(P=0.001)(图F10-10)。

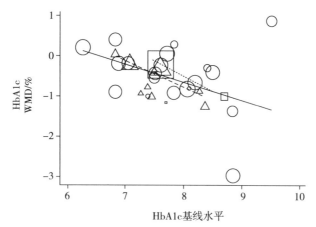

图 F10-10　HbA1c 在监督下锻炼干预前与不同类型锻炼干预后 HbA1c 变化的关系

图例:HbA1c= 血红蛋白 A1c,WMD= 加权平均差

注:图示符号的大小与在合并分析中使用计算的反方差成正比。实线和圆圈为有氧训练研究;虚线和方块为抗阻力训练研究;虚线和三角形为组合训练

资料来源:Springer Diabetologia,监督下锻炼训练量影响 2 型糖尿病患者的血糖控制:系统回顾与元回归分析,56,2012,242-251,D. Umpierre,P.A.B. Ribeiro,B. D. Schaan 和 J.P. Ribeiro[143],已经 Springer 许可

人口学特征和体重状况：目前尚无充足证据提示关于 2 型糖尿病成人身体活动对糖尿病进展风险因素的影响是否因年龄、性别、人种 / 民族、社会经济状况或体重状况而异。

身体活动项目的持续时间：分析不同持续时间身体活动项目效果的 Meta 分析通常提示持续时间更长的身体活动发现 HbA1c、BMI 和脂质的反应效应更强。一项分析报道随着随访间隔的增加，自由起居性活动对 HbA1c 和 BMI 的影响增加[133]。与随访间隔从小于 6 个月逐渐增加至 6 个月、12 个月和 24 个月，身体活动对 HbA1c 的降低效应逐渐增加（-0.18%、-0.33%、-0.33%、-0.56%）；BMI 的降低幅度也增加（分别为 -0.75、-0.77、-1.32、-1.52 BMI 单位）。一项综述报道，有氧运动每增加一周，HbA1c 就会进一步降低 0.009%~0.04%[135]；而另一篇报道 6 个月或更长时间的研究显示，活动对 HbA1c 的影响比不到 6 个月的短期研究更强[148]。如上所述，较长时间的锻炼项目对 LDL 的影响更强（$P<0.03$）[137]。然而，一篇综述报道了有氧运动的持续时间对 BMI 的影响并不具有显著性[135]。

运动强度：有限的证据表明，与中等强度活动相比，高强度的有氧运动在降低 2 型糖尿病患者 HbA1c 方面更有效。关于强度对 HbA1c 影响的证据可从 Meta 分析中获得，其汇总了 8 项随机对照试验的结果，这些随机对照试验直接比较了中等强度和高强度有氧活动（持续高强度或高强度间歇训练）的效果[147]。这些研究中有 6 项是相关的，因为他们招募成人并匹配其有氧活动量。该综述报告了所有 8 项试验中，高强度有氧运动对 HbA1c 的影响更大（WMD=-0.22%；$95\%CI$：-0.38 至 -0.06），与 6 项相关试验的效果相似，因为这 6 项试验的权重为 94.2%。尽管 Meta 回归报道有氧或抗阻力训练强度对 HbA1c 没有影响[143]，但直接比较不同强度效应的单项随机对照试验证据被认为是更好和更有力的证据。

其他特征：检索策略所涉及的综述中尚无足够的证据来确定频率、活动持续时间和身体活动测量方法对成人 2 型糖尿病进展危险因素的影响。

有关此证据的更多详细信息，请访问 https://health.gov/paguidelines/second-edition/ report/supplementary-material.aspx 查找证据包。

2018 年科学报告与 2008 年科学报告的比较

2008 年报告中的"代谢健康"章节讨论了身体活动对糖尿病的影响，其范围比本章更广。例如该章讨论了 1 型和 2 型糖尿病患者的身体活动的治疗和预防效果[4]。该报告认为身体活动对心血管健康的益处是降低大血管风险，并且认为身体活动在预防神经病变、肾病和视网膜病变的作用来自于降低了微血管病变的风险[4]。

本章通过重点关注 2 型糖尿病成人身体活动的预防效应，在 3 个方面丰富了 2008 年科学证据得到的结论。首先，2008 年报告得出结论认为，强有力的数据支持了 2 型糖尿病心血管疾病保护中身体活动的益处[4]，但缺乏身体活动对心血管疾病死亡率影响的定量汇总。现在有数据可以量化身体活动（主要是休闲时间有氧身体活动）对心血管疾病死亡风险的影响——风险降低 30%~40%。此外，中等级别的证据表明其存在剂量 - 反应效应。

其次，有力的证据表明，有氧、肌肉力量训练和两者的组合活动降低 2 型糖尿病进展的危险因素：HbA1c、血压、BMI 和血脂。虽然 2008 年报告回顾了身体活动对这些危险因素的影响,但该报告的总结中所述表明身体活动对 HbA1c 有益的唯一证据是有限级别的[4]。2008 年可获得的关于肌肉力量训练益处的证据有限,报告称抗阻力训练对 2 型糖尿病患者的有益作用"似乎可以认可"[4]。

第三,目前的研究结果表明,对于 HbA1c 和血压这两个糖尿病进展的危险因素,那些风险最大的人从身体活动中获得最大的益处。更令人吃惊的是,越来越多的证据表明,身体活动对 3 种危险因素——BMI、HbA1c 和血脂的有益影响随着成年 2 型糖尿病人参与身体活动时长增加而变大。

公众健康影响

这些发现对公众健康的影响很大。2 型糖尿病在人群中普遍存在,2 型糖尿病患者的主要死因是 CVD。身体活动与 CVD 死亡率的风险降低 30%~40% 有关。随机试验一致报道身体活动对 HbA1c、血压、BMI 和血脂的中小程度的有益影响。基本上,这一发现代表了 2 型糖尿病身体活动的三重益处:一级预防益处(合并症),因为这些危险因素也是其他慢性病的危险因素,二级预防益处是 2 型糖尿病进展的危险因素治疗效益,因为这些因素也是治疗有效性的指标。重要的是,身体活动对 HbA1c 和血压的影响似乎在最高风险水平者中更大。此外,身体活动对一些危险因素(BMI、血脂、HbA1c)的影响随着运动月数的增加而增加,因此可能被短期随机试验低估。

总体而言,这些发现强调了身体活动对 2 型糖尿病患者的重要性。有两种主要类型的身体活动产生健康效益,有氧和肌肉练习——这两种类型的活动均被公众健康指南所强调。获得健康效益所需的活动量与现行公共卫生指南中的推荐活动量相似。

问题 5. 在多发性硬化症(multiple sclerosis,MS)患者中,身体活动与以下因素有什么关系? ①合并症的风险;②身体功能;③与健康相关的生命质量有什么关系?

证据来源:系统综述、Meta 分析

结论陈述

合并症的风险
目前尚无足够的证据提示身体活动与 MS 患者并发症风险之间的关系。PAGAC 等级:**不确定**

身体功能
强有力的证据表明身体活动(特别是有氧运动和增强肌肉力量锻炼)可改善 MS 患者的身体功能,包括步行速度和耐力。PAGAC 等级:强

健康相关的生命质量
有限的证据表明,身体活动可改善成人 MS 的生命质量,包括疲劳症状和抑郁症状。PAGAC 等级:有限

证据综述

多发性硬化症（MS）是一种神经系统疾病，涉及间歇性局灶性炎症发作，损害中枢神经系统。这些免疫介导的炎症发作的频率和神经部位在受影响的个体中不同，导致疾病进展随时间的变化、混合 MS 患者不同的身体和认知障碍。多发性硬化症是美国成人中最常见的慢性致残性神经疾病[163]，影响约 400 000 人[164]。

在考虑身体活动对 MS 的预防效果的重要性时，近期综述中提出的几个问题与此证据评估有关。首先，患有这种疾病的人中，超过 80% 的人可以与这种疾病共同生存 35 年以上[165]，因此身体活动有可能提供长期收益。其次，MS 患者过去被建议不要运动，因为担心运动会加重疲劳等症状[165]。由于越来越多的证据显示其益处，现在一般建议 MS 患者进行规律的身体活动。严重 MS 患者可能需要适应性运动训练，如体重支持跑步机训练[166]，但低强度至中度 MS 患者通常可参与公共卫生指南推荐的各种身体活动，如步行和肌肉力量训练。

第三，身体活动对疲劳和抑郁症状的影响很重要，因为这些是 MS 患者的常见症状[165,167]，并且会损害 HRQoL[168]。约 80% 的多发性硬化症患者出现疲劳症状[169]，约 1/4 患有抑郁症[170]。

最后，身体活动对身体能功的影响有重要意义，因为身体功能和运动障碍也是常见的[163]。特别重要的是步行障碍，因为行走障碍是常见的，改变生活和步行障碍的程度可以被用于追踪疾病的进展[171]。

分委会审查的证据包括 16 篇综述，其中包括系统综述和 Meta 分析。包括在综述中的所有研究都是临床试验（没有包括队列研究）。分委会重点关注舍友不运动对照组的身体活动干预研究。常规康复计划、适应性运动训练和不设对照的研究不作为证据来源。所有综述均于 2011—2017 年期间发布。一些综述涉及特定类型的身体活动的影响，包括水上运动[172,173]、瑜伽[174]、太极[175,176] 和肌肉力量活动[177]。大多数综述总结了各种活动类型的效果，如步行、肌肉力量活动、视频游戏活动和平衡训练[163,166,167,171,178-183]。

综述通常报道了一种多发性硬化症严重程度的临床指标，称为扩展残疾状态量表（EDDS）[184]。绝大多数现有试验招募轻度 - 中度 MS 患者，EDDS 评分低于 6.5。只有一项评估侧重于重度残疾患者[166]，本证据综述查到的仅有一项相关研究（设有运动控制组的身体活动干预）。

在考虑证据时，分委会注意到，多发性硬化症患者的试验往往样本量小和 / 或运动干预少于 10 周。例如在 2012 年发表的 1 篇早期 Meta 分析中，7 项运动试验中有 5 项干预组的参与人数少于 20 人[182]。这些试验的统计效能较低。因此，分委会认为较大的 Meta 分析是证据的主要来源，因为这些评估量化了影响并提高了统计效力。

与本章中的其他几个问题不同，多发性硬化症的回顾并不关注身体活动对其进展的影响。然而，分委会注意到一项综述得出结论认为，一些证据支持锻炼对多发性硬化症可能具有缓解效应[165]。

关于整体关系的证据

合并症的风险

分委会无法找到足够的证据来确定 MS 患者身体活动与合并症风险之间的关系。该研究没有找到任何系统综述或 Meta 分析来确定合并症状的风险,包括重度抑郁障碍的并发症。尽管一些试验测量了所有参与者的抑郁症状,但没有综述分析身体活动对确诊抑郁症患者百分比的影响。

身体功能

强有力的证据表明,身体活动改善了 MS 患者的身体功能。最为强有力的证据来源于于包括中至高强度有氧和 / 或肌肉强健活动、有时也结合平衡训练的锻炼项目。Meta 分析包括 13 项随机对照试验,进行了 5 项相关分析[178]。首先,本次审查分析结果报告,锻炼改善了 10m 步行试验的步行时间——步行速度(MD=−1.76s;95%CI:−2.47 至 −1.08)[178]。这项分析包括 234 名参与者、8 项比较,8 项干预试验中有 7 项包括 4~12 周有氧、抗阻力和 / 或平衡训练。结果综述报道,在 6 分钟步行试验中运动能力提高(MD=36.46m;95%CI:15.14-57.79)。另一项分析包括 4 项比较和 191 名参与者,所有研究测试了 12 周有氧、抗阻力和 / 或平衡训练。这两项分析纳入的研究中只包含一项重叠研究。在第三项分析中,运动对 2 分钟步行距离的影响涉及 5 个比较,结果也是显著的(MD=12.51m;95%CI:4.79-20.23)[178]。第 4 篇分析报告包括 4 个比较,运动效应反映在“起坐行走实验时间的缩短(MD=−1.05s;95%CI:−2.19 至 0.09,P=.07)。然而,第 5 项分析定时 25 英尺步行测试,结果无显著改善。

系统综述和另一篇 Meta 分析也发现一些证据表明,身体活动可改善多发性硬化患者的身体功能[163,171,177,183]。在某些情况下,证据还包括步行以外的其他阳性结果,如平衡[163] 和综合测量身体功能[177]。然而,比上述 Meta 分析(其中包括 13 项试验),这些综述的步行能力测量值都包括了较少的随机对照试验[178]。

身体活动改善功能的重要支持证据来自身体活动改善 MS 成人身体运动素质指标的证据。虽然分委会没有强调身体活动对身体运动素质影响的证据评估,但这种关于身体运动素质的证据评估是很重要的,因为 MS 有可能损害运动的生理效应。如果运动对身体运动素质没有影响,运动对身体功能的影响是不合理的。身体活动对 MS 患者身体运动素质的影响可以这样预期,有氧运动能力和肌肉耐力的改善将转化为行走能力的改善[171]。例如一项研究报道,峰值有氧能力与 6 分钟步行距离之间的相关性 r=0.62[185]。

有关身体活动对身体运动素质的影响,不断有综述报告身体活动会改善 MS 患者的身体运动素质指标。包括 20 项随机对照试验的 Meta 分析表明,运动对肌肉运动能力指标有小幅而显著的影响(ES=0.27;95%CI:0.17-0.38),对心肺功能能力指标有中等幅度影响(ES=0.47;95%CI:0.30-0.65)[179]。将来自 6 项研究的 10 项指标进行比较的一篇 Meta 分析发现,力量训练增加了 MS 患者的肌肉力量(ES=0.31;95%CI=0.15-0.48)[177]。系统综述得出结论:强有力的证据表明,中等强度运动会增加 MS 患者的有氧运动能力和肌肉力量[171]。即使在严重的 MS 患者身上身体活动也可能改善其运动素质。在对 EDDS 评分至少为 6.5 的成人的运动训练效果的回顾中,一项有关有氧身体活动的小型对照试验报告显示,运动可以改善峰值有氧能力[166]。

没有足够的证据来确定水上运动是否改善 MS 患者的身体功能。对 3 项试验的一项系统性回顾报告称,水上运动对身体功能有显著的积极影响[172]。然而,这 3 项试验被描述为非随机试验,在这些试验中共有 36 名参与者被分配到水上运动。最近的 1 篇系统综述发现了

3 项随机对照试验和 3 项非随机对照水中运动的试验[173]。然而,这次审查没有具体说明这 6 项试验的结果是如何测量的,因此很难确定哪项试验包括身体功能测试。似乎只有 1 项试验发现锻炼对身体功能结果(步行耐力)具有显著的有益效果。

瑜伽或太极拳改善 MS 患者身体功能的证据也不足。在综述瑜伽对行动能力影响的 Meta 分析中,只有两项具有行动性结果的试验,且瑜伽的综合效果并不显著[174]。1 项关于太极拳的系统性回顾中,有 4 项试验设置了无运动对照组,其中结果有显著意义的只有 1 项非随机临床试验报告了身体功能指标的组间差异[176]。另外 1 篇对太极拳的系统综述发现了 2 项随机对照试验和 5 项非随机对照试验。然而,在 7 项试验中,5 项研究质量评分较低,其余 2 项质量较高的试验未报告运动对功能影响的组间比较[175]。

健康相关的生命质量

有限的证据表明,身体活动改善 MS 患者的 HRQoL。证据集中在 3 项生命质量指标上:总体 HRQoL,抑郁症状和疲劳症状。

总体 HRQoL: 对 13 项随机对照试验进行的一篇 Meta 分析,共有 535 名受试者报告了身体活动对生命质量问卷测量值的显著影响,包括 SF-36 和多发性硬化症生命质量(MSQOL)[180]。身体活动对整体 HRQoL 的测量指标标准化均值差(SMD)=0.85(95%CI:0.51-1.18)。然而,这些分析将不同的身体活动干预措施(水中运动、瑜伽、拉伸、跑步机、有氧运动、抗阻力运动和组合运动)相结合,其中最常见的干预措施为水中运动。试验对象也有局限,90% 的参与者(看起来)都是居住在伊朗的女性。一篇关于瑜伽效应的 Meta 分析报告了瑜伽对 HRQoL 测量的非显著影响(分析中的 5 项指标比较)[174]。Meta 分析的定量结果并未用作证据来源,因为其分析结合了身体活动干预与康复干预的效果[182]。然而,对单项运动研究的结果进行评估,身体活动对 HRQoL 的影响与综述结果相一致,报告对 HRQoL 具有最大积极影响的 5 项单项研究都是运动干预。此外,一项关于严重残疾成人有氧运动的小型对照试验报道了运动对 HRQoL 的益处[166]。

抑郁症状: 身体活动改善 HRQoL 的最有力证据是身体活动对抑郁症状的影响,尽管影响的程度很小。两篇重叠的 Meta 分析检查了身体活动对抑郁症状的影响,其中一篇包括 15 项随机对照试验和 591 名参与者[167],另一篇包含 13 项随机对照试验和 477 名参与者[181]。两项综述均纳入了 12 项研究,大多数研究的干预措施是有氧训练,肌肉力量活动或两者兼而有之。两项评价均报告身体活动对抑郁症状有显著影响,Hedge 评分 g=-0.37(95%CI:-0.56 至 -0.17),(当改善评分为正数时)Hedge 评分 g=0.36(95%CI:0.18-0.54)[181]。瑜伽干预的 Meta 分析报告了瑜伽对情绪的显著影响(SMD=-0.55;95%CI:-0.96 至 -0.130),但分析仅包括 3 项研究[174]。

疲劳: 一篇 Meta 分析报告说,瑜伽对疲劳度量的影响很小但显著(SMD=-0.52;95%CI:-1.02~-0.02;4 项比较)[174]。一篇系统综述回顾了 30 项关于运动对疲劳影响的研究,并得出结论,其中一些阳性、高质量的研究结果表明证据是肯定的[171]。一篇汇总 3 项试验的分析报告了力量训练对疲劳的影响,所有 3 项试验均报告疲劳改善[177]。一篇系统评估指出,一些高质量的训练研究报告对疲劳测量结果是阳性的[183]。

就改善 MS 患者生命质量的身体活动类型而言,侧重于抑郁症状的 Meta 分析表明,有氧运动和肌肉强健活动都有益处[167,181]。一篇 Meta 分析表明,瑜伽改善心情和疲劳(以上总结)仅基于每次分析中的少数研究。水中活动影响的证据也是有限的。关于太极拳对 HRQoL 测量的影响的证据不足。一篇关于太极拳的系统综述指出,只有一项非随机对照试验报告生命质量测量指标的组间差异[176]。如身体功能评估部分所述,一项关于太极拳的系统性综述主要包括低质量试验[175]。

有关此证据的更多详细信息,请访问 *https://health.gov/paguidelines/second-edition/report/supplementary-material.aspx* **查找证据组合包。**

2018 年科学报告与 2008 年科学报告的比较

2008 年科学报告评估了 MS 患者身体活动对心肺功能、肌肉力量、活动能力(行走速度和距离)以及生命质量的影响。对于每个结果,只有 2~4 个随机对照试验[4]。身体活动对心肺功能、步行速度和步行距离的影响证据被评定为中等到强。肌肉力量的证据级别被评定为强,HRQoL 的证据级别为非常有限。该报告没有提供身体活动对这些益处的量化的综合结果。

相比之下,本报告中的证据回顾和结论基于更多的 RCTs,并且可以使用 Meta 分析来量化身体活动的影响。目前有力证据表明,身体活动对身体功能中小程度的影响主要是通过对步行速度和耐力的影响来评估的。系统综述提供了一些证据,表明身体活动的影响比对行动能力的影响更广泛。例如它也可能改善身体平衡能力。虽然分委会没有对身体运动素质指标的证据进行正式评估,但所做的系统评估对制定指南提供的有关信息的证据级别为强[171]。一篇包括 20 项随机对照试验的 Meta 分析(通常为短期的)将运动训练改善身体运动素质指标的效果量化为从小到中等。越来越多的证据表明,身体活动改善 MS 患者的 HRQoL,尽管整体生命质量改善的证据有限。分委会没有就身体活动对抑郁症状的影响单独进行评估,情绪只是 HRQoL 的一个组成部分。但明确的证据表明,至少包含 13 项随机对照试验的一篇 Meta 分析表明,身体活动对抑郁症状有小的有益影响。

与 2008 年科学报告一致[4],证据表明传统有氧运动和肌肉强健训练的有益效果是最强的。然而,数据显示,其他形式的身体活动可能对 MS 患者有益,特别是生命质量方面。这份报告澄清了这一点有益证据仅限于轻度至中度 MS 患者。2008 年的科学报告指出,它没有找到任何证据"支持运动使 MS 患者发生恶化或伤害的风险更高"这一概念[4]。尽管 2018 年科学报告没有分析运动不良反应的问题,所回顾的系统综述和 Meta 分析没有提供与 2008 年结论不一致的结果。

公众健康影响

该综述支持促进 MS 患者身体活动的重要性。事实上,MS 患者的身体活动水平不如非残疾同龄人群[186]。该综述发现身体活动可以改善 MS 患者的身体功能。虽然 Meta 分析总结了身体活动的影响为中度至轻度,但大多数试验的运动持续时间为 12 周或更短。有可能长时间的规律身体活动具有中等至大幅度的好处。事实上,当仅限于至少 12 周的研究时,Meta 分析报道身体活动对步行速度的影响更强[178]。虽然对步行速度的影响不大,但这种看起来可能很小(例如每秒 0.1m 的改善)的改善与老年一般人群全死因死亡风险的显著降低有关[187]。此外,步行速度是衡量 MS 患者残疾程度的关键指标。

身体活动对抑郁症状影响的 Meta 分析表明,身体活动通常是缓解 MS 患者抑郁症状的一种温和有益的非药物治疗方法。如上所述,抑郁症在 MS 患者中很常见。

问题 6. 对于脊髓损伤患者,身体活动与:①合并症风险;②身体功能;③健康相关的生命质量之间有什么关系?

证据来源:系统综述、Meta 分析

结论陈述

合并症的风险
有限的证据表明,身体活动可以减少肩部疼痛,并改善脊髓损伤患者瘫痪肢体的血管功能。**PAGAC 等级:有限**

身体功能
中等强度的证据表明,身体活动可以改善脊髓损伤患者的步行功能,肌肉力量和上肢功能。**PAGAC 等级:中等**

健康相关的生命质量
有限的证据表明身体活动可以改善脊髓损伤患者的健康相关生命质量。**PAGAC 等级:有限**

证据综述

创伤性脊髓损伤(SCI)对患者及其家属和朋友的影响是立竿见影和巨大的[188]。在脊髓损伤后,先前健康和独立的个体不得不突然应付面对部分或完全瘫痪对身体运动的影响,以及应对部分或完全失去对肠道、膀胱和性功能的控制。SCI 会对患者情绪、与家人和朋友的关系以及职业状况产生负面影响。在美国,每年发生大约 12 000 例新的 SCI 病例,约 26 万人生活在脊髓损伤中[189]。

在受 SCI 影响的人群中,预防 SCI 的并发症和减轻其对身体功能和 HRQoL 的影响非常重要。因此,解决身体活动对 SCI 患者合并症、身体功能和 HRQoL 风险的影响非常重要。对受 SCI 影响个体身体活动影响的证据回顾必然涉及不同类型的身体活动,这与普通人群的一般情况不同。由于 SCI 限制身体活动的行为,SCI 感兴趣的活动类型包括手摇功率计、轮椅锻炼、水下跑步机和适应形式的身体活动(例如部分支持体重的适应)。

就预防并发疾病而言,身体活动的心血管状态改善和心血管疾病风险的改善作用产生的效益具有重要价值。由于脊髓损伤引起的自主神经控制功能丧失,受损伤部位血管对身体活动的反应可能不正常。心血管疾病对活动的反应受损可能会限制运动能力,加速心血管疾病的发展[190]。SCI 患者发生心血管疾病的风险比不患 SCI 的患者高 2~4 倍[191]。

就理解身体活动对身体功能的影响而言,其影响明显受到伤害位置和严重程度的影响。通常描述伤害的严重程度使用美国脊髓损伤协会的脊髓损伤标准神经分类(ASIA)表 F10-2。

表 F10-2　美国脊髓损伤协会损伤及运动功能量表

损伤等级	
A 组	完全损伤:骶段 S4-S5 丧失运动或感觉功能
B 组	不完全损伤:神经平面以下保留感觉功能,但丧失运动功能,包括骶段 S4-S5
C 组	不完全损伤:神经平面以下保留运动功能,并且神经系统水平以下的一半以上核心肌群的肌肉等级 <3(消除重力时不能全方位运动)
D 组	不完全损伤:神经平面以下保留运动功能,并且神经系统水平以下的一半以上核心肌群的肌肉等级 ≥3
E 组	正常:运动和感觉功能正常
运动功能等级	
0 级	完全麻痹
1 级	明显的或可见的收缩
2 级	主动活动,重力消失时
3 级	存在重力时主动活动
4 级	对抗部分阻力主动活动
5 级	对抗全部阻力主动活动
NT	不能测试

来源:Kirshblum 等,2011[192]

在对由检索策略定位的身体活动影响的综述中,几种结果是 SCI 特有的。这导致分委会考虑如何将这些结果归入问题 6 的 3 个结果。

1. *肩关节疼痛*是脊髓损伤患者的一个重要问题,影响 38%~67% 手动轮椅使用者[193]。这通常与截瘫患者[194]移动和轮椅活动时肩部的工作负荷过高有关,也与肩部肌肉无力四肢瘫痪者有关。肩部疼痛被认为是一种并发症的疾病 - 基本上是一种常见于 SCI(包括过度使用受伤,如肌腱炎)的肩部病症的替代结果。

2. *血管功能指标*是 CVD 风险的重要指标。由于缺乏对更大的身体活动与心血管事件之间关系的综述,血管功能指标被认为适合作为 CVD 风险的替代指标。

3. *轮椅技能和推进力*包括启动和停止能力,改变方向和通过门道的机动性,都会影响个人的行动能力,因此被视为衡量身体功能的指标。

4. *身体素质指标*包括在对身体功能影响的综述中。身体素质(有氧活动能力和肌肉力量)是 SCI 患者身体功能的明确决定因素。记录与身体素质指标相关的改善被认为是发现身体活动对身体功能影响的重要支持性证据。

回顾的证据包括 9 篇系统综述[195-203]和 2 篇 Meta 分析[204,205],每个评价报告纳入研究的数量从 7 个到 82 个,中位数为 13 个。大约一半的研究是前后对照设计,大约 1/3 为设有比较组的实验设计。其他研究设计包括队列研究和横断面研究,病例随访和病例报告以及图表回顾。

表明合并症风险的证据

3 篇系统综述[196,198,202]提供了关于身体活动和合并症发展的信息。1 篇综述[196]着重于肩部疼痛,其中包括 7 项研究(3 项随机对照试验,4 项队列研究),共 197 名成年轮椅使用者。另一篇综述[202]评估了与单次急性身体活动或长期身体活动相关的血管功能的变化,包括 14 项研究(8 项设有比较组,6 项仅有前后评估),共 215 名成人进行单次活动,15 项研究(1 项 RCTs,2 项病例 - 对照,11 项前后对照研究,1 项病例报告)有关习惯性体育活动,共 179 名成人。缺乏活动能力、心血管系统的自主调节受损、血管顺应性降低,使患有心血管疾病的个体患心血管疾病的风险更高[202]。

关于身体功能的证据

6 篇系统综述[195,197,198,200,201,203]和 2 篇 Meta 分析[204,205]提供了关于 SCI 患者身体活动与身体功能之间关系的信息。

心血管功能和肌肉力量:3 篇系统综述[195,198,200]提供了有关心血管功能和肌肉力量测量的信息。Bochkezanian 等[195]的综述包括 2 项随机对照研究,4 项前后对比研究和 1 项病例随访研究,总共 149 名成人。Hicks 等[198]的综述包括了 12 项设有比较组的实验研究和 70 项具有前后对比设计的研究,共有 1 207 名参与者。Li 等[200]的综述包括 4 项设有比较组的实验性研究,2 项前后对比设计,1 项病例随访和 1 项病例报告,共 143 名成人。其中一篇综述中的身体活动暴露限于水上活动[200],如游泳或水下跑步机行走。在其他两篇综述中包含的 80 多项研究中,身体活动暴露[195,198]组合多种活动,包括有氧运动(主要是手摇功率计或轮椅使用)和滑轮、弹力带和自由负重的肌肉锻炼。所有 3 篇综述评估的指标包括最大摄氧量、做功量和各种特定任务的上身力量测量。

步行:4 篇系统综述[197,198,200,203]提供了关于步行作为结果的信息。Gandhi 等[197]的综述包括 1 个病例随访和 11 个病例报告,共 43 名儿童和青少年,其中 40 名 10~17 岁。Li 等[200]的综述包括一项前后对比研究和一项有 12 名成人步行结局的病例报告。Hicks[198]等的综述包括 3 项针对急性(≤12 个月)个体的研究和 11 项针对慢性(>12 个月)SCI 患者的研究。Yang 和 Musselman[203]的综述包括 7 个设比较组的实验研究,11 个前后对比研究和 2 个病例随访报告。其中一篇综述中的身体活动暴露限于水中活动,如游泳或水下跑步机行走[200]。其他 3 篇综述中的运动暴露[197,198,203]包括地上步行、机器人辅助或体重支持跑步机训练和肌肉强健训练。在 4 个综述中,通过步行速度和步行距离的测量来评估行走能力的变化[197,198,200,203]。

上肢功能:1 篇系统综述[201]着重于颈部脊髓损伤患者的上肢功能。在审查纳入的 16 项研究中,6 项随机对照试验提供了超出常规物理治疗的身体活动暴露。身体活动暴露包括手摇测功计,渐进阻力训练或电刺激。结果包括手功能测试,功能独立性和日常生活活动。

身体姿势稳定性:1 篇 Meta 分析[205]检查了坐姿和站姿的姿势控制。Meta 分析包括 6 项设置了比较组的实验研究,11 项前后对比研究和 4 项队列研究。纳入 Meta 分析的 4 项研究共纳入 153 名参与者。暴露包括无支持的坐姿、跷跷板、太极拳、平衡练习和基于任务的训练;结果包括坐和伸测试及 Berg 平衡量表。

有关健康相关生命质量的证据

2 篇系统综述[195,199]提供了关于身体活动和生命质量的信息。一篇[195]包括 7 项研究,其中两项随机对照试验,每项随机对照试验共 34 名参与者,检查身体活动与生命质量之间的关系。两项研究中的身体活动暴露包括手摇测功计、自由负重和滑轮。这两项研究都使用感知生命质量问卷,还有一项研究使用了身体满意度调查问卷。另一篇系统综述包括 6 项横断面研究和 5 项实验性试验,共有 634 位成人检查了身体活动与生命质量之间的关系。在横断面研究中,身体活动实践是从 6 种不同的自报量表中获得的;在实验性研究中,身体活动计划包括游泳、跑步机或有氧和力量训练。

关于整体关系的证据

合并症的风险

肩部疼痛: 肩部强健和伸展锻炼减少脊髓损伤患者肩部疼痛的证据来自于唯一的一篇系统综述,其中包括 3 项随机对照试验和 4 项队列研究,共 199 名参与者。运动暴露包括手摇测功计,有或无肌电图生物反馈辅助的肌肉力量训练和肩胛拉伸训练,每周 3 次,持续 2~6 个月。使用轮椅使用者肩痛指数(WUSPI)评估肩部疼痛[206]。所有 7 项研究均报告 WUSPI 得分显著改善(降低)[196]。作为各项研究中经过验证的结果指标,WUSPI 的系统性使用可增加这种关系的益处的一致性和证据强度,所有结果均超过 WUSPI 最小临床可检测差异的 5.1 点,表明显著的效应范围。

血管功能: 一篇系统综述研究了 SCI 患者一次锻炼(14 项研究,215 名总体受试者)和规律的身体活动(15 项研究,179 名总体受试者)对动脉功能的影响[202]。最常见的运动暴露是急性和非急性研究的手摇功率计,但也包括手臂或腿部被动运动、电刺激,以及非急性仅有体重支持的跑步机训练。两类活动使瘫痪肢体的血管功能均显著改善。

身体功能

步行功能: 4 篇系统综述检查了身体活动与步行功能参数之间的关系。所有 4 篇综述均报告与任务导向锻炼[197,198,203],水上跑步机或游泳锻炼有关的步行功能改善了[200]。Yang 和 Musselman[203] 报道了步行速度从 0.06~0.77m/s 不等,6 分钟步行距离从 24m 增加到 357m。在 Hicks 等[108] 的综述中,13 项关于急性脊髓损伤患者的研究中,3 项测量了行走功能;对慢性脊髓损伤患者的 69 项研究中有 11 项报道了步行功能的结果。二者都没有提供量化分析结果,但都报道了各种步行评估指标的总体改善。在 8 项水中运动研究中,2 项研究检查了身体活动对行走表现的影响,并报告了指标改进[200]。Gandhi 等[197] 报道了在所有 13 项脊髓损伤儿童和青少年研究中行走功能的一致改善。

上肢功能: 在一篇系统综述中,纳入的多数研究检查了上肢功能,报告肌力、手臂和手功能以及日常生活活动有所改善[201]。然而,所提供的定量信息有限,结果不尽一致。

姿势稳定性和平衡: Meta 分析[205] 表明,任务导向训练对坐姿和站立姿势的稳定性和平衡性的影响可以忽略不计。纳入 Meta 分析的 2 项研究与不锻炼对照组比较,另 2 项研究与锻炼对照组比较,组间均无显著性差异。

心血管健康和肌肉力量: 3 篇系统综述都提供了证据,表明有氧身体活动或肌肉力量身体活动总量增加与心血管或肌肉功能增加之间存在正相关关系[195,198,200]。Hicks 等[198] 报告旧病(>12 个月)和新发(≤12 个月)SCI 患者均有明显改善。总结 30 项关于老年人受伤的手摇或轮椅功率计干预研究的结果,Hicks 等[198] 报告这项运动"很明显"和"有效地改善了有氧运动能力"。同样,16 项研究主要结合肌肉力量和手摇功率计结果显示改善做功量;所有 11 项关于肌肉强健和手摇功率计的研究均报告肌力改善,所有 9 项关于轮椅技能和推进力的研究均显示出显著改善[198]。对于新发病灶个体的研究较少,但结果相似[198]。Bochkezanian 等[195]报道,9 项有氧活动指标的组内比较显示与运动暴露相关的改善,并且 2 项指标的改善在统计学上显著。同样,肌肉力量的所有 22 个指标的组内比较显示出改善,其中 11 个指标具有统计显著性。最后,4 项关于水中运动(跑步机或游泳)的研究报告中有 3 项报告心血管功能状况出现改善;第四项显示与陆上锻炼相比没有优势,但该评估没有提供关于水体和陆上锻炼是否或多大程度造成功能或力量变化的信息[200]。

健康相关的生命质量

2 篇系统综述[195,199]对更大程度地参与身体活动的努力与更高的生命质量认知之间的有利关系提供了有限的支持。Bochkezanian 等[195]包括两项 RCTs,每项 RCT 包括 32 名参与者。在这 2 项研究中的 6 项指标比较中,所有 6 项指标都显示了身体活动对生命质量的有益影响,但 6 项中仅有一项达到统计学显著性。Kawanishi 和 Greguol[199]的综述包括了 11 项研究,6 项横断面研究和 5 项实验研究(4 项前后对比,1 项 RCT,为 Bochkezanian 等[195]的两项 RCTs 之一),共 634 人。6 项观察性研究中 5 项和 5 项实验研究中 4 项报告二者呈正相关关系,但未提供量化结果。因此,虽然无论 SCI 水平或 ASIA 分类如何,这 2 篇系统综述描述了更积极地参与体育活动与更高的生命质量之间、生活满意度或功能独立性之间的正向关联,但证据级别都是很弱的。

有关此证据的更多详细信息,请访问 https://health.gov/paguidelines/second-edition/report/supplementary-material.aspx 查找证据包。

2018 年科学报告与 2008 年科学报告的比较

2008 年的科学报告总结了身体活动在残疾人中广泛改善身体功能的证据。该报告发现,多种残疾类型的证据表明,身体活动减轻了疼痛,改善了运动素质、身体功能和生命质量。

相比之下,问题 6 则集中在一种类型的残疾 - 脊髓损伤。本报告对 SCI 患者进行了比 2008 年科学报告更多的单项研究[4],从而得出了针对 SCI 特有的结论,并更准确地量化了身体活动的影响。现在中等强度的证据表明,身体活动特别改善了 SCI 患者的身体功能。本报告还特别针对 SCI 分析,发现有限的证据表明身体活动不提高 SCI 患者心血管疾病的风险,身体活动改善肩痛的证据有限,以及身体活动对 HRQoL 的益处有限。

公众健康影响

这次证据综述发现,身体活动的益处超出了常见与年龄有关的慢性疾病范围,例如骨关节炎和 2 型糖尿病。即使与其他慢性神经系统疾病相比,SCI 也有不同的发病机制,然而中等级别的证据表明身体活动的益处延伸至受 SCI 影响的个体。值得注意的是,这些益处看起来在新发(≤12 个月)和旧病(>12 个月)患病个体均存在,并且发生在各种损伤严重程度上。总的来说,这一评估对于理解身体活动对健康有益影响的广度十分重要。由于大约一半的 SCI 人员估计没有休闲时间的身体活动[207],该评价强调了公众健康战略对促进残疾人身体活动的重要性。

问题 7. 在智力障碍人士中,身体活动与以下因素有什么关系? ①合并症的风险;②身体功能;③健康相关的生命质量有什么关系?

证据来源:系统综述、Meta 分析

结论陈述

合并症的风险

目前尚无足够的证据显示智力障碍人士身体活动与合并症风险之间的关系。**PAGAC 等级:不确定**

身体功能

有限的证据表明,身体活动改善了智力障碍儿童和成人的身体功能。**PAGAC 等级:有限**

健康相关的生命质量

目前尚无足够的证据显示智力障碍患者身体活动与健康相关生命质量的关系。**PAGAC 等级:不确定**

证据综述

智力障碍在历史上由严重的认知缺陷定义,最常见者的智商分数低于 70(低于一般人群的平均智商 100 的两个标准差),功能性技能严重不足,并且从事年龄匹配的日常生活活动的适应性技能低下。"精神障碍诊断和统计手册"将智力障碍定义为从儿童开始,以智力困难为特征的神经发育障碍,以及在概念、社会和实践领域的适应性功能障碍[208]。当智力障碍的定义基于仅在智商方面,美国人口智力残疾的既往流行率是 2%~3%。然而,1.37% 的儿童患病率和约 1% 的总人群患病率与当前 DSM-5 定义更为一致[208–210]。每 700 例新生儿中就有一例唐氏综合征发生,是最常见遗传原因,美国有 250 000 多人受到其影响,其患病率不断上升的部分原因是平均寿命增加到了平均 60 岁[211]。本报告中的大多数系统综述和 Meta 分析集中在无论是专门还是主要针对患有唐氏综合征的儿童和 / 或成人。

合并症的风险

一篇系统综述可用于检查智障患者的合并症[212],包括 20 项研究,涵盖了 1980 年至 2013 年 5 月时间段发表的研究。这些研究检查了有氧活动和肌肉力量活动。有氧活动包括跑步、慢跑、足球、篮球和跳舞。研究评估了各种合并症,包括不同类型的挑战性行为和多动症。

关于整体关系的证据

20 项研究中只有 2 项设置了对照组;有 5 项病例报告,涉及共 5 名智力残疾人;其余 13 项研究共 53 名参与者。该评价显示了一个显著的有益效果,平均行为改善为 30.9%($95\%CI$:25.0-36.8),这一结果基于观察评分或侵犯性 / 破坏性问卷评分,显示减少了挑战性行为、自我伤害、活动过度和刻板行为。然而,由于实验设计的局限性,对照研究较少且样本量较小,分委会无法对身体活动与合并症状之间的关系进行分级。

身体功能

1 篇 Meta 分析[213]和 2 篇系统综述[214,215]可用于评估智障人士身体活动与身体功能之间的关系。Valentín-Gudiol[213]等对 7 项研究进行的 Meta 分析包括 175 名 6 岁以下患有唐氏综合征、脑瘫、发育迟缓或中度发育迟缓风险的儿童。这篇综述研究了跑步机训练对步行功能和粗大运动功能的影响，以及 30 名唐氏综合征儿童的独立步行发生年龄。

Hardee 和 Fetters[214]系统综述使用了截至 2016 年 3 月发表的 19 项研究，评估了 428 名 3~66 岁唐氏综合征患儿和成人的效果。该综述分年龄组（<18 岁和 ≥18 岁）分析了传统锻炼（例如有氧和/或肌肉强化训练）和非传统锻炼（例如骑自行车，跳舞，游泳，柔道）时功能（例如力量和耐力）和活动（例如大体运动活动测试）的相应测试指标变化。

Bartlo 和 Klein[215]系统综述利用在 1990—2010 年的 11 项研究，包括 310 名 21~64 岁有智力残疾的成人，分析了身体活动与身体功能（步行与平衡）之间的关系。

关于整体关系的证据

在系统综述中[214,215]，各种身体活动方式与成人步行速度的小幅改善相关。这些改进通常在 10%~11% 左右。平衡分数的测量值在 10%~25% 的范围内增加。然而，因为所使用的结果测量值和小样本量的变异，Meta 分析不能确定影响的大小。在儿童中，各种身体活动显著改善了一些身体功能指标，包括步行速度和起坐折返走时间测试[214]。然而，由于结果测量值和小样本量的巨大变异，没有 Meta 分析结果可用于检查效应大小。儿童跑步机训练对步行速度产生小的正向影响（MD=0.23；95%CI：0.08-0.37）。对 30 名唐氏综合征患儿进行的亚组分析显示，独立步行发生年龄较早（MD=−4.00；95%CI：−6.96 至 −1.04），改善了脑瘫患儿的大动作技能和伴有发育迟缓者的步行技能。因此，有限的证据表明，在主要与唐氏综合征有关的智力障碍的儿童和成人中，较多的身体活动会改善步行、平衡和粗大运动技能。结果和结论尽管受实验设计问题的限制，但提供了一致的预期，更多的身体活动可以在行动功能方面产生重大而有意义的改善，这与我们在本报告中为其他慢性残疾人群报告的情况类似。

健康相关的生命质量

对从 1990 年到 2010 年 1 月发表的全部 11 项研究进行的一项系统性回顾研究了身体活动与健康结局之间的关系，包括智力残疾成人，主要是唐氏综合征的 HRQoL[215]。本研究评估了不同的活动模式，包括步行、自行车功率计、肌肉强健锻炼、抬步活动、椭圆机训练、划船机锻炼、平衡活动、跳舞和多向伸展活动对平衡，力量和心血管健康的影响。对涵盖 1978—2016 年间的 11 项研究进行的第二次系统综述，检查了唐氏综合征儿童和成人身体活动与健康结局（包括 HRQoL）之间的关系[214]。

关于整体关系的证据

成人的系统综述包括一项研究，其中有氧训练与 HRQoL 得分显著提高 50% 有关，一项研究显示，生活满意度有小而显著的正向效应[215]。在包括唐氏综合征儿童和成人的一项研究中，更多的身体活动与增加的生活满意度量表评分有关，并且在 8 项研究中，有 5 项研究报告改善了其社会和环境活动的参与。这两项结果都与该人群的 HRQoL 相关[214]。但是，HRQoL 结局没有报道其他显著变化。总的来说，从少数研究中的这些发现不足以得出智力障碍儿童和成人的身体活动与 HRQoL 间关系的证据等级。

有关此证据的更多详细信息，请访问 https://health.gov/paguidelines/second-edition/ report/supplementary-material.aspx 查找证据包。

2018 科学报告与 2008 科学报告的比较

2008 年的科学报告总结了身体活动改善身体功能的证据[4]。相反，这个问题关注的是一种残疾 - 智力残疾。证据综述的证据来源比 2008 年的科学报告提供了更多的单项研究[4]，从而得出了针对智力残疾的具体结论。现在有限的证据表明，身体活动特别是在智障人士中改善身体功能。这个结论适用于儿童和成人，并且推广到更多类型的身体活动而不仅仅是有氧活动。一些综述包括了除唐氏综合征以外的智力障碍患者的研究，并提供了对身体活动影响的定量评估。特别是，该发现适用于发育迟缓的儿童，其中较多的身体活动有可能改善步行速度并降低独立步行发生的年龄。

公众健康影响

智障人士代表了一个重要、并在增长的美国人群。部分原因是许多智力残疾人群的寿命延长。唐氏综合征的平均寿命从 1983 年的 25 岁上升到目前的平均 60 岁[216]。残疾状况随年龄增长而变化，通常在年轻时发生的运动能力延迟发育，随之整个成年期的残疾，随着年龄增加，多种因素的组合与积累，加速老化进程，以及早发性阿尔茨海默症[217]。

正在出现的证据表明，更多的身体活动在整个生命周期中都有益处，改善步行功能并加速发育迟缓儿童独立步行发生的年龄。在成人中，多种身体活动方式与改善步行和粗大运动功能有关。身体活动方式的这种多样性带来了多种选择和参与的途径，有助于克服目前限制 70% 以上不参与健康和保健计划的残疾成人的许多障碍[218]。

未来研究的需求

本节分为两部分。第一部分，讨论了 5 项跨学科研究需求，这些需求将与一种以上慢性病相关的类似研究需求（涉及本章所述病况或一般慢性病）整合在一起。第二部分，列出每种慢性病的具体研究需求。每个主题领域内的研究需求按优先顺序排列。

慢性病患者身体活动预防效果的优先研究需求

对于本节中的 5 个研究重点，研究设计通常应包括和比较自报和基于设备的身体活动测量。本章中的所有问题都出现没有足够的证据来确定测量身体活动的方法是否影响身体活动与健康结局之间的关系。

1. 研究有氧活动、肌肉力量练习、平衡性训练和组合活动（例如剂量、持续时间，强度、频率和类型）的特征如何影响慢性病患者身体活动与健康结局之间的关系。

依据：身体活动方面公共卫生建议的基本要素是规定提供健康益处的身体活动的频率、持续时间、强度、类型和数量。因此，本章的综述很少提供关于这些身体活动特征如何影响健康的数据。例如在骨关节炎中,没有评估比较不同类型的身体活动或不同数量的身体活动的相对效果。然而这一章有一些诱人的发现,这说明了这方面研究的重要性。例如在 2 型糖尿病中,研究表明:①肌肉强健活动和有氧活动对血红蛋白 A1C 有独立作用(表明组合活动的重要性);②强健活动更有效率地降低血红蛋白 A1C(对于给定运动量的有氧活动对 HbA1c 的影响更大)比中等强度活动更强。随着对于单纯高强度活动对健康益处的兴趣日益增加,因此应将比较不同强度和类型的身体活动的随机试验和能够提供剂量 - 反应关系数据的长期队列研究列为优先考虑事项。对于不常见的活动类型(例如平衡性训练),队列研究不可行,因此需要设计了剂量 - 反应的随机试验。在某种程度上,例如高血压患者,需要进行研究以了解身体活动的特征如何影响活动的急性生理反应和健康影响。

2. 对慢性病患者进行研究,了解身体活动对降低发生其他慢性疾病(并发症)风险的影响。

依据:本章介绍了预防多种慢性病的公众健康重要性。实质上,随着患有慢性病的人数增加,一般身体功能会恶化,与健康相关的生命质量会下降,并且医疗护理成本也会增加。尽管对身体活动的预防效果进行了广泛的研究,以降低任何合并症的风险,但本章只能得出与预防合并症相关的几个结论。尽管有较高的合并症风险,但一些慢性疾病,如脊髓损伤患者心血管疾病风险较高,尚缺乏证据。尽管少数慢性病的发病率可能高到足以在随机对照试验中研究,但通常需要进行前瞻性队列研究,以了解身体活动对常见并发病风险的长期影响。

3. 开展关于慢性病患者身体活动的二级预防效果的研究,即研究身体活动如何降低慢性病进展风险并减轻慢性病对身体功能和健康相关质量影响的生活。

依据:证据评估的二级预防信息量因不同慢性病而异。除了骨关节炎,受本章慢性病影响的个体,需要高质量的运动对身体功能和健康相关生命质量影响的随机对照试验,包括长期研究(例如 4~6 个月)具有足够的统计学效力。对于身体活动对疾病进展的影响,通常需要前瞻性队列研究,例如需要队列研究 2 型糖尿病身体活动对神经病变、肾病、视网膜病变和足部疾病风险的影响。

4. 对慢性病患者的太极拳、气功和瑜伽的健康影响进行系统和有序的随机对照试验。

依据:除了一个例外(骨关节炎),太极拳、气功和瑜伽的健康益处的证据在本章的证据综述中被评为不足。尽管对这些形式的身体活动进行了一些随机对照试验,但其数量少、方法学质量低和 / 或方法学质量低。尽管对这些类型的身体活动进行更高质量的随机对照试验是重中之重,但重要的是这些试验应以系统和有序的方式进行。目前,试验中研究的这些身体活动的类型和形式差别很大,报告的效果也是如此。公共卫生指南需要详细说明在这种情况下的身体活动,对于每种运动类型,指定有效改善健康的运动细节和最小剂量。此类信息目前尚不可用,系统性和有序性的随机对照试验必然提供这些信息。

5. 研究个人特征是否影响身体活动干预产生的慢性病患者的健康结局。

依据:本章的证据回顾发现,很少有关于身体活动的影响是否因个人特征(例如年龄、性别、人种 / 民族、体重状况、社会经济状况以及慢性病的严重程度)而异。2 型糖尿病的发现说明了这些信息的重要性。有证据表明身体活动对血红蛋白 A1C 的影响在 HbA1c 水平最高的个体中较大,因此强调那些患有更严重疾病进展风险较高的个体从身体活动中的受益不太可能更少。从公共卫生指南所需证据的角度来看,这是对研究较低优先的需求,因为身体活动的有益影响已在各种人群中得到证明。但是,为个体量身定做预防指南是很必要的。因此,这个话题仍然是研究重点。

身体活动对慢性病患者个体预防作用的优先研究需求

问题 1:癌症幸存者

6. 继续对癌症幸存者队列进行长期随访,反复收集身体活动总量自报和设备测量结果,从而确定身体活动对复发和生存的长期影响。

依据:尽管乳腺癌患者的生存率正在提高,但死亡风险仍持续 20 年以上,特别是对于雌激素受体阳性肿瘤患者。前列腺癌的生存对大多数男性来说往往是长期的,但对于一些人来说,尽管进行了最佳治疗,但仍会发展。此外,许多患有前列腺癌的男性患心血管疾病的风险增加,这些患者的主要死因是心血管疾病。因此,需要评估身体活动对前列腺癌幸存者长期全死因死亡率的影响。结直肠癌的存活率随着诊断时的分期降低而增加,许多个体长期存活。然而,关于身体活动对长期结直肠癌生存的影响知之甚少。对大量队列的持续追踪将有助于确定患有较不常见癌症的个体,并随后确定身体活动水平与这些其他癌症的生存之间的关联。

7. 对身体活动和癌症存活、复发和第二原发癌进行随机对照试验和队列研究,旨在消除可能的混杂因素的影响。

依据:治疗类型、依从性和完成度是癌症预后的有力预测因素,可以使患者的身体活动水平降低。癌症及其治疗引起的疲劳可以反映不良的临床过程,并且还可以降低身体活动的兴趣和能力。因此,需要随机对照试验来测试身体活动对生存、复发和第二原发癌的影响。另外,对临床资源的混杂进行适当调整的队列研究可提供额外的信息,特别是如果随机对照试验不可行的话。

8. 进行前瞻性队列研究和随机对照试验,以确定身体活动对研究较少群体的癌症存活、复发和第二原发癌的影响,例如来自不同人种、民族和社会经济群体的幸存者;转移癌症患者和男性乳腺癌患者:患有乳腺癌、结肠直肠癌和前列腺癌以外癌症者;使用有心脏毒性的药物(如阿霉素和曲妥珠单抗),放疗和激素治疗的患者。

依据:很少有研究调查了身体活动对特定人种、民族或社会经济群体的癌症预后和生存的影响。其中一些群体的生存率较低,并且也不太可能达到推荐的身体活动水平。因此,确定身体活动是否可以提高生存率并减少特定人群的复发和第二原发癌非常重要。使用具有心脏毒性的药物、放射疗法或激素疗法治疗的患者可能会增加心脏事件的风险;目前尚不清楚身体活动是否对这类患者具有心脏保护作用,或某些形式的身体活动是否会增加心脏事件的风险。

问题 2:骨关节炎

9. 对骨关节炎疾病进行前瞻性队列和长期随机对照试验。用基于设备的测量来量化身体活动暴露,并将分子和影像学等生物标志物作为结果。

依据:这一领域存在很大混淆,在没有潜在损伤的情况下,身体活动和运动是否会导致骨关节炎,以及特定的身体活动和运动暴露量和强度是否导致关节疾病的进展,都是需要研究解决的关键问题。因为疾病活动需要数年的时间才能在关节中产生结构性的、可检测的射线影像变化,所以需要复杂的成像方式(如磁共振成像)和疾病活动的生物标志物(循环系统性或关节内)的测试结果。

10. 进行研究以确定基线人口学和疾病特征如何影响骨关节炎进展。

依据:对于由身体活动引起的疾病进展的结果,一些证据表明基线疾病状态在改变身体活动的影响中起作用,但是这种作用尚不能完全解释。此外,虽然体重指数与骨关节炎之间的关系已被普遍认可,但没有研究通过 Meta 分析研究体重指数是否改变了身体活动 - 骨关节炎关系。

11. 直接比较身体活动和止痛药对骨关节炎患者疼痛控制的相对有效性。

依据:文献资料显示,运动疗法的疼痛控制效应大小与镇痛药(包括麻醉性止痛药)的效应大小非常相似。如果属实,这将是一个对病人护理有深远影响的重要观察,特别是身体活动对骨关节炎相关疼痛的影响似乎在停止干预后持续长达 6 个月。确定身体活动和镇痛剂对骨关节炎疼痛的比较效果可以极大地有助于骨关节炎的有效临床管理。

问题 3:高血压

12. 对高血压患者进行身体活动与共患疾病、身体功能、健康相关的生命质量、心血管疾病的进展和死亡风险关系的研究,比较身体活动对非洲裔美国人和其他人种 / 民族群体的不同影响。

依据:由于非洲裔美国人高血压的负担过重,因此需要进行大量的试验,这些试验有足够的统计学效力对非裔美国人和其他人种 / 族裔群体进行分层分析。获得这些信息将会基于人口学特征对身体活动和血压关系的影响,为公共卫生指南提供建议,并区分哪些身体活动可以带来最大心血管健康益处的人群。

13. 研究确定样本人群血压状态的有关标准和方法,以更好地将高血压患者与血压正常者和高血压前期患者区分开来。

依据:有限的证据表明,血压对身体活动的反应程度因静息血压水平而异,最高血压降低发生在具有最高静息血压水平的高血压成人中。研究样本通常包括成人高血压、高血压前期和正常血压的参与者,并且通常不会通过血压分类来报告结果。根据初始值的规律,这种做法低估了身体活动的抗高血压效应。通过参与者血压分级报告结果,可以了解高血压成人身体活动导致的血压下降幅度和精确度,为公众健康提供建议。

14. 研究、揭示和量化药物使用情况,特别是高血压样本中抗高血压药物的使用情况。

依据:药物使用是解释血压对身体活动反应的临床意义的重要混杂因素。现有研究中有关信息不足。另外,身体活动和抗高血压药物使用的交互作用缺乏证据,是另一个重要的证据不足的临床结果。有关研究可以获得体育活动对血压的影响是否因抗高血压药物使用而异的信息。

问题 4:2 型糖尿病

15. 进行随机对照试验,比较久坐行为转换到低强度有氧活动、中等强度有氧活动、低强度肌肉力量活动、中等强度肌肉力量活动的时间对 2 型糖尿病进展风险指标的影响。

依据:证据表明减少久坐行为的益处越来越大,尤其是在代谢健康的慢性病患者中的影响。需要研究将多少静坐时间转换为低强度身体活动的时间是否会影响 2 型糖尿病的进展。如果低强度活动是有利的,那么比较低强度与中等强度身体活动的效率和有效性就很重要。考虑到将静坐行为转为中等强度有氧和肌肉力量活动的健康益处有充分文献支持,需要用随机对照试验来回答诸如以下问题:转换 2~3 小时静坐行为为低强度活动是否可以获得同样的好处? 还是需要 6~8 个小时?

16. 对摔伤和跌倒伤害风险增加的成年 2 型糖尿病人,进行跌倒预防锻炼的随机对照试验。

依据:老年人一章中的一个主要发现(见 F 部分第 9 章“老年人”),秋季预防锻炼计划可以大大降低老年人群中严重跌倒伤害的风险。然而,2 型糖尿病成人跌倒的危险因素情况可能与一般人群的情况大不相同,这是由于 2 型糖尿病特有的影响因素与跌倒风险因素有关(例如神经病变、肌病、视力受损和脚疾)。寻找证据仅找到了一个 2 型糖尿病跌倒预防项目的小综述。因此,需要随机对照试验研究跌倒预防运动对跌倒风险增加的 2 型糖尿病患者的影响。

问题 5:多发性硬化症

17. 开展随机对照试验以确定身体活动对多发性硬化患者日常生活基本和必要的活动能力、社会和社区活动参与和融合能力的影响。

依据:强有力的证据表明,较多的身体活动可以改善多发性硬化症患者的步行功能、力量和身体素质。这支持进一步研究的理由,以确定这是否能够改善日常生活中的基本和必要的活动能力,增加自由活动的身体活动,并提高行动的安全性。

18. 进行纵向队列研究,以确定身体活动对多发性硬化患者疾病进展和脑部健康变化的影响。

依据:对照研究的系统综述没有发现身体活动改变疾病进展的证据,与流行病学研究相比,这些研究表明存在改善疾病进展的可能。但是,这些对照研究受到相对短的干预时间、样本量小以及缺乏脑疾病活动度量的限制;需要对药物的多重作用有关因素进行研究才能充分了解多发性硬化症的自然病史。这种流行病学和对照研究之间的差异,以及身体活动可以提供神经保护作用并刺激神经可塑性(包括脑白质)的长期神经科学发现,是支持进一步研究疾病治疗的理由。

问题 6:脊髓损伤

19. 对患有脊髓损伤的儿童和青少年进行随机对照试验,以确定身体活动对心理社会环境发展和参与的影响。

依据：身体活动对于儿童患者的健康益处存在知识差距，因为成人的受伤机制、神经可塑性和恢复的潜力不同。未来需要对儿童脊髓损伤进行研究，以确定适合其年龄的运动方式和身体活动处方，以促进活动能力的恢复，优化功能恢复和日常活动独立性，预防或减少并发症和继发性并发症，并在童年和青春期优化心理和心理发育成长。

20. 对脊髓损伤患者进行研究，以确定身体活动对日常生活、自由生活中的身体活动，社会参与和融合，平衡和伤害性跌倒，骨折风险，日常生活基本和必需的活动能力的影响。

依据：本报告中的证据表明，选择的身体活动模式可以在身体功能方面产生显著的临床改善，这提供了开展随机研究的理由，以确定这些效益是否能够改善日常功能、生活空间和社交活动的参与和融合。年龄、人种／民族、社会经济状况和体重状况都建议纳入系统分析中考虑。一般来说，随机对照试验对于满足研究的需求是必要的。

问题 7：智力障碍

21. 开展随机对照试验以确定身体活动对智力障碍患者的认知功能、神经发育特征、日常生活必要活动能力以及与神经心理状态有关的适应性功能的影响。

依据：只有有限的证据表明身体活动对智力障碍患者的 4 项重要结局的影响如下：认知功能、神经发育状况、日常生活必要的活动能力以及适应性功能。需要进行随机研究来确定身体活动是否可以改善整个年龄段智障人士的认知。同样，未来的研究需要调查更多的身体活动对神经发育和适应性功能的影响。此外，研究还应该考虑以年龄和智力残疾为特定方式的更广泛的结果。

22. 开展随机对照试验和队列研究，研究身体活动对各种智力障碍患者的影响，并确定有关健康影响是否因年龄、人种／民族、社会经济状况和体重状况而异。

依据：作为美国最常见的智力残疾的遗传病，唐氏综合征受到了最多的研究关注。但是身体活动对其他智力障碍影响和健康效益的认识还有很大缺口，包括自闭症谱系障碍和自闭症特征、脆性 X 综合征、结节性硬化症、中毒（例如酒精、铅）、母亲和胎儿感染的神经后遗症、营养不良（例如碘、蛋白质能量营养不良）、与早产相关的神经系统后遗症。未来的研究也需要关注作为影响残疾人身体活动与健康结局之间关系的因素，包括人种／民族、社会经济状况和体重状况。

参考文献

1. U.S. Department of Health and Human Services. Multiple chronic conditions initiative.2016. https://www.hhs.gov/ash/about-ash/multiple-chronic-conditions/about-mcc/index.html#_edn3. Accessed January 4,2018.

2. Gerteis J,Izrael D,Deitz D,et al. Multiple chronic conditions chartbook. AHRQ Publications No,Q14-0038. Rockville,MD:Agency for Healthcare Research and Quality;April 2014.

3. Wright NC,Looker AC,Saag KG,et al. The recent prevalence of osteoporosis and low bone mass in the United States based on bone mineral density at the femoral neck or lumbar spine. *J Bone Miner Res*. 2014;29(11):2520-

2526.

4. Physical Activity Guidelines Advisory Committee. *Physical Activity Guidelines Advisory Committee Report, 2008*. Washington, DC: US Department of Health and Human Services; 2008. https://health.gov/paguidelines/guidelines/report.aspx. Published 2008. Accessed January 4, 2018.

5. National Cancer Institute; Surveillance, Epidemiology, and End Results Program. Cancer stat facts: cancer of any site. https://seer.cancer.gov/statfacts/html/all.html. Accessed January 4, 2018.

6. National Cancer Institute; Surveillance, Epidemiology, and End Results Program. Cancer stat facts: female breast cancer. https://seer.cancer.gov/statfacts/html/breast.html. Accessed January 4, 2018.

7. National Comprehensive Cancer Network. NCCN clinical practice guidelines in oncology: breast cancer. Version 3.2017. https://www.nccn.org/professionals/physician_gls/f_guidelines.asp#breast. Published November 10, 2017. Accessed December 5, 2017.

8. Chan DS, Vieira AR, Aune D, et al. Body mass index and survival in women with breast cancer-systematic literature review and meta-analysis of 82 follow-up studies. *Ann Oncol.* 2014; 25 (10): 1901-1914. doi: 10.1093/annonc/mdu042.

9. Pierce BL, Ballard-Barbash R, Bernstein L, et al. Elevated biomarkers of inflammation are associated with reduced survival among breast cancer patients. *J Clin Oncol.* 2009; 27 (21): 3437-3444. doi: 10.1200/JCO.2008.18.9068.

10. Yao S, Kwan ML, Ergas IJ, et al. Association of serum level of vitamin D at diagnosis With breast cancer survival: a case-cohort analysis in the pathways study. *JAMA Oncol.* 2017; 3 (3): 351-357. doi: 10.1001/jamaoncol.2016.4188.

11. Peairs KS, Barone BB, Snyder CF, et al. Diabetes mellitus and breast cancer outcomes: a systematic review and meta-analysis. *J Clin Oncol.* 2011; 29 (1): 40-46. doi: 10.1200/JCO.2009.27.3011.

12. Ballard-Barbash R, Friedenreich CM, Courneya KS, Siddiqi SM, McTiernan A, Alfano CM. Physical activity, biomarkers, and disease outcomes in cancer survivors: a systematic review. *J Natl Cancer Inst.* 2012; 104 (11): 815-840. doi: 10.1093/jnci/djs207.

13. Fontein DB, de Glas NA, Duijm M, et al. Age and the effect of physical activity on breast cancer survival: a systematic review. *Cancer Treat Rev.* 2013; 39 (8): 958-965. doi: 10.1016/j.ctrv. 2013.03.008.

14. Friedenreich CM, Neilson HK, Farris MS, Courneya KS. Physical activity and cancer outcomes: a precision medicine approach. *Clin Cancer Res.* 2016; 22 (19): 4766-4775.

15. Ibrahim EM, Al-Homaidh A. Physical activity and survival after breast cancer diagnosis: meta-analysis of published studies. *Med Oncol.* 2011; 28 (3): 753-765. doi: 10.1007/s12032-010-9536-x.

16. Lahart IM, Metsios GS, Nevill AM, Carmichael AR. Physical activity, risk of death and recurrence in breast cancer survivors: a systematic review and meta-analysis of epidemiological studies. *Acta Oncol.* 2015; 54 (5): 635-654. doi: 10.3109/0284186X.2014.998275.

17. Schmid D, Leitzmann MF. Association between physical activity and mortality among breast cancer and colorectal cancer survivors: a systematic review and meta-analysis. *Ann Oncol.* 2014; 25 (7): 1293-1311. doi: 10.1093/annonc/mdu012.

18. World Cancer Research Fund International. Continuous update project report:systematic review on diet, nutrition,physical activity and survival and second cancers in breast cancer survivors. www.wcrf.org/sites/default/files/Breast-Cancer-Survivors-SLR-2014-Report.pdf. Published June 2014. Accessed September 22, 2017.

19. Zhong S,Jiang T,Ma T,et al. Association between physical activity and mortality in breast cancer:a meta-analysis of cohort studies. *Eur J Epidemiol*. 2014;29(6):391-404. doi:10.1007/s10654-014-9916-1.

20. Beasley JM,Kwan ML,Chen WY,et al. Meeting the physical activity guidelines and survival after breast cancer:findings from the after breast cancer pooling project. *Breast Cancer Res Treat*. 2012;131(2):637-643. doi:10.1007/s10549-011-1770-1.

21. Nechuta S,Chen WY,Cai H,et al. A pooled analysis of post-diagnosis lifestyle factors in association with late estrogen-receptor-positive breast cancer prognosis. *Int J Cancer*. 2016;138(9):2088-2097. doi:10.1002/ijc.29940.

22. Nelson SH,Marinac CR,Patterson RE,et al. Impact of very low physical activity,BMI,and comorbidities on mortality among breast cancer survivors. *Breast Cancer Res Treat*. 2016;155(3):551-557. doi:10.1007/s10549-016-3694-2.

23. U.S. Department of Health and Human Services. *2008 Physical Activity Guidelines for Americans*. Washington, DC:U.S. Department of Health and Human Services;2008.

24. National Cancer Institute;Surveillance,Epidemiology,and End Results Program. Cancer stat facts:colorectal cancer. https://seer.cancer.gov/statfacts/html/colorect.html. Accessed January 3,2018.

25. American Cancer Society. Key statistics for colorectal cancer. https://www.cancer.org/cancer/colon-rectal-cancer/about/key-statistics.html. Accessed January 4,2018.

26. Barbaric M,Brooks E,Moore L,Cheifetz O. Effects of physical activity on cancer survival:a systematic review. *Physiother Can*. 2010;62(1):25-34. doi:10.3138/physio.62.1.25.

27. Des Guetz G,Uzzan B,Bouillet T,et al. Impact of physical activity on cancer-specific and overall survival of patients with colorectal cancer. *Gastroenterol Res Pract*. 2013;340851. doi:10.1155/2013/340851.

28. Je Y,Jeon JY,Giovannucci EL,Meyerhardt JA. Association between physical activity and mortality in colorectal cancer:a meta-analysis of prospective cohort studies. *Int J Cancer*. 2013;133(8):1905-1913. doi:10.1002/ijc.28208.

29. Otto SJ,Korfage IJ,Polinder S,et al. Association of change in physical activity and body weight with quality of life and mortality in colorectal cancer:a systematic review and meta-analysis. *Support Care Cancer*. 2015;23(5):1237-1250. doi:10.1007/s00520-014-2480-0.

30. Wu W,Guo F,Ye J,et al. Pre-and post-diagnosis physical activity is associated with survival benefits of colorectal cancer patients:a systematic review and meta-analysis. *Oncotarget*.2016;7(32):52095-52103. doi:10.18632/oncotarget.10603.

31. Arem H,Pfeiffer RM,Engels EA,et al. Preand postdiagnosis physical activity,television viewing,and mortality among patients with colorectal cancer in the National Institutes of Health-AARP Diet and Health study. *J Clin Oncol*. 2015;33(2):180-188. doi:10.1200/JCO.2014.58.1355.

32. Kuiper JG,Phipps AI,Neuhouser ML,et al. Recreational physical activity,body mass index,and survival in women with colorectal cancer. *Cancer Causes Control*. 2012;23(12):1939-1948. doi:10.1007/s10552-012-0071-2.

33. Meyerhardt JA,Giovannucci EL,Holmes MD,et al. Physical activity and survival after colorectal cancer diagnosis. *J Clin Oncol*. 2006;24(22):3527-3534. doi:10.1200/JCO.2006.06.0855.

34. Meyerhardt JA,Giovannucci EL,Ogino S,et al. Physical activity and male colorectal cancer survival. *Arch Intern Med*. 2009;169(22):2102-2108. doi:10.1001/archinternmed.2009.412.

35. National Cancer Institute;Surveillance,Epidemiology,and End Results Program. Cancer stat facts:prostate cancer. https://seer.cancer.gov/statfacts/html/prost.html. Accessed January 4,2018.

36. National Comprehensive Cancer Network. NCCN clinical practice guidelines in oncology:prostate cancer. Version 2.2017. https://www.nccn.org/professionals/physician_gls/pdf/prostate.pdf. Published February 21,2017. Accessed December 5,2017.

37. Kenfield SA,Stampfer MJ,Giovannucci E,Chan JM. Physical activity and survival after prostate cancer diagnosis in the Health Professionals Follow-Up study. *J Clin Oncol*. 2011;29(6):726-732. doi:10.1200/JCO.2010.31.5226.

38. Bonn SE,Sjolander A,Lagerros YT,et al. Physical activity and survival among men diagnosed with prostate cancer. *Cancer Epidemiol Biomarkers Prev*. 2015;24(1):57-64. doi:10.1158/1055-9965. EPI-14-0707.

39. Friedenreich CM,Wang Q,Neilson HK,Kopciuk KA,McGregor SE,Courneya KS. Physical activity and survival after prostate cancer. *Eur Urol*. 2016;70(4):576-585. doi:10.1016/j.eururo. 2015.12.032.

40. Richman EL,Kenfield SA,Stampfer MJ,Paciorek A,Carroll PR,Chan JM. Physical activity after diagnosis and risk of prostate cancer progression:data from the Cancer of the Prostate Strategic Urologic Research Endeavor. *Cancer Res*. 2011;71(11):3889-3895. doi:10.1158/0008-5472. CAN-10-3932.

41. Lee IM,Wolin KY,Freeman SE,Sattlemair J,Sesso HD. Physical activity and survival after cancer diagnosis in men. *J Phys Act Health*. 2014;11(1):85-90. doi:10.1123/jpah.2011-0257.

42. Inoue-Choi M,Robien K,Lazovich D. Adherence to the WCRF/AICR guidelines for cancer prevention is associated with lower mortality among older female cancer survivors. *Cancer Epidemiol Biomarkers Prev*. 2013;22(5):792-802. doi:10.1158/1055-9965. EPI-13-0054.

43. Ruden E,Reardon DA,Coan AD,et al. Exercise behavior,functional capacity,and survival in adults with malignant recurrent glioma. *J Clin Oncol*. 2011;29(21):2918-2923. doi:10.1200/JCO.2011.34.9852.

44. National Cancer Institute. SEER Cancer Statistics Review 1975-2012,table 12. https://seer.cancer.gov/archive/csr/1975_2012/browse_csr. php? sectionSEL=2&pageSEL=sect_02_table.12.html. Accessed January 4,2018.

45. National Cancer Institute. SEER Cancer Statistics Review 1975-2012,table 9. https://seer.cancer.gov/archive/csr/1975_2012/browse_csr. php? sectionSEL=2&pageSEL=sect_02_table.09.html. Accessed January 4,2018.

46. American Cancer Society. Cancer treatment and survivorship facts and figures,2016-2017. https://www.cancer.org/content/dam/cancer-org/research/cancer-facts-and-statistics/cancer-treatment-and-survivorship-facts-and-figures/cancer-treatment-and-survivorship-facts-and-figures-2016-2017.pdf. Accessed January 4,2018.

47. Bartels EM,Juhl CB,Christensen R,et al. Aquatic exercise for the treatment of knee and hip osteoarthritis.

Cochrane Database Syst Rev. 2016;Cd005523. doi:10.1002/14651858. CD005523. pub3.

48. Beumer L,Wong J,Warden SJ,Kemp JL,Foster P,Crossley KM. Effects of exercise and manual therapy on pain associated with hip osteoarthritis:a systematic review and meta-analysis. *Br J Sports Med.* 2016;50(8):458-463. doi:10.1136/bjsports-2015-095255.

49. Chang WD,Chen S,Lee CL,Lin HY,Lai PT. The effects of tai chi chuan on improving mind-body health for knee osteoarthritis patients:a systematic review and meta-analysis. *Evid Based Complement Alternat Med.* 2016; 1813979. doi:10.1155/2016/1813979.

50. Escalante Y,Garcia-Hermoso A,Saavedra JM. Effects of exercise on functional aerobic capacity in lower limb osteoarthritis:a systematic review. *J Sci Med Sport.* 2011;14(3):190-198. doi:10.1016/j.jsams. 2010.10.004.

51. Fransen M,McConnell S,Hernandez-Molina G,Reichenbach S. Exercise for osteoarthritis of the hip. *Cochrane Database Syst Rev.* April 2014;(4):Cd007912. doi:10.1002/14651858. CD007912. pub2.

52. Fransen M,McConnell S,Harmer AR,Van der Esch M,Simic M,Bennell KL. Exercise for osteoarthritis of the knee:a Cochrane systematic review. *Br J Sports Med.* 2015;49(24):1554-1557. doi:10.1136/ bjsports-2015-095424.

53. Juhl C,Christensen R,Roos EM,Zhang W,Lund H. Impact of exercise type and dose on pain and disability in knee osteoarthritis:a systematic review and meta-regression analysis of randomized controlled trials. *Arthritis Rheumatol.* 2014;66(3):622-636. doi:10.1002/art.38290.

54. Henriksen M,Hansen JB,Klokker L,Bliddal H,Christensen R. Comparable effects of exercise and analgesics for pain secondary to knee osteoarthritis:a meta-analysis of trials included in Cochrane systematic reviews. *J Comp Eff Res.* 2016;5(4):417-431. doi:10.2217/cer-2016-0007.

55. Jansen MJ,Viechtbauer W,Lenssen AF,Hendriks EJ,de Bie RA. Strength training alone,exercise therapy alone,and exercise therapy with passive manual mobilisation each reduce pain and disability in people with knee osteoarthritis:a systematic review. *J Physiother.* 2011;57(1):11-20. doi:10.1016/S1836-9553(11) 70002-9.

56. Li Y,Su Y,Chen S,et al. The effects of resistance exercise in patients with knee osteoarthritis:a systematic review and meta-analysis. *Clin Rehabil.* 2016;30(10):947-959. doi:10.1177/0269215515610039.

57. Regnaux JP,Lefevre-Colau MM,Trinquart L,et al. High-intensity versus low-intensity physical activity or exercise in people with hip or knee osteoarthritis. *Cochrane Database Syst Rev.* Oct 2015;(10):Cd010203. doi: 10.1002/14651858. CD010203. pub2.

58. Sampath KK,Mani R,Miyamori T,Tumilty S. The effects of manual therapy or exercise therapy or both in people with hip osteoarthritis:a systematic review and meta-analysis. *Clin Rehabil.* 2016;30(12):1141-1155. doi:10.1177/0269215515622670.

59. Tanaka R,Ozawa J,Kito N,Moriyama H. Does exercise therapy improve the health-related quality of life of people with knee osteoarthritis? A systematic review and meta-analysis of randomized controlled trials. *J Phys Ther Sci.* 2015;27(10):3309-3314. doi:10.1589/jpts.27.3309.

60. Tanaka R,Ozawa J,Kito N,Moriyama H. Effect of the frequency and duration of land-based therapeutic exercise on pain relief for people with knee osteoarthritis:a systematic review and meta-analysis of randomized controlled

trials. *J Phys Ther Sci.* 2014;26(7):969-975. doi:10.1589/jpts.26.969.

61. Tanaka R,Ozawa J,Kito N,Moriyama H. Efficacy of strengthening or aerobic exercise on pain relief in people with knee osteoarthritis:a systematic review and meta-analysis of randomized controlled trials. *Clin Rehabil.* 2013;27(12):1059-1071. doi:10.1177/0269215513488898.

62. Timmins KA,Leech RD,Batt ME,Edwards KL. Running and knee osteoarthritis:a systematic review and meta-analysis. *Am J Sports Med.* 2016;45(6):1447-1457. doi:10.1177/0363546516657531.

63. Zhang Y,Huang L,Su Y,Zhan Z,Li Y,Lai X. The effects of traditional Chinese exercise in treating knee osteoarthritis:a systematic review and meta-analysis. *PLoS One.* 2017;12(1):e0170237. doi:10.1371/journal.pone.0170237.

64. Uthman OA,van der Windt DA,Jordan JL,et al. Exercise for lower limb osteoarthritis:systematic review incorporating trial sequential analysis and network meta-analysis.*BMJ.* Sept 2013;347:f5555. doi:10.1136/bmj.f5555.

65. Quicke JG,Foster NE,Thomas MJ,Holden MA. Is long-term physical activity safe for older adults with knee pain? A systematic review. *Osteoarthritis Cartilage.* 2015;23(9):1445-1456. doi:10.1016/j.joca.2015.05.002.

66. Dore DA,Winzenberg TM,Ding C,et al. The association between objectively measured physical activity and knee structural change using MRI. *Ann Rheum Dis.* 2013;72(7):1170-1175. doi:10.1136/annrheumdis-2012-201691.

67. Felson DT,Niu J,Yang T,et al. Physical activity,alignment and knee osteoarthritis:data from MOST and the OAI. *Osteoarthritis Cartilage.* 2013;21(6):789-795. doi:10.1016/j.joca.2013.03.001.

68. Kwee RM,Wirth W,Hafezi-Nejad N,Zikria BA,Guermazi A,Demehri S. Role of physical activity in cartilage damage progression of subjects with baseline full-thickness cartilage defects in medial tibiofemoral compartment:data from the Osteoarthritis Initiative. *Osteoarthritis Cartilage.* 2016;24(11):1898-1904. doi:10.1016/j.joca.2016.06.009.

69. Lin W,Alizai H,Joseph GB,et al. Physical activity in relation to knee cartilage T2 progression measured with 3 T MRI over a period of 4 years:data from the Osteoarthritis Initiative. *Osteoarthritis Cartilage.* 2013;21(10):1558-1566. doi:10.1016/j.joca.2013.06.022.

70. Oiestad BE,Quinn E,White D,et al. No association between daily walking and knee structural changes in people at risk of or with mild knee osteoarthritis. Prospective data from the Multicenter Osteoarthritis Study. *J Rheumatol.* 2015;42(9):1685-1693. doi:10.3899/jrheum.150071.

71. Cisternas MG,Murphy L,Sacks JJ,Solomon DH,Pasta DJ,Helmick CG. Alternative methods for defining osteoarthritis and the impact on estimating prevalence in a U.S. population-based survey. *Arthritis Care Res (Hoboken).* 2016;68(5):574-580. doi:10.1002/acr.22721.

72. Cross M,Smith E,Hoy D,et al. The global burden of hip and knee osteoarthritis:estimates from the Global Burden of Disease 2010 study. *Ann Rheum Dis.* 2014;73(7):1323-1330. doi:10.1136/annrheumdis-2013-204763.

73. Neogi T. The epidemiology and impact of pain in osteoarthritis. *Osteoarthritis Cartilage.* 2013;21(9):1145-1153. doi:10.1016/j.joca.2013.03.018.

74. Deshpande BR, Katz JN, Solomon DH, et al. Number of persons with symptomatic knee osteoarthritis in the US: impact of race and ethnicity, age, sex, and obesity. *Arthritis Care Res (Hoboken)*. 2016;68(12):1743-1750. doi:10.1002/acr.22897.

75. Hootman JM, Helmick CG, Barbour KE, Theis KA, Boring MA. Updated projected prevalence of self-reported doctor-diagnosed arthritis and arthritis-attributable activity limitation among U.S. adults, 2015-2040. *Arthritis Rheumatol*. 2016;68(7):1582-1587. doi:10.1002/art.39692.

76. Kotlarz H, Gunnarsson CL, Fang H, Rizzo JA. Insurer and out-of-pocket costs of osteoarthritis in the US: evidence from national survey data. *Arthritis Rheum*. 2009;60(12):3546-3553. doi:10.1002/art.24984.

77. Benjamin EJ, Blaha MJ, Chiuve SE, et al. Heart disease and stroke statistics-2017 update: a report from the American Heart Association.*Circulation*.2017;135(10):e146-e603. doi:10.1161/CIR.0000000000000485.

78. World Health Organization. A Global Brief on Hypertension Silent Killer Global Public Health Crisis. Geneva, Switzerland: WHO Press; 2013.

79. Chobanian AV, Bakris GL, Black HR, et al. Seventh report of the Joint National Committee on Prevention, Detection, Evaluation, and Treatment of High Blood Pressure.*Hypertension*.2003;42(6):1206-1252.

80. Staessen JA, Wang JG, Birkenhager WH. Outcome beyond blood pressure control? *Eur Heart J*. 2003;24(6): 504-514.

81. Egan BM, Li J, Hutchison FN, Ferdinand KC. Hypertension in the United States, 1999 to 2012: progress toward Healthy People 2020 goals.*Circulation*.2014;130(19):1692-1699. doi:10.1161/CIRCULATIONAHA.114.010676.

82. Rossi A, Dikareva A, Bacon SL, Daskalopoulou SS. The impact of physical activity on mortality in patients with high blood pressure: a systematic review. *J Hypertens*. 2012;30(7):1277-1288. doi:10.1097/HJH.0b013e3283544669.

83. Cornelissen VA, Fagard RH, Coeckelberghs E, Vanhees L. Impact of resistance training on blood pressure and other cardiovascular risk factors: a meta-analysis of randomized, controlled trials.*Hypertension*.2011;58(5): 950-958. doi:10.1161/HYPERTENSIONAHA.111.177071.

84. Cornelissen VA, Smart NA. Exercise training for blood pressure: a systematic review and meta-analysis. *J Am Heart Assoc*. 2013;2(1):e004473. doi:10.1161/JAHA.112.004473.

85. Fagard RH, Cornelissen VA. Effect of exercise on blood pressure control in hypertensive patients. *Eur J Cardiovasc Prev Rehabil*. 2007;14(1):12-17.

86. Conceição LS, Neto MG, do Amaral MA, Martins-Filho PR, Carvalho O. Effect of dance therapy on blood pressure and exercise capacity of individuals with hypertension: a systematic review and meta-analysis. *Int J Cardiol*. 2016;220:553-557. doi:10.1016/j.ijcard. 2016.06.182.

87. Wen H, Wang L. Reducing effect of aerobic exercise on blood pressure of essential hypertensive patients: a meta-analysis. *Medicine (Baltimore)*. 2017;96(11):e6150. doi:10.1097/MD.0000000000006150.

88. Dickinson HO, Mason JM, Nicolson DJ, et al. Lifestyle interventions to reduce raised blood pressure: a systematic review of randomized controlled trials. *J Hypertens*. 2006;24(2):215-233.

89. Xiong X, Wang P, Li S, Zhang Y, Li X. Effect of baduanjin exercise for hypertension: a systematic review and

meta-analysis of randomized controlled trials.*Maturitas*.2015a；80（4）：370-378. doi：10.1016/j.maturitas. 2015.01.002.

90. Xiong X，Wang P，Li X，Zhang Y. Qigong for hypertension：a systematic review. *Medicine（Baltimore）*. 2015b；94（1）：e352. doi：10.1097/MD.0000000000000352.

91. Wang J，Feng B，Yang X，et al. Tai Chi for essential hypertension. *Evid Based Complement Alternat Med*. 2013；2013：215254. doi：10.1155/2013/215254.

92. Park SH，Han KS. Blood pressure response to meditation and yoga：a systematic review and meta-analysis. *J Altern Complement Med*. 2017；doi：10.1089/acm.2016.0234.

93. Corso LM，Macdonald HV，Johnson BT，et al. Is concurrent training efficacious antihypertensive therapy? A meta-analysis. *Med Sci Sports Exerc*. 2016；48（12）：2398-2406.

94. Casonatto J，Goessler KF，Cornelissen VA，Cardoso JR，Polito MD. The blood pressure-lowering effect of a single bout of resistance exercise：a systematic review and meta-analysis of randomised controlled trials. *Eur J Prev Cardiol*. 2016；23（16）：1700-1714.

95. MacDonald HV，Johnson BT，Huedo-Medina TB，et al. Dynamic resistance training as stand-alone antihypertensive lifestyle therapy：a meta-analysis. *J Am Heart Assoc*. 2016；5（10）：e003231. doi：10.1161/JAHA.116.003231.

96. Carlson DJ，Dieberg G，Hess NC，Millar PJ，Smart NA. Isometric exercise training for blood pressure management：a systematic review and meta-analysis. *Mayo Clin Proc*. 2014；89（3）：327-334. doi：10.1016/j.mayocp. 2013.10.030.

97. The American College of Cardiology.2017 guideline for the prevention，detection，evaluation and management of high blood pressure in adults.*Hypertension*. Nov 2017. doi：10.1161/HYP.0000000000000065.

98. Semlitsch T，Jeitler K，Hemkens LG，et al. Increasing physical activity for the treatment of hypertension：a systematic review and meta-analysis. *Sports Med*. 2013；43（10）：1009-1023. doi：10.1007/s40279-013-0065-6.

99. Law MR，Morris JK，Wald NJ. Use of blood pressure lowering drugs in the prevention of cardiovascular disease：meta-analysis of 147 randomized trials in the context of expectations from prospective epidemiological studies. *BMJ*. May 2009；338：b1665. doi：10.1136/bmj. b1665.

100. Whelton PK，He J，Appel LJ，et al. Primary prevention of hypertension：clinical and public health advisory from The National High Blood Pressure Education Program.*JAMA*.2002；288（15）：1882-1888.

101. Engstrom G，Hedblad B，Janzon L. Hypertensive men who exercise regularly have lower rate of cardiovascular mortality. *J Hypertens*. 1999；17（6）：737-742.

102. Fan J，Wylie-Rosett J，Alderman MH. Exercise and cardiovascular outcomes by hypertensive status：NHANCES I epidemiological follow-up study，1971-1992. *Am J Hypertens*. 2005；18（6）：751-758. doi：10.1016/j.amjhyper. 2004.12.020.

103. Fossum E，Gleim GW，Kjeldsen SE，et al. The effect of baseline physical activity on cardiovascular outcomes and new-onset diabetes in patients treated for hypertension and left ventricular hyperthropy：the LIFE study. *J Intern Med*. 2007；262（4）：439-448. doi：10.1111/j.1365-2796.2007.01808. x.

104. Hu G，Jousilahti P，Antikainen R，et al. Occupational，commuting，and leisure-time physical activity in relation

to cardiovascular mortality among Finnish subjects with hypertension. *Am H Hypertens.* 2007；20（12）：1242-1250. doi：10.1016/j.amjhyper. 2007.07.015.

105. Paffenbarger RS Jr，Lee I. Intensity of physical activity related to incidence of hypertension and all-cause mortality：an epidemiological view. *Blood Press Monit.* 1997；2（3）：115-123.

106. Vatten LJ，Nilsen TI，Holmen J. Combined effect of blood pressure and physical activity on cardiovascular mortality. *J Hypertens.* 2006；24（10）：1939-1946. doi：10.1097/01.hjh. 0000244941.49793. f9.

107. Wilder J. The law of initial value in neurology and psychiatry；facts and problems. *J Nerv Ment Dis.* 1957；125（1）：73-86.

108. Pescatello LS，MacDonald HV，Ash GI，et al. Assessing the existing professional exercise recommendations for hypertension：A review and recommendations for future research priorities. *Mayo Clin Proc.* 2015；90（6）：801-812. doi：10.1016/j.mayocp. 2015.04.008.

109. Pescatello LS，Franklin BA，Fagard R，et al. American College of Sports Medicine position stand. Exercise and hypertension. *Med Sci Sports Exerc.* 2004；36（3）：533-553.

110. James PA，Oparil S，Carter BL，et al.2014 evidence-based guideline for the management of high blood pressure in adults：report from the panel members appointed to the eighth Joint National Committee（JNC 8）.*JAMA*.2014；311（5）：507-520；doi：10.1001/jama.2013.284427.

111. Eckel RH，Jakicic JM，Ard JD，et al.2013 AHA/ACC guideline on lifestyle management to reduce cardiovascular risk：a report of the American College of Cardiology/American Heart Association task force on practice guidelines. *J Am Coll Cardiol.* 2014；63（25 Pt B）：2960-2984. doi：10.1016/j.jacc. 2013.11.003.

112. Brook RD，Appel LJ，Rubenfire M，et al. Beyond medications and diet：alternative approaches to lowering blood pressure：a scientific statement from the American Heart Association.*Hypertension*.2013；61（6）：1360-1383. doi：10.1161/HYP.0b013e318293645f.

113. Mancia G，Fagard R，Narkiewicz K，et al.2013 ESH/ESC practice guidelines for the management of arterial hypertension. *Blood Press.* 2014；23（1）：3-16. doi：10.3109/08037051.2014.868629.

114. Dasgupta K，Quinn RR，Zarnke KB，et al. The 2014 Canadian Hypertension Education Program recommendations for blood pressure measurement，diagnosis，assessment of risk，prevention，and treatment of hypertension. *Can J Cardiol.* 2014；30（5）：485-501. doi：10.1016/j.cjca. 2014.02.002.

115. Chiang CE，Want TD，Li YH，et al.2010 guidelines of the Taiwan Society of Cardiology for the management of hypertension. *J Formos Med Assoc.* 2010；109（10）：740-773. doi：10.1016/S0929-6646（10）60120-9.

116. Sharman JE，Stowasser M. Australian Association for Exercise and Sports science position statement on exercise and hypertension. *J Sci Med Sport.* 2009；12（2）：252-257. doi：10.1016/j.jsams. 2008.10.009.

117. Centers for Disease Control and Prevention. National Diabetes Statistics Report，2017. https：//www.cdc.gov/diabetes/pdfs/data/statistics/national-diabetes-statistics-report.pdf. Accessed January 4，2018.

118. Centers for Disease Control and Prevention. Diabetes quick facts. https：//www.cdc.gov/diabetes/basics/quick-facts.html. Accessed January 4，2018.

119. Bliddal H，Leeds AR，Christensen R. Osteoarthritis，obesity and weight loss：evidence，hypotheses and horizons-a scoping review. *Obes Rev.* 2014；15（7）：578-586. doi：10.1111/obr.12173.

120. American Diabetes Association. Microvascular complications and foot care. Sec 10. In Standards of Medical Care in Diabetes—2017. *Diabetes Care*. 2017;40(suppl 1):S88-S98. doi:10.2337/dc17-er07c.

121. American Diabetes Association. Lifestyle management.Sec. 4. In Standards of Medical Care in Diabetes—2017. *Diabetes Care*. 2017;40(suppl 1):S33-S43.

122. Sluik D,Buijsse B,Muckelbauer R,et al. Physical activity and mortality in individuals with diabetes mellitus:a prospective study and meta-analysis. *Arch Intern Med*. 2012;172(17):1285-1295. doi:10.1001/archinternmed.2012.3130.

123. Kodama S,Tanaka S,Heianza Y,et al. Association between physical activity and risk of all-cause mortality and cardiovascular disease in patients with diabetes:a meta-analysis. *Diabetes Care*. 2013;36(2):471-479. doi:10.2337/dc12-0783.

124. Sadarangani KP,Hamer M,Mindell JS,Coombs NA,Stamatakis E. Physical activity and risk of all-cause and cardiovascular disease mortality in diabetic adults from Great Britain:pooled analysis of 10 population-based cohorts. *Diabetes Care*. 2014;37(4):1016-1023. doi:10.2337/dc13-1816.

125. Gu Y,Dennis SM. Are falls prevention programs effective at reducing the risk factors for falls in people with type-2 diabetes mellitus and peripheral neuropathy:a systematic review with narrative synthesis. *J Diabetes Complications*. 2017;31(2):504-516. doi:10.1016/j.jdiacomp. 2016.10.004.

126. Cai H,Li G,Zhang P,Xu D,Chen L. Effect of exercise on the quality of life in type 2 diabetes mellitus:a systematic review. *Qual Life Res*. 2017;26(3):515-530. doi:10.1007/s11136-016-1481-5.

127. van der Heijden MM,van Dooren FE,Pop VJ,Pouwer F. Effects of exercise training on quality of life, symptoms of depression,symptoms of anxiety and emotional well-being in type 2 diabetes mellitus:a systematic review.*Diabetologia*.2013;56(6):1210-1225. doi:10.1007/s00125-013-2871-7.

128. Lee MS,Jun JH,Lim HJ,Lim HS. A systematic review and meta-analysis of tai chi for treating type 2 diabetes. *Maturitas*.2015;80(1):14-23. doi:10.1016/j.maturitas. 2014.09.008.

129. Lee MS,Choi TY,Lim HJ,Ernst E. Tai chi for management of type 2 diabetes mellitus:a systematic review. *Chin J Integr Med*. 2011;17(10):789-793. doi:10.1007/s11655-011-0812-1.

130. Innes KE,Selfe TK. Yoga for adults with type 2 diabetes:a systematic review of controlled trials. *J Diabetes Res*. 2016;6979370. doi:10.1155/2016/6979370.

131. Plotnikoff RC,Costigan SA,Karunamuni ND,Lubans DR. Community-based physical activity interventions for treatment of type 2 diabetes:a systematic review with meta-analysis. *Front Endocrinol(Lausanne)*. 2013;4:3. doi:10.3389/fendo.2013.00003.

132. Reid RD,Tulloch HE,Sigal RJ,et al. Effects of aerobic exercise,resistance exercise or both,on patient-reported health status and well-being in type 2 diabetes mellitus:a randomised trial.*Diabetologia*.2010;53(4):632-640. doi:10.1007/s00125-009-1631-1.

133. Avery L,Flynn D,van Wersch A,Sniehotta FF,Trenell MI. Changing physical activity behavior in type 2 diabetes:a systematic review and meta-analysis of behavioral interventions. *Diabetes Care*. 2012;35(12):2681-2689. doi:10.2337/dc11-2452.

134. Chudyk A,Petrella RJ. Effects of exercise on cardiovascular risk factors in type 2 diabetes:a meta-analysis.

Diabetes Care. 2011；34（5）：1228-1237. doi：10.2337/dc10-1881.

135. Grace A，Chan E，Giallauria F，Graham PL，Smart NA. Clinical outcomes and glycaemic responses to different aerobic exercise training intensities in type II diabetes：a systematic review and meta-analysis. *Cardiovasc Diabetol.* 2017；16（1）：37. doi：10.1186/s12933-017-0518-6.

136. Hovanec N，Sawant A，Overend TJ，Petrella RJ，Vandervoort AA. Resistance training and older adults with type 2 diabetes mellitus：strength of the evidence. *J Aging Res.* 2012；284635. doi：10.1155/2012/284635.

137. Hayashino Y，Jackson JL，Fukumori N，Nakamura F，Fukuhara S. Effects of supervised exercise on lipid profiles and blood pressure control in people with type 2 diabetes mellitus：a meta-analysis of randomized controlled trials. *Diabetes Res Clin Pract.* 2012；98（3）：349-360. doi：10.1016/j.diabres. 2012.10.004.

138. McGinley SK，Armstrong MJ，Boule NG，Sigal RJ. Effects of exercise training using resistance bands on glycaemic control and strength in type 2 diabetes mellitus：a meta-analysis of randomised controlled trials. *Acta Diabetol.* 2015；52（2）：221-230. doi：10.1007/s00592-014-0594-y.

139. Pai LW，Li TC，Hwu YJ，Chang SC，Chen LL，Chang PY. The effectiveness of regular leisure-time physical activities on long-term glycemic control in people with type 2 diabetes：a systematic review and meta-analysis. *Diabetes Res Clin Pract.* 2016；113：77-85. doi：10.1016/j.diabres. 2016.01.011.

140. Qiu S，Cai X，Chen X，Yang B，Sun Z. Step counter use in type 2 diabetes：a meta-analysis of randomized controlled trials. *BMC Med.* 2014；36. doi：10.1186/1741-7015-12-36.

141. Qiu S，Cai X，Schumann U，Velders M，Sun Z，Steinacker JM. Impact of walking on glycemic control and other cardiovascular risk factors in type 2 diabetes：a meta-analysis. *PLoS One.* 2014b；9（10）：e109767. doi：10.1371/journal.pone. 0109767.

142. Umpierre D，Ribeiro PA，Kramer CK，et al. Physical activity advice only or structured exercise training and association with HbA1c levels in type 2 diabetes：a systematic review and meta-analysis.*Jama.*2011；305（17）：1790-1799. doi：10.1001/jama.2011.576.

143. Umpierre D，Ribeiro PA，Schaan BD，Ribeiro JP. Volume of supervised exercise training impacts glycaemic control in patients with type 2 diabetes：a systematic review with meta-regression analysis.*Diabetologia.*2013；56（2）：242-251. doi：10.1007/s00125-012-2774-z.

144. Zou Z，Cai W，Cai M，Xiao M，Wang Z. Influence of the intervention of exercise on obese type II diabetes mellitus：a meta-analysis. *Prim Care Diabetes.* 2016；10（3）：186-201. doi：10.1016/j.pcd. 2015.10.003.

145. Figueira FR，Umpierre D，Cureau FV，et al. Association between physical activity advice only or structured exercise training with blood pressure levels in patients with type 2 diabetes：a systematic review and meta-analysis. *Sports Med.* 2014；44（11）：1557-1572. doi：10.1007/s40279-014-0226-2.

146. Huang XL，Pan JH，Chen D，Chen J，Chen F，Hu TT. Efficacy of lifestyle interventions in patients with type 2 diabetes：a systematic review and meta-analysis. *Eur J Intern Med.* 2016；27：37-47. doi：10.1016/j.ejim. 2015.11.016.

147. Liubaoerjijin Y，Terada T，Fletcher K，Boule NG. Effect of aerobic exercise intensity on glycemic control in type 2 diabetes：a meta-analysis of head-to -head randomized trials. *Acta Diabetol.* 2016；53（5）：769-781. doi：10.1007/s00592-016-0870-0.

148. Schwingshackl L, Missbach B, Dias S, Konig J, Hoffmann G. Impact of different training modalities on glycaemic control and blood lipids in patients with type 2 diabetes: a systematic review and network meta-analysis. *Diabetologia*. 2014; 57(9): 1789-1797. doi: 10.1007/s00125-014-3303-z.

149. Yang Z, Scott CA, Mao C, Farmer AJ. Resistance exercise versus aerobic exercise for type 2 diabetes: a systematic review and meta-analysis. *Sports Med*. 2014; 44(4): 487-499. doi: 10.1007/s40279-013-0128-8.

150. Ishiguro H, Kodama S, Horikawa C, et al. In search of the ideal resistance training program to improve glycemic control and its indication for patients with type 2 diabetes mellitus: a systematic review and meta-analysis. *Sports Med*. 2016; 46(1): 67-77. doi: 10.1007/s40279-015-0379-7.

151. Lee J, Kim D, Kim C. Resistance training for glycemic control, muscular strength, and lean body mass in old type 2 diabetic patients: a meta-analysis. *Diabetes Ther*. 2017; 8(3): 459-473. doi: 10.1007/s13300-017-0258-3.

152. Baskerville R, Ricci-Cabello I, Roberts N, Farmer A. Impact of accelerometer and pedometer use on physical activity and glycaemic control in people with Type 2 diabetes: a systematic review and meta-analysis. *Diabet Med*. 2017; 34(5): 612-620. doi: 10.1111/dme.13331.

153. Bhurji N, Javer J, Gasevic D, Khan NA. Improving management of type 2 diabetes in South Asian patients: a systematic review of intervention studies. *BMJ Open*. 2016; 6(4): e008986. doi: 10.1136/bmjopen-2015-008986.

154. Byrne H, Caulfield B, De Vito G. Effects of self-directed exercise programmes on individuals with type 2 diabetes mellitus: a systematic review evaluating their effect on HbA1c and other metabolic outcomes, physical characteristics, cardiorespiratory fitness and functional outcomes. *Sports Med*. 2017; 47(4): 717-733. doi: 10.1007/s40279-016-0593-y.

155. Funk M, Taylor EL. Pedometer-based walking interventions for free-living adults with type 2 diabetes: a systematic review. *Curr Diabetes Rev*. 2013; 9(6): 462-471. doi: 10.2174/15733998113096660084.

156. Rohling M, Herder C, Roden M, Stemper T, Mussig K. Effects of long-term exercise interventions on glycaemic control in type 1 and type 2 diabetes: a systematic review. *Exp Clin Endocrinol Diabetes*. 2016; 124(8): 487-494. doi: 10.1055/s-0042-106293.

157. Sukala WR, Page R, Cheema BS. Exercise training in high-risk ethnic populations with type 2 diabetes: a systematic review of clinical trials. *Diabetes Res Clin Pract*. 2012; 97(2): 206-216. doi: 10.1016/j.diabres.2012.02.001.

158. Cui J, Yan JH, Yan LM, Pan L, Le JJ, Guo YZ. Effects of yoga in adults with type 2 diabetes mellitus: a meta-analysis. *J Diabetes Investig*. 2017; 8(2): 201-209. doi: 10.1111/jdi.12548.

159. Kumar V, Jagannathan A, Philip M, Thulasi A, Angadi P, Raghuram N. Role of yoga for patients with type II diabetes mellitus: a systematic review and meta-analysis. *Complement Ther Med*. 2016; 25: 104-112. doi: 10.1016/j.ctim.2016.02.001.

160. Vizcaino M, Stover E. The effect of yoga practice on glycemic control and other health parameters in type 2 diabetes mellitus patients: a systematic review and meta-analysis. *Complement Ther Med*. 2016; 28: 57-66. doi: 10.1016/j.ctim.2016.06.007.

161. Yan JH, Gu WJ, Pan L. Lack of evidence on tai chi-related effects in patients with type 2 diabetes mellitus: a

meta-analysis. *Exp Clin Endocrinol Diabetes*. 2013；121（5）：266-271. doi：10.1055/s-0033-1334932.

162. Freire MD，Alves C. Therapeutic Chinese exercises（Qigong）in the treatment of type 2 diabetes mellitus：a systematic review. *Diabetes Metab Syndr*. 2013；7（1）：56-59. doi：10.1016/j.dsx. 2013.02.009.

163. Sosnoff JJ，Sung J. Reducing falls and improving mobility in multiple sclerosis. *Expert Rev Neurother*. 2015；15（6）：655-666. doi：10.1586/14737175.2015.1046377.

164. Dilokthornsakul P，Valuck RJ，Nair KV，Corboy JR，Allen RR，Campbell JD. Multiple sclerosis prevalence in the United States commercially insured population.*Neurology*.2016；86（11）：1014-1021. doi：10.1212/WNL.0000000000002469.

165. Dalgas U，Stenager E. Exercise and disease progression in multiple sclerosis：can exercise slow down the progression of multiple sclerosis？. *Ther Adv Neurol Disord*. 2012；5（2）：81-95. doi：10.1177/1756285611430719.

166. Edwards T，Pilutti LA. The effect of exercise training in adults with multiple sclerosis with severe mobility disability：a systematic review and future research directions. *Mult Scler Relat Disord*. 2017；16：31-39. doi：10.1016/j.msard. 2017.06.003.

167. Dalgas U，Stenager E，Sloth M，Stenager E. The effect of exercise on depressive symptoms in multiple sclerosis based on a meta-analysis and critical review of the literature. *Eur J Neurol*. 2015；22（3）：443-e34. doi：10.1111/ene.12576.

168. Göksel Karatepe A，Kaya T，Gü naydn R，Demirhan A，Ce P，Gedizlioǧlu M. Quality of life in patients with multiple sclerosis：the impact of depression，fatigue，and disability. *Int J Rehabil Res*. 2011；34（4）：290-298. doi：10.1097/MRR.0b013e32834ad479.

169. National Multiple Sclerosis Society. Fatigue. https：//www.nationalmssociety.org/Symptoms-Diagnosis/MS-Symptoms/Fatigue. Accessed January 4，2018.

170. Viner R，Fiest KM，Bulloch AG，et al. Point prevalence and correlates of depression in a national community sample with multiple sclerosis. *Gen Hosp Psychiatry*. 2014；36（3）：352-354. doi：10.1016/j.genhosppsych. 2013.12.011.

171. Latimer-Cheung AE，Pilutti AE，Hicks AL，et al. Effects of exercise training on fitness，mobility，fatigue，and health-related quality of life among adults with multiple sclerosis：a systematic review to inform guideline development. *Arch Phys Med Rehabil*. 2013；94（9）：1800-1828. e3. doi：10.1016/j.apmr. 2013.04.020.

172. Methajarunon P，Eitivipart C，Diver C，Foongchomcheay A. Systematic review of published studies on aquatic exercise for balance in patients with multiple sclerosis，Parkinson's disease，and hemiplegia.*HKPJ*.2016；35：12-20. doi：10.1016/j.hkpj. 2016.03.002.

173. Corvillo I，Varela E，Armijo F，Alvarez-Badillo A，Armijo O，Maraver F. Efficacy of aquatic therapy for multiple sclerosis：a systematic review. *Eur J Phys Rehabil Med*. 2017；17. doi：10.23736/S1973-9087.

174. Cramer H，Lauche R，Azizi H，Dobos G，Langhorst J. Yoga for multiple sclerosis：a systematic review and meta-analysis. *PLoS One*. 2014；9（11）：e112414. doi：10.1371/journal.pone. 0112414.

175. Zou L，Wang H，Xiao Z，et al. Tai chi for health benefits in patients with multiple sclerosis：a systematic review. *PLoS One*. 2017；12（2）：e0170212. doi：10.1371/journal.pone. 0170212.

176. Taylor E, Taylor-Piliae RE. The effects of tai chi on physical and psychosocial function among persons with multiple sclerosis: a systematic review. *Complement Ther Med.* 2017; 31: 100-108. doi: 10.1016/j.ctim. 2017.03.001.

177. Cruickshank TM, Reyes AR, Ziman MR. A systematic review and meta-analysis of strength training in individuals with multiple sclerosis or Parkinson disease. *Medicine (Baltimore)*. 2015; 94 (4): e411. doi: 10.1097/MD.0000000000000411.

178. Pearson M, Dieberg G, Smart N. Exercise as a therapy for improvement of walking ability in adults with multiple sclerosis: a meta-analysis. *Arch Phys Med Rehabil.* 2015; 96 (7): 1339-1348. e7. doi: 10.1016/j.apmr. 2015.02.011.

179. Platta ME, Ensari I, Motl RW, Pilutti LA. Effect of exercise training on fitness in multiple sclerosis: a meta-analysis. *Arch Phys Med Rehabil.* 2016; 97 (9): 1564-1572. doi: 10.1016/j.ampr. 2016.01.023.

180. Afkar A, Ashouri A, Rahmani M, Emami Sigaroudi A. Effect of exercise therapy on quality of life of patients with multiple sclerosis in Iran: a systematic review and meta-analysis. *Neurol Sci.* 2017; doi: 10.1007/s10072-017-3047-x.

181. Ensari I, Motl RW, Pilutti LA. Exercise training improves depressive symptoms in people with multiple sclerosis: results of a meta-analysis. *J Psychosom Res.* 2014; 76 (6): 465-471. doi: 10.1016/j.jpsychores. 2014.03.014.

182. Kuspinar A, Rodriguez AM, Mayo NE. The effects of clinical interventions on health-related quality of life in multiple sclerosis: a meta-analysis. *Mult Scler.* 2012; 18 (12): 1686-1704. doi: 10.1177/1352458512445201.

183. Sa MJ. Exercise therapy and multiple sclerosis: a systematic review. *J Neurol.* 2014; 261 (9): 1651-1661. doi: 10.1007/s00415-013-7183-9.

184. Kurtzke JF. Rating neurologic impairment in multiple sclerosis: an expanded disability status scale (EDSS). *Neurology.* 1983; 33 (11): 1444-1452.

185. Sandroff BM, Sosnoff JJ, Motl RW. Physical fitness, walking performance, and gait in multiple sclerosis. *J Neurological Sciences.* 2013; 328 (1-2): 70-76. doi: http://dx.doi.org/10.1016/j.jns. 2013.02.021.

186. Kinnett-Hopkins D, Adamson B, Rougeau K, Motl RW. People with MS are less physically active than healthy controls but as active as those with other chronic diseases: an updated meta-analysis. *Mult Scler Relat Disord.* April 2017; 13: 38-43. doi: 10.1016/j.msard. 2017.01.016.

187. Studenski S, Perera S, Patel K, Rosano C, Faulkner K, Inzitari M, Brach J, Chandler J, Cawthon P, Connor EB, Nevitt M, Visser M, Kritchevsky S, Badinelli S, Harris T, Newman AB, Cauley J, Ferrucci L, Guralnik J. Gait speed and survival in older adults. *JAMA.* 2011; 305 (1): 50-8.

188. Kelsey JL in Maxcy-Rosenau-Last, Public Health & Preventive Medicine [Ed. Wallace RB]. Appleton & Lange, Stamford, Connecticut, 1993. pp 1010-1011.

189. Brainandspinalcord.org. Spinal cord injury statistics. http://www.brainandspinalcord.org/spinal-cord-injury-statistics. Accessed January 4, 2018.

190. Myers J, Lee M, Kiratli J. Cardiovascular disease in spinal cord injury: an overview of prevalence, risk, evaluation, and management. *Am J Phys Med Rehabil.* 2007; 86 (2): 142-152. doi: 10.1097/

PHM.0b013e31802f0247.

191. Cragg JJ, Noonan VK, Krassioukov A, Borisoff JF. Cardiovascular disease and spinal cord injury: results from a national population health survey. *Neurology*. 2013; 81 (8): 723-728. doi: 10.1212/WNL.0b013e3182a1aa68.

192. Kirshblum SC, Burns SP, Biering-Sorensen F, et al. International standards for neurological classification of spinal cord injury (revised 2011). *J Spinal Cord Med*. 2011; 34 (6): 535-546. doi: 10.1179/204577211X1320 7446293695.

193. Jain NB, Higgins LD, Katz JN, Garshick E. Association of shoulder pain with the use of mobility devices in persons with chronic spinal cord injury. *PMR*. 2010; 2 (10): 896-900. doi: 10.1016/j.pmrj. 2010.05.004.

194. Samuelsson KA, Tropp H, Gerdle B. Shoulder pain and its consequences in paraplegic spinal cord injured, wheelchair users. *Spinal Cord*. 2004; 42 (1): 41-46. doi: 10.1038/sj.sc. 310-1490.

195. Bochkezanian V, Raymond J, de Oliveira CQ, Davis GM. Can combined aerobic and muscle strength training improve aerobic fitness, muscle strength, function and quality of life in people with spinal cord injury? A systematic review. *Spinal Cord*. 2015; 53 (6): 418-431. doi: 10.1038/sc.2015.48.

196. Cratsenberg KA, Deitrick CE, Harrington TK, et al. Effectiveness of exercise programs for management of shoulder pain in manual wheelchair users with spinal cord injury. *J Neurol Phys Ther*. 2015; 39 (4): 197-203. doi: 10.1097/NPT.0000000000000103.

197. Gandhi P, Chan K, Verrier MC, Pakosh M, Musselman KE. Training to improve walking after pediatric spinal cord injury: a systematic review of parameters and walking outcomes. *J Neurotrauma*. 2017; 34 (9): 1713-1725. doi: 10.1089/neu.2016.4501.

198. Hicks AL, Martin Ginis KA, Pelletier CA, Ditor DS, Foulon B, Wolfe DL. The effects of exercise training on physical capacity, strength, body composition and functional performance among adults with spinal cord injury: a systematic review. *Spinal Cord*. 2011; 49 (11): 1103-1127. doi: 10.1038/sc.2011.62.

199. Kawanishi CY, Greguol M. Physical activity, quality of life, and functional autonomy of adults with spinal cord injuries. *Adapt Phys Activ Q*. 2013; 30 (4): 317-337.

200. Li C, Khoo S, Adnan A. Effects of aquatic exercise on physical function and fitness among people with spinal cord injury: a systematic review. *Medicine (Baltimore)*. 2017; 96 (11): e6328. doi: 10.1097/ MD.0000000000006328.

201. Lu X, Battistuzzo CR, Zoghi M, Galea MP. Effects of training on upper limb function after cervical spinal cord injury: a systematic review. *Clin Rehabil*. 2015; 29 (1): 3-13. doi: 10.1177/0269215514536411.

202. Phillips AA, Cote AT, Warburton DE. A systematic review of exercise as a therapeutic intervention to improve arterial function in persons living with spinal cord injury. *Spinal Cord*. 2011; 49 (6): 702-714. doi: 10.1038/ sc.2010.193.

203. Yang JF, Musselman KE. Training to achieve over ground walking after spinal cord injury: a review of who, what, when, and how. *J Spinal Cord Med*. 2012; 35 (5): 293-304. doi: 10.1179/2045772312Y.0000000036.

204. Mehrholz J, Harvey LA, Thomas S, Elsner B. Is body-weight-supported treadmill training or robotic-assisted gait training superior to overground gait training and other forms of physiotherapy in people with spinal cord injury? A systematic review. *Spinal Cord*. 2017; 55 (8): 722-729. doi: 10.1038/sc.2017.31.

205. Tse CM, Chisholm AE, Lam T, Eng JJ. A systematic review of the effectiveness of task-specific rehabilitation interventions for improving independent sitting and standing function in spinal cord injury. *J Spinal Cord Med*. 2017;1-13. doi:10.1080/10790268.2017.1350340.

206. Curtis KA, Roach KE, Applegate EB, et al. Development of the Wheelchair User's Shoulder Pain Index (WUSPI). *Paraplegia*. 1995;33(5):290-293. doi:10.1038/sc.1995.65.

207. Ginis KA, Latimer AE, Arbour-Nicitopoulos KP, et al. Leisure time physical activity in a population-based sample of people with spinal cord injury part I: demographic and injury-related correlates. *Arch Phys Med Rehabil*. 2010;91(5):722-728. doi:10.1016/j.apmr. 2009.12.027.

208. American Psychiatric Association. Diagnostic and Statistical Manual of Mental Disorders.5th ed. Washington, DC: American Psychiatric Association; 2013.

209. Van Naarden Braun K, Christensen D, Doernberg N, et al. Trends in the prevalence of autism spectrum disorder, cerebral palsy, hearing loss, intellectual disability, and vision impairment, metropolitan Atlanta, 1991-2010. *PLoS ONE*. 2015;10(4):e0124120. doi:10.1371/journal.pone. 0124120.

210. Boat TF, Wu JT. Prevalence of intellectual disabilities. In: Boat TF, Wu JT, eds. Mental Disorders and Disabilities Among Low-Income Children. Washington, DC: The National Academies Press; 2015:267.

211. Presson AP, Partyka G, Jensen KM, et al. Current estimate of Down syndrome population prevalence in the United States. *J Pediatr*. 2013;163(4):1163-1168. doi:10.1016/j.jpeds. 2013.06.013.

212. Ogg-Groenendaal M, Hermans H, Claessens B. A systematic review on the effect of exercise interventions on challenging behavior for people with intellectual disabilities. *Res Dev Disabil*. 2014;35(7):1507-1517. doi: 10.1016/j.ridd. 2014.04.003.

213. Valentín-Gudiol M, Mattern-Baxter K, Girabent-Farrés M, Bagur-Calafat C, Hadders-Algra M, Angulo-Barroso RM. Treadmill interventions in children under six years of age at risk of neuromotor delay. *Cochrane Database Syst Rev*. 2017(7):CD009242. doi:10.1002/14651858. CD009242. pub3.

214. Hardee JP, Fetters L. The effect of exercise intervention on daily life activities and social participation in individuals with Down syndrome: a systematic review. *Res Dev Disabil*. 2017;62:81-103. doi:10.1016/j.ridd. 2017.01.011.

215. Bartlo P, Klein PJ. Physical activity benefits and needs in adults with intellectual disabilities: systematic review of the literature. *Am J Intellect Dev Disabil*. 2011;116(3):220-232. doi:10.1352/1944-7558-116.3.220.

216. National Association for Down Syndrome. Facts about down syndrome. www.nads.org/resources/facts-about-down-syndrome. Accessed January 4, 2018.

217. National Down Syndrome Society. Aging and down syndrome: a health and well-being guidebook. http://www.ndss.org/wp-content/uploads/2017/11/Aging-and-Down-Syndrome.pdf. Accessed January 4, 2018.

218. Office of Disease Prevention and Health Promotion.2020 topics and objectives: disability and health. https://www.healthypeople.gov/2020/topics-objectives/topic/disability-and-health/national-snapshot. Accessed January 4, 2018.

身体活动促进

- F 部分　第 11 章　促进规律性身体活动

F 部分　第 11 章　促进规律性身体活动

目录

前言

　　本报告前面章节围绕规律的身体活动在身体和心理的健康效益现有证据的广度和深度进行了阐述。该领域的证据库及其为实践奠定坚实基础的作用，对公众健康提出了主要挑战之一：鉴于身体活动会为人的一生带来许多积极影响，我们应该通过什么策略和途径增加美国人的规律的身体活动。

　　对于大多数人来说，仅仅了解记忆生活方式各种各样的健康效益并不足以促使他们培养一种规律的生活方式。事实上，研究证明大多数美国人都知道规律的身体活动有利于他们的健康和幸福，并且也意识到了日常生活中应该增加身体活动[1]。但是，现有国家监测数据仍显示，大多数美国人的身体活动依然不足以获得上文所述多动的生活方式带来的全部益处。例如数据显示，2015 年只有 49.8% 的美国成人有氧身体活动水平达到了联邦政府有关美国人群身体活动指南的水平[2]，同时 30% 的美国成人报告业余时间是不活跃的[3]。与此类似，2015 年只有 27.1% 的高中生身体活动水平达到联邦政府关于每天至少 60 分钟的推荐量[4]。可见，在已有常识基础上采用具体的方法和策略进行干预进而有效促进和保持身体活动非常重要。本章是《2018 美国身体活动指南科学证据报告》首次对身体活动促进领域的证据进行了综述的章节。

　　早期身体活动行为的概念更加关注于个体个人动机和行为对运动量的影响。但是，过去几十年里，人们逐渐认识到环境、社会文化和社区背景对养成并保持多动的生活方式的重要作用。对于短期和长期身体活动模式受到多层面因素影响的认识，使我们决定用社会生态框架（图 F11-1）系统化整理身体活动促进领

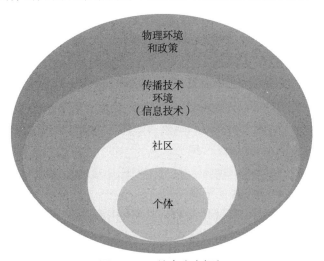

图 F11-1　社会生态框架

来源：改编自 Napolitano 2013.[5] 的数据

域现有证据 [5]。本研究采用了调整后的社会生态框架,通过完整文献检索获得的身体活动促进方法的评估性研究根据影响层面的不同大致分为 4 类——个体层面、社区层面、通信环境层面[主要侧重基于信息和通信技术(ICT)的干预]、物理环境和政策层面。ICT 也可用于其他干预(个体、社区、物理环境和政策)的具体实施中。但是,鉴于 ICT 的受众特定性、加速积累的证据及其在身体活动干预方案设计、执行和评估方面的特有技术和条件,该主题的有关内容有必要单独合并分析。此外,鉴于关于较长静态时间健康风险证据的迅速增加,即使每天达到建议身体活动总量的人也会面临这样的风险(参见 F 部分第 2 章"静态行为"),因此身体活动促进分委会在综述中纳入了 2011—2016 年以减少青少年和成人工作环境下每天静态时间为目标的干预证据库。

科学问题

待解决问题总览

本章主要阐述两个问题,并对下列干预领域的证据进行讨论:

1. 哪些干预措施能有效增加不同效应层面的身体活动总量?

a) 个体层面

- 老年人
- 产后女性
- 青少年
- 以理论为基础的行为干预和技巧
  - 奖励和激励措施
  - 行为改变理论和策略
- 同伴干预

b) 社区层面

- 社区干预
- 托儿所和学前教育机构
- 信念为基础的社区干预
- 护士提供的家庭或其他社区场所干预
- 初级保健机构干预
- 校园干预
- 工作场所干预

c) 通信环境层面(信息通信技术)

- 可穿戴运动监测设备
- 电话辅助干预
- 基于网络或互联网的干预

- 计算机定制书面材料干预
- 移动电话项目
- 社交媒体
- 互动视频促进积极的玩耍或锻炼

d）物理环境和政策层面

- 促使楼梯使用的决定点策略
- 支持活跃交通的建成环境特征
- 支持娱乐性身体活动的社区设计与特点
- 室内和 / 或室外娱乐设施或商店的使用

2. 哪些干预措施能有效减少静态行为？

a）青少年干预

b）成人干预

c）工作场所干预

回答问题的资料来源和过程

身体活动促进领域的证据最早可以追溯到 50 多年前，其性质和规模可见一斑，同时指南顾问委员会《2008 美国身体活动指南科学证据报告》[6] 中没有涵盖这个领域的研究，因此身体活动促进分委会需要缩小该领域文献综述的范围。以上问题的讨论是通过使用指向促进身体活动和减少静态行为领域的全球标准关键词检索的证据来实现的，有关证据的来源只包括达到身体活动指南顾问委员会有关证据纳入标准的系统综述、Meta 分析和政府报告（关于纳入标准的详细信息，请查阅第 E 部分"文献检索及系统综述的方法学"）。

为实现证据收集效率的最大化，在综合检索时同时包含了身体活动促进和静态行为减少两个领域的全球通用关键词。这样，检索到的相关文章就会根据身体活动促进措施（问题 1）和静态行为干预措施（问题 2）进行分类。此外，在首次检索时，起始时间选择 2000 年，搜索出了大量的综述性文章，分委会难以处理时间期限的有关问题，所以我们在最终检索时需将时间跨度限制在 2011—2016 年。"

使用与身体活动促进和静态行为相关的全球标准关键字来识别出相关文献，然后归入与描述相符的证据类别中，前提是一个类别要至少包含一篇委员会（参见 E 部分"文献检索及系统综述的方法学"）指定标准的系统综述、Meta 分析和 / 或政府报告，并且这些文章涵盖了足够数量的可用于确定证据强度等级（强、中等、有限）的研究。某些情况下，包含了两个领域充分信息（身体活动干预和静态行为干预）的文章则用来阐述这两个方面的问题。最终用于撰写文献综述的证据归类问题要经分委会同意，并由身体活动指南顾问委员会批准。这些证据类别反映了身体活动促进和静态行为减少两个领域的研究工作所呈现的巨大异质性。

从本章的结构布局就可以看出，研究人员在开展综述时都采用了不同的标准或不同的关注点。他们根据目标群体（例如老年人、青少年）、干预地点（例如校园、工作场所）、干预目标（例如营造氛围）、干预提供渠道（例如网站、电话）、干预实施人员（例如同伴干预）及干预内容（基于理论的干预）等对证据进行了归类。这种多样性也使得文献分类难度非常大。

需要注意的是,分委会一致同意的证据类别未事先明确,同时也未包含在具体检索词中。这种简明的评价法限制了参考证据的规模和类型(即本章综述并未覆盖这个领域的所有文献,并且未包含针对普通人群的证据库系统综述)。

本章综述的主要侧重点是通过不同方法或策略改变身体活动水平和静态行为。大多数身体活动促进领域的系统综述、Meta 分析和报告中都包括以各种方式衡量身体活动行为改变的研究,包括自报和 / 或便携设备(例如加速计或计步器)方法,或者行为观察法。若身体活动促进领域某个主题方向的研究主要使用了上述一种身体活动测量方法(例如可穿戴运动监测设备)的结果,那么我们会在阐述这个主题证据的方法部分时给予描述。

跟本报告其他章节不同的是,本节身体活动促进领域的证据分级主要是依据有充分证据的系统综述、Meta 分析和 / 或政府报告的不同类型,将证据分为强、中等强度、有限三个等级(也就是说我们不使用"不确定"的证据)。之所以这样是因为证据综述必须如前所述地精炼,因此可能会造成许多主题领域的证据检索无法被充分描述而导致不足以明确标明,包括"不确定"的证据。

在对现有身体活动促进和静态行为减少证据进行分级时,分委会通常用"有限"这个等级来指代因未获得科学界充分严谨的思考而未能达到高强度证据标准的初期的或新生的学科领域证据。此外,有的主题领域拥有庞大的证据库,但设计和方法不够严谨、样本量小和干预时间短。这些也属于"有限"证据等级。若一个主题领域里经过了更系统的科学思考,并且在设计更严谨的研究间体现了更好的一致性,那么这些证据就归为"中等"或"强"等级证据。"强"证据与"中等强度"证据的区别在于其数据库更庞大,涵盖的研究设计更严谨[例如随机对照试验(RCTs)、自然试验],并且通常会在更长的期限内显示出更好的一致性。

当证据来自综述性研究时,下面主要阐述效应不同层面的章节会包含有对其中亚组人群(比如按年龄、性别、慢性病状态、人种 / 民族、社会经济状况、体重状况)试验结果的评价。并且,如果文献可以提供详细信息的话,还会包括剂量 - 反应关系、不良事件、成本效益以及其他对于身体活动的特定效应,如身体活动干预与饮食改变等健康行为干预相结合对身体活动影响。这类信息在原始研究中可能是被包含了的,但在所回顾的系统综述、Meta 分析和报告中却常常鲜少提及。

问题 1. 哪些干预措施能有效增加不同效应层面的身体活动总量?

个体层面

个体层面的身体活动干预是最早的干预形式之一,并且已经得到了身体活动促进领域的系统性测试。这种干预方式通常包括在不同场所或地点实施的面对面个性化或小组性身体活动建议和帮助。对于该证据层面的原始研究进行综述时,未能详细阐述其具体的干预场所(例如学校)。干预形式一般包括一对一或小组性方案,涉及实际的结构化训练和 / 或教育方法,以指导受试对象如何利用不同类型认知和 / 或行为策略增加规律的身体活动。因此,个体层面干预更灵活,可以针对不同个人需求和偏好提供个性化建议和帮助。但是,这种干预还需要一定数量的人员参与,因此长期来看成本高、负担重。

多年来,个体层面身体活动促进研究为建立健全的证据库奠定了坚实的基础,特别是针对普通成年群体的研究[7]。下面将对这个领域 2011 年以后的证据进行综述,着重阐述普通成年群体数据库中逐渐增加的亚组人群研究,例如老年人、产后女性(即产后 0~5 年的女性)和青年人。对亚组人群日益提高的关注度体现了人们对设计适应不同群体具体需求、偏好和能力的干预方案的重要性有了更高的认识。同时,还介绍了其他两个干预领域,这两个领域自 2011 年以来发表了大量系统性综述和 / 或 Meta 分析,并且达到了特定证据等级。这两个领域(基于理论的项目和同伴项目)反映了具体的干预方法,并在文献中受到了越来越多的关注。同伴项目是一类干预提供途径,可能减轻上文所说的人员负担和成本。

如上文所述,本节的分类问题并未事先确定,因而没有包含在具体检索词中,而是分委会在检索 2011—2016 年证据时出现的。这种简明的综述方法限制了这个层面上证据的规模和类型。

老年人干预

证据来源:系统综述、Meta 分析

结论陈述

强有力的证据表明,相比最低干预水平或无干预的对照组,针对老年人的身体活动干预,显示了一种较小但阳性的作用,尤其是持续时间 6~12 个月的干预活动。**PAGAC 等级:强**

证据回顾

共纳入了 3 篇系统综述[8-10]。规模最大的一篇综述纳入了共计 158 项研究,时间跨度范围为 1990 年至 2014 年 12 月[8]。第二篇综述纳入了自数据库建立至 2013 年 11 月[9]的 24 项研究;第三篇综述纳入了 2006—2011 年的 18 项研究[10]。这 3 篇综述分别对退休后老年人[8]、社区 60 岁及以上[9]老年人及 55 岁及以上[10]普通老年人的干预进行了综述。Baxter 等[8]的综述发现,极少研究关注了退休人群但对符合退休年龄的老年人较为关注;因而该综述针对的人群为 50~74 岁普通老年人。French 等[9]的综述对可以提升自我效能和身体活动行为的技术进行了评估。Nigg 和 Long[10]回顾了针对老年人的单项和多项身体活动健康行为干预,但发现几乎没有多项健康行为变化方面的试验研究,不足以与单项健康行为干预性研究进行对比。

总体关系的证据

相比最低水平干预或无干预的对照组,身体活动干预的积极效果是一致的。但效应大小的确定很困难。在所纳入的综述中,只有 French 等[9]提供了身体活动干预效果的效应值。Baxter 等[8]指出,由于身体活动干预效果呈现广泛差异性,并且少量研究在未设置有效对照组的情况下对干预组和对照组进行比较,导致无法使用 Meta 分析对干预的有效性进行合并分析。总体上,French 等[9]指出,干预对身体活动的影响不大,科恩(Cohen's)模型 $d=0.14$（$95\%CI$:0.09-0.20,$P<0.001$）,效应量 d 在 -0.02 至 0.63 之间。他们发现有 3 种行为改变技巧与较高的身体活动行为效应量呈显著相关性:使用障碍识别或解决方案、有效行为奖励及

身体活动行为模范和示范作用。

Baxter 等[8]对身体活动吸引力、乐趣和干预活动社会因素的重要性进行了评价。他们指出,建议和咨询、小组练习和个人练习对增加身体活动有中等强度的效应。人们获得建议和咨询的渠道有许多种,包括伙伴、受过专业训练的医师、护士和运动专业人士,有时是医师和运动专业人士建议的结合。对于小组性运动干预,在纳入的 15 项干预研究中只有一项显示了积极的身体活动干预效果。

Nigg 和 Long[10]的报告称总体上所评价的干预措施是有效的。但除了一项研究以外,其他的身体活动干预全部是在社区场所开展的。12 项单一型健康行为改变的研究对老年人身体活动或锻炼效果进行了评估,相比对照组,干预组人群在 6 个月和 12 个月的随访过程中都显示身体活动有了显著改善。该综述中只包括了两项多型健康行为变化试验研究,并且这两项研究都是在社区场所中开展的。此外,这两项研究都包含了身体活动和属于健康行为研究范畴的膳食行为,但并没有指出是同时还是按顺序进行这两种行为干预的情况。其中的一项研究在老年人干预组中采用身体活动与水果蔬菜摄入相结合的干预措施,结果表明只有营养行为得到了改善,身体活动总量反而出现了下降[11]。在另一项研究中,相比对照组,干预组人群的减重行为和身体活动行为都得到了一定程度的改善[12]。

总之,该领域的干预周期较短(低于 6 个月),一部分也采用中度(6~11 个月)、长度(12 个月以上)的研究周期。

特定因素的证据

截止到目前,综述中对不同人种 / 民族、不良事件和成本效益进行评估的证据仍然比较匮乏,或很少报告。同时,我们发现之前少有专门针对老年人亚组人群的综述,但现在却越来越关注,包括非正规家庭看护者[13]和患有慢性疾病的老年人[14-16]。如上所述,有的研究对综合采用了身体活动和其他健康行为(例如饮食变化)的干预效果进行了评估,结果是正反同存。Nigg 和 Long[10]发现对老年人群体开展多重健康行为干预的研究数量非常少,而不足以对该人群的单型和多型健康行为干预效果有所比较。

身体活动干预目标和措施的特征:身体活动结果变量主要包括自报的每周中等强度 - 高强度身体活动的时间和达到身体活动推荐水平的人群比例[2]。有些研究采用计步器累计行走步数和 / 或以加速计测量活动量。综述文章未提供关于指定或设定目标的身体活动类型或模式,或者受试周期的详细信息。

有关此证据的更多详细信息,请访问 *https://health.gov/paguidelines/second-edition/report/supplementary-material.aspx*

公众健康影响

美国的老年人口数量增长迅速。由于许多老年人都患有一种或多种慢性疾病,有时还可能并发多种疾病,经常锻炼身体有助于改善病情,因而很有必要针对该人群的需求和偏好设计干预措施(关于这个问题的更多信息,请查看 F 部分第 9 章"老年人"和 F 部分第 10 章"慢性病患者")。但是,由于种种原因,导致许多老年人的身体活动参与率非常低。孤独、体弱、行动受限或失能的老年人以及可用资源非常少的老年人特别缺乏活动。研究还发现,50

岁以上低收入国家和非洲裔美国成人的健康状况存在差异,例如慢性疼痛和关节炎[17]。慢性疼痛和关节炎可能会进一步妨碍本来就因为缺少身体活动健康情况堪忧的高危人群参加身体活动。

产后女性

产后干预是指以改善有幼龄孩子女性的身体活动为目的的干预项目,一般面向的是产后 0~5 年的女性,这段时间通常很难增加或保持充足的身体活动[18]。

证据来源:系统综述、Meta 分析

结论陈述

有限的证据表明,相对最低水平的干预或无干预的对照组,产后干预对增加产后女性运动量有一定效果。**PAGAC 等级:有限**

证据回顾

这里包括一篇 Meta 分析[18]和两篇系统综述[19,20]。该 Meta 分析[18]共涵盖了 20 项研究,其中 14 项以 Meta 分析法进行了综述。2 篇系统综述分别涵盖了 11 项[19]和 10 项[20]研究。综述的时间跨度为 1980—2015 年,大多数研究报告是 2010 年后公开发表的。研究对象主要是不经常运动但身体健康的产后女性、患过妊娠糖尿病的产后女性及患有其他慢性疾病的产后女性。各项研究对产后期的界定不一致,从产后 1 年[18]到产后 5 年[19,20]不等,评价干预措施时,或者侧重只是身体活动的研究,或者是饮食和身体活动并行的体重和糖尿病管理研究。

总体关系证据

总体上,有限的证据表明干预对增加产后女性身体活动有一定效果。Gilinsky 等[18]的报告指出,增加身体活动频度方面具有中度的可变化的效应量值(SMD=0.53;95%CI:0.05-1.01,P=0.03),但增加整体身体活动和步行方面的效应量则较小(SMD=0.15;95%CI:−0.6-0.35)和无明显的统计学显著性(SMD=0.07;95%CI:−0.21 至 0.36)。最满意的干预效果来自于 7 项针对之前不经常运动但身体健康的产后女性的研究中的 6 项。这些研究发现经过 6 周至 6 个月的干预后,中等强度、高强度身体活动和步数都有显著增加[18]。在能产生预期效果的研究中都普遍运用了设定目标、自我行为监测、分级目标设定及行为目标回顾等干预方法[18]。

在体重管理项目[18]、妊娠糖尿病管理[20]或产后抑郁症管理[18]中有效增加身体活动或步数的证据也非常有限。综述所纳入研究的普遍特征是:周期为短(低于 6 个月)至中(6~11 个月)等长度、非随机设计、研究质量属中低水平、高退出率、缺失数据处理不当及测量方法不完善。

身体活动干预目标和措施的特征:产后干预的持续时间一般为 6 周至 6 个月,最常用的干预策略包括设置目标、自我监督和指导。联系指导的频度和持续时间未做明确阐述。研究主要侧重于增加身体活动,一般并不会特别关注具体的运动类型或强度。但有 3 项研究专门针对快走[21-23],但并未发现这些身体活动干预措施相比其他措施更有效。大多数研究

所报告结果都是基于自报得出身体活动的[即每周进行中等强度 - 高强度身体活动的时间：（MET·min/w）及每周消耗卡路里数]同时 4 项研究还使用了计步器和 / 或加速计，用来记录每天增加的步数。但关于干预措施对每天步数增加效果缺乏系统性报告。

特定因素的证据

截止到目前，综述中关于不同人种 / 民族群体、不良事件和成本效益的证据仍然比较匮乏，或者很少得以报告。

有关此证据的更多详细信息，请访问 https://health.gov/paguidelines/second-edition/report/supplementary-material.aspx

公众健康影响

产后阶段是增加并保持充足运动量以促进体重管理、降低疾病风险的重要的也是面临挑战的阶段。虽然证据有限，但包含有效行为改变策略（例如设定目标、自我行为监督）和针对普通健康女性（即使较为缺乏活动）的干预措施得出了最令人满意的结果。

青少年
证据来源：系统综述、Meta 分析

结论陈述

强有力的证据表明，相比各种控制条件下，以提高健康青少年运动量为目标的干预措施具有小但积极的身体活动干预效果。直接针对青少年的干预措施非常有效，如果再整合家庭干预或教学日在校园开展的干预，效果会进一步加强。**PAGAC 等级**：**强**

证据回顾

分委会对 2 篇 Meta 分析[24,25]进行了综述，这是专门为说明范围更广泛系统综述[24]中的结果模式而设计的。这 2 篇 Meta 分析涵盖了时间跨度分别为从数据库建立至 2013 年 4 月[25]和 2015 年 9 月[24]的研究。Brown 等[24]在系统综述中汇总了 47 项针对 5~12 岁儿童的家庭干预方法，其中 19 项提供了丰富信息并用于 Meta 分析中。Cushing 等[25]纳入了 89 篇独立的研究，其中 58 篇主要阐述了 18 岁以下儿童青少年的身体活动。2 项综述针对的是身体普通的青少年，Cushing 等[25]特别排除了针对患有慢性疾病的青少年的研究，这里的慢性疾病包括肥胖症、癌症和哮喘。Brown 等[24]特别侧重于家庭参与儿童身体活动干预措施，而 Cushing 等[25]则侧重于所有将健康行为作为因变量的干预策略。这两个综述包含了诸多干预策略和对比组别。分委会还对《身体活动指南中期报告：增加青少年身体活动的策略》[26]进行了回顾，该报告对 2001 年 1 月到 2012 年 7 月间发表的针对 3~17 岁少年儿童身体活动干预措施的综述进行了回顾；共涉及 31 项综述共计 910 篇研究报告（互不排斥）。

总体关系的证据

这两项综述中的干预策略有效性和效应量一致。Cushing 等[25]报告了用来衡量干预后直接效果的总体随机效应量，用 Hedges' g（g）表示。身体活动干预策略的效果评估表明针对个人的干预措施具有显著效应量（$g=0.27$; $95\%CI$: 0.12-0.42），若同时增加家庭参与

（g=0.44；95%CI：0.23-0.66）或学校和纸媒或数字媒体（例如报纸、收音机；g=0.30；95%CI：0.04-0.57）等干预因素，会进一步提升效果。干预包括自报和身体活动客观测量工具。仅使用身体活动客观测量工具研究结果显示效应量虽小但具有显著性。Brown 等 [24] 在对家庭为基础的身体活动干预进行 Meta 分析时发现，其干预效应量虽小但却具有显著性（SMD=0.41；95%CI：0.15-0.67）。

综述中评价的干预策略类型主要包括面对面和基于网络的指导、实践体验活动（例如监督下的训练课程、舞蹈课程、体育和休闲活动）、体育课及减少静态行为（例如关掉电视）并代之以增加身体活动的建议。身体活动干预的实现方式多种多样，例如校园（课上和课后）、日间训练营、社区性活动、家庭参与和互联网途径。基于家庭的干预措施主要包括分组指导活动和小组运动时互动性身体活动，同时还鼓励（例如家庭作业、家长用来监管儿童活动的网站、增加身体活动的技巧性、家里可以完成的运动项目、计步器）参加课程外的其他身体活动。

身体活动干预目标和措施的特征：虽然综述中包含关于干预周期的主要信息，但均未提供干预建议的身体活动水平或干预中涉及的具体身体活动目标的详细信息。身体活动的结果包括主观和客观监测的中等强度、高强度身体活动、行走步数和自报具体身体活动类型的参与（例如户外运动、体育课、一般身体活动）。在根据不同身体活动的结果对干预进行分层时，Brown 等 [24] 发现，63% 以加速计监测每分钟步数评估中，中等强度、高强度身体活动以计步器监测的步数评估中的 71%，67% 自报运动频率评估、健身操、体育课、户外游戏或户外观测评估结果都证明了干预的效果。

特定因素的证据

截止到目前，综述中评估不同人种／民族群体、不良事件和成本效益的证据仍然比较匮乏，或者很少报告。这 2 篇综述中涵盖了大量研究，但并未提供关于受试对象人种／民族的信息。Cushing 等 [25] 的综述中只有 4 项研究对不良事件进行了阐述，其中只有 1 项研究 [27] 报告了两位受试对象因参与研究受伤；Brown 等 [24] 的 Meta 分析中没有阐述不良事件。这些研究提供了健康状况影响干预效果的证据。虽然 Cushing 等 [25] 排除了针对患有慢性疾病的儿童的研究，Brown 等 [24] 按照目标儿童的体重状态筛选研究，发现 80% 以正常体重儿童为主的研究都显示了干预有效；同时只有 59% 的主要针对超重或肥胖症儿童的研究和 50% 未报告体重状态的研究显示了干预有效。Brown 等 [24] 的 Meta 分析涉及的研究中针对男孩的研究非常少；15% 的研究只针对女孩，其中 86% 的研究显示干预有效，同时 63% 混合性别的研究显示干预有效。

***有关此证据的更多详细信息，请访问** https://health.gov/paguidelines/second-edition/report/supplementary-material.aspx*

公众健康影响

对于儿童来说，各种场所实施中以个人为中心的干预都能有效增加身体活动总量。证据还表明将家庭和学校纳入到个人干预方法中，还会进一步提升干预效果（参见本章"社区层面：学校干预"一节）。考虑到基于家庭的干预措施可能会产生积极影响，因此应该格外注意去寻找可以吸引不同年龄段家人共同参与同一项目或现场身体活动的策略。

鼓励促进青少年采纳终生参与身体活动（例如休闲时间活动、非竞技性运动）的策略。这会帮助青少年在孩提时代就确定自己现在喜欢并终生都会喜欢的活动，包括校外活动。一些以循证为基础的人群研究显示，有助于增加青少年个体层面的校外身体活动的策略，包括通过建设新场馆、优化现有场馆、实行共享使用协议（例如在课外时间使用学校设施）促进提高休闲时间活动和锻炼场地的可及性，并通过改善人行道、街道设计和交通安全以促进包含更多身体活动的往返学校的交通方式（参见本章"物理环境和政策层面"一节）。高危的亚组人群，特别是生活在贫困地区和拥挤市区的亚组，通常进行娱乐和身体活动的空间安全性有限。生活在郊区的儿童很少能自己走路或骑车上下学，并且不能随便进出休闲或娱乐设施，只能靠父母接送。

基于理论的行为干预和技巧

在开发身体活动干预措施时应用了一系列行为学理论，以及基于这些理论的各种各样策略和技巧。分委会采用的证据综述方法将证据分成两个不同的领域：对身体活动行为变化给予实物奖励和激励，以及对身体活动项目中行为变化理论和策略的系统评估。

奖励和激励措施

证据来源：系统综述

结论陈述

有限的证据表明在达到身体活动目标后给予奖励能有效改善客观测量的身体活动行为，前提是上述目标包括养成静态习惯的成人可以获得现金奖励，或者儿童可以获得成本不高的娱乐用品或看电视的机会[28,29]。**PAGAC 等级：有限**

有限的证据表明，对于普通成人群体来说，只要达到特定目标就可以获得相应奖励，给予承诺的奖励能有效增加运动课出勤率；抽彩票式激励措施对增加成人的监督式运动课程出勤率没有效果[28,29]。**PAGAC 等级：有限**

有限的证据表明，对于青少年和不同的成人群体来说，依照身体活动行为给予其无条件激励对增加身体活动水平、身体活动小组活动出勤率或者体能水平等方面并不比只干预不给予奖励的策略更有效[28]。**PAGAC 等级：有限**

证据综述

分别纳入了 12 项和 11 项研究的 1 篇系统综述[28]和 1 篇 Meta 分析[29]为本节提供了证据支持。综述的时间框架分别是数据库至 2012 年 6 月[29]以及 1980 年 1 月至 2013 年 3 月[28]。这两篇综述都分析了激励措施对身体活动或运动的结果的效果（例如运动课程出勤率、有氧能力和身体活动参与情况）。Barte 和 Wendel-Vos[28]阐述了两种无条件激励措施（不管是不是达到目标或条件）和奖励（只要达到身体活动的特定目标或条件），其所纳入研究分别针对成人（*N*=9）和儿童（*N*=3）人群。奖励措施包括物质奖励（成人）、看电视（青少年）、成本不高的物品（成人和青少年）或者免费进入运动设施（成人）。Mitchell 等[29]阐述了物质奖励，包括现金和等值非现金奖励，奖励类型取决于预先设定的身体活动行为或结果，包含的研究全部针对成人。这两篇综述都对身体活动相关的行为变化进行了评估。不同研究对身体活动总量和干预依从性结果的评估方式普遍存在差异。

总体关系的证据

奖励和激励措施的有效性因最终关注的结果不同而存在差异。关于锻炼课程依从性，1 篇 Meta 分析[29]显示，相比 4~26 周无奖励短期干预组，对按时上课的受试对象提供抽彩票式和递增式奖励具有积极效果；合计结果表明，运动出勤率增加了 11.55%；95%CI:5.61%-17.50%。已有一些不同类型的激励措施得到了检验，例如首先要求受试对象存入 3 美元，随后会有 1/7 的机会将 3 美元变成 21 美元；假如每周安排 5 次有氧运动课程，受试对象每周只要参加 4 次就可以获得一枚乐透徽章，同时还有一个试验组首先存入 5 美元，假如每周安排 5 次课，受试对象只要参加 4 次就可以在 5 美元基础上每周增加 1 美元；受试对象在 18 个月内坚持参加健步 / 跑步课程，可以获得阶梯递增式现金奖励（最开始的 25 次健步每次可以获得 1 美元，随后的 50 次健步每次可以获得 1.50 美元，再往后 50 次健步每次可以获得 2 美元，高于这个程度后一直到课程结束每次可获得 3 美元奖励），最高限额 491 美元，然后将测试结果与没有奖励措施的对照组进行对比。虽然这类激励措施提高了运动课程出勤率，但整体体能或身体活动水平并没有得到改善。

这 2 篇综述[28,29]指出机会性或抽彩票式物质奖励不会影响整体身体活动行为，包括自报身体活动、客观评估的身体活动或体能变量。相反，这 2 篇综述[28,29]包含的研究表明，对达到身体活动行为目标的直接给予奖励可以有效增加干预后的即时身体活动量。例如，直接给予 2.79~46.82 美元的物质奖励和奖金能有效改善一般成人群体的身体活动行为，奖励越多（例如每周 26.75~46.82 美元），效果越好[30,31]。此外，这种方法同样适用于长期静态的老年人群体（50 岁以上），他们每周能获得 10~25 美元奖励，4 周最多可获得 100 美元，而对照组受试对象可获得固定的 75 美元奖励。这些受试对象每天进行有氧运动的时间比对照组多 16 分钟（$P<0.001$）[31]。在青少年中，7~11 岁的少年儿童只要每天达到计步器设定的目标步数就可以获得成本不高的娱乐物品（例如球、飞盘），其每天增加的步数相比没有任何奖励的儿童来说更多（每天分别 2 456 步和 1 033 步，$P<0.001$）[32]。同样，8~12 岁的超重或肥胖少年儿童，可以获得看电视或成本不高娱乐物品的徽章，相比每天可以随时看电视的对照组受试对象，他们每天增加的步数更显著（+160.8 步和 +33 步，$P=0.019$），同时每天中等强度 - 高强度身体活动的时间也大幅增加（+9.4 分钟和 +0.3 分钟，$P=0.05$）[33,34]。

直接奖励还可以有效促进普通成人参与监督下步行、使用健身设施或参与小组锻炼。一项针对大学健身设施付费会员的研究结果表明，将获得免费使用设施的会员权限作为直接奖励，相对于没有奖励措施的对照组，可以显著增加设施利用率（5.45 次和 3.77 次，$P=0.003$）[35]。一项为期 18 个月以 25~55 岁[36]成人为受试对象的试验设置了 5 种试验条件：标准行为疗法（SBT）；SBT 与每周三次快走（SW）相结合；有私人教练辅导（PT）的 SBT+SW，教练跟受试对象一起快步走，设置电话提醒，实施 SW 方案；SBT+SW 搭配奖金（I），旨在完成 SW；以及 SBT+SW+PT+I。受试对象前 25 次快步走每次可以获得 1 美元奖励，接下来 50 次给予 1.5 美元奖励，再多走 50 次给予 2 美元奖励，再多的次数奖励 3 美元。研究发现，针对 SW 试验组受试对象提供行为咨询，并提供奖金，相比相同干预条件但没有奖励措施的受试对象,出勤率更高(无私人教练指导有奖励和无奖励试验组健步次数分别为 65.8 次和 35.0 次,有私人教练指导下有奖励的试验组与无奖励试验组的健步次数分别是 103.4 次和 80.4 次,P<0.05)。

针对身体活动行为的奖励或激励措施的积极效果并没有延续到干预后阶段。上文所述的一项为儿童达到活动目标提供奖励的研究结果显示,奖励对干预组每天走的步数有积极影响,但在干预 14 周后结果相反,对照组每天走的步数明显高于干预组儿童。这表明为达到特定身体活动目标设置的奖励对短期增加身体活动总量有效,但同时又忽略了长期保持身体活动增加的效果所需要的努力。这个发现隐含了一个假定机制,使用外部激励因素,比如针对行为改变的外部奖励,可能会削弱促使行为变化的内部激励因素的作用,而内部激励因素才是促使行为延续的关键[37]。

身体活动干预目标和措施的特征:身体活动结果变量包括自报、计步器或加速计记录的步数、每天中等强度、高强度身体活动及遵守干预要求(例如健身设施出勤率、监督式快步走课程、团体运动课程)。关于干预方案所设计的身体活动强度、类型和时间等详细信息则极少提到。综述[28,29]中纳入的研究都设定了具体活动目标,并且均显示目标对身体活动出勤率和行为有积极影响。其中的干预目标诸如参加健身课程次数(每周锻炼 2~5 次,每月不超过 11 次)、增加每天步数(例如比基准线多 1 500 步)及每周有氧身体活动的时间(例如每天 15 分钟、25 分钟和 40 分钟)等。

特定因素的证据

截止到目前,综述中对不同人种/民族群体、不良事件和成本效益的评估证据仍然比较匮乏,或者极少报告。针对过去活动不多的成人[30,31,38]的干预及向低收入人群(2008 年家庭收入低于 50 000 美元)而非高收入人群(2008 年家庭收入达到 50 000 美元及以上)[31]提供奖励的措施都具有更高的效果。

有关此证据的更多详细信息,请访问 *https://health.gov/paguidelines/second-edition/report/supplementary-material.aspx*

公众健康影响

有的亚组人群可能对实现身体活动目标或参加监督下的运动课程能获得奖金的措施比较敏感。但是,是否达到特定目标无关的无条件奖励措施试验的效果并不比仅单纯进行行为干预的结果更加有效。基于行为改变的中小实物奖励(例如物质奖励、看电视、廉价的娱乐物品、基于设施使用的健身房会员资格)对青少年和成人身体活动发生低强度 - 中强度依从性和行为变化的试验表明,这种激励措施也可能成为促进身体活动并克服一些常见身体活动出勤率妨碍因素(例如设施门禁)的有效策略。此外,阶梯式或可调整奖励措施(比如完成特定运动量给予奖励、因提高身体活动出勤率获得更高奖励或提高奖励频率)、现金或补偿奖励,另外还包括将现金存入第三方托管账户,在达到特定身体活动目标或条件后方可获得这部分现金,这些做法都会进一步提高部分亚组人群物质奖励的有效性。

改变行为的理论和策略

证据来源:系统综述、Meta 分析

结论陈述

强有力的证据表明行为改变理论和技术能有效提高普通成年人群的身体活动水平。

PAGAC 等级：强

证据综述

1 篇 Meta 分析[39]提供了基于理论的干预措施能促进身体活动的证据。该分析共纳入 82 项自数据库建立至 2013 年 5 月发布的成人的随机对照试验。其中 61 项研究是基于单一行为理论开展的，31 项基于跨理论模式（TTM），16 项基于社会认知理论（SCT），8 项基于计划行为理论（TPB），5 项基于自我决定理论（SDT），还有 1 项基于保护动机理论（PMT）；14 项研究综合采用了两种理论，7 项研究采用了 3~5 个理论。1 篇系统综述[40]纳入了共 41 项 1990—2011 年发表的有关成人个体健步和骑行干预的对照研究，提供了促进健步和骑行运动的行为改变技巧的相关证据。这些报告均对特定干预策略与没有干预或给予常规的标准管理的对照组进行了对比；但没有纳入具有更积极的干预对照条件的可替代性研究。上述研究的干预周期一般为 1 周至几年。

总体关系的证据

基于理论的干预的 Meta 分析[39]（RCTs $N=82$）发现，这类干预与对照组对比的平均总效应量为 0.31（95%CI：0.24-0.37）；单一理论干预的效应量为 0.26-0.61。分析没有发现不同理论干预的身体活动变化有显著差异。但是，基于单一理论的干预比基于综合理论的干预效果更好。单一理论干预的效应量和综合理论干预的效应量分别为 0.35（95%CI：0.26-0.43）和 0.21（95%CI：0.11-0.32）。

Bird 等[40]综述的 41 项研究中，有 21 项提出了对快走和 / 或骑行的干预效果具有统计学意义，12 项报告了正向效应但没有统计学意义，13 项对快走和 / 或骑行行为的干预效果时没有提供关于统计学意义的信息。这些具有、没有和未报告统计学意义的研究中采用的行为改变技术平均数分别为（6.43 ± 3.92）、（4.42 ± 3.29）和（1.69 ± 1.32）。若存在效应量，就表明采用综合行为改变技术的试验能有效促进快步和骑行行为。虽然系统综述中的 41 项试验都广泛采用了各种行为改变技术，但没有证据表明哪个综合性技术会对快步和 / 或骑行的干预效果有无多或少的区别。对于快步或骑行效应具有统计学意义的干预效果表现为，每周快步或骑行增加了 0~87 分钟，每周健步时间增加了 1.38~1.42 天，每周健步量增加了 6 482~24 227 步，每周步行或和骑车出行往返的次数增加了 1.1%。效应量（若研究提供）为 0.14~0.75。所有报告身体活动行为（显著和非显著）改变的试验研究中，最常报告的身体活动行为改变技术是自我行为监督和意向形成。在未阐述统计学意义的干预效果的研究中，提供一般性鼓励是最普遍引用的策略。

特定因素的证据

截止到目前，综述中评估不同人种 / 民族群体、不良事件和成本效益的证据仍然比较匮乏，或者极少得以报告。我们发现许多系统综述都是以特定亚组人群为受试对象，针对性更强的干预对这个亚组人群更有效，包括低收入成人[41]、患有肥胖症的成人[42]和男性[43]。

身体活动干预目标和措施特征：身体活动结果变量主要包括自报或采用客观测量法测量的特定时间段（例如每天或者每周）内参加身体活动的时间、每天行走步数和 / 或使用特定身体活动模式（例如步行、骑车）所占比例。关于处方建议或目标设定的身体活动类型未详细阐述。

有关此证据的更多详细信息，请访问 https://health.gov/paguidelines/second-edition/report/supplementary-material.aspx

公众健康影响

基于理论的干预证据有效表明有策略地纳入含理论架构的干预要素非常重要。在制定计划过程中要涵盖与不同年龄段和人群相匹配的个体、社会和环境理论框架，这样非常有帮助。

由于现在身体活动自我监测工具已经被广泛应用（例如内置计步器的移动设备、可穿戴设备的普及），源自于理论的行为改变策略，比如自我监管，对于加深人们对身体活动目标和准则的认识，并据此开展活动以及加强自我行为相关反馈信息来说是特别有潜在有效的技术。

同伴干预

同伴干预是指部分或全部由与干预目标人群在特征、健康状况或境况方面相似的非专业人士开展的干预活动[44]。

证据来源：Meta 分析

结论陈述

中等强度的证据表明同伴主导的行为自我管理干预在老年人和慢性疾病患者群体中具有一定效果，与最小程度干预或无干预的控制条件相比，身体活动增加的量虽小，但获得的效果显著，特别是短期（6~12 个月）干预。**PAGAC 等级：中等**

证据回顾

分委会回顾了 1 篇包含 21 项试验研究的 Meta 分析，并对其中 17 项进行了 Meta 分析汇总[45]。所纳入研究的时间跨度为 1989—2015 年。所有研究都采用了自我管理方法，借助自我调节能力建立以社会认知理论为依据的策略，提升能力自信（即对自己参加常规身体活动的能力充满信心），反过来可能又会提高身体活动水平。大多数干预都是以团队活动为基础，一般设置 1~13 次课，目标人群是活动少却身体健康的老年人，或者患有硬化症、关节炎、糖尿病、活动受限或同时患有多种慢性疾病者。

总体关系的证据

与最低水平干预或无干预的对照组相比，干预组的效果虽然小却稳定。Best 等[45]指出，提供了效应量数据的 17 项研究（SMD=0.4；95%CI：0.22-0.55，P<0.001）增加身体活动总量的干预效果为中度。一项纳入了少量研究的更完善的分析将活动多的对照组人群作为参照，结果令人振奋（4 项研究；SMD=0.3；95%CI：0.08-0.43，P=0.004）。21 项研究中有 14 项的结果

显示,相对于对照组,干预组的组间身体活动增加效果显著。研究的方法学质量整体上为合格到良好。干预周期普遍较短(低于 6 个月),不同研究间存在一定差异(波动范围:1~16 周)。干预强度方面,不同研究的每周小组训练时间为 1~3 个小时。这些研究都设计了干预完成后的随访期,随访周期一般为 2~18 个月。这些研究中的受试对象保持改善后的身体活动行为的结果令人满意(4 项研究;SMD=1.5;95%CI:0.13-2.83,P=0.03)。

身体活动干预目标和措施的特征:这类研究主要针对的是增加身体活动总量,普遍没有详细阐述具体的运动类型或运动强度。所有研究(N=21)都只描述了自报身体活动的测量方法(即每周中等强度 - 高强度身体活动分钟数;每周 MET·h 数和每周运动耗能的千卡数)。报告了每周的身体活动分钟数的 9 项研究中的亚组分析显示,身体活动干预效果虽小但稳定(SMD=0.2;95%CI:0.17-0.29,P<0.001)。

特定因素的证据

截止到目前,综述中评估同伴干预不同人种 / 民族群体、不良事件和成本效益的证据仍然比较匮乏,或者难以得到报告[46]。

有关此证据的更多详细信息,请访问 *https://health.gov/paguidelines/second-edition/ report/supplementary-material.aspx*

公众健康影响

相比经过专业训练的专业人士干预,同伴干预的成本更低,因此可能会提高身体活动促进策略在慢性疾病患者群体中的普及率。但是,这类方法的实际成本效益还有待于进一步系统性评估。综述纳入的许多报告都具有精度和过程评估,提示为了保证方案顺利推进,由经培训的同伴实施具有理论驱动的干预具有可行性。

社区层面

社区层面干预包括以指定人群(例如社区干预)为对象的多组分干预和以特定场所为对象的干预。社区场所一般定义为人们因教育培训、居住、消费者活动、健康活动或社会活动而聚集的场所。社区干预可以通过可依托住家其他场所(例如护士推广项目),或特定机构或者跨机构或场所(例如社区干预)实施。

这种机构逐渐成为便于开展身体活动干预的便利场所。部分机构还是多年龄范围(例如初级保健机构、宗教机构)不同类型人群的重要聚集点,而其他场所则主要针对特定年龄段的人群(例如学校、托儿所、老年中心或住宅)。

社区机构之所以具有吸引力是因为这里有可及的潜在人群、可划分不同受众群体的能力和实施干预的便利性。但是,这类机构也可能为干预的实施带来挑战,比如首先需要争取机构决策者和利益相关方的配合,并应对机构的人员变动。此外,对经常到社区机构的群体来说,这些机构就是非常有助于干预实施的场所,同时重要的是要确定哪部分群体不来这类场所。不同机构的干预信度是另一个问题。同时,社区干预一般涵盖多个社区机构,并且对不同层面造成影响(例如个人、机构、实体环境),因此干预本身就存在一系列问题,主要包括成本问题、实际干预的人口(即实际接受干预的人口数量和类型)和可持续性。

多年来,研究人员针对社区层面和不同社区机构开展了广泛的身体活动促进研究,但截止到目前这个领域的现有证据仍然缺乏稳定性,这是由试验设计和评估方法不严谨、提高干预信度的流程不对称及干预周期相对较短造成的。我们将在未来发现不同人群的相关证据后再对此进行分析。如上文所述,这里的分类并未预先确定,未包含在具体的检索词中,而是在 2011—2016 年开展证据检索时出现的。这种简明的综述必然限制了该领域的证据规模和类型。

社区干预
证据来源:Meta 分析、系统综述

结论陈述

中等强度的证据表明,通过跟目标群体中的大多数人保持密集接触的社区干预,可以增加该群体的身体活动。**PAGAC 等级:中等**

有限的证据表明,社区干预策略若是覆盖目标群体中的少部分人,不进行密集接触并且仅采用相对局限的策略,能有效促进社区身体活动变化。**PAGAC:等级:有限**

证据综述

PAG 中期报告[26]中回顾了 3 篇系统综述[47-49]。每篇系统综述纳入的研究数量范围为 10~33 项。3 篇系统综述的时间跨度分别是:从数据库建立至 2013 年 6 月[47]、1980—2008 年[48]及 1995—2014 年 1 月[49]。

这 3 篇系统综述就社区干预对身体活动参与的影响进行了分析。Brown 等[48]对单一的大众媒体宣传活动增加不同人群身体活动的有效性进行了分析。涉及的综述都阐述了主要是各种自报的身体活动水平变化情况。PAG 中期报告对 2001 年 1 月 2012 年 7 月 3~17 岁青少年身体活动干预的研究综述进行了回顾;涉及 31 篇综述共计 910 项研究(包含重复项)[26]。

总体关系的证据

密集性多组分干预的证据:少数与大多数居民保持密切接触的社区干预研究报告了显著增加整个目标群体身体活动总量的结果。两项由中国研究人员开展的研究显示调整后 RR 值为 1.03 和 1.20($95\%CI$:分别为 1.05-1.05 和 1.09-1.31),具有显著意义[50,51]。这两项中国研究项目的干预策略是按季度上门派发辅导材料,提供健康顾问咨询和识别存在较高健康风险的社区居民[49]。另外还有许多研究报告得出的结果显示某个性别的身体活动明显增加。例如挪威的一项研究结果显示男性($P=0.047$)而不是女性($P=0.15$)的身体活动显著改善[52],但是整个受试群体的调整 RR 值为 1.10($95\%CI$:0.84-1.43),不具显著性。美国[53]一项基于独立横截面调查样本的研究得出类似结果,男性和女性的 P 值分别为 0.004 和 0.237,但该项研究中群体样本间的差异没有统计学意义。相反,澳大利亚的一项研究发现,相比男性,女性的身体活动呈显著改善[54]。但是后面这项研究观察发现,干预组和对照组社区的基线身体活动以及社区存在差异,因此社区之间的比较变得非常复杂。

荷兰[55]的一项区域性心血管疾病预防项目中,干预组和对照组都报告女性在 5 年内业

余时间身体活动总体呈现减少趋势,同期内干预组受试对象的身体活动减少量显著低于控制组($P<0.05$)受试对象。此外,对 5 年内报告的所有受试对象的每周快走小时数进行对比后发现,干预组的身体活动减少量低于对照组(组间调整后变化比例为 29.41%)。

比利时根特市[56] 开展的一项研究结果显示,干预组报告的身体活动减少量低于对照组,组间调整后比例变化为 25.6%。这项社区研究的结果还显示,相比对照组,干预组以计步器测量的快步数和自报的每周快走分钟数都有一定增加,并具有统计学意义(调整后变化比例分别为 10.8% 和 17.34%)[56]。美国一项多社区研究中,在一些测量时间点(而不是所有时间点)和方法中(例如独立横截面调查的第一年和第三年;队列研究干预 7 年后)采用了两分类变量描述了身体活动干预结果[57],自报结果显示,开展业余时间规律的身体活动的群体干预效果具有统计学意义。对于后面这项研究,使用零年到最后测量年度的纵向数据总体调整后 RR 值和独立横截面数据 RR 值分别为 1.08($95\%CI:0.97-12.0$)和 1.11($95\%CI:0.94-1.30$)[49]。

干预密集性较低或干预策略组分较少的其他社区干预证据:对于干预密集性较低的社区干预,若是专门针对特定群体(例如小学机构[58])或者特定类型身体活动(例如骑行、健步)的干预,有的报告了积极效果。例如 Simon 等[58] 开展的一组针对在校青少年的随机对照试验报告称,4 年随访周期内受试对象业余时间身体活动变化 SMD 为 1.1,有利于干预组,具有统计学意义。同样,部分研究报告因增加了特定干预组分(例如增加小径小路的使用)促使身体活动的增加,但这种增加不会促使社区整体身体活动出现显著增加[49]。

许多这个领域的调查研究,包括最新的研究,都缺少可靠的身体活动测量方法,报告的数据也不完整。未采用随机方法的研究结果通常会显示试验组间的基线差异和其他内部效度的潜在质疑,可能会导致过高的或者不确定的偏倚风险。虽然研究目标是社区干预,但许多干预并未覆盖非常多的社区居民样本,同时干预强度的差异非常大(例如随着时间推移目标群体的干预量、频率和覆盖人群),并且采用了大量连续性和二分类身体活动结果变量。此外,还有大量研究关注了其他健康行为和与慢性疾病的相关结果,后者可能会阻碍或降低身体活动干预的顺利开展。

目前,关于单一的大众媒体宣传活动对群体层面身体活动的影响尚无定论,因为这方面的研究数量本来就非常少,同时还存在身体活动测量值不准确或不充分、设计不完善等缺陷[48]。相反,身体活动指南(PAG)中期报告[26] 中阐述了一项名为 VERB™ 的 5 年期全国性社会营销性为基础的大众媒体宣传活动综合运用了多种社交方式,以美国 9~13 岁的青少年为目标人群,结果显示身体活动意识和报告的身体活动参与率都有所提高[59]。关于这项研究的更详细介绍,请查阅本章"通信环境层面:社交媒体"一节。

特定因素的证据

截止到目前,综述中评估不同人种/民族群体、不良事件和成本效益的证据仍然比较匮乏,或者少有报告。虽然部分试验研究确实以资源匮乏或收入较低的社区作为研究对象,但是只有一部分研究按照社会经济状况分层后分别评价了干预效果,最终发现结果模棱两可或者没有说服力[49]。对报告了群体身体活动干预成本效益数据的极少数研究,进行系统比较后发现[47],效益最高的身体活动干预措施是社区一般步道、步进计数器(计步器)和校园健康教育计划。总体而言,较小规模环境干预(例如一般步道)相对于成本较高的大规模环境干预(高空步道系统)的成本较低(成本效益更好),尽管后者使身体活动增加更多。证据表明,当地休闲娱乐中心的奖金奖励和免费使用相对其他策略来说成本效益更低[47]。

有关此证据的更多详细信息,请访问 https://health.gov/paguidelines/second-edition/report/supplementary-material.aspx

公众健康影响

鉴于针对整个社区的身体活动干预措施的潜在群体影响,有研究在各种地理位置和社区机构开展不同的社区干预措施。许多系统的调查采用了密集型多组分策略,目的是在较长时间周期内覆盖目标社区大多数人,结果显示这种策略能有效推动身体活动的增加。但是,这个领域的大多数干预研究无法针对其中足够多受试对象部署数量充足的策略,因此无法达到社区身体活动整体增加的目标。需要注意的是,相比对照组的社区,许多大规模干预可以减弱身体活动水平——这些结果非常重要,因为身体活动水平普遍随年龄而趋于降低。鉴于需要具备足够强度、人群渗透度和持续参与度的干预以促进社区身体活动水平随时间出现可测量的显著增加,高品质社区干预会面临巨大的挑战和资源需求,因此更多的研究是针对特定人群或特定身体活动形式开展的。例如 VERB™ 全国性多组分大规模宣传干预,结果显示可以有效增加 9~13 岁目标人群的身体活动。或者,通过适当方式将日渐流行的信息通讯技术平台纳入到社区干预中,这样可能会有助于提高人群渗透度和项目可持续性。

托儿所和学前教育机构

证据来源:系统综述、Meta 分析、已发表报告

结论陈述

有限的证据表明托儿所和学前教育机构环境的干预可以有效增加 6 岁及以下儿童的身体活动。**PAGAC:等级:有限**

证据综述

本节纳入了 1 篇包含 23 项研究[60]的综述、1 篇包含 17 项研究且其中 16 项被纳入到另一篇 1 篇 Meta 分析[61]中的系统综述和身体活动指南(PAG)中期报告[26]。所纳入研究包括自数据库建立至 2014 年 9 月针对 0~6 岁[61]儿童和自数据库建立至 2013 年 5 月针对在护理中心和有执照的托儿所 2~6 岁儿童开展的干预活动[60]。PAG 中期报告中回顾了 2001 年 1 月至 2012 年 7 月期间共 31 项以 3~17 岁少年儿童为对象的身体活动干预研究的综述,共计 910 项研究(包含重复)[26]。干预策略包括将结构化运动课程纳入到课堂活动中,重新修整游戏区,预留出额外的活动时间(室内和室外、系统化和非系统化)及家长参与。干预活动由经过培训过的教师或研究人员实施。一些干预措施另外增加了家长参与的活动,主要是向家长发送关于干预活动的相关信息。另外,一些干预还包含物理修整或重新设计户外游戏区。所有综述都阐述了身体活动的变化情况。针对托儿所干预的研究主要采用设备辅助(加速计、计步器、心率测量)测量身体活动总量,评估低强度、中等强度和高强度身体活动的变化情况。有的研究还对静态行为进行了评估。有些研究采用家长评估法来估测儿童的身体

活动水平或者在教室或干预场所直接观察。

总体关系的证据

PAG 中期报告将学前教育和儿童护理中心作为有效增加儿童身体活动的场所的证据列为"提示性"(跟本文中的"有限"等级相似)[26]。PAG 中期报告将"提示性"等级定义为"合理连续但却不足以得出明确结论的效果证据"。这个结论主要是基于 3 项以托儿所为干预现场的综述得出的[26]。值得深入研究的有前景的策略包括:①在托儿所或其他玩耍场地提供便携游戏设备;②对员工开展结构化身体活动的培训并增加这类活动的时间;③将身体活动教学活动整合到学前教育计划中去;④增加儿童户外活动的时间。

另外 2 篇关于学前儿童教育机构和托儿所的综述[60,61]提供了与 PAG 中期报告[26]一致的结论。身体活动结果变量包括每天步数、加速计计数、步行时间和(或)静态时间和低强度、中等强度和 / 或高强度身体活动的时间。虽然系统性综述涵盖了推导结论所需的足够的研究数量,但许多研究并未提供有关干预策略对儿童身体活动行为改变效应程度的足够信息。在提供了效应程度信息的研究中,效应量一般都比较小,部分不具有统计学意义,干预周期通常也比较短。Finch 等[61]的 Meta 分析显示,整体混合 SMD 为 0.44(95%CI:0.12-0.76;$P=0.007$),但排除了异常值之后,综合效应值(SMD=0.28;95%CI: -0.01 至 -0.56;$P=0.06$)不再具有统计学意义。个体研究的 SMD 值在 0.07-1.26 之间各有不同。我们对确认的 8 项为实地实验(在现实条件下开展)和 9 项非实地试验(解释性试验或效力试验)进行了 Meta 分析,结果表明实地干预对改善儿童身体活动行为没有效果(SMD=0.10;95%CI: -0.13 至 0.33;$P=0.40$),但非实地试验的干预结果具有统计学意义(SMD=0.80;95%CI:0.12-1.48;$P=0.02$)。上述综述中,Mehtala 等[60]只提供了关于效果幅度和效应量的少量信息,但他们指出 16 项试验中有 14 项以提高身体活动总量为目标的研究报告了显著的身体活动变化。有数据可用的各项研究显示,中等强度、高强度身体活动的时间比例、静态时间和中等强度、高强度身体活动时间的平均改变值分别为 +4.8% 至 +61%、-5% 至 -26.5% 和 +3 分钟至 +58 分钟。

关于不同干预元素的评估,Finch 等[61]的综述指出,虽然结构化和非结构化运动课程的身体活动相关 SMD 都具有统计学意义,但结构化运动课程的 SMD 要更大一些(SMD 分别为 0.53 和 0.17;$P<0.05$)。额外整合了基于理论的干预后的试验结果也令人满意。基于理论的干预(SMD=0.76,$P=0.03$)SMD 要略大于不基于理论的干预(SMD=0.25,$P=0.14$),并且具有统计学意义。不包含家长参与的干预策略的 SMD(0.54)具有统计学意义,而包含家长参与的策略的 SMD(0.41)则不具有统计学意义。包含运动环境变动的策略得出的 SMD 跟不包含运动环境变动的策略相差不大(SMD 分别为 0.41 和 0.73,$P<0.05$)。专家干预比教师干预的效果更好(SMD=1.26,$P=0.02$;SMD=0.27,$P=0.19$)。持续时间不超过 6 个月的干预所得 SMD 具有统计学意义(SMD=0.58,$P=0.02$),而持续时间超过 6 个月的干预效应值不具有统计学意义(SMD=0.07,$P=0.25$)。

身体活动干预目标和措施的特征:在托儿所或学前教育机构开展的最常见的身体活动干预类型包括每周 2~5 天每次至少 30 分钟的小组干预。这里的活动类型一般包括户外活动、侧重增肌或大肌肉群活动能力的活动(例如跳高、蹦跳、跳远)、健身操、慢跑或快跑。在干预描述中通常没有明确的身体活动强度。但低强度、中等强度和高强度身体活动的时间通常被列为了身体活动干预目标。

特定因素的证据

系统综述和 Meta 分析中纳入的研究对象包括低收入社区的儿童、不同人种 / 民族的儿童，以及男性和女性等各类人群。这些研究的开展地域涵盖了美国的境内外。鉴于已有研究报告组间运动量的差别，有关的亚组分析可能会关注这些不同的人群类型。除了不同性别的差异之外，可用以评价不同亚组人群的干预效果差异性的证据较为有限。部分证据提示以扩大操场面积为主的干预策略对男孩的影响要高于女孩，这可能跟操场上开展的活动类型（例如体育运动）有关。不同性别之间的差异在非环境或非体育运动为基础的干预研究中并不明显[60]。以延长课间休息和减少操场密度为目的的策略对女孩的影响要强于男孩[60]。截止到目前，综述中评估不同人种和民族儿童的干预效果及不良事件报告的证据仍然比较匮乏，或者极少对外公布。

***有关此证据的更多详细信息，请访问** https://health.gov/paguidelines/second-edition/report/supplementary-material.aspx*

公众健康影响

由于 24% 的幼儿由正规的托管机构进行看护，儿童每天在这些地方要待 8 个小时[62]，因此托儿所和学前机构增加对于儿童身体活动水平会有很重要的潜在影响。多项研究提供了关于值得深入探讨的可行策略的相关信息，包括在职教师的身体活动专门培训、结构化活动课和基于理论的干预。

信念为基础的社区干预

信念为基础的场所是指将宗教或心灵因素作为使命和决策的一部分的组织机构[63]。基于这种场所开展的课程或干预措施可以通过信念"基础"（即与宗教或心灵因素相结合）或信念"场所"提供（即在这些场所内或通过这些场所提供干预）[64]。

通过这类信念为基础的机构可触及多样化的人群，并可获得机构的服务和社区互联。这种环境使然的身体活动干预的设计、实施和评估模式有一定的吸引力[65,66]。

证据来源：系统综述

结论陈述

有限的证据表明无论是以信念为基础的还是在信念场所提供的身体活动干预都可能是有效的。PAGAC：等级：有限

证据回顾

分委会共收录了 2 篇综述[64,67]。Parra 等[64] 的综述所纳入研究涵盖了从数据库建立到 2016 年 1 月期间的报告，Bopp 等[67] 的综述所纳入研究则涵盖了从数据库建立到 2011 年 5 月的报告。在 Parra 等[64] 的综述中，有 18 项研究设计了包含控制组或对照组的随机对照试验（RCTs）或类试验研究。在所有 18 项研究中，3 项为信念"场所"干预，其余 15 项为信念"基础"干预。系统综述中还包括了附加的筛选标准，即必须是在信念机构内实施并且至少包含

一个身体活动有效组分的干预。其中 14 项在美国开展,其他均在新西兰(N=2)和澳大利亚开展(N=2)。其中 9 项不属于 RCTs 试验,9 项为基于整群水平的 RCTs 试验。大多数试验受试对象为女性和非裔美国人。这些研究涵盖了不同年龄段人群,干预周期从 8 周到 3 年不等。一半研究(N=9)设计了每周身体活动干预课程,部分研究包含对非专业健康教育者的培训,其他研究是通过研究团队进行干预。

Bopp 等[67]的综述中共纳入了 27 篇文章(19= 信念"基础";8= 信念"场所")。与 Parra 等[64]一样,大多数研究(N=21)都以非裔美国人为受试对象,其中两项还包括拉丁裔成人,一项包括儿童。Bopp 等[67]的综述分别介绍了干预措施的特征(信念"基础"或信念"场所")。简单来说,对于信念"基础"的研究,干预持续时间一般为 4 周到 2 年。大多数研究(N=10)是基于理论的干预,同时大多数(N=15)研究都是每周组织课程。这些研究的共同特征是教育和指导性运动课程。信念"场所"性研究的干预时间一般比信念"基础"性研究长,干预持续时间一般为 13 周到 2 年不等,关于干预理论的核心信息少有报告,只有一项研究详尽地描述了理论基础,另外两项引用了特定的健康促进框架。干预内容和时间具有异质性,所关注的健康主题也同样具有异质性(例如部分侧重糖尿病患者,部分则特别强调身体活动)。

总体关系的证据

Parra 等[64]的系统综述共纳入 18 项研究,其中 13 项显示身体活动行为或出勤率改变,7 项(3=RCTs;4= 非 RCTs)的干预组身体活动行为改变效果显著大于对照组。这 7 项试验中,2 项为信念"场所"干预,5 项为信念"基础"干预。这些有积极效果的研究有一些共同点,比如每周培训干预,有理论基础(例如社会认知理论、跨理论模式),以及经过专业培训的员工或同伴教育者。报告的身体活动结果变量呈异质性(例如中等强度 - 高强度身体活动;出勤率、健步行为、身体活动用的时间)。

Bopp 等[67]对信念"基础"干预进行了综述,19 项研究中有 10 项报告身体活动行为出现了积极改变。另外,Bopp 等[67]还对信念"场所"干预进行了综述,8 项研究中有 4 项报告身体活动行为发生了改变。

特定因素的证据

截止到目前,综述中评估不同人种 / 民族群体、不良事件和成本效益的证据仍然比较匮乏,或者少有报告。系统综述[64,67]所纳入研究没有提供有关不良事件风险增高的信息。

身体活动干预目标和措施的特征:研究预期结果是利用自报和加速计评估的结果发现身体活动的变化,并且涵盖一系列目标身体活动(例如中等强度 - 高强度身体活动、快走、业余时间身体活动)。干预效果一般比较小,干预组和对照组中等强度 - 高强度身体活动时间改变的差值波动范围为 2.7 分钟(使用加速计测量)至 103 分钟(采用随访测量)。Parra 等[64]系统综述中所含研究的干预周期长短不同,18 项试验中有 8 项为短期(6 个月以内),5 项为中期(6~11 个月),4 项为长期(12 个月以上)。Bopp 等[67]综述中涵盖的信念"基础"干预研究,大多数干预周期为 8~12 周,其中 2 项低于 6 周,4 项周期较长(其中 1 项 16 周;1 项 6 个月;1 项 1 年;1 项 2 年)。Bopp 等[67]综述中信念"场所"研究报告的干预时间要比信念"基础"研究的干预时间长;3 项研究的持续时间为 12~14 周,2 项为 6~8 个月,2 项 1 年,1 项持续了 2 年。Bopp 等[67]综述中各项研究相对应于干预周期的具体干预效果并不一致。

有关此证据的更多详细信息，请访问 https://health.gov/paguidelines/second-edition/report/supplementary-material.aspx

公众健康影响

信念性机构为许多个人提供帮助、指南、领导和社交网络。许多信念性机构是健康相关信息的来源，也是开展健康计划和服务的理想场所。开展和保持身体活动对信念性机构来说是一个再自然不过的干预目的，因为它与健康理念融合形成一个包含精神、身体和情感的多面化概念。通过社区网络开展身体活动计划具有普及和长期可持续性发展的潜力。

信念性机构是不可多得的健康促进合作伙伴，共同改善高危人群的身体活动行为，尤其是美国 77% 的人都有宗教信仰，36% 的人至少每周参加一次礼拜，女性和部分人种和民族群体的入会率和出席率都比较高，包括非裔美国人和拉丁裔人群[68,69]。此外，信念性机构通常有一个物理空间用于举办活动，并且通常是一个值得信赖的社区实体，具有深厚的社交网络。

护士提供的家庭或其他场所干预
证据来源： 系统综述

结论陈述

有限的证据表明社区护士干预对增加成人身体活动有效果。**PAGAC 等级：有限**

证据回顾

纳入了 1990—2015 年共 8~13 项研究的 2 篇系统综述[70,71]对有关注册护士或执业护理师提供的身体活动干预研究进行了合并分析。Richards 和 Cai[70]专门回顾了护士在受试对象家里开展的干预研究。Richards 和 Cai[71]的综述涵盖了在其他社区场所实施的干预（即社区活动中心、老年中心、礼拜场所、门诊诊所、健康或健身中心）。这两篇综述都阐述了身体活动的变化情况。他们通过自报和可穿戴设备报告的数据分析身体活动行为（例如用计步器测量每天行走步数）。此外，综述还对其他试验结果进行了分析，包括锻炼的依从性。

总体关系的证据

针对这个主题的研究比较少。所报告研究来自几个不同的国家。在社区干预综述[71]中，13 项研究中有 5 项是 RCTs，其中 3 项显示干预组和对照组有显著性差异，但未提供相对于对照来说身体活动行为变化幅度方面的定量数据[72-74]。在家庭干预综述纳入的 8 项研究中只有 4 项是 RCTs，其中有 2 项研究显示干预组与对照组的身体活动变化的差异具统计学意义，但并没有提供效应幅度的数据[75,76]。21 项研究中有 4 项（19%）设计收集了随访数据（干预结束后），随访期为 6 个月及以上。如试验结果所示，有效的干预策略包括护士参与制定身体活动目标，选择身体活动类型和相关生活方式的改善，以及提供直接的身体活动建议和咨询[75-77]。

身体活动干预目标和措施的特征： 身体活动干预试验的结果测量变量差异非常大，包括每天的步数[75,78-80]、加速计运动计数[81]、有氧身体活动[72]、自报运动频率[82]、自报的步行和 / 或

每周中等强度 - 高强度身体活动时间[77,83]、自报步行频率[73]、步行频率和强度[84]及总体身体活动[74,85]。大多数干预研究并未阐述具体的身体活动频率、强度、时间和 / 或类型。

特定因素的证据

截止到目前,综述中评估不同人种 / 民族群体、不良事件和成本效益的证据仍然比较匮乏,或者少有报告。

有关证据的更多详细信息,请访问 https://health.gov/paguidelines/second-edition/report/supplementary-material.aspx

公众健康影响

由于人群可及的便利性,尤其是对于虚弱的成人和慢性疾病成年患者,通过护士延伸服务提供社区身体活动干预尤其有效,这类人群可以从临床监督和指导获益。护士可以建立个人联系和提供定制性方案,这些特别有利于这类群体行为的改变。护士若在患者的居家环境下对患者进行干预,还可以将家庭成员和当地配套网络纳入到干预过程中,这样做更有利于患者参加身体活动。管理持续性就是这种类型社区延伸干预的一个优点。

初级保健机构干预

初级保健干预包含不同的实施方式和方案,包括初级保健机构提供的时间或长(例如 40 分钟)或短(2~10 分钟)的咨询活动。咨询由医师面对面提供,也有配合书面材料。此外,部分初级保健干预只侧重于处方方案,也就是普通医务人员(例如护士或医师)针对患者开出的纸质处方,列出患者参加身体活动的方案。有关综述中涵盖的初级保健干预不包括仅作为转诊机构提供的密集型生活干预,也不包括未经过临床行为干预实施测试的干预。

证据来源:系统综述、Meta 分析、综述回顾

结论陈述

有限的证据表明,相比最低水平或常规护理条件,以增加成人身体活动总量为目的的初级保健干预是有效的,特别是中期(6~11 个月)和长期(12 个月及以上)干预。PAGAC 等级:有限

证据回顾

这里涵盖了 2 篇 Meta 分析[86,87]、9 篇系统综述[88-96]和 2 篇对之前系统综述的系统回顾[97,98]。2 篇 Meta 分析分别纳入了 14 项[86]和 17 项[87]研究。系统综述包含的研究数量为 3~32 项。2 篇系统回顾分别纳入了 10 篇[97]和 16 篇[98]综述。所有研究的时间跨度较大,包括自数据库建立[86,91,98]到 2016 年的数据[92,93]。大多数研究对普通健康成人和老年人[86,87,89-92,94,95]的干预进行了分析,其中 1 项对非裔美国人和拉丁裔群体进行了专项分析[87]。大多数研究侧重分析不同初级保健干预策略的效能,而 1 项报告专门对动机性访谈技术进行了分析[90]。

总体关系的证据

与最低水平或常规保健对照组相比,干预措施的效果存在差异。效应大小难以确定,

并且许多系统综述和回顾再回顾都未报告效应值。Orrow 等 [86] 报告了之前不活跃成人和老年人实现每周 5 天每天 30 分钟中等强度身体活动的较小 - 中等程度干预效果（OR=1.42；95%CI：1.17-1.73）并增加身体总体活动行为（SMD=0.25；95%CI：0.11-0.38）。大多数这类研究的持续周期都比较短（一般低于 6 个月）。Ramoa Castro 等 [92] 指出干预周期为 6~12 个月的试验研究可以使干预组身体活动总量相对控制组增加 5%~26%。但是，需要注意的是，效应大小存在广泛的差异。上述两篇综述均显示，大多数研究未发现身体活动出现显著改善或者只有非显著性改善。Morton 等 [90] 对采用临床干预常见的动机性访谈增加身体活动的技术进行了回顾。所有 22 项研究中只有 11 项表明身体活动未出现显著改善（干预的具体时间没有提及）。但是，作者发现，动机性访谈与其他策略相结合的干预策略（例如运动设施的代金券）可能会更有效。以身体活动处方为干预方法的研究共有 37 项，分别来自 11 个国家（英国 =13；瑞典 =7；荷兰 =2；丹麦 =3；芬兰 =1；西班牙 =2；德国 =1；加拿大 =2；美国 =3；新西兰 =1；澳大利亚 =1）。

在处方为基础的干预项目的设计中，一些特征非常重要，包括推荐理由、处方者（比如普通医生或其他健康专业人士）、身体活动实现场所（社区设施或家）、活动类型和成本 [96]。这些特征因国家而不同，特别是推荐原因和成本 [96]。在涉及的欧洲国家研究中，荷兰排除了将疾病作为推荐原因（比如心血管疾病、糖尿病）的全部研究，静态的生活方式是所有国家推荐的一致性原因。所有国家都将普通医生列为处方医生，但在英国、瑞典、澳大利亚和新西兰也包括了其他健康专业人士。所有国家的干预都包含一个实施干预的具体设施，而瑞典、澳大利亚、新西兰和美国同时包括了特定设施和家庭为基础的场所。除西班牙和加拿大之外，各国研究的干预对象均需要付费，英国的干预设计是降低价格。Meta 分析结果显示，身体活动依从性的效应较小（即参加的比例不低于处方建议的 80%；I^2=98.4%；P=0.000；效应值范围为 -0.53 至 0.58）[96]。一项有 6 600 多名成年受试对象参与的试验研究发现，79% 的人会参加他们第一次预约 [96]。但是，自报的身体活动行为并未显示积极效应（I^2=34.5%；P=0.081；效应值范围为 −10.34 至 2.12）。该领域的试验研究以短期为主（低于 6 个月），部分为中期（6~11 个月）、长期（12 个月或以上）[96]。

以书面处方补充身体活动建议的支持证据是混杂存在的，保健机构与患者接触时间的长短对身体活动行为貌似没有显著影响。时间较短但又伴随短期随访（4~12 周）和搭配动机性访谈方法的干预效果令人满意 [98]。

身体活动干预目标和措施的特征：大多数研究报告称保健服务机构会提供简单的建议，但是建议的实质内容并未明确阐述。部分研究对由身体活动专家 [95] 开展的简短随访进行了阐述，而其他研究则对采用动机性访谈技术增加身体活动总量的系统方法进行了明确阐述 [90]。简而言之，这些都是动机性访谈（例如贴心的咨询、主动或反应性聆听、使用"重要性"和"信心"尺度或度量）专用技术，还有其他常见的行为改变技术（例如设定目标、社会支持、行动规划和反馈）。大多数研究都报告了基于自报的身体活动测量方法（即每周中等强度 - 高强度身体活动的时间；每周 MET·h 数和每周活动耗能的卡路里数）及步行量的分析结果，部分研究还报告了计步器记录的步数和 / 或基于加速计的活动。特别就处方本身而言，对身体活动建议的遵从度是常被用来评估的结果 [87]。

特定因素的证据

Melvin 等 [89] 回顾了有限数量的专门针对非裔美国人（*N*=2）和拉丁裔成人（*N*=2）为受试对象的研究，认为身体活动并没有显著增加。

Orrow 等 [86] 对一项报告了不良事件的研究进行了阐述。这项研究观察到 40~74 岁女性相比常规护理对照组肌肉骨骼损伤（7%）和跌倒（11%）事故出现了小幅增加。

Gagliardi 等 [95] 回顾了一项进行成本分析的研究 [99]，计算得出了在初级保健运动的基础上增加身体活动咨询的成本每月为 91.43 加拿大元。另一项研究发现，相对常规保健对照组，针对不存在临床状况、伴随肥胖症、高血压及抑郁症的活动较少个人的处方方案具有较好的成本效益 [96]。虽然没有进行系统化分析，但对处方方案来说，推荐原因和相应费用是不容忽视的重要因素。大多数欧洲国家开展的研究中，健康状况是主要推荐原因。相关场所使用费和运动专家咨询费在不同的国家也存在广泛差异，并没有一致性报告或分析 [87]。

***关于此证据的更多详细信息，请访问** https://health.gov/paguidelines/second-edition/report/supplementary-material.aspx*

公众健康影响

初级保健机构可以成为一个对于提供身体活动咨询或建议有吸引力的场所。虽然在初级保健诊疗期间对临床机构的要求越来越多，但在方法得当的情况下，初级保健机构就能对群体身体活动产生可观的影响。现有证据表明，临床就诊期间的简单干预对显著增加身体活动总量的效果有限。通过更标准化的干预（例如由保健机构和临床机构提供的干预方式类似）和更稳健的策略（例如除了简单建议之外，由保健机构一位或多名成员使用动机性访谈或其他基于理论的方法开展干预的策略）可以加强干预效果。这类策略可以辅之以书面"处方"，给予具体的身体活动建议。

校园干预
证据来源：Meta 分析、系统综述

结论陈述

强有力的证据表明对校园多个方面产生影响的干预能有效增加小学生（一般 5~12 岁）和青少年在校期间身体活动。**PAGAC 等级**：强

强有力的证据表明修订体育课结构的干预能有效增加小学生和青少年课上身体活动。**PAGAC 等级**：强

有限的证据表明修改学校操场设计或通过其他方式改变课间休息的干预能有效增加青少年身体活动。**PAGAC 等级**：有限

证据回顾

这里共涵盖了 9 篇文献，其中 5 篇系统综述 [100-104]、2 篇 Meta 分析 [105,106]、1 篇科学声明 [107]（报告）和 PAG 中期报告 [26]。系统综述纳入的研究数量为 8~129 项不等。系统综述分别涵盖了下列时间跨度：1900 至 2012 年 5 月 [101]、1986 至 2011 年 5 月 [102]、2000 年 1 月

至 2011 年 4 月[103]、2001 年—2010 年[104] 及 2008 年 7 月至 2010 年 12 月[100]。Meta 分析纳入的 13~15 项研究时间跨度比较大,分别为:从数据库建立至 2012 年 3 月[105] 和 1950 年 1 月至 2015 年 4 月[106];群体的策略包括改善饮食、身体活动和吸烟习惯。美国心脏协会科学声明(AHA 科学声明)是来自 2007 年 1 月 1 日以来的发现[107]。PAG 中期报告回顾了 2001 年 1 月至 2012 年 7 月发表的针对 3~17 岁少年儿童的身体活动干预研究,总共涵盖了 31 篇综述共计 910 项研究(包含重复项)[26]。

所涉及的综述对校园内开展的身体活动干预的效果进行了分析。4 篇综述[26,101-103] 对课间增加身体活动的干预进行了评估。Lonsdale 等[105] 和 PAG 中期报告[26] 对以增加体育课(PE)中等强度 - 高强度身体活动为目标的干预进行了分析。Mears 和 Jago[106] 则对课后身体活动干预进行了分析。

所有综述都阐述了身体活动水平的变化情况。其中 5 篇综述[26,101,105-107] 分析了个人高强度和 / 或中等强度 - 高强度身体活动所用的时间进行了分析。Saraf 等[104] 还对静态行为的改变情况进行了评估。

总体关系的证据

多组分干预证据:PAG 中期报告提供了多组分校园干预可以有效增加在校期间身体活动水平的充分证据,多组分校园干预就是指采用两种或两种以上现有干预策略的干预方式[26]。有效的策略组合包括:①加强体育课设计,延长课时,由经过专业训练的专业人士负责上课,着眼教学实践,组织大量中等强度 - 高强度身体活动;②组织课间活动;③开发上 / 放学活动,包括积极的交通;④培养参与身体活动的行为技能;⑤提供课后活动场所和设备。

两项著名的多组分校园干预试验,即儿童和青少年心血管健康试验(CATCH)及儿童体育、游戏和主动性娱乐(SPARK)项目,是有效并且被广泛引入社区的干预方案典范。CATCH 项目是对来自大量学校的 3 个年级的有不同背景的儿童开展了多组分干预。CATCH 干预包括学校干预(学校午餐、体育课和课堂教学课程)和家庭(包括家庭课程、家庭娱乐活动)[108]。结果显示,干预组(平均值 M=58.6 分钟)学生的高强度身体活动时间显著高于对照组(M=46.5 分钟)(*P*<0.003)[109]。

SPARK 干预项目包括了体育课干预(包括健康型体能活动和技巧型体能活动)和促进课后身体活动自我管理方案。SPARK 还提供了现场员工培训和长期随访支持[110]。其大量研究结果显示,学生每周参加教师给予、专家给予的身体活动课程的时间比对照组更长(分别为 33 分钟、40 分钟和 18 分钟,*P*<0.001),但课后身体活动没有增加[110]。

体育课干预证据:PAG 中期报告总结了体育课干预可以增加课上学生身体活动水平的充分证据[26]。采用的主要策略包括:①开发和实施设计合理的体育课程表;②加强实践教学,安排大量中等强度 - 高强度身体活动;③针对教师开展适当培训。

1 篇 Meta 分析[105] 对体育课的证据进行评估时,总结了修改体育课结构能有效增加青少年体育课上运动量的中等强度证据。该 Meta 分析得出,干预组相比对照组在体育课的中等强度 - 高强度身体活动时间的绝对差为 10.37%(95%*CI*:6.33-14.41)。与 10.37% 相对应的是干预组的活动时间比对照组高 24%(SMD=0.62;95%*CI*:0.39-0.84)。年龄、性别、干预时间不会影响干预效果。

有效的干预策略是针对课堂组织、管理和指导的教师学习,再辅之以包含高强度身体活动的标准体育课(即加强体能)。部分研究还包括了其他策略,例如认知组分(如知识、动机)、在修改或丰富体育课程的基础上增加体育课数量,以及改善体育课环境因素以促进活动量等。

Demetriou 和 Honer[100] 借助衡量身体活动总量整体变化情况对校园身体活动干预有效性进行了系统综述。74 项研究中有 42 项(56.8%)都报告干预组显示了正向效果,而 5 项研究(6.8%)报告产生了负向效果。Lubans 和 Sylva[111] 的一项研究发现,干预组的中等强度 - 高强度身体活动(每周分钟数)产生了积极的显著影响,但效应量较小,d=0.12。

AHA 科学声明指出,除极少数情况外,以改善体育课课程设置为核心的,并结合了基于学校或家庭干预的校园干预,均显示了客观测量的校内和总体身体活动显著改善的效果[107]。

学校课间休息干预证据: 课间干预性研究的受试对象都是学龄前儿童和学龄儿童(一般年龄为 3 或 4~11 岁,虽然 PAG 中期报告[26] 涵盖了最大 17 岁年龄组)。现有文献中这方面的研究数量较少,并且通常不够严谨(即证明了组间差异的随机对照试验非常少)或者没有阐明研究方法。研究一般都采用了短期(例如 4 周)干预和 / 或样本数量较小。这样会导致高度的偏倚和结果异质性的风险。Escalante 等[101] 只报告了一项学龄前干预研究[112],并且没有发现身体活动显著增加。对于学龄儿童,Escalante 等[101]、Parrish 等[103] 及 Ickes 等[102] 都对许多同类文章进行了综述。他们发现,许多研究结果都表明,相对对照组,操场标识[113,114]、操场重新设计[115] 及配套设备[116](部分研究中)都增加了学生课间和午餐时间中等强度、高强度和 / 或中等强度 - 高强度身体活动。但整体效应幅度较小(没有报告效应值)。例如 Stratton 和 Mullan[113] 发现,相比对照组,操场标记鼓励干预组学生增加中等强度、高强度身体活动(小学低年级和小学高年级分别增加了 2.4% 和 6.9%)和高强度身体活动(小学低年级和小学高年级分别为 1.6% 和 4.1%)。配套设备使试验组女孩(而非男孩)的中等强度 - 高强度活动量增加了 3.9%[116]。AHA 科学声明证实了这项研究结果,他们称能改善身体活动的有效校园干预方法就包括增加不同类型的操场空间和配套设备并提高可用性[107]。

身体活动干预目标和措施的特征: 身体活动干预的结果变量设计差异大,但通常报告的是低强度、中等强度、高强度身体活动或每天行走步数。获取身体活动数据的评估方法差异很大,包括通过心率[113]、使用加速计[115-117] 或计步器[118] 来计算身体活动。综述中未对具体身体活动的频率、强度、持续时间和 / 或类型进行描述。

特定因素的证据

截止到目前,综述中评估不同人种 / 民族群体、不良事件和成本效益的证据仍然比较匮乏,或者少有得以报告。虽然有些情况报告了受试对象的人种或收入,但结果一般没有按照人种 / 民族或收入亚组人群进行报告[117,119]。部分研究招募低收入地区的儿童[113,115],但是结果却没有报告收入等级。

***有关此证据的更多详细信息,请访问** https://health.gov/paguidelines/second-edition/report/supplementary-material.aspx*

公众健康影响

学校是一个可以接触到不同现场、不同年龄和不同社会阶层青少年的地方,因此学校是实施身体活动促进干预的有效场所。特别是最新证据支持身体活动干预与儿童的积极行为和良好学习成绩相关联[120]。但不同类型校园干预的效果会呈显著的异质性。强有力的证据表明多组分校园干预措施能有效增加身体活动。关于这个结论,全面的学校身体活动计划新框架提出多组分干预方法能让学生在上课期间充分参加身体活动。这种方法包括课前和课后身体活动、上课期间身体活动、全面的必修体育课程、家庭和社区承诺及员工参与[121]。由于每个州都有强制性入学法律,大多数州都规定一年上课时间不少于 180 天,因此就意味着每年就有 50% 的时间可以干预学生的身体活动[122]。

体育课是实施校园身体活动干预的最常见模式,由于美国各地区中小学教育都设有体育课,因此依托基于体育课的干预主动促进体育课活动和身体活动具有深远影响。《2016年全国体育教育现状报告》表明几乎所有州都实施了独立的体育课标准[121]。

通过体育课实施身体活动干预可以帮助儿童达到全国儿童身体活动指南的要求,同时也有利于促进提高对于指南的依从性。体育课干预研究涵盖了以体育课课堂组织、管理和指导为核心再辅之以配套高强度活动的教学活动,结果特别令人振奋。循证为基础的项目,比如 SPARK[110] 和 CATCH[108],为负责幼儿园到 12 年级少年儿童的教师和娱乐项目管理人员提供了课程设置、培训、设备、证书和技术支持。

课前和课后或者上课期间(例如课间、活动间隙)非正式身体活动的策略的研究相对较少,而尚未得到关注。美国健康和体育教育协会(SHAPE America)建议学校每天应该安排一个 20 分钟的课间[123]。数据表明,最不喜欢每天课间休息的儿童包括城市地区的儿童、贫困线以下的儿童及努力学习的儿童[124]。此外,部分研究强调指出课间活动的重要意义,对低收入及 / 或资源缺乏的学校或者位于城市或学校面积太小没有专用操场的学校来说这是一个尤其适用的策略[125,126]。

工作场所干预

证据来源:系统综述

结论陈述

有限的数据表明一般工作场所干预特别是中期(即 6~11 个月)和长期(即 12 个月及以上)干预能有效增加成人身体活动。**PAGAC 等级:有限**

证据回顾

这里涵盖了 6 篇系统综述[127-132]。系统综述覆盖的研究数量为 9[131]~58 项[127] 不等,时间跨度较大,包括自数据库建立起[130,131]、自 1950 年起[127] 一直到 2014 年的数据[131]。大多数研究都对基本健康的成人开展了工作场所干预[127-129],而其他研究则主要侧重于男性[130]、护士[131] 和高校员工[132]。

总体关系的证据

研究包括对工作场所单独开展的身体活动干预或与结合其他行为（例如营养）实施或者作为更全面的健康干预措施组成部分的身体活动干预进行的综述。总体上，证据的方法学质量存在广泛变异，包括随机和整群随机设计、准试验和观察性研究（例如试验前后）。综述中的研究都侧重于以步行增加总身体活动水平为目标或以增加结构化训练为目标的方案（例如有氧课程、强度训练）。包括促进身体活动实际参与的干预（例如多身体活动的出行交通、走楼梯干预、健身课）及包含咨询、促进健康或传达信息（比如健康检查、工作场所标语、训练课）等方法的干预措施表明各种干预周期即（6 周至 4 年）[127] 都能产生中等程度的效果。广泛侧重幸福感（包含身体活动要素）的方法和包含实际训练课程的方法都非常有限[127,128]。步数或总体身体活动为主要结果的步行干预方案，一般比结构性健身课的效果更好[127]。干预时间一般较短（低于 6 个月），较长周期（12 个月及以上）的干预效果好坏参半。虽然系统综述包含的研究达到了推断结论所需的数量，但是大多数研究没有提供关于干预策略对身体活动行为变化影响程度的准确信息。

身体活动干预目标和措施的特征：工作场所干预的实施模式、强度和持续时间都存在着较大差异。最常见的干预策略是目标设定、行动规划和提高行为自我监督能力。身体活动大多通过自报运动数据来衡量（即每周中等强度 - 高强度身体活动分钟数、每周 MET·h 数和每周运动耗能的千卡数）。

特定因素的证据

截止到目前，综述中评估不同人种 / 民族群体和不良事件的证据仍然比较匮乏，或者少有报告。有关研究所报告的工作场所身体活动干预的成本效益或高或低[128]。针对特定职业人群的证据，比如男性[130]、护士[131] 和高校员工[132]，都显示效果有限。

有关证据的更多详细信息，请访问 https://health.gov/paguidelines/second-edition/report/supplementary-material.aspx

公众健康影响

工作场所是一个可以接触到各种成人群体的场所，主要因为许多人在工作场所待的时间较长。但是，寻找利用工作环境干预促进可识别、可持续的身体活动增加的最有效方式仍然是一个难题。可行的策略包括咨询法、工作场所健康促进信息和工作场所快走方案[127]，而侧重于在工作时间开展其他结构化训练的干预措施所产生的效果非常有限[127-129]。

通信环境层面

通信环境涵盖了各种信息通信技术（ICT），可打破区域和社会人口界限。ICT 通常定义为使用计算机化信息或通信界面及 / 或允许人们和机构在数字世界进行沟通的技术[133]。这些技术包括远程通信渠道（与面对面交流相反），例如电话或计算机定制书面材料；可穿戴传感和活动监测设备；通过互联网（即将全球计算机连在一起的网络设施）或网络（即基于互联网的信息共享模式）开展的干预；移动电话应用（软件 apps）；短信（即短信服务）；社交媒体（例如社交网络平台）；以及促进运动娱乐或锻炼的交互式视频游戏。

不同类型的 ICT 技术在现有越来越受关注的美国青少年和成人群体中的广泛应用和覆盖范围使其成为非常具有吸引力的平台,可用以评估身体活动干预措施。虽然学术界对这方面的关注度不断增加,但该领域的现有证据仍然有限,主要因为研究的设计不严谨、持续时间短及经高度筛选后的样本缺乏多样性。来自不同人群的证据积累到一定程度后才可能就此分析。

该领域的证据主要分为 7 个大的技术干预领域:①可穿戴运动监测设备;②电话辅助干预;③基于网络或互联网实施的干预;④计算机定制书面材料;⑤移动电话方案;⑥社交媒体;⑦可促进运动娱乐或锻炼的交互式视频游戏。

如上文所述,这里的类别没有事先确定,没有包含在具体检索词中,而是 2011—2016 年开展证据检索时出现的。这种简明的综述方法限制了该主题相关证据的规模和类型。

可穿戴运动监测设备

证据来源:Meta 分析、系统综述

结论陈述

强有力的证据表明可穿戴运动监测设备,包括计步器(计步器)和加速计,与设定目标和其他行为策略相结合,有助于增加普通成人和 2 型糖尿病患者的身体活动。**PAGAC 等级:强**

中等强度证据表明这类运动监测设备有助于增加超重或肥胖症成年患者的身体活动。**PAGAC 等级:中等**

有限的证据表明可穿戴运动监测设备有助于增加肌肉骨骼疾病患者的身体活动。**PAGAC 等级:有限**

证据回顾

共纳入了 7 篇综述,包括 4 篇系统综述[134-137]和 3 篇 Meta 分析[138-140]。系统综述包括的研究数量为 5~14 项不等。综述的时间跨度较大:自数据库建立到 2014 年 2 月[136]、数据库建立到 2016 年 8 月[137]及 2000 年到 2015 年 1 月[135]。Funk 和 Taylor[134]未报告检索的时间跨度。但是,所涵盖的都是 2004—2011 年之间发表的研究报告。Meta 分析对 11 项研究进行了分析。Meta 分析报告的时间跨度都很大:自数据库建立到 2015 年 7 月[138]和 1994 年到 2013 年 6 月[139,140]。所有包含的综述都对采用运动监测设备的干预进行了评估。4 项综述[134,136,139,140]专门对计步器干预进行了分析,Goode 等[135]则对使用加速计的干预措施进行了分析。

总体关系的证据

综述都阐述了身体活动的变化情况。5 篇综述[134,136,137,139,140]专门对每天行走步数的变化进行了分析。De Vries 等[138]对每天行走步数、单位时间中等强度 - 高强度身体活动时间、每周步行 MET·min 和每周身体活动耗能千卡数进行了分析。总体上,该领域试验研究的持续时间一般都较短(低于 6 个月)。

对**普通成人群**,数据显示,相比普通管理或最低水平管理的对照组,依据系统化方案(例如个体干预、指导、小组干预)采用计步器和加速计进行干预会对身体活动水平产生较小但积极的影响。例如在一篇系统综述和 Meta 分析[135]中,12 项加速计干预试验结果显示身体活动水平增加效应值(SMD=0.26;95%*CI*:0.04-0.49)虽小但却具有显著性。在制定具体身体活动目标后,可以进一步提升这类可穿戴运动监测设备的效果。不同目标类型(例如自定目标与 10 000 步目标)可能会使辅助身体活动改变的有效性存在细微差异。与运动对照组(例如未使用运动监控设备的身体活动干预)相比,运动监测设备(计步器或加速计)的其他优势不太明显(与活跃对照组比较的加速计干预研究 SMD=0.17;97% *CI*:-1.09 至 1.43)[135]。这篇综述报告对于分别使用加速计和计步器提高常规身体活动的试验组效果没有进行直接对比。

在针对 **2 型糖尿病**患者的 Meta 分析报告中[139],使用计步器显著增加了身体活动总量,平均每天增加 1 822 步(7 项研究共 861 名受试对象;95%*CI*:751-2 894 步 / 天)。在该患者群体中,使用计步器的同时设定具体身体活动目标的试验组,每天行走的步数显著高于对照组[加权平均差(WMD)为 3 200 步 / 天;95%*CI*:2 053-4 347 步 / 天],而使用计步器但未设定具体目标的试验组身体活动总量相对对照组没有显著增加(WMD 为 598 步 / 天;95%*CI*:-65 至 1 260 步 / 天)。使用计步日记或日志显示身体活动总量的增加具有统计学意义(WMD=2 816 步 / 天),未使用计步日记情况下身体活动总量未出现显著增加(WMD=115步 / 天)。这项针对 2 型糖尿病患者的计步器干预的 Meta 分析报告对研究之间的异质性进行了分析,发现不同的身体活动目标设定是造成研究结果存在异质性的原因,而不是样本量、干预周期和干预质量的缘故。

针对**超重或肥胖症**[138]成人的一篇规模较小的 Meta 分析中,相比自然等待组或常规护理组(*N*=4)(SMD=0.90;95%*CI*:0.61-1.19,*P*<0.000 1),使用运动监测设备开展身体活动行为干预对每天行走步数的积极影响呈显著性。类似干预对比还发现干预对单位时间内中等强度 - 高强度身体活动总时间的积极影响呈显著性(*N*=3)(SMD=0.50;95%*CI*:0.11-0.88,*P*=0.01)。同时,虽然在现有干预措施基础上,采用运动监测设备后较未使用者的单位时间内中等强度 - 高强度身体活动时间有正向效果,但没有显著的统计学意义(包含了 3 项研究),导致结论并不确定(单位时间内的中等强度 - 高强度身体活动时间改变效应值 SMD=0.43;95%*CI*:0.00-0.87)。在一项采用了类似干预设计的 Meta 分析中(即在原有干预措施的基础上有无采用运动监测设备)纳入了两项研究(受试对象都是女性),用每周步行 MET·min 的平均差表示结果,结果显示干预效果具有统计学意义(每周步行的 MET·min 平均差 =282;95%*CI*:103.82-460.18,*P*=0.002)。作者报告没有与上述干预相关的不良事件,没有具有统计学意义的身体活动负向效应。超重或肥胖成年人群中的结果有更高的变异性,并且这方面研究少之又少,因而证据等级为中等,与"强"等级相对。

在 1 篇系统综述纳入了 7 项以**肌肉骨骼疾病**[136]患者为研究对象,采用基于计步器的步行干预的随机对照试验。其中 5 项在每天 1 950 步的基线水平上,研究对象的平均步数出现了显著增加,但不同研究的增加幅度变异较大(范围为 818~2 829 步 / 天),只有 2 项研究报告显示了相对于对照组的显著改善。

身体活动干预目标和措施的特征:研究的主要身体活动结果是步数(基于计步器)和 /或加速计记录的每天或每周中等强度 - 高强度身体活动的时间,但几乎没有描述频率或持续时间。身体活动干预目标主要是步数,步数目标通常设置为 10 000 步 / 天或每天步数增加比例。在使用加速计干预的研究中,干预目标通常侧重于中等强度 - 高强度身体活动,行为目标一般设置为每周 120~250 分钟。

特定因素的证据

截止到目前,综述中评估不同人种 / 民族群体、不良事件和成本效益的证据仍然比较匮乏,或者少有报告。该领域许多研究的干预时间都比较短,运动监测设备的长期效应目前尚不明确。

***有关证据的更多详细信息,请访问** https://health.gov/paguidelines/second-edition/report/supplementary-material.aspx*

公众健康影响

在成人中,计步器和其他可穿戴运动监测设备是其他行为策略(例如设定目标、教练指导)身体活动干预方案的有益辅助工具。每天运动监测设备反馈的信息可以促进走路和其他类型的身体活动。目前各式各样的运动监测设备层出不穷,设备的可靠性和有效性也得到了提升,因此这些设备是促进群体层面身体活动的理想工具。图 F11-2 阐释了怎样使用计步器实时记录走路的行为。

对于喜欢将步行作为有氧身体活动的成人,计步器或步进计数器是非常有用的工具,能帮助他们记录个人目标的完成情况。通常的建议,例如每天走 10 000 步,本身并不是一个标准,而是人们为了达到身体活动指导准则要求而选定的目标步数。要想借助计步器达到上述标准,那么关键是要首先设置时间目标(每天走几分钟),然后计算每天走多少步才能达到目标。

快步走的时间至少要持续 10 分钟才能达到准则标准。但是,单纯使用计步器计算步数不能确定人是否达到这些标准。如果人们要使用计步器辅助达到计步器的步数目标,一般需要规划快走节奏。

作为设定步数目标的基础,人们首先要知道快步走的时候一分钟走多少步。体能水平较低的人每分钟走的步数要比健康的成人少,因此需要减少相同时间的步数。

设置目标的方法是:

1. 为确定平常每天基本活动走的步数,受试对象需携带一个计步器,然后记录日常生活中每天走多少步,不考虑为了加强运动而走路的情况。假设平均步数为 5 000 步 / 天。

2. 在携带计步器的同时,受试对象还要自己计算 10 分钟走了多少步。对于该受试对象,假设为 1 000 步。目标是步行 40 分钟,因此步数目标就是 4 000 步(1 000×4)。

3. 为了计算每天行走步数的目标,将平常每天走的步数(5 000)加上每天 40 分钟快走要求的步数(4 000),最后就是每天要走的总步数(5 000+4 000=9 000)。

接下来,受试对象每周逐渐增加每天完成的步数,直到达到步数目标。关于进步率因人而异。有的人一开始每天走 5 000 步,随后每天增加 500 步。也有人健康状况稍差,起点步数较少,每天增加的步数也较少。

图 F11-2 使用计步器记录行走步数

来源:2008 美国身体活动指南[2]

电话辅助干预

证据来源:系统综述、Meta 分析

结论陈述

强有力的证据表明电话辅助干预,包括持续时间为 1 年或 1 年以上的电话辅助干预,是

包括老年人在内的普通成年人群增加身体活动安全有效的方式。**PAGAC 等级:强**

证据回顾

这里包括了两篇系统综述[141,142],共纳入 11~27 项以电话辅助开展旨在促进身体活动的研究。Foster 等[141] 的综述文章时间跨度较大,自数据库建立到 2012 年 10 月,而 Goode 等[142] 的综述则覆盖了自 2006 年至 2010 年 4 月的研究。

总体关系的证据

该领域大多数高质量研究都计算了效应值,并显示了中等程度及以上的干预效果(即 $d>0.5$)。证据表明干预持续时间越长(例如 12 个月以上),效果越好。至少有 2 项中老年大规模推广性研究显示了一年干预前后,规律的身体活动增加效果与随机对照试验所得结果一样。大多数受试对象是受过良好教育[141] 的白种人,但是这 2 项大规模推广研究涵盖了更多不同人种和不同地区的中老年受试对象[142]。一小部分电话辅助干预与身体活动和膳食干预相结合,结果提示,纳入了以改善膳食为目标的干预研究(例如增加水果蔬菜摄入量,减少膳食脂肪)在某些情形下可能会掩盖受试中老年人群的身体活动变化情况[142]。

身体活动干预目标和措施的特征:不同研究对身体活动结果的测量方法也不同,包括自报连续身体活动变量(例如每天能量消耗卡路里数、每周中等强度 - 高强度身体活动的平均分钟、过去 4 周身体活动次数)、达到国家身体活动指南推荐目标的人群比例及加速计记录的身体活动变化情况。身体活动类型包括步行和其他受试对象选择的中等强度 - 高强度身体活动。大多数干预至少持续 6 个月,还有一些持续 12 个月以上。

特定因素的证据

Cochrane 系统综述[141] 涵盖了 9 项针对普通健康成人的一年期电话辅助随机对照试验,1 篇结果发现没有证据表明不良事件的风险增加。有关干预成本效益的评估证据仍然比较匮乏,但是有 2 项研究开展了成本分析,分析结果证明了电话辅助干预具有较好的成本效益[142]。

有关此证据的更多详细信息,请访问 https://health.gov/paguidelines/second-edition/report/supplementary-material.aspx

公众健康影响

由于美国乃至全球范围内电话的普及性,电话辅助干预是一种增加成年人群身体活动的有效策略,可以推广使用。推广应用的可行方法包括自动电话干预(例如互动语音应答系统)和经过专业培训的人员通过电话提供咨询。

<u>基于网络或互联网的干预</u>
证据来源: Meta 分析、系统综述

结论陈述

强有力的证据表明相比未纳入互联网途径提供干预材料的对照组,通过互联网途径并给予教育材料的干预模式,尤其是短期(即低于 6 个月)干预,在提高身体活动水平方面具

有小幅度但一致的积极影响。**PAGAC 等级:强**

有限的少数早期证据表明基于网络或互联网的干预可能对增加 2 型糖尿病患者短期身体活动水平有一些效果。**PAGAC 等级:有限**

证据回顾

共 4 篇综述,包括 3 篇系统综述[141,143,144] 和 1 篇 Meta 分析[145]。系统综述纳入 7~15 项研究,时间跨度较大:自数据库建立至 2012 年 10 月[141]、1966 年至 2011 年 4 月[143] 及 1991 年至 2013 年 5 月[144]。Meta 分析[145] 共纳入 34 项 1990 年至 2011 年 6 月之间发表的研究报告。这几篇综述对通过互联网或网页远程干预进行了分析。其中 1 篇系统综述[145] 对使用互联网、电子邮件或结合两种方式的研究进行了评估。Foster 等[141] 对同时结合了网络与其他媒介类型途径的 web 2.0 和远程干预模式进行了评估。

大多数研究以普通成年人群为受试对象,大多数都没有将基线身体活动状况作为受试对象的入选条件。受试对象的主要纳入标准是白种人、经过良好教育、中年人,大多数受试对象都是女性。

对于 2 型糖尿病患者这个亚组人群,现有研究质量的总体上好坏参半。现有研究通常都报告 2 型糖尿病以外其他慢性疾病的亚组人群的高消耗水平和相对较短的干预时间(通常低于 6 个月),但对该人群的基于网络或互联网的干预效果目前尚未明确[143]。

总体关系的证据

对普通成年人群($d=0.14$)身体活动干预的总效应量较小却是积极的[145]。有的研究在基线筛选了静态或运动不足人群入组,结果显示,其干预效果($d=0.37$)要好于未进行此筛选的研究($d=0.12$)[145]。Davies 等[145] 的 Meta 分析中,将干预目标只有身体活动($N=21$)的研究与同时包括身体活动与其他健康相关行为干预目标的研究,例如营养或体重管理的行为($N=13$)比较发现,这两种类型干预研究的效应量相差不大。

在 1 篇对 9 种面向 **2 型糖尿病**[144] 患者开展的身体活动网络干预方案的系统综述中,有 6 项研究显示了相比对照组,短期干预(一般低于 6 个月)的身体活动增加具有显著性。这项综述汇总后的总体身体活动总量增加比例为 3%~125%。在 1 篇纳入了 7 项针对慢性疾病患者(例如多种硬化症、心力衰竭、2 型糖尿病、身体残障、代谢综合征)[143] 的自导式身体活动网络干预的系统综述中,3 项研究提示干预组比控制组的身体活动显著改善,4 项研究报告组间没有显著性差异[143]。并且,不同研究的身体活动改变情况具有广泛的差异,效应量变异范围为 0.13~0.56。

身体活动干预目标和措施的特征:身体活动结果变量主要是自报的身体活动总量或业余时间身体活动。一般没有明确阐述身体活动干预目标。

特定因素的证据

截止到目前,综述中评估不同人种 / 民族群体、不良事件和成本效益的证据仍然比较匮乏,或者少有报告。一篇关于远程和 web 2.0 干预[141] 的文章所纳入 7 项研究中,共招募了 2 892 名受试对象,没有证据表明不良事件风险增加。

关于此证据的更多详细信息,请访问 https://health.gov/paguidelines/second-edition/

report/supplementary-material.aspx

公众健康影响

目前使用和访问互联网及基于 web 的程序和工具的人群越来越多,并有广泛的人群多样性,提示此类干预方式可能会影响大规模人群。因此,身体活动促进效果较小却有显著性意义的此类广泛的、可及的干预模式,具有人群层面的**公众健康影响**。应鼓励探索促进用户长期持续(即 3~6 个月以上)参加身体活动的方法。

计算机定制书面材料干预

证据来源:系统综述

结论陈述

中等强度证据表明计算机定制书面材料干预模式,即通过向用户发送邮件收集用户信息,然后由计算机生成个性化的身体活动建议和支持性材料,相对于最低水平或无干预的对照组,对增加普通成年人群体身体活动可以产生小但有显著性的干预效果,尤其是短期干预(例如低于 6 个月)研究。**PAGAC 等级:中等**

证据回顾

这里包含了 2 篇系统综述[141,146]。这 2 篇系统综述共纳入了 11~26 项研究,并且时间跨度较大:自数据库建立至 2012 年 10 月[141]和自数据库建立至 2010 年 5 月[146]。综述对使用计算机定制书面材料干预进行了分析。Short 等[146]也对基于不同健康行为理论所构建材料的有效性进行了评估。研究一般都基于心理学变量(例如感知障碍、改变身体活动的动机准备度)量身定制干预材料,有的是基于行为、人口统计学和环境变量编制材料。许多研究都没有充分界定自定义变量。大多数研究都通过发送标准邮件或宣传邮件的形式传递定制的书面材料。

总体关系的证据

该领域的大多数研究都产生了跟最低干预水平或无干预对照组相比的效应量,但效应值均较小(d=0.12-0.35)。与其他形式干预(例如针对性书面材料、定制网站)相比,计算机定制书面材料干预效应的变异更大,但目前没有证据表明密集型网络干预是否比定制书面材料干预更有效。有效的计算机定制书面材料干预有一个共同点,即均需要与用户进行多次接触(与单次联系干预相反)。除了多重联系之外其他干预因素(例如纳入行动计划或环境信息)的影响尚不确定。尽管干预前受试对象的身体活动特征需进一步评估,但部分证据表明这些基线特征并未对计算机定制书面材料的干预应答产生太大影响。明确源自于理论的干预相对无明确理论依据的干预更有效。最常用的定制变量是社会心理和行为变量(例如感知障碍)。该领域的大多数研究持续时间为中期(6~11 个月)、短期(低于 6 个月)范围。

身体活动干预目标和措施的特征:身体活动结果变量主要包括自报或加速计记录的每周中等强度 - 高强度活动分钟数和达到国家身体活动指南建议目标的样本比例。对于单次联系干预,身体活动干预的目标较多,包括业余时间、运动通勤、运动和中等强度 - 高强度身体活动。对于多次联系干预,通常作为干预目标的首先是中等强度 - 高强度身体活动,受试对象可以选择具体的活动。

特定因素的证据

截止到目前,综述中评估不同人种／民族群体和不良事件的证据仍然比较匮乏,或者少有报告。部分研究对计算机定制书面材料干预与其他定制(例如定制网络、计算机定制电话传递信息)干预的成本效益进行了对比,实施 12 个月计算机定制书面材料干预的成本效益要高于其他干预形式的成本效益。部分研究对身体活动与其他健康行为(例如膳食改变)相结合的干预进行了评估,结果是混杂的,其部分原因可能在于大多数多元健康行为研究中只使用了书面材料干预单一联系,而导致整体干预效果较差。

有关此证据的更多详细信息,请访问 https://health.gov/paguidelines/second-edition/report/supplementary-material.aspx

公众健康影响

计算机定制书面材料干预是一种非常有效的策略,借此可以向拥有充分阅读技能的群体提供定制化身体活动信息,特别是不能或无意对通过其他技术或媒体平台提供个性化信息的群体,例如互联网、移动电话应用或者电话辅助干预。这类亚组人群可能包括计算机或技术素养较低的人和住在通信资源匮乏、不完善的偏远地区的人。这些证据表明,相比互动密度没那么高的方案(例如针对定制书面材料进行一次或两次沟通),书面材料沟通方案的联系越密集,时间越长,效果就越好,具体取决于目标受众。用户回复定制身体活动信息调查与他们后续收到书面建议(不分情况下是 4 周)之间通常会存在滞后现象,在使用这种干预实施模式时应该考虑周全。

移动电话干预

证据来源: Meta 分析、系统综述

结论陈述

中等强度证据表明包含短信发送的移动电话干预方案对一般成年人群体身体活动水平的效果较小但却具有中等程度的积极影响。**PAGAC 等级:中等**

强有力的证据表明使用智能电话应用程序可以增加儿童和青少年规律的身体活动。**PAGAC 等级:强**

有限的证据表明使用智能电话应用程序可以增加一般成年人群体规律的身体活动。**PAGAC 等级:有限**

证据回顾

共汇总 8 篇综述,包括 5 篇系统综述 [147-151] 和 3 篇 Meta 分析 [152-154] 报告。系统综述纳入了 9~30 项研究,时间跨度宽泛:自数据库建立至 2011 年 10 月 [147]、数据库建立至 2013 年 9 月 [148]、数据库建立至 2015 年 3 月 [149]、2000 年至 2012 年 [150] 和 2006 年至 2016 年 10 月 [151]。Meta 分析纳入了 11~74 项研究。其中一篇 [154] 所纳入研究的时间跨度为自数据库成立至

2011 年 10 月, Fanning 等[153]收集了 2000 年至 2012 年 7 月的证据。Brannon 和 Cushing[152]未报告检索时间跨度。上述的综述对移动电话干预的效果进行了分析。这种干预实际上是使用智能电话、无线移动设备或个人数字助理以多种方式促进健康行为改变。两篇综述[151,152]专门对智能电话应用程序(app)的使用进行了分析,同时 Buchholz 等[147]和 Head 等[154]对短信干预进行了分析。几乎所有研究的持续周期都较短(例如低于 6 个月)。

总体关系的证据

身体活动干预目标和措施的特征:在大多数研究中,身体活动通过可穿戴设备(加速计或计步器)或者结合设备测量与自报两种方式进行量化。身体活动干预目标大多是增加每天步数,部分研究采用了更笼统的中等强度 - 高强度身体活动作为干预目标。

特定因素的证据

短信干预证据:有 1 篇系统综述[147]和 2 篇 Meta 分析[153,154]对以普通成年人群体为对象的短信干预进行了分析,结果发现相比对照组,干预的效应值显著且为正向,平均达到 0.40 及以上;一篇系统综述得出的效应值中位数为 0.50[147]。试验研究持续的时间一般为 4~52 周。但是,截至目前,短期 RCTs 开展的数量极其稀少。虽然四大洲都针对这个领域成功开展过试验研究,但受试群体一般都是受过良好教育的年轻和中年女性。在许多此类研究中,短信主要用来提供关于加强运动的提示或者简单信息,或者作为主要目标,或者作为减肥项目的一部分。截止到目前,只有有限的研究对慢性病患者增加了短信干预(例如心血管疾病),2011—2016 年证据综述期限内的系统综述没有对青少年短信干预进行评价。

智能手机应用干预证据:目前,有力的证据证实了在**青少年**中开展 app 干预的效果。青少年干预一般在校园和其他社区场所实施,并且对不同群体进行了分析,包括白种人、非裔美国人、西班牙裔、东南亚印度裔、摩洛哥人、土耳其人和欧洲人样本。一篇系统综述报告 Cohen's d 系数为 –0.36 至 –0.86,女孩和男孩的干预效果为均为轻度 - 中等程度[152]。对 app 介导的不同行为改变策略的效果的系统研究(即通过 Meta 分析和 Meta 回归技术),显示不同类型的策略和策略组合对增加儿童身体活动水平的效果均优于青少年[152]。针对儿童,我们发现一般性鼓励和正确行为榜样是积极的身体活动效果的显著预测因子。在青少年中,让他们了解行为改变的影响、提供他人都支持的信息、自我监控和行为契约的使用都是形成积极的身体活动效果的显著预测因子。值得注意的是为青少年提供具体指导会降低干预的效果[152]。作为 Meta 回归可以解释儿童身体活动干预效应量 45% 的变异和青少年效应量 62% 的变异[152]。

相反,目前对使用 app 促进成人规律的身体活动效果进行评估的严谨的对照试验研究极少有报告。虽然最新系统综述并未提供效应量数据[151],但应用 app 促进身体活动的 21 项 RCT 或对照性研究中,有 11 项研究报告了至少一个身体活动变量相对于控制组或对照组呈现显著的改善效果。但上述研究的平均持续时间均较短(例如一般低于 6 个月)。相比只使用 app 的干预策略,有的研究将 app 与其他干预策略[例如电话指导、短信服务(SMS)、动机性邮件]相结合,通常更倾向于获得显著的干预效果。

关于此证据的更多详细信息,请访问 *https://health.gov/paguidelines/second-edition/report/supplementary-material.aspx*

公众健康影响

鉴于各类手机平台的普遍可及性以及其促进至少部分特定人群身体活动的中等强度 - 高强度干预证据,短信干预和 app 干预策略具有令人振奋的**公众健康影响**,因而设立为进一步调研和干预技术转化的目标。这种干预策略除了应用于一些特定亚组单独使用,还可以作为其他身体活动干预措施的有效辅助手段。

社交媒体
证据来源:Meta 分析、系统综述

结论陈述

有限的证据提示以社交媒体为基础或者包含这种策略的身体活动干预措施可促进成人或年轻人身体活动。**PAGAC 等级**:有限

证据回顾

一共有 3 篇综述,包括 1 篇系统综述[155] 和 2 篇 Meta 分析[156,157],同时还纳入了一份政府报告[26]。系统综述[155] 纳入了 2000 年至 2012 年 12 月期间发表的 10 篇研究报告。Meta 分析纳入了 16~22 篇研究。Mita 等[156] 的纳入研究期间为 2000 年至 2014 年 6 月,Williams 等[157] 的纳入研究期间为 2000 年至 2013 年 5 月。所有这些综述都采用网络社交媒体或社交网络平台来研究健康行为干预措施。综述关注了身体活动水平的变化情况,包括锻炼行为。其中 1 篇综述[155] 还研究了缺乏身体活动和行为影响因素的情况,比如身体活动自我效能。PAG 中期报告中一篇综述对 2001 年 1 月至 2012 年 7 月期间发表的、聚焦于 3~17 岁人群身体活动干预研究的综述情况进行了总结,共纳入了 910 项研究(包含重复项)的 31 个综述结果[26]。

总体关系的证据

2 篇 Meta 分析中[156,157] 所纳入研究在总体上倾向认为干预措施效果较好,合并后的 SMD 并没有达到统计学意义(分别为:SMD=0.07;95%CI:−0.25 至 0.38,8 项研究;SMD=0.13; 95%CI:−0.04 至 0.30,12 项研究)。

并且,有少部分现有的研究经常缺乏严谨或充分的研究方法介绍。而结果数据报告不完整及研究对象失访率较高,导致了高度的偏倚风险。尽管干预周期通常比较短(例如少于 6 个月),质量较低的研究仍通常较多。不同研究的干预措施通常变异较大,并且研究人群主要是社会经济状况较高的白人女性。迄今为止,许多研究都利用社交媒体平台实施干预,但相对于更为丰富的社交媒体平台(例如社交网站),这类平台的媒体多样性和社会存在都较低(例如公告牌、讨论板和信息论坛)。

现有文献提示,提升干预措施的有效性可以通过聚焦社交媒体功能并提高社交存在和媒体丰富性(比如人们可以通过社交网站分享的媒体内容)来实现。

与上述网络社交媒体或社交网络平台相反,如 PAG 中期报告所述[26],为期 5 年的全国性多文化社交媒体 / 社交营销计划 VERB™[59] 的通过一系列社交通讯渠道向 9~13 周岁的美

国青少年和他们的父母提供有关健身活动的教育和鼓励信息。有关信息通过电视、广播、互联网、印刷媒体以及学校和社区推广等手段提供。VERB 计划的成果包括该项目的高度知晓率,大约 3/4 的上述青少年都了解这项计划,并且与不知晓的人相比,知晓者报告身体活动水平相对更高。一种有意义的剂量 - 反应结果是对该项计划知晓越多,受访儿童自报前一天参与身体活动的比例越高(伽马值 $c=0.19$, CI 0.11-0.26, $P<0.05$),并在自由时间内每周身体活动次数中位数也会更高(伽马值 $=0.09$, CI 0.04-0.13, $P<0.05$)[59]。在 2004 年的评估中,了解 VERB 计划的儿童与不了解 VERB 计划的儿童相比,自由时间内每周身体活动次数中位数相差 22%[59]。了解 VERB 计划对身体活动行为的影响范围介于 0.06~0.12 之间[59]。此外,上述年龄段青少年如果了解 VERB 计划,则其积极影响将延续到他们的青春期(13~17 周岁)[26]。

身体活动干预的目标和措施的特征:采用一系列自报的变量来评测身体活动,包括每周预计能量消耗、每周中等强度身体活动、每周中等强度 - 高强度身体活动和每周身体活动总分钟数。作为干预措施的一部分,有关身体活动强度目标的研究相对较少。即使有的话,也都是中等强度或中等强度 - 高强度的身体活动。

特定因素的证据

对不同人种 / 民族、不良事件和成效效率进行评估的综述证据一般比较缺乏报告或者报告频率较低。

有关此证据的更多详细信息,请访问 *https://health.gov/paguidelines/second-edition/report/supplementary-material.aspx*

公众健康影响

鉴于社交媒体越来越受欢迎,很可能在未来数年内会出现其他设计良好、干预周期长的研究,进而提供所需的基于此类日益活跃的沟通平台的科学信息。鉴于用途的多样性以及社交媒体平台能够触及到各种不同年龄和社会经济状况的人群,该技术可能会影响身体活动的受欢迎人群范围。可以通过考虑结合其他社交平台(例如 Twitter、Snapchat 和 Instagram)来增加人群影响范围,从而提高干预效果。此外,采用多层面的、互补性的社交媒体和通讯渠道,正如 VERB 计划一样,可以提高身体活动信息和项目对特定人群的整体暴露率和影响。

互动视频促进活跃玩耍或锻炼
证据来源:系统综述

结论陈述

有限的证据提示,结构化的社区干预中采用互动视频干预可以有效地增加健康儿童的身体活动。**PAGAC 等级:有限**

有限的证据提示,技能型锻炼项目(即"锻炼游戏")在提升 60 周岁及以上成人的身体活动水平的项目中,可能是一种可以接受并且使用安全的方式。**PAGAC 等级:有限**

证据回顾

包括 3 篇系统综述[158-160]，共纳入 22~54 项研究。其中 2 篇系统综述涵盖了广泛的时间范围，从起始至 2015 年 5 月，第 3 篇综述则涵盖 2000 年至 2013 年 8 月[160]。其中 2 篇综述是考察针对儿童的互动视频的主动干预效果[158,160]。Valenzuela 等[159]对老年人的技能型干预措施进行了综述，大部分研究采用游戏控制台。这些综述描述了身体活动水平上的变化。Liang 和 Lau[160]对身体活动的实时效果（互动视频活动期间的能量消耗或身体活动水平）以及习惯性身体活动或身体活动水平的变化情况。2011—2016 年，没有系统综述对普通成人互动视频干预性研究进行回顾。

总体关系的证据

在对以校园为基础开展的、以互动视频促进**不足 18 周岁学生**身体活动的研究进行回顾的 1 篇系统综述中[158]，全部 14 项中有 9 项的结果显示了低强度和 / 或中等强度 - 高强度身体活动的一些增长，活动结果主要是通过活动监测设备或问卷获得。但其一些研究并没有进行显著性检验，或者未设计对照，而仅仅进行了干预前后比较。其中至少 5 项研究中，与干预组相比，对照组在学校背景下的身体活动水平较高。

其中 2 项研究发现，学校为基础的互动视频活动课程对中等强度 - 高强度身体活动的大幅促进效果并没有扩展到其他校园日或家庭活动中。该发现在后期进行的对 21 项身体活动干预研究的系统综述也得到了验证[160]，即未发现互动视频干预对家庭背景下身体活动水平产生综合影响。该系统综述显示，在干预措施中明确依据的行为理论与 5 项研究中的 4 项研究身体活动水平改善相关。

在纳入了 22 项研究的系统综述中，评估了采用互动视频对居家或独居、退休居所或护理程度较低的护理机构的**老年人**（平均年龄介于 67~86 岁）开展身体活动干预的使用情况和接受干预程度[159]。在相对较短的干预期间（3~20 周），在不同的实施地点、实施模式和监督力度（中位数 =91.3%）下，互动视频活动的参与率均较高。但这些研究很少说明身体活动行为的整体变化情况。其主要关注的是身体功能结果（即平衡性、强度、耐力和体能）。该领域的研究的局限性包括设计差、研究对象脱落报告有限和干预期限较短。

身体活动干预目标和措施的特征：身体活动结果变量包括互动视频活动期间消耗在低强度和 / 或中等强度 - 高强度身体活动上的时间，主要来自运动监测设备或问卷获得信息。互动视频活动中的身体活动包括模拟跳舞、体育（例如网球、拳击和保龄球）或有氧健身课。

特定因素的证据

目前缺乏对不同人种 / 民族和成本效益进行评估的证据综述或缺少原始研究报告。就安全性而言，在包含了 22 项有关老年人研究的系统综述中[159]，只有一项研究显示有轻微的不良事件。

***有关此证据的更多详细信息，请访问** https://health.gov/paguidelines/second-edition/report/supplementary-material.aspx*

公众健康影响

对于年轻人来说,虽然目前为止研究质量都较差,但这些研究仍然可以提示,互动视频策略在社区环境下(例如学校)的结构化身体活动项目中,可有效提高在校期间的身体活动水平。上述观察性研究有待更为严谨的评估设计,包括对放学后在家和休闲期间的潜在补偿效果的评估(例如静态行为增多)。

对老年人来说,虽然对主动视频游戏的初始短期评估发现其在经过适当筛选的和监督下老年人群中可被接受、可行并且安全,但是目前缺乏总体的身体活动水平提高情况的研究。

物理环境和政策层面

广义上,环境和政策层面的干预措施包括聚焦在可能影响身体活动水平的现场特征,如与建成环境直接相关的设施(例如公园入口、小径或娱乐设施;行人或骑行设施)、法律、地方法规、组织政策和机构行为。相关类型的干预措施或能够促进身体活动的设施通常都包括促使使用楼梯的决定点策略,以及场所利用或设计的特点(例如邻近公园、公园出入口、小径和天然空间;促进健康交通方式的混合场所与基础设施利用;街道联通水平和居民区密度)[161-163]。有关其他社区周边特征的研究也有报告,例如对社区周边人行道可步行性、美观问题的认知和对安全性或犯罪情况的认知等[107,161-163]。在本报告的其他章节还综述了环境和政策层面上的一些身体活动干预措施,特别是学校内的措施,比如室外活动空间和设备的可及性,以及活跃课间身体活动的环境特征。

与其他层面因素的影响相反的是,环境和政策的措施从本质上来说受到了制约,这种制约来源于其固有的困难及这类复杂性研究实施中面临的挑战。因此,相对于实验性设计更加可行的其他证据领域,分委会分析了该证据领域中大量开展的纵向和类实验研究的规模和一致性问题。需要强调的是,虽然目前为止大量的证据都采用横向设计,但是最近几年研究者们都一致努力,通过采用更强的纵向、准实验和自然实验设计,例如在澳大利亚开展的居住环境项目(RESIDE),来推动该领域的证据进展[164]。这些组合证据为该领域的评估提供了更好的科学依据。

对于本文所综述的每种环境和政策层面的干预措施来说,很少或者没有相关的证据可用于评估不同人种/民族受到环境干预措施或者针对特定人种或民族人口所出台的干预策略影响程度的差异。对决定现场促进使用的设施的综述中所引用的单独研究项目,有时候会聚焦文化相关的信息或标记,虽然这些信息或标记并不一致[107,165]。

如前所述,这些类别并不是优先的,也没有专门作为搜索词汇,而是在 2011—2016 年的证据搜索中出现。这种简练的方式肯定会限制该层面的证据的规模和类别。

促使楼梯使用的决定点策略

证据来源:系统综述和报告

结论陈述

强有力的证据表明,针对成人来说,促使楼梯使用而不是扶梯或直梯的决策点策略在短

期干预中有效。PAGAC 等级:强

证据回顾

共 2 篇系统综述[165,166]和 AHA 科学声明[107]。其中系统综述包括 6~67 项研究。系统综述纳入研究的时间范围是自数据库建立到 2015 年 7 月[166]以及 1970—2012 年[165]。AHA 科学声明的是 2007 年 1 月 1 日至其出版之日[107]。

综述评估了鼓励楼梯使用进而促进身体活动行为的多种不同方法。大部分的研究都采用单一的提示标识策略,提示性标识放置在决策地点,以便行人选择使用楼梯或扶梯或直梯。标识的信息通常包括走楼梯的健康效益和体重控制益处,例如使用楼梯的能耗水平或可产生的步行距离。其他策略包括音乐、艺术品或其他能够提高楼梯使用吸引力的方法。

主要通过行为观察来获得楼梯使用或爬楼梯的结果。有一些研究采用技术手段,例如计数器或录像。

总体关系的证据

该主题的证据主要来自于类实验,采用前后对照设计或间断时间序列设计[107,166]。几乎没有 RCTs 研究[107]。研究现场涵盖各类不同的社区(例如中转站、工作场所、医院和购物广场)。大部分研究周期都属于短期,1 篇系统综述中的大部分研究时间介于 4~12 周之间[165]。另 1 篇综述所纳入的[166] 3 项研究中有 2 篇的研究时间未超过 12 周。在对 67 项研究汇总的 1 篇系统综述中,77% 的研究都显示楼梯使用比例次数增加[166]。对于效果很好的研究来说(N=55 项研究),使用楼梯的比例增加了 0.3%~34.7%。部分报告的 OR 值为 1.05(95%CI:1.01-1.10)~2.90(95%CI:2.55-3.29)[166]。Jennings[166]等的综述指出不同设计特点的一系列干预研究(即单一策略和多策略对比;单信息和多信息对比;海报尺寸)都产生了类似的效果。其他特点方面[即同时包含文字与图像(89%)和仅包含文字(75%)对比;同时关注使用时间(88%)与体能(85%)与关注健康(78%)信息对比]是值得进一步探索的领域。促进楼梯使用的措施分别在不同场景得以探索,比如公共场所(80% 出现大幅度提升)和工作场所(67% 出现大幅度提升)。多项研究都表明,不同特征的亚组人群,如不同年龄、性别和体重的人群等,都显示了正向的决定点效应。综述中的 1 项研究[167]表明,超重人群比正常体重人群的正向效应更强。综述的 2 项研究检出了性别和年龄之间的交互作用,即老年女性倾向使用楼梯的比例最低[168,169]。

支持活跃交通的建成环境特征

证据来源:系统综述和报告

结论陈述

中等强度的证据表明,支持活跃交通的建成环境特征和设施(例如安全上学路径计划、街道连通性以及居住、商业和公共土地的混合使用)与儿童、成人和老年人更多的步行和骑行交通呈正向关系。PAGAC 等级:中等

证据回顾

共收录了 3 篇系统综述[165,170,171]、1 篇 Meta 分析[172] 和 2 篇报告[107,161]。系统综述和报告纳入了 12~42 项研究。《社区预防性服务指南》[161] 包含 7 项与交通相关的步行和骑行研究。系统综述的时间跨度分别为自数据库建立至 2016 年 12 月[161],2000 年 1 月至 2016 年 9 月[172],自数据库建立至 2009 年 6 月[170],自数据库建立至 2014 年 11 月[171] 和 1970—2012 年[165]。AHA 科学声明的涵盖时间为 2007 年 1 月 1 日至出版之日[107]。

所综述的环境特点包括地理信息系统(GIS)测量信息或自报环境信息,包括土地用途混合、步行和骑行路线、道路设计和市区规划政策(例如公园、小径或开放空间的提供)。研究包括横向和纵向设计。其中 2 项研究的目标是评估促进活跃交通的干预效果。案例包括步行上学巴士计划(即一组学生在一名或多名成人的带领下步行上学)、安全上学路径计划[165]、活跃交通支持系统的 RCTs 评估[171]、骑车上班日政策及其骑行设施前后变化的评估等[171]。

结果分析变量包括自报的通勤类身体活动(例如通勤过程中全部采用步行、在社区内步行、骑行和全部活跃交通)。变量还包括总人口层面的变化(比如骑行上班比例、骑行天数、步行或骑行上学比例和总体身体活动量)。

总体关系的证据

《社区指南》中的纵向证据重点描述了大规模自然实验(RESIDE)[164] 和多个较小规模的前瞻性准实验结果。这些研究发现支持性环境特征(例如可步行性、土地用途混合或目的地)均促进活跃交通的长期提升。RESIDE 研究评估了与未迁移者相比,迁移到新社区的人群基于建成环境特征的身体活动变化情况。此类自然实验的长期(即 7 年)随访结果显示活跃交通的频率升高与人们认知到安全以及身体活动有关环境的改变有关。这表明单位安全感的提升与每周的交通性身体活动时间提高 3.2 分钟相关。此外,在对建成环境特点进行控制的情况下,例如居住密度、街道连通性和本地目的地的数量(共同包含许多可步行性指标),其相关性保持类似(安全感每提升一个单位,将促使每周的交通性身体活动时间提高 3.6 分钟)。

虽然有上述实验和准实验研究的结果,但该领域的大部分证据都来源于横向研究。许多上述研究也显示了环境特点和普通成人活跃交通行为存在相关。在《社区指南》中的横向研究中,27 项研究中有 18 项(66.6%)都发现,有利的可步行性指标会提高通勤类步行或骑行的比例[161]。此外,比较了对身体活动支持程度不同的环境进行的 11 项横向研究后,《社区指南》发现,对身体活动支持程度高的环境,其每周的通勤类步行(中位数 =37.8 分钟)和休闲类步行(中位数 =13.7 分钟)时间都较高。

AHA 科学声明发现了土地多种用途的支持证据,其中至少 18 项横向研究成果表明其和成人的身体活动有相关性[107]。包含特定活跃交通结果的研究中也发现了类似的模式。例如,其中一项研究[173] 发现,5 分钟步行范围内有多个目的地(即 7~13 处)可及的成人比起 5 分钟步行范围内无目的地可及者更倾向于采用步行交通方式($OR=2.4$;$95\%CI$:1.3-4.3)。采用环境检测工具来确定目的地数量的研究显示了类似的模式。这些数据说明,居住在较多非住宅类目的地的社区内的人比居住在较少非住宅类目的地的社区内的人更倾向于通勤类步行($OR=3.5;95\%CI:2.3\text{-}5.5$)。对于年轻人来说,所收录的 8 篇系统综述显示土地用途混合和儿童身体活动之间有正向的关联[OR 介于 $1.8(95\%CI:1.05\text{-}3.42)$ 到 $3.46(95\%CI:1.6\text{-}7.47)$]之间,特别是在包含主动上学通勤的情况下。一些研究分析了安全性(即交通和犯罪)与儿童和少年步行往返学校与社区的联系。在 AHA 科学声明所包含的两篇系统综述[174,175,107] 9 项关于交通安全的研究中,有 6 项显示了道路安全和活跃交通之间存在显著关联。这些系统综述[174,175] 还包含了 12 项针对父母对犯罪安全认知程度与活跃交通相关性的研究,其中有 4 项发现两者之间存在反向关系。其中 1 项研究发现,父母安全关注降低促使上学交通比例提高的 $OR=5.2$。

在老年人群中,有关主观感受和客观评估的社区特征与活跃交通相关性的研究结果一致[172]。对 42 项定量研究的 Meta 分析显示,许多环境变量和活跃交通行为存在显著的积极关系,包括居住密度和城市化、可步行性、建筑物入口通道便捷性以及各项服务和目的地的便捷性和可及性。社区混乱(例如垃圾乱扔、恶意破坏和毁坏)和总步行时间之间存在较弱的负面关系。

Fraser 和 Lock[170] 对活跃交通政策,例如骑行路径或线路以及其他城市规划特点(例如道路设计、公园或小径)相关的政策,以及安全上学路径计划的支持政策之间的关系进行了研究。一共纳入了 21 项研究,其中 16 项为横向研究(其中 8 项采用 GIS 技术),3 项研究包括纵向信息,1 项研究为观察性研究,对评估了骑行路径的特点,1 项研究是对人口普查信息进行二次分析。21 项研究中有 11 项发现环境因素和骑行之间存在积极联系。Fraser 和 Lock[170] 纳入的 7 项研究评价了学生活跃交通模式以及与上学活跃通勤计划相关的环境因素。此类研究的一个项目是《加州安全上学路径计划》。该项目的一项横向评估发现,当该政策是正常上学路径的一部分时,15.4% 的学生采用步行或骑行的方式,该项目未覆盖的学生,则只有 4.3% 学生使用上述方式。

2 篇综述分析了鼓励活跃交通的特定政策或环境干预措施。Steward 等[171] 对来自 6 个国家的 12 项研究进行了综述,包括 2 项 RCTs 和 10 项预先干预或后续干预设计的研究。其中 7 项研究对社区和工作场所情景下的个人或集体干预措施进行了研究(例如骑行培训、骑车上班日以及诸如地图和活动日志等),5 项研究涉及到环境干预措施,例如建桥或改变骑行设施。在 7 项个人或集体干预中,6 项发现通勤类骑行增加。但是,6 项研究中只有 3 项达到了统计学意义。环境干预措施的积极影响有限。Reynolds 等[165] 专门综述了 10 项主动通勤类干预措施(例如上学安全路径、步行学校巴士、基于工作地点的主动通勤类干预措施),并发现这些措施促使上学步行频率和步行距离上升的证据。

支持娱乐性身体活动的社区设计与特征

证据来源:系统综述和报告

结论陈述

中等强度的证据表明,与不具备能够支持身体活动的居民区设计和特点的环境相比,具备这些设计和特点的居民区,例如配备安全并且随时可用的步行和骑行基础设施和其他良好的环境设施,都会促进儿童和成人参与休闲活动。**PAGAC 等级:中等**

证据回顾

包括 1 篇系统综述[162],1 篇科学声明[107]和 1 份报告[161]。Brennan 等[162]对 396 项研究组进行了综述(即对同一种干预措施的报告文章)(研究总数 N=600)。AHA 科学声明包括 19 项研究(15 项系统综述 /Meta 分析,包括儿童 7 篇,成人 8 项)和 7 份专注于人行道和街道设计的原始文章(儿童 4 篇和成人 3 篇)[107]。《社区指南》包括 11 项研究,这些研究针对建成环境("施工项目")的特点变化所产生的影响进行评估;6 项与城市化和活动支持环境相关的研究;7 项针对预定义社区类型的研究(即对身体活动或多或少产生促进作用的社区);以及 66 项针对建成环境的综合得分的研究或对不同社区进行比较的研究[161]。时间安排如下:从开始至 2016 年 12 月[161],2000—2009 年[162],以及 2007 年 1 月 1 日至出版之日[107]。

综述范围包括娱乐性身体活动和许多不同环境设施之间的关系,包括行人设施(例如人行道是否可及)、街道设计(例如街道连通性)、以 GIS 评测的环境特点、自报的各种环境特点、施工或建成环境的变化以及社区可步行性指标。

其结果包括与身体活动总量、休闲时间步行和骑行、中等强度 - 高强度身体活动以及身体活动长期变化之间的关系。

总体关系的证据

《社区指南》对各种规模的纵向研究的成果进行了总结[161]。这些调查所获得的纵向证据,包括大规模 RESIDE 研究[164],提供了有关环境特点对娱乐性身体活动所产生的长期影响的信息。RESIDE 的研究成果显示,安全感受每提升一个单位,将在未来 7 年的跟踪观测期内增加每周娱乐性身体活动时间 13.5 分钟。如果同时控制其他建成环境特点(即居住密度、街道连通性和本地目的地组合)的话,这种提升也保持基本不变(每周 13.7 分钟)

除了 RESIDE 之外,《社区指南》还对 10 项较小规模纵向的针对邻里或社区研究进行了综述[161]。对于与娱乐相关的步行和骑行,2 项研究都显示了积极的效果。对于中等强度 - 高强度身体活动来说,包括娱乐性身体活动,两项研究全部都显示了积极的成果。

此外,《社区指南》对 11 项横向研究进行了综述,这些研究对比了各种身体活动的支持环境,发现对身体活动更为支持环境社区内的成人,同支持较少的社区内成人相比,每周增加的中等强度 - 高强度身体活动时间中位数为 50.4 分钟,休闲性步行的时间平均增加 13.7 分钟[161]。

在许多横向研究中还采用可步行性指标(即反映建成环境特征组合的综合评分,例如街道连通性、居住密度和土地用途混合)来评估休闲性步行和骑行的情况。根据对《社区指南》中采用可步行性来获取建成环境情况的 16 项上述研究的综述,其中 10 项研究(62.5%)显示了有利的相关性,休闲性步行和骑行水平升高与可步行性指标升高相关。这一发现以中等强度 - 高强度身体活动作为结果测量指标的研究结果一致,全部 19 项研究中有 12 项(63.2%)显示,随着可步行性指标升高,中等强度 - 高强度身体活动的水平也提高了。

除了专门针对娱乐性身体活动的研究之外,一些研究也报告了包括娱乐性身体活动的更多类别身体活动的结果。AHA 科学声明对其所纳入针对儿童和成人的这类研究进行了单独评估[107]。针对儿童或少年,涵盖了与步行设施相关研究的所有 7 篇系统综述均支持上述关联的显著性。这些研究中所涉及的步行设施特征和结果变量类型存在不同，其中一些考察了人行道，而其他则综述的是人行道的改善或骑行和步行小径。综述结果包括通勤性或休闲性步行或骑行。在 7 篇系统综述中，有 4 篇包含了与街道设计相关的证据，并发现街道连通性与总体身体活动水平之间存在正相关。对于成人，有共计 9 篇系统性综述/Meta 分析中有 8 篇是针对步行基础设施的，证据汇总结果是混杂性的。例如，人行道的存在和一半的身体活动行为显著相关（即步行，符合身体活动指南）。

同样，Brennan 等 [162] 对涵盖 24 种有关身体活动和肥胖的政策或环境干预策略的 396 个研究组进行了综述（研究 N=600）。综述中对邻里设计和基础设施进行了补充评估，并进而对支持身体活动的社区设计（即能够支持身体活动的土地用途、商业或住宅距离）和街道设计（即支持身体活动的行人、自行车或中转设计）进行活动水平的分类。

在《社区指南》中 [161]，有 18 项研究涉及到步行总时间，通过问卷进行评估，问卷内容通常包括休闲时间或娱乐性身体活动；其中 12 项（66.6%）研究发现，与可步行性指标之间存在正相关。在所有 14 项评估身体活动总时间的研究中，4 项（28.6%）结果为显著相关。5 项研究对个人达到所推荐的中等强度、高强度身体活动水平的百分比进行了研究，其中 3 项研究（60%）显示和可步行性指标之间存在重大关系。

此外，对于成人来说，AHA 科学声明中所综述的大量横向研究总体上证明了社区美学和休闲时间身体活动、步行或符合身体活动推荐要求之间的显著关联 [107]。

社区安全和犯罪属于环境因素，已经有多种不同方法对其进行研究。包括父母对社区安全的感知和儿童身体活动之间的关系，以及在成人中，个人和犯罪相关安全与交通相关安全之间的关系。对于儿童来说，研究结果总体上支持父母对社区安全的感知和儿童身体活动之间的正向关系。对于成人来说，AHA 科学声明中的一篇 Meta 分析 [176] 中，[107] 交通量的减少和更多的步行和休闲性身体活动之间是相互关联的（$OR=1.22$；$95\%CI$：1.08-1.37）。针对犯罪相关的安全性，没有提供其影响程度数据。

室内和/或室外娱乐设施或商店的使用

证据来源：系统综述和报告

结论陈述

中等强度的证据表明，与不具有相关设施的环境相比，能够进入室内（例如室内体育馆）和/或室外娱乐设施或门店，包括公园、小径和自然或绿色空间，能够促进成人和儿童身体活动的增长。**PAGAC 等级**：中等

证据回顾

包括 3 篇系统综述 [177-179] 和 1 篇报告 [107]。系统综述和报告纳入了 12~90 项研究。系统综述涵盖时间范围：自数据库建立至 2013 年 10 月 [178]，自数据库建立至 2014 年 7 月 [179] 和 1990 年至 2013 年 6 月 [177]。AHA 科学声明覆盖的时间为 2007 年 1 月 1 日至 2012 年出版之日 [107]。本节中的变量为室内外身体活动设施暴露情况。具体暴露情况的评估标准包括客观测量（比如设施数量以及与公园之间的距离）和主观感知的标准。结果变量主要包括步行、

骑行和身体活动总时间。

总体关系的证据

AHA 科学声明发现了提高室内外娱乐设施的可及性能够促进身体活动的证据[107]。可及性增加与成人身体活动提高有关（$OR=1.20$；$95\%CI$：1.06-1.34）[176]。对于儿童来说，13 项横向研究中有 9 项支持可及性与身体活动之间的关系，特别是女生。

对于公园和小径的特定使用，有证据（9 项研究中有 4 项）表明，建成环境干预措施能够鼓励市民对城市绿色空间的使用。更多证据（所有 3 项研究都有发现）表明混合措施效果更好（即现有环境的变化，例如建设一条新的步行道，以及出台一项身体活动推广运动或技能发展计划）[179]。其他研究表明，公园和绿色空间的可及性与身体活动水平之间存在更为复杂的关系[177,178]。在对 20 项研究进行的 1 篇综述中，其中 5 项（25%）发现，公园和身体活动之间存在正向关系[177]。Bancroft 等[177]分析了 3 篇研究成果异质性的原因，包括报告标准的差异，公园密度和邻近程度分类标准的差异，以及在对身体活动结果测量时同时存在的客观测量与自报等。

特定因素的证据

综述中目前缺乏或较少发现对不同人种 / 民族和不良事件进行评估的证据。1 篇系统综述[180]对 27 项研究进行了综述，对环境和政策相关的干预措施的成本效益或成本效率进行了总结。在 27 项研究中，有 8 项是聚焦社区和身体活动建成环境。同身体活动相关的一些干预措施包括公园内的身体活动设备、娱乐和健身中心的使用设施、自行车或小径网络和基础设施以及开放街道计划（即通过临时性减少机动车的出入来将城市街道和道路向行人、自行车和其他形式的身体活动开放）。大部分研究都发现这些干预措施能够带来经济效益。例如 4 座国际性城市中，墨西哥瓜达拉哈拉的开放街道计划的成本效益率介于 1.02~1.23，哥伦比亚波哥大介于 2.23~4.26[181]。McKinnon 等[180]所作的系统综述中的另一项研究所计算出来的成本效益率是 2.94，每 1 美元的自行车或步行设施投资都将带来 2.94 美元的直接医疗或健康收益（即主动和被动措施下直接医疗成本的差异预测）[182]。

有关此证据的更多详细信息，请访问 *https://health.gov/paguidelines/second-edition/report/supplementary-material.aspx*

所有物理环境和政策层面的干预措施对公众健康影响

鉴于影响行为的周边环境是无所不在的，因此识别并改善对日常身体活动最有益处的环境类型，会产生很多影响。证据表明，许多环境因素和特征会影响不同年龄人群和社区环境下的身体活动水平，包括学校、工作场所、中转站点、公园、邻里和住宅设施。但是，大部分证据都聚焦城市环境，目前很少有与可能影响农村环境下的身体活动行为的环境特点相关的信息。

此外，由于环境和政策层面的措施通常都相互交叉，因此将这两项措施的系统综述放在一起考虑。在 2011—2016 年针对城市化、土地用途混合和各种不同人群身体活动影响因素的相关政策影响进行评估期间，发现的系统证据相对较少。在此期间只有 1 篇综述是聚焦于身体活动的推广政策[162]。该篇综述主要采用说明的形式，针对土地使用政策和学校身体活动政策,这也是所研究的政策领域中最有前景的[162]。在其他综述中也简要说明了一些其他政策相关的研究,包括《社区指南》中所描述的一项采用时间系列分析的研究[161],该研究表明城市化限制政策对身体活动水平产生积极的影响[183]。《社区指南》还综述了 5 项横向研究,它们采用城市化指标来确定城市化和身体活动行为之间的关系。5 项研究中有 4 项(80%)表明,在各种身体活动范畴[交通、休闲时间(娱乐性)、总体身体活动和步行]内,城市化程度越低,身体活动比率越高。而另一方面,AHA 科学声明[107]中发现很少关于上述法规促进身体活动作用的评估证据。总体来说,这些综述表明,虽然目前基于政策干预文献的证据不足以给予证据等级,但是其可能会产生深远的影响,这种影响可能是单独产生的,也可能是和环境等干预措施一起产生的,有待进一步的系统研究。

问题 2.　哪些干预措施能有效减少静态行为?

正如第 F 部分第 2 章“静态行为”所述,目前有充分的证据表明静态行为会导致一系列的健康问题。鉴于日常过多的静态行为会对公众健康产生不良影响,越来越多的证据表明,目前需要制定并评估相关的干预措施以减少年轻人和成人的长期静坐行为和相关静态行为。静态行为干预措施指致力于减少静态行为的措施,这些静态行为包括自报或环境相关的静态行为(例如看电视)、以加速计或移动为基础的静态行为姿势为基础的静态行为(例如低于 1.5METs 的躺卧或静态行为)。这些行为在现代社会是普遍存在并且具有习惯性,同时社交进一步强化了这种行为。此外,许多静态行为相关的环境、社会和个人层面的确定因素似乎和身体活动的相关因素不同。由于存在对静态行为产生影响的一些特有因素,需要制定并测试一些干预策略和措施来降低静态时间——许多措施可以和提高身体活动水平的直接措施区分开。

2011—2016 年的证据综述中,发现 3 种主要类型的有关减少静态行为的干预措施的证据。这些类型的证据包括未成人干预措施(即锁定年龄介于 3~18 周岁的人群,主要目标是减少看电视和其他类似行为)、成人干预措施(即锁定成年人群,主要目标是减少静态行为,比如看电视或交通相关的静态时间)以及工作场所干预措施(即锁定工作地点的静态行为的干预措施)。

这些类别并不是预选设定的,也没有专门作为搜索词汇,而是在 2011—2016 年的证据搜索中出现。这种简略的方式肯定会限制该问题证据的规模和类别。需要注意的是,鉴于静态行为干预措施属于相对较新的领域,整体的证据规模相比于身体活动刺激措施来说要小。但是,这种新的证据类别会支持更加严谨的措施(即 RCTs 的 Meta 分析)。

青少年干预

证据来源: Meta 分析和系统综述

结论陈述

中等强度的证据表明,对未成年人的干预措施主要是通过减少看电视时间和校内的其他屏幕相关行为,不同研究的结果一致为效果不大。**PAGAC 等级:中等**

证据回顾

包括 4 篇 Meta 分析[184-187]和 5 篇系统综述[158,188-191]。Meta 分析共纳入了 13~34 项研究。系统综述涵盖 10~22 项研究。这些研究总体上时间跨度较大,包括自数据库建立到 2015 年。大部分的研究都聚焦在年龄介于 3~18 周岁的未成年人。虽然综述所纳入大部分的研究都是校内场所[158,184,186-188,190],但是有一些研究也涵盖了诊所、社区或家庭内[185-187,189,190]。总体上各研究的持续时间介于 3 周至 4 年,大部分至少为 6 个月。大部分研究都针对了电视和其他屏幕相关的行为上,有一些则关注总计的[158]和校内的静态时间上的量化改变[191]。干预措施的给予途径主要是教育工作者、父母或家人以及看护人员和研究人员来执行。

总体关系的证据

各项研究的干预目标都不同——一些干预措施完全聚焦静态行为,而其他措施则同时聚焦多种健康行为。总体来说,所综述的研究结果表明,这些措施的干预效果一致表明减少静态行为效果不大(例如 MD 为 –20.44 分钟 / 天;95%CI:–30.69 至 10.20)[185],并且多项行为干预并举(即同时采取静态行为合并身体行为干预和 / 或结合饮食干预)或仅限于改变静态行为单项干预,都没有提升上述效果的趋势。这些研究显示,社区或家庭为基础的干预效果略高于其他环境(例如学校)下的干预效果,加速计为基础的干预效果略高于和自行报告者[187]。校内干预措施主要通过调整校内、校外活动安排来减少儿童的屏幕观看时间,通常包括屏幕观看时间提示信息以及其他健康行为的提示信息(例如运动和饮食)。这些干预措施对减少静态行为的效果不一致,特别是对那些持续时间超过 6 个月的人来说(例如 MD 为每天减少 0.25 小时;95%CI:–0.37 至 –0.13)[184]。将加速计同自报的结果相比,总体上能够减少更多的静态行为。但是由于许多干预研究中总体缺乏健康效应的信息,因此尚无法证明上述有限但一致的静态行为减少效果是否足以产生或保持积极的健康效应。此外,虽然研究成果表明长期干预能够保持持续的效应,但是很少有研究评估和展示了干预措施终止后静态行为减少效应的可持续性。

特定因素的证据

综述中目前缺乏或较少发现对不同人种 / 民族、不良事件和成本效益进行评估的证据。

静态行为干预目标和措施的特征:干预措施一般采用学校咨询或定制性反馈的形式来减少屏幕观看时间。经常也会有父母参与进来,包括向家里发简讯或邀请父母参加座谈会。大部分学校类的项目都被纳入到既有的教学大纲内,并在长时间内执行。其他较少采用的策略包括在教室内安装坐立可调节桌。报告最常见的结果变量是自报每日屏幕时间(例如看电视、DVD 或视频;玩电子游戏、电脑游戏和小视屏游戏)。报告中其他较少见的结果有每天的走步数(步数计)和加速计类的能量消耗变化情况。

***有关此证据的更多详细信息,请访问** https://health.gov/paguidelines/second-edition/report/supplementary-material.aspx*

公众健康影响

鉴于媒体消费新平台的快速增长以及对青少年过长静态时间的日益关注,专注于减少屏幕时间的干预措施越来越有吸引力,并且可以大规模降低每天的静态行为总时间。这些效果不大的措施一致表明,可以通过提高干预措施的密度和 / 或强度来提高总体效应。虽然大部分研究都主要集中在学校内,有一小部分可信的研究提示,可以采用家庭内的干预措施来减少屏幕时间。同时还需要关注干预措施的时间长短(即 6 个月或更长),以及仅仅关注屏幕时间的干预措施和关注多种行为的干预措施之间的类似成效。这些结果提示了长时间执行上述干预措施的可行性,包括单独干预或与其他重要的健康行为干预同时执行(例如身体活动和饮食)。

成人干预

证据来源: Meta 分析和系统综述

结论陈述

有限的证据表明,针对成人静态行为总时间的干预措施都是有效的。**PAGAC 等级:有限**

证据回顾

包括 4 篇 Meta 分析 [154,192-194] 和 5 篇系统综述 [151]。Meta 分析包括 19~36 项研究。系统综述包括 30 项研究。这些研究总体上涵盖了较宽的时间范围,包括自数据库建立到 2015 年。这些研究的对象是 8~94 周岁的成人,关注于减少静态时间的一般性行为改变措施 [192,193] 或者技术型干预措施 [151,154,194]。大部分所综述的干预措施都是短期的(低于 3 个月)。

总体关系的证据

聚焦身体活动、饮食和 / 或静态行为的干预措施减少成人的静态行为时间的效果较小并且存在差异(例如在 1 篇对 20 项研究的综述中发现,有 6 项研究显示这些措施效果很大,而 MD 为 –24.18 分钟(95%CI:–40.66 至 7.70) [193]。完全聚焦静态行为的干预措施效果是最大的(例如 MD 为每天减少 41.76 分钟 / 天;95%CI:–78.92 至 –4.60)。但是,这些研究时间都较短(低于 3 个月),很少进行了随访,并且由于缺少盲法和大规模随机效应设计,因此科学质量较低 [193]。完全聚焦身体活动的干预措施对减少静态行为整体效果有限甚至没有效果(例如 19 项研究中只有 6 项证明有显著效果,MD 为每天减少 0.22 小时 / 天(95%CI:–0.35 至 –0.10) [192]。有关技术型措施对减少成人静态行为的证据(例如智能手机应用和文本信息)很少 [151,154,194]。

特定因素的证据

综述中目前缺乏或较少发现对不同人种 / 民族、不良事件和成本效益进行评估的证据。

静态行为干预目标和措施的特征:干预措施包括减少静态时间的教育类 / 行为类措施,可以单独进行,也可以和提高身体活动和 / 或改变饮食习惯的干预措施一起开展。静态行为减少措施包括使用能够提供减少静态行为的建议和教育信息的电视限制装置、智能手机应用和文本信息服务,以及诸如目标设定和行为规划方面的行为策略。通过一系列目标和自报方式来对静态行为进行评测。大部分研究都采用自报估计的静态行为总时间,并说明每天静态时间的减少程度,以分钟或小时来表示。一些研究还发现特定环境下静态时间的减少程度(即看电视、交通相关的静态行为)。很少研究采用加速计评估的能量消耗减少程度、静态休息次数和长期静态事件的数量。

***有关此证据的更多详细信息,请访问** https://health.gov/paguidelines/second-edition/report/supplementary-material.aspx*

公众健康影响

针对成人静态行为总时间的措施目前证据有限。其原因主要是由于报告了静态时间结果的干预活动中的目标行为较多或者干预措施存在较大变异。大量的证据表明,仅仅聚焦于促进身体活动的措施对于减少静态时间是无效的。聚焦多行为的措施的干预效果复杂并且也不一致,而最有前景的措施是完全聚焦静态行为的措施。

工作场所干预

证据来源:Meta 分析和系统综述

结论陈述

中等强度的证据表明,聚焦工作场所静态行为的干预措施——特别是针对工作期间需要坐着的员工——在短期减少静态行为方面能产生中高效果。**PAGAC 等级:中等**

证据回顾

包括 2 篇 Meta 分析[195,196] 和 2 篇系统综述[197,198]。Meta 分析包括 8[196]~21 项[195] 研究。系统综述包括 15[198]~40 项[197] 研究。所综述的研究来自数据库建立至 2015 年。研究对象的年龄大多是 18~64 周岁,主要为工作期间以坐位为主的办公室员工。所综述的干预措施包括教育或行为和环境措施(例如在公共地点放置激励性或教育性的标志,将打印机和 / 或垃圾桶放置在较远的中间地带),改变工作场所的布置(例如坐立式工作站、跑步机和便携式踏板机)、鼓励使用楼梯和工作场所的政策调整(例如步行会议)。大部分干预措施持续时间为 3~6 个月。

总体关系的证据

主要提供教育或激励性支持的干预措施对静态行为的干预效果较小而不一致(例如 MD 为 –15.52 分钟 /8 小时工作日($95\%CI$:–22.88 至 –8.16)[195]。聚焦工作场所布置调整的干预措施(即主要是增加坐立式工作站,还有一些是增加跑步机和便携式踏板机)能够产生中等到较大的效果,并且结果一致(例如 MD 为 –72.78 分钟 /8 小时工作日;$95\%CI$:–104.92 至 –40.64)。此外,如果合并进行教育和行为类支持措施,则这些工作场所的干预效果会更好(例如 MD 为 –88.80 分钟 /8 小时工作日;$95\%CI$:–132.69 至 –44.61)[195]。许多这些研究都采用较不严谨的非随机性设计、随访时间短(3~6 个月)和样本量较小[196]。同坐立式工作站相比,行走式工作站和踏车测力计在减少工作场所静态时间方面,效果更为有限[196]。

特定因素的证据

综述中目前缺乏或较少发现对不同人种 / 民族、不良事件和成本效益进行评估的证据。

静态行为干预目标和措施的特征：有多种干预措施，其中最有名的是在雇员的主要工作位置增加坐立式工作站。其他策略，包括单独或组合策略，为教育性或行为类措施、电脑提示信息、与静态时间相关的提示说明、电子提示信息、步行措施和工作场所环境或政策调整信息。静态行为的主要测量是工作时间内采用装置评测的静态时间，通常以每 8 小时为单位表达的静态时间，以便比较不同工作制。比较少的研究涉及自行报告的静态行为总时间和静坐时间，其中一些研究采用以文本信息为基础的经验取样方法。

有关证据的更多详细信息，请访问 https://health.gov/paguidelines/second-edition/report/supplementary-material.aspx

公众健康影响

考虑到职业成人（特别是坐着工作的人）每天坐着工作的时间很长，强烈建议在工作场所采取措施减少其静态时间。这些工作地点干预措施还能够对身体活动干预措施形成补充，并且在身体活动总体上不可行的情况下可以起到补充的作用。有证据表明一些静态行为干预措施在短期内能够产生中等到较好的效果。确切来说，似乎环境支持措施（例如坐立式工作站）对于大幅度减少工作场所静态时间是必要的，特别是对于办公室职员和工作类型相似的人。单独采用教育性和行为类支持措施，对工作场所静态行为无法产生较大的影响。但是，如果将环境类、教育类或行为类以及政策类措施综合应用的话，能够最大程度减少工作场所持续过久的静态时间。报告的证据质量（即短期干预措施和非随机设计）限制了证据的等级提升。但是，需要注意的是，最近开展的为期 3 个月[199] 和 12 个月[200] 的两项大规模整群 RCTs 虽然无法纳入到该证据综述中，其效果和此次综述的研究是类似的。

未来研究的方向

本章中的证据综述重点针对不同干预领域的研究需求。但是，需要注意的是，考虑到证据综述的范围限制，许多其他干预措施在本次证据综述中并没有被纳入其中，因此毫无疑问需要进一步研究。

针对信息与通讯技术领域相关科学干预措施制定的独有特点，本章节所涵盖的所有领域适用的研究仅介绍于此，之后则是针对快速发展的信息与通信技术类干预措施的其他一系列研究需求。

本章所有话题均涉及到的研究需求

1. 在随机对照试验和其他研究类型中扩大研究对象的范围，纳入各种人群，包括更多的年龄层、男性和女性、多人种 / 民族人群以及弱势和少数群体（例如低收入居民和病人）。

依据：为了制定能够对公共健康产生影响的干预措施，需要确保各种年龄、性别、人种 / 民族、文化、地理和收入的人群都被纳入到能够最有效推动该领域发展的实验性研究设计中。从这些不同人群所收集到的信息将说明如何根据各种人群的需求通过形式和重复性设计方法来制定干预措施,同时可以通过确保有效锁定特定人群和专门针对个人的喜好和要求进行开发,来帮助强化干预效果。

2. 在更长的期限内对身体活动和静态行为干预措施进行测试(即超过 12 个月)以更好地了解如何保持其积极的效果。

依据:由于定期进行身体活动并减少静态时间的许多积极健康效果可以长期累积,并且要求被干预者长期定期参与,因此如何保持定期身体活动并减少静态时间的方法就非常关键。但是正如本章所述的,很少有持续几年时间的干预措施系统测试项目,并且针对如何长期维持不同人群的身体活动水平,仍然没有足够的知识。

3. 对实验性和准实验性身体活动干预中的干预剂量 - 反应关系和不良事件进行报告,以帮助评估、转化和推广干预措施。

依据:该领域的实验性调查得益于干预剂量 - 反应关系相关信息的稳定导入[例如从所采用的沟通渠道类型(如面对面沟通或媒介沟通)以及接触的次数、时间长度或时间安排来看,对身体活动总量的影响?]。此外,与干预措施相关不良事件的信息对于确定干预措施不同目标人群的安全性和适当性来说很重要,但是很少以系统的方式报告。

4. 制定有效的方式收集所测试的所有干预措施的成本数据,以便对身体活动干预措施的成本收益和成本效率进行对比。对于进一步制定的干预措施,采用比较性效率设计的方法以更高效地推进研究工作和干预措施的转化,并推动身体活动和减少静态行为。

依据:在成本意识日益高涨的健康环境中,公众和决策者需要更好地了解不同干预措施的成本及其效率以便能够在选择干预措施时做出更加明智的决策。对于证据等级为中等或强的干预措施来说,与继续使用较弱的控制或对比措施的设计(例如很少或没有干预措施,候补名单控制)相比,采用比较效率实验设计(其中对证明有效的干预措施进行一对一设计)能够更快地推动知识的发展。此外,保证对成本效率高的干预措施交付源(例如平级领导的干预措施)和交付渠道(例如自动行为咨询系统,虚拟顾问)进行进一步的系统评估,这些交付源和渠道可以是员工更多的干预措施的补充或替代。

5. 在该领域制定标准以便选择最合适的对照,在评估其效率和有效性时,能够通过它对新的身体活动干预措施进行对比。

依据:与其他健康行为措施类似,为了推动身体活动激励措施沿着科学的道路发展,从发现有潜力的干预措施一直到推广有效的干预措施,都需要调查人员采用最相关的参照标准来回答感兴趣的特定问题。但是,在哪种参照标准最适合用来回答本章节所述的不同影响程度的各种问题上,目前基本上没有共识。在现有证据和与此相关的最关键问题的基础上,建立针对最合适的参照类型及其设计参数的普遍共识,从总体上讲对该领域有益。

6. 对于获得强或中等强度证据等级的干预措施主题来说,制定并系统测试相关的方法,以便能够在现实中有效地执行上述促进身体活动和减少静态行为的措施。

依据:虽然现有证据综述发现许多身体活动推广措施和策略能够有效提升身体活动行为,但是这些措施中很少能够系统地推广到美国人当中。鉴于有很大一部分人能够从规律的身体活动水平的提高中获益,迫切需要制定并系统测试可能有效的一些执行措施和策略。

7. 制定并系统测试综合性干预措施,这些措施涉及到各种层次的影响,能够提高干预措施的影响和行为变化的持续性。

依据:很显然,健康行为,例如身体活动和静态行为,都受到一系列个人、社会文化、社区和环境因素的影响,但是许多经过测试的干预措施中的要素都主要是聚焦一个层面的影响(例如个人因素、结构性因素、建成环境因素)。通过聚焦本地环境和社会背景下的人,有可能会提升干预措施的有效性和可靠性(即人和环境的互动)。上述多层次干预措施的案例包括个人层面的行为技能发展策略和社区层面的建成环境干预措施相互结合,以提高可步行性。

8. 如果健康行为可能引起有害的后果,则采用实验性方法、策略在关键的生命周期过程促进规律的身体活动和减少静态行为的策略进行测试。

依据:普通生活状态的改变以及在此期间伴随发生的角色预期和社会环境背景的变化会对身体活动水平和其他健康行为造成不良影响。上述变迁包括从学校到工作;婚姻状况和家庭角色与结构的变化;身体的变化会发生在青春期和绝经期,或者在慢性病开始的时候。在上述常见的变迁过程中和变迁之后,采用系统实验和策略促进日常身体活动和减少静态行为,会产生人群水平的显著影响。

9. 开展实验性研究,系统测试如何最佳地结合身体活动干预措施和其他健康行为干预措施,例如静态行为、睡眠质量或饮食干预措施,以在上述多行为干预措施的背景下,推动身体活动的理想发展。

依据:考虑到同时采用身体活动和静态行为干预或者身体活动和饮食控制干预所能够产生的健康相关协同效应,加强系统研究,如何在不同人群中最佳地结合这些重要的健康行为。目前,不管干预措施的形式如何,很少有人了解如何以最佳方式结合身体活动和静态行为措施或饮食控制干预措施以确保行为变化的可持续性。但是,该领域进行的极少数随机对照实验的结果也比较有趣 [10]。例如一些证据表明,对于一些人群来说,同时采用饮食干预措施和身体活动干预措施可能会降低身体活动干预措施的效果 [11]。对身体活动和静态行为之间可能存在的行为互补性影响的进一步系统评估发现,一天中某时段身体活动的增加并不会导致在其他时段静态行为的增加。

10. 提高系统综述和 Meta 分析的科学效应,从而为未来在促进身体活动和减少静态行为措施的研究方向方面提供相关的参考资料。

依据:虽然在几乎所有的促进身体活动激励和减少静态行为措施等领域已经有许多系统综述,但是其中许多综述是缺乏特定类型的量化信息。这些信息在未来的研究领域内有助于获得精确的综合资料。上述信息包括:

- 针对综述中所包含的文章,尽可能包括效应值或其他统计数据的量化预测资料,而不仅仅只是 P 值;
- 明确说明所有控制或对照性研究的统计数据,如果作者并没有对上述对比进行报告的话,还包括相关的标记;
- 尽可能包括调查时间范围内,干预组和控制对照组在身体活动净提升量方面的差异(例如中等强度 - 高强度身体活动下每天平均增加的步数或每周的平均分钟数);
- 以主要人口学特征(例如性别、社会经济、人种 / 民族和年龄)为基础进行亚组人群分析,用于确定哪些干预措施适用的目标人群,以便能够对不同的人群产生效果;

- 报告干预措施所引起的不良事件和不利后果。

信息和通信技术层面的证据研究需求

1. 采用其他形式的实验设计和方式,以便更快地对信息和通信技术干预措施进行评估。

依据: 鉴于本章中所述的信息和通信技术干预措施的快速发展,传统的平行实验设计无法让研究人员跟踪该领域技术创新的步伐。需要进一步采用更加先进的实验设计,例如析因和多因素以及实时适应性干预措施。

2. 进一步研究相应的措施和方法,以便系统地利用身体活动数据和干预措施的大量商业化可及性。

依据: 规模达到几百万人的一个日益增长的人群目前正在使用商业技术来提升身体活动行为。上述数据库很可能加速我们对促进不同人群身体活动最有效方式的了解,但是该领域的研究相对较少。研究相应的方式来利用这些自然产生的数据库能够让我们突破传统,制定相应的措施来推动该领域的科学研究,并提升伴随而来的公众健康利益[201]。

参考文献

1. Centers for Disease Control and Prevention. *Physical Activity and Health:a Report of the Surgeon General*. Atlanta,GA:U.S. Department of Health and Human Services;1996. https://www.cdc.gov/nccdphp/sgr/index.htm. Accessed January 17,2018.

2. U.S. Department of Health and Human Services. *2008 Physical Activity Guidelines for Americans*. Washington, DC:U.S. Department of Health and Human Services;2008.

3. U.S. Department of Health and Human Services. Physical activity. Healthy People 2020 Objective Data Search website. https://www.healthypeople.gov/2020/topics-objectives/topic/physical-activity/objectives. Accessed January 5,2018.

4. Kann L,McManus T,Harris WA,et al. Youth risk behavior surveillance—United States,2015. *MMWR Surveill Summ*. 2016;65(SS-6):1-174. doi:10.15585/mmwr. ss6506a1.

5. Napolitano MA,Lewis B,Whiteley JA,Ives A,Marcus B. Theoretical foundations of physical activity behavior change. *ACSM's Resource Manual for Guidelines for Exercise Testing and Prescription(7th edition)*. New York, NY:Lippincott,Williams & Wilkins;2013,730-744.

6. Physical Activity Guidelines Advisory Committee. *Physical Activity Guidelines Advisory Committee Report, 2008*. Washington,DC:U.S. Department of Health and Human Services;2008.

7. Centers for Disease Control and Prevention(CDC). Increasing physical activity:a report on recommendations of the Task Force on Community Preventive Services. *MMWR Recomm Rep*. 2001;50(RR-18):1-16.

8. Baxter S,Blank L,Johnson M,et al. Interventions to promote or maintain physical activity during and after the transition to retirement:an evidence synthesis. *Public Health Research*. Southampton,UK:NIHR Journals Library;2016.

9. French DP, Olander EK, Chisholm A, Mc Sharry J. Which behaviour change techniques are most effective at increasing older adults' self-efficacy and physical activity behaviour? A systematic review. *Ann Behav Med*. 2014;48(2):225-234. doi:10.1007/s12160-014-9593-z.

10. Nigg CR, Long CR. A systematic review of single health behavior change interventions vs. multiple health behavior change interventions among older adults. *Transl Behav Med*. 2012;2(2):163-179. doi:10.1007/s13142-012-0130-y.

11. Campbell MK, Carr C, Devellis B, et al. A randomized trial of tailoring and motivational interviewing to promote fruit and vegetable consumption for cancer prevention and control. *Ann Behav Med*. 2009;38(2):71-85. doi:10.1007/s12160-009-9140-5.

12. Rejeski WJ, Mihalko SL, Ambrosius WT, Bearon LB, McClelland JW. Weight loss and self-regulatory eating efficacy in older adults:the cooperative lifestyle intervention program. *J Gerontol B Psychol Sci Soc Sci*. 2011;66(3):279-286. doi:10.1093/geronb/gbq104.

13. Lambert SD, Duncan LR, Kapellas S, et al. A descriptive systematic review of physical activity interventions for caregivers:effects on caregivers' and care recipients' psychosocial outcomes, physical activity levels, and physical health. *Ann Behav Med*. 2016;50(6):907-919.

14. Avery L, Flynn D, van Wersch A, Sniehotta FF, Trenell MI. Changing physical activity behavior in type 2 diabetes:a systematic review and meta-analysis of behavioral interventions. *Diabetes Care*. 2012;35(12):2681-2689. doi:10.2337/dc11-2452.

15. Lahham A, McDonald CF, Holland AE. Exercise training alone or with the addition of activity counseling improves physical activity levels in COPD:a systematic review and meta-analysis of randomized controlled trials. *Int J Chron Obstruct Pulmon Dis*. 2016;11:3121-3136. doi:10.2147/COPD. S121263.

16. Fedewa MV, Hathaway ED, Williams TD, Schmidt MD. Effect of exercise training on non-exercise physical activity:a systematic review and meta-analysis of randomized controlled trials. *Sports Med*. 2017;47(6):1171-1182. doi:10.1007/s40279-016-0649-z.

17. Janevic MR, McLaughlin SJ, Heapy AA, Thacker C, Piette JD. Racial and socioeconomic disparities in disabling chronic pain:findings from the health and retirement study. *J Pain*. 2017;18(12):1459-1467. doi:10.1016/j.jpain. 2017.07.005.

18. Gilinsky AS, Dale H, Robinson C, Hughes AR, McInnes R, Lavallee D. Efficacy of physical activity interventions in post-natal populations:systematic review, meta-analysis and content coding of behaviour change techniques. *Health Psychol Rev*. 2015;9(2):244-263. doi:10.1080/17437199.2014.899059.

19. Hartman MA, Hosper K, Stronks K. Targeting physical activity and nutrition interventions towards mothers with young children:a review on components that contribute to attendance and effectiveness. *Public Health Nutr*. 2011;14(8):1364-1381. doi:10.1017/S1368980010001941.

20. Jones EJ, Fraley HE, Mazzawi J. Appreciating recent motherhood and culture:a systematic review of multimodal postpartum lifestyle interventions to reduce diabetes risk in women with prior gestational diabetes. *Matern Child Health J*. 2016. doi:10.1007/s10995-016-2092-z.

21. Montgomery VH. Daily steps and postpartum mood in black women. *Journal of the National Society of Allied*

Health. 2010；7（8）：6.

22. Maturi MS，Afshary P，Abedi P. Effect of physical activity intervention based on a pedometer on physical activity level and anthropometric measures after childbirth：a randomized controlled trial. *BMC Pregnancy and Childbirth*. 2011；11：103. doi：10.1186/1471-2393-11-103.

23. Fjeldsoe BS，Miller YD，Marshall AL. MobileMums：a randomized controlled trial of an SMS-based physical activity intervention. *Ann Behav Med*. 2010；39（2）：101-111. doi：10.1007/s12160-010-9170-z.

24. Brown HE，Atkin AJ，Panter J，Wong G，Chinapaw MJ，van Sluijs EM. Family-based interventions to increase physical activity in children：a systematic review，meta-analysis and realist synthesis. *Obes Rev*. 2016；17（4）：345-360. doi：10.1111/obr.12362.

25. Cushing CC，Brannon EE，Suorsa KI，Wilson DK. Systematic review and meta-analysis of health promotion interventions for children and adolescents using an ecological framework. *J Pediatr Psychol*. 2014；39（8）：949-962. doi：10.1093/jpepsy/jsu042.

26. Physical Activity Guidelines for Americans Midcourse Report Subcommittee of the President's Council on Fitness，Sports & Nutrition. *Physical Activity Guidelines for Americans Midcourse Report：Strategies to Increase Physical Activity Among Youth*. Washington，DC：U.S. Department of Health and Human Services；2012.

27. Beech BM，Klesges RC，Kumanyika SK，et al. Child and parent-targeted interventions：the Memphis GEMS pilot study. *Ethn Dis*. 2003；13（1）（suppl 1）：S40-S53.

28. Barte JC，Wendel-Vos GC. A systematic review of financial incentives for physical activity：the effects on physical activity and related outcomes. *Behav Med*. 2015；43（2）：79-90. doi：10.1080/08964289.2015.1074880.

29. Mitchell MS，Goodman JM，Alter DA，et al. Financial incentives for exercise adherence in adults：systematic review and meta-analysis. *Am J Prev Med*. 2013；45（5）：658-667. doi：10.1016/j.amepre. 2013.06.017.

30. Charness G，Gneezy U. Incentives to exercise.*Econometrica*.2009；77（3）：909-931. doi：10.3982/ECTA7416.

31. Finkelstein EA，Brown DS，Brown DR，Buchner DM. A randomized study of financial incentives to increase physical activity among sedentary older adults. *Prev Med*. 2008；47（2）：182-187. doi：10.1016/j.ypmed. 2008.05.002.

32. Hardman CA，Horne PJ，Fergus Lowe C. Effects of rewards，peer-modelling and pedometer targets on children's physical activity：a school-based intervention study. *Psychol Health*. 2011；26（1）：3-21. doi：10.1080/08870440903318119.

33. Goldfield GS，Mallory R，Parker T，et al. Effects of open-loop feedback on physical activity and television viewing in overweight and obese children：a randomized，controlled trial.*Pediatrics*.2006；118（1）：e157-e166.

34. Goldfield GS，Mallory R，Prud'homme D，Adamo KB. Gender differences in response to a physical activity intervention in overweight and obese children. *J Phys Act Health*. 2008；5（4）：592-606.

35. Courneya KS，Estabrooks PA，Nigg CR. A simple reinforcement strategy for increasing attendance at a fitness facility. *Health Educ Behav*. 1997；24（6）：708-715.

36. Jeffery RW，Wing RR，Thorson C，Burton LR. Use of personal trainers and financial incentives to increase exercise in a behavioral weight-loss program. *J Consult Clin Psychol*. 1998；66（5）：777-783.

37. Ryan RM，Deci EL. Self-determination theory and the facilitation of intrinsic motivation，social development，

and well-being. *Am Psychol.* 2000;55(1);68-78.

38. Noland MP. The effects of self-monitoring and reinforcement on exercise adherence. *Res Q Exerc Sport.* 1989; 60(3);216-224. doi;10.1080/02701367.1989.10607443.

39. Gourlan M,Bernard P,Bortholon C,et al. Efficacy of theory-based interventions to promote physical activity. A meta-analysis of randomised controlled trials. *Health Psychol Rev.* 2014;(2). doi: 10.1080/17437199.2014.981777.

40. Bird EL,Baker G,Mutrie N,Ogilvie D,Sahlqvist S,Powell J. Behavior change techniques used to promote walking and cycling;a systematic review. *Health Psychol.* 2013;32(8);829-838. doi:10.1037/a0032078.

41. Bull ER,Dombrowski SU,McCleary N,Johnston M. Are interventions for low-income groups effective in changing healthy eating,physical activity and smoking behaviours? A systematic review and meta-analysis. *BMJ Open.* 2014;4(11)e006046. doi:10.1136/bmjopen-2014-006046.

42. Gourlan MJ,Trouilloud DO,Sarrazin PG. Interventions promoting physical activity among obese populations; a meta-analysis considering global effect,long-term maintenance,physical activity indicators and dose characteristics. *Obes Rev.* 2011;12(7):e633-e645. doi:10.1111/j.1467-789X.2011.00874. x.

43. George ES,Kolt GS,Duncan MJ,et al. A review of the effectiveness of physical activity interventions for adult males. *Sports Med.* 2012;42(4);281-300. doi:10.2165/11597220-000000000-00000.

44. Medvene L. Self-help groups,peer helping,and social comparison. In:Spacapan S,Oskamp S,eds. Helping and Being Helped:Naturalistic Studies. Newbury Park,CA:Sage Publications;1992:49-81.

45. Best KL,Miller WC,Eng JJ,Routhier F. Systematic review and meta-analysis of peer-led self-management programs for increasing physical activity. *Int J Behav Med.* 2016;23(5);527-538. doi:10.1007/s12529-016-9540-4.

46. Pennington M,Visram S,Donaldson C,et al. Cost-effectiveness of health-related lifestyle advice delivered by peer or lay advisors:synthesis of evidence from a systematic review. *Cost Eff Resour Alloc.* 2013;11(1);30. doi: 10.1186/1478-7547-11-30.

47. Laine J,Kuvaja-Kollner V,Pietila E,Koivuneva M,Valtonen H,Kankaanpaa E. Cost-effectiveness of population-level physical activity interventions;a systematic review. *Am J Health Promot.* 2014;29(2);71-80. doi:10.4278/ajhp.131210-LIT-622.

48. Brown DR,Soares J,Epping JM,et al. Stand-alone mass media campaigns to increase physical activity;a Community Guide updated review. *Am J Prev Med.* 2012;43(5);551-561. doi:10.1016/j.amepre. 2012.07.035.

49. Baker PR,Francis DP,Soares J,Weightman AL,Foster C. Community wide interventions for increasing physical activity. *Cochrane Database Syst Rev.* 2015;1:Cd008366. doi:10.1002/14651858. CD008366. pub2.

50. Jiang B,Wang W,Wu S. The effects of community intervention measures on prevention and control of hypertension. *Chinese Journal of Prevention and Control of Non-communicable Disease.* 2008;16(6);254-257.

51. Gao F,Liu QM,Ren YJ,He PP,LV J,Li LM. Assessment on the short-term impact regarding the community-based interventions to improve physical activities in three urban areas of Hangzhou city[in Chinese]. *Zhonghua Liu Xing Bing Xue Za Zhi*[*Chinese Journal of Epidemiology*]. 2013;34(6);582-585.

52. Lupton BS,Fønnebø V,Søgaard AJ. The Finnmark Intervention Study:is it possible to change CVD risk factors by community-based intervention in an Arctic village in crisis. *Scand J Public Health.* 2003;31(3);178-186.

53. Young DR, Haskell WL, Taylor CB, Fortmann SP. Effect of community health education on physical activity knowledge, attitudes, and behavior. The Stanford Five-City Project. *Am J Epidemiol*. 1996; 144 (3): 264-274.

54. Brown WJ, Mummery K, Eakin E, Schofield G. 10,000 Steps Rockhampton: evaluation of a whole community approach to improving population levels of physical activity. *J Phys Act Health*. 2006; 3 (1): 1-14. doi: 10.1123/jpah.3.1.1.

55. Wendel-Vos GC, Dutman AE, Verschuren WM, et al. Lifestyle factors of a five-year community-intervention program: the Hartslag Limburg intervention. *Am J Prev Med*. 2009; 37 (1) 50-56. doi: 10.1016/j.amepre.2009.03.015.

56. De Cocker KA, De Bourdeaudhuij IM, Brown WJ, Cardon GM. Effects of "10,000 steps Ghent": a whole-community intervention. *Am J Prev Med*. 2007; 33 (6): 455-463.

57. Luepker RV, Murray DM, Jacobs DR, et al. Community education for cardiovascular disease prevention: risk factor changes in the Minnesota Heart Health Program. *Am J Public Health*. 1994; 84 (9): 1383-1393.

58. Simon C, Schweitzer B, Oujaa M, et al. Successful overweight prevention in adolescents by increasing physical activity: a 4-year randomized controlled intervention [erratum appears in Int J Obes (Lond). 2008; 32 (10): 1606]. *Int J Obest (Lond)*. 2008; 32 (10): 1489-1498. doi: 10.1038/ijo.2008.99.

59. Huhman ME, Potter LD, Duke JC, Judkins DR, Heitzler CD, Wong FL. Evaluation of a national physical activity intervention for children: VERBTM Campaign, 2002-2004. *Am J Prev Med*. 2007; 32 (1): 38-43. doi: 10.1016/j.amepre. 2006.08.030.

60. Mehtala MA, Saakslahti AK, Inkinen ME, Poskiparta ME. A socio-ecological approach to physical activity interventions in childcare: a systematic review. *Int J Behav Nutr Phys Act*. 2014; 11 (1): 22. doi: 10.1186/1479-5868-11-22.

61. Finch M, Jones J, Yoong S, Wiggers J, Wolfenden L. Effectiveness of centre-based childcare interventions in increasing child physical activity: a systematic review and meta-analysis for policymakers and practitioners. *Obes Rev*. 2016; 17 (5): 412-428. doi: 10.1111/obr.12392.

62. Laughlin L, U.S. Census Bureau. Who's minding the kids? Child care arrangements: spring 2011. Household Economic Studies; 2013. https://www.census.gov/prod/2013pubs/p70-135.pdf. Accessed January 5, 2018.

63. Ebaugh HR, Pipes PF, Chafetz JS, Daniels M. Where's the religion? Distinguishing faith-based from secular social service agencies. *J Sci Study Relig*. 2003; 42 (3): 411-426. doi: 10.1111/1468-5906.00191.

64. Parra MT, Porfírio GJM, Arredondo EM. Physical activity interventions in faith-based organizations: a systematic review. *Am J Health Promot*. 2017. doi: 10.1177/0890117116688107.

65. Lancaster KJ, Carter-Edwards L, Grilo S, Shen C, Schoenthaler AM. Obesity interventions in African American faith-based organizations: a systematic review. *Obes Rev*. 2014; 15 (suppl 4): 159-176. doi: 10.1111/obr.12207.

66. Newlin K, Dyess SM, Allard E, Chase S, Melkus GD. A methodological review of faith-based health promotion literature: advancing the science to expand delivery of diabetes education to Black Americans. *J Relig Health*. 2012; 51 (4): 1075-1097. doi: 10.1007/s10943-011-9481-9.

67. Bopp M, Peterson JA, Webb BL. A comprehensive review of faith-based physical activity interventions. *Am J Lifestyle Med*. 2012; 6 (6): 460-478. doi: 10.1177/1559827612439285.

68. Pew Research Center. U.S. public becoming less religious. November 3, 2015. http://www.pewforum. org/2015/11/03/u-s-public-becoming-less-religious. Accessed January 5, 2018.

69. Pew Research Center. Attendance at religious services. 2017. http://www.pewforum.org/religious-landscape-study/attendance-at-religious-services. Accessed January 5, 2018.

70. Richards EA, Cai Y. Physical activity outcomes of nurse-delivered lifestyle interventions. *Home Healthc Now*. 2016; 34(2): 93-101. doi: 10.1097/NHH.0000000000000334.

71. Richards EA, Cai Y. Integrative review of nurse-delivered community-based physical activity promotion. *Appl Nurs Res*. 2016; 31: 132-138. doi: 10.1016/j.apnr. 2016.02.004.

72. Holland SK, Greenberg J, Tidwell L, Malone J, Mullan J, Newcomer R. Community-based health coaching, exercise, and health service utilization. *J Aging Health*. 2005; 17(6): 697-716. doi: 10.1177/0898264305277959.

73. Lee LL, Arthur A, Avis M. Evaluating a community-based walking intervention for hypertensive older people in Taiwan: a randomized controlled trial. *Prev Med*. 2007; 44(2): 160-166. doi: 10.1016/j.ypmed. 2006.09.001.

74. Leveille SG, Wagner EH, Davis C, et al. Preventing disability and managing chronic illness in frail older adults: a randomized trial of a community-based partnership with primary care. *J Am Geriatr Soc*. 1998; 46(10): 191-198.

75. Babazono A, Kame C, Ishihara R, Yamamoto E, Hillman AL. Patient-motivated prevention of lifestyle-related disease in Japan: a randomized, controlled clinical trial. *Disease Management & Health Outcomes*. 2007; 15(2): 119-126. doi: 10.2165/00115677-200715020-00007.

76. Chen MY. The effectiveness of health promotion counseling to family caregivers. *Public Health Nurs*. 1999; 16(2): 125-132.

77. Kerse N, Hayman KJ, Moyes SA, et al. Home-based activity program for older people with depressive symptoms: DeLLITE—a randomized controlled trial. *Ann Fam Med*. 2010; 8(3): 214-223. doi: 10.1370/afm.1093.

78. Baldwin SA. A neighborhood-centered clinical project: improving diabetes and cardiovascular outcomes in Hispanic women. *J Nurs Educ*. 2015; 54(3): 159-163. doi: 10.3928/01484834-20150218-16.

79. Banks-Wallace J, Conn V. Changes in steps per day over the course of a pilot walking intervention. *ABNF J*. 2005; 16(2): 28-32.

80. Speck BJ, Hines-Martin V, Stetson BA, Looney SW. An environmental intervention aimed at increasing physical activity levels in low-income women. *J Cardiovasc Nurs*. 2007; 22(4): 263-271. doi: 10.1097/01.JCN. 0000278957.98124.8a.

81. Warms CA, Belza BL, Whitney JD, Mitchell PH, Stiens SA. Lifestyle physical activity for individuals with spinal cord injury: a pilot study. *Am J Health Promot*. 2004; 18(4): 288-291.

82. Kelley SJ, Whitley DM, Campos PE. African American caregiving grandmothers: results of an intervention to improve health indicators and health promotion behaviors. *J Fam Nurs*. 2013; 19(1): 53-73. doi: 10.1177/1074840712462135.

83. Peterson JA, Yates BC, Atwood JR, Hertzog M. Effects of a physical activity intervention for women. *West J Nurs Res*. 2005; 27(1): 93-110.

84. Chiang CY, Sun FK. The effects of a walking program on older Chinese American immigrants with hypertension: a pretest and posttest quasi-experimental design. *Public Health Nurs*. 2009; 26(3): 240-248. doi: 10.1111/

j.1525-1446.2009.00776. x.

85. Harris MF, Chan BC, Laws RA, et al. The impact of a brief lifestyle intervention delivered by generalist community nurses (CN SNAP trial). *BMC Public Health*. 2013;13:375. doi:10.1186/1471-2458-13-375.

86. Orrow G, Kinmonth AL, Sanderson S, Sutton S. Republished research:effectiveness of physical activity promotion based in primary care:systematic review and meta-analysis of randomised controlled trials. *Br J Sports Med*. 2013;47(1):27. doi:10.1136/bjsports-2012-e1389rep.

87. Arsenijevic J, Groot W. Physical activity on prescription schemes (PARS):do programme characteristics influence effectiveness? results of a systematic review and meta-analyses. *BMJ Open*. 2017;7(2):1-14. e012156. doi:10.1136/bmjopen-2016-012156.

88. Denison E, Vist GE, Underland V, Berg RC. Interventions aimed at increasing the level of physical activity by including organised follow-up:a systematic review of effect. *BMC Fam Prac*. 2014;15(1):2-24. doi:10.1186/1471-2296-15-120.

89. Melvin CL, Jefferson MS, Rice LJ, et al. A systematic review of lifestyle counseling for diverse patients in primary care. *Prev Med*. 2017;100:67-75. doi:10.1016/j.ypmed. 2017.03.020.

90. Morton K, Beauchamp M, Prothero A, et al. The effectiveness of motivational interviewing for health behaviour change in primary care settings:a systematic review. *Health Psychol Rev*. 2015;9(2):205-223. doi:10.1080/17437199.2014.882006.

91. Neidrick TJ, Fick DM, Loeb SJ. Physical activity promotion in primary care targeting the older adult. *J Am Acad Nurse Pract*. 2012;24(7):405-416. doi:10.1111/j.1745-7599.2012.00703. x.

92. Ramoa Castro A, Oliveira NL, Ribeiro F, Oliveira J. Impact of educational interventions on primary prevention of cardiovascular disease:a systematic review with a focus on physical activity. *Eur J Gen Pract*. 2017;23(1): 59-68. doi:10.1080/13814788.2017.1284791.

93. Attwood S, van Sluijs E, Sutton S. Exploring equity in primary-care-based physical activity interventions using PROGRESS-Plus:a systematic review and evidence synthesis. *Int J Behav Nutr Phys Act*. 2016;13:60. doi: 10.1186/s12966-016-0384-8.

94. Bully P, Sanchez A, Zabaleta-del-Olmo E, Pombo H, Grandes G. Evidence from interventions based on theoretical models for lifestyle modification (physical activity, diet, alcohol and tobacco use) in primary care settings:a systematic review. *Prev Med*. 2015;76(suppl):S76-S93. doi:10.1016/j.ypmed. 2014.12.020.

95. Gagliardi AR, Abdallah F, Faulkner G, Ciliska D, Hicks A. Factors contributing to the effectiveness of physical activity counselling in primary care:a realist systematic review. *Patient Educ Couns*. 2015;98(4):412-419. doi:10.1016/j.pec. 2014.11.020.

96. Pavey TG, Anokye N, Taylor AH, et al. The clinical effectiveness and cost-effectiveness of exercise referral schemes:a systematic review and economic evaluation. *Health Technol Asses*. 2011;15(44):1-254. doi: 10.3310/hta15440.

97. Sanchez A, Bully P, Martinez C, Grandes G. Effectiveness of physical activity promotion interventions in primary care:A review of reviews. *Prev Med*. 2015;76(suppl):S56-S67.

98. Lamming L, Pears S, Mason D; VBI Programme Team. What do we know about brief interventions for physical

activity that could be delivered in primary care consultations? A systematic review of reviews. *Prev Med*. 2017；99：152-163. doi：10.1016/j.ypmed. 2017.02.017.

99. Hogg WE，Zhao X，Angus D，et al. The cost of integrating a physical activity counselor in the primary health care team. *J Am Board Fam Med*. 2012；25（2）：250-252. doi：10.3122/jabfm.2012.02.110154.

100. Demetriou Y，Honer O. Physical activity interventions in the school setting：a systematic review. *Psychol Sport Exerc*. 2012；13（2）：186-196. doi：10.1016/j.psychsport. 2011.11.006.

101. Escalante Y，Garcia-Hermoso A，Backx K，Saavedra JM. Playground designs to increase physical activity levels during school recess：a systematic review. *Health Educ. Behav*. 2014；41（2）：138-144. doi：10.1177/1090198113490725.

102. Ickes MJ，Erwin H，Beighle A. Systematic review of recess interventions to increase physical activity. *J Phys Act Healt*. 2013；10（6）：910-926.

103. Parrish AM，Okely AD，Stanley RM，Ridgers ND. The effect of school recess interventions on physical activity：a systematic review. *Sports Medicine*. 2013；43（4）：287-299.

104. Saraf DS，Nongkynrih B，Pandav CS，et al. A systematic review of school-based interventions to prevent risk factors associated with noncommunicable diseases. *Asia Pac J Public Health*. 2012；24（5）：733-752. doi：10.1177/1010539512445053.

105. Lonsdale C，Rosenkranz RR，Peralta LR，Bennie A，Fahey P，Lubans DR. A systematic review and meta-analysis of interventions designed to increase moderate-to -vigorous physical activity in school physical education lessons. *Prev Med*. 2013；56（2）：152-161. doi：10.1016/j.ypmed. 2012.12.004.

106. Mears R，Jago R. Effectiveness of after-school interventions at increasing moderate-to-vigorous physical activity levels in 5-to 18-year olds：a systematic review and meta-analysis. *Br J Sports Med*. 2016；pii：bjsports-2015-094976. doi：10.1136/bjsports-2015-094976.

107. Mozaffarian D，Afshin A，Benowitz NL，et al. American Heart Association Council on Epidemiology and Prevention，Council on Nutrition，Physical Activity and Metabolism，Council on Clinical Cardiology，Council on Cardiovascular Disease in the Young，Council on the Kidney in Cardiovasc. Population approaches to improve diet，physical activity，and smoking habits：a scientific statement from the American Heart Association. *Circulation*.2012；126（12）：1514-1563. doi：10.1161/CIR.0b013e318260a20b.

108. Perry CL，Stone EJ，Parcel GS，et al. School-based cardiovascular health promotion：the Child and Adolescent Trial for Cardiovascular Health（CATCH）. *J Sch Health*. 1990；60（8）：406-413. doi：10.1111/j.1746-1561.1990. tb05960.x.

109. Luepker RV，Perry CL，McKinlay SM，et al. Outcomes of a field trial to improve children's dietary patterns and physical activity. The Child and Adolescent Trial for Cardiovascular Health. CATCH collaborative group. *JAMA*.1996；275（10）：768-776.

110. Sallis JF，McKenzie TL，Alcaraz JE，Kolody B，Faucette N，Hovell MF. The effects of a 2-year physical education program（SPARK）on physical activity and fitness in elementary school students. Sports，Play and Active Recreation for Kids. *Am J Public Health*. 1997；87（8）：1328-1334.

111. Lubans DR，Sylva K. Controlled evaluation of a physical activity intervention for senior school students：effects

of the lifetime activity program. *J Sport Exerc Psychol.* 2006;28（3）;252-268. doi:10.1123/jsep.28.3.252.

112. Cardon G, Labarque V, Smits D, De Bourdeaudhuij I. Promoting physical activity at the pre-school playground: the effects of providing markings and play equipment. *Prev Med.* 2009;48（4）;335-340. doi:10.1016/j.ypmed. 2009.02.013.

113. Stratton G, Mullan E. The effect of multicolor playground markings on children's physical activity level during recess. *Prev Med.* 2005;41（5-6）;828-833.

114. Ridgers ND, Fairclough SJ, Stratton G. Twelve-month effects of a playground intervention on children's morning and lunchtime recess physical activity levels. *J Phys Act Health.* 2010;7（2）;167-175.

115. Ridgers ND, Stratton G, Fairclough SJ, Twisk JW. Children's physical activity levels during school recess: a quasi-experimental intervention study. *Int J Behav Nutr Phys Act.* 2007;4:19. doi:10.1186/1479-5868-4-19.

116. Verstraete SJ, Cardon GM, De Clercq DL, De Bourdeaudhuij IM. Increasing children's physical activity levels during recess periods in elementary schools: the effects of providing game equipment. *Eur J Public Health.* 2006;16（4）;415-419.

117. Huberty JL, Beets MW, Beighle A, Welk G. Environmental modifications to increase physical activity during recess: preliminary findings from ready for recess. *J Phys Act Health.* 2011;8（suppl 2）;S249-S256.

118. Loucaides CA, Jago R, Charalambous I. Promoting physical activity during school break times: piloting a simple, low cost intervention. *Prev Med.* 2009;48（4）;332-334. doi:10.1016/j.ypmed. 2009.02.005.

119. Stellino MB, Sinclair CD, Partridge JA, King KM. Differences in children's recess physical activity: recess activity of the week intervention. *J Sch Health.* 2010;80（9）;436-444. doi:10.1111/j.1746-1561.2010.00525. x.

120. Donnelly JE, Hillman CH, Castelli D, et al. Physical activity, fitness, cognitive function, and academic achievement in children: a systematic review. *Med Sci Sports Exerc.* 2016;48（6）;1197-1222. doi:10.1249/ MSS.0000000000000901.

121. SHAPE America（Society of Health and Physical Educators）.2016 shape of the nation: status of physical education in the U.S. A.2016. http://www.shapeamerica.org/advocacy/son/2016/upload/Shape-of-the-Nation-2016_web.pdf. Accessed January 9, 2018.

122. National Center for Education Statistics. State Education Reforms. Table 5.1: Compulsory school attendance laws, minimum and maximum age limits for required free education, by state: 2015. https://nces.ed.gov/ programs/statereform/tab5_1. asp. Accessed January 9, 2018.

123. SHAPE America（Society of Health and Physical Educators）. Guide for recess policy. https://www. shapeamerica.org//advocacy/upload/Guide-for-Recess-Policy.pdf. Accessed January 9, 2018.

124. Adams C. Recess makes kids smarter. Scholastic Inc. website. https://www.scholastic.com/teachers/articles/ teaching-content/recess-makes-kids-smarter.Accessed January 25, 2018.

125. Whitt-Glover M, Porter A, Yancey T. Do short physical activity breaks in classrooms work? A research brief. Princeton, NJ: Active Living Research, a National Program of the Robert Wood Johnson Foundation; 2013. https://activelivingresearch.org/do-short-physical-activity-breaks-classrooms-work. Accessed January 9, 2018.

126. Barr-Anderson DJ, AuYoung M, Whitt-Glover MC, Glenn BA, Yancey AK. Integration of short bouts of physical activity into organizational routine a systematic review of the literature. *Am J Prev Med.* 2011;40（1）;

76-93. doi：10.1016/j.amepre. 2010.09.033.

127. Malik SH，Blake H，Suggs LS. A systematic review of workplace health promotion interventions for increasing physical activity. *Br J Health Psychol*. 2014；19（1）：149-180. doi：10.1111/bjhp.12052.

128. Osilla KC，Van Busum K，Schnyer C，Larkin JW，Eibner C，Mattke S. Systematic review of the impact of worksite wellness programs. *Am J Manag Care*. 2012；18（2）：e68-e81.

129. To QG，Chen TT，Magnussen CG，To KG. Workplace physical activity interventions：a systematic review. *Am J Health Promot*. 2013；27（6）：e113-e123.

130. Wong JY，Gilson ND，van Uffelen JG，Brown WJ. The effects of workplace physical activity interventions in men：a systematic review. *Am J Mens Health*. 2012；6（4）：303-313. doi：10.1177/1557988312436575.

131. Torquati L，Pavey T，Kolbe-Alexander T，Leveritt M. Promoting diet and physical activity in nurses. *Am J Health Promot*. 2017；31（1）：19-27. doi：10.4278/ajhp.141107-LIT-562.

132. Plotnikoff R，Collins CE，Williams R，Germov J，Callister R. Effectiveness of interventions targeting health behaviors in university and college staff：a systematic review. *Am J Health Promot*. 2015；29（5）：e169-e187. doi：10.4278/ajhp.130619-LIT-313.

133. TechTarget. ICT（information and communications technology，or technologies）. http://searchcio.techtarget. com/definition/ICT-information-and-communications-technology-or-technologies. Accessed January 9，2018.

134. Funk M，Taylor EL. Pedometer-based walking interventions for free-living adults with type 2 diabetes：a systematic review. *Curr Diabetes Rev*. 2013；9（6）：462-471. Doi：10.2174/15733998113096660084.

135. Goode AP，Hall KS，Batch BC，et al. The impact of interventions that integrate accelerometers on physical activity and weight loss：a systematic review. *Ann Behav Med*. 2017；51（1）：79-93. Doi：10.1007/s12160-016-9829-1.

136. Mansi S，Milosavljevic S，Baxter GD，Tumilty S，Hendrick P. A systematic review of studies using pedometers as an intervention for musculoskeletal diseases. *BMC Musculoskelet Disord*. 2014；（2）：231. Doi：10.1186/1471-2474-15-231.

137. Ridgers ND，McNarry MA，Mackintosh KA. Feasibility and effectiveness of using wearable activity trackers in youth：a systematic review. *JMIR Mhealth Uhealth*. 2016；4（4）：e129.

138. de Vries HJ，Kooiman TJ，van Ittersum MW，van Brussel M，de Groot M. Do activity monitors increase physical activity in adults with overweight or obesity？ A systematic review and meta-analysis. *Obesity（Silver Spring）*. 2016；24（10）：2078-91. Doi：10.1002/oby.21619.

139. Qiu S，Cai X，Chen X，Yang B，Sun Z. Step counter use in type 2 diabetes：a meta-analysis of randomized controlled trials. *BMC Medicine*. 2014；12（1）：36. Doi：10.1186/1741-7015-12-36.

140. Qiu S，Cai X，Ju C，et al. Step counter use and sedentary time in adults：a meta-analysis. *Medicine（Baltimore）*. 2015；94（35）：e1412. Doi：10.1097/MD.0000000000001412.

141. Foster C，Richards J，Thorogood M，Hillsdon M. Remote and web 2.0 interventions for promoting physical activity. *Cochrane Database Syst Rev*. 2013；（9）. Doi：10.1002/14651858. CD010395. pub2.

142. Goode AD，Reeves MM，Eakin EG. Telephone-delivered interventions for physical activity and dietary behavior change：an updated systematic review. *Am J Prev Med*. 2012；42（1）：81-88. Doi：10.1016/j.amepre.

2011.08.025.

143. Bossen D, Veenhof C, Dekker J, de Bakker D. The effectiveness of self-guided web-based physical activity interventions among patients with a chronic disease: a systematic review. *J Phys Act Health*. 2014; 11 (3): 665-677. Doi: 10.1123/jpah.2012-0152.

144. Connelly J, Kirk A, Masthoff J, MacRury S. The use of technology to promote physical activity in Type 2 diabetes management: a systematic review. *Diabetic Med*. 2013; 30 (12): 1420-1432. Doi: 10.1111/dme.12289.

145. Davies CA, Spence JC, Vandelanotte C, Caperchione CM, Mummery WK. Meta-analysis of internet-delivered interventions to increase physical activity levels. *Int J Behav Nutr Phys Act*. 2012; 9: 52. Doi: 10.1186/1479-5868-9-52.

146. Short CE, James EL, Plotnikoff RC, Girgis A. Efficacy of tailored-print interventions to promote physical activity: a systematic review of randomised trials. *Int J Behav Nutr Phys Act*. 2011; 8: 113. Doi: 10.1186/1479-5868-8-113.

147. Buchholz SW, Wilbur J, Ingram D, Fogg L. Physical activity text messaging interventions in adults: a systematic review. *Worldviews Evid Based Nurs*. 2013; 10 (3): 163-173. Doi: 10.1111/wvn.12002.

148. Bort-Roig J, Gilson ND, Puig-Ribera A, Contreras RS, Trost SG. Measuring and influencing physical activity with smartphone technology: a systematic review. *Sports Med*. 2014; 44 (5): 671-686. Doi: 10.1007/s40279-014-0142-5.

149. Pfaeffli Dale L, Dobson R, Whittaker R, Maddison R. The effectiveness of mobile-health behaviour change interventions for cardiovascular disease self-management: A systematic review. *Eur J Prev Cardiol*. 2016; 23(8): 801-817. Doi: 10.1177/2047487315613462.

150. Blackman KC, Zoellner J, Berrey LM, et al. Assessing the internal and external validity of mobile health physical activity promotion interventions: a systematic literature review using the RE-AIM framework. *J Med Internet Res*. 2013; 15 (10): e224. Doi: 10.2196/jmir.2745.

151. Schoeppe S, Alley S, Van Lippevelde W, et al. Efficacy of interventions that use apps to improve diet, physical activity and sedentary behaviour: a systematic review. *Int J Behav Nutr Phys Act*. 2016; 13 (1): 127. doi: 10.1186/s12966-016-0454-y.

152. Brannon EE, Cushing CC. Is there an app for that? Translational science of pediatric behavior change for physical activity and dietary interventions: a systematic review. *J Pediatr Psychol*. 2015; 40 (4): 373-384. Doi: 10.1093/jpepsy/jsu108.

153. Fanning J, Mullen SP, McAuley E. Increasing physical activity with mobile devices: a meta-analysis. *J Med Internet Res*. 2012; 14 (6): e161. Doi: 10.2196/jmir.2171.

154. Head KJ, Noar SM, Iannarino NT, Grant Harrington N. Efficacy of text messaging-based interventions for health promotion: a meta-analysis. *Soc Sci Med*. 2013; 97: 41-48. Doi: 10.1016/j.socscimed. 2013.08.003.

155. Maher CA, Lewis LK, Ferrar K, Marshall S, De Bourdeaudhuij I, Vandelanotte C. Are health behavior change interventions that use online social networks effective? A systematic review. *J Med Internet Res*. 2014; 16 (2): e40.

156. Mita G, Ni Mhurchu C, Jull A. Effectiveness of social media in reducing risk factors for noncommunicable diseases: a systematic review and meta-analysis of randomized controlled trials. *Nutr Rev*. 2016; 74 (4): 237-

247. Doi：10.1093/nutrit/nuv106.

157. Williams G，Hamm MP，Shulhan J，Vandermeer B，Hartling L. Social media interventions for diet and exercise behaviours：a systematic review and meta-analysis of randomised controlled trials. *BMJ Open*. 2014；4（2）；e003926.

158. Norris E，Hamer M，Stamatakis E. Active video games in schools and effects on physical activity and health：a systematic review. *J Pediatr*. 2016；172：40-46. e5. doi：10.1016/j.jpeds. 2016.02.001.

159. Valenzuela T，Okubo Y，Woodbury A，Lord SR，Delbaere K. Adherence to technology-based exercise programs in older adults：a systematic review. *J Geriatr Phys Ther*. 2016.

160. Liang Y，Lau PW. Effects of active videogames on physical activity and related outcomes among healthy children：a systematic review. *Games Health J*. 2014；3（3）：122-144. Doi：10.1089/g4h.2013.0070.

161. The Community Guide. Physical activity：built environment approaches combining transportation system interventions with land use and environmental design.2016. https://www.thecommunityguide.org/findings/physical-activity-built-environment-approaches. Accessed January 9，2018.

162. Brennan LK，Brownson RC，Orleans T. Childhood obesity policy research and practice：evidence for policy and environmental strategies. *Am J Prev Med*. 2014；46（1）：e1-e16. doi：10.1016/j.amepre. 2013.08.022.

163. Swanson J，Ramirez AG，Gallion KJ. Using shared use agreements and street-scale improvements to support physical activity among Latino youths. Salud America！ The Robert Wood Johnson Foundation Research Network to Prevent Obesity Among Latino Children；2013. https://www.communitycommons.org/wp-content/uploads/2013/08/Active-Spaces-Research-Review.pdf. Accessed January 9，2018.

164. Giles-Corti B，Bull F，Knuiman M，et al. The influence of urban design on neighbourhood walking following residential relocation：longitudinal results from the RESIDE study. *Soc Sci Med*. 2013；77：20-30. doi：10.1016/j.socscimed. 2012.10.016.

165. Reynolds R，McKenzie S，Allender S，Brown K，Foulkes C. Systematic review of incidental physical activity community interventions. *Prev Med*. 2014；67：46-64. doi：10.1016/j.ypmed. 2014.06.023.

166. Jennings CA，Yun L，Loitz CC，Lee EY，Mummery WK. A systematic review of interventions to increase stair use. *Am J Prev Med*. 2017；52（1）：106-114. doi：10.1016/j.amepre. 2016.08.014.

167. Eves FF，Webb OJ，Mutrie N. A workplace intervention to promote stair climbing：greater effects in the overweight. *Obesity（Silver Spring）*. 2006；14（12）：2210-2216.

168. Nomura T，Yoshimoto Y，Akezaki Y，Sato A. Changing behavioral patterns to promote physical activity with motivational signs. *Environ Health Prev Med*. 2009；14（1）：20-25.

169. Russell WD，Dzewaltowski DA，Ryan GJ. The effectiveness of a point-of-decision prompt in deterring sedentary behavior. *Am J Health Promot*. 1999；13（5）：257-259；ii.

170. Fraser SD，Lock K. Cycling for transport and public health：a systematic review of the effect of the environment on cycling. *Eur J Public Health*. 2011；21（6）：738-43. doi：10.1093/eurpub/ckq145.

171. Stewart G，Anokye NK，Pokhrel S. What interventions increase commuter cycling？ A systematic review. *BMJ Open*. 2015；5（8）：e007945. doi：10.1136/bmjopen-2015-007945.

172. Cerin E，Nathan A，van Cauwenberg J，Barnett DW. The neighbourhood physical environment and active travel in older adults：a systematic review and meta-analysis. *Int J Behav Nutr Phys Act*. 2017；14：15. doi：10.1186/

s12966-017-0471-5.

173. Hoehner CM, Brennan Ramirez LK, Elliott MB, Handy SL, Brownson RC. Perceived and objective environmental measures and physical activity among urban adults. *Am J Prev Med*. 2005;28(2 suppl 2):105-116.

174. Panter JR, Jones AP, van Sluijs EM. Environmental determinants of active travel in youth:a review and framework for future research. *Int J Behav Nutr Phys Act*. 2008;5:34. doi:10.1186/1479-5868-5-34.

175. Davison KK, Werder JL, Lawson CT. Children's active commuting to school:current knowledge and future directions. *Prev Chronic Dis*. 2008;5(3):A100.

176. Duncan MJ, Spence JC, Mummery WK. Perceived environment and physical activity:a meta-analysis of selected environmental characteristics. *Int J Behav Nutr Phys Act*. 2005;2:11. doi:10.1186/1479-5868-2-11.

177. Bancroft C, Joshi S, Rundle A, et al. Association of proximity and density of parks and objectively measured physical activity in the United States:a systematic review. *Soc Sci Med*. 2015;138:22-30. doi:10.1016/j.socscimed. 2015.05.034.

178. Calogiuri G, Chroni S. The impact of the natural environment on the promotion of active living:an integrative systematic review. *BMC Public Health*. 2014;14:873. doi:10.1186/1471-2458-14-873.

179. Hunter RF, Christian H, Veitch J, Astell-Burt T, Hipp JA, Schipperijn J. The impact of interventions to promote physical activity in urban green space:a systematic review and recommendations for future research. *Soc Sci Med*. 2015;124:246-256. doi:10.1016/j.socscimed. 2014.11.051.

180. McKinnon RA, Siddiqi SM, Chaloupka FJ, Mancino L, Prasad K. Obesity-related policy/environmental interventions:a systematic review of economic analyses. *Am J Prev Med*. 2016;50(4):543-549. doi:10.1016/j.amepre. 2015.10.021.

181. Montes F, Sarmiento OL, Zarama R, et al. Do health benefits outweigh the costs of mass recreational programs? An economic analysis of four Ciclovía programs. *J Urban Health*. 2012;89(1):153-170. doi:10.1007/s11524-011-9628-8.

182. Wang G, Macera CA, Scudder-Soucie B, Schmid T, Pratt M, Buchner D. A cost-benefit analysis of physical activity using bike/pedestrian trails. *Health Promot Pract*. 2005;6(2):174-179.

183. Aytur SA, Rodriguez DA, Evenson KR, Catellier DJ. Urban containment policies and physical activity:a time-series analysis of metropolitan areas, 1990-2002. *Am J Prev Med*. 2008;34(4):320-332. doi:10.1016/j.amepre. 2008.01.018.

184. Friedrich RR, Polet JP, Schuch I, Wagner MB. Effect of intervention programs in schools to reduce screen time:a meta-analysis. *J Pediatr(Rio J)*. 2014;90(3):232-241. doi:10.1016/j.jped. 2014.01.003.

185. van Grieken A, Ezendam NP, Paulis WD, Wouden JC, Raat H. Primary prevention of overweight in children and adolescents:a meta-analysis of the effectiveness of interventions aiming to decrease sedentary behaviour. *Int J Behav Nutr Phys Act*. 2012;9(2):61. doi:10.1186/1479-5868-9-61.

186. Wahi G, Parkin PC, Beyene J, Uleryk EM, Birken CS. Effectiveness of interventions aimed at reducing screen time in children:a systematic review and meta-analysis of randomized controlled trials. *Arch Pediatr Adolesc Med*. 2011;165(11):979-986. doi:10.1001/archpediatrics.2011.122.

187. Biddle SJ, O'Connell S, Braithwaite RE. Sedentary behaviour interventions in young people:a meta-analysis.

Br J Sports Med. 2011;45(11):937-942. doi:10.1136/bjsports-2011-090205.

188. Hynynen ST, van Stralen MM, Sniehotta FF, et al. A systematic review of school-based interventions targeting physical activity and sedentary behaviour among older adolescents. *Int Rev Sport Exerc Psychol*. 2016;9(1): 22-44. doi:10.1080/1750984X.2015.1081706.

189. Leung MM, Agaronov A, Grytsenko K, Yeh MC. Intervening to reduce sedentary behaviors and childhood obesity among school-age youth: a systematic review of randomized trials. *J Obes*. 2012;2012:685430. doi: 10.1155/2012/685430.

190. Marsh S, Foley LS, Wilks DC, Maddison R. Family-based interventions for reducing sedentary time in youth: a systematic review of randomized controlled trials. *Obes Rev*. 2014;15(2):117-133. doi:10.1111/obr.12105.

191. Sherry AP, Pearson N, Clemes SA. The effects of standing desks within the school classroom: a systematic review. *Prev Med Rep*. 2016;3:338-347. doi:10.1016/j.pmedr. 2016.03.016.

192. Prince SA, Saunders TJ, Gresty K, Reid RD. A comparison of the effectiveness of physical activity and sedentary behaviour interventions in reducing sedentary time in adults: a systematic review and meta-analysis of controlled trials. *Obes Rev*. 2014;15(11):905-919. doi:10.1111/obr.12215.

193. Martin A, Fitzsimons C, Jepson R, et al. EuroFIT consortium. Interventions with potential to reduce sedentary time in adults: systematic review and meta-analysis. *Br J Sports Med*. 2015;49(16):1056-1063. doi:10.1136/bjsports-2014-094524.

194. Direito A, Carraça E, Rawstorn J, Whittaker R, Maddison R. mHealth technologies to influence physical activity and sedentary behaviors: behavior change techniques, systematic review and meta-analysis of randomized controlled trials. *Ann Behav Med*. 2016; doi:10.1007/s12160-016-9846-0.

195. Chu AH, Ng SH, Tan CS, Win AM, Koh D, Müller-Riemenschneider F. A systematic review and meta-analysis of workplace intervention strategies to reduce sedentary time in white-collar workers. *Obes Rev*. 2016; 17(5):467-481. doi:10.1111/obr.12388.

196. Shrestha N, Ijaz S, Kukkonen-Harjula KT, Kumar S, Nwankwo CP. Workplace interventions for reducing sitting at work. *Cochrane Database Syst Rev*. 2015;1:Cd010912. doi:10.1002/14651858. CD010912. pub2.

197. Commissaris DA, Huysmans MA, Mathiassen SE, Srinivasan D, Koppes LLj, Hendriksen IJ. Interventions to reduce sedentary behavior and increase physical activity during productive work: a systematic review. *Scand J Work Environ Health*. 2016;42(3):181-191. doi:10.5271/sjweh.3544.

198. Hutcheson AK, Piazza AJ, Knowlden AP. Work site-based environmental interventions to reduce sedentary behavior: a systematic review. *Am J Health Promot*. 2016; pii:0890117116674681.

199. Danquah IH, Kloster S, Holtermann A, et al. Take a Stand! —a multi-component intervention aimed at reducing sitting time among office workers-a cluster randomized trial. *Int J Epidemiol*. 2017;46(1):128-140. doi: 10.1093/ije/dyw009.

200. Healy GN, Eakin EG, Owen N, et al. A cluster RCT to reduce office workers' sitting time: impact on activity outcomes. *Med Sci Sports Exerc*. May 2016.

201. Althoff T, Sosic R, Hicks JL, King AC, Delp SL, Leskovec J. Large-scale physical activity data reveal worldwide activity inequality. *Nature*. 2017;547(7663):336-339. doi:10.1038/nature23018.

G 部分　未来研究的需求

目录

总体研究需求

委员会认为下面的一系列问题,对于为下一组身体活动指南的科学基础提供信息是最为重要和关键的。

- 确定身体活动和静态行为对青少年、成人和老年人的多种健康结局的独立作用和交互作用。

  依据:2016 年的一次综述和 Meta 分析的初步证据表明,身体活动(判定为中等强度 - 高强度的身体活动)和静态时间与全死因死亡率之间存在显著的相互作用[1]。在工作场所或在闲暇时间,身体活动可以多大程度上弥补所有年龄段个体静态时间的增加,这是一个适时的、重要的和受关注的问题。

- 确定低强度身体活动单独或与中等强度 - 高强度的组合身体活动在健康结局发挥的

作用和贡献。

依据：低强度身体活动对健康结局的重要性长期以来一直是人们的兴趣所在。然而，调查工具对身体活动的量化效果不佳，而科学界一直受限于此。如今，可穿戴式监测仪可以对低强度身体活动和总体身体活动进行量化，其发展和广泛使用允许并促进一系列新研究，这系列研究对于理解总体身体活动对健康的作用至关重要。步行和步数对衡量身体活动状况和改善方面的作用就来源于这一观念。

- 确定有效的干预策略，旨在通过青少年、成人和老年人在多种环境下的行动来增加身体活动。干预的有效性如何因性别、年龄、人种/民族、社会经济等因素而异？

  依据：一旦确定了指导方针，制定有效的策略帮助个人实现目标仍然是改善社会总体健康状况的关键一步。然而，有效的干预策略必然因个人的性格、文化、环境、社会经济状况、医疗条件、健康水平和其他个人因素而异。了解这些干预措施对于制定促进社会身体活动的有效手段的战略至关重要。

- 加强对青少年、成人和老年人的身体活动与多种健康结局之间的剂量-反应关系的理解，特别是在这些类别之间的年龄过渡阶段。

  依据：在基于设备衡量身体活动的方式广泛应用之前，获得有关大人群的身体活动各组分对健康影响的可靠数据几乎不可能。大多数有关身体活动干预措施对健康影响的强度、频率、持续时间和长度的剂量反应的相关信息来自小型对照训练试验，这些试验可仔细控制所关注暴露的参数。为了理解大众水平的频率、强度、时间和类型（FITT）暴露参数的影响，这就需要使用基于设备的身体活动测量方式，这种方式应用于纵向研究设计，无论是随机对照试验还是纵向队列研究。

- 扩大关于身体活动与健康结局之间关系在多大程度上受人口学特征（包括性别和人种/民族）影响的知识。

  依据：身体活动的健康影响是在代表性不全面的人群样本中获得的（例如只有女性或男性，大多数是非西班牙裔的白种人/人种）。极显著的健康差异与人种、民族和社会经济状况有关。研究身体活动是否（以及如何）减轻了许多疾病（包括心脏病、癌症、肥胖症、2型糖尿病、阿尔茨海默病和许多其他疾病）中在不同人种的健康差异，可能会对公共卫生产生深远的影响。未来应该专门设计更多研究来考虑不同群体的不同影响。

- 开发设备和数据采集系统，以加强美国的身体活动监测系统。

  依据：根据本报告中所描述的信息和证据，多次进行不足 10 分钟的中等强度-高强度的身体活动是有用的并且可以包括在累计总量中，而对于那些长时间静态并且没有或很少进行中等强度-高强度身体活动的人来说，低强度身体活动是有益的。因此，在美国人群中，通过仪器设备最准确地测量身体活动以获知这些方面的信息尤为重要。与身体活动促进有关的信息，例如支持性项目（社区或特定场所）、政策或环境支持的存在，并且需要仪器和数据采集系统以加强这些信息的收集。还需要进行研究来确定最适合的指标和数据采集方法，以获取这些信息进行监测或进行大规模调查。

第1章 身体活动行为:步数、每次活动时长、高强度间歇训练

问题1. 每日的步数和问题2. 每次活动时长

1. 进行更多的纵向研究,前瞻性研究或随机对照试验,以检验以下两项的剂量-反应关系:

a)每日的步数和健康结局

b)运动持续时间不足10分钟的身体活动是否会改善健康结局

依据:这一信息对于以每日步数作为衡量标准设定身体活动总量目标以及确定每日步数预测未来疾病的发生率至关重要。在这次回顾中,只有一项随机对照试验被采纳,但没有包含多项指标来检验每天不同量的步数对健康结局的影响。

综述中的大多数研究都采用横断面设计,结果表明多次累积每次运动时长不足10分钟的身体活动对未来健康结局有益。在综述中,没有一项随机对照研究报告了多次累积每次运动时长不足10分钟身体活动的影响。掌握这些知识将会发现潜在的因果关系,而不仅仅是关联。

2. 前瞻性研究和随机对照研究中纳入测量方法,将研究:

a)步行速度和连续步行时长(每次活动)是否影响每日步数与疾病结局之间的关系

b)每次活动时长不同的身体活动是否对健康结局有不同的影响

依据:研究回顾了基于简单计步器提供累积步数的测量方法,既不能回答每日步行模式,也不能表达每日的步行活动强度。收集其他身体活动评估方法的数据应该会为推荐身体活动建议量提供更好的目标。综述所回顾的研究中,随机对照研究没有报告多次累积每次时长不足10分钟的身体活动,只有两项前瞻性研究报告了此类活动。这可能是因为该两类研究中的身体活动方法不同,这表明需要纳入可分析此类数据的身体活动评估方法。

问题3. 高强度间歇训练

进行长期的随机对照试验,以评估与其他类型的身体活动计划相比,高强度间歇训练HITT对生理、形态和心脏代谢健康结局以及其依从性的影响。这些研究应该回答剂量-反应关系问题,并且持续时间至少为6个月。这些随机对照试验应涵盖超重或肥胖的成人和/或心血管疾病或2型糖尿病高危人群。并且,应该系统地评估,与其他类型的运动训练相比,HITT在各类健康和疾病特征不同的成年人群中导致的不良事件,包括肌肉骨骼损伤。

依据:大多数HITT干预时间少于12周,这可能不足以评估某些生理、形态和心脏代谢健康状况的临床重要变化的程度和可持续性。目前个人坚持高强度间歇训练计划的意愿和能力还不清楚。严谨地设计这类研究,纳入超重或肥胖和/或心血管疾病或2型糖尿病高危个体作为受试者,对于指导健康促进专业人士和政策决策者在美国大多数成年人群中推荐高强度间隔训练的使用至关重要。目前,对有不同健康和疾病特征的成人进行高强度间

歇训练的安全性评估数据有限,部分原因是报告不良事件的研究比例较低。

第2章 静态行为

1. 采用前瞻性队列研究,探究身体活动和静态行为对全因和心血管疾病死亡率和心血管疾病事件的交互影响,特别是低强度身体活动在减少静坐时长和降低死亡率中的作用。

依据:关于身体活动替代静态行为在相关死亡风险方面作用的证据有限。更好地理解这些交互效应,可以为静态行为较高或较低水平的人群制定可带来最大的健康益处所需的身体活动总量和强度制订更专业建议提供依据。鉴于特定风险因素与癌症死亡率之间的关联受癌症筛检和治疗可行性及疗效的影响,静态行为与癌症死亡率之间关系的研究并非优先事项。

2. 采用前瞻性队列研究,研究与全死因和心血管疾病死亡率相关的静态行为过程中多次短暂休息的作用。

依据:现有关于静态行为与健康之间的前瞻性关联证据多数是基于每日或每周静态行为。需要进行更多有关静态行为模式与死亡率及其他健康结局之间关系的研究,尤其是静坐中多次短暂休息时间的作用。这些信息将有助于制订关于如何改善静态行为模式以使相关健康益处最大化的建议。鉴于特定风险因素与癌症死亡率之间的关联受癌症筛检和治疗可行性及疗效的影响,有关静态行为与癌症死亡率之间关系的研究并非优先事项。

3. 研究性别、年龄、人种/民族、社会经济状况和体重状况等因素对静态行为与心血管疾病发病率和心血管疾病死亡率之间关系的影响。

依据:与全死因死亡率的证据基础相比,很少有研究回答了这些因素对静态行为与心血管疾病发病率和死亡率之间关系的影响问题。这些信息将有助于确定减少静态行为在预防心血管疾病方面的潜在益处的普遍性以及对于不同性别、年龄、人种/民族、社会经济状况或体重状况是否需要不同的建议。鉴于特定风险因素与癌症死亡率之间的关联受癌症筛检和治疗可行性及疗效的影响,有关静态行为与癌症死亡率之间关系的研究并非优先事项。

4. 进行前瞻性队列研究,以解决静态行为对肥胖、2型糖尿病发病风险的独立影响。

依据:当体重指数是统计模型中的协变量时,鉴于静态行为与2型糖尿病之间的关联性有所减弱,体重指数可能是静态行为与2型糖尿病风险之间的因果途径。然而,为更好地了解静态行为与2型糖尿病之间的关系是否是真正的因果关系,还需要进一步的研究来了解这种关系的性质和方向。

5. 进行随机对照试验,以监测站立和低强度、中等强度以及高强度的身体活动代替静态行为这种干预措施的健康影响。

依据:有关静态行为对健康影响的证据多数来自观察性流行病学研究。为了确定公共卫生指导方针并制定有效的干预策略,还需要更多的证据来证明在短时间或长时间内,用更大强度的活动取代静态行为所带来的积极和消极后果。

第3章　脑健康

1. 对包括青少年阶段在内的整个生命周期进行中等强度 - 高强度的身体活动随机对照试验,以更好地了解其对认知发展、生命质量和健康相关生命质量、状态和焦虑以及睡眠结果的影响。

依据:尽管大量研究集中于身体活动对成人和老年人脑部健康的重要性,但在其他年龄段缺乏相关证据的问题亟待解决,以更好地理解身体活动对认知、生命质量、情感、焦虑和抑郁以及睡眠结果的影响及其在整个生命周期中变化情况。身体活动可能对常见儿童疾病患者的脑部健康产生有利影响,例如注意力缺陷多动症和自闭症谱系障碍,但身体活动对这些疾病的影响或对此类儿童成年后的长期效应在很大程度上是未知的。

2. 进行随机对照试验,以系统地干预身体活动剂量,提高对剂量 - 反应关系的理解以及身体活动对脑部健康影响的可持续性。研究应广泛涵盖健康儿童和成人以及脑部有疾病和障碍的人群(例如痴呆、睡眠障碍、情绪障碍)。

依据:迄今为止,很少有证据提供能增强脑部健康(即认知、生命质量、焦虑、抑郁、睡眠)的身体活动的最佳强度、持续时间和频率的强有力结论。为了更好地向公众和专业人士推荐所需的活动量,观察健康个体和有认知、睡眠或情绪方面有障碍的患者脑部健康结局的变化,这项工作非常重要。虽然目前的文献资料并不能确切地了解短期或长期身体活动对脑部健康的剂量 - 反应关系,但在整个生命周期内,身体活动总量(例如中等强度 - 高强度)已对脑部健康产生积极影响。

3. 对患有认知(例如痴呆)、情绪(例如焦虑、抑郁)、睡眠(例如失眠)和其他精神障碍(例如精神分裂)的个体进行低强度和中等强度 - 高强度的身体活动的随机对照试验,以更好地了解其在此类人群中对脑部健康的影响,包括生命质量和与健康相关的生命质量方面。此外,对处于不同受损阶段或严重程度的个体进行随机对照试验和观察性研究,包括研究高危(例如遗传风险)个体及共患病(例如焦虑和抑郁)个体,以探讨身体活动是否推迟或预防疾病发生和进展,或是否与对患有症状和疾病个体使用常见治疗间的相互作用。

依据:这方面的证据在各种障碍中有所不同,对一些疾病和症状的研究比其他疾病(例如抑郁症)明显更多。然而,即使在这些更为常见的疾病中,与最佳效益高度相关的研究也很少,例如身体活动对抑郁症患者的睡眠、认知和生命质量的影响。此外,人们对于身体活动对常见疾患的影响知之甚少,例如焦虑和抑郁。与脑部健康受损相关的其他疾病(如自闭症谱系障碍、癌症、创伤性脑损伤)迄今尚未得到重视。开展该领域的研究将有助于更好地理解认知、睡眠、情绪和其他心理健康状况的病因亚类,例如阿尔茨海默病和痴呆的相关疾病以及路易体型、血管型和混合型痴呆,这些疾病日益被认识和诊断为属于老年精神和神经健康受损的范畴。

4. 进行身体活动随机对照试验,探讨整个生命周期和以认知、情绪和睡眠障碍为特征的疾病状况下的脑部成像和其他生物标记指标。

依据:这些研究可以更好地帮助理解与脑部健康相关的循环生物标记物(如神经营养因子)以及遗传(如 ApoE4 基因)和环境风险因素(如脑卒中风险因素、创伤性脑损伤)作为协变量时对身体活动反应的相对作用。迄今为止,虽然潜在生物标记物和环境风险因素已确定,但文献中对人类的系统研究很少,特别是与情感、焦虑、抑郁和睡眠相关的标记物。

5. 开展静坐时间的研究并进行随机对照试验,系统性地减少静态行为,以加强理解整个生命周期内,在患有脑部健康障碍和疾病的人群中,不同情境、模式和静态行为的时长对脑部健康结局(例如抑郁症状)的影响。

依据:关于静态行为对脑部健康影响的认识尚处于起步阶段。鉴于最新的证据表明,研究静态行为与身体不活动的意义不同,对于静态行为对脑部健康影响的更深入了解可能会有助于指导和制定旨在改善各类人群脑部健康的干预措施,包括学龄儿童、中年人和老年人,因为这些人群白天花费相当多的时间坐着和从事其他静态行为。此外,便携式的健康监测技术可连续地监测身体活动、评估其强度以及表征睡眠行为,这种技术可能会提供更好地理解这种关系的方法,并可能使用相关的健康监测技术来检验新型干预措施。

6. 进行适当的分析,以检查人口学特征对效果的影响。这种分析方法需要包括大样本和样本特征(即人种/民族、社会经济状况)显著变化的研究。

依据:虽然对身体活动在青年和老年时期的影响有了一些了解,但其他人口学特征的证据尚未系统地呈现出来,几乎不可能就这些因素的任何潜在影响提供强有力的结论。纳入其他人口学特征的研究结果将进一步推广身体活动——脑健康的可及性,更广泛地加强美国人群对这种关系的理解,加深对健康水平差异的认知,并知道改善脑部健康的干预措施。

7. 进行随机对照试验和前瞻性观察研究,以促进对急性和规律性的身体活动后脑部健康改善的潜在影响和持续性的认识。这些研究应该有更大的样本量、更长的随访时间以及与脑部健康相关的更广泛的评估工具和效应(例如与健康相关的生命质量、情感的心理子域)。

依据:迄今为止,人们对于身体活动对脑部健康影响的时间动态变化了解甚少。然而,众所周知,人们定期地开始和停止锻炼方案,并且这种一致性的变化可能会对身体活动对脑部健康结局的效应产生不同的影响。这种效应的持续性也可能取决于活动总量(频率、强度、时间、类型)、个体的年龄、障碍或疾病或其他因素。招募足够数量个体的样本以支持进行 Meta 分析(即探索干预措施作用的假定机制),这将为调整干预措施以优化不同亚组之间的能量消耗以及确定改善脑部健康的关键要素提供有用信息。

8. 进行随机对照试验和前瞻性观察研究,研究肌肉力量训练(通常在文献中称为抗阻力训练)和其他形式的身体活动(如瑜伽、太极拳)以及其他模式的活动对脑部健康结局的影响。

依据:该领域的大多数研究都是采用有氧运动的方法进行的(例如快步走)。考虑到肌肉力量训练的作用和许多其他形式身体活动(例如瑜伽、太极拳)的日益普及,及其对多种健康结局影响的证据,了解这些不同形式身体活动如何影响认知、生命质量、情感、焦虑、抑郁和睡眠结果是很重要的。

第 4 章　癌症预防

1. 进行流行病学研究,了解身体活动对几个尚未经充分研究的特定部位患癌风险的影响,优选大型前瞻性队列研究。

依据:很少有证据表明身体活动与一些器官患癌风险的关系,尤其是罕见癌症。因此,可能需要更多的合并数据集和 Meta 分析。进一步研究将提供有益的知识所必须的数据,通过分析合并数据集和 Meta 分析才可能获取这些信息。

2. 进行流行病学研究,研究在特定人种、民族和社会经济群体中身体活动对患癌风险的影响。

依据:很少有研究拥有足够多的来自特定人种、民族或社会经济群体的受试者来评估身体活动对患癌风险的影响。此类研究尤为重要,因为许多人有患癌的高风险(即非裔美国人患结肠癌、前列腺癌和乳腺癌的风险增加),而通常在疾病晚期明确诊断(即来自低社会经济状况的个体或无法获得医疗保健的其他人),并且往往身体活动不足。

3. 进行研究以检测年龄因素对身体活动与患癌风险之间关系的影响。

依据:一些证据表明,青年人患癌例如结肠癌和乳腺癌的风险正在增加,目前这类人群身体活动水平要低于前几代人。在青年人中,了解身体活动是否可以提供保护是非常重要的。

4. 进行流行病学研究,最好是前瞻性队列研究,以确定特定类型的身体活动对患癌风险的影响。

依据:关于特定身体活动类型与患癌风险关系的数据很少。了解步行等中等强度的活动是否足以提供保护是有意义的。此外,有关其他身体活动例如肌肉力量训练活动与患癌风险关联性的资料不足。

开展流行病学研究,最好是前瞻性队列研究,以更精确地确定身体活动对患癌风险的剂量 - 反应关系。

依据:现有研究中的所有数据都来自报的日常活动汇录。采用基于设备的身体活动监测方式收集数据非常重要,同时也可确定精确的活动量。

5. 进行随机对照临床试验,以检验锻炼对癌症发病率的影响。

依据:所有数据都来自观察性研究,这些观察性研究可能会受到其他变量的混杂影响。高风险人群的随机试验可能更具成本效益,因为进行样本量较小或随访时间较短的试验是可行的。

第 5 章　心脏代谢健康和预防体重增加

1. 开展纵向研究,探讨较低水平的身体活动暴露,以进一步了解更广泛暴露水平下身体活动与体重增加、高血压和 2 型糖尿病之间的剂量 - 反应关系。

依据：目前仅有的有限证据可表明每周身体活动少于 150 分钟对预防体重增加、高血压和 2 型糖尿病的影响。因此，目前有限的证据可用于证明较低水平身体活动总量可否有效预防这些疾病。掌握这些知识非常重要，并将用于告知公众有关最小身体活动暴露的建议，这些建议可有效预防体重增加或肥胖、高血压和 2 型糖尿病的发展。

2. 用充足的样本量开展大型研究，以便进行特定分层分析，以确定身体活动对预防体重增加、高血压和 2 型糖尿病的影响是否因年龄、性别、人种 / 民族、社会经济状况或初始体重状态而异。

依据：目前可表明身体活动对体重增加、高血压或 2 型糖尿病风险的影响是否因年龄、性别、人种 / 民族、社会经济状况、体重状况而异的证据有限。此外，对于在身体活动暴露程度一致的具有不同人口学特征的个体中，身体活动的影响是否有所差异知之甚少。了解身体活动暴露程度对于预防体重增加的作用是否需要根据年龄、性别、人种 / 民族、社会经济状况、体重状况和其他人口特征变化，掌握这些信息将用于提出公共卫生建议，并可能提供更精确的个体身体活动建议。因此，需要进行充分设计的研究和统计学分析，以便对不同人口学特征的不同层级进行比较，以探讨身体活动的影响是否因这些因素而异。

3. 开展试验性研究，研究身体活动的不同强度（低强度、中等强度和高强度），同时保持相同的能量消耗，以确定身体活动的强度对体重增加、高血压和 2 型糖尿病的独立作用。

依据：当总能量消耗保持不变时，身体活动对体重增加、高血压或 2 型糖尿病的作用在不同强度（低强度、中等强度、高强度）下是否一致，能证明这一观点的证据有限。并且只有有限的证据可证明低强度身体活动对体重增加的影响。为预防体重增加、高血压或 2 型糖尿病，重点是否应该放在身体活动的总量而不是强度上，或者重点是否应该放在特定强度的身体活动总量上，这些信息将用于提供公共卫生方面的建议。

4. 开展观察性研究和实验研究，量化能量摄入和饮食行为，以确定这些因素是否影响身体活动与体重增加之间的关系。

依据：回顾的大部分有关体重增加的研究，都未测量或考虑到膳食和饮食行为。鉴于饮食因素（主要是能量摄入）和身体活动耗能量可能影响体重调节，了解限制体重增加所需的身体活动暴露量是否因膳食或饮食行为模式而异是很重要的。

5. 在开展的研究中，公开用于确定研究样本血压状态的标准和方法，以更好地从正常血压和高血压前期的样本中筛选具有高血压的样品，并且根据血压分类分别报告研究结果。

依据：强有力的证据表明，血压对身体活动的反应程度因静息血压而异，高血压前期成年患者比正常血压的成人更受益。然而，研究样本通常包括具有高血压、高血压前期和正常血压的成人混合样本，并且通常未根据血压分类分别报告结果。根据初始值效应的规律，这种做法低估了身体活动的血压效益。此外，高血压前期样本的代表性不足，因为它们经常与高血压人群混合在一起。在血压正常和高血压前期的成人中，血压分类报告结果将为身体活动导致血压降低的幅度和精确度方面提供公共卫生建议。

6. 进行随机对照试验，以检验除有氧、抗阻力或有氧与抗阻力相结合的身体活动类型外，其他类型的身体活动对正常血压和高血压前期成人的血压和其他健康结局的影响。

依据： 在血压正常和高血压前期的成人中，关于这些主题的证据有限。获得这些信息将为公众健康提供有关优化血压效益的身体活动类型的建议。

7. 进行试验性研究，检验高血压前期和正常血压成人中，急性（即短期或即时，称为运动后低血压）和慢性（即长期或训练）血压对身体活动的反应。

依据： 尽管基础报告显示血压的急性和运动反应之间存在密切关系，但有关急性血压对身体活动的反应的证据仍不充足。加深对血压急性反应的了解可以为公共卫生提供可行的行为策略建议，以增加对身体活动的依从性，从而获得血压效益。

8. 使用《2017 年成人高血压预防、检测、评估和管理指南》新血压分类方案，开展观察性研究和试验性研究，检测身体活动与血压之间的关系[2]。

依据： 基于美国全国联合委员会有关高血压预防、检测、评估和治疗（JNC 7）[3]血压分类方案的第 7 份报告，综述文献以回答这个问题。新的指南移除了高血压前期的高血压患者的人数，并增加了血压升高的类别。根据这份血压分类的新方案，身体活动与血压之间的关系仍有待确定。

第 6 章　全死因死亡率和心血管疾病

自《2008 美国身体活动指南科学证据报告》[4]以来，我们在理解身体活动与这些结局之间的关系方面取得了一些进展。我们的结论所参考的大多数文献都使用了调查数据和问卷数据；评估身体活动暴露程度是根据自报的中等强度 - 高强度有氧身体活动持续时间，每次不足 10 分钟。因此，整个身体活动系列中的所有其他组成部分（静坐行为、低强度身体活动，以及每次持续 10 分钟以内的中等强度 - 高强度身体活动）被认为是"基线"身体活动。研究人员已经开始将基于设备的身体活动测量方式纳入他们的评估方法。进而可以评估中等强度 - 高强度以下强度的身体活动与健康结局之间的关系；可以评估持续不足 10 分钟的中等强度、高强度身体活动对健康结局的影响。这些问题在 F 部分第 1 章"身体活动行为：步数、每次活动时长和高强度间歇训练"中有所讲解。

在如下的领域还需要开展更多的研究：

1. 开展低强度身体活动在降低全死因死亡率、心血管疾病死亡率和心血管疾病事件（冠心病、脑卒中和心脏衰竭）风险方面的研究。通过采用设备（计步器或可穿戴设备）来测量所有临床药物试验中的身体活动，以全死因死亡率、心血管疾病死亡率或心血管疾病事件作为结局，可以最经济有效地实现这一目标。

依据： 正如本章所述，中等强度 - 高强度身体活动对全死因死亡率、心血管疾病死亡率和心血管疾病事件（冠心病、脑卒中和心脏衰竭）的有益作用有充分的文献记录和强有力的证据。然而，这些研究忽略了未达到中等强度 - 高强度的活动，即低强度身体活动的影响。基于设备的身体活动测量方式（计步器、加速计和其他可穿戴设备）的发展，为开始探索所有强度（低到高强度）和身体活动总量（由小到大）的关系提供了科学的迫切需要。这类研究正在开始出现[5-9]。遗憾的是，有关低强度身体活动、身体活动总量或每日步数关系的研究有限,尚不足以开展这些领域的 Meta 分析。因此,这是该领域未来的主要研究需求。

2. 开展大量身体活动会增加风险的可能性的有关研究。

依据:大量有氧身体活动是否会导致心脏病发病率或死亡率升高,是一个重要但尚未解决的问题。正如本章所讨论的,一些研究表明大量有氧活动的运动员群体患心血管疾病的风险增加。最近的报道记录了专业运动员的冠脉钙值有所增长[10,11];然而,似乎与整个生命周期训练量呈 U 形关系[11]。这些结果也许可以解释长期运动员心血管风险增加的原因。显然,这个问题需要在运动人群中进行更多的研究。

3. 研究身体活动暴露程度的各种特征(总量、强度、频率和模式)对全死因死亡率、心血管疾病死亡率和心血管疾病事件(冠心病、脑卒中和心脏衰竭)的相对重要性。

依据:科学报告第二版继续介绍关于有氧步行的中等强度 - 高强度身体活动的研究,现有证据主要通过现场调查,以了解身体活动与全死因死亡率、心血管疾病死亡率和心血管疾病事件的关系。未探索到的是相对于有氧活动的总量,其频率和强度的重要性;肌肉强化练习对这些临床结果的重要性;游泳、骑车和划船与有氧运动锻炼对心血管健康的益处是否相等;为得到相同的临床结果,这些有氧活动的能量消耗是多少以及干预措施是什么。如果我们要为所有想通过锻炼更健康的人提供所有锻炼模式以供选择,那就需要更好地了解全部选择的相对贡献大小。

第 7 章　青少年

1. 进行随机对照试验和前瞻性观察研究,以阐明身体活动和健康结局的剂量 - 反应关系,包括儿童和青少年各个发育阶段的肥胖症、心脏代谢健康和骨骼健康。

依据:很少有研究直接探讨青年人身体活动与健康结局之间的剂量 - 反应关系。这一缺陷是确定在每个发育阶段产生健康益处所需的身体活动的类型和数量过程中的主要限制。

2. 进行随机对照试验和前瞻性观察研究,以确定儿童期和青春期期间的不同群体中,身体活动的健康影响是否因性别、年龄、发育程度、人种 / 民族和社会经济状况而异。

依据:很少有研究直接探讨身体活动的健康影响在不同亚群中的差异程度。这种差距大大限制了确定产生健康益处所需的身体活动剂量是否因人口亚群而异的能力。在阐明人种 / 民族因素改变身体活动对健康结局影响的程度时,研究应将社会、文化和生物因素考虑在内,这些因素可能影响人种 / 民族作用下的结果。

3. 进行试验性研究和前瞻性观察研究,基于肥胖症、心血管代谢健康和骨骼健康,探讨具有高风险儿童和青少年的身体活动对健康的影响。

依据:大多数儿童和青少年在关键健康指标上属于正常健康范围,因此增加身体活动不太可能增强其现有的正常状态。然而,具有高风险的儿童可能需要通过增加身体活动来改善状态。对超重和肥胖的儿童和青少年已进行了大量的研究,但需要更多关注于在心血管代谢健康和骨骼健康方面具有高风险人群的研究。

4. 研究新型身体活动,包括高强度间歇训练和锻炼游戏,对青少年健康结局的影响。试验性研究和前瞻性观察研究都应该开展。

依据:某些形式的身体活动在儿童和青少年中尤其普遍,因此需要开展更多的研究来确定这些形式的身体活动对关键健康结局影响的程度。

5. 开发有效的身体活动测量工具,并研究身体活动对刚出生至 2 岁幼儿的健康影响。

依据:部分是由于缺乏对幼儿身体活动的有效测量,对刚出生至 2 岁幼儿的身体活动与健康结局之间关系的认识非常有限。

6. 使用纵向研究设计进行研究,结合利用主观报告和基于设备的测量方式评估静态行为,研究儿童和青少年静态行为的具体形式(例如坐着的时间、屏幕时间)与健康结局之间的关系。

依据:目前关于静态行为与健康之间关系的研究受限于缺乏基于设备的静态行为时间测量的研究。许多研究都将观看电视的时间作为静态行为的指标,但观看电视与静态时间以外的暴露事项相混淆。这就需要进行研究来区分静态时间和包括静态时间的特定行为时间的健康影响。

7. 进行干预研究,以检验减少静态行为对儿童和青少年健康结局的影响。

依据:有关儿童和青少年静态行为时间减少所产生健康效应的研究很少。这些研究的结果将为确定可能与负面健康结局相关的静态行为所花时间的过程提供信息。此外,这些研究将确定减少静态行为所花费的时间对中等强度 - 高强度和低强度身体活动所花费时间的影响程度。

8. 研究儿童和青少年的静态行为和不同强度的身体活动对健康结局的相互影响。

依据:儿童和青少年的身体活动与健康结局之间的关系可能会因静态行为所花费的时间而改变。也就是说,在静态行为上花费大量时间的青少年可能需要更高水平的身体活动,才能获得特定的健康结局。因此应该开展相关研究,直接探讨该问题。

9. 开展前瞻性观察研究,以检验儿童期和青春期期间身体活动对远期健康结局的影响。

依据:追踪儿童期到成年期,并使用最先进的身体活动测量方式的大规模队列研究很少,特别是在美国。因此,有关早期身体活动状况对远期健康结局的长期影响的认识非常有限。此外,这些研究的结果可以为制定过渡期(例如成年早期)个体的身体活动指导方针提供依据。

10. 确定儿童和青少年遗传特征对身体活动的行为和生理反应以及对身体活动的健康效应的影响。

依据:对成人的研究表明,身体活动对健康的影响可以通过遗传特征来调节,因此,一定的身体活动总量对健康指标产生极其不同的影响。我们通过对青年人进行类似的研究,丰富了我们对儿童和青少年身体活动与健康之间关系的认识。这些研究可以扩展关于基因和环境在影响青年人健康指标中相互作用的有关知识。

第 8 章 孕产妇

1. 开展观察性研究和试验性研究,研究孕前和孕期高强度身体活动对母体和胎儿的影响。

依据:怀孕期间和产后中等强度身体活动的安全性和效益现在已得到普遍认可。而高强度(绝对的和感知的)身体活动的安全性和效益仅有很少的确凿证据,并且这种类型的活动可能会受到某些健康工作者的反对。对于以前没有身体活动的女性,建议采用中等强度的身体活动计划。另一方面,大量女性在孕前经常进行高强度的身体活动(例如跑步、静态骑自行车、划船),并可能希望在整个怀孕期间尽可能长时间地继续这类活动。这些研究将为关于高强度活动的最低有效水平和最高安全阈值提供有价值的信息。

2. 继续进行大规模的观察性研究,纵向研究孕前、孕期和产后各种类型和活动量的身体活动与短期和长期体重状况之间的关系。

依据:虽然已经确定日常的且活动量在建议区间内的中等强度身体活动,与怀孕期间体重增加量减少相关,但是关于怀孕期间和产后各种类型和活动量的身体活动与体重变化之间关系的研究将有助于指导临床和公共卫生建议的制订。

3. 进行试验性研究和观察性研究,以调查各种类型、强度和活动总量的规律性身体活动对孕期的生命质量以及焦虑和抑郁症状的影响,以及对产后生命质量和焦虑症状的影响。

依据:虽然强有力的证据表明,规律进行中等强度身体活动可减少产后抑郁症状,但关于身体活动对生命质量的感知、孕期焦虑和抑郁的症状以及产后的生命质量和焦虑的症状的作用这些方面的信息还很少。

新出现的证据表明,孕妇的心理健康会影响胎儿的健康。对于即使是少量的身体活动的益处以及不同模式的身体活动对患有焦虑或抑郁症的女性的益处的认识,将有助于母亲和胎儿的健康。

4. 进行试验性研究和观察性研究,以确定规律性身体活动对孕期和产后睡眠质量的影响。

依据:虽然已知规律性身体活动可改善普通人群的睡眠质量和生命质量,但对于规律性身体活动对怀孕期间和产后睡眠质量的影响知之甚少。获得足够的睡眠,特别是在产后阶段,对于新手妈妈来说是一个共同问题。如果女性可以在孕期和产后像普通人群一样从短暂和规律性身体活动中受益,就可以提高整体能量水平和生命质量。

5. 进行大量的观察性研究,以确定身体活动的具体类型、强度和活动量是否会对产妇和胎儿的结局产生不同影响,例如早产、出生体重较轻和先兆子痫。

依据:大多数关于孕期身体活动的试验性研究依赖于《2008 年美国人群身体活动指南》[12]或 2015 年美国妇产科医师协会[13]推荐的每周 150 分钟的中等强度活动。有限的证据表明,某些类型的身体活动(例如在工作环境中长时间站立或抬起重物),与在闲暇时间进行的身体活动相比,可能对孕妇产生不同的健康影响。观察的准确性还需要确定,如果得到证实,探讨该结果是否由活动性质、环境或其他混杂因素（社会经济状况、教育水平、年龄）造成是很重要的。观察不同范畴（休闲时间、职业、家庭、交通）中不同类型、强度和活动量的身体活动对一系列孕妇和胎儿结局的影响，将显著提高当前的认识水平并为临床和公共卫生实践提供信息。

6. 进行观察性研究和 / 或试验性研究，这些研究具有足够的统计效能来确定身体活动与孕妇或胎儿结局之间的关联是否因年龄、人种 / 民族、社会经济状况或体重状况而异。

依据：本报告综述的大多数研究没有设计或支持检验各种社会人口学特征或体重因素的修正效应。对于为减少孕妇之间的健康差距而针对不同人群提出更具体的身体活动建议，这些信息很重要。

第 9 章　老年人

1. 进行大规模随机对照试验，研究易跌倒的老年人，跌倒的相关损伤和骨折作为主要的研究结局。

依据：在评估身体活动对跌倒发生率影响的随机对照试验中，与跌倒有关的损伤或骨折发生率通常是次要结果。这个问题导致研究的样本量不足，无法评估伤害性跌倒和骨折，增加了选择或信息偏倚的可能性，并导致有关伤害相关数据的不足。

2. 进行大型观察性研究和试验性研究，以进一步调查身体活动（有氧、肌肉力量性、平衡性和多组分）与跌倒相关损伤和骨折之间的剂量 - 反应关系。

依据：目前，有关老年人身体活动与跌倒相关损伤之间的剂量 - 反应关系的研究很少。这些信息对于设定最低有效活动阈值和最大安全阈值是必要的。

3. 进行大规模的随机对照试验，比较不同数量的平衡性训练和肌肉力量练习对普通老年人身体功能的影响。

依据：目前对于维持或改善普通健康老年人的身体功能所需的平衡性训练数量和肌肉力量练习数量相关的信息尚缺乏。这些信息对于减缓衰老所致的身体功能的下降很重要，可延缓脆弱性并保持衰老过程中的机体独立性。

4. 进行大规模随机对照试验，以确定太极拳、气功、舞蹈、身体活动视频游戏和瑜伽对健康老年人以及不同慢性病老年患者身体功能的影响。

依据：这些身体活动近期才被认为是维持和改善老年人身体功能的有效策略。这些形式的身体活动尤其对那些已经患有慢性疾病和 / 或行动不便的人有益。这类研究应该解决：①对特定慢性病最有效的身体活动的类型或模式；②这些身体活动对改善身体功能的最小有效活动量。

5. 对老年人身体活动和身体功能进行前瞻性队列研究，包括活动相对强度的客观测定（例如心率监测）。

依据：相对强度相比于绝对强度与定期身体活动对健康的益处之间的关系尚不清楚。使用客观监测的流行病学研究（即观察性研究）将：①可以对强度如何影响健康效益进行更稳健的分析;②促进观察性研究(通常使用绝对强度测量身体活动强度)的结果与随机对照试验(通常使用相对强度测量身体活动强度)的结果相整合。

6. 利用 Meta 回归来进行更多的 Meta 分析,以确定在不同的身体活动和身体功能研究中经常观察到的结果异质性的程度,可以通过用于测量身体功能的测试的变化来解释。

依据:与单一测量相比,身体功能的综合测量(例如单一评分的测量方式的结合,Diong 等论文中使用了单一评分 [14,15])倾向于与身体活动导致更大的影响。这可能是由于身体功能包含了一组单一测量无法充分利用的属性。此外,由于表征和评估身体功能的方式不同(性能测量相比较于主观报告的日常生活能力或生命质量),研究其之间的比较是困难的。这样的 Meta 分析可以让研究者得出一个最佳的综合测量方法,以便在将来的身体功能研究中不断使用。

7. 对双重任务训练进行更多试验性研究,明确描述双重任务训练程序和次要任务的参数。此外,这些研究应提供证据证明双重任务是否通过训练减少成本以及双重任务训练是否转移到未经训练的任务。

依据:双重任务训练是一项对老年人相对较新的研究领域,本报告综述的研究的方法学质量从差到中等。为确保内部有效性和可重复性,未来在这方面的研究在描述方法时应提供尽可能多的细节,并应在分析中考虑多项结果任务(受过训练的和未受过训练的)。

8. 进行大规模随机对照试验和 / 或 Meta 回归分析,建立有氧训练和抗阻力训练对慢性阻塞性肺病、虚弱、骨质疏松症、认知功能障碍、帕金森病、视力障碍患者以及髋部骨折或脑卒中后身体功能的剂量 - 反应关系。

依据:目前,有关老年人特定弱势群体中有氧活动和力量练习与身体功能之间剂量 - 反应关系的信息很少。经证实,这些身体活动模式可以有效减缓普通老年人中与年龄相关的生理储备和功能的衰弱,因此对于行动受限的慢性病老年患者尤其重要。这些信息对于设定最低有效活动阈值和最大安全阈值是必要的。

9. 开展大规模随机对照试验,调查身体活动必要的最佳剂量和方式,以改善和维持平衡功能,减少虚弱、髋部骨折、骨质疏松症、帕金森病、视力障碍和脑卒中患者的损伤性跌倒和骨折。

依据:平衡对维持身体功能和活动能力至关重要,尤其是在因虚弱、骨质疏松、帕金森病、视力障碍或髋部骨折或脑卒中后功能受限和活动受限的人群中。目前,关于改善平衡功能的身体活动类型或最佳活动量的信息很少。这些信息对于设定最低有效活动阈值和最大安全阈值是必要的。

10. 进行 6 个月和 12 个月干预后随访评估的大规模随机对照试验,以确定身体活动对日常生活能力、家庭事务性活动、自助的日常生活身体活动或步行以及老年慢性病患者的社会参与的影响。这些人发生功能衰退、残疾和社会脱离的风险增加。

依据:目前很少有证据表明,在身体活动干预之后,身体功能的力量、平衡和耐力的改善如何转化为日常生活功能和社会参与活动的改善,尤其是在正式干预期结束后。这些研究将提供关于生理功能的改善如何促进和维持健康老龄化的某些行为(例如自我护理、独立性、社会参与)和生命质量的重要信息。

11. 进行大型队列研究和试验性研究,以确定认知功能障碍和痴呆状况下,预防功能衰退或改善身体功能所必需的身体活动的剂量、强度和时间。

依据: 目前有限的证据表明,身体活动训练对身体功能障碍的影响往往与认知功能障碍和痴呆症同时发生。认知和行动能力密切相关,通过认知障碍人群的身体活动来改善身体功能可能对独立性和日常生活活动产生广泛影响。

12. 进行具有足够统计效能的大规模观察性研究或试验性研究,以确定老年人身体活动与跌倒相关损伤或身体功能丧失风险之间的关系是否因老年人的人种 / 民族、性别、社会经济状况或现存障碍水平而异。

依据: 绝大多数现有研究都是针对年长的白人女性进行的,因此研究结果只局限于对这一人群具有普遍性。此外,这些影响因素的潜在作用通常在统计分析中不予考虑,因此限制了能否确定修正效应存在的能力。这类研究的结果将为地方、州和国家政府、医疗和社区卫生机构提供更加坚实的科学基础,致力于减少各种地理位置区域间可能存在的健康差异。这项研究还将支持公共和私人合作伙伴制定有效的身体活动计划和政策,以帮助个人在年老时保持健康和维持功能。

第 10 章　慢性病患者

本节分为两部分。第一部分,讨论了 5 项跨领域研究需求,这些需求将与一种以上慢性病相关的类似研究需求(涉及本章所述疾病或一般慢性病)整合在一起。第二部分,列出每种慢性病的具体研究需求。每个主题领域内的研究需求按优先顺序排列。

身体活动对慢性病患者的预防作用的优先研究需求

对于本节中的 5 个研究重点,研究设计通常应包括和比较自报与基于设备的身体活动测量方式。本章中的所有问题均未发现足够的证据来确定身体活动的测量方法是否影响身体活动与健康结局之间的关系。

1. 研究有氧身体活动、肌肉力量活动、平衡性训练和联合活动(例如剂量、持续时间、强度、频率和类型)的特征如何影响慢性病患者身体活动与健康结局之间的关系。

依据: 身体活动方面公共卫生建议的基本要素是确定提供健康效益的身体活动的频率、持续时间、强度、类型和活动量。因此,本章很少提供关于这些身体活动特征如何影响健康作用的数据。例如在骨关节炎中,没有评估比较不同类型的身体活动或不同活动量的身体活动的相对效果。然而这一章有一些富有争议的发现,这说明了这方面研究的重要性。例如在 2 型糖尿病中,研究表明:①肌肉强化活动和有氧活动对糖化血红蛋白具有独立作用(表明活动相结合的重要性);②与中等强度的身体活动相比,高强度活动在降低糖化血红蛋白中更有效(在一定的有氧活动量下对糖化血红蛋白的影响较大)。低强度身体活动对健康效益的证据日益增加,因此将比较不同强度和类型的身体活动的随机试验和进行提供剂量 - 反应数据的长期队列研究列为优先考虑事项。对于不常见的身体活动类型(例如平衡性训练),队列研究不可行,因此需要随机剂量 - 反应试验。在某种程度上,例如高血压患者,需要进行研究以了解身体活动的特征如何影响身体活动的急性生理因素和健康效应。

2. 研究慢性病患者的身体活动对降低其他慢性疾病(并发症)发生风险的影响。

依据:本章前言介绍了预防多种慢性病的公共卫生重要性。实质上,随着人们慢性疾病数量的增加,一般身体功能会恶化,与健康相关的生命质量会下降,并且医疗护理成本也会增加。尽管对身体活动的预防效果进行了广泛的研究,以降低任何并发症的风险,但本章只能得出与预防并发症相关的几个结论。尽管在一些慢性疾病中并发症的风险较高,但证据不足,例如脊髓损伤患者心血管疾病风险较高。尽管少数慢性病的发病率可能高到足以通过随机对照试验研究,但通常需要进行前瞻性队列研究,以了解身体活动对常见并发症风险的长期影响。

3. 研究慢性病患者身体活动的二级预防效果,即探讨身体活动如何降低慢性病进展的风险并减轻慢性病对身体功能和健康相关生命质量的影响。

依据:根据证据综述分析,有关二级预防的信息量因慢性病状态不同而千差万别。除了骨关节炎外,本章中慢性病患者,需要进行高质量的随机对照试验,探讨身体活动对身体功能和健康相关的生命质量的影响,包括具有足够统计效能的较长期的研究(例如 4~6 个月)。对于身体活动对疾病进展的影响,通常需要前瞻性队列研究,例如需要进行队列研究探讨 2型糖尿病患者的身体活动对神经病变、肾病、视网膜病变和足部障碍风险的影响。

4. 开展系统而协作的随机对照试验,研究太极拳、气功、瑜伽对慢性病患者的健康影响。

依据:除了骨关节炎外,有关太极拳、气功和瑜伽的健康效益的证据在本章的证据评估中被评为不充分。尽管存在对这些形式的身体活动的随机对照试验,但数量少、规模小和/或方法学质量低。尽管对这些类型的身体活动进行更高质量的随机对照试验是重中之重,但重要的是这些试验应以系统和协作的方式进行。目前,试验中研究的这些身体活动的类型和形式差别很大,报告的效果也是如此。公共卫生指南需要详细说明身体活动的细节——在这种情况下,对于每种运动类型,指定有效改善健康的具体运动类型和最小剂量。此类信息目前尚不可用,系统性和协作性的随机对照试验必然会提供这些信息。

5. 研究个体特征是否对身体活动干预对慢性病患者健康结局产生影响。

依据:本章的证据综述发现,很少有关于身体活动的影响是否因个人特征(例如年龄、性别、人种/民族、体重、社会经济状况以及慢性病的严重程度)而异的研究。2 型糖尿病的研究结果说明了这些信息的重要性。有证据表明,在糖化血红蛋白水平最高的个体中,身体活动对糖化血红蛋白的影响较大,因此强调那些患有更严重疾病、未来风险较高的个体更可能从身体活动中受益。从公共卫生指南所需证据的角度来看,这不是研究需求的重中之重,因为身体活动的益处已在各种人群中得到证明。但是,为个体量身定做预防指南是很必要的。因此,这个话题仍然是研究重点。

身体活动对特定慢性病患者的预防作用的优先研究需求

问题 1:癌症存活者

6. 继续对癌症存活者队列进行长期随访,反复收集自报和基于设备的身体活动测量和结果,以确定身体活动对复发和生存的长期影响。

依据:尽管乳腺癌患者的存活率正在提高,但死亡风险仍持续 20 年或更长时间,特别是对于激素受体阳性肿瘤的女性患者。对大多数男性来说,前列腺癌的存活时间往往较长,但对于一些人来说,尽管进行了最佳治疗,但仍会恶化。此外,许多前列腺癌的男性患者患心血管疾病的风险增加,这些患者的主要死因是心血管疾病。因此,需要评估身体活动对前列腺癌存活者长期全死因死亡率的影响。结直肠癌的存活率随着诊断时长的降低而增加,并且许多个体能够长时间存活。然而,关于身体活动对结直肠癌长期生存率的影响知之甚少。对大量队列的持续随访将有助于确定个体是否患有较不常见癌症,并随后确定身体活动水平与这些其他癌症的生存率之间的关联。

7. 对身体活动和癌症存活率、复发和第二原发癌进行随机对照试验和队列研究,旨在消除可能的混杂因素的影响。

依据:治疗类型、依从性和完成度是癌症的强有力的预测指标,可以降低身体活动水平。癌症及其治疗引发的虚弱可以引起不良的临床过程,还可以降低身体活动效益和能力。因此,需要开展随机对照试验来检验身体活动对存活、复发和第二原发癌的影响。另外,对临床来源的混杂因素进行适当调整,这样开展的队列研究可提供更多的信息,特别是如果随机对照试验不可行的情况下。

8. 进行前瞻性队列研究和随机对照试验,以确定身体活动对研究人群的癌症存活率、复发和第二原发癌的影响,例如来自不同人种、民族和社会经济群体的存活者;转移性癌症患者;乳腺癌患者;除乳腺癌、结肠直肠癌和前列腺癌以外的癌症患者;用心脏毒性药物(如阿霉素和曲妥珠单抗)、放疗和激素治疗的患者。

依据:很少有研究针对身体活动对特定人种、民族或社会经济群体的癌症预后和存活率的影响。其中一些群体的存活率较低,并且也不太可能达到推荐的身体活动水平。因此,确定身体活动是否可以提高存活率并减少特定人群的复发和第二原发癌非常重要。用心脏毒性药物、放射疗法或激素疗法治疗的患者可能会增加心脏疾病的风险;身体活动是否对这类患者具有心脏保护作用,或某些形式的身体活动是否会增加心脏疾病的风险目前尚不清楚。

问题 2:骨关节炎

9. 对骨关节炎疾病发展进行前瞻性队列和长期随机对照试验,采用基于设备的测量方法来量化身体活动暴露水平,并将分子和成像的生物标记物作为结局。

依据:在没有潜在损伤的情况下,身体活动和锻炼是否会引发骨关节炎,以及特定的身体活动和运动暴露量及运动强度是否会导致疾病恶化,这些问题在本领域内存在很大疑问。因此需要进行研究来解决这些关键问题。因为疾病需要数年的时间才能在关节中导致结构性的、可检测的射线影像学变化,所以就需要复杂的成像方式(如磁共振成像)和疾病(循环系统性或关节内)的生物标记物来反映结局。

10. 进行研究以阐明基线人口特征和疾病特征是如何修正骨关节炎发展的。

依据:对于由身体活动引起的疾病进展的结果,一些证据表明基线疾病状态在改变身体活动的影响中起作用,但是这种作用尚未完全解释清楚。此外,虽然体重指数与骨关节炎之间的关系已被普遍认可,但没有研究通过 Meta 分析研究体重指数是否改变了身体活动与骨关节炎之间的关系。

11. 直接比较身体活动和镇痛药对骨关节炎患者疼痛控制的相对有效性。

依据:目前在对文献的综述过程中发现,运动疗法对疼痛控制的作用与镇痛药(包括麻醉性止痛药)的作用非常相似 [16]。如果属实,这将是一个对患者关怀领域有深远影响的重要结论,特别是在停止干预后,身体活动对控制骨关节炎相关疼痛的作用似乎可持续长达 6 个月。确定身体活动和镇痛药对骨关节炎疼痛控制效果的比较可以极大地有助于骨关节炎的有效临床管理。

问题 3:高血压

12. 研究高血压患者关于身体活动与并发症、身体功能、健康相关的生命质量以及心血管疾病进展和死亡率风险之间的关系,比较身体活动对非裔美国人群和其他人种 / 民族群体中的影响。

依据:由于非裔美国人患高血压的压力过大,因此需要进行大规模试验,这些试验足以对非裔美国人和其他人种 / 民族群体进行分层分析。获得这些信息将会指导公共卫生建议的制定,明确人口学特征对身体活动与血压之间关系的影响,并提供有关身体活动对心血管健康最大效益的人群的认识。

13. 研究中指出用于确定研究样本血压状况的标准和方法,以更好地将高血压患者样本与血压正常的和高血压前期样本分离开来。

依据:有限的证据表明,血压对身体活动的反应程度因静息血压水平而异,最大程度的血压降低情况发生在静息血压水平最高的高血压成人患者中。研究样本通常包括具有高血压、高血压前期和正常血压的混合成人样本,并且通常不会根据血压分类来报告结果。根据初始值的规律,这种做法低估了身体活动的抗高血压效应。在高血压成人患者中,根据血压分类报告结果为身体活动产生的血压下降的幅度和精确度提供公共卫生建议。

14. 研究揭示和量化药物使用情况,特别是高血压样本中抗高血压药物的使用情况。

依据:有关药物使用情况的报道很少,但在解释血压对身体活动反应的临床意义问题时,药物使用情况是一项重要的混杂因素。另外,身体活动和抗高血压药物使用的交互作用缺乏证据,是另一个证据不足的重要临床结果。获得这些信息有利于确定身体活动对血压的影响是否受抗高血压药物使用而异。

问题 4:2 型糖尿病

15. 进行随机对照试验,比较静态行为所花时间转变为进行低强度有氧活动、中等强度有氧活动、低强度肌肉力量活动和中等强度肌肉力量活动对 2 型糖尿病的风险指标进展的影响。

依据:有关减少静态行为的效益的证据越来越多,尤其是在影响代谢健康的慢性病患者中的效益。还需要研究将静态时间转换为低强度身体活动是否会影响 2 型糖尿病的进展。如果低强度身体活动是有益的,那么有必要比较低强度活动与中等强度活动的效率和有效性。考虑到中等强度有氧活动和肌肉力量活动的健康益处已有确凿的研究,那么需要进行随机对照试验来回答以下问题:为获取同样的效益,将静态时间转换为低强度身体活动需要2~3 个小时? 还是需要 6~8 个小时?

16. 对 2 型糖尿病成人患者进行秋季预防锻炼的随机对照试验,这些患者的跌倒和跌倒伤害的风险增加。

依据:在老年人那一章内容中有一个主要发现(见 F 部分第 9 章"老年人"),秋季预防锻炼计划可以大大降低老年人群中严重跌倒伤害的风险。然而,2 型糖尿病成年患者跌倒的风险因素情况可能与一般人群的情况大不相同,这是受特有的与 2 型糖尿病有关的跌倒风险因素的影响(如神经病、肌病、视力受损、脚疾病)。寻找相关证据时发现了对 2 型糖尿病跌倒预防项目的一个小型综述。因此,需要进行随机对照试验来研究 2 型糖尿病患者的跌倒预防运动对跌倒风险的影响。

问题 5:多发性硬化症

17. 进行随机对照试验,以确定身体活动对多发性硬化患者日常生活基本和必要的活动能力、社会和社区活动参与和融合能力的影响。

依据:目前强有力的证据表明,更多的身体活动可以改善多发性硬化症患者的步行功能、力量和身体素质。这为进一步研究提供了基本原理,以确定这是否能够改善日常生活中的基础和工具性活动,增加自主的身体活动,并提高行动的安全性。

18. 进行纵向队列研究,以确定身体活动改善疾病进程和多发性硬化患者脑部健康变化的潜力。

依据:对照研究的系统综述没有发现任何证据可表明,身体活动改变了疾病进程,而流行病学研究显示出可能的疾病改善效果[17]。但是,干预时间相对短暂、样本量小以及缺乏对脑部疾病活动的测量,这些因素限制了对照研究的开展;从缓解疾病有关药物的多部位研究发现的影响因素,可以充分探索多发性硬化症的自然史。这种流行病学和对照研究之间的差异,以及身体活动可以提供神经保护作用并刺激神经可塑性(包括脑白质)的长期神经科学的发现,为进一步研究疾病缓解提供理论基础。

问题 6:脊髓损伤

19. 对患有脊髓损伤的儿童和青少年进行随机对照试验,以确定身体活动对社会心理和社会环境发展和参与程度的影响。

依据:就损伤机制以及神经可塑性和恢复的潜力而言,与成人不同,对儿童和青少年人群中的健康益处的认识太少。未来需要对儿童脊髓损伤进行研究,明确与适合各年龄段的身体活动的形式和方法,以促进活动度的恢复,优化日常活动中的功能恢复和独立性,预防或减少并发症和次要并发症,并优化儿童和青春期心理发展和心理发育。

20. 对患有脊髓损伤的个体进行研究,以确定身体活动对日常生活的基础和工具性活动、自主身体活动、社会参与程度、平衡性以及伤害性跌倒和骨折风险的影响。

依据:本报告中的证据表明,身体活动模式的选择可以在身体功能方面产生显著的临床改善,这为随机研究提供了基本理论依据,以确定这些增益是否能够改善日常功能、生活空间和社会活动的参与程度。建议纳入对年龄、人种 / 民族、社会经济状况和体重状况之间关系的系统综述。一般来说,对于解决研究需求,随机对照试验是必需的。

问题 7:智力障碍

21. 开展随机对照试验,以确定身体活动对智力障碍患者的认知功能、神经发育情况、日常生活中工具性活动以及与神经心理状态有关的适应功能的影响。

依据:只有有限的证据证明身体活动对智力障碍患者的 4 项重要结果的影响如下:认知功能、神经发育情况、日常生活中的工具性活动以及适应功能。因此需要进行随机研究来确定身体活动是否可以改善整个年龄段智力障碍患者的认知。同样,未来需要更多调查身体活动对神经发育和适应功能的影响的研究。此外,研究还应该考虑特定年龄和智力障碍的更多健康结局。

22. 开展随机对照试验和队列研究,以探讨身体活动对具有各种智力障碍病因的个体的影响,并确定健康影响是否因年龄、人种 / 民族、社会经济状况和体重状况而异。

依据:作为美国最常见的智力障碍的遗传病因,唐氏综合征得到了最多的研究关注。身体活动对大多数其他疾病的潜在健康效益存在巨大差距,包括自闭症谱系障碍和孤独症特征、脆性 X 综合征、结节性硬化症、毒素的神经后遗症(例如酒精、铅),母体和胎儿感染以及营养不良(例如碘、蛋白质卡路里营养不良)和与早产相关的神经系统后遗症。未来的研究需要解决人种 / 民族、社会经济状况和体重状况因素对残疾人士的身体活动与健康结局之间关系的影响。

第 11 章　促进规律性身体活动

本章中的综述证据强调了不同干预领域的一系列研究需求。然而,应指出的是,鉴于综述证据不全面,许多其他干预领域未被纳入此证据审查中,这无疑值得进一步研究。基于针对信息和通信技术领域的干预技术发展特性,首先介绍了广泛适用于本章所有主题领域的研究需求,然后介绍了快速发展的信息和通信技术干预领域的一系列特定研究需求。

广泛适用于本章中所有话题领域的研究需求

1. 扩大随机对照试验和其他此领域的研究目标对象,纳入不同的人口亚群,包括更广泛的年龄组、男性和女性、不同的人种 / 民族、弱势人群和低代表性的人口群体(例如低收入居民、患者亚组)。

依据:为了制定有可能在人群中产生公共卫生影响的干预措施,确保将不同年龄、性别、人种 / 民族、文化、地理和收入人群纳入试验性研究设计至关重要,这种试验性研究设计可以最有效地推进该领域的发展。在各种人口亚群中收集数据,可以告知如何通过制定和迭代干预设计方法使干预措施适应亚组需求,并且针对特定亚组、根据个人偏好和要求量身定制,加强干预措施的有效性。

2. 检测较长时间(即超过 12 个月)的身体活动和静态行为干预,以更好地理解如何保持其有益效果。

依据:由于规律性身体活动和静态时间的减少对健康的正向作用会随时间积累,且需要有规律地参与,因此保持规律的身体活动和减少久坐模式的方法至关重要。然而,正如本章所示,近年来进行过系统综述的干预措施相对较少,并且关于如何在不同的时间内保持不同亚组的身体活动持续性的认识仍然不足。

3. 身体活动干预试验和准试验研究中,探讨干预相关的剂量 - 反应关系和不良事件,有助于对干预措施进行评估、推广和传播。

依据:该领域的试验性研究得益于不断纳入与干预剂量 - 反应有关的信息(例如就使用的通信传送通道类型而言(例如面对面的、借助媒介的),干预的强度、数量、长度或干预时间安排会影响身体活动总量的变化吗?)。此外,与干预有关的不良事件对确定各种人口亚群的干预安全性和适宜性非常重要,但很少有系统的报告。

4. 制定有效的方法,收集所有干预措施正在检验的成本数据,以便为整个身体活动干预领域的成本效用和成本效益对比提供信息。对于那些进一步发展的干预领域,使用相对更有效的设计方法来更有效地加强干预措施的研究和推广,以促进身体活动并减少静态行为。

依据:在越来越注重成本的健康环境中,重要的是比较不同干预措施的有效性,让公众和决策者都能更好地了解其成本,从而在面对干预措施的选择时,做出更周全的决定。在证据等级为"中等"和"强"的干预领域,与继续使用较弱对照或对比的研究(例如最少或无干预、候补对照)相比,使用较为有效的试验性设计将更快地提升认识水平,其中干预措施经"点对点"的测试证明其具有优势。此外,作为更多人工型干预的辅助或替代,对潜在成本效益高的干预方式源头(例如同伴主导的干预措施)和干预渠道(例如自主行为咨询系统、虚拟顾问),还需要进行进一步的系统评估。

5. 制定标准选择最合适的比较测量仪器,评估各种新兴身体活动干预措施的效果和有效性。

依据:与其他健康行为领域类似,随着科学技术的不断发展,身体活动促进领域不断进步。从开发有前景的干预措施到传播有效的干预措施,都需要调查人员采用最适合的比较测量仪器来回答具体的效益问题,而这些问题一直都在探索。然而,目前采用最适合的比较测量仪来回答本章中不同影响层面所反映的各类问题的共识相对较少。根据现有的证据体以及由此产生的最关键问题,整个领域将从建立最合适的比较测量仪器类型和设计参数的普遍共识中受益。

6. 为目标干预领域获得强有力或中等强度证据,制定并系统地评估在现实环境中有效实施此类身体活动的改善方法和静态行为改进方式。

依据:虽然目前的综述证据明确了许多身体活动改善方法和策略,且可以有效促进身体活动行为,但在美国人群中广泛推广的干预措施还很少。鉴于人群中相当大的一部分人可以从提高规律的身体活动水平中获益,研发和系统评估潜在有效的干预措施和策略至关重要。

7. 研发并系统评估多水平影响因素的多组分干预措施,以提高干预作用和行为改变的潜在可持续性。

依据:显而易见,诸如身体活动和静态行为之类的健康行为受一系列个体、社会文化、社区环境因素的影响,但许多干预措施的评估都主要集中在单一水平的影响因素(例如个人因素、体制因素、建筑环境因素)。通过将人们局限在其生活环境和社会背景下(即人与环境的相互作用),可能会加强干预措施的有效性和稳健性。这种多层次干预措施的例子包括个人层面的行为技能培养策略与社区层面的环境干预措施相结合,以提高步行方便程度。

8. 在健康行为可能导致不利结果的情况下,运用试验性研究方法,评估关键的生命过渡期期间促进规律性身体活动和减少静态行为的策略。

依据:共同的生命过程转变和角色期望的转变以及伴随他们的社会和环境背景可能导致身体活动水平和其他健康行为的负面影响。这种转变包括从学校到劳动力的变化;婚姻状况和家庭角色和配置的变化;以及青春期、更年期或慢性疾病发作时的身体状况转变。在常见的过渡期及之后的时期里,对促进规律性身体活动和减少静态行为的方法进行系统地评价,可能会产生更显著的人群水平影响。

9. 进行试验性研究,旨在系统地评估如何最好地将身体活动干预措施与其他健康行为干预措施结合起来,例如静态行为、睡眠质量或饮食改变干预措施,以促进这种多行为干预措施的最佳身体活动变化。

依据:身体活动和静态行为改变或身体活动和饮食改变得以实施时,可能产生潜在的健康协同效应,鉴于此,如何最好地将这些不同人口亚群中重要的健康行为相结合,这需要全面的调查。目前,关于将促进健康的身体活动与静态行为改变或饮食干预相结合的最佳方法知之甚少,无论干预方式如何,都旨在促进健康行为中的可持续行为改变。然而,这一领域中的随机对照试验却很少有兴趣点[18]。例如有证据表明,在一些人群亚组中,引入饮食干预和身体活动干预可能会减少观察到的身体活动变化量[19]。身体活动和静态行为之间潜在的行为补偿效应需要进一步的系统评估,以确保在一天中的部分时间内身体活动的增加不会导致当天其他时间段的静态行为的增加。

10. 提高系统综述和 Meta 分析的科学实用性,为改善身体活动和减少静态行为领域的后续研究指引方向。

依据:虽然系统综述的数量几乎涵盖所有身体活动改善和静态行为领域,但一些评价缺乏特定类型的量化信息,这些量化信息可用于准确概括后续可实践的研究。这些信息包括以下内容:

- 在可能的情况下,纳入综述的文章应对效应大小和其他效应等级进行量化评估,而不仅仅是 P 值;
- 当作者并未报告组别间比较时,应清楚描述所有对照研究或比较研究中组别对比的统计结果以及具体注释;
- 在可能的情况下,在每项研究中纳入干预组与对照组之间达到的净身体活动差异(例如在特定调查期间达到中等强度 - 高强度身体活动水平的平均每天增加的步数或平均每周增加的分钟数);

- 根据主要的社会人口学特征（例如性别、社会经济状况、人种／民族、年龄）纳入亚组分析，以确定哪些干预措施可能需要针对不同人口亚群采取特定措施；
- 报告干预措施的不良事件和任何意外结果。

针对信息和通信技术水平的特定研究需求

1. 采用其他类型的试验性设计和方法，以便更快速地评估信息和通信技术干预措施。

依据：鉴于本章讨论的信息和通信技术干预措施的迅速发展，传统的双组平行组别试验设计可能不容易让研究人员跟上这一正在发展的技术创新领域。因此，进一步使用更高级的试验性设计是必要的，例如分级或多级因子设计和即时适应性干预措施。

2. 进一步探索方法和途径，以系统地开发这一领域现存地大量商业性身体活动相关数据和干预措施。

依据：目前，多元化并不断增长的数以百万人群正在使用以身体活动行为为目标的商业技术。虽然相对来说还无法触及，但这些数据库具有很大的潜力，可以提升我们对于改善不同人群身体活动的最有效方式的认识。探索使用这些自然产生的数据库的可行方法，为加速该领域的科学进步和随之而来的公共卫生效益提供一种潜在的模式转换方法[20]。

参考文献

1. Ekelund U, Steene-Johannessen J, Brown WJ. Does physical activity attenuate, or even eliminate, the detrimental association of sitting time with mortality? A harmonized meta-analysis of data from more than 1 million men and women. *Lancet*. 2016; 388: 1302-1310. doi: 10.1016/S0140-6736(16)30370-1.

2. Whelton PK, Carey RM, Aronow WS, et al. 2017 ACC/AHA/AAPA/ABC/ACPM/AGS/APhA/ASH/ASPC/NMA/PCNA Guideline for the prevention, detection, evaluation, and management of high blood pressure in adults: executive summary: a report of the American College of Cardiology/American Heart Association Task Force on Clinical Practice Guidelines. *Hypertension*. November 2017: pii: HYP.0000000000000066. doi: 10.1161/HYP.0000000000000066.

3. Chobanian AV, Bakris GL, Black HR, et al. Seventh report of the Joint National Committee on Prevention, Detection, Evaluation, and Treatment of High Blood Pressure. *Hypertension*. 2003; 42(6): 1206-1252.

4. Physical Activity Guidelines Advisory Committee. *Physical Activity Guidelines Advisory Committee Report, 2008*. Washington, DC: U.S. Department of Health and Human Services; 2008. https://health.gov/paguidelines/guidelines/report.aspx. Published 2008. Accessed September 22, 2017.

5. Bennett DA, Du H, Clarke R, et al. Association of physical activity with risk of major cardiovascular diseases in Chinese men and women. *JAMA Cardiol*. 2017; 2(12): 1349-1358. doi: 10.1001/jamacardio.2017.4069.

6. Buchner DM, Rillamas-Sun E, Di C, et al. Accelerometer-measured moderate to vigorous physical activity and incidence rates of falls in older women. *J Am Geriatr Soc*. 2017; 65(11): 2480-2487. doi: 10.1111/jgs.14960.

7. LaMonte MJ, Buchner DM, Rillamas-Sun E, et al. Accelerometer-measured physical activity and mortality in

women aged 63 to 99. *J Am Geriatr Soc*. November 2017. doi:10.1111/jgs.15201.

8. LaMonte MJ, Lewis CE, Buchner DM, Evenson KR, Rillamas-Sun E, et al. Both light intensity and moderate-to-vigorous physical activity measured by accelerometry are favorably associated with cardiometabolic risk factors in older women:The Objective Physical Activity and Cardiovascular Health(OPACH)Study. *J Am Heart Assoc*. 2017;6(10). pii:e007064. doi:10.1161/JAHA.117.007064.

9. Lee IM, Shiroma EJ, Evenson KR, Kamada M, LaCroix AZ, Buring JE. Accelerometer-measured physical activity and sedentary behavior in relation to all-cause mortality:the Women's Health Study.*Circulation*.2018;137(2): 203-205. doi:10.1161/CIRCULATIONAHA.117.031300.

10. Merghani A, Maestrini V, Rosmini S, et al. Prevalence of subclinical coronary artery disease in masters endurance athletes with a low atherosclerotic risk profile.*Circulation*.2017;136(2):126-137. doi:10.1161/CIRCULATIONAHA.116.026964.

11. Aengevaeren VL, Mosterd A, Braber TL, et al. Relationship between lifelong exercise volume and coronary atherosclerosis in athletes.*Circulation*.2017;136(2):138-148. doi:10.1161/CIRCULATIONAHA.117.027834.

12. U.S. Department of Health and Human Services. *2008 Physical Activity Guidelines for Americans*. Washington, DC:U.S. Department of Health and Human Services;2008. https://health.gov/paguidelines/guidelines. Published 2008. Accessed September 22,2017.

13. American College of Obstetricians and Gynecologists(ACOG). Physical activity and exercise during pregnancy and the postpartum period. Committee Opinion No.650(Reaffirmed 2017). *Obstet Gynecol*. December 2015; 126:e135-e142.

14. Diong J, Allen N, Sherrington C. Structured exercise improves mobility after hip fracture:a meta-analysis with meta-regression. *Br J Sports Med*. 2016;50(6):346-355. doi:10.1136/bjsports-2014-094465.

15. Diong J, Allen N, Sherrington C. Correction:Structured exercise improves mobility after hip fracture:a meta-analysis with meta-regression. *Br J Sports Med*. 2016;50:346-355. doi:10.1136/bjsports-2014-094465corr.

16. Henriksen M, Hansen JB, Klokker L, Bliddal H, Christensen R. Comparable effects of exercise and analgesics for pain secondary to knee osteoarthritis:a meta-analysis of trials included in Cochrane systematic reviews. *J Comp Eff Res*. 2016;5(4):417-431. doi:10.2217/cer-2016-0007.

17. Dalgas U, Stenager E. Exercise and disease progression in multiple sclerosis:can exercise slow down the progression of multiple sclerosis? *Ther Adv Neurol Disord*. 2012;5(2):81-95. doi:10.1177/1756285611430719.

18. Nigg CR, Long CR. A systematic review of single health behavior change interventions vs. multiple health behavior change interventions among older adults. *Transl Behav Med*. Transl Behav Med.2012;2(2):163-179. doi:10.1007/s13142-012-0130-y.

19. Campbell MK, Carr C, Devellis B, et al. A randomized trial of tailoring and motivational interviewing to promote fruit and vegetable consumption for cancer prevention and control. *Ann Behav Med*. 2009;38(2):71-85. doi:10.1007/s12160-009-9140-5.

20. Althoff T, Sosic R, Hicks JL, King AC, Delp SL, Leskovec J. Large-scale physical activity data reveal worldwide activity inequality.*Nature*.2017;547(7663):336-339. doi:10.1038/nature23018.

H 部分　附录

H 部分　附录 1　专业术语

目录

本部分提供了此报告中许多关键术语的定义,这些定义是在身体活动和健康相关的科学文献以及主要报告和推荐中常用的。委员会认识到随着研究继续,身体活动与健康的相关证据也将不断增加和推陈出新,还会出现新的术语,一些定义也可能会改变。另外,对这个术语表中对所选术语的其他讨论及其相关概念请见 C 部分"背景和主要身体活动概念"。

身体活动和锻炼

身体活动:由骨骼肌收缩引起能量消耗的身体移动。这个术语不要求或提示活动的任何一种特定方面或质量,它包含所有类型、强度和范畴。

运动:有计划的,结构化的,重复进行的,并以改善或保持身体素质、身体功能或健康的身体活动。包含所有强度的运动。

静态行为:所有在清醒状态下的坐、斜靠、躺等,并且能量消耗为≤1.5METs 的任何行为。大多数办公室工作、开车和坐位看电视都属于静态行为。静态行为和静态活动(定义见下面)相似但不完全相同;两者的能量消耗均限定为≤1.5METs,但是静态活动还包含站立。

身体活动类型

有氧身体活动:达到足够强度并持续足够长的时间以保持和改善人体的心肺功能的各种活动。有氧活动通常需要大肌肉群的参与。如,步行、打篮球、踢足球、推轮椅或跳舞等。

无氧身体活动:活动强度高,并超出心血管系统向肌肉细胞通常的耗氧代谢通路供氧的能力范围。无氧活动通常只能持续很短的时间,大约 2~3 分钟。如,短跑和举重等。

平衡性训练:能够安全地应对姿势控制的活动。如果定期练习,能够提高在步行、站立或静坐时抵御导致跌倒的人体本身或外界环境力量的能力。如,倒退行走、单腿站立或使用一个摇晃平板。躯干和腿部的肌肉力量训练也能改善平衡性。

骨骼强化活动：能对骨骼产生以肌肉为载体的、有压力性负荷的活动。作用于骨骼的压力，可以使骨骼改变骨结构（形状）或骨密度（矿物质含量）来适应这种压力，增加对抗骨折的能力。如，跳跃、单足跳、跳绳和跳舞等可以强化骨骼，高阻力负荷的强化肌肉的活动也是。

柔韧性练习（拉伸）：能够提高关节周围的活动范围和灵活性的活动。如，静态拉伸、瑜伽的多种姿势以及太极的一些动作。

高强度间歇训练（HIIT）：是一种包含短时间大强度无氧运动合并短时间低强度有氧运动恢复期交替完成的组合型间歇训练。目前尚缺乏广泛认可的无氧运动时长、有氧运动恢复期时长以及两者的比例，也缺乏明确的 HIIT 训练时长和重复次数的建议，以及有关无氧活动相对强度的广泛共识。

肌肉力量训练活动：能保持或改善肌肉力量（能克服多大阻力）、耐力（能克服多少次或多长时间）或效力（克服阻力有多快）的身体活动。肌肉力量训练包括日常行为，如搬运重物、铲雪、抱孩子或爬楼梯等，还包括依靠运动器材的行为，如负重器械、杠铃或弹力带等。

抗阻力训练：一种强化肌肉的运动方式或状况，包含利用渐进性阻力，以增加个体发挥或抵抗力量的能力。

- **等长抗阻力训练**：一种表现为肌肉产生力量时长度和物体位置不变的肌肉收缩。
- **动态抗阻力训练**：一种表现为肌肉产生力量时肌肉长度改变引起物体移动的肌肉收缩。延长肌肉长度的收缩定义为离心的，而那些缩短肌肉的定义为向心的。

身体活动范畴

日常活动：每天生活所需要的活动，包括吃东西、洗澡、上厕所、穿衣服、上床或起床、坐在椅子上或从椅子上起来等基本的移动。

工具性日常活动：与独立生活有关的活动，包括做饭、管理钱财、购买杂物或个人物品以及做家务。

家务活动：在家里或家有关的活动，如做饭、清洁、修理庭院工作或园艺。

业余活动：指工作、交通或做家务之外的任意活动，包括体育锻炼、散步、玩游戏（跳房子、篮球）都可以是业余身体活动的内容。

职业活动：在工作中的活动，如商店里货架上货、办公室里递送包裹、餐馆里准备和提供食物或维修店拿工具都可以是职业性身体活动。

交通活动：从一个地方到另一个地方的活动，如步行上下班、上学或放学、购物。

绝对和相对强度

绝对强度：完成任何身体活动的能量消耗速度。可以用代谢当量、千卡、焦耳或耗氧量来表示。

- **代谢当量（又称梅脱，MET）**：一种表示身体活动中代谢消耗的单位。1MET 是休息静坐时的能量消耗速度，对大多数人来说，它相当于每分钟每千克体重消耗 3.5ml 氧气。其他超过 1MET 活动的能量消耗用 METs 的倍数表示。如，对普通的成人来说，静坐和读书大约需要 1.3METs,闲逛或散步大约需要 2.0METs,以 8.0km/h 的速度跑步大约需要 8.3METs。

绝对能量消耗速度通常被分为 4 种:

- **静态活动**:需要 1.0~1.5METs 的活动,如静坐和阅读、看电视、安静站立。
- **低强度**:需要 1.6~3.0 以下 METs 的活动,如散步(3.2/h 英里或更慢)或做饭。
- **中等强度**:需要 3.0~6.0 以下 METs 的活动,如快走(4.8~6.4km/h)、拖地或吸尘、在院子里松土。
- **高强度**:需要 6.0 或以上 METs 的活动,如快走(7.2~8km/h)、跑步、用手推式割草机割草、参加有氧培训课程等。

相对强度:是指完成规定身体活动的相对难易度。它有一个生理基础,可以用生理学上的指标表示如最大摄氧能力(VO_2max)百分数或最大心率百分数。相对强度还可能使用在活动过程中的自我感知费力程度来评价。

有氧身体活动的剂量、活动量和剂量 - 反应关系

剂量:完成的或要求达到的身体活动总量。剂量通常对一个特定时间段计算,如每天或每周,剂量曾经被局限地用于中等强度、高强度身体活动。有氧身体活动剂量通常包含 3 个部分:

- **频率**:每天或每周身体活动的次数或回合。
- **持续时间**:每次或回合的时间长度。
- **强度**:每次或回合身体活动中能量消耗的速率,通常用 METs 表示。

剂量 - 反应关系:身体活动剂量和总量与健康结局(如,死亡率)、生理表现(如,有氧健身)效应**大小的关系**。一种分等级的反应(小剂量有弱效应,大剂量有强效应)是这种关联的证据。对于有序数据,至少需 3 个水平的暴露才能得到剂量 - 反应关系。

总量:一段时间内活动剂量的累计量。总量通常用每天或每周 MET·min、MET·h 来表示,即该身体活动频度和持续时间以 MET 为单位的综合累计结果。

身体素质和身体功能

身体素质:有充沛体力和警觉地应付日常生活而没有过分的疲劳,并有充足的精力享受休闲及应对突发事件的能力。WHO 将其定义为"能够令人满意地完成依赖肌肉工作的能力"。身体素质包括心肺耐力(有氧活动能力)、骨骼肌耐力、骨骼肌力量、骨骼肌功率、灵活性、平衡性、移动速度、反应时间和身体成分在内的多种因素。

- **灵活性**:在保证速度和精确性的同时,改变整个身体姿势的能力。
- **平衡性**:在静止或移动中保持身体平衡的能力。
- **心肺耐力**:进行中等强度 - 高强度的大肌肉群参与的全性活动,并能长时间持续的能力。
- **协调性**:流畅地、精确地进行能量消耗任务的能力。
- **柔韧性**:关节能活动的范围。

- **骨骼肌健康**：为完成工作任务，所需的肌肉力量、肌肉耐力、肌肉效能的综合功能。
- **肌肉效能**：活动中肌肉完成任务的速度。
- **肌肉力量**：肌肉或肌肉群用力的能力。

身体功能：个体移动并进行多种身体活动的能力。身体功能的测量包括步行能力的测量（例如通常的步速）、跑、爬楼梯、搬东西、清洗地面、站立和洗澡。

身体素质有关术语

累计量 / 累计：通过若干回合的活动达到身体活动的特定剂量或目标，然后将每个回合花费的时间进行累加。例如每天 30 分钟目标可以通过全天中若干回合的中等强度、高强度身体活动实现。

适应：机体对锻炼或活动的反应。面临任何相对于日常水平更高强度或更多数量身体活动的需要时，机体的一些结构和功能会相应地有所调整。这些与身体活动增加相关的适应过程是大多数健康和身体素质改善的基础。

不良事件：是指身体活动相关的负性健康事件。身体活动引起的不良事件包括骨骼肌肉损伤（骨骼、肌肉或关节的损伤）、心脏相关事件（如，热衰竭）和心血管事件（例如心脏病发作或脑卒中）。

最大摄氧量（VO₂max）：跑步或骑车等大肌肉群参与的最大程度用力收缩过程中，机体运输和利用氧气的能力。也就是众所周知的最大有氧能力。峰值耗氧量（VO_{2peak}）是在力竭性运动试验中观察到的最大耗氧量。

超负荷：在个体通常的活动水平上增加的活动量。骨骼、肌肉和关节发生损伤的风险与超负荷大小直接相关。

进展：在机体适应给定的活动模式过程中增加强度、持续时间、频度、活动或运动总量的过程。

重复：在肌肉力量运动中举起重物的次数。

特异性：运动生理学上的一项原则，即身体对人体活动的反应导致的生理学改变高度取决于身体活动的类型。如，步行的生理效应主要为特异性地降低体重和改善心血管系统。

健康和健康状况

健康：一种生理、社会和心理多个方面的机体状态，每个方面都是连续性的，有积极和消极两个极端。积极的健康还不仅仅是没有疾病，还与享受生活和承受压力的能力有关。消极的健康与发病有关，一定程度上还与过早死亡有关。

生命质量：反映个体怎样理解并对其健康状态和生命中其他非医疗方面做出的反应。
- **健康相关的生命质量**：一种反映个体怎样理解并对他们健康状态做出反应的多维度概念。包含生理、心理、情绪和社会功能相关的多个领域。

体重状况：一种涵盖与体重增加、减轻和保持有关的概念。
- **临床有意义的体重减轻**：体重减轻 5% 及以上。
- **过多体重增加**：每年体重增加 2kg 或每 10 年增加 10kg 以上；或者体重增加超过 3%。

大脑健康:行为或生物学指标测量的或源自大脑功能主观的体验(如,心情)的理想状态。

- **情感**:效价(愉悦)和活跃性两个独立维度上感知水平的主观体验。

- **焦虑**:一种不愉快的高度激活的感觉状态,表现为忧虑、担心的感觉,以及自主神经系统地活跃度升高的生理感受。极端情况下,这类感觉可以发展为临床性紊乱。

- **认知**:表现为感知觉、记忆力、智力和行动的一系列精神活动过程。认知功能可用一些技术进行评估,包括基于手写的测试、神经心理学测试和基于电脑的测试。认知功能分为不同范畴,分别捕获精神活动过程及相应大脑分区类型和支持性神经回路的信息。属于不同认知范畴的工作记忆、视觉注意和长期记忆等,大部分依赖各自不同的神经系统,但是有时也会有交叉重叠。

- **抑郁**:一种不愉悦的、低水平激活的感觉状态,以悲伤、感到绝望或内疚为特征。极端情况下,这些感受可以发展为临床型紊乱。

- **睡眠**:一种对环境知觉脱离或无感应的可逆性行为状态,它包括快速眼动(REM)和非 REM 两种状态,正如这两种状态与清醒的关系一样互不相同。

癌症:一些相关疾病的集合,在这些疾病中,部分身体细胞无限分裂增生并向周围组织扩散。

- **癌症幸存者**:一个经诊断的、正在接受癌症治疗的或已经接受过治疗的任何类型癌症患者。

- **癌症复发**:原发性癌症在缓解期(此期间内未检出癌症)后再次被检测到的事件。

- **第二原发癌**:一种新的癌症,在原发性癌症诊断后的某个时间发生。

心血管疾病:整个身体中心脏、大脑和血管系统(动脉、毛细血管、静脉)的疾病。心血管疾病包括冠心病 / 缺血性心脏病、冠状动脉疾病、脑卒中和心力衰竭,不包括先天性心脏病。

糖尿病:由胰岛素分泌不足或胰岛素利用率降低引起血糖水平偏高的疾病。血糖持续升高的程度通常通过测量糖化血红蛋白(简称 HbA1c)来评估。目前诊断糖尿病的标准是 HbA1c 含量为 ≥6.5%,空腹血糖为 ≥126mg/dl,和 / 或 2 小时口服葡萄糖耐量测试(OGTT)血糖为 ≥200mg/dl。

- **糖尿病前期**:HbA1c 为 5.7%~6.4%,空腹血糖为 100~125mg/dl,和 / 或 OGTT 2 小时血糖为 140~199mg/dl,但空腹血糖 <126mg/dl。

- **正常血糖**:HbA1c<5.7%,空腹血糖 <100mg/dl,OGTT 2 小时血糖 <140mg/dl。

疾病进展:随着时间推移,疾病发生变化或恶化。

跌倒:不受控制地从直立到非直立的行为。

高血压:血压持续偏高的状态。

- **目前血压分类规定**:根据《2017 美国成人高血压预防、检测、评估和管理指南》,高血压的定义为休息时收缩压 ≥130mmHg 和 / 或休息时舒张压 ≥80mmHg,或无论静息血压水平如何,正在服用抗高血压药物。正常血压的定义为静息收缩压 <120mmHg,并且舒张压 <80mmHg。新指南删除了"高血压前期"一词,增加了"血压升高"分类,即静息收缩压为 120~129mmHg,舒张压 <80mmHg。

- **委员会使用的血压分类规定**:由于回顾的文献是基于美国国家高血压预防、评估和治疗联合委员会(JNC)第 7 次报告的血压分级方案,所以委员会用这些分类来回答本报告的血压问题。JNC 7 将高血压定义为收缩压为 ≥140mmHg,和 / 或舒张压为 ≥90mmHg,或无论静息血压水平如何,正在服用抗高血压药物。高血压前期的定义为收缩压为 120~139mmHg,和 / 或舒张压为 80~89mmHg。正常血压的定义为收缩压 <120mmHg,舒张压 <80mmHg。

智力障碍:18 岁之前表现在日常生活中学习、实践有关概念、社会和实际技能方面的智力功能和适应性行为的显著低下。

多发性硬化症:异常的、直接对抗包括大脑、脊髓和视神经在内的中枢神经系统的免疫接到反应过程。症状包括疲劳、步态障碍和痉挛,典型的特征是至少分别有两个分隔开的中枢神经系统区域在相隔 1 个月以上发生损伤。

骨关节炎:特发于特征性部位,并随年龄增长的活动性关节的疾病。为了应对关节的损伤(如,受伤、感染)骨关节炎可以在任何关节中二次发生。骨关节炎涉及所有关节组织的解剖和 / 或生理紊乱(特征为软骨退化、骨重塑、骨赘形成、关节炎症、肌肉无力和正常关节功能丧失),可导致疾病(疼痛、僵硬或生命质量丧失)的发生。

产后:女性分娩至分娩后 1 年的时间。

患多种疾病的风险:发生一种或多种疾病的可能性。

脊髓损伤:由创伤、疾病或退化导致的脊髓受损,其症状因损伤水平(位置)和严重程度而异。

研究的设计和合成

病例对照研究:流行病学研究设计的一种类型,参与者是按照某一特定结局的缺失或存在(如癌症或糖尿病)而选择的。评估参与者既往身体活动情况,确定既往身体活动和结局的相关性。

横断面研究:流行病学研究设计的一种类型,比较和评估特定群体或人群在某一时间点的情况。

干预:在一组人群设计开展的任何一种预防疾病 / 损伤或促进健康的、有计划的一种或一组活动(包括计划、政策和法律),并可因此得出一个单一的结论。

Meta 分析:针对一个问题,按照严格的方法学标准并利用统计学的技术汇总分析有关该问题的研究资料。

观察性研究:测量结果但不试图去改变结果的研究类型。观察性研究最常用的两种设计是病例对照研究和前瞻性队列研究。

前瞻性队列研究:一种流行病学研究类型,研究确定入组受试者,并进行跟踪(或观察)受试者的结局变量。它与随机对照试验的不同之处在于,研究人员并没有指定暴露因素。

随机对照试验:一种研究设计类型,根据研究者确定的暴露因素,如身体活动,将参与者随机分组。例如在一组合格的参与者中,调查人员可能会随机将他们分为 3 个水平:不活动、中等强度活动和高强度活动。然后,研究人员会对参与者进行一段时间的跟踪,以评估所关注事件的结果,比如腹部脂肪的变化。

回顾性研究:研究结果在研究数据收集开始之前已经发生的研究。

系统综述:针对一个明确定义的问题,通过系统和明确地识别、选择和批判性地评估相关研究,并收集和分析上述所纳入研究进行的综述。

测量

效应大小:治疗组(暴露组)和对照组(未暴露组)结局平均值的差异,除以对照组结局的标准差或集合标准差。

风险比:一种衡量某一特定事件在一组中发生可能性相对于另一组中发生可能性的方法。风险比为 1.0 意味着两组之间的生存率和发生事件次数没有差别。风险比大于 1.0 或小于 1.0 的危险率意味着其中一组的生存或发生事件次数更高。例如,与不活跃的人相比,参加身体活动者的死亡率风险比为 0.5,表明与不活跃的人相比,运动的人在任何特定的时间点死亡的可能性低 0.5 倍(50%)。

比值比:是对流行病学研究中关联性的度量。它衡量的是一组人与另一组具有不同特征的人发生事件(或疾病)的可能性。例如,参加身体活动的人与不活跃的人相比,患高血压的比值比为 0.5,这表明与不活跃的人相比,活跃的人患高血压的几率要低 50%。

相对危险度:是对流行病学研究中关联性的度量。它衡量的是暴露(如身体活动)和疾病(如结肠癌)之间的关系程度。在身体活动中,当比较不同身体活动总量的不同人群时,相对危险度通常是发生一种疾病或紊乱风险的比率。与不活跃者相比,参加身体活动者发生结肠癌的相对风险为 0.5,这表明参加身体活动者患结肠癌的风险是不活动者的 0.5 倍(或50%)。

置信区间(CI):计算出一种关联指标(例如相对危险度或风险比),进而计算出估值的置信区间,或可信的估值区间。通常,流行病学研究中使用 95% 的置信区间。例如,如果与缺乏身体活动者相比,身体活动充足者发生结肠癌的相对危险度 0.5 的 95%CI 为(0.3,0.8),这意味着,如果研究多次重复,至少有 95% 的相对危险度数值将在 0.3 和 0.8 之间。

标准化均差:在 Meta 分析中,对以不同的方式测量评估相同结局的所有研究(例如,所有的研究都测量抑郁,但他们使用不同的心理测量量表)汇总后得到的统计值。在这种情况下,所有研究的结果必须经过标准化为统一的形式后才能合并分析。标准化均差表示每项研究中干预效果相对于研究中观察到的可变性的大小,通常是测量的标准差。

H部分 附录2 分委会和工作组成员

分委会或工作组	主席	成员	顾问	美国健康与人类服务部联系人
分委会 1:老龄化	Loretta DiPietro	David Buchner Wayne Campbell Kirk I. Erickson Kenneth E. Powell		Richard D. Olson
分委会 2:脑部健康	Kirk I. Erickson	Charles H. Hillman Richard F. Macko David X. Marquez Kenneth E. Powell	David E. Conroy Steven J. Petruzzello	Rachel M. Ballard
分委会 3:癌症——初级预防	Anne McTiernan	Peter T. Katzmarzyk Kenneth E. Powell	Christine M. Friedenreich	Alison Vaux-Bjerke
分委会 4:心脏代谢健康与体重管理	John M. Jakicic	Wayne Campbell Loretta DiPietro Russell R. Pate Linda S. Pescatello Kenneth E. Powell	Ronald J. Sigal	Katrina L. Piercy
分委会 5:暴露	William E. Kraus	Wayne Campbell Kathleen F. Janz John M. Jakicic Kenneth E. Powell	William L. Haskell	Richard P. Troiano
分委会 6:患有慢性病的个体	David Buchner	William E. Kraus Richard F. Macko Anne McTiernan	Christine M. Friedenreich Virginia Byers Kraus Ronald J. Sigal	Stephanie M. George

分委会或工作组	主席	成员	顾问	美国健康与人类服务部联系人
分委会 6：患有慢性病的个体		Linda S. Pescatello Kenneth E. Powell		
分委会 7：身体活动的促进	Abby C. King	John M. Jakicic David X. Marquez Melicia C. Whitt–Glover	Matthew P. Buman Melissa A. Napolitano	Janet E. Fulton
分委会 8：静态行为	Peter T. Katzmarzyk	John M. Jakicic Kenneth E. Powell		Richard P. Troiano
分委会 9：青少年	Russell R. Pate	Charles H. Hillman Kathleen F. Janz Peter T. Katzmarzyk Kenneth E. Powell Melicia C. Whitt–Glover		Deborah A. Galuska
身体素质工作组	William E. Kraus	Kirk I. Erickson Kathleen F. Janz Russell R. Pate	William L. Haskell	Richard P. Troiano
孕期和产后期工作组	Kenneth E. Powell	Loretta DiPietro	Kelly Evenson	Katrina L. Piercy
青年人过渡时期工作组	Kathleen F. Janz	David Buchner Wayne Campbell Peter T. Katzmarzyk Russell R. Pate Kenneth E. Powell		Katrina L. Piercy Richard P. Troiano

H 部分　附录 3　委员会成员简介

Abby C. King, PhD, Co-Chair

Dr. King 是斯坦福医学院健康研究与政策的教授。她曾获得美国心理协会颁发的健康心理学杰出贡献奖。Dr. King 的研究主要集中在公共卫生干预措施的开发、评估和转化，以减少慢性病及其关键的危险因素，包括缺乏身体活动和静态行为。她研发并评价了前沿性的通讯技术和基于社区的参与性研究观点的有效性，以解决全球弱势群体的健康差异问题。她曾任职于美国和国外的多个政府工作组，包括有关美国《健康人民 2020：健康促进和疾病预防》的 HHS 科学咨询委员会的成员，以及总统健康、体育和营养委员会的科学委员会的成员。她作为行为医学研究学院的一名成员和行为医学学会主席，她是 2014 年美国医学院协会授予健康不平等问题领域做出了杰出研究的 10 位美国科学家之一。她的关于公民科学参与促进健康生活环境的研究获得了国际优秀奖。

Kenneth E. Powell, MD, MPH, Co-Chair

Dr. Powell 是一名公共卫生和流行病学顾问。他在美国疾病预防控制中心当了 25 年的流行病学家，在乔治亚州人力资源部工作了近 8 年。身体活动与健康的关系一直是他职业生涯中的一个重要研究方向。他策划、主持和编辑了 1985 年第一届关于身体活动和锻炼的流行病学和公共卫生方面的全国研讨会的论文。他撰写了 50 多篇关于身体活动各个方面的科学文章。Dr. Powell 是致力于社区预防服务工作、社区预防服务指南的身体活动协调小组的成员。他曾在运动、健康、交通和土地利用医学研究所委员会（2005 年）、预防儿童肥胖进展委员会（2008 年）以及学校体育与体育委员会（2013）任职。他也是 2008 年美国身体活动指南顾问委员会的成员。

David Buchner, MD, MPH

Dr. Buchner 在哈佛大学获得学士学位，在堪萨斯大学获得医学博士学位。在获得普通内科住院医师资格后，他成为华盛顿大学 Robert Wood Johnson 临床学者项目的研究员，在那里他获得了公共卫生学硕士学位，并接受了老年医学的培训。Dr. Buchner 于 1982 年进入华盛顿大学，并晋升为公共卫生学院卫生服务教授和医学副教授。在西雅图期间，他还在西雅图 VA 医疗中心（现在的 VA Puget 健康保健系统）的健康服务研发部门工作。1999 年，Dr. Buchner 加入美国疾病控制预防中心，担任身体活动和健康部门的负责人。2008 年，Dr. Buchner 加入了伊利诺伊大学运动学和社区健康系，成为了一位应用健康科学领域的 Shahid 和 Ann Carlson Khan 教授。他出版了大量身体活动和健康领域的著作，其中重点是老年人的身体活动，以及身体活动在预防得到损伤方面的作用。Dr. Buchner 于 2017 年夏天从伊利诺伊大学退休。

Wayne Campbell，PhD

Dr. Campbell 是普渡大学营养科学系的教授和健康和运动学系的兼职教授。Dr. Campbell 的专业知识整合了人体营养、运动生理学和老年病学。他的研究兴趣包括评估膳食能量和大量营养素摄入（尤其是蛋白质）以及运动训练对人体成分、骨骼肌成分和功能以及心脏代谢健康指标的影响。Dr. Campbell 还研究了饮食模式、营养补充和运动对食欲、摄食行为、胰岛素介导的血糖控制以及体重管理的影响。Dr. Campbell 曾为美国国立卫生研究院、美国农业部、美国国家航空航天局、USARIEM 和美国联邦航空管理局的研究咨询部门服务过，并且是 HHS/USDA 2015 膳食指南顾问委员会的成员。

Loretta DiPietro，PhD，MPH

Dr. DiPietro 是乔治华盛顿大学（GW）米尔肯公共卫生学院运动与营养科学系的教授和主席。她在耶鲁大学接受了流行病学培训。近 30 年来，她的研究一直集中在身体活动上，她非常努力地将流行病学和生理学这两个学科结合起来，以更好地理解锻炼益处的机制基础。Dr. DiPietro 在国际上被公认为是身体活动和老龄化领域的领袖。作为一位博学的、发表广泛的研究人员，她曾获得 NIH 和美国癌症协会的大量资助，并被邀请到世界各地演讲。她现在是美国运动医学学会的研究员，也是《运动与健康杂志》的主编。Dr. DiPietro 是美国公共卫生服务机构的前流行病情报服务部门官员。2008 年，她从耶鲁大学医学院加入乔治·华盛顿大学，任职流行病学和公共卫生副教授，还是约翰·皮尔斯（John B. Pierce）实验室的研究员。

Kirk I. Erickson，PhD

Dr. Erickson 在伊利诺伊大学获得心理学博士学位，是匹兹堡大学心理和老年医学系的教授，在神经科学中心的认知神经基础中心工作。他的研究是关于认知和大脑的变化的，这些变化都是身体健康和老龄化以及在训练、身体活动和锻炼试验的过程中发生的功能变化。此外，Dr. Erickson 还关注了肥胖和身体活动对患有轻度认知障碍和帕金森综合征的老年人的大脑健康的影响。Dr. Erickson 是 2015 年匹兹堡大学校长杰出研究奖的获得者，目前在几个编辑委员会、外部咨询委员会和匹兹堡大学参议院研究活动委员会任职。

Charles H. Hillman，PhD

Dr. Hillman 于 2000 年从马里兰大学获得博士学位，然后在伊利诺斯大学任教，他在那里担任了 16 年的运动学和社区健康系的教授。他于 2016 年在马萨诸塞州波士顿的东北大学继续他的职业生涯，目前他在心理学系和物理治疗、运动和康复科学系任职。他还负责认知和大脑健康中心的领导工作，该中心的任务是探究健康行为对大脑和认知的作用，以最大限度地促进健康和幸福，并促进个人在整个生命周期内的有效身体功能。Dr. Hillman 已经发表了 170 篇论文，10 本书的章节，并与其他人共同编写了一篇题为《运动与运动科学的功能性神经成像》的文章。他曾在国家学院委员会"学生身体的教育：把身体活动和教育带到学校去"医学研究所任职。他的工作曾得到国立卫生研究院（NIH）、情报高级研究项目活动

（IARPA）和几个私人赞助商的资助。最后,他的作品被多家媒体报道,包括:CNN、国家公共广播电台、早安美国、时代周刊、新闻周刊和纽约时报。

John M. Jakicic,PhD

Dr. Jakicic 是匹兹堡大学健康和身体活动系的杰出教授,还是健康生活方式研究所的主任及身体活动和体重管理研究中心的主任。鉴于一系列只在确定适合长期体重管理的身体活动剂量的研究基础,Dr. Jakicic 是有着国际声誉的身体活动和体重控制领域泰斗。他研究能量消耗与能量摄入之间的相互作用,以及这些因素对体重调节的影响。Dr. Jakicic 的研究是"在把身体活动分成每天 10 分钟的多个时段是有益的"这一公共健康建议的关键参考。他是落实促进长期坚持身体活动策略的专家,还是身体活动和体重管理关系的行为和生理机制方面的专家。Dr. Jakicic 曾在许多国家和国际性委员会任职,为预防和治疗肥胖及其他慢性病制定身体活动指南。Dr. Jakicic 在提高人们对身体活动是改善健康的关键生活方式行为的意识方面发挥了影响。

Kathleen F. Janz,EdD

Dr. Janz 是爱荷华大学健康与人类生理学系和流行病学系的一名身体活动流行病学家。她开展基于人群和临床的研究以探讨身体活动和身体素质对健康结局的影响。她的工作旨在了解与代谢和肌肉骨骼健康相关的身体活动的类型、剂量和模式。她的第二个研究领域是身体活动的测量,以更好地理解身体活动对前瞻性观察和干预研究的影响,特别是基于群体轨迹和多层次增长模型的客观测量的建模。作为一名爱荷华州骨骼发育研究工作了 18 年的研究员,她与同事一起研究了与骨量、密度和几何学有关的身体活动剂量。她最近领导了国家骨质疏松基金会关于骨量发育高峰和生活方式因素的立场声明的身体活动和运动部门。本声明包括对青少年骨骼健康身体活动的公共卫生建议。Dr. Janz 是美国运动医学学院和美国国家运动学学会的活跃成员。她是《美国医学会杂志儿科学》《内分泌学前沿》和《儿科运动科学》的编辑委员会成员。

Peter T. Katzmarzyk,PhD

Dr. Katzmarzyk 是彭宁顿生物医学研究中心人群与公共卫生科学的教授和执行副主任,他在那里担任玛丽·艾达纳·科可兰儿童肥胖症和糖尿病捐赠主席。他是国际公认的身体活动和肥胖症流行病学领域的领袖,特别是重点研究儿童和种族的健康差异。他在儿童和成人大型临床和人群基础研究方面有 20 多年的经验。Dr. Katzmarzyk 对全球健康特别感兴趣,他在发展中国家开展了身体活动和肥胖研究的研究能力建设。他在 400 多家学术期刊和书籍上发表了研究成果,并在 15 个国家开展了 160 多场讲座。他是《体育与锻炼医学与科学》杂志的副主编,也是《国际肥胖、儿童肥胖、代谢综合征及相关疾病杂志》的编辑委员会成员。除了上述研究之外,Dr. Katzmarzyk 在国家健康倡导活动中起着主导作用,他主持了美国国家身体活动计划联盟的儿童和青少年身体活动研究咨询委员会。

William E. Kraus, MD

Dr. Kraus 是杜克大学医学系的内科科学家和教授。他是杜克分子生理学研究所和杜克生活中心的转化研究主任,杜克生活中心是一个多学科的治疗和研究机构,致力于心血管疾病的一级和二级预防。Dr. Kraus 是临床研究的主任。自 1994 年以来,他一直担任杜克大学心脏康复项目的医学主任。他在哈佛大学学院的天文学和天体物理学获得本科学位(1977),在杜克大学医学院获得医学学位(1983)并受到培训(内科住院医师和心脏病学奖学金)。Dr. Kraus 的研究领域广泛,涉及从骨骼肌基因表达可塑性的细胞信号传导过程、骨骼肌细胞发育和分化机制的基础科学,到运动训练对心血管健康效益的人类生理学以及心脏代谢疾病的人类传学等。他是 STRRIDE 系列研究的首席研究员,该系列研究是由美国国立卫生研究院赞助的三项人体研究的一个系列,主要研究运动训练对心脏代谢健康的剂量 - 反应效应。他曾在 2008 年的身体活动指南顾问委员会任职。

Richard F. Macko, MD

Dr. Macko 是马里兰大学医学院的神经学、医学、物理治疗和康复科学教授,他主持运动和机器人研究,以改善因脑卒中和其他神经疾病而残疾的人的健康和功能。他是一位热情的大使,代表着许多文化中许多合作者的运动康复科学和实践,致力于改善与衰老有关的神经和其他残疾患者的多种生理和功能系统。他在马里兰州退伍军人事务部、老年医学研究、教育和临床中心担任了 16 年的研究主任,为患有与衰老相关的慢性残疾患者开发个性化的锻炼项目。2010 年,他为患有脑卒中的慢性残疾退伍军人开发了定向任务的运动,获得了退伍军人事务康复研究中最高的奖项保罗·马格努松奖(Paul B. Magnuson Award)。Dr. Macko 的运动研究通过全球合作在文化上得到丰富,包括目前针对撒哈拉以南非洲的努力。Dr. Macko 为美国国立卫生研究院、弗吉尼亚州、加拿大国家中心、美国脑卒中协会和美国运动医学学院等委员会的共识和审查委员会提供了大量的服务。2008 年,他在国家科学院发表了著作,为身体活动指南提供了充分的证据。

David X. Marquez, PhD

Dr. Marquez 是芝加哥伊利诺大学运动心理学实验室的负责人,专攻运动心理学 / 行为医学。他在伊利诺伊大学厄巴纳 - 香槟分校获得了运动学博士学位。他的研究重点是拉丁美洲人在身体活动和疾病 / 残疾方面的差异。Dr. Marquez 曾任美国运动医学会(ACSM)少数民族健康与研究特别利益团体主席和行为医学学会(SBM)体育活动团体主席。他是 ACSM、SBM 和美国老年学协会的成员。他是由阿尔茨海默氏症协会资助的一项随机对照试验(RCT)的首席研究员(PI);他目前正在得到 NIH R01 的资助开展一项关于老年拉丁美洲人 BAILAMOS© 舞蹈项目对认知和身体功能的大规模 RCT 研究。在相关工作中,他还是拉什阿尔茨海默病中心(3P30AG010161-25S1)的拉丁裔核心领导者,这是一项前瞻性研究,该研究旨在招募和招募未患痴呆症并同意每年进行详细的临床评估拉丁美洲老年人。

Anne McTiernan，MD，PhD

Dr. McTiernan 是 Fred Hutchinson 癌症研究中心的全职成员，也是华盛顿大学医学院和公共卫生学院的研究教授。她的研究关注于运动、饮食、肥胖与癌症发生和预后之间的关联。她是国家癌症研究所的首席研究员，该研究所资助了西雅图关于肥胖和静态行为的生活方式与癌症的关联机制。她已获得过美国国立卫生研究院、乳腺癌研究基金会和苏珊·科曼的研究资助。她被选为美国运动医学会和肥胖协会的成员。她在重要的医学杂志上发表了 390 多篇科学稿件，是《乳房健康》（圣·马丁出版社，2000）的第一作者，《通过运动和体重控制预防和管理癌症》（CRC Press LLL，2005）和《身体活动、饮食热量限制和癌症》（Springer，2010）的主编。她与身体活动相关的委员会工作包括 2008 年健康与人类服务部美国健康与人类服务部身体活动指南顾问委员会、国际癌症研究机构、美国癌症协会和世界癌症研究基金。

Russell R. Pate，PhD

Dr. Pate 是南卡罗莱纳大学阿诺德公共卫生学院运动科学系的教授。曾担任运动科学系主任、系主任、阿诺德公共卫生学院研究副院长、卫生科学副教务长等行政职务。Dr. Pate 是一名运动生理学家，他对儿童的身体活动和身体素质以及身体活动对健康的影响很感兴趣。他的研究得到了 NIH、CDC、美国心脏协会以及多个私人基金会和公司的支持。他为美国疾病预防控制中心和美国运动医学会制定《身体活动和公共健康的建议》（1995）的各方协调工作中做出了贡献。他是 2005 年的膳食指南顾问委员会、2008 年的身体活动指南顾问委员会和一个美国医学会预防儿童肥胖指南制定专家组的成员。他目前担任美国国家身体活动计划联盟主席。2012 年，他获得了美国运动医学会颁发的荣誉奖章。

Linda S. Pescatello，PhD

Dr. Pescatello 是康涅狄格大学（UConn）著名的运动学教授。她在美国康州大学的联合健康科学、营养科学、生理学和神经生物学部门，以及康涅狄格医学院的社区医学和卫生保健部门都有职务。她的研究关注于优化健康效益的运动处方上，特别是患有高血压、超重和肥胖的成人；以及与健康相关的表型对运动的反应的基因和临床决定因素，尤其是血压和肌肉强度。Dr. Pescatello 是美国运动医学会（ACSM）的运动测试和第八版处方指南助理编辑，运动测试和处方指南（第九版）的高级编辑，最近，她在 ACSM 运动前健康筛查建议的更新工作中作为一个专家小组和写作团队成员。她已经撰写了 150 多份稿件、4 本书和 16 个书籍章节，并获得了许多来自康涅狄格州大学、美国心脏协会、国家乳制品委员会、国立卫生研究院和美国农业部资助的赠款。Dr. Pescatello 还曾在 ACSM 担任多个领导角色。

Melicia C. Whitt-Glover，PhD

Dr. Whitt-Glover 是北卡罗来纳州温斯顿塞勒姆的 Gramercy 研究集团的总裁兼首席执行官。Gramercy 研究小组的任务是通过解决健康和相关问题，积极影响和改善个人和社区的生活。Dr. Whitt-Glover 目前正在参与在服务不足的社区中探索增加减重和防止体重增加策略的研究,并促进达到国家饮食和身体活动建议的要求。Dr. Whitt-Glover 从北卡罗来纳大学教堂山分校获得了她的学士学位(运动生理学,1993)和硕士学位(运动生理学,1996)。她获得了南卡罗来纳大学的博士学位(流行病学,1999)。Dr. Whitt-Glover 在宾夕法尼亚大学医学院(2000—2002)完成了博士后研究,并在宾夕法尼亚大学医学院(2002—2003)和维克森林大学医学院(2003—2009)担任教员,之后于 2009 年成立 Gramercy 研究小组。